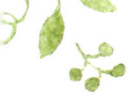

# Natürliche Produkte
## AUS UNSEREM ONLINESHOP

## BIO SESAMÖL

**\* IN BIO-QUALITÄT**

100 % Bio Sesamöl ohne Zusätze, Kaltpressung. Reich an zweifach ungesättigter Fettsäure Linolsäure. Zum Würzen von Speisen, Salaten, Dips und Marinaden sowie zum Braten, Backen und Dünsten.

500 ml, Best.-Nr. 25210

**€ 13,99**

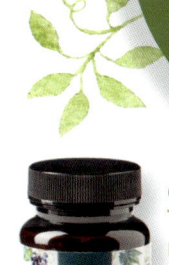

## OPC TRAUBENKERNEXTRAKT

Nahrungsergänzungsmittel mit Traubenkernextrakt aus französischen Weintrauben und Extraktion in Frankreich. Eine Kapsel enthält 350 mg Traubenkern-extrakt, davon 140 mg OPC.

60 Kapseln, Best.-Nr. 25077 • **€ 17,90**

## BIO KRÄUTER

**\* IN BIO-QUALITÄT**

Kräuterfermentgetränk aus Dänemark. Enthält 7 Milchsäure-bakterienkulturen, organische Säuren und 19 sorgfältig ausgewählte Kräuter. Frischer und angenehm säuerlicher Geschmack.

BIO Kräuter\*    Best.-Nr. 21610
      1 l  • **€ 29,90**

BIO Kräuter\*    Best.-Nr. 21611
BIO Aronia\*     Best.-Nr. 21613
BIO Ingwer\*     Best.-Nr. 23140
BIO Hagebutte\*  Best.-Nr. 21612
    500 ml • **€ 16,50**

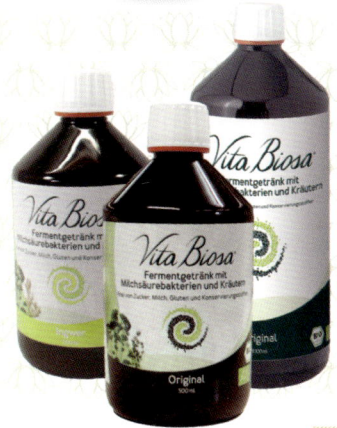

## BIO OREGANO ÖL

**\* IN BIO-QUALITÄT**

100 % ätherisches Bio Oregano Öl, Origanum vulgare, min. 80 % Carvacrol. Durch Wasserdampf-Destillation gewonnen. Das griechische Oregano wächst nur in Griechenland und ist weltweit für seine bemerkenswerten Eigenschaften bekannt und berühmt.

10 ml  Best.-Nr. 23833 • **€ 18,99**    60 Kapseln  Best.-Nr. 23836 • **€ 19,99**

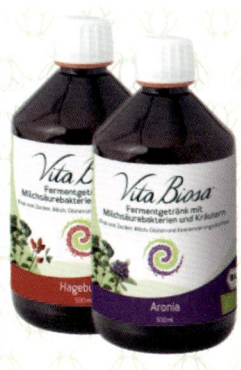

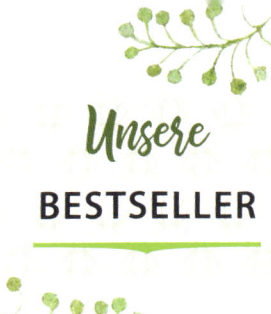
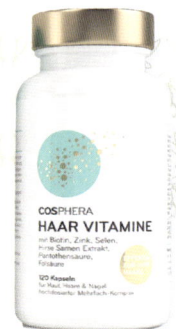
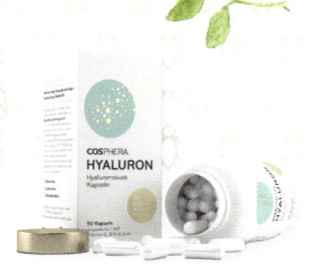
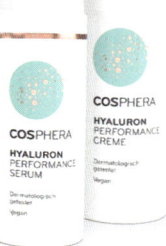

# Unsere
# BESTSELLER

## Haar Vitamine
- Hochdosiert mit Biotin, Folsäure, sieben B-Vitaminen, Vitamin C + E sowie Zink, Selen, Hirsesamen-Extrakt, Grüner-Tee-Extrakt, L-Cystein und MSM
- 120 Kapseln mit Mehrfach-Komplex für Haut, Haare und Nägel für zwei Monate

120 Kapseln, Best.-Nr. 24673 • **€ 29,90**

## Hyaluronsäure Kapseln
- Hochdosiert mit 350 mg Hyaluronsäure pro Kapsel sowie Vitamin C, B12 und Zink
- 90 Kapseln für drei Monate

Zu 100 % vegan ohne Magnesiumstearat.

90 Kapseln, Best.-Nr. 23910 • **€ 27,90**

## Hyaluron Performance Serum & Creme
Geeignet als Make-Up-Grundlage sowie als After-Shave-Pflege. Für reife Haut. Zu 100 % vegan und ohne Tierversuche.

**Serum:** 50 ml, Best.-Nr. 24669 • **€ 29,90**
Enthält eine sehr hoch dosierte Kombination aus nieder- und hochmolekularer Hyaluronsäure.

**Creme:** 50 ml, Best.-Nr. 24672 • **€ 29,90**
Enthält u. a. Hyaluronsäure, Retinol, Shea-Butter, OPC, natürliches Vitamin E, Lecithin, Resveratrol und Traubenkernöl.

## BIO SUPERFOODS

**Chlorella Tabletten \***
250 g, Best.-Nr. 16589 • **€ 12,60**

**Flohsamenschalen Pulver \***
250 g, Best.-Nr. 21983 • **€ 5,50**

**Guarana Pulver \***
100 g, Best.-Nr. 16039 • **€ 10,60**

**Hanfprotein Pulver \***
1 kg, Best.-Nr. 21981 • **€ 18,60**

**Maca Pulver, gelatiniert \***
300 g, Best.-Nr. 15458 • **€ 10,40**

**Matcha Pulver \***
100 g, Best.-Nr. 21917 • **€ 16,40**

**Spirulina Tabletten \***
250 g, Best.-Nr. 16590 • **€ 9,60**

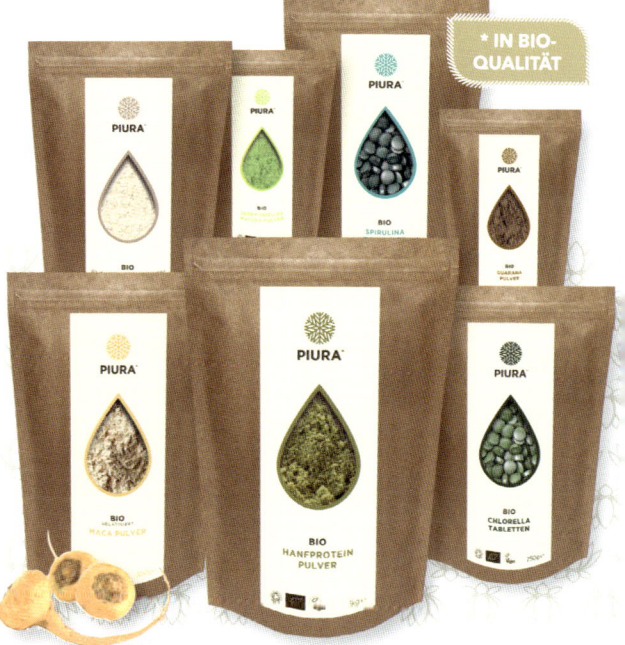

* IN BIO-QUALITÄT

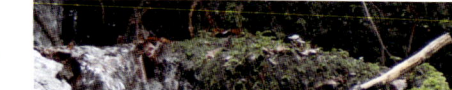

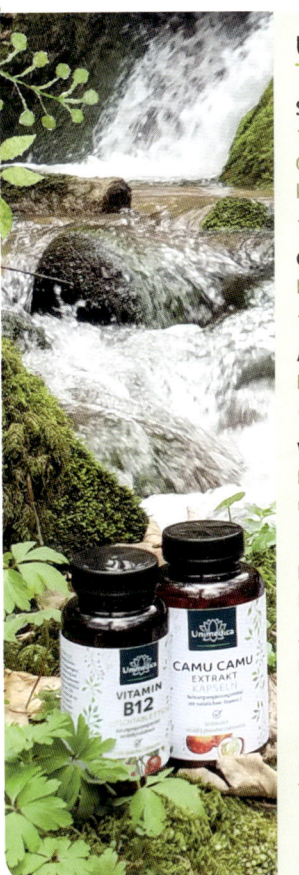

## UNIMEDICA

**Sango Koralle 1100 mg**
100 % fossile Korallen, eine natürliche Quelle für Calcium und Magnesium im körpereigenen Verhältnis von 2:1.
180 Kapseln, Best.-Nr. 24910 • **€ 19,80**

**Camu-Camu-Extrakt 500 mg**
Hochdosiertes natürliches Vitamin C.
120 Kapseln, Best.-Nr. 24911 • **€ 13,50**

**Acerola-Extrakt 494 mg**
Hochdosiertes natürliches Vitamin C.
180 Kapseln, Best.-Nr. 24912 • **€ 19,50**

**Vitamin B12-Lutschtabletten**
Für ein funktionierendes Nerven- und Immunsystem.
100 Tabletten, Best.-Nr. 24913 • **€ 14,90**

**L-Arginin 620 mg**
Hochdosiertes rein pflanzliches L-Arginin.
365 Kapseln, Best.-Nr. 24944 • **€ 18,50**

**Bio-Grapefruit-Extrakt**
Hochkonzentriertes Bio-Grapefruit-Extrakt.
100 ml, Best.-Nr. 24945 • **€ 19,70**

**Magnesium 500 mg**
Tri-Magnesium-Di-Citrat für eine schnelle Resorption.
180 Kapseln, Best.-Nr. 24946 • **€ 14,50**

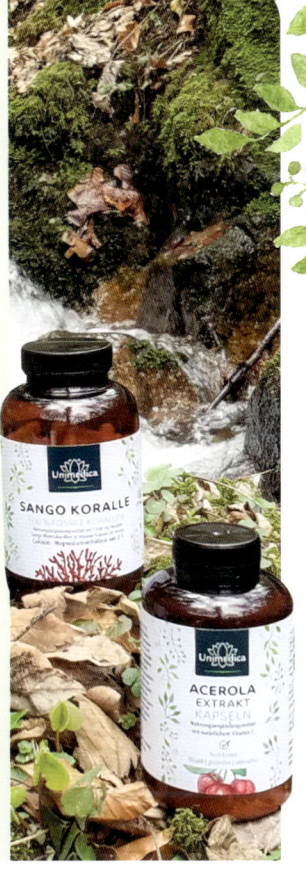

**Vitamin-D3-Tropfen**
50 ml,
Best.-Nr. 24904
**€ 12,99**

**Auch als 3er-Set erhältlich**
3 x 50 ml, Best.-Nr. 24961
**€ 35,97** statt € 38,97

**Vitamin-D3/K2 -Tropfen**
50 ml, Best.-Nr. 24905
**€ 18,90**

**Hyaluronsäure Kapseln**
90 Kapseln,
Best.-Nr. 24906 • **€ 14,50**

**Schwarzkümmelöl gefiltert**
250 ml, Best.-Nr. 24948 • **€ 11,80**

**Schwarzkümmelöl ungefiltert**
1000 ml, Best.-Nr. 24949 • **€ 23,90**

**Schwarzkümmelöl-Kapseln 500 mg**
400 Kapseln, Best.-Nr. 24951
**€ 19,80**

**Bio Hanföl ***
250 ml,
Best.-Nr. 24952
**€ 8,50**

**Bio Kokosöl nativ ***
500 ml, Best.-Nr. 24953
**€ 7,90**

**Bio Kokosöl nativ ***
1000 ml, Best.-Nr. 24954
**€ 12,90**

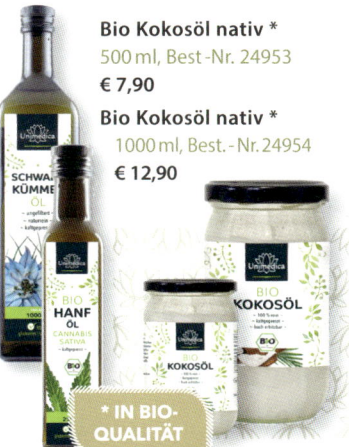

**\* IN BIO-QUALITÄT**

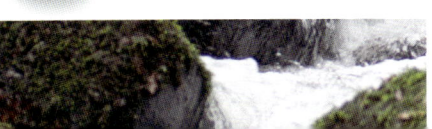

# Weitere Bücher für ein natürlich gesundes Leben
## VON UNIMEDICA

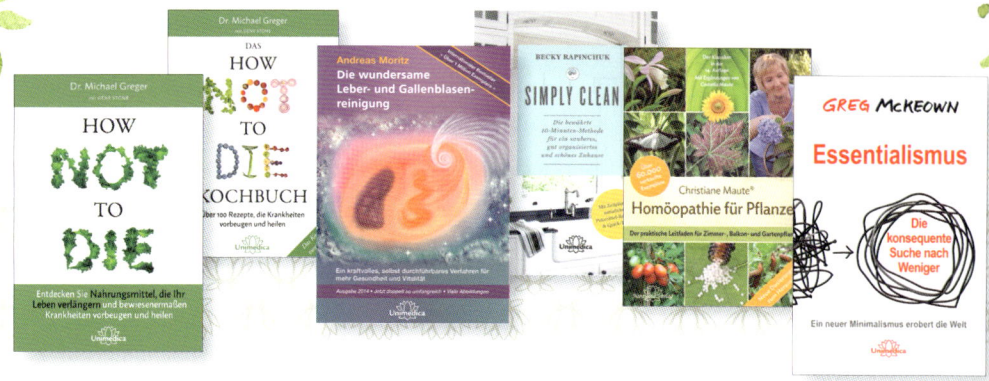

**Michael Greger / Gene Stone**

## HOW NOT TO DIE

Entdecken Sie Nahrungsmittel, die Ihr Leben verlängern - und bewiesenermaßen Krankheiten vorbeugen und heilen.

512 Seiten, geb., Best.-Nr. 20587 • **€ 24,80**

**Michael Greger / Gene Stone**

## DAS HOW NOT TO DIE KOCHBUCH

Über 100 Rezepte, die Krankheiten vorbeugen und heilen.

272 Seiten, geb., Best.-Nr. 22997 • **€ 29,–**

**Andreas Moritz**

## DIE WUNDERSAME LEBER- UND GALLENBLASENREINIGUNG

Ein kraftvolles, selbst durchführbares Verfahren für mehr Gesundheit und Vitalität.

496 Seiten, geb., Best.-Nr. 17048 • **€ 22,90**

**Becky Rapinchuk**

## SIMPLY CLEAN

Die bewährte 10-Minuten-Methode für ein sauberes, gut organisiertes und schönes Zuhause.

296 Seiten, geb., Best.-Nr. 24143 • **€ 19,80**

**Christiane Maute**

## HOMÖOPATHIE FÜR PFLANZEN

Der praktische Leitfaden für Zimmer-, Balkon- und Gartenpflanzen. Mit Ergänzungen von Cornelia Maute.

232 Seiten, kart., Best.-Nr. 19720 • **€ 28,–**

**Greg McKeown**

## ESSENTIALISMUS

Die konsequente Suche nach Weniger. Ein neuer Minimalismus erobert die Welt.

304 Seiten, kart., Best.-Nr. 22841 • **€ 19,80**

## Direkt bestellen bei: www.narayana-verlag.de

In unserem Onlineshop führen wir ein großes Sortiment an Büchern über gesunde Lebensführung, Naturkost-Produkte, Superfoods und vieles mehr.

Online finden Sie ausführliche Informationen zu den einzelnen Titeln sowie aussagekräftige Leseproben.

© Narayana Verlag GmbH 2019. Unimedica ist ein Imprint des Narayana Verlags.

**Bestellhotline:**
**0049 (0) 76 26 97 49 70-0**
**Täglich 7.30 bis 21.00 Uhr,**
**auch am Wochenende**
Narayana Verlag GmbH,
Blumenplatz 2, D-79400 Kandern
info@narayana-verlag.de

Versandkosten: Innerhalb Deutschlands ist Versand von Büchern portofrei, für andere Produkte: € 2,80. Ab Auftragswert von € 19,– ist Versand für alle Produkte portofrei. Österreich, Schweiz: Ab Auftragswert von € 60,– ist Versand portofrei.

Geschäftsführer: Dr. Herbert und Katrin Sigwart, HR: Amtsgericht Freiburg, HRB 413609, Redaktioneller Inhalt: Dr. Katrin Sigwart. Preisänderungen oder Irrtümer sind vorbehalten.

PETE MAGILL

MIT THOMAS SCHWARTZ UND MELISSA BREYER

# DAS ULTIMATIVE LÄUFERTRAINING

PETE MAGILL

MIT THOMAS SCHWARTZ UND MELISSA BREYER

# DAS ULTIMATIVE LÄUFERTRAINING

Massgeschneiderte Fitness-Pläne
für den Hobbylauf bis zum Ultramarathon –
schnell, ausdauernd und verletzungsfrei laufen

MIT FOTOS VON DIANA HERNANDEZ

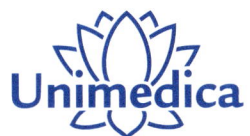

Unimedica

# IMPRESSUM

Pete Magill, Thomas Schwartz, Melissa Breyer
Das ultimative Läufertraining
Massgeschneiderte Fitness-Pläne für den Hobbylauf bis zum Ultramarathon – Schnell, ausdauernd und verletzungsfrei laufen

1. Auflage 2019
2. Auflage 2019
ISBN 978-3-96257-066-8
© Narayana Verlag 2019

Englische Ausgabe: Build Your Running Body
A Total-Body Fitness Plan For All Distance Runners, From Milers To Ultramarathoners
© Pete Magill, Thomas Schwartz, and Melissa Breyer 2014
Photographs © Diana Hernandez
Originally published in the U.S. in 2014 by The Experiment, LLC. This edition published by arrangment with The Experiment, LLC.

Übersetzt aus dem Englischen von Bärbel und Velten Arnold
Layout von Pauline Neuwirth, Neuwirth & Associates, Inc.
Satz von Linda Brummack
Coverlayout von Orlando Adiao
Abbildungen: S. 168 © Roger Sayre; S. 166 © AquaJogger; S. 307, 319, 331, 339, 351 und 363 © John Fell; alle anderen Fotos © Diana Hernandez

Herausgeber: Unimedica im Narayana Verlag,
Blumenplatz 2, 79400 Kandern, Tel.: +49 7626 974970–0
E-Mail: info@unimedica.de, Homepage: www.unimedica.de

# INHALT

## TEIL 1: Bau dein Laufwissen auf

## TEIL 2: Mach deinen Laufkörper fit
## – Komponenten und Übungen

## TEIL 3: Stell dein Trainingsprogramm zusammen – Prinzipien und
## Trainingspläne

## TEIL 4: Stell deinen Speiseplan auf – Protein, Kalorien, Kohlenhydrate

## TEIL 5: Entwickle deine Wettkampfstrategie

DAS ULTIMATIVE LÄUFERTRAINING

# VORWORT

Ich gebe zu – als ich gefragt wurde, ob ich das Vorwort zu *Das ultimative Läufertraining* schreiben wolle, dachte ich im ersten Moment: »Oh nein, nicht schon wieder ein Trainingshandbuch.« Diejenigen von uns, die sich seit Jahren mit Sport befassen und Sport treiben, haben diese Handbücher kommen und gehen sehen. Ich habe Bücher gelesen, durch die selbst ich – ein praktizierender Arzt, passionierter Läufer und Trainer – mich mit Mühe durchkämpfen musste, so überfrachtet waren sie mit detaillierten Erklärungen der komplexen Physiologie des Laufens. Wie jeder gute Arzt und Trainer weiß, ist es letztendlich die Kunst, sich verständlich zu machen, die darüber entscheidet, ob die Botschaft herüberkommt. Ob dieses Buch es schafft, die Botschaft herüberzubringen?

Ich kenne Pete Magill seit fast drei Jahrzehnten. Unsere Freundschaft geht auf die Zeit zurück, als wir beide für den südkalifornischen Aztlan Running Club antraten. Ich habe regelmäßig Petes Kolumnen in der *Running Times* gelesen, oft über alle möglichen Trainingsaspekte mit ihm gesprochen und diskutiert und bin nach wie vor fasziniert von seinen läuferischen Fähigkeiten und seinen Leistungen als Athlet der Seniorenkategorie und als Trainer. Als meine eigenen Fähigkeiten als Trainer im Brennpunkt standen – in den Jahren, in denen ich Jordan Hasay, eine der US-amerikanischen Rekord-Highschool-Langstreckenlaufgrößen an der Mission College Preparatory High School, trainierte –, bat Pete mich, meine Trainingsphilosophie in einem Artikel zu erläutern, der auf seiner Lauf-Website erscheinen sollte. Ich fasste meine Philosophie zusammen, indem ich die drei Dinge herausstellte, die ich all meinen Sportlern ans Herz lege: »Seien wir vernünftig. Werden wir nicht gierig. Wir können unglaubliche Dinge geschehen lassen.« Die Art und Weise, in der wir

trainieren und laufen, wenn wir jung sind, bleibt häufig die gleiche, wenn wir älter werden. Wir entwickeln Gewohnheiten, an denen wir unser ganzes Leben lang festhalten. Die wichtigste Gewohnheit, die Läufer für sich entwickeln sollten, ist ein vernünftiger Trainingsansatz – einer, der auf einer langfristigen Planung und Geduld basiert und auf einem hohen Durchhaltevermögen, wenn man sich auf einmal unerwarteten Hindernissen wie Verletzungen und Krankheiten gegenübersieht. Dies ist die Grundlage für Erfolg. Bietet dieses Buch Läufern eine solche Herangehensweise? Bringt es sie auf den Weg dahin, dass sie ihre Ziele erreichen und die Grundlagen für eine lebenslange Fitness legen?

*Das ultimative Läufertraining* bietet eine unglaubliche Fülle an Informationen, deren Tiefe den Lesern zunächst vielleicht entgeht, da sie auf so leicht verständliche Weise präsentiert werden. Teil zwei – der Trainingspart mit den Übungen – bietet äußerst wertvolle Informationen über die Anatomie und die Physiologie des Laufens. Ich bin davon überzeugt, dass allein die in den Kapiteln dieses Teils verarbeiteten Informationen es den meisten Neulingen – aber auch alten Hasen – ersparen, all die Missgeschicke zu erleiden, die ihnen bei der Ausübung ihres Sports widerfahren können. Aber *Das ultimative Läufertraining* bietet noch mehr. Das Buch leitet Läufer an, wie sie all die dargelegten Informationen nutzen können, um ihre eigenen Trainingspläne zu entwickeln, und liefert ihnen darüber hinaus auch noch grundlegende Ernährungsratschläge inklusive geeigneter Rezepte, um ihrem Körper den für ihr Training erforderlichen Brennstoff zur Verfügung stellen zu können. Und schließlich und endlich verbindet das Buch dieses umfassende Paket an Informationen mit einer praktischen Herangehensweise an das Ziel, das letztendlich alle Läufer motiviert: ihre Wettkampfleistung.

Dieses Buch ist anders als alle anderen, die ich kenne. Es greift auf die Besten und Erfolgreichsten des Sports zurück: Ein Kapitel ist den Trainern und Sportphysiologen gewidmet, die wesentliche Beiträge zu den aktuellen Trainingsmethoden geleistet haben. Wie in dem Buch selbst anerkannt wird, »steht es auf den Schultern von Giganten«. Aber es verpackt die Informationen in ein einzigartiges Format, das durch jahrzehntelange persönliche Erfahrung geprägt ist. Aufgrund dieses leicht verständlichen Formats sind die in diesem Buch verarbeiteten Informationen verständlich und sowohl für Anfänger relevant als auch für Laufveteranen wie mich mit vierzig Jahren Erfahrung und mehr.

Schafft es *Das ultimative Läufertraining*, die Botschaft herüberzubringen? Und führt es Läufer aller Altersgruppen auf den Weg, ein Leben lang verletzungsfrei schneller und weiter zu laufen?

Ich meine ja. Bravo Pete, Melissa und Thomas!

Armando Siqueiros, Facharzt für Innere Medizin, Trainer des Cal Poly Distance Club, Nationaler Leichtathletik-Entwicklungs-Coach des Jahres 2009 der USA

DAS ULTIMATIVE LÄUFERTRAINING

Du hast dieses Buch aus irgendeinem Grund aufgeschlagen.

Vielleicht gefällt dir das Cover und du wolltest mal sehen, ob sich in dem Buch noch weitere Fotos befinden – und so ist es: etwa vierhundert an der Zahl, die die umfassendsten Fotoanleitungen für Workouts und Übungen bilden, die in einem Laufbuch zu finden sind. Das war genau meine Absicht. Ich habe mir schon immer gewünscht, dass es zum Thema Laufen – und den zugehörigen Technikübungen, dem plyometrischen Training, dem Widerstandstraining, dem Stretching, dem Foam-Rolling – und anderen Übungen – ein illustriertes Trainingshandbuch gibt, wie es solche auch für Gewichtheben, Aerobic, Kampfsportarten und praktisch jede andere auf unserem Planeten existierende Sportart gibt. Jetzt gibt es eins.

Aber ich denke, du hast dieses Buch nicht nur wegen der Fotos aufgeschlagen.

Du willst ernsthaft ein neues Laufprogramm in Angriff nehmen (oder ein altes verbessern) und fragst dich, ob dieses Buch dich dabei unterstützt, deine Fitnessziele zu erreichen. Du willst aber auch wissen, ob es etwas gibt, das *Das ultimative Läufertraining* von anderen Laufbüchern unterscheidet. Und du möchtest wissen, ob du dem Trainingsprogramm in diesem Buch vertrauen kannst und ob du sicher sein kannst, dass die Autoren ihren Lesern nicht nur einen weiteren kurzfristig aktuellen neuen Lauftrend oder irgendein Programm zum schnellen Fit-Werden aufschwatzen wollen.

Die Antworten lauten: Ja, ja und ja.

Ob du Anfänger bist und zum ersten Mal trainieren willst oder ob du bereits ein erfahrener Läufer bist und hoffst, dich auf der 5-Kilometer-Distanz zu verbessern oder einen persönlichen Marathon-Rekord zu erzielen – der einzigartige in *Das ultimative Läufertraining* beschriebene Trainingsansatz wird dich dabei unterstützen, dich zu deinem Ziel zu führen. Und zwar aus einem einfachen Grund: Die Autoren dieses Buches tragen der Tatsache Rechnung, dass jeder Läufer anders ist, dass wir alle mit leicht unterschiedlichen Körpertypen, Trainingsvorgeschichten und Leistungszielen an unser Training herangehen. Anstatt also aufgefordert zu werden, einfach nur Kilometer abzureißen und Schnelligkeitstraining zu absolvieren (der übliche zweigleisige Ansatz der meisten Trainingspläne), baust du deine Fitness von Grund auf auf, lernst, die individuellen Komponenten deines Läuferkörpers ins Visier zu nehmen – deine Muskeln, dein Bindegewebe, dein Herz-Kreislauf-System, deine Hormone und so weiter – und dich auf die Komponenten zu konzentrieren, die für deine Ziele am wichtigsten sind. Es gibt keine Mutmaßungen und Spekulationen. Es wird nie von dir verlangt, einfach so zu trainieren – im guten Glauben, dass es schon funktionieren wird.

Als ich im Frühjahr 2012 begann, das Konzept von *Das ultimative Läufertraining* zu entwerfen, stellte ich mir ein Trainingshandbuch für den Läufer des einundzwanzigsten Jahrhunderts vor, ein Buch, das seine Leser wie Mitglieder einer fitnesserfahrenen Bevölkerung behandelt, zu der wir geworden sind. Vor 1972, also bevor Frank Shorter beim Olympia-Marathon in München als Erster über die Ziellinie lief und den Laufboom entfachte, war das Laufen auf eine Handvoll vermeintlicher Verrückter beschränkt, die querfeldein im Gelände und auf Bahnen herumrannten. Doch im Jahr 2013 schnürten bereits fünfzig Millionen US-Amerikaner ihre Laufschuhe, und genauso viele waren Mitglieder in Fitnessclubs. Und heutzutage laufen wir nicht mehr nur. Wir heben Gewichte, machen Aerobic, Spinning, Pilates und Yoga, wir schwimmen und kickboxen und betreiben alles Mögliche sonst noch. Wir engagieren Personaltrainer, Ernährungsberater und Physiotherapeuten. Wir achten auf unsere Cholesterinwerte, trinken mit Kohlenhydraten und Protein versetzte Sportdrinks und kaufen für 30 Milliarden Dollar im Jahr Nahrungsergänzungsmittel. Wir interessieren uns brennend für Studien über Bewegung, Ernährung, Gesundheit und Langlebigkeit und erwarten, dass unsere Trainingsprogramme den neusten Erkenntnissen der Wissenschaft Rechnung tragen, die die Innovationen im Sportbereich antreiben. Aber gleichzeitig erwarten wir, dass diese Pläne von erfahrenen Trainern und Sportlern überprüft wurden, die diese Innovationen bereits getestet und das Gute übernommen und das Schlechte verworfen haben. Genau diese Kombination aus wissenschaftlichen Erkenntnissen und Erfahrung ist die Grundlage meines eigenen Trainings und meiner Tätigkeit als Trainer. Und genau diese Kombination möchte ich auch in diesem Buch vermitteln.

*Das ultimative Läufertraining* nimmt dich mit auf eine faszinierende Reise durch deinen Laufkörper. Sie beginnt bei den winzigen Fasern, aus denen deine Läufermuskeln bestehen, und anschließend stattest du allen anderen am Laufen beteiligten Komponenten deines Körpers einen Besuch ab. Du reist die knapp 97.000 Kilometer lange Autobahn deiner körpereigenen Blutgefäße entlang, bevor du deinen Trip schließlich im körperlosen Mission Control Center beendest, das sich in deinem Gehirn befindet. Du wirst erfahren, was genau jede Komponente deines Laufkörpers zu deinem Laufen beiträgt, und dir wird in drei verschiedenen Stufen gezeigt, wie du diese Komponenten trainieren kannst:

▶ Zunächst wird jede am Laufen beteiligte Komponente in ihre Einzelteile zerlegt (z.B. sind dein Herz und deine Blutgefäße Teile deines Herz-Kreislauf-Systems). In den »Trainingsempfehlungen«, die Bestandteil jedes Kapitels dieses Buches sind, erfährst du, wie du die jeweiligen Einzelteile der am Laufen beteiligten Komponenten durch ein spezifisches Training gezielt trainierst.

▶ Als Nächstes findest du am Ende eines jeden Kapitels über die am Laufen beteiligten Komponenten eine Fotoanleitung mit einer umfangreichen Palette an Übungen und Workouts für die Komponente als Ganzes (bzw. du erfährst, wo im Buch du die für jeweilige Komponente relevanten Übungen und Workouts findest).

▶ Zum Schluss wirst du angeleitet, Übungen und Workouts im Rahmen von 12-Wochen-Plänen für *alle* Komponenten zu integrieren; in Kapitel 15 findest du Mustertrainingspläne für alle Leistungsniveaus (Anfänger, mittleres Niveau und Fortgeschrittene).

Natürlich bietet *Das ultimative Läufertraining* mehr als Übungen und Trainingspläne. Aufgrund meiner vierzigjährigen Erfahrung als Läufer und Trainer weiß ich aus erster Hand, dass Laufen viel mehr ist als einfach nur körperliche Betätigung; es ist ein Lebensstil. Und um diesen Lebensstil erfolgreich praktizieren zu können, bedarf es im Hinblick auf alle Aspekte dieses Sports praxisorientierter Ratschläge, die sich in der realen Welt bewährt haben. Deshalb findest du in Teil eins dieses Buches Kapitel über Motivation, die Geschichte des Laufens (um die Trainingsinnovationen des vergangenen Jahrhunderts besser verstehen und aufgreifen zu können), Laufausrüstung und Laufvokabular, wobei letzteres Kapitel im Anhang durch ein Glossar ergänzt wird, in dem mehr als 250 Begriffe aus dem Bereich des Laufens erklärt werden. Aus dem gleichen Grund findest du in Teil drei ein ganzes Kapitel, das der Prävention von Verletzungen gewidmet ist. Im hinteren Teil des Buches gibt es dazu eine Tabelle, in der trainingsspezifische Präventiv- und Rehabilitationsmaßnahmen für mehr als vierzig häufig auftretende Laufverletzungen aufgeführt sind. Außerdem geht es aus diesem Grund in Teil vier in sechs Kapiteln um Nahrungsmittel und Ernährung. In Teil fünf geht es dann zur Sache: Dort wird detailliert dargelegt, wie man sich richtig auf ein Rennen vorbereitet, und für die wettkampforientierten Läufer unter uns werden Renntaktiken beschrieben. Darüber hinaus enthält das Buch Pace-Tabellen für jeden erdenklichen Lauf, Kalorienverbrauchstabellen für die meisten Übungen und Trainingseinheiten sowie Expertenmeinungen über alle möglichen Themen, von Lauftrends über leistungssteigernde Mittel (Dopingmittel)bis hin zu heimtückischen Arten von Zucker, die die Lebensmittelindustrie heimlich in unser Essen mischt.

Blättere das Buch ruhig einmal durch, bevor du es liest. Überflieg die Fotoanleitungen. Lies ein paar Trainingsempfehlungen. Sieh dir die Tabellen an. Wirf einen Blick auf die Rezepte in den Kapiteln über Nahrungsmittel und Ernährung. *Das ultimative Läufertraining* will eine Universalquelle für alles sein, was ein Läufer des einundzwanzigsten Jahrhunderts über Training, den Laufsport und den Läufer-Lifestyle wissen muss. Es begleitet dich von deinem ersten Kauf von Laufschuhen bis hin zum Erreichen deiner ultimativen Leistung.

Wie man seine Laufleistung und seine Ganzkörperfitness verbessert, sind keine ungelösten Rätsel. Trainer, Sportler und Sportphysiologen arbeiten seit Jahrzehnten an beidem, und die großen Fortschritte, was die Beteiligung an Fitnessaktivitäten, Wettkampfergebnisse und das allgemeine Gesundheitsbewusstsein angeht, sprechen für sich. Die Kunst besteht darin, neue Erkenntnisse der Trainingswissenschaft zu nutzen, um die eigenen Fitnessziele zu erreichen. Es ist verlockend, auf Patentlösungen zu setzen – zu glauben, dass sich der Lauferfolg einstellt, wenn man sein Trainingsprotokoll mit Eintragungen einer gewissen Anzahl von Laufkilometern füllt, seine Schritte pro Minute zählt oder eine Modediät macht. Doch die Wahrheit lautet, dass der Körper eine unglaublich komplexe biologische Maschine ist, die aus Hunderten arbeitender Einzelteilen besteht. Und für ein gutes Training ist es erforderlich, jedes dieser Einzelteile gezielt zu trainieren.

*Das ultimative Läufertraining* verschreibt sich einem einfachen Prinzip: Wenn du ein besserer Läufer werden willst, musst du damit beginnen, einen besseren Laufkörper aufzubauen.

Viel Glück dabei!

Pete Magill

16. Januar 2014

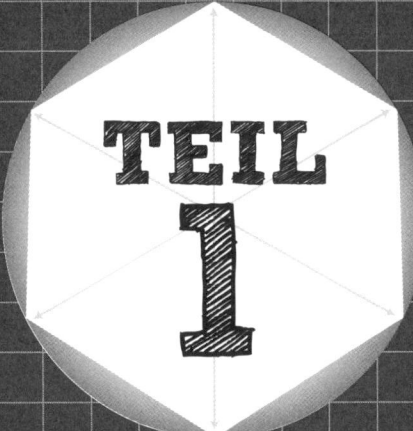

TEIL

1

# Bau dein

# Laufwissen auf

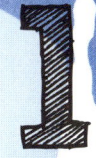

# Bau deine Laufmotivation auf

**W**arum läufst du? Was treibt dich an, deine Laufschuhe zu schnüren und dich auf die Laufstrecken zu begeben? Wir brauchen alle einen Grund. Die einfachen Motivationen – Verbesserung der Fitness und Gewichtsabnahme – sind hervorragend, um dich überhaupt erst mal vor die Tür zu locken. Vielleicht auch zweimal. Oder einige Wochen lang. Aber um an einem Trainingsprogramm festzuhalten und auch dann noch bei der Stange zu bleiben, wenn es regnet oder kalt ist oder man sich erschöpft fühlt oder das Ziel, das man sich ursprünglich gesteckt hat, bereits erreicht hat, bedarf es mehr als einfacher Gründe. Du brauchst gute Gründe. Und in diesem Kapitel findest du mehr als genug gute Gründe. Zunächst wirst du feststellen, dass du deine Ausdauer verbesserst oder ein paar Pfunde verlierst.

Jede Zelle deines Körpers wird sich erneuern und besser sein als zuvor. Danach wirst du über die lebenslangen physischen und psychologischen Vorzüge staunen, die mit jedem Training größer werden. Schließlich wirst du die Erfahrung machen, die Millionen von Läufern bereits gemacht haben: wie viel Spaß ein gutes Laufprogramm machen kann.

Du bist motiviert. Das hast du bereits bewiesen, indem du dieses Buch aufgeschlagen hast. Du hast die Schwelle überschritten und denkst nicht mehr nur über einen neuen Fitnessplan nach, sondern bist bereit, diesen Plan in die Tat umsetzen. Das war der schwierigste Schritt, und jetzt, da du ihn gegangen bist, bist du schon auf dem Weg, einen besseren Laufkörper aufzubauen.

## WAS IST LAUFMOTIVATION?

Laufmotivation ist der tägliche Antrieb, der dich dazu bewegt, dich an einen Trainingsplan zu halten und weiterzumachen. Es gibt keine spezielle, universelle Motivation für alle Läufer. Motivation ist etwas Fließendes, sie verändert sich ständig. Die meisten Läufer motivieren sich mit dem, was für den jeweiligen Tag funktioniert. Und dann mit dem, was für den nächsten funktioniert.

Heute hast du dich motiviert gefühlt, dieses Buch aufzuschlagen.

Morgen könnte dich das, was du auf diesen Seiten liest, anstacheln, deine Laufschuhe zu schnüren und einen kurzen Spaziergang zu machen, eine Runde zu joggen, zehn Minuten Körperübungen zu machen oder dir eine gesündere Mahlzeit zuzubereiten.

Fortgeschrittenere Läufer mögen auf diesen Seiten Trainingsaspekte entdecken, die sie bisher übersehen haben – zum Beispiel das zentrale Nervensystem neu zu verdrahten, die elastische Rückfederung zu verbessern oder das Herzzeitvolumen zu steigern – und die sie vielleicht motivieren, in den nächsten Wochen ein paar neue Trainingseinheiten auszuprobieren.

Lao-tzu schrieb: »Auch der längste Marsch beginnt mit dem ersten Schritt.« Deine Reise begann damit, dass du motiviert warst, dieses Buch aufzuschlagen. Sie geht weiter, wenn du den nächsten Schritt machst.

## EINIGE SPEZIELLE QUELLEN DER LAUFMOTIVATION

Die erste Regel in Sachen Laufmotivation lautet, eine Trainingseinheit nach der anderen anzugehen. Erfolgreiche Läufer verstehen zwei Dinge:

1. Den perfekten Zeitpunkt, mit einem Laufplan zu beginnen, gibt es nicht. Warte also nicht, bis du die Motivation aufgebracht hast, ein Langzeittraining zu absolvieren, bevor du überhaupt mit irgendeiner Art von Training startest.
2. Das einzige Training, das du absolvieren *solltest*, ist das nächste. Konzentriere deine Motivation also gezielt darauf.

Du musst heute nicht die Motivation aufbringen, all deine Fitnessziele zu erreichen. Du musst keinen vollständigen 12-Wochen-Trainingsplan absolvieren. Du musst nicht zehn

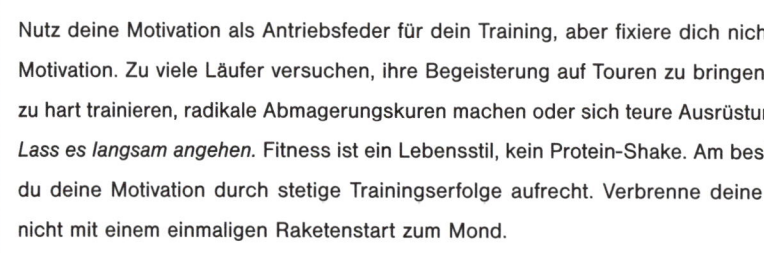

## TIPP FÜR ANFÄNGER

Nutz deine Motivation als Antriebsfeder für dein Training, aber fixiere dich nicht auf deine Motivation. Zu viele Läufer versuchen, ihre Begeisterung auf Touren zu bringen, indem sie zu hart trainieren, radikale Abmagerungskuren machen oder sich teure Ausrüstung zulegen. *Lass es langsam angehen.* Fitness ist ein Lebensstil, kein Protein-Shake. Am besten erhältst du deine Motivation durch stetige Trainingserfolge aufrecht. Verbrenne deine Motivation nicht mit einem einmaligen Raketenstart zum Mond.

Pfund abnehmen. Oder an einem 5-Kilometer-Lauf teilnehmen. Oder einen Marathonlauf schaffen. Du musst nur die heutige Trainingseinheit beenden. Die morgige kann bis morgen warten.

Gleichzeitig dient dir das Verständnis für die enormen Vorzüge eines Langzeitplans als sprudelnde Motivationsquelle, aus der du täglich trinken kannst. Angehende Läuferinnen und Läufer sind oft vollkommen überrascht, zu was für erstaunlichen Ergebnissen ein ausgeklügelter, ausgewogener Trainingsplan führen kann. Es ist keineswegs übertrieben zu sagen, dass du nicht nur einen besseren Laufkörper aufbaust, sondern insgesamt ein besseres *Ich*.

## Körperliche Gesundheit

Jeder Läufer hat schon die versteckte Mahnung zu hören bekommen: »Hast du keine Angst, dir deine Knie zu ruinieren?« Nein, haben wir nicht. Weil Laufen nämlich gut für die Knie ist – wie auch für so gut wie alles andere. »Laufen verbessert den Blutdruck«, sagt Dr. James Fries, Mitautor einer im Jahr 1984 begonnenen und 2008 veröffentlichten Studie der Stanford University, bei der 528 Läufer und 423 Nicht-Läufer begleitet wurden. »Laufen verringert die Wahrscheinlichkeit der Bildung von Blutgerinnseln und Krampfadern. Die Knochen werden stärker und dichter. Es ist eine Therapie gegen Osteoporose. Laufen beugt Hüft- und Wirbelsäulenbrüchen vor. Die Bänder werden größer und kräftiger, und diese sorgen dafür, dass die Gelenke stabilisiert werden, was wichtig ist, da mangelnde Stabilisierung eine Ursache von Gelenkverschleiß ist. Die Lunge wird gestärkt. Die physischen Reserven werden größer.« Weitere Schlussfolgerungen aus der Stanford-Studie sind:

▶ Läufer leiden seltener an körperlichen Beschwerden.
▶ Laufen verzögert das Auftreten altersbedingter körperlicher Beschwerden um fast zwanzig Jahre.
▶ Bei Läufern ist die Wahrscheinlichkeit, dass sie ein neues Knie benötigen, siebenmal geringer.
▶ Läufer erkranken seltener an Krebs.

▶ Läufer haben seltener neurologische Probleme.
▶ Hüft-, Rücken- oder Knieprobleme werden durch Laufen *nicht* verschlimmert.
▶ Das Risiko, frühzeitig zu sterben, ist bei Läufern halb so groß wie bei Nicht-Läufern.

Laufen ist nicht nur gut für deine Gesundheit, es bewirkt eine positive Veränderung deines Körpers, die du nicht im Traum für möglich gehalten hättest.

## Gewichtsabnahme

Glaub nicht Berichten, denen zufolge Sport nicht dazu beiträgt, die Pfunde purzeln zu lassen. Beim Laufen werden etwa 62,5 Kalorien pro Kilometer verbrannt – egal, ob du langsam joggst, schnell läufst oder sprintest. Generell gilt: Wenn man 3500 Kalorien mehr verbrennt, als man zu sich nimmt, verliert man ein Pfund (s. Kapitel 23 über Details zum Thema Gewichtsabnahme). Aber jetzt das Erstaunliche: Laufen führt über den allein durch das Zählen der verbrannten Kalorien erwarteten Gewichtsverlust hinaus zu weiterer Gewichtsabnahme. Eine 2012 vom Lawrence Berkeley National Laboratory durchgeführte Studie verglich den Gewichtsverlust von 32.216 Läufern und 15.237 Walkern. Die Studie begleitete die Teilnehmer sechs Jahre lang, und in diesem Zeitraum verloren die Läufer bei der gleichen Anzahl verbrannter Kalorien im Durchschnitt 90 Prozent mehr Gewicht als die Walker. Und leichter und schlanker zu sein, ist nicht der einzige Vorteil einer Gewichtsreduktion. Ein paar Kilo abzuspecken, macht dich auch zu einem schnelleren Läufer, ohne dass du irgendeinen anderen Aspekt deiner Fitness verbessern musst. In Tabelle 1.1 sind einige Beispiele aufgeführt, wie viel Zeit man bei einem 5-Kilometer-Lauf oder einem Marathon einsparen kann, wenn man überschüssiges Gewicht verliert.

## Stressabbau

Stress tötet, heißt es. Aber bevor er tötet, richtet er jede Menge Schaden an. Stress schwächt das Immunsystem, begünstigt Entzündungen, verlangsamt Heilungsprozesse, verringert die Knochendichte, mindert die Muskelmasse, erhöht

# Tabelle 1.1
## Der Einfluss von gesundem Gewichtsverlust auf Wettkampfzeiten

| Startgewicht | Laufzeit 5 km vor Gewichtsabnahme: 15:00 | | | Laufzeit Marathon vor Gewichtsabnahme: 2:30:00 | | |
|---|---|---|---|---|---|---|
| (Abnahme in kg) | 2,27 | 4,54 | 9,07 | 2,27 | 4,54 | 9,07 |
| 54,43 | 14:33 | 14:01 | - | 2:25:26 | 2:20:15 | - |
| 72,57 | 14:41 | 14:17 | 13:31 | 2:26:46 | 2:22:49 | 2:15:14 |
| 90,72 | 14:45 | 14:26 | 13:49 | 2:27:34 | 2:24:23 | 2:18:13 |
| 108,86* | 14:49 | 14:33 | 14:01 | 2:28:07 | 2:25:26 | 2:20:15 |
| 127,01* | 14:51 | 14:37 | 14:10 | 2:28:30 | 2:26:12 | 2:21:43 |
| Startgewicht | Laufzeit 5 km vor Gewichtsabnahme: 20:00 | | | Laufzeit Marathon vor Gewichtsabnahme: 3:15:00 | | |
| (Abnahme in kg) | 2,27 | 4,54 | 9,07 | 2,27 | 4,54 | 9,07 |
| 54,43 | 19:24 | 18:42 | - | 3:09:04 | 3:02:19 | - |
| 72,57 | 19:34 | 19:03 | 18:02 | 3:10:48 | 3:05:40 | 2:55:48 |
| 90,72 | 19:41 | 19:15 | 18:26 | 3:11:51 | 3:07:42 | 2:59:41 |
| 108,86 | 19:45 | 19:24 | 18:42 | 3:12:32 | 3:09:04 | 3:02:19 |
| 127,01 | 19:48 | 19:30 | 18:54 | 3:13:03 | 3:10:03 | 3:04:13 |
| Startgewicht | Laufzeit 5 km vor Gewichtsabnahme: 25:00 | | | Laufzeit Marathon vor Gewichtsabnahme: 4:00:00 | | |
| (Abnahme in kg) | 2,27 | 4,54 | 9,07 | 2,27 | 4,54 | 9,07 |
| 54,43 | 24:14 | 23:22 | - | 3:52:42 | 3:44:23 | - |
| 72,57 | 24:28 | 23:48 | 22:32 | 3:54:50 | 3:48:31 | 3:36:23 |
| 90,72 | 24:36 | 24:04 | 23:02 | 3:56:07 | 3:51:00 | 3:41:09 |
| 108,86 | 24:41 | 24:14 | 23:22 | 3:56:58 | 3:52:42 | 3:44:23 |
| 127,01 | 24:45 | 24:22 | 23:37 | 3:57:35 | 3:53:55 | 3:46:44 |
| Startgewicht | Laufzeit 5 km vor Gewichtsabnahme: 30:00 | | | Laufzeit Marathon vor Gewichtsabnahme: 4:45:00 | | |
| (Abnahme in kg) | 2,27 | 4,54 | 9,07 | 2,27 | 4,54 | 9,07 |
| 54,43 | 29:05 | 28:03 | - | 4:36:20 | 4:26:28 | - |
| 72,57 | 29:21 | 28:34 | 27:03 | 4:38:52 | 4:31:21 | 4:16:57 |
| 90,72 | 29:31 | 28:53 | 27:39 | 4:40:23 | 4:34:20 | 4:22:37 |
| 108,86 | 29:37 | 29:05 | 28:03 | 4:41:24 | 4:36:20 | 4:26:28 |
| 127,01 | 29:42 | 29:14 | 28:21 | 4:42:08 | 4:37:46 | 4:29:15 |
| Startgewicht | Laufzeit 5 km vor Gewichtsabnahme: 35:00 | | | Laufzeit Marathon vor Gewichtsabnahme: 5:30:00 | | |
| (Abnahme in kg) | 2,27 | 4,54 | 9,07 | 2,27 | 4,54 | 9,07 |
| 54,43 | 33:56 | 32:43 | - | 5:19:58 | 5:08:32 | - |
| 72,57 | 34:15 | 33:19 | 31:33 | 5:22:53 | 5:14:12 | 4:57:31 |
| 90,72 | 34:26 | 33:41 | 32:15 | 5:24:39 | 5:17:39 | 5:04:05 |
| 108,86 | 34:34 | 33:56 | 32:43 | 5:25:50 | 5:19:58 | 5:08:32 |
| 127,01 | 34:39 | 34:07 | 33:04 | 5:26:41 | 5:21:38 | 5:11:46 |

Diese Tabelle zeigt, wie sich die Laufleistung normalerweise in etwa verbessert, wenn ein gesunder Gewichtsverlust erfolgt (S. Kapitel 23). Ein Läufer, der z. B. 5 km in 15 Minuten läuft und 2,27 kg abnimmt, kann davon ausgehen, nach der Abnahme 14:33 zu laufen. Anmerkung: Bei der Erstellung der Daten für diese Tabelle verwendeten die Autoren die Formel des American College of Sports Medicine zur Berechnung der $VO_2$max.

*Es ist sehr unwahrscheinlich, dass die angeführten Zeiten bei diesem Körpergewicht erreicht werden können.

den Blutdruck, erhöht die Fettanhäufung und verschärft Blutzuckerungleichgewichte. Wenn wir also von »Stressabbau« reden, reden wir nicht nur über den Abbau von innerer Anspannung. Wir reden von einem Ganzkörper-Schutzprogramm. Stell dir Stress so vor, als wäre dein Körper von Termiten befallen. In dem Fall wäre das Laufen der Kammerjäger. Darüber hinaus erhöht Laufen die Ausschüttung von Endorphinen (die Quelle des Runner's High), verbessert den Schlaf, und du kannst die Zeit, während der du läufst, nutzen, um in Ruhe nachzudenken und zu meditieren.

## Cleverness

Laufen stimuliert das Gehirn. Eine 2003 an der University of Georgia durchgeführte Auswertung von Studien kam zu dem Schluss, dass submaximales aerobes Training (z.B. lockere Langstreckenläufe) die Fähigkeit verbessert, Informationen zu verarbeiten. Eine 2004 von der University of California, Los Angeles, durchgeführte Studie ergab, dass regelmäßiges Training dazu beiträgt, die Nervenfunktionen im Gehirn zu regenerieren, und eine im Jahr 2011 durchgeführte Studie des Institute of Biomedical Research in Barcelona fand heraus, dass aerobes Training vor Neurodegeneration schützen kann. Die Autoren einer schwedischen Studie aus dem Jahr 2005 assoziierten Laufen mit einem vermehrten Zellwachstum im Hippocampus, der eine große Bedeutung für das Erinnerungsvermögen und die Entstehung von Depressionen hat. Und was ältere Läuferinnen und Läufer angeht, so fand eine Studie der Medizinischen Universität Wien 2010 heraus, dass Ausdauertraining hilft, kognitive Fähigkeiten bis in die Jahre des Lebensherbstes aufrechtzuerhalten. Offenkundig ist es also nicht nur clever zu laufen – das Laufen macht dich auch clever.

## Wer rastet, der rostet

Ab einem Alter von 25 beginnen sowohl Männer als auch Frauen Skelettmuskelmasse zu verlieren (Skelettmuskeln sind die Muskeln, die für deine Körperbewegungen zuständig sind, wie die Bizepse, die Bauchmuskeln und die rückseitige Oberschenkelmuskulatur), und zwar mit einer Geschwindigkeit von bis zu 1 Prozent im Jahr. Das summiert sich. Und wenn eine Muskelzelle einmal weggeschrumpft ist, ist sie für immer weg. Das Gleiche geschieht mit deiner Schrittlänge (die Entfernung, die du bei jedem Laufschritt zurücklegst), die sich, wenn du nichts dagegen unternimmst, bis du 70 oder älter bist um bis zu 40 Prozent verkürzen wird. Richtiges Training kann diese beiden Verschlechterungen drastisch eindämmen.

## Neue Freunde

Allein in den USA gibt es Tausende von Laufclubs und Hunderttausende von Laufclub-Mitgliedern. Und dabei sind die Zehntausende von Trainingsgruppen noch nicht mal mitgezählt – kleine Gruppen von Frauen und Männern, die einmal oder zweimal pro Woche zusammen trainieren und Kontakt pflegen. Der Laufsport ist eine Einladung an dich, dich einer der gesündesten und sympathischsten Peergroups anzuschließen, die es gibt. Einer Peergroup, die in jeder Hinsicht angenehm ist.

## Natur

In den USA strömen mehr als sechs Millionen Läufer regelmäßig ins Gelände. Auf Wegen im Gelände zu laufen, reduziert nicht nur die Aufprallkräfte, die auf deinen Unterkörper wirken, sondern es bietet dir auch die Möglichkeit, mit der Natur Zwiesprache zu halten und deinem nomadischen Instinkt nachzugeben, indem du für eine Weile in eine einfachere Welt eintauchst.

## Wettkämpfe

Im Jahr 2012 gab es in den USA mehr als 15 Millionen Finisher bei Straßenrennen. Ein Wettkampf ist für die meisten Läufer ein Ereignis, auf das sie hinarbeiten. Egal, ob dein Ziel ist, eine bestimmte Distanz zu laufen oder ob du dich mit anderen Läufern messen möchtest – Wettkampfziele zu erreichen, ist bei den meisten Läufern Teil ihres langfristigen Trainingsplans.

## Der gute Zweck

Manche Läufer empfinden es als eine lohnende Anerkennung für ihr absolviertes Training, ihre Laufschuhe für einen guten Zweck zu schnüren. Bei Läufen für wohltätige Zwecke kommen in den USA im Jahr fast zwei Milliarden Dollar zusammen, allein beim Wohltätigkeitsstaffellauf *Relay for Life* der amerikanischen Cancer Society werden mehr als 400 Millionen Dollar eingesammelt.

### Essen

Es stimmt nicht, dass Ausdauersportler essen können, was sie wollen. Die meisten Ausdauersportler sind schlank, *weil* sie darauf achten, was sie zu sich nehmen. Doch wer regelmäßig trainiert, darf sich durchaus gelegentlich eine Kalorienbombe gönnen, ohne dabei ein schlechtes Gewissen haben und befürchten zu müssen, dass sich dies sofort auf den Taillen- und Oberschenkelumfang auswirkt und sich an den Hüften niederschlägt.

## SPASS MUSS SEIN

Bei all den angeführten guten Gründen, aus denen Läufer sich animieren können, mit einem Trainingsprogramm zu beginnen, sollten wir nicht die beiden *wichtigsten* Faktoren vergessen, die darüber entscheiden, ob wir dauerhaft bei der Stange bleiben:

- ► **Spaß**
- ► **Ergebnisse**

Zu viele Läufer vergessen – oder haben es sich nie bewusst gemacht –, dass das Training Spaß machen sollte. Wenn es keinen Spaß macht, hört man auf. »Es muss Spaß machen«, stellt Dr. Fries im Hinblick auf die Frage fest, wie langjährige Läufer, die an der über fast vier Jahrzehnte laufenden Standford-Studie teilnehmen, ihre Begeisterung aufrechterhalten. »Das Training muss dem Läufer wirklich etwas für den Abend des Tages oder für den nächsten Tag bringen. Du musst es wirklich gerne machen. Wenn du Crosstraining machen willst oder was auch immer, mach es, wenn es dir

Spaß macht. Laufen ist kein Sportprogramm für Masochisten.«

Wie schaffst du es also, dir den Spaß am Laufen zu bewahren? Im Folgenden 10 Möglichkeiten:

1. Lauf mit Freunden.
2. Tritt einem Laufclub bei.
3. Variiere die Komponenten deines Trainings.
4. Praktiziere Crosstraining.
5. Wechsel die Sportart, wenn du eine Laufpause benötigst (steig z.B. auf Fahrradfahren um).
6. Setz dir ein Rennen zum Ziel, und trainiere dafür.
7. Stell dich als freiwilliger Helfer bei einem örtlichen Wettkampf zur Verfügung.
8. Biete dich ehrenamtlich als Lauftrainer für Kinder oder jüngere oder ältere Schüler an.
9. Führe ein Lauftagebuch.
10. Das Wichtigste: Sorge dafür, dass dein Trainingsumfang und die Intensität deines Trainings sich bewältigen lassen.

Neben dem Spaßfaktor muss ein Laufprogramm letztendlich zu einer Verbesserung deiner Leistung führen. Ergebnisse zählen. Zu irgendeinem Zeitpunkt – hoffentlich eher früher als später – solltest du spürbar fitter, schneller, stärker, elastischer, schlanker, gesünder und glücklicher werden.

Auf lange Sicht ist es die Kombination aus Freude am Laufen und den erzielten Ergebnissen, die dafür sorgt, dass deine Motivation nicht dahinschwindet. Wenn du deine Ziele erreichst und auch noch Spaß am Laufen hast, stehen die Chancen gut, dass du dabeibleibst.

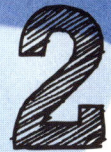

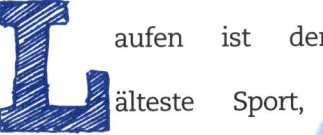aufen ist der älteste Sport, den die Menschheit kennt (abgesehen von dem durch unseren Sexualtrieb befeuerten Wettstreit um einen Partner und Auseinandersetzungen mit den Fäusten). Der Dauerlauf stellt eine der wenigen physischen Anstrengungen dar, in denen wir Menschen den meisten erdgebundenen Spezies nachweislich überlegen sind. Der einzige Zweibeiner, der einen Marathon schneller laufen kann als der Mensch, ist der Strauß, der die Strecke in 45 Minuten zurücklegen kann, wohingegen die Bestzeiten unserer schnellsten Läufer bei knapp über zwei Stunden liegen. Die vierbeinige Konkurrenz beschränkt sich auf Schlittenhunde, Kamele und die Gabelhornantilope. Einige Forscher behaupten sogar, dass Ausdauerläufe die menschliche Evolution vorangetrieben haben.

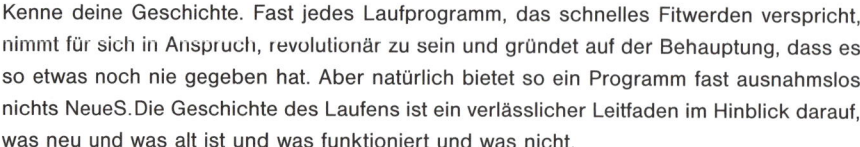

# TIPP FÜR ANFÄNGER

Kenne deine Geschichte. Fast jedes Laufprogramm, das schnelles Fitwerden verspricht, nimmt für sich in Anspruch, revolutionär zu sein und gründet auf der Behauptung, dass es so etwas noch nie gegeben hat. Aber natürlich bietet so ein Programm fast ausnahmslos nichts NeueS. Die Geschichte des Laufens ist ein verlässlicher Leitfaden im Hinblick darauf, was neu und was alt ist und was funktioniert und was nicht.

Sie gehen davon aus, dass der Australopithecus vor vier Millionen Jahren unbeschuht aus den Urwäldern Afrikas in die Savannen getapst ist, weil er danach gierte, seinem aus Sträuchern, Ameisen und Termiten bestehenden Speiseplan Großwild hinzuzufügen.

Aber seien wir ehrlich: Obwohl unsere meisterhafte Fähigkeit, Langstrecken zu laufen, bewundernswert ist, fällt sie uns nicht einfach so zu. Wettläufe fanden schon im alten Ägypten statt, doch die meisten Leistungsverbesserungen erzielten Läufer im Laufe der vergangenen hundert Jahre. Dafür gibt es einen Grund. Jahrhundertelang bauten Läufer auf Gehen und Joggen als zentrale Schwerpunkte ihres Trainings. Im zwanzigsten Jahrhundert nahmen Wissenschaftler dann die Physiologie des Laufens ins Visier, und ihre Erkenntnisse veränderten den Sport für alle Zeiten. Sich mit der Geschichte des Laufens vertraut zu machen, ist von entscheidender Bedeutung, um die Übungen zu verstehen, die du in diesem Buch findest, denn was uns von anderen Spezies unterscheidet, ist nicht die menschliche Evolution; es ist unsere Innovationsfähigkeit. Wir sind vielleicht zum Laufen geboren, aber nicht dazu, gut zu laufen. Wie wir das hinbekommen können, haben wir gelernt.

## WAS KENNZEICHNET DIE GESCHICHTE DES LAUFENS?

Die Geschichte des Laufens wird durch Faktoren bestimmt:

- ▶ **Evolution**
- ▶ **Innovation**
- ▶ **Inspiration**

Es besteht kein Zweifel, dass der menschliche Körper im Laufe der Evolution Anpassungen erfahren hat, die seine Fähigkeiten verbessert haben, ausdauernd zu laufen (in Kürze sehen wir uns einige wichtige an). Aber das heißt nicht, dass diese Anpassungen eine einheitliche Spezies von Langstreckenläufern hervorgebracht hätten. Die meisten Menschen sind zu groß, zu muskulös, zu untersetzt, zu stämmig gebaut, zu dick oder schlicht und ergreifend zu unkoordiniert (such dir aus, was für dich gilt), um ohne einen guten Trainer und ausgiebiges Training bei einem Marathon viel zu erreichen.

Und das ist der Punkt, an dem die Innovation ins Spiel kommt. Laufwettkämpfe können bis 3800 vor Christus zurückverfolgt werden, doch die meisten Leistungsverbesserungen fanden in der jüngeren Geschichte statt. Die Weltrekordzeiten über eine Meile und über die Marathondistanz verringerten sich im Laufe des zwanzigsten Jahrhunderts um beeindruckende 20 beziehungsweise 30 Prozent. Diese Verbesserungen sind kein Resultat der Evolution. Dafür waren Trainingsinnovationen verantwortlich – und die meisten dieser Innovationen spiegeln sich in den in diesem Buch vorgestellten Übungen wider.

Ohne inspirierende Leistungen wäre der Laufsport nicht ausreichend ins Interesse gerückt, um Geschichte zu schreiben. Würde irgendjemand einen Marathon laufen, wenn Pheidippides sich nicht zu Tode gelaufen hätte, um die Nachricht vom Sieg der Griechen über die Perser in der Schlacht bei Marathon zu überbringen? Hätten mehr als 1.300 Läufer nachgezogen, wenn Roger Bannister nicht als Erster die Marke geknackt hätte und eine Meile in unter vier Minuten gelaufen wäre? Ohne Inspiration gäbe es keine Olympischen Spiele, keinen Boston Marathon und keine 5-Kilometer-Läufe an jedem x-beliebigen Ort. Stattdessen gibt es heute allein in den USA fünfzig Millionen Läufer, von denen eine halbe Million 2012 das schaffte, was Pheidippides nicht gelang: Sie überlebten einen Marathon.

# TRAININGSDISKUSSION

## »Lauftrends«

Es liegt in der Natur des Menschen, nach einfachen Wegen zu suchen. Warum sollten Läufer da anders sein? Wenn jemand behauptet, dass es eine Möglichkeit gebe, besser zu laufen, ohne all die harte Arbeit zu leisten, versuchen wir es. Die folgenden zehn Lauftrends galten oder gelten als beliebte Möglichkeiten, die diese einfachen Wege versprechen. Während einige von ihnen durchaus in einen guten Trainingsplan aufgenommen werden können, können sie dich für sich allein genommen nicht dorthin bringen, wohin du willst.

1. **LSD (long slow distance, langer langsamer Lauf):** 1969 führte Joe Henderson, ehemaliger Chefredakteur der *Runner's World,* den Begriff »langer langsamer Lauf« ein, um einen langen Trainingslauf zu propagieren, der in einem Tempo vollzogen werden sollte, das Unterhaltungen ermöglicht und im Gegensatz zum traditionellen Training frei von »Schmerz, Qual und Pein« sei. Schwache Leistungen führten schon bald zu der Einsicht, dass lange langsame Läufe einen zu einem langsamen Langstreckenläufer machen.

2. **Barfußlaufen und Laufen mit minimalistischem Schuhwerk:** Christopher McDougalls 2009 erschienenes Buch *Born to Run* machte minimalistisches Schuhwerk und Barfußlaufen zum ersten großen Lauftrend des 21. Jahrhunderts. 2013 führten das nachweisliche Fortbestehen oder die Verschlimmerung von Verletzungen durch den gepriesenen Minimalismus und eine festgestellte Verschlechterung der Laufökonomie dazu, dass der Marktanteil für minimalistische Laufschuhe um 30 Prozent sank.

3. **Tabatatraining:** Diese extreme Version des hochintensiven Intervalltrainings propagiert kurze intensive Belastungsphasen mit noch kürzeren Erholungsphasen (s. S.148) Die Befürworter dieses Trainings behaupten, dass sich dadurch die maximale Sauerstoffaufnahmefähigkeit ($VO_2max$) verbessern lässt. Erfahrene Läufer bezeichnen diese Art von Intervalltraining seit Jahrzehnten als »Schnelligkeitstraining« – ein Training, das für sechs Wochen zu einer schnellen Leistungsverbesserung führt und dann genauso schnell wieder zu einem Leistungsabfall.

4. **Core-Training:** Als eine weitere Wunderwaffe des 21. Jahrhunderts verspricht das Core-Training bessere Laufergebnisse durch eine Stabilisierung der zentralen Körperpartie (Bauchmuskeln, Becken, unterer Rücken und andere Muskeln, die nicht zu den Arm- oder Beinmuskeln gehören). Das beste Training zur Stärkung der Körpermitte ist natürlich nach wie vor das Laufen (eine Meile Laufen entspricht 1000 Übungswiederholungen). Einige Core-Trainingsübungen für die Muskel-Balance sind nützlich. Wer mehr macht, macht einfach nur mehr.

5. **POSE-Methode und ChiRunning:** Die POSE-Methode ist die Lehre einer Schritttechnik im Sinne einer Serie perfekter »Lauf-Posen«. Beim ChiRunning liegt die Betonung auf einer starken Körpermitte, der Ausrichtung des Körpers, Entspannung, einem Mittelfuß-Auftritt und der Nutzung der Schwerkraft. Beide Techniken reduzieren die Laufökonomie (s. S.27) und ignorieren den Forschungskonsens, nach dem die beste Schritttechnik – was Leistung und Verletzungsvermeidung angeht – die selbst gewählte ist.

>>>

# TRAININGSDISKUSSION

6. **Kurze Distanzen und hohe Intensität:** Hierfür ist Seb Coe, der zweimalige Olympia-Sieger über 1500 Meter, verantwortlich. Coe behauptete, dass Intensivtraining, nicht große Distanzen, der Schlüssel zu seinem Erfolg gewesen sei. Später kam heraus, dass Coe bei den zurückgelegten Kilometern einiges weggelassen hatte, nämlich das Aufwärmtraining, das Auslaufen und das Joggen. Schätzungen zufolge legte er in Wahrheit zwischen 113 und 160 Kilometer pro Woche zurück. Mit anderen Worten also eher lange Distanzen.

7. **Eisbäder:** Edwin Moses gewann 122 internationale 400-Meter-Hürdenläufe in Folge und erzielte 1976 und 1984 Olympiasiege. Als Moses zur Reduzierung von Entzündungen dreimal täglich Eisbäder empfahl, folgten drei Jahrzehnte, in denen sich mit Eiswasser gefüllte Whirlpools mit zähneklappernden Läufern füllten. Leider kann eine Entzündungsreduzierung nach dem Training die Regeneration verlangsamen und das Erreichen von Fitnesszielen begrenzen.

8. **Carbo-Loading:** Sich mit Kohlenhydraten vollzustopfen, ist gut für Rennen, die länger dauern als neunzig Minuten, denn ab diesem Zeitpunkt sind die Glykogenspeicher (die gespeicherten Kohlenhydrate) des menschlichen Körpers in etwa aufgebraucht. Manche Läufer dachten jedoch, was bei einem Marathon gut ist, muss auch bei einem 5-Kilometer-Lauf oder sogar bei einem 1500-Meter-Lauf gut sein. Sich jedoch vor Kurzstreckenläufen mit Pasta vollzustopfen, heißt, dass man mehr Gewicht mit sich herumzuschleppen hat – und seine Laufzeiten verschlechtert.

9. **Nasenstreifen:** Diese kleinen Strips weiten die Nasenflügel und versprechen eine verringerte Blockierung der Atemwege beim Laufen. Doch dabei gibt es zwei Probleme: Erstens atmen Menschen beim Laufen durch den Mund, und zweitens führt das Einatmen von mehr Luft nicht zu einer Leistungsverbesserung. Man atmet sowieso ausreichend Luft ein. Das Problem, um das es geht, ist, den Sauerstoff aus der Atemluft zu extrahieren, ihn über das Blut in die Muskeln zu transportieren und in Energie zu verwandeln.

10. **Flitzen:** Dieses Phänomen war kein Lauftrend mit dem Ziel einer Leistungssteigerung, aber es war ein Spleen erster Güte. 1973 beschlossen Läufer und Nichtläufer gleichermaßen, massenhaft nackt zu laufen. Der Begriff »Flitzen« (auf Englisch »Streaking«) wurde nach einem Nacktlauf von 533 Studenten der University of Maryland geprägt. Und Ray Stevens Song »The Streak« verkaufte sich 1974 fünf Millionen mal und stand auf der *Billboard-Hot-100*-Hitliste drei Wochen lang auf Platz 1.

Weitere Lauftrends kamen und gingen: Fußgelenkgewichte, Bewegungskontrollschuhe, Dimethylsulfoxid, Massagen, Salztabletten, Rückwärtslaufen, Luftanhalten während der Trainingsintervalle und so weiter. Es wurde sogar behauptet, dass das Laufen selbst nur ein Trend sei – allerdings einer, der sich seit drei Millionen Jahren hält.

## LAUFEVOLUTION

Vor etwa vier Millionen Jahren kletterte unser unmittelbarer Vorfahr im Stammbaum der Evolution (der *Australopithecus*) von den Bäumen herunter und fing an, auf zwei Beinen zu laufen. Warum er das tat, bleibt unklar. Einige Millionen Jahre später entwickelten der *Homo habilis* und der *Homo erectus* Eigenschaften, die es ihnen erlaubten, schneller zu werden, also nicht nur gemächlich gehen, sondern laufen zu können. In einer im Jahr 2004 veröffentlichten Studie identifizierten Daniel E. Liebemann, Professor für Evolutionsbiologie des Menschen in Harvard, und Dennis M. Bramble, Biologe an der University of Utah, einige dieser Eigenschaften sowie die Vorteile, die sie mit sich brachten, unter anderem:

- ▶ **Bessere Sehnen:** reduzierter Energiebedarf, da Sehnen wie Sprungfedern funktionieren.
- ▶ **Der Fußrücken:** absorbiert Energie und gibt sie zurück wie eine Sprungfeder.
- ▶ **Längere Schrittlänge:** steigert die Geschwindigkeit.
- ▶ **Größere Gesäße:** stabilisieren den Rumpf beim Bewegen.
- ▶ **Bessere Schulter-, Arm- und Hüftrotation:** ermöglichen das Gleichgewicht stabilisierende Gegenbewegungen während des Laufens.
- ▶ **Verstärktes Schwitzen:** verbessert die Wärmeableitung durch das Verdampfen von Schweiß.
- ▶ **Weniger Körperbehaarung:** steigert die Konvektion (Wärmeableitung aus dem Körper).

Lieberman und Bramble schlussfolgern: »Es darf mit Recht davon ausgegangen werden, dass die Gattung *Homo* sich im Zuge der Evolution dazu entwickelt hat, große Distanzen sowohl gehend als auch laufend zurückzulegen.«

Das mag so sein, aber 2008 versuchten Karen L. Steudel-Numbers, Zoologin an der University of Wisconsin, Madison, und Cara M. Wall-Scheffler, Biologin an der Seattle Pacific University, im Rahmen einer Studie die Fortbewegungsgeschwindigkeit unserer Langstrecken laufenden Vorfahren genauer zu bestimmen und kamen zu dem Schluss, dass die Gattung *Homo* sehr wahrscheinlich darauf beschränkt war, lange Strecken zu gehen und die Gehphasen nur gelegentlich mit langsamem Laufen zu kombinieren. Was die Frage aufwirft: Wie hat es eine Spezies von Gehern oder Langsamläufern geschafft, sich auf diesem Planeten zur fünftschnellsten Spezies in der Marathondistanz entwickeln?

## LAUF-INNOVATION

Wenn man ein Gefühl dafür bekommen möchte, wie schnell sich unsere Laufleistungen in der jüngeren Geschichte verbessert haben, braucht man sich nur das Beispiel der Distanz von einer Meile vor Augen zu führen. 1855 stellte Charles Westhall aus Großbritannien mit einer Zeit von 4:28 den ersten offiziellen Weltrekord über eine Meile auf. 99 Jahre später durchbrach der Brite Roger Bannister mit 3:59:4 die 4-Minuten-Schallmauer. 35 Jahre danach stellte der Marokkaner Hicham El Guerrouj den derzeitigen Weltrekord von 3:43:12 auf. Und die Distanz von einer Meile ist nicht die einzige, auf der die Rekordzeiten sich verbessert haben. Seit 1900 ist die Weltrekordzeit der Männer im 5000-Meter-Lauf von 15:29:8 auf 12:37:35 gesunken. Beim Marathon sank die Zeit bei den Männern von 2:55:18 im Jahr 1908 auf 2:03:23 im Jahr 2013. Bei den Frauen haben sich die Weltrekordzeiten noch dramatischer verbessert, doch die beschränkte Teilnahme von Frauen bis ins späte zwanzigste Jahrhundert verzerrt die Aussagekraft dieser Vergleiche.

Wie kam es also, dass wir so schnell geworden sind?

Auch Läufer, die vor 1900 gelebt haben, haben viel trainiert. Oder sind Sprints oder barfuß gelaufen. Und auch sie haben alle möglichen Ernährungspläne ausprobiert. Die Ergebnisse, die damals erzielt wurden, wurden durchaus als wichtig gewertet. Beim altägyptischen Sedfest umkreiste der Pharao laufend die rituellen Grenzmarkierungen, um zu beweisen, dass er fit und gesund genug war, um weiterzuregieren. Im alten Griechenland wurde der ganze Vier-Jahres-Zeitraum (Olympiade) bis zu den nächsten Olympischen Spielen nach dem Sieger im *stadion* benannt (dem Stadionlauf über knapp 200 Meter, der einzigen Disziplin bei den ersten Olympischen Spielen). Und im siebzehnten Jahrhundert setzten englische Adelige hohe Summen auf Wettrennen zwischen ihren Dienern, die neben den Kutschen herliefen und aufpassten, dass diese nicht umfielen. Die Resultate von Wettläufen spielten seit der Zeit der Pharaonen eine wichtige Rolle, doch heute überbieten gute Highschool-Läufer regelmäßig die Weltrekorde, die hundert Jahre zuvor aufgestellt wurden.

Wenn man nach einer Erklärung hierfür sucht, muss man nur ins zwanzigste Jahrhundert zurückblicken und sich vor Augen führen, wie die Trainingsphysiologie und ihre Methoden Fuß fassten und umgesetzt wurden. Im Laufe eines einzigen Jahrhunderts hat eine Reihe von Trainingsinnovationen unsere Spezies von einem weiteren stapfenden Säugetier neben anderen in eine zweibeinige Ausdauermaschine verwandelt.

### Archibald Vivian Hill, Milchsäure und VO$_2$max

Archibald V. Hill war ein Physiologe, der zugleich Läufer war, dessen Entdeckungen Anfang des zwanzigsten Jahrhunderts das Zeitalter des aeroben und anaeroben Trainings einläuteten. Hill stellte durch seine Experimente einen Zusammenhang zwischen Milchsäureproduktion und anaerober Energiebereitstellung her, wies die Bedeutung der maximalen Sauerstoffaufnahme (VO$_2$max) bei Ausdauerleistungen nach und wies nach, dass Sportler nicht nur mehr Trainingsbelastung ertragen können als zuvor angenommen, sondern dass diese ihnen sogar guttun kann.

### Paavo Nurmi, ausgeglichenes Laufen und Terrassentraining

Paavo Nurmi, dem »fliegenden Finnen«, gelang 1920 der Durchbruch in die internationale Läuferszene. Er stellte insgesamt 22 Weltrekorde auf (auf der 1500-Meter-Distanz bis hin zur 20-Kilometer-Distanz), gewann neun olympische Goldmedaillen und siegte bei 121 Wettkämpfen in Folge. Nurmi erfasste intuitiv die Vorzüge eines ausgeglichenen Laufens und trug während des Trainings und bei Wettkämpfen eine Stoppuhr, um sein Tempo zu halten. Außerdem praktizierte er ein »Phasen-Training« (von ihm Terrassentraining genannt), bei dem er unterschiedliche Distanzen (auch Sprints) lief und diese mit Ausruhphasen abwechselte.

### Gösta Holmér und das Fahrtspiel

In den 1930er-Jahren verband Gösta Holmér unstrukturierte Anstiege und Sprints mit weniger intensiven Dauerläufen in einer Trainingseinheit und nannte dies *fartlek* (*fart* = Geschwindigkeit und *lek* = Spiel). Die Betonung beim Fahrtspiel liegt sowohl auf aeroben als auch anaeroben Trainingselementen. Als Trainer des schwedischen Geländelauf-Teams führte Holmér diesen neuen Trainingsansatz ein, nachdem er gegenüber Nurmis finnischen Mannschaften in den 1920er-Jahren eindeutig das Nachsehen gehabt hatte.

### Woldemar Gerschler, Hans Reindell und das Intervalltraining

In den späten 1930er-Jahren führte der deutsche Trainer Woldemar Gerschler, beeinflusst durch den Kardiologen Hans Reindell, ein Training ein, bei dem sich mehrfache Wiederholungen kurzer Trainingsstrecken (mit dem Ziel, die Herzfrequenz auf 180 Schläge pro Minute zu erhöhen) mit Erholungs-»Intervallen« abwechselten. Während des Erholungsintervalls stieg der Herzinnendruck durch zurückfließendes Blut kurzfristig an und dehnte die Herzventrikel. Ein dreiwöchiges Experiment mit dreitausend Teilnehmern ergab einen durchschnittlichen Anstieg des Herzvolumens von 20 Prozent sowie einen damit einhergehenden Anstieg des Herzzeitvolumens (das Volumen des Blutes, das vom Herz gepumpt wird). Das Intervalltraining hatte umgehende Verbesserungen bei den 400- und 800-Meter-Weltrekorden zur Folge. In den folgenden Jahrzehnten setzten Emil Zátopek (mit Trainingseinheiten von bis zu 60 Wiederholungen von 400-Meter-Strecken) und Mihaly Igloi (der vielfache Wiederholungen intensiver Belastungsphasen einführte, denen jeweils kurze Erholungsintervalle folgten) Variationen des Intervalltrainings ein und brachten auf diese Weise Weltrekorde und Weltrekordhalter hervor.

### Arthur Lydiard und die Periodisierung des sportlichen Trainings

Arthur Lydiard führte einen berühmten »Einmannversuch« durch, bei dem er selber das Versuchskaninchen war. Dieser resultierte in einem Trainingssystem, das Nachdruck auf aerobes »Grundtraining« und Periodisierung legte. Die Periodisierung teilte das Training in Phasen: eine aufbauende Ausdauertrainingsphase mit langen Ausdauerläufen, während der die Athleten 160 Kilometer pro Woche laufen, eine intensive Phase (Bergtraining), eine vierwöchige anaerobe Phase und eine Wettkampfphase. Die neuseeländischen Läufer, die Lydiard trainierte, schnitten in den 1960er- und 1970er- Jahren hervorragend ab.

## Bill Bowerman und der Hart-Leicht-Ansatz

»Man nehme einen primitiven Organismus, irgendeinen schwachen, bemitleidenswerten, sagen wir: einen Studienanfänger. Man lasse ihn Gewichte heben oder springen oder laufen. Danach lasse man ihn ausruhen. Was geschieht? Ein kleines Wunder. Er verbessert sich ein wenig«, stellte Bill Bowerman gemäß einem Zitat in Kenny Moores Buch *Bowerman and the Men of Oregon* fest. »Anstrengung, Regeneration, Verbesserung. Man sollte meinen, dass das jeder Idiot schaffen müsste.« Nur Läufer hatten es nicht geschafft. Mit seinem Hart-Leicht-Trainingsansatz trainierte Bowerman 31 Olympiateilnehmer, 24 Einzelgewinner von Wettkämpfen der National Collegiate Athletic Association (NCAA), vier Teams, die bei der NCAA-Leichtathletikmeisterschaft gewannen, und brachte das Joggen in die USA. Darüber hinaus entwarf er Schuhe (wobei er das Waffeleisen seiner Frau zur Prägung des Musters auf der Außensohle verwendete), die er mit Phil Knight, mit dem zusammen er Nike gründete, vermarktete.

## Jack Daniels und Tempotraining

Jack Daniels hat den Tempolauf nicht erfunden, aber er hat ein Buch darüber geschrieben – oder zumindest das Buch, das den Tempolauf bekannt gemacht hat. Daniels 1998 erschienenes Buch *Running Formula* (*Die Laufformel*, 2011) empfiehlt ein Tempo an der anaeroben Schwelle, um die Laktat-Schwelle zu erhöhen (den Belastungsbereich, ab dem die anaerobe Energiebereitstellung anfängt, die Leistungsfähigkeit negativ zu beeinflussen). Er empfahl Tempoläufe und *Cruise-Intervalle* (er selber hat letztere Trainingseinheit nicht eingeführt, den Begriff jedoch einer von Dick Bower verfochtenen Schwimmtrainingseinheit entlehnt) in einem »problemlos laufbaren, harten« Tempo, das etwa eine Stunde durchgehalten werden kann.

## LAUFINSPIRATION

Innovationen führten zu Trainingsdurchbrüchen, die bessere Leistungen möglich machten.

Doch es bedurfte der Inspiration, damit sich talentierte laufbegierige Athleten fanden, die an den Früchten dieser Innovationen teilhaben wollten. Der Einfluss und Star-Status von Superläufern wie Nurmi, Zátopek, Bannister, Ron Clarke aus Australien, Peter Snell aus Neuseeland, Abebe Bikila aus Äthiopien, Kip Keino aus Kenia und Jim Ryun aus den USA stellte sicher, dass es an zukünftigen Stars weltweit keinen Mangel geben würde.

Und als Frank Shorter beim Marathonlauf der Olympischen Spiele 1972 in München die Goldmedaille gewann, löste er einen Laufboom aus, der eine kleine Nischensportart zu einem Sport machte, der Millionen von Menschen in seinen Bann zog, die alle leidenschaftlich dafür trainieren, ein Fitnessniveau zu erreichen, das nie zuvor in der Geschichte der Menschheit möglich gewesen war. Joan Benoits Sieg beim ersten Marathonlauf der Frauen im Jahr 1984 bestätigte, dass Frauen bei der Fitnessrevolution nicht den Anschluss verpasst hatten. Zugleich besiegelte er den Erfolg des offensiven Drängens nach einer Gleichbehandlung von Frauen bei Ausdauerlaufwettkämpfen, das zwei Jahrzehnte zuvor 1967 aus dem Schatten getreten war, als Kathrine Switzer als allererste offizielle Teilnehmerin am Boston Marathon als Finisherin über die Ziellinie gelaufen war.

Obwohl Inspiration allein uns nicht alle zu olympischen Wettkämpfern macht, kann sie sehr wohl dafür sorgen, dich zu einem besseren Läufer zu machen, wenn du bereit bist, aus der Geschichte zu lernen und dir sowohl die Evolution, der du deinen menschlichen Körper verdankst, als auch die Innovationen, die das in diesem Körper steckende Potenzial freisetzen können, zunutze zu machen. Besser laufen zu können, hat nichts mit Annahmen oder Mutmaßungen zu tun. Es ist auch kein hohles Versprechen und kein Trend oder ein Plan, um schnell fit zu werden. Um es mit Sir Isaac Newtons Worten zu sagen, gilt es, von den Erkenntnissen vorheriger Generationen zu profitieren. Er nannte es: »Wenn ich weiter sehen konnte, so deshalb, weil ich auf den Schultern von Riesen stand.« Das gilt auch fürs Laufen. Der Weg zu deinem Erfolg als Ausdauerläufer ist bereits gepflastert. Jetzt musst du nur noch loslaufen.

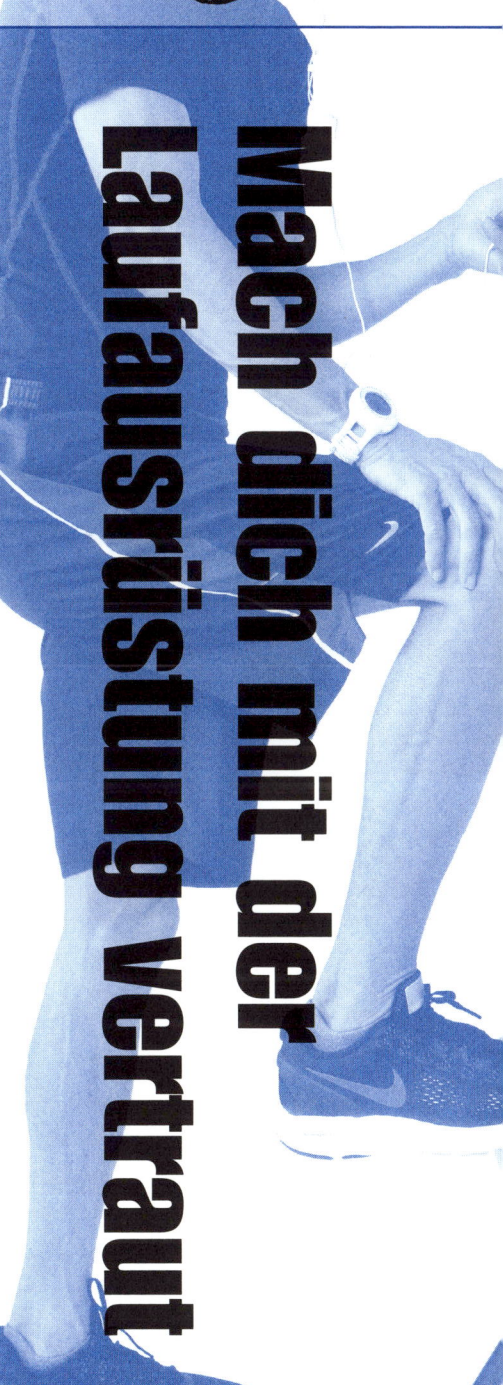

**3**

# Mach dich mit der Laufausrüstung vertraut

**A**ls die *Runner's World* kürzlich eine kleine Überarbeitung ihrer Webseite vornahm, wurde das langjährig dort platzierte Tool »Richtig anziehen«, in dem man sich unter Berücksichtigung der Temperaturen, der Trainingsintensität und einiger anderer Faktoren Empfehlungen zur Laufausrüstung geben lassen konnte, von der Webseite genommen. Die Reaktionen erfolgten prompt. Die Läufer wollten das Tool zurückhaben. Warmwetterläufer wussten nicht, was sie bei kaltem Wetter tragen sollten. Laufeinsteiger benötigten Tipps für die richtige Ausrüstung für die Teilnahme an Rennen. Erfahrenere Läufer wussten nicht, was sie von neu auf den Markt kommenden Materialien halten sollten. Das Tool wurde schnell wieder auf die Seite eingestellt (www.runnersworld.de/richtig_anziehen), wodurch eine Neuauflage des Flitzens aus den 1970er-Jahren vermieden werden konnte.

Allein in den USA wurden im Jahr 2013 mit dem Verkauf von Laufausrüstung 4,5 Milliarden Dollar umgesetzt. Das entspricht einer großen Menge an Laufausstattung. Und dabei handelt es sich nicht nur um Schuhe. Läufer, die ein Sportgeschäft oder ein Lauffachgeschäft betreten oder eine Website besuchen, auf der online Laufartikel verkauft werden, sehen sich einer großen Auswahl an Kleidung und Ausstattungsmöglichkeiten gegenüber. Da ist es nur normal, dass man sich fragt: *Was benötige ich denn wirklich?* Die Antwort auf diese Frage lautet: Das kommt darauf an. Nämlich darauf, wo du lebst, was für Trainingseinheiten du absolvierst, wie viel Geld du auszugeben bereit bist – ach ja, und natürlich, wie sehr du auf hippe Hightech-Gadgets stehst.

## WAS BEDEUTET LAUFAUSRÜSTUNG?

Laufausrüstung ist ein vager Sammelbegriff für alle Produkte, die mit deinem Training zu tun haben. In diesem Kapitel beschränken wir uns bei der »Ausrüstung« jedoch auf Dinge, die du während des Laufens am Körper tragen kannst. In diesem Sinne sehen wir uns fünf verschiedene Ausrüstungskategorien an:

1. Basis-Laufausstattung
2. Schuhe
3. Umgebungsspezifische Ausrüstung
4. Gadgets
5. Cinderella-Ausrüstung

Wir geben keine Markenempfehlungen. Laufausrüstungs-Stile und -Modelle ändern sich so schnell, dass ein Buch damit nicht Schritt halten kann. Stattdessen empfehlen wir dir, wenn du in dieser Hinsicht Rat suchst, Jeff Dengates stets topaktuelle *Runner's-World*-Kritiken (www.runnersworld.com/person/jeff-dengate).

## GRUNDLAUFAUSSTATTUNG

Die erste Entscheidung, die Läufer treffen müssen, ist, was für Laufkleidung sie tragen wollen. Vor deinem ersten Lauf musst du dir mindestens die folgende Grundausstattung anschaffen:

► **ein Paar Laufschuhe**
► **zwei Laufshorts**
► **zwei Laufshirts (aus Baumwolle oder Funktionsfaser)**
► **Frauen: Sport-BH**

Laufanfänger und ehemalige Läufer, die wieder anfangen wollen, können in der ersten Zeit mit dieser Grundausstattung auskommen. Sie sollten sich erst einmal darüber klar werden, dass Laufen auch wirklich ihr Ding ist und der Körper mitspielt, bevor sie tiefer ins Portemonnaie greifen.

»Es gibt so eine große Auswahl an Ausrüstung, dass es sehr schnell sehr teuer werden kann«, stellt Jeff Dengate fest, der als Redakteur bei *Runner's World* für Schuhe und Ausrüstung zuständig ist, zudem sein Leben lang gelaufen ist, zwei Dutzend Marathonläufe hinter sich hat, Bergläufe und Schneeschuhe liebt und schon immer ein Ausrüstungs-Freak war. »Schuhe sind das einzige essenzielle Ausrüstungsutensil, das man mit Bedacht auswählen sollte. Sie sind

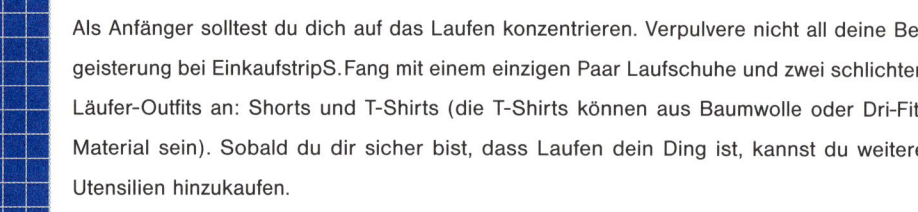

## TIPP FÜR ANFÄNGER

Als Anfänger solltest du dich auf das Laufen konzentrieren. Verpulvere nicht all deine Begeisterung bei EinkaufstripS. Fang mit einem einzigen Paar Laufschuhe und zwei schlichten Läufer-Outfits an: Shorts und T-Shirts (die T-Shirts können aus Baumwolle oder Dri-Fit-Material sein). Sobald du dir sicher bist, dass Laufen dein Ding ist, kannst du weitere Utensilien hinzukaufen.

unsere Schutzausrüstung. Fußballspieler tragen Schienbeinschoner, wir haben unsere Schuhe.«

Für diejenigen Läuferinnen und Läufer, die glauben, dass der Kauf von reichlich Ausrüstung ihre Trainingsbereitschaft steigert, hat Dengate diesen Rat: »Mehr Ausrüstung zu besitzen, sorgt nicht dafür, dass du häufiger läufst.«

## SCHUHE

Allein in den USA wurden im Jahr 2013 fast 50 Millionen Paar Laufschuhe verkauft. Dutzende Marken. Hunderte Modelle. Wie also entscheidest du dich für den richtigen Schuh? Für die meisten Läufer ist entscheidend, dass er passt. Wenn er sich gut anfühlt, kaufen sie ihn. Doch auch wenn der Schuh passt, heißt das leider nicht immer, dass er auch seine Funktion erfüllt, und nicht alle Händler gestatten es, die Schuhe bei Probeläufen zu testen. An dieser Stelle kommen Gespräche mit anderen Läufern, die Lektüre von Online- und Zeitschriftenbesprechungen und das Lernen aus Erfahrung ins Spiel. Darüber hinaus solltest du auf dem Laufenden bleiben, was strukturelle Veränderungen deiner Lieblingsschuhe angeht, denn das Modell, das du beim letzten Mal gekauft – und geliebt – hast, könnte bei deinem nächsten anstehenden Schuhkauf vollkommen anders aussehen.

### Wie viele Paar Schuhe benötigst du?

»Wenn du nicht an zahlreichen Laufwettkämpfen teilnimmst«, sagt Dengate, »solltest du zwei Paar Schuhe haben. Auf die Weise hast du, auch wenn du mal in einen Regenguss gerätst, für deinen nächsten Lauf ein trockenes Paar.«

Wenn du zwei Paar Neutralschuhe kaufst (s. u. dem Abschnitt »Neutralschuhe«), ziehst du mal das eine und mal das andere Paar an. Auf diese Weise halten sie länger. Leg dir außerdem unterschiedliche Marken zu. Unterschiedliche Marken sind unterschiedlich designt und sorgen durch den Wechsel somit von Lauf zu Lauf für ein leicht verändertes Auftreten. Dies führt zu einem besseren Muskelgleichgewicht und reduziert die negativen Auswirkungen von Schwachpunkten eines bestimmten Schuhs.

Ambitioniertere Läufer benötigen zusätzliche Schuhe. Sie brauchen Leichtgewicht- oder Wettkampfschuhe für Tempoläufe, Intervalltraining und Fahrtspiel-Trainingseinheiten; Leichtgewichtschuhe eignen sich für diejenigen, die etwas mehr Schutz haben möchten, Wettkampfschuhe für diejenigen, die etwas schneller laufen möchten. Wenn du gern auf unebenen Wegen läufst, kauf dir Trailschuhe. Und wenn du ein Wettkampfläufer bist, benötigst du Wettkampfschuhe für die Straßen und Spikeschuhe im Gelände.

### Neutralschuhe

Neutralschuhe sind die Schuhe, die du bei den meisten (wenn nicht allen) langen Dauerläufen benutzt. Es handelt sich um robuste Schuhe, die dich vor zu starken Aufprallkräften schützen, die auftreten, wenn dein Fuß auf dem Boden landet. Dieser Schutz ist besonders während der letzten Kilometer eines Laufs von Bedeutung, wenn deine Muskeln zu stark ermüdet sind, um Stöße zu absorbieren. Einige Läufer bevorzugen für die meisten ihrer Läufe Leichtgewichtschuhe, verwenden aber für Regenerationsläufe schwerere Schuhe. Andere Läufer leiden unter ernsthaften Fehlstellungen und benötigen robustere Laufschuhe, die mehr Halt bieten. Wahrscheinlich ist es am besten, mit den leichtesten Schuhen zu trainieren, mit denen man bequem laufen kann und die beim Laufen keine Probleme bereiten. Es besteht kein Grund, zusätzliches Gewicht mit sich herumzuschleppen.

### Minimalschuhe

Während der vergangenen Jahre wurde in der Läuferszene heiß über *Minimalismus* diskutiert, allerdings ist minimalistisches Schuhwerk beim Laufen schon seit dem späten neunzehnten Jahrhundert ein Thema, als erstmals Leichtgewichtschuhe mit Gummisohlen und Obermaterial aus Stoff auf den Markt kamen. Moderne Minimalschuhe sind leicht, der Höhenunterschied zwischen Ferse und Vorderfuß ist gering, und sie verfügen über einen weiter geschnittenen Zehenbereich. Befürworter dieser Schuhe behaupten, dass sie einen natürlicheren Laufschritt ermöglichen. »Ein Minimalschuh bringt deinen Fuß direkter mit dem Boden in Kontakt«, sagt

Dengate. »Du spürst wirklich, was in deinen Füßen abläuft. Du willst einen Schuh, in dem kein Schaum verarbeitet ist und der nicht stabilisiert. Eben einfach nur etwas, das du an deinen Füßen befestigst, damit es deine Fußsohlen vor Geröll und Schmutz schützt.«

### Trailschuhe

Bei mehr als sechs Millionen Geländeläufern in den USA ist es kein Wunder, dass sich der Umsatz von für schroffes, bergiges Gelände geeigneten Schuhen erhöht hat. Trailschuhe verfügen über ein tieferes noppenartiges und aggressiveres Außensohlenprofil; sie sorgen für gute Traktion. »Du willst vor allem auf den Füßen bleiben«, sagt Dengate. »Darüber hinaus willst du vorne und an den Seiten Überzüge, die dafür sorgen, dass Stöcke oder Steine, auf die du trittst, nicht den Schuh aufreißen und deinen Fuß verletzen.« Das Obermaterial bei Trailschuhen kann durch eine wasserfeste Membran geschützt sein (denk an Läufe durch Matsch), manche haben Schutzkappen, um die Kollision mit scharfen Steinen und Baumwurzeln abzudämpfen, oder zeichnen sich durch minimalistische Designs aus.

### Wettkampfschuhe und Spikeschuhe

Wettkampfschuhe sind besonders leicht; einige Modelle wiegen nur 85 bis 113 Gramm pro Schuh (im Gegensatz zu 283 bis 425 Gramm bei den meisten Naturalschuhen). Wettkampfschuhe sitzen passgenau und verfügen über minimale Polsterung. Schnelligkeit steht bei ihrem Design absolut im Vordergrund. Eine Reduzierung des Trainingsschuhgewichts um 28,3 Gramm führt Schätzungen zufolge um eine Verbesserung der Laufzeit zu einer Sekunde pro 1,6 Kilometer. Mehrere Studien haben ergeben, dass eine Schuhgewichtsreduktion von 113 Gramm die Marathon-Laufzeit um etwa drei Minuten verbessern kann.

Spikeschuhe sind spezielle Schuhe für das Laufen im Gelände. Sie sind leicht, haben wenig oder keine Sprengung und sind unter dem Vorderfuß mit Spikeplatten versehen. In den Spikeplatten sind »Dornen« befestigt (so nennt man die Spikes an der Sohle tatsächlich), die die Bodenhaftung verbessern. Die Anzahl der Dornen kann zwischen drei und acht variieren. Langstreckenläufer bevorzugen normalerweise Spikeschuhe mit enger Passform, ein wenig Fersenpolsterung (denn Intervalleinheiten können über ziemlich lange Distanzen gehen) und vier Dornen. Sprinter meiden Polsterungen im Fersenbereich in der Regel und bevorzugen mehr Dornen. Auf den meisten Allwetterbahnen dürfen die Dornen nicht länger als 4,8 Millimeter sein. Bei Geländeläufen werden häufig längere Dornen verwendet (9 Millimeter bis 18 Millimeter), um für Matsch und dichtes Gras gewappnet zu sein.

## SHORTS

Neben Laufschuhen stellen Laufshorts definitiv einen Teil deines Läuferoutfits dar, auf den du nicht verzichten kannst – vor allem, weil es in den meisten Städten als Ordnungswidrigkeit angesehen wird, im Adamskostüm zu laufen. Du wirst Shorts aus Funktionsfasern bevorzugen (z. B. Nike Dri-FIT), die leicht sind und Feuchtigkeit von der Haut weg transportieren. Obwohl die aktuelle Mode zu längeren Shorts tendiert, bevorzugen viele Läufer bei Tempoläufen und Wettkämpfen Kurz-Shorts, was daran liegt, dass längere Shorts, wenn du schwitzt, an den Beinen kleben und dich beim Laufen behindern. Schwerere Läufer bevorzugen häufig längere Shorts – oder sogar kurze Sporttights –, um ein Aufscheuern der Oberschenkelinnenseiten zu vermeiden. Frauen entscheiden sich manchmal für Briefs (»Po-Umschmeichler«) und extrakurze Tights; sie sind bequem und ermöglichen eine bessere Wärmeableitung (Ableitung von Körperhitze an die Luft), und sie können dafür sorgen, dass man sich schneller *fühlt* (man sollte diesen psychologischen Vorteil nicht unterschätzen). Bei Shorts mit Seitentaschen kann sich beim normalen Schwingen der Arme der Daumen verhaken. Achte darauf, dass deine Shorts über eine Schlüsseltasche verfügen (oder Extrataschen zur Mitnahme von Gels bei Wettkämpfen und langen Läufen hat, falls das für dich wichtig ist). Einige Läufer tragen unter den Shorts Unterwäsche, andere nicht. Halte es so, wie es für dich am besten ist.

## SHIRTS

Die Wahl des richtigen Shirts hängt vom Wetter und Klima ab. Während Läufer in Südkalifornien vermutlich ganzjährig mit Baumwollshirts klarkommen, entscheiden sich die meisten Läufer für Funktionsshirts, die die Feuchtigkeit von der Haut weg transportieren und helfen, die Körpertemperatur zu regulieren, indem sie bei kaltem Wetter Wärme zurückhalten und diese bei steigenden Temperaturen an die Luft abgeben.

## SPORT-BH (FÜR FRAUEN)

Frauen brauchen einen Sport-BH. Sport-BHs gibt es in so vielen Modellen und Größen, dass für jede Frau der richtige zu finden ist. Es gibt Kompressions-BHs, die aus einem festen, dichten, elastischen Material sind und die Brüste beim Laufen an Ort und Stelle halten. Und es gibt BHs mit vorgeformten Cups, also mit einem Körbchen für jede Brust, die eher wie traditionelle BHs aussehen und die Brüste von unten stützen. Frauen mit größerem Busen bevorzugen offenbar Sport-BHs mit Cups, doch du solltest beide Arten ausprobieren. Zier dich nicht, sie anzuprobieren und herumzuhüpfen. Dreh dich von einer Seite zur anderen. Tu so, als würdest du joggen. Achte darauf, dass der BH, den du anprobierst, deinen Brüsten so viel Halt bietet, wie es für dich angenehm ist. Und zum Schluss noch ein Tipp: Sei äußerst vorsichtig, wenn du in Erwägung ziehst, dir ein Top mit einem integrierten BH zuzulegen, denn solchen Tops mangelt es häufig an der Stützfunktion der die Brust umgebenden Cups und auch an der zusätzlichen Verstärkung eines Sport-BHs.

## UMGEBUNGSSPEZIFISCHE AUSRÜSTUNG

Sobald du deine Grundausrüstung zusammen hast, wirst du dein Outfit erweitern wollen, um für die speziellen Besonderheiten deiner Trainingseinheiten gerüstet zu sein. Was du trägst, wird größtenteils durch das Wetter, von der Tageszeit, zu der du trainierst, und durch das Tempo, in dem du zu laufen beabsichtigst, bestimmt.

### Laufen bei warmen Temperaturen

Bei warmen Temperaturen wirst du Materialien bevorzugen, die schweißabweisend sind, dich vor Sonneneinstrahlung schützen und dich hydriert halten. Zu einer Grundausstattung gehören unter anderem:

▶ **Shirts aus Polyester**
▶ **Locker sitzende Shorts**
▶ **Kappe mit Schirm**
▶ **Sonnenbrille**
▶ **Sonnenschutz**
▶ **Wasserflaschen zum Mitführen in der Hand**

Du kannst auch einfach nur ein Sonnenschild benutzen (statt einer Kappe), wenn du dich gut mit Sonnencreme einschmierst und über einen ausreichenden Haarschopf verfügst. Wenn du keine Wasserflasche in der Hand halten möchtest, versuch es mit einem Trinkgurt, an dem man einige Viertelliterflaschen befestigen kann.

### Läufe bei Regen

Die Wahl des richtigen Outfits bei Regen hängt von den Temperaturen ab. Bei wärmerem Wetter:

▶ **Kappe mit Schirm:** So schützt du dein Gesicht vor dem Regen und du bleibst entspannt.
▶ **Jacke oder Weste mit Reißverschluss vorne:** Sobald es aufhört zu regnen, kannst du den Reißverschluss öffnen und Luft an deinen Körper lassen. Nutz den Reißverschluss als deinen Temperaturregler.

Bei kaltem Wetter musst du ein paar weitere Dinge hinzufügen:

▶ **Tights oder Jogginghose:** Diese sollte im vorderen Beinbereich wasserdicht sein (für hinten gibt es dies vermutlich nicht), um dich vor dem Regen zu schützen.

- ▶ **Funktions-Laufsocken:** Verwende diese möglichst immer, insbesondere aber bei Regen. Solltest du Baumwollsocken benutzen, sind Blasen programmiert. Socken aus Merinowolle halten deine Füße wärmer und sind geruchsresistent.

Mit dem richtigen Outfit gibt es keinen Grund, dir an einem verregneten Tag das Laufen verleiden zu lassen.

### Schnee und extreme Kälte

Der größte Fehler, den Läufer begehen, ist, sich bei Schnee und Kälte *übertrieben* warm anzuziehen. Die Folge ist, dass sie beim Laufen überhitzen. Zieh dir stattdessen drei dünne Kleidungsschichten übereinander an:

- ▶ **erste Schicht:** direkt auf der Haut etwas aus Synthetik (Funktionsfaser aus Polyester), um Feuchtigkeit abzutransportieren.
- ▶ **zweite Schicht:** Sie dient der Isolierung und sollte etwas wärmer sein als dein typisches Dri-FIT-Shirt. Ein Shirt mit einem halblangen Reißverschluss mit ein wenig Elastan leistet gute Dienste.
- ▶ **dritte Schicht:** Runde dein Outfit mit einer windundurchlässigen Jacke ab (zum Schutz der anderen Schichten). Sie sollte Reißverschlüsse haben, die als dein Temperaturregler fungieren – einen durchgehenden oder unter den Armen.

Für den unteren Bereich deines Körpers kannst du dich ebenfalls für drei Schichten entscheiden:

1. **Unterwäsche:** keine Baumwolle, mit Windstopper für Männer (du wirst es zu schätzen wissen).
2. **Tights:** klassische eng anliegende Strumpfhose aus einem Polyester-Elastan-Mischgewebe.
3. **Laufhose:** nicht so eng anliegend wie Tights; du kannst sie entweder als zweite Schicht tragen oder – bei eisiger Kälte – als dritte Schicht über den Tights.

Außerdem solltest du eine Mütze (es empfiehlt sich Merinowolle) und Fingerhandschuhe tragen, wobei bei wirklich kaltem Wetter Fausthandschuhe besser geeignet sind – oder, noch besser, Fausthandschuhe mit integrierten Fingerhandschuhen. Wenn es schneit oder Schnee liegt, solltest du einen Hybrid-Trailschuh mit einer Gore-Tex-artigen Membran benutzen, um deine Füße warm und trocken zu halten.

### Höhenläufe

Das Wichtigste, was du beim Höhentraining unbedingt brauchst, ist eine Wasserflasche oder ein Trinkgürtel. In höheren Lagen dehydrierst du schneller. Dengate sagt dazu: »In großer Höhe Wasser zu finden, ist schwierig. Wasser fließt gern bergab.«

## GADGETS

Gadget-Liebhaber möchten einem weismachen, dass Technologie der Schlüssel zu besserem Laufen ist. Damit du selber beurteilen kannst, was davon zu halten ist, stellen wir hier drei beliebte Gadgets vor und außerdem noch ein altes Lowtech-Produkt.

### GPS-Uhr

Wer will schon *nicht* genau wissen, wie weit er gelaufen ist, wie seine Pace bei jedem Kilometer war, wie seine durchschnittliche Pace während des gesamten Laufs war, wie viele Kalorien er verbrannt hat – und all das, während die Laufstrecke aufgezeichnet wird und man über den Pace-Alarm aufmerksam gemacht wird, wenn man sein Tempo über- oder unterschreitet? GPS-Uhren verwandeln jeden Lauf in ein Daten produzierendes Füllhorn, was für diejenigen Läufer gefährlich sein kann, die ihr GPS-Gerät weniger nutzen, um ein Feedback zu erhalten, sondern das Ganze eher als eine Art Videospiel betrachten, bei dem es gilt, den zuvor erreichten Rekord immer wieder zu übertreffen. Andererseits kann eine GPS-Uhr ein faszinierendes Gadget sein, wenn du sie dir leisten kannst.

## Herzfrequenzmesser

Herzfrequenzmesser ermöglichen es dir, deine Trainingsintensität auf der Basis deiner Herzfrequenz zu kontrollieren. Wenn du deine Trainingszonen festgelegt hast, informiert dich ein Herzfrequenzmesser, ob du im aeroben Bereich, im Schwellenbereich oder im anaeroben Bereich trainierst. Wenn du Leistungssportler bist und deine Werte im Labor getestet wurden, kann ein Herzfrequenzmessgerät dir dabei helfen, dass du dich verlässlich an die Pläne für deine Trainingszonen hältst. Für Anfänger und weniger fortgeschrittene Läufer können diese Geräte ein bisschen zu viel des Guten sein. »Die meisten Läufer brauchen so ein Gerät nicht«, sagt Dengate. »Es ist tolles Gadget, aber die meisten Läufer verlieren sich in der Datenflut und haben keine Ahnung, was sie damit anfangen sollen.«

## MP3-Player

Kein anderes Thema spaltet die Läufergemeinschaft so sehr wie die Benutzung von MP3-Playern beim Laufen. Befürworter sagen, dass Musik die Motivation steigert, die Wahrnehmung von Ermüdung mindert und Langeweile bekämpft. Gegner sind der Meinung, dass Musik die Pace und das physiologische Feedback sabotiert und dafür sorgt, dass Läufer ihre Umgebung (und andere Läufer) in gefährlicher Weise nicht mehr voll wahrnehmen. Wenn du zu den Musikhörern beim Laufen gehörst, halt nach einem MP3-Player Ausschau, der klein genug ist, um ihn an deine Kleidung klemmen, in einer Tasche verstauen oder an einem Sportarmband befestigen zu können. Außerdem benötigst du hochwertige, schweißresistente und wasserabweisende Kopfhörer.

## Trinkgurt

Kein Hightech-Utensil, aber so ein Gurt kann sich als nützlich erweisen. Entscheide dich für einen Gurt, der nicht hochrutscht und keinen Druck auf den Bauch ausübt, was bei manchen Läufern zu Übelkeit führen kann. Ein Gurt sollte tief auf der Hüfte sitzen und nicht auf und ab hüpfen.

## CINDERELLA-AUSRÜSTUNG

In dem Märchen wird Cinderella von einer guten Fee gewarnt, vor Mitternacht den Ball im Königspalast zu verlassen. Wenn sie zu spät sei, würde der Prinz ihre Kutsche in einen Kürbis und ihren Kutscher in eine Ratte verwandeln. Diesen Rat sollten auch Läufer beherzigen, die an ihrem Outfit hängen. Rangiere es aus, bevor es zu spät ist, wenn du dich nicht dabei wiederfinden willst, auf gefährlich komprimierten Mittelsohlen und in Shorts zu laufen, die dir auf die Knie rutschen. Es kommt der Tag, an dem alte Sachen entsorgt werden müssen. Das Kunststück ist zu erkennen, wann dieser Tag gekommen ist.

## Schuhe

Wenn deine Schuhe sichtbar abgelaufen und die Gummisohlen durchgebrannt sind, ist es an der Zeit, sich von ihnen zu trennen. Das Gleiche gilt, wenn das Obermaterial zerrissen ist. Früher hielten Schuhe für Laufstrecken von 500 bis 800 Kilometern. Aufgrund besserer Herstellungsverfahren sind Schuhe heute länger verwendbar, also musst du je nach Schuh entscheiden, wann er abgetragen ist. Du solltest dabei auch auf dein Beingefühl achten. »Wenn du beim Laufen unerklärliche Schmerzen verspürst, könnte es an der Zeit sein, sich neue Schuhe zuzulegen«, sagt Dengate. Und das heißt, die alten wegzuwerfen beziehungsweise einem Recycling zuzuführen. Es geht um Schuhwerk, nicht um eine Trophäe.

## Shorts, Sport-BHs und Laufhosen

Sobald die Elastizität dahinschwindet, ist es vermutlich an der Zeit, sich von seinem Sport-Outfit zu trennen. Aufgerissene Nähte sind ein Hinweis, dass es an der Zeit ist, das betroffene Kleidungsstück zu beerdigen. Shorts hielten früher ein paar Monate. Heute halten sie ein paar Jahre. Aber verwechsele ein paar Jahre nicht mit der Ewigkeit.

## Shirts

Ebenso wie Shorts halten Shirts heute wesentlich länger als früher. Ein gutes Dri-FIT-Shirt kann mehrere Saisons überstehen. Dennoch fangen die Shirts zu einem gewissen Zeitpunkt an … naja … zu stinken. Laut Dengate experimentieren die Hersteller an neuen Verfahren, damit die Shirts zukünftig antibakterielle Eigenschaften aufweisen. Bis es so weit ist, solltest du deine Shirts besser ausrangieren, wenn sie nach dem Waschen so riechen wie vorher.

Es macht zweifelsohne Spaß, sich mit Laufausrüstung einzudecken. Du solltest jedoch nicht vergessen, dass es nicht Shopping-Erlebnisse sind, die dich zu einem guten Läufer machen, sondern ausgeklügeltes Training. Es spricht so manches für Einfachheit. Du brauchst Schuhe. Du brauchst Shorts. Du brauchst Shirts. Wenn du eine Frau bist, brauchst du einen Sport-BH. Weitere Ausrüstung ist ein Bonus, macht dich aber nicht zu einem besseren Läufer.

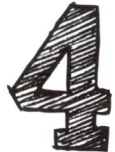

# Mach dich mit dem Laufvokabular vertraut

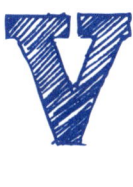ersuchen wir es mit einem Schnell-
test: Ein Läufer sagt: »Ich glaube, ich
sollte ein wenig Core-Training machen, um
meine $VO_2$max zu verbessern.« Welche der folgenden Antworten ist richtig?

**A.** »Was versteht
man unter $VO_2$max?«

**B.** »Klingt gut.«

**C.** »Ich glaube, die
$VO_2$max ist als
Leistungsindikator
nicht so wichtig
wie die
Laufökonomie.«

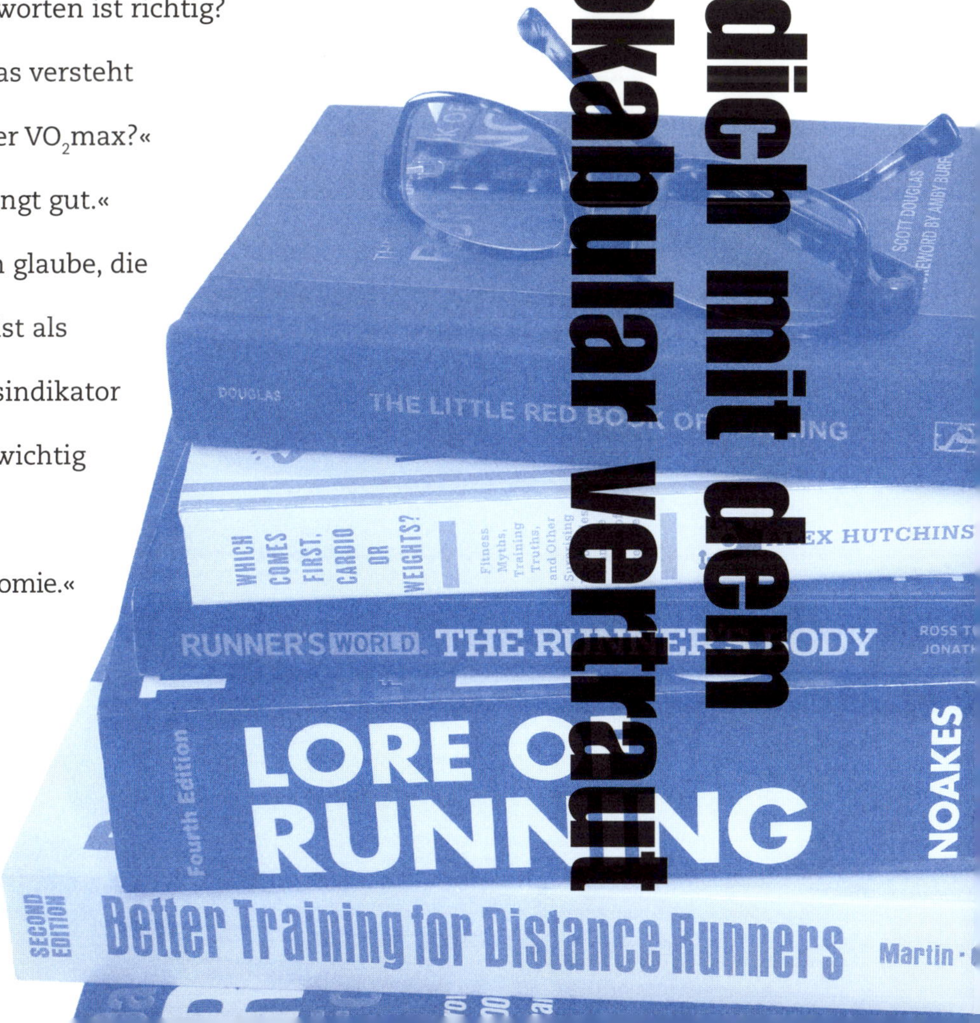

Die korrekte Antwort ist »C«. Wer mit »C« geantwortet hat, zeigt, dass er *zwei* Lauf-Begriffe kennt und man ihm nicht erklären muss, warum Core-Training de facto nutzlos ist, um seine $VO_2$max zu verbessern. Antwort »A« ist einfach nur ehrlich. Mit Antwort »B« gestehst du ein, dass du den Laufjargon nicht kennst und bei künftigen Fachsimpeleien unter Läufern außen vor bleiben könntest.

Scherz beiseite – der Laufjargon ist nicht nur eine Wundertüte voller hochtrabender Fachbegriffe. Er ist das Vokabular, das in dieser Sportart verwendet wird. Wenn du diesen Sport verstehen willst, musst du seine Sprache sprechen.

## WAS IST LAUFJARGON?

Der Laufjargon umfasst Begriffe, Sätze und die spezifische Verwendung von Worten, die du benutzt und hörst, wenn du dich über diesen Sport unterhältst. Da eine vollständige Zusammenstellung des Laufjargons viele Seiten füllen würde, beginnen wir die Einführung in das Vokabular der Läuferwelt an dieser Stelle mit den zwölf am häufigsten verwendeten Begriffen.

### Aerob

»Aerobes« Laufen bedeutet, bei einer Belastungsintensität (oder mit einer Pace) zu laufen, bei der der Körper nahezu komplett auf aerob produzierte Energie zurückgreift. Aerobe Energie wird in den Zellen produziert und kann nicht ohne Sauerstoff bereitgestellt werden. Die aerobe Energiegewinnung dient natürlich nicht nur dem Training. Du produzierst ständig aerobe Energie. Wenn du sitzt, wird so gut wie sämtliche Energie, die du dabei verbrauchst, auf diese Weise erzeugt. Aber stell dir vor: Das Gleiche geschieht, wenn du einen Marathon läufst. Dabei werden 99 Prozent der von dir verbrauchten Energie aerob erzeugt. Selbst beim Sprinten wird aerobe Energie genutzt – beim 100-Meter-Lauf bis zu 20 Prozent. Detaillierte Informationen zu diesem Thema findest du in Kapitel 10 »Mach dich mit den Energiesystemen des Laufens vertraut«.

### Anaerob

*Anaerobe* Energie wird in den Zellen ohne Verwendung von Sauerstoff produziert. Das bedeutet *nicht*, dass sich in deinen Zellen kein Sauerstoff befindet; in deinen Zellen ist immer Sauerstoff. Anaerobe Energie wird dann produziert, wenn dein Körper Energie schneller benötigt, als dein aerobes System sie produzieren kann. Je nachdem, wie lange auf anaerobe Energie zurückgegriffen wird, kann dein anaerobes System Energie zwischen hundert und zweihundert Mal schneller erzeugen als dein aerobes System. Das Problem bei der anaeroben Energieerzeugung ist, dass sie nur kurz aufrechterhalten werden kann. Bei maximaler Belastung kann das anaerobe System etwa eine Minute lang Energie liefern. Das ist perfekt für Aktivitäten wie Springen, Gewichtheben oder Sprinten, aber nicht so gut für lange Läufe oder Sportarten wie Fußball, Radfahren und Schwimmen. Detaillierte Informationen zu diesem Thema findest du in Kapitel 10 »Mach dich mit den Energiesystemen des Laufens vertraut«.

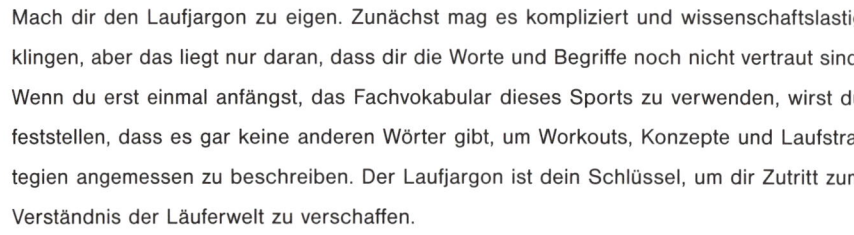

## TIPP FÜR ANFÄNGER

Mach dir den Laufjargon zu eigen. Zunächst mag es kompliziert und wissenschaftslastig klingen, aber das liegt nur daran, dass dir die Worte und Begriffe noch nicht vertraut sind. Wenn du erst einmal anfängst, das Fachvokabular dieses Sports zu verwenden, wirst du feststellen, dass es gar keine anderen Wörter gibt, um Workouts, Konzepte und Laufstrategien angemessen zu beschreiben. Der Laufjargon ist dein Schlüssel, um dir Zutritt zum Verständnis der Läuferwelt zu verschaffen.

## VO$_2$max

Die *VO$_2$max* ist die maximale Sauerstoffmenge, die dein Körper in einer Minute aufnehmen kann. Mit anderen Worten – die maximale Sauerstoffmenge, die dein aerobes System nutzen kann, um Energie zu produzieren. Jeglicher Sauerstoff in deinem Blut, der *nicht* zur Energieerzeugung verwendet wird, zählt bei der Berechnung der VO$_2$max nicht. Du verbesserst deine VO$_2$max, indem du die Fähigkeit deines Körpers verbesserst, Sauerstoff zu transportieren (also durch eine Stärkung deines Herz-Kreislauf-Systems) und diesen Sauerstoff in den Zellen zu verwerten. Je höher deine Sauerstoffaufnahmekapazität ist, desto mehr aerobe Energie kann dein Körper produzieren. Detaillierte Informationen zu diesem Thema findest du in Kapitel 8 »Bau dein Lauf-Kraftwerk auf«.

## Laufökonomie

*Laufökonomie* ist ein Messwert dafür, wie effektiv dein Körper bei einem bestimmten Lauftempo Sauerstoff verbraucht. Wenn ein Läufer für ein bestimmtes Lauftempo weniger Sauerstoff benötigt als ein anderer Läufer für das das gleiche Lauftempo, bedeutet dies, dass er über eine bessere Laufökonomie verfügt. Es verhält sich ähnlich wie bei einem Auto, das im Vergleich zu einem anderen einen niedrigeren Benzinverbrauch pro Kilometer hat. In der Läuferszene wird darüber diskutiert, was wichtiger ist, um seine Leistungen zu steigern: eine bessere VO$_2$max anzustreben oder seine Laufökonomie zu verbessern. Die Antwort lautet: Beides ist wichtig. Detaillierte Informationen zu diesem Thema findest du in Kapitel in Kapitel 11 »Verdrahte dein Läufer-Nervensystem neu«.

## Milchsäure

Fast ein Jahrhundert lang war *Milchsäure* das Läufer-Feindbild Nummer eins. Man hielt sie lange Zeit für ein Abbauprodukt der anaeroben Energieerzeugung und für den Verursacher von Muskelermüdung und Schmerzen während intensiven Laufens. Inzwischen wurde jedoch nachgewiesen, dass in den Muskeln niemals Milchsäure gebildet wird. Stattdessen werden zwei verschiedene Substanzen gebildet: Lactat und Wasserstoffionen. Muskeln nutzen Lactat als Brennstoff, um aerobe Energie zu erzeugen. Wasserstoffionen führen in der Tat zu einer Übersäuerung, also einem mutmaßlichen Grund für Ermüdung, aber bei längeren Rennen spielen sie keine Rolle. Detaillierte Informationen zu diesem Thema findest du in Kapitel 9 »Bring deinen Lauf-pH-Wert ins Gleichgewicht«.

## Wiederholungen/Intervalltraining

Läufer verwenden die Begriffe *Wiederholungs-* und *Intervalltraining* synonym, auch wenn Puristen behaupten, dass damit nicht das Gleiche gemeint ist. Für die meisten Läufer sind Wiederholungs- und Intervalltraining Trainingseinheiten, bei denen etliche kurze Strecken (z.B. 8 X 200 Meter oder 3 X 1 Meile) mit einer bestimmten Pace gelaufen werden. In den dazwischen liegenden Erholungsphasen wird gegangen, gejoggt oder einfach nur herumgestanden. Streng genommen ist die »Wiederholung« der harte, belastungsintensive Part und das »Intervall« die Erholungsphase nach jeder »Wiederholung«. Intervalltraining wurde in den 1930er-Jahren als Möglichkeit entwickelt, das Herzschlagvolumen zu erhöhen (und baute auf ähnlichen Trainingseinheiten aus den 1920er-Jahren auf). Detaillierte Informationen zu diesem Thema findest du in Kapitel 7 »Bau dein Läufer-Herz-Kreislauf-System auf«.

## Split-Zeiten

*Split-Zeiten* können zweierlei bedeuten. Zum einen können damit Zeiten gemeint sein, die *während* eines Laufs gemessen werden, normalerweise an gleichmäßig verteilten Streckenabschnittspunkten. Wenn du zum Beispiel einen 5-Kilometer-Lauf absolvierst, möchtest du vielleicht wissen, wie deine Zwischenzeit nach eineinhalb Kilometern ist, also deine »1,5-km-Zwischenzeit«. »Gleichmäßige Zwischenzeiten« zu laufen bedeutet, jeden Streckenabschnitt, an dem die Zwischenzeit gemessen wird, mit der gleichen Pace zu laufen. Mit einem »negativen Split« zu laufen bedeutet, seine Pace in der zweiten Hälfte eines Rennens zu erhöhen. Darüber hinaus verwenden Läufer das Wort »Split«, wenn sie ein Training in Segmente unterteilen. Bei Langstreckenläufen könntest du deine Split-Zeiten zum Beispiel nach jedem Kilometer kontrollieren, indem du eine GPS-Uhr verwendest. Während eines Intervalltrainings könntest du deine Split-Zeiten für jede Wiederholung messen. Läufer setzen sich oft bestimmte Split-Zeiten als Ziel, die sie während eines Wiederholungstrainings erreichen wollen, wenn sie sich auf ein bevorstehendes Rennen vorbereiten, bei dem sie hoffen, die gleichen Split-Zeiten über die gesamte Laufstrecke zu schaffen. Detaillierte Informationen zu diesem Thema findest du in den Tempotabellen in den Fotoanleitungen von Kapitel 7, in denen Beispiele für anzuvisierende Split-Zeiten aufgeführt sind.

## Tempolauf

Der *Tempolauf* ist wahrscheinlich die am häufigsten missverstandene Trainingseinheit beim Laufen. Ein Tempolauf ist ein intensiver, zehn bis vierzig Minuten dauernder Lauf (bei gut trainierten Langstreckenläufer manchmal länger) mit einer Pace, die mindestens über eine Stunde aufrechterhalten werden könnte. Der Trainer Jack Daniels hat diese Trainingseinheit in seinem Buch *Die Laufformel* bekannt gemacht, in dem er Tempoläufe als »angenehm hart« beschrieb. Da Tempoläufe den Körper so anstrengen, dass er mit Anpassungen reagiert, die sowohl für die aerobe Energieerzeugung als auch für die Beseitigung schädlicher Nebenprodukte der anaeroben Energieerzeugung vorteilhaft sind, stellen Tempoläufe ein bevorzugtes Training für Langstreckenläufer dar. Leider betrachten viele Läufer einen Tempolauf als einen Probelauf auf Zeit (einen simulierten Wettkampf), wodurch sie viele der Vorzüge des Tempotrainings zunichtemachen und das nächste Training erschöpft antreten. Detaillierte Informationen zu diesem Thema findest du in den Kapiteln 7, 8 und 9.

## Fartlek

Fartlek ist das schwedische Wort für »Fahrtspiel«. Es ist eine Trainingsmethode, bei der Läufe unterschiedlichen Tempos miteinander kombiniert werden, um sowohl die aerobe als auch die anaerobe Ausdauer zu steigern. Nach einer anfänglichen Aufwärmphase wechseln sich verschieden lange Belastungsphasen mit Erholungsintervallen ab. Die Belastungsphasen können über einige Sekunden bis zu einigen Minuten gehen. Ursprünglich sah das Fahrtspiel lange Wiederholungen, Sprints und Steigungen vor, zwischen denen jeweils lockere Laufabschnitte zur Erholung eingeschoben werden. Aber das Fahrtspiel ist für Innovationen offen. Der Trainer Joe Rubio von den *ASICS Aggies* empfiehlt Läufern zum Beispiel, Belastungs- und Erholungsphasen jeweils an Telefonmasten zu wechseln. Andere Läufer bevorzugen zeitlich vorgegebene Wiederholungen auf unebenem Gelände, einschließlich des Laufens von Steigungen, auf Wegen, im Gras und/oder auf Straßen, und improvisieren die Erholungsphasen nach ihrem Gefühl. Detaillierte Informationen zu diesem Thema findest du in den Fotoanleitungen in Kapitel 5.

## Altersbereinigte Laufleistung

Wenn du älter als 40 bist, solltest du über *altersbereinigte Laufleistungen* Bescheid wissen. Zur Berechnung der altersbereinigten Laufleistung wird die Finish-Zeit eines jeden Läufers ins Verhältnis zur Weltrekordzeit für das jeweilige Alter gesetzt, die annäherungsweise berechnet wird. Die Basis für diese Berechnung ist eine Kurve mit den Weltrekordzeiten der existierenden Altersklassen für die entsprechende Strecke. Der so berechnete erreichbare Weltrekord für ein bestimmtes Alter entspricht 100 Prozent, die altersbereinigte individuelle Laufleistung entspricht einer Prozentzahl bezogen auf die mögliche Bestleistung. Ein 40-jähriger Mann, der einen 5-Kilometer-Lauf in 16 Minuten absolviert, käme zum Beispiel auf eine altersbereinigte Laufleistung von 85 Prozent, aber ein 50-jähriger Läufer würde bei der gleichen Zeit auf 92 Prozent kommen. Eine 50-jährige Frau müsste die Strecke in 18:10 laufen, um auf 92 Prozent zu kommen. Wenn bei einem Rennen für die Platzierungen altersbereinigte Laufleistungen zugrunde gelegt werden, entspricht deine Finish-Zeit also einer Prozentzahl, die deine altersbereinigte Laufleistung angibt. Auf diese Weise wird es Läuferinnen und Läufern unterschiedlichen Alters ermöglicht, gegeneinander anzutreten.

## Mitochondrien

Wenn du einen Fachbegriff kennen solltest, dann den Begriff *Mitochondrien*. Mitochondrien sind mikroskopisch kleine Gebilde in deinen Zellen, die die *gesamte* aerobe Energie produzieren, die dein Körper beim Training verbraucht – und etwa 90 Prozent der Energie, die du tagtäglich benötigst. Die Mitochondrien verwerten den Sauerstoff, den du einatmest. Training erhöht sowohl die Anzahl als auch die Größe der Mitochondrien in den Muskelzellen. Je höher die Anzahl deiner Mitochondrien ist, desto mehr aerobe Energie kann dein Körper produzieren, was es dir ermöglicht, weiter und schneller zu laufen. Detaillierte Informationen zu diesem Thema findest du in Kapitel 8 »Bau dein Lauf-Kraftwerk auf«.

## Propriozeption

Der Begriff *Propriozeption* wurde dem populären Laufjargon erst kürzlich hinzugefügt. Propriozeption bezeichnet die Fähigkeit des Gehirns, die Position deines Körpers im Raum wahrzunehmen und deine Körperbewegungen entsprechend anzupassen. Das Gehirn empfängt ein sensorisches Feedback aus einem Netz von Nerven, die sich in deinen Muskeln, Bändern, Organen und im Innenohr befinden. Propriozeptive Entscheidungsprozesse leiten deinen Körper an, die erforderlichen Bewegungen durchzuführen, um bestimmte Aktivitäten durchzuführen, etwa über eine gerade Linie zu gehen oder im Dunkeln nach dem Wecker zu tasten. Als Läufer nutzt du die Propriozeption, um in unebenem Gelände oder in weichem Sand klarzukommen und deinen Fuß auf eine Weise aufzusetzen, die die Wahrscheinlichkeit einer Knöchelverstauchung minimiert. Wer seine Propriozeption trainiert, verbessert unter anderem seine Laufhaltung, seine Schrittlänge und seinen Auftritt. Detaillierte Informationen zu diesem Thema findest du in Kapitel 11 »Verdrahte dein Läufer-Nervensystem neu«.

## Ein Extrabegriff aus dem Laufjargon: die elastische Rückfederung

Der Begriff »elastische Rückfederung« wird in Läuferkreisen kaum verwendet, obwohl die elastische Rückfederung vielleicht sogar den wichtigsten Einzelbeitrag zum Lauferfolg liefert, allerdings ist die Läufergemeinschaft sich dessen kaum bewusst. Mit Rückfederung ist die Fähigkeit deines Bindegewebes gemeint (z. B. der Sehnen und Faszien), jedes Mal, wenn es gespannt wird, Energie zu speichern und sie wieder freizugeben, wenn deine Muskeln kontrahieren und sich das Bindegewebe verkürzt. Das beste Beispiel ist die Achillessehne, die bei jedem Schritt stark gedehnt wird. Die Rückfederung stellt bis zu 50 Prozent der Abstoßkraft bei jedem Laufschritt bereit. Detaillierte Informationen zu diesem Thema findest du in Kapitel 6 »Bau dein Läufer-Bindegewebe auf«.

Mit diesem grundlegenden Läufervokabular gerüstet, solltest du imstande sein, die meisten Fachsimpeleien unter Läufern zu verstehen und dich an ihnen zu beteiligen. Wenn du weitere Fachbegriffe kennenlernen möchtest, findest du im Glossar dieses Buches eine umfangreichere Liste – oder du liest die folgenden Kapitel.

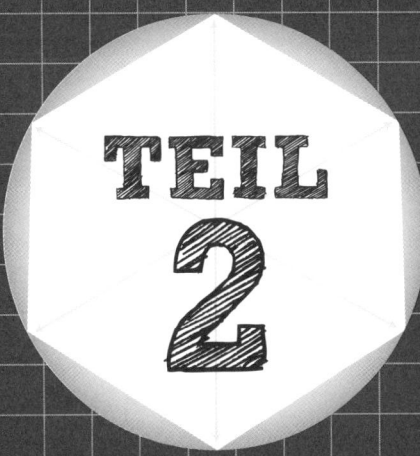

**TEIL 2**

# Mach deinen Laufkörper fit – Komponenten und Übungen

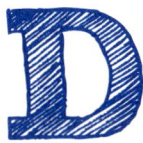as Erste, was du über deinen Läuferkörper wissen musst, ist, dass alles mit allem zusammenhängt.

Muskeln sind durch Sehnen mit den Knochen verbunden. Deine Lunge ist über den Blutkreislauf mit deinen Zellen verbunden. Dein Gehirn ist durch dein Nervensystem mit deiner rückseitigen Oberschenkelmuskulatur, deinen Waden und deinen Achillessehnen verbunden. Und die Faszien durchziehen nahezu jeden Zentimeter deines Körpers mit einem umhüllenden und verbindenden Netz.

Kein Teil deines Läuferkörpers ist eine Insel und kann isoliert betrachtet werden.

Stattdessen funktioniert dein Körper wie ein hervorragend eingespieltes Team. Und die Spieler in deinem Team sind die einzelnen »Komponenten« deines Laufkörpers: deine Muskeln, dein Bindegewebe, dein Herz-Kreislauf-System, deine Kraftwerke (die Mitochondrien), deine pH-Wert-Regulierung, dein Nervensystem, deine Hormone und dein Gehirn. Jede dieser Komponenten ist an jedem Schritt beteiligt, den du machst. Um beim Laufen dein Bestes geben zu können, musst du alle Komponenten so trainieren, dass du das maximale Potenzial aus ihnen herausholst. Leider gibt es keine einzelne Trainingseinheit (z.B. einen langen Lauf), von der alle Komponenten deines Läuferkörpers gleichermaßen profitieren. Genauso wie man einen Lineman der National Football League nicht auf die gleiche Weise trainieren würde wie einen Quarterback, ist für jede Komponente deines Laufkörpers ein spezielles Training erforderlich, das auf ihre spezifische Funktion beim Laufen abgestimmt ist.

Natürlich überlappen sich die Trainingseinheiten und Übungen. Ziel ist nicht, jede Komponente deines Körpers getrennt von allen anderen zu trainieren. Stattdessen solltest du jede Komponente so trainieren, dass du 100 Prozent des in ihr steckenden Potenzials aus ihr herausholst, und sie dann in das funktionierende Ganze integrieren, nämlich deinen Laufkörper in Bewegung.

Du wirst feststellen, dass die einzelnen Komponenten deines Laufkörpers in den Kapiteln von Teil 2 weiter in ihre jeweiligen physiologischen Einzelteile aufgegliedert sind. So werden die Läufermuskeln zum Beispiel unterteilt in Slow-twitch-Muskelfasern, intermediäre Muskelfasern und Fast-twitch-Muskelfasern (Zellen). Du erfährst ein wenig über die Physiologie dieser unterschiedlichen Fasern, einschließlich ihrer Funktion beim Laufen. Danach folgt ein Teil mit Trainingsempfehlungen, in dem spezielle Übungen zur Stärkung des jeweiligen physiologischen Teils einer Komponente deines Laufkörpers vorgestellt werden. All die Übungen, Dehnungen, Technikübungen etc., die in den Trainingsempfehlungen vorgestellt werden, werden anschließend in den Fotoanleitungen des jeweiligen Kapitels detailliert beschrieben (es sei denn, sie kamen bereits in einem anderen Kapitel vor; in dem Fall wird auf die entsprechende Seite verwiesen).

# TRAININGSDISKUSSION

## »Leitlinien für das 5-Kilometer-Lauftempo«

In den folgenden Kapiteln wirst du häufig aufgefordert, eine Trainingseinheit im 5-Kilometer-Lauftempo bzw. der 5-Kilometer-Pace zu absolvieren oder eine Belastungsintensität für eine Trainingseinheit (z. B. dein Lauftempo für einen lockeren Lauf) zu wählen, das auf diesem 5-Kilometer-Lauftempo basiert. Das »5-Kilometer-Lautempo« bezieht sich auf deine jüngste 5-km-Wettkampfzeit. Diese wird zugrunde gelegt, weil deine aktuellste 5-km-Wettkampfzeit ein sehr guter Indikator für deinen aktuellen Fitnessgrad ist. Du kannst diese Zeit als Ausgangspunkt nehmen, um das Lauftempo für die meisten deiner Trainingseinheiten zu bestimmen. Deine 5-km-Wettkampfzeit darf nicht auf der Grundlage deiner früheren Langstreckenzeiten errechnet werden. Und es darf kein Tempo sein, das du anstrebst, aber noch nie gelaufen bist. Falls du deine aktuelle 5-km-Zeit nicht kennst, ist das kein Problem. Es gibt andere einfache Möglichkeiten (die keine 5-km-Zeit erfordern), um dein Lauftempo zu bestimmen.

Ignoriere bei Langstreckenläufen einfach die Pace-Empfehlungen und lauf im Gesprächstempo, also in einem Tempo, in dem du problemlos eine Unterhaltung führen kannst. Dadurch stellst du sicher, dass du ausreichend Sauerstoff bekommst und die Belastung im aeroben Bereich bleibt (also problemlos zu bewältigen ist).

Denk beim Wiederholungs-/Intervalltraining an folgende zwei Leitlinien:

1. Schätze grob, welche Belastungsintensität dem vorgeschlagenen Lauftempo entspricht. Egal ob du ein 5-km-, ein Meilen-Renntempo oder irgendein anderes Renntempo anstrebst, entscheide dich für eine Belastungsintensität, die du für richtig hältst, und dann frag dich während des Wiederholungstrainings: »Wenn ich jetzt tatsächlich an einem Wettkampf teilnehmen und nicht ein Wiederholungstraining absolvieren würde, könnte ich dieses Tempo über die gesamte Strecke durchhalten?« Wenn die Antwort »Ja« lautet, behalte das Lauftempo bei. Wenn sie »Nein« lautet, mäßige dein Tempo.

2. Halte dich beim Wiederholungstraining an die folgende Regel: Beende das Wiederholungstraining immer in dem Wissen, dass du, falls nötig, noch eine oder vielleicht auch noch zwei Wiederholungen geschafft hättest. Du wirst dich weiter verbessern, solange du dich nicht übernimmst. Zu intensiv zu laufen (also bis zur Erschöpfung) ist kontraproduktiv.

Wenn du dich an diese vernünftigen Regeln hältst, bist du bald fit genug für ein 5-km-Rennen und danach für die Nutzung der Pace-Tabellen.

Mustertrainingspläne mit Übungen für alle Komponenten deines Laufkörpers findest du in Kapitel 15.

# Bau deine Laufmuskeln auf

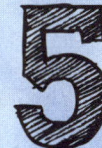

**W**enige Läufer halten sich selber für besonders muskulös. Diesen Begriff verbinden wir eher mit Fußballspielern, Bodybuildern und Rüpeln, die schlanken Läufern am Strand Sand in die Augen schleudern. Doch die Wahrheit sieht so aus, dass der menschliche Körper ungefähr über 650 Muskeln verfügt und wir Läufer die meisten von ihnen benutzen.

Diese 650 Muskeln zum Einsatz zu bringen, ist natürlich nicht so, als führe man mit einem neuen Auto vom Hof. Bei einem neuen Auto dreht man den Zündschlüssel und fährt los. Wenn du das Gleiche mit untrainierten Muskeln versuchst – dir also einfach eine Laufshorts und Laufschuhe anziehst, rausgehst und einen anstrengenden Geländelauf absolvierst –, wirst du die nächsten Tage mit so schlimmen

Schmerzen auf dem Sofa verbringen, dass jeder Gang in die Küche, um die Qualen mit Paracetamol zu lindern, dir Tränen in die Augen treibt.

Andererseits haben deine Muskeln gegenüber einem neuen Auto aber auch einen klaren Vorteil. Die Teile eines neuen Autos sind gut, besser können sie nicht werden. Ein Vierzylindermotor lässt sich nicht mal gerade in einen Achtzylindermotor verwandeln. Mit deinen Muskeln verhält sich das anders: Sie werden durch Training besser. Wären deine Muskeln ein Vierzylindermotor, *könntest* du sie in einen Achtzylindermotor verwandeln. Doch so eine Verwandlung ist nicht wünschenswert. Die Fähigkeit deines Körpers, seine Leistungsfähigkeit durch Training zu verbessern, ist erstaunlich, aber Wunder kann er auch nicht vollbringen. Letztendlich geht es darum, mit dem richtigen Training die richtigen Muskeln anzusprechen.

## WAS IST UNTER LÄUFERMUSKELN ZU VERSTEHEN?

Es gibt in deinem Körper drei verschiedene Arten von Muskeln. Es gibt die *Herzmuskulatur*, die sich in deinem Herzen befindet. Dann gibt es die *glatte Muskulatur*, die nicht willkürlich gesteuert werden kann, sondern unwillkürlich Funktionen wie die Verdauung und den Blutdruck regelt. Darüber verfügt dein Körper über die *Skelettmuskulatur*, also jene Muskeln, die für die Bewegungen deines Körpers zuständig sind und zu denen unter anderem die Muscle-Beach-Favoriten wie Bizeps, Trizeps, Bauchmuskeln und Brustmuskeln gehören – und sämtliche deiner Läufermuskeln. Die Skelettmuskulatur macht mehr als ein Drittel deiner Körpermasse aus.

Unter »Läufermuskeln« verstehen wir alle Muskeln, die beim Laufen zum Einsatz kommen – und das sind jede Menge! Jeden einzelnen dieser Muskeln zu trainieren, wäre eine Herkulesaufgabe. Aber zum Glück haben wir Läufer eine andere Strategie. Anstatt beim Laufen gezielt einzelne Muskeln zu trainieren, richten wir unser Augenmerk auf unsere drei *Muskelfasertypen*. Wenn wir unsere Ausdauer trainieren wollen, trainieren wir die *Slow-twitch*-Muskelfasern. Wenn wir unsere Laufgeschwindigkeit steigern wollen, trainieren wir die *Fast-twitch*-Muskelfasern. Die *intermediären* Muskelfasern können bei beidem zum Einsatz kommen. Da jeder Skelettmuskel alle drei Fasertypen enthält, werden durch das Trainieren jedes Fasertyps am Ende auch all unsere Läufermuskeln trainiert.

Dies bedeutet aber nicht, dass Läufer den Begriff »Muskel« nicht auch so verwenden, wie alle anderen es tun. Eine Zerrung der rückseitigen Oberschenkelmuskulatur bedeutet für einen Läufer das Gleiche wie für einen Bodybuilder, einen Aerobic-Trainer oder einen Lineman der National Football League. Wenn wir uns dehnen oder Widerstandstraining machen, greifen wir auf dieses eher herkömmliche Verständnis in Bezug auf unsere Muskeln zurück.

Aber wenn es ums Laufen geht, geht es um unsere Muskelfasern.

## TIPP FÜR ANFÄNGER

Wenn es darum geht, deinen Laufkörper fit zu machen, lautet die Devise: Langsamer ist schneller. Jeder kann zu schnell, zu weit oder zu intensiv laufen. Was darauf folgt, sind normalerweise Verletzungen, Übelkeit oder völlige Erschöpfung. Stattdessen solltest du gut abwägen, wie hart deine Workouts sein dürfen, um sicherzustellen, dass du auch morgen und übermorgen und überübermorgen noch läufst. Lass dich von Geduld und langfristiger Planung leiten. Langsameres Laufen bringt dich schneller ans Ziel. Schnelligkeit bringt dich selten überhaupt ans Ziel.

# TRAININGSDISKUSSION

## »Was ist ›verzögerter Muskelkater‹?«

Verzögerter Muskelkater (Delayed Onset Muscle Soreness) ist der Muskelschmerz, den Läufer an den Tagen nach einer übermäßigen Belastung spüren. Bei erfahrenen Läufern ist der verzögerte Muskelkater normalerweise eine Folge von abrupten Änderungen der Trainingsintensität oder -dauer. Bei Laufanfängern sind die Schmerzen eine Folge dessen, dass sie in den ersten Tagen eines Programms zu hart trainieren. Typischerweise erreichen die Schmerzen ihren Höhepunkt 24 bis 72 Stunden nach der Belastung, und die Symptome variieren von einer leichten Muskelempfindlichkeit bis hin zu akuten lähmenden Schmerzen.

Man geht davon aus, dass der verzögerte Muskelkater als Folge einer Schädigung auftritt, die durch *exzentrische Muskelkontraktionen* verursacht wurde. Weniger glaubwürdige Theorien machen eine Schädigung des Bindegewebes und hohe Muskel-pH-Werte (also einen sauren Zustand) verantwortlich. Vermutlich spielt auch eine Nervensystemkomponente eine Rolle, wie eine dänische Studie aus dem Jahr 2013 zeigte, in der man herausfand, dass anfängliche Trainingseinheiten eine Überreaktion des Nervensystems verursachten, während nachfolgende Einheiten »inhärente schützende spinale Mechanismen gegen das Entstehen von Muskelschmerzen« auslösten.

Exzentrische Muskelkontraktionen treten auf, wenn Muskeln gezwungen sind, gleichzeitig zu kontrahieren und sich zu dehnen (also sich zu verkürzen und zu verlängern). Beim Laufen zum Beispiel ziehen sich deine Quadrizepsmuskeln (vorderer Oberschenkelmuskeln) zusammen, wenn dein Fuß auf dem Boden landet. Wenn sie sich nicht zusammenzögen, würdest du hinfallen. Aber deine Quadrizepsmuskeln dehnen sich auch, damit dein Knie sich beugen kann. Dieses gleichzeitige Zusammenziehen und Dehnen verursacht eine enorme Spannung in deinen Muskelfasern. Wenn die Spannung größer wird, als deine Fasern zu ertragen trainiert sind, entsteht verzögerter Muskelkater.

Präventivmaßnahmen nach dem Laufen können die Intensität eines verzögerten Muskelkaters verringern. Zu diesen Maßnahmen gehören kalte Bäder, Eisbäder, Massage und Elektrostimulation. Ibuprofen und andere entzündungshemmende Medikamente können kurzfristig für Linderung sorgen, allerdings wird durch die Reduzierung der Entzündung der normale Heilungsprozess des Körpers unterbrochen, was zu einer verzögerten Reparatur des Muskelgewebes und zu verzögerter Regeneration führen kann. Bei einigen Menschen kann moderates Training die Muskelschmerzen lindern. Wenn all das nicht hilft, versuch es mit absoluter Ruhe – oder noch besser: Übertreib es gar nicht erst! Die Symptome verschwinden innerhalb von fünf bis sieben Tagen, und das Allerbeste ist, dass das Auftreten von verzögertem Muskelkater Läufer gegen wiederholtes Auftreten dieser Art des Muskelkaters zu immunisieren scheint.

## MUSKELFASERN

*Muskelfaser* ist der wissenschaftliche Begriff für eine Muskelzelle (beide Worte sind synonym verwendbar). Muskelfasern sind zylinderförmig aufgebaut und setzen sich zu Säulen zusammen, die *Muskelfaserbündel* genannt werden. Denk an eine Packung Spaghetti, dann hast du eine Vorstellung davon, wie Muskelfasern in Muskelfaserbündeln zusammengeschlossen sind. Mehrere Muskelfaserbündel zusammen bilden die Skelettmuskeln.

In jedem Skelettmuskel gibt es drei unterschiedliche Muskelfasertypen:

▶ **Slow-twitch-Fasern (Typ I):** Diese kleinen Muskelfasern kontrahieren langsamer und weniger kräftig als die beiden anderen Fasertypen, aber Langstreckenläufer lieben sie wegen ihres aeroben Ausdauerpotenzials (ihr Energiebedarf wird vorwiegend aerob, also unter der Verwertung von Sauerstoff gedeckt). Für sie gilt das abgewandelte Motto der legendären Werbung für den VW-Käfer: Sie laufen und laufen und laufen.

▶ **Intermediäre Fast-twitch-Fasern (Typ IIa):** Diese Fasern verfügen über ein enormes eigenes aerobes Potenzial, außerdem produzieren sie mehr Kraft und kontrahieren schneller als die Slow-twitch-Fasern. Die Kombination aus guter Ausdauer und Schnelligkeit macht diese Muskelfasern perfekt für Mittelstreckenrennen.

▶ **Fast-twitch-Fasern (Typ IIx):** Diese dickeren Fasern sind die Geschwindigkeitskünstler unter den Muskelzellen. Sie kontrahieren von den drei Fasertypen am schnellsten und stärksten (in der Vergangenheit wurden die Typ-IIx-Fasern fälschlicherweise als Typ-IIb identifiziert; Typ-IIb-Fasern existieren in Nagetieren, welche häufig Gegenstand wissenschaftlicher Studien sind, bei menschlichen Fast-twitch-Fasern handelt es sich jedoch tatsächlich um Fasern vom Typ IIx). Der Nachteil dieser Fasern ist ihr begrenztes aerobes Potenzial. Aber sie sind großartig für kurze Kraftanstrengungen, wie sie bei Sprints und beim Springen erforderlich sind.

Auch wenn deine Läufermuskeln alle drei Fasertypen enthalten, verfügen nicht alle Läufer über den gleichen Anteil an jedem der Fasertypen. Die Muskeln von Marathonläufern setzen sich vorwiegend aus Slow-twitch-Fasern (80 Prozent und mehr) zusammen, während die Muskeln von Sprintern zu einem ebenso großen Anteil aus Fast-twitch-Fasern bestehen. Die Verteilung der verschiedenen Fasertypen in deinem Körper ist genetisch bedingt, aber spezifisches Training kann eine Veränderung der Funktionsweise der jeweiligen Fasertypen bewirken.

## MUSKELTRAINING

Trotz bester Absichten vieler Läufer werden die meisten Trainingspläne innerhalb der ersten 30 Tage beendet. Viele halten nicht einmal eine Woche durch. Zu viele Läufer glauben, dass der Start eines Laufprogramms darin besteht, sich zu verausgaben und ein bisschen Cardio-Training zu betreiben. Sie wollen schwitzen und das Brennen in den Muskeln spüren. Doch zu schnell zu hart zu trainieren, führt zu schmerzenden Beinen (s. Zusatzinformation »Was ist verzögerter Muskelkater?« auf S. 37) und Ermüdung, nicht zu besserer Fitness.

Bevor deine schwachen Muskelfasern gestärkt und deine Muskeln gekräftigt und ausbalanciert sind und dein Schritt stabilisiert ist, bist du nicht für ein intensives hartes Training bereit. Und das ist ganz gewiss nicht am ersten Tag der Fall. Nicht einmal in der ersten Woche oder in der zweiten oder dritten. Beim Laufen zeigen sich keine rasanten, schnellen Erfolge. Es ist ein Sport, bei dem es schrittweise vorangeht. Und der erste Schritt ist, die Basis zu schaffen, nämlich die Muskeln zu stärken, die dich bei deinem Training unterstützen werden.

In diesem Kapitel ergründen wir drei Wege, um dieses Ziel zu erreichen:

▶ **Laufen**
▶ **Widerstandtraining**
▶ **Dehn- und Gelenkigkeitsübungen**

Deine Anpassungsenergie ist begrenzt, deshalb ist es wichtig, dass du sie klug nutzt und die Bereiche ins Visier nimmst, die am verbesserungsbedürftigsten sind. Bei Anfängern sind dies die Muskeln. Anfänger, die das Motto »Man sollte den zweiten Schritt nicht vor dem ersten tun« ignorieren, tun dies auf eigene Gefahr. Erfahrene Läufer, die nach einer Verletzung oder einer Auszeit wieder anfangen zu laufen, sollten sich ebenfalls zunächst darauf konzentrieren,

# TRAININGSDISKUSSION

## »Wie werden Muskelfasern kräftiger?«

Muskeln schwellen nicht auf magische Weise an und werden kräftiger wie ein Magic-Grow-Spielzeug-Dinosaurier, dessen Originalgröße, wenn man ihn ins Wasser wirft, um 600 Prozent zunimmt. Stattdessen ist Muskelfaser-Training ein stufenweiser Prozess, der die Zersetzung und Reparatur – oder Ersetzung – von Elementen in den Fasern einschließt. In jeder Faser befinden sich stabähnliche Einheiten, die sich *Myofibrillen* nennen. Und eine Myofibrille besteht aus *Sarkomeren*, die ihrerseits aus *Myofilamenten* (Proteinen) zusammengesetzt sind. Die Myofilamente bestehen vor allem aus den Proteinpolymeren *Aktin* und *Myosin*. Bei Muskelfaserkontraktionen arbeiten Aktin und Myosin zusammen, um die Faser zu verkürzen (zu kontrahieren). Schwache Aktin- und Myosinfilamente werden geschädigt, wenn sie zu oft oder zu stark in Anspruch genommen werden, wie es beim Training geschieht. Diese Schädigung, kombiniert mit anderen Belastungen der Fasern und des dazugehörigen Gewebes, signalisiert deinem Körper, die Größe und die Anzahl der Myofilamente zu erhöhen. In Fast-twitch-Fasern resultiert diese Zunahme vorwiegend aus einer beschleunigten Proteinsynthese (Neubildung von Proteinen), während der Prozess in Slow-twitch-Fasern durch eine Abnahme der Zersetzung bereits existierender Proteine stattfindet.

Wenn eine Myofibrille anschließend zu groß wird (aufgrund der Größenzunahme und einer größeren Anzahl der in ihr enthaltenen Myofilamente), teilt sie sich. Die Bildung von neuen und größeren Myofilamenten führt also zu neuen und größeren Myofibrillen, die wiederum die Größe der Muskelfasern erhöhen. Im Gegensatz zu den Myofibrillen teilen sich Muskelfasern aber nicht; sie werden nur größer. Schließlich bilden diese größeren und kräftigeren Muskelfasern insgesamt größere, kräftigere Muskeln *(Hypertrophie)*.

Es ist kein Geheimnis, dass ausdauertrainierte Slow-twitch-Fasern nicht so sehr an Größe zunehmen wie Fast-twitch-Fasern. Um zu dieser Erkenntnis zu gelangen, braucht man sich nur eine beliebige Gruppe von Spitzenlangstreckenläufern anzusehen. Dies wird noch dadurch verstärkt, dass jede Größenzunahme von Slow-twitch-Fasern oft durch eine Atrophie (einen Schwund) von Fast-twitch-Fasern im gleichen Muskel ausgeglichen wird. Deshalb wächst der Muskel insgesamt gar nicht (mehr dazu in der Zusatzinformation »Warum werden meine Muskeln vom Laufen kleiner?«, s. S.43).

Fazit: Muskelfasern werden gestärkt, wenn du die Myofilamente und Myofibrillen in den Fasern stärkst.

die Muskeln fit zu machen. Und für alle Läufer gilt: Sie sollten Muskeltraining absolvieren, um sicherzustellen, dass ihr Muskelfundament kräftig bleibt.

## LAUFEN

Das Schöne am Laufen ist seine Einfachheit. Du ziehst deine Laufschuhe an, trittst aus der Tür und läufst los! Du benötigst keinen Basketball und keinen Eisen-7-Golfschläger. Du brauchst auch kein Team. Und du musst dir keine Kampfsport-Kata oder komplizierte Tanznummern einprägen. Stattdessen gibst du dich einer einfachen Bewegung hin, wiederholst diese immer wieder, manchmal schneller, manchmal langsamer, manchmal strengst du dich mehr an, manchmal weniger, manchmal läufst du in ebenem Gelände, manchmal in unebenem.

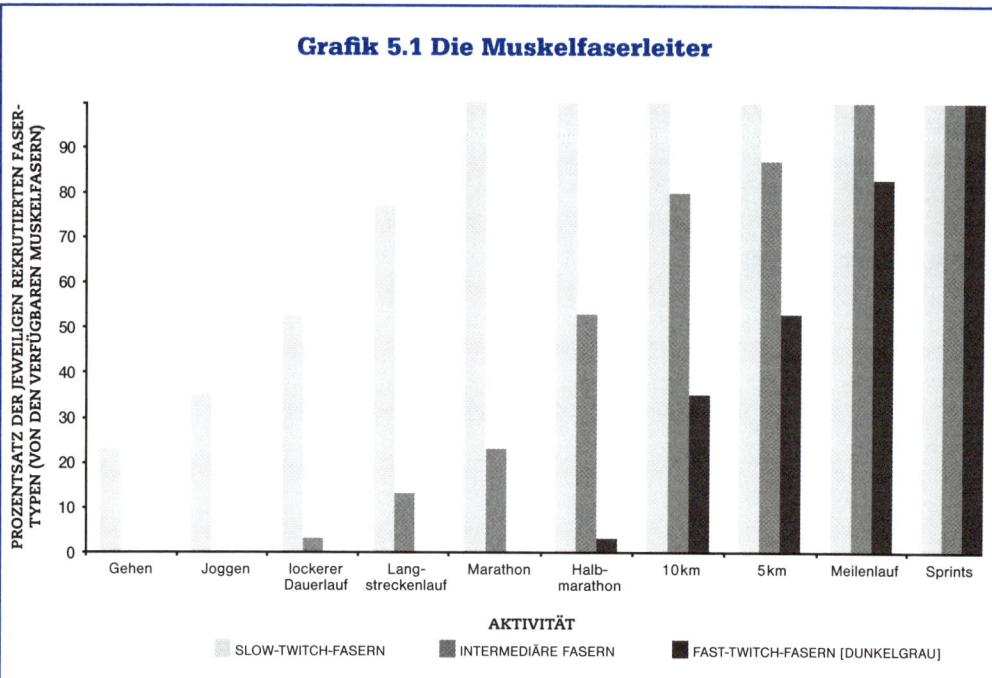

**Grafik 5.1 Die Muskelfaserleiter**

PROZENTSATZ DER JEWEILIGEN REKRUTIERTEN FASER-TYPEN (VON DEN VERFÜGBAREN MUSKELFASERN)

AKTIVITÄT

Gehen · Joggen · lockerer Dauerlauf · Lang-streckenlauf · Marathon · Halb-marathon · 10 km · 5 km · Meilenlauf · Sprints

SLOW-TWITCH-FASERN · INTERMEDIÄRE FASERN · FAST-TWITCH-FASERN [DUNKELGRAU]

**Grafik 5.1** verdeutlicht, wie ein hypothetischer Langstreckenläufer (also ein Läufer, der vorwiegend über Slow-twitch-Muskelfasern verfügt) beim Laufen mit unterschiedlichen Lauftempos unterschiedliche Fasertypen rekrutieren könnte. Bei weniger intensiver Anstrengung – z.B. beim Gehen – werden ausschließlich Slow-twitch-Fasern rekrutiert. Bei gesteigerter Anstrengung werden mehr Slow-twitch-Fasern sowie einige intermediäre Fasern auf den Plan gerufen. Bei einem Halbmarathon wird die maximal verfügbare Anzahl an Slow-twitch-Fasern und die Hälfte der verfügbaren intermediären Fasern rekrutiert sowie einige Fast-twitch-Fasern. Sprints erfordern eine 100-prozentige Rekrutierung aller drei Muskelfasertypen. Natürlich verfügen Läufer über unterschiedliche Muskelfaserstrukturen, sodass die Rekrutierung der jeweiligen Muskelfasertypen bei den unterschiedlichen Belastungsintensitäten und Lauftempos variieren wird.

Aber die Tatsache, dass es sich um eine einfache Aktivität handelt, heißt nicht, dass dein Training einfach sein kann.

Das *Prinzip der Spezifität* verlangt, dass du spezifische Muskelfasern auf exakt die Weise trainierst, in der du sie bei der Ausübung deines Sports beanspruchen willst.

Mit anderen Worten: Du kannst als Läufer nicht trainieren, indem du nur schwimmst. Und du kannst deine Fast-twitch-Fasern, die fürs Sprinten erforderlich sind, nicht trainieren, indem du ausschließlich langsame Ausdauerläufe absolvierst. Du kannst nicht einmal Slow-twitch-Fasern für eine Sportart trainieren, indem du Slow-twitch-Fasern für eine andere trainierst. Sowohl Teilnehmer des Boston Marathons als auch Teilnehmer der Tour de France verlassen sich stark auf ihre Slow-twitch-Muskelfasern, aber das Training für einen Marathon

macht einen nicht zu einem guten Radrennfahrer, und umgekehrt gilt das Gleiche.

Die einzige Möglichkeit, Muskelfasern für Ausdauerläufe zu trainieren, besteht darin, Muskelfasern *durch* Ausdauerläufe zu trainieren.

Um die Sache noch mehr zu verkomplizieren: Dein Körper wird die niedrigste erforderliche Anzahl an Muskelfasern *rekrutieren* (in Aktion treten lassen), die benötigt wird, um eine bestimmte Aktivität durchzuführen. Wenn du zum Beispiel einen lockeren Dauerlauf absolvierst, um deine Slow-twitch-Fasern zu stärken, ist es wahrscheinlich, dass dein Körper nur *einige* deiner Slow-twitch-Fasern rekrutiert. Die übrigen, wie auch deine intermediären Fasern und deine Fast-twitch-Fasern, verhalten sich ähnlich wie diese Arbeitertrupps am Straßenrand – zehn von ihnen stehen rum, während zwei die ganze Arbeit erledigen.

**MACH DEINEN LAUFKÖRPER FIT – KOMPONENTEN UND ÜBUNGEN**

Um deine Muskelfasern richtig zu trainieren, musst du dafür sorgen, dass dein Körper sie während des Laufens alle rekrutiert. Und um das hinzubekommen, musst du die *Muskelfaserleiter* verstehen.

## DIE MUSKELFASERLEITER

Beim Laufen rekrutierst du deine Muskelfasern aufsteigend wie bei einer Leiter. Bei Bewegungen mit niedriger Intensität (z.B. Gehen) stellt ein kleiner Prozentsatz deiner Slow-twitch-Fasern all die Kraft bereit, die du benötigst. Das ist die unterste Sprosse deiner Leiter. Wenn die Kraftanforderungen steigen, setzt dein Körper zunächst weitere Slow-twitch-Fasern ein, danach (z.B. wenn du von langsamem Joggen zu einem lockeren Dauerlauf übergehst) beginnt er, intermediäre Fasern zu dem Mix hinzuzufügen: Du steigst die Muskelfaserleiter hinauf. Wenn die Kombination aus Slow-twitch- und intermediären Fasern nicht ausreicht, um die Aktivität zu schaffen (wenn du z.B. im Meilenrenntempo läufst), fährt dein Körper die schweren Geschütze auf: deine Fast-twitch-Fasern. Die Fast-twitch-Fasern sind die oberste Sprosse der Leiter.

Die Leiter aufzusteigen heißt nicht, dass die langsameren Fasern von ihrer Pflicht entbunden werden. Stattdessen werden zusätzliche Fasern zu den bereits arbeitenden hinzugefügt. Wenn dein Körper intermediäre Fasern rekrutiert, greift er tatsächlich sowohl auf die intermediären als auch auf die Slow-twitch-Fasern zurück. Kommen noch Fast-twitch-Fasern hinzu, heißt das, dass er alle drei Muskelfasertypen verwendet. Grafik 5.1 verdeutlicht, wie dieses Prinzip bei unterschiedlichen Laufintensitäten funktioniert. Eine lockere Anstrengung wie Joggen beansprucht nur einen kleinen Anteil deiner Slow-twitch-Fasern, wohingegen bei einem Halbmarathon *sämtliche* deiner verfügbaren Slow-twitch-Fasern rekrutiert werden und darüber hinaus auch noch ein großer Anteil deiner intermediären Fasern. Beim Sprint werden 100 Prozent aller verfügbaren Fasern aller drei Fasertypen rekrutiert.

Es ist wichtig zu wissen, dass dein Körper nie *alle* Muskelfasern eines Fasertyps verwendet. Stattdessen rekrutiert er »verfügbare« Fasern, das

sind diejenigen Fasern, die dein Gehirn und dein Nervensystem zugänglich machen. Dein Körper verfügt über integrierte Absicherungsmechanismen, und dies ist einer davon. Eine Verwendung aller Muskelfasern würde *zu viel* Kraft generieren und deine Muskeln schädigen oder sogar zum Zerreißen bringen.

Für ein erfolgreiches Training ist es wichtig, eine grundlegende Vorstellung davon zu haben, welche Muskelfasern bei welchem Lauftempo rekrutiert werden. Ein Läufer, dessen Vorbereitung auf einen 5-Kilometer-Wettkampf nur darin bestünde, leichte und gleichmäßige Distanzen zu laufen, würde dabei scheitern, seine intermediären und seine Fast-twitch-Fasern zu trainieren, die bei so einem Rennen gefordert sind – was eine enttäuschende Leistung und ein paar Tage Muskelkater zur Folge haben würde.

Im Allgemeinen wird ein Erklimmen der Muskelfaserleiter durch zwei Faktoren ausgelöst:

▶ **Kraft:** Wenn deine Beine mehr Kraft generieren müssen, steigst du die Leiter hinauf. Beispiele hierfür sind eine Steigerung deines Lauftempos während eines Laufs oder wenn du erst in ebenem Gelände läufst und dann einen steilen Hügel hinauf.

▶ **Ermüdung:** Wenn einem Fasertyp die Energie ausgeht (die gespeicherten Kohlenhydrate), gehst du die Leiter hinauf. Beispiel: Bei zwei- bis dreistündigen Läufen können die Slow-twitch-Energiespeicher sich leeren, sodass die intermediären Fasern gezwungen sind, Unterstützung zu leisten – sogar die Fast-twitch-Fasern kommen gelegentlich zum Einsatz.

Du solltest wissen, dass das Laufen in der realen Welt keiner strikt linearen Progression folgt wie in Grafik 5.1. dargestellt. Fast-twitch-Fasern springen je nach Bedarf ein und melden sich wieder ab, und zwar unabhängig vom Gesamtlauftempo (wobei die schnellsten Fasern nicht lange im Einsatz bleiben, weil sie schnell ermüden). Einige Momente während des Laufens erfordern immer den Einsatz schnellerer Fasern, unter anderem:

1. Die ersten Schritte deines Laufs
2. Jede Beschleunigung
3. Jeder Anstieg und jedes Gefälle, unabhängig von der Dauer
4. Augenblicke bei jedem Schritt, wenn schnelle Fasern zur Unterstützung angefordert werden, um die benötigte Kraft zu liefern.

Dennoch sind dies Ausnahmen von der Regel. Die beste Möglichkeit, jeden Muskelfasertyp zu stärken, besteht darin, Trainingseinheiten zu gestalten, die einen speziellen Fasertypen kontinuierlich rekrutieren, wodurch die Trainingsintensität, die diesem Fasertyp zukommt, maximiert wird. Zum Beispiel benötigen Slow-twitch-Fasern *jede Menge* Ausdauertraining, wohingegen Fast-twitch-Fasern kürzere, hochintensive Anstrengungen erfordern. Du kannst nicht beide Fasertypen mit einer Herangehensweise trainieren. Dies ist einer der wichtigen Gründe dafür, warum Läufer mit unterschiedlichen Geschwindigkeiten trainieren. Es ist die einzige effektive Methode, die unterschiedlichen Fasertypen zu trainieren und das maximale Potenzial aus ihnen herauszuholen.

## Trainingsempfehlung

Um deine Muskelfasern durch Lauftraining zu stärken, benötigst du einen Trainingsplan mit Trainingseinheiten mit unterschiedlichen Lauftempos. Um deine Slow-twitch-Fasern zu trainieren, sind Langstreckenläufe (s. S.51) die beste Wahl. Für das Training der intermediären Fasern sind intensivere Läufe, unter anderem Steigerungsläufe (s. S.52), Hügelläufe (s. S.53) oder das Fahrtspiel (s. S.50) am besten geeignet. Und was das Trainieren der Fast-twitch-Fasern angeht, gibt es nichts Besseres als kurze Hügel-Steigerungsläufe (s. S.53). Du wirst deine Muskeln weiter kräftigen, wenn du Übungen aus den folgenden Kapiteln hinzunimmst, aber zunächst ist es wichtig, Grundkraft aufzubauen.

## WIDERSTANDSTRAINING

Widerstandstraining stärkt deine Muskelkraft, indem du gezwungen wirst, gegen eine Widerstandskraft anzuarbeiten. Effektive Herangehensweisen schließen freie Gewichte, das Training an Geräten wie dem Trainingsturm und Fitnessübungen (Eigengewichtübungen) ein. Widerstandstraining baut deinen Laufkörper auf fünf Weisen auf:

1. **Es verbessert die Muskelbalance:** Wenn du einander gegenüberliegende Muskeln stärkst (z.B. den Musculus quadriceps femoris und die rückseitige Oberschenkelmuskulatur), also *Muskelbalance* herstellst, reduzierst du dein Verletzungsrisiko.
2. **Es verbessert deinen Schritt:** Mehr Kraft sorgt für längere, effizientere Schritte. Laufanfänger sind dafür bekannt, dass es ihnen an Kraft mangelt.
3. **Es verbessert die Körperstabilität:** Eine schwache Muskulatur in der zentralen Körperpartie führt zu Instabilität und verringerter Kraftentwicklung. Es ist schwierig, Kraft aufzubringen, wenn man wackelig ist!
4. **Es verbessert die Hüftkraft:** Schwache Hüften fördern Instabilität und verminderte Kraftentwicklung. Laut einer australischen Überblicksstudie aus dem Jahr 2013 hatten Läufer mit erstmaligen Verletzungen signifikant schwächere Hüften als gesunde Läufer.
5. **Es verbessert die neuromuskuläre Steuerung:** Mit diesem Thema befassen wir uns eingehend in Kapitel 11.

Das Fazit lautet also: Widerstandstraining verbessert deinen Schritt, stabilisiert deinen Körper, stärkt deine Kraft, steigert deine Leistungsfähigkeit und verringert dein Verletzungsrisiko. Das kann doch nur gut sein, oder?

## Trainingsempfehlung

Anfänger sollten sich auf Körperübungen konzentrieren, um ihre allgemeine Kraft und Stabilität zu verbessern (s. »The Runner 360«, S. 54) und 2–4 Wochen warten, bis sie Gewichte ins Training einbeziehen. Fortgeschrittene Anfänger und routinierte Läufer können vom ersten Tag an die gesamte Bandbreite des Widerstandstrainings nutzen. Beim Gewichttraining (s. S. 60) entscheide dich für Übungen, bei denen der Schwerpunkt auf Ganzkörperfitness liegt, und auf Sätze bzw. Wiederholungen, die dein Nervensystem nicht übermäßig ermüden. Falls Zeit ein Faktor ist, trainiere mit dem Trainingsprogramm »The Runner 360«.

# TRAININGSDISKUSSION

## »Warum werden meine Muskeln vom Laufen kleiner?«

Die meisten Menschen setzen »Kraft« mit ausgeprägten Muskeln gleich. Wenn du dir einen starken Typen vorstellst, fällt dir Dwayne Johnson alias »The Rock« ein und nicht Justin Bieber. Wenn Top-Langstreckenläufer nun aber so viel Zeit damit verbringen, ihre Muskelfasern zu stärken, warum sind sie dann alle so dünn? Müssten sie bei den vielen Trainingskilometern, den Hügelläufen, den Sprints und all den anderen Workouts und Übungen nicht eigentlich Muscle-Beach-Körper haben?

Die Antwort lautet: Nein. Und das ist auch gut so. Ansonsten würde New York beben wie bei einem südkalifornischen Erdbeben, wenn sich die Marathonläufer beim New-York-City-Marathon ihren Weg durch die fünf Bezirke der Stadt bahnen. Stattdessen zeichnen sich die weltbesten Langstreckenläufer durch fast nicht vorhandene Oberkörper, schlanke Oberschenkel und Waden aus, die dünner sind als die der meisten Menschen.

Wenn du läufst – und nachdem du deine Muskelfasern durch die Aussonderung schwacher Myofilamente gestärkt hast –, muss deine Muskelfaser-DNA eine Entscheidung treffen:

▶ ob sie die begrenzte adaptive Energie der Faser nutzt, um kräftigere Muskeln aufzubauen

▶ oder ob sie die adaptive Energie der Faser dafür einsetzt, kräftigere aerobe Kraftwerke (*Mitochondrien*) in den Fasern entstehen zu lassen.

Wenn du ein wettkampforientierter Top-Langstreckenläufer sein willst, kannst du nicht beides haben; das schiere Ausmaß deines Trainings löst eine physiologische Reaktion aus, die die Entstehung ausgeprägter Bizepse verhindert und einen verstärkten Aufbau der aeroben Leistungsfähigkeit fördert. Wenn du jedoch ein fitter, schneller, aber alles andere als ausgemergelter *guter* Läufer sein willst, gibt es Wege, diese physiologische Blockade zu umgehen.

Für wettkampforientierte Langstreckenläufer ist die Wahl einfach: Baut euch diese aeroben Läufer-Kraftwerke auf! Mit einem größeren Trainingsumfang (Trainingskilometer) erreichst du dieses Ziel, außerdem erhöht sich dadurch die Anzahl der Kapillaren (deiner feinsten Blutgefäße) um deine Muskelfasern herum. Mehr Kapillaren bedeuten eine bessere Sauerstoff- und Nährstoffversorgung für deine verbesserten Kraftwerke. Und die Kombination von

>>>

mehr Kraftwerken und mehr Brennstoff bedeutet, dass dein Körper imstande ist, sehr viel mehr Energie zu erzeugen, was wiederum der Schlüssel für deinen Körper ist, Ermüdungserscheinungen besser zu widerstehen. Da deine Muskeln weniger Energie zur Aufrechterhaltung von Muskelmasse einplanen, beginnen die Fast-twitch-Fasern deiner ausdauertrainierten Muskeln zu schrumpfen; gleichzeitig werden deine Slow-twitch-Fasern zwar größer, aber nicht groß genug, um die Verkleinerung der Größe deiner Fast-twitch-Fasern auszugleichen. Bei diesem Kampf zwischen der Atrophie (Verkleinerung) von Fast-twitch-Fasern und der Hypertrophie (Wachstum) von Slow-twitch-Fasern gewinnt die Atrophie, was schließlich in kleineren, in physiologischer Hinsicht effizienteren Muskeln resultiert.

Andererseits möchtest du vielleicht nicht auf einen muskulösen Körperbau verzichten, um dafür bei deinem nächsten 5-Kilometer-Lauf oder Marathon ein bisschen schneller zu sein. Keine Sorge. Mit hochintensivem Training (z. B. Gewichttraining oder Bergaufsprints) kannst du ein Muskelfasergrößenwachstum bewirken. Solange du das hochintensive Training getrennt von deiner Ausdauerstimulation absolvierst (z. B. anstatt direkt nach einem langen Lauf eine Gewichttrainingseinheit zu absolvieren, ein paar Stunden verstreichen lässt und diese Einheit dann nachholst) und dein Ausdauertrainingsumfang nicht zu groß ist, wirst du imstande sein, beide Rollen zu spielen: die der Straßenläufer-Koryphäe und die des Fitnessclub-Vorzeigetyps.

All das heißt nicht, dass wettkampforientierte Läufer mit einem hohen Laufpensum auf die Gewichte verzichten sollten. Beim Widerstandtraining geht es nicht nur darum, eine muskulöse, ansehnliche Strandfigur zu bekommen. Die meisten Kraftzuwächse beim Widerstandtraining sind in den ersten Wochen (manchmal auch Monaten) auf Anpassungen des Nervensystems zurückzuführen, nicht auf Muskelwachstum. Also werden wettkampforientierte Ausdauerläufer unabhängig davon, ob sie auch ausgeprägte Muskeln entwickeln, stärker.

Um auf die ursprüngliche Frage zurückzukommen – deine Läufermuskeln verkleinern sich durch umfangreiches Ausdauertraining aus einem einfachen Grund: Es ist effizienter, mit kleineren Muskeln zu laufen. Dein Körper ist kein Dummkopf. Er bevorzugt das, was am besten funktioniert.

## DEHNEN

Dehnen steht seit Kurzem in schlechtem Ruf – zu einem großen Teil verdient. Eine im Jahr 2012 veröffentlichte kroatische *Metaanalyse*, bei der mehr als hundert Studien analysiert wurden, ergab, dass statisches Dehnen vor dem Training die Kraft um 5 Prozent und die Explosivkraft um fast 3 Prozent reduziert – ein wichtiger Grund, statisches Dehnen vor intensiven Trainingseinheiten und Wettkämpfen zu vermeiden!

Aber das Dehnen beschränkt sich nicht auf statisches Dehnen (und sogar statisches Dehnen, das *nach dem Training* durchgeführt wird, verringert die Steifigkeit vor dem Training am nächsten Tag). Effektive Dehn-Methoden erhöhen die Bewegungsreichweite, stärken die Muskeln durch die Steigerung dieses Bewegungsradius

und reduzieren das Verletzungsrisiko. Vier Dehnungsarten sollten in deiner Trainingsroutine Berücksichtigung finden:

▶ **Statisches Dehnen:** Du hältst eine Position, die einen Muskel dehnt, wodurch eine nachklingende Steifigkeit im Muskel reduziert wird.

▶ **Dynamisches Dehnen:** Durch kontrolliertes Bein- und Armschwingen erweiterst du deinen Bewegungsradius und aktivierst die Muskeln deiner Körpermitte vor dem Laufen.

▶ **Propriozeptive Neuromuskuläre Fazilitation (PNF):** Nach dem Dehnen eines Muskels bis zu seinem maximalen Bewegungsradius spannst du diesen Muskel für 5–8 Sekunden an, danach folgt eine

Entspannungsphase, während der der Muskel verringerten Widerstand aufweist. Dieser verringerte Widerstand erlaubt es dir, den Muskel in eine gesteigerte Dehnungsposition zu bringen. Nach weiteren 5–8 Sekunden Anspannung kannst du das Dehnen entweder beenden oder die Anspannung bis zu 30 Sekunden halten, wobei Letzteres mit dem gleichen Abfall von Kraft und Explosivkraft assoziiert wurde wie das statische Dehnen. Diese Technik ist die beliebteste Methode zur Steigerung des Bewegungsradius.

▶ **Aktives isoliertes Stretching (AIS):** Beim aktiven isolierten Stretching wird der Gegenspieler, also der gegenüberliegende Muskel des zu dehnenden Zielmuskels angespannt (man spannt zum Beispiel den Musculus quadrizeps femoris an, um die rückseitige Oberschenkelmuskulatur zu dehnen), und man erhöht die Anspannung für ein bis zwei Sekunden, indem man ein Seil zu Hilfe nimmt und behutsam daran zieht. Beim aktiven isolierten Stretching wird die angespannte Position nie lange »gehalten«, weshalb der *Dehnungsreflex* des Muskels, eine unwillkürliche Muskelkontraktion, die den Muskel vor Überdehnung schützt, nicht ausgelöst wird (s. weiter unten »Muskelspindel« und »Muskeldehnungsreflex«). Aktives isoliertes Stretching erhöht den Bewegungsradius signifikant und wird von vielen der weltweit besten Ausdauerläufer praktiziert. Doch genauso wie statisches Dehnen und Propriozeptive Neuromuskuläre Fazilitation können die Kraft und die Explosivkraft bei einer langfristigen Anwendung des aktiven isolierten Stretchings abfallen. Und da der Muskeldehnungsreflex unterdrückt wird, muss man darauf achten, den Muskel nicht zu überdehnen.

Dynamisches Dehnen ist eine gute Möglichkeit, die Muskeln vor dem Training (nach 10–15 Minuten lockerem Joggen) vorzubereiten. Sowohl AIS als auch PNF sind eine gute Wahl nach dem Training, wenn es dein primäres Ziel ist, deinen Beweglichkeitsradius zu verbessern, wobei PNF am besten mit einem Trainingspartner funktioniert. Statisches Dehnen ist eine Option, wenn du kein Seil, keinen Partner oder keinen ebenen, trockenen, geeigneten Platz zur Verfügung hast (niemand möchte im Regen auf einem steinigen Pfad liegen und 15 Minuten AIS praktizieren). Statisches Dehnen ist ebenfalls eine gute Alternative nach dem Training für Läufer, die durch langfristig praktiziertes PNF oder AIS einen Kraft- oder Explosivkraftverlust erleiden.

## Muskelspindeln und der Muskeldehnungsreflex

Muskelspindeln sind Dehnungsrezeptoren in den Muskeln, die parallel zu den Muskelfasern angeordnet sind. Sie erfassen Veränderungen der Länge von Skelettmuskeln. Wenn deine Muskeln sich dehnen (durch aktives Stretching oder während des Trainings), senden deine Muskelspindeln Signale an dein Rückenmark, das daraufhin deine Muskeln anweist zu kontrahieren. Diese Kontraktion schützt deine Muskeln, indem sie sicherstellt, dass deine Muskeln nicht durch Überdehnung verletzt werden. Muskelspindeln spielen auch bei der Bestimmung deiner Schrittlänge eine Rolle, indem sie die optimale Dehnung ausloten, die deine Muskeln beim Laufen aushalten.

## Trainingsempfehlung

Anfänger sollten mit ein paar statischen Dehnungsübungen nach dem Laufen beginnen (s. S.77) und nach zwei bis drei Wochen dynamisches Dehnen hinzufügen. Fortgeschrittene Anfänger und routinierte Läufer können dynamisches Dehnen (s. S.76), AIS (Kapitel 6, s. S.106) und PNF (s. S.71) sofort in ihre Trainingspläne integrieren. Muskelspindelanpassungen erfolgen durch Abertausende von Wiederholungen, die während des normalen Trainings stattfinden. Läufe in unebenem Gelände (zum Beispiel auf Geländepfaden oder auf Wegen in grasbewachsenen Grünanlagen) unterstützen die Muskelspindeln bei der Anpassung an Schritt- und Richtungsänderungen, und schnelle Laufintervalle während des Trainings sind ein Muss, damit deine Muskelspindeln sich an die Schrittlängen anpassen können, die bei Wettkämpfen gefordert sind.

## MUSKELFASERKONVERSION

Es wird nach wie vor heftig darüber diskutiert, ob durch Training eine Konversion von einem Muskelfasertypen zu einem anderen bewirkt werden kann (z.B. ob Fast-twitch- in intermediäre Fasern transformiert werden können). Während sich die Gelehrten noch nicht einig sind, ob eine Konversion tatsächlich stattfinden kann, besteht kein Zweifel daran, dass schnellere Fasern daraufhin trainiert werden können, die Eigenschaften der langsameren Fasern anzunehmen.

### Tabelle 5.2
### Durch Training bewirkte
### Veränderungen der Muskelfasern

| Untrainiert männlich | Trainingsziel | Fasern nach dem Training | |
|---|---|---|---|
| | | Langsame | Schnelle |
| Slow-twitch-Fasern = 47 % | 800 m | 48 % | 52 % |
| | 1500 m | 54 % | 46 % |
| | 3 km | 60 % | 40 % |
| | 5 km | 66 % | 34 % |
| Fast-twitch-Fasern = 53 % | 10 km | 72 % | 28 % |
| | Halbmarathon | 78 % | 22 % |
| | Marathon | 84 % | 16 % |

| Untrainiert männlich | Trainingsziel | Fasern nach dem Training | |
|---|---|---|---|
| | | Langsame | Schnelle |
| Slow-twitch-Fasern = 52 % | 800 m | 53 % | 47 % |
| | 1500 m | 59 % | 41 % |
| | 3 km | 65 % | 35 % |
| | 5 km | 71 % | 29 % |
| Fast-twitch-Fasern = 48 % | 10 km | 77 % | 23 % |
| | Halbmarathon | 83 % | 17 % |
| | Marathon | 89 % | 11 % |

**Tabelle 5.2** veranschaulicht annäherungsweise die funktionale Transformation von Muskelfasern infolge von Training. In der linken Spalte wird der durchschnittliche Anteil der Fasertypen bei untrainierten Läufern angegeben. Die Spalten mit den Angaben für »Fasern nach dem Training« zeigen, wie die Fasern nach einem Langzeittraining, das auf die unter »Trainingsziel« aufgeführten Wettkämpfe ausgerichtet ist, transformieren. Dabei ist zu beachten, dass unter »schnelle« Fasern die schnell kontrahierenden (Fast-twitch) und die intermediären Muskelfasern zu verstehen sind.

Die Veränderung der Faserfunktion kann sehr umfangreich sein. Intensives Widerstandstraining bewirkt zum Beispiel, dass ein Großteil der Fast-twitch-Fasern (IIx) sich nach nur einem Monat wie intermediäre Fasern (IIa) verhält. Wenn du dann mit dem Widerstandtraining aufhörst, gehen die neuen pseudo-intermediären Fasern nicht nur dazu über, wieder wie Fast-twitch-Fasern zu funktionieren, sondern es beginnen *weitere* intermediäre Fasern (vorübergehend) wie Fast-twitch-Fasern zu funktionieren – was gut zu wissen ist, wenn du Sprinter bist und deinen Anteil an Fast-twitch-Fasern erhöhen willst. Umgekehrt geht man von folgendem Szenario aus: Wenn du nie im Leben auch nur einen Tag trainiert hast – deine Muskelfasern also sozusagen ein unbeschriebenes Blatt sind – und du plötzlich 8 bis 12 Wochen lang nur dein rechtes Bein einem Ausdauertraining unterziehst, während du dein linkes weiterhin ignorierst, führt das dazu, dass die Fast-twitch-Fasern in deinem rechten Bein am Ende zu einem guten Teil wie die Slow-twitch-Fasern in deinem linken Bein aussehen und agieren.

Natürlich sind dieser Art von Pseudo-Konversion Grenzen gesetzt. Usain Bolt, momentan der schnellste Mann der Welt, könnte, selbst wenn er den Rest seines Lebens nur noch Langstreckenläufe absolvieren würde, niemals die Slow-twitch-Faser-Funktionsmerkmale eines Elite-Langstreckenläufers erreichen. Das liegt daran, dass sich Fast-twitch-Fasern nie so stark verändern lassen, dass sie wie voll entwickelte Slow-twitch-Fasern funktionieren (die Funktion intermediärer Fasern lässt sich leichter verändern). Zum einen werden Fast-twitch-Fasern von größeren Nerven gesteuert (darauf kommen wir in Kapitel 11 zu sprechen), eine physiologische Tatsache, die sich durch Training nicht verändern lässt. Zum anderen fehlt es den Fast-twitch-Fasern ganz einfach an vielen der zellulären Bestandteile, die für Ausdauer erforderlich und in Slow-twitch-Fasern reichlich vorhanden sind.

Dennoch kannst du dir die Fähigkeit der Muskelfasern, ihre Funktionseigenschaften zu ändern, als entscheidendes Instrument deines Trainings zunutze machen. Tabelle 5.2 verdeutlicht, wie stark sich die Funktion der Muskelfasern verändern lässt. Dabei ist jedoch zu beachten, dass sich diese Wirkung nicht von heute auf morgen einstellt. Die

DAS ULTIMATIVE LÄUFERTRAINING

meisten von uns müssen jahrelang trainieren, um Veränderungen dieser Größenordnung zu bewirken.

## TRAININGSÜBERBLICK

Kräftigere Muskelfasern sind das Fundament jedes Lauf-Trainingsplans. Wichtige Trainingseinheiten der Fotoanleitungen in diesem Kapitel sind unter anderem:

▶ **Gehen**
▶ **Joggen**
▶ **Lockerer Dauerlauf**
▶ **Fahrtspiel für Anfänger**
▶ **Langstreckenläufe**
▶ **Steigerungsläufe**
▶ **Hügelläufe**
▶ **Hügel-Steigerungsläufe**
▶ **Widerstandstraining**

▶ **Dynamisches Dehnen**
▶ **Statisches Dehnen**
▶ **PNF**

Trainingseinheiten aus anderen Kapiteln, die eine Stärkung der Muskelkraft bewirken, sind:

▶ **Übungen mit dem Widerstands-/ elastischen Band (Kapitel 6)**
▶ **AIS (Kapitel 6)**
▶ **Wiederholungstraining (Kapitel 7)**
▶ **Crosstraining (Kapitel 9)**
▶ **Plyometrisches Training (Kapitel 11)**

Um genau zu erfahren, wie du diese Workouts in deinen Gesamttrainingsplan integrieren kannst, blättere direkt vor zu Kapitel 15 »Stell dir dein Trainingsprogramm zusammen«, in dem Trainingspläne für Läufer diverser Fitness- und Leistungsniveaus vorgestellt werden.

DAS ULTIMATIVE LÄUFERTRAINING

# Kapitel 5: Bau deine Laufmuskeln auf –
# Fotoanleitungen

## LAUF-WORKOUTS

In diesem Stadium arbeitest du daran, die Muskelfasern jedes Muskelfasertypen zu stärken. Du merzt die schwachen Myofilamente aus und ersetzt sie durch kräftigere. Später absolvierst du Lauf-Trainingseinheiten, die gezielt dein Herz-Kreislauf-System, dein neuromuskuläres System und andere Systeme ansprechen, um mehr Kraft aufzubauen – und Faserteile zu entwickeln, die die Energie-erzeugung, die Balance, die Ermüdungsresistenz und weitere Dinge fördern. Um alles aus deinem Training herauszuholen, sollte dein wöchentlicher Trainingsplan mindestens drei Geh-, Lauf- oder kombinierte Geh- und Laufeinheiten beinhalten – und mehr, wenn du dich für Wettkämpfe fit machen willst. Grace Padilla, eine ehemalige US-amerikanische Rekordhalterin im Hindernislauf und aktuelle Weltrekordhalterin der World Masters Athletics Championships, demonstriert die Übungen.

## Gehen

Die fundamentalste Art der Bewegung ist für Anfänger ohne Trainingshintergrund die beste Möglichkeit, den Aufbau von Slow-twitch-Fasern in den Laufmuskeln in Gang zu setzen.

■ **LEISTUNGSNIVEAU: Anfänger**

① *Lockeres Gehen:* Henry David Thoreau sagte einst: »Ein Spaziergang am frühen Morgen ist ein Segen für den ganzen Tag.« Und wenn er auch kein Segen ist, so lässt ein Spaziergang den Tag zumindest gut anfangen. Lockeres Gehen bereitet deine Slow-twitch-Fasern auf das Joggen und Laufen vor.

② *Strammes Gehen:* Beim strammen Gehen wird ein etwas höherer Anteil an Slow-twitch-Fasern rekrutiert, außerdem trägt es dazu bei, die Muskelspindeln neu einzustellen und auf zukünftige längere Schritte vorzubereiten. Egal, ob du locker oder stramm gehst – beginne mit 10–15 Minuten und erhöhe die Dauer allmählich auf mindestens 30 Minuten.

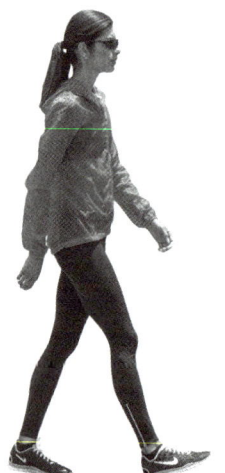

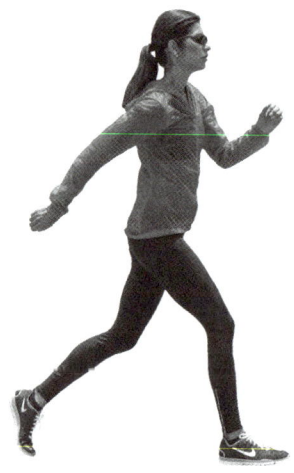

DAS ULTIMATIVE LÄUFERTRAINING

# Kombiniertes Gehen und Joggen

Anfänger, die für das nächste Level bereit sind, und erfahrene Läufer, die nach einer Auszeit wieder einsteigen wollen, sollten durch kombiniertes Gehen und Joggen behutsam ins Training einsteigen, wodurch ein größeres Spektrum an Slow-twitch-Fasern gestärkt wird.

■ **LEISTUNGSNIVEAU: Anfänger**

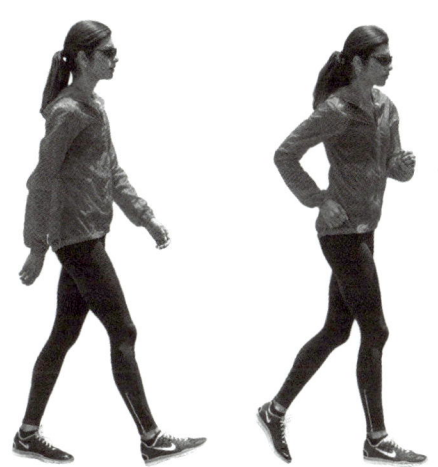

① *Gehen:* Beginne die Trainingseinheit des kombinierten Joggens und Gehens gehend und nutze die Gehphasen anschließend als Erholung von den Jogginintervallen. Die Gehphasen sollten so lang sein, dass du dich vollständig erholt fühlst.

② *Joggen:* Du solltest in gemächlichem Tempo laufen. Sobald deine Atmung sich deutlich beschleunigt, verlangsame dein Tempo und gehe wieder. Das kombinierte Gehen und Joggen sollte insgesamt 20–40 Minuten dauern.

# Joggen/Lockeres Laufen

Durchgängiges Joggen oder lockeres Laufen ist eine gute Wahl für fitte Anfänger (die von einer anderen Sportart umsteigen) oder Läufer, die nach einer Auszeit wieder einsteigen, um läuferspezifische Slow-twitch-Fasern aufzubauen und zu stärken.

■ **LEISTUNGSNIVEAU: Anfänger**

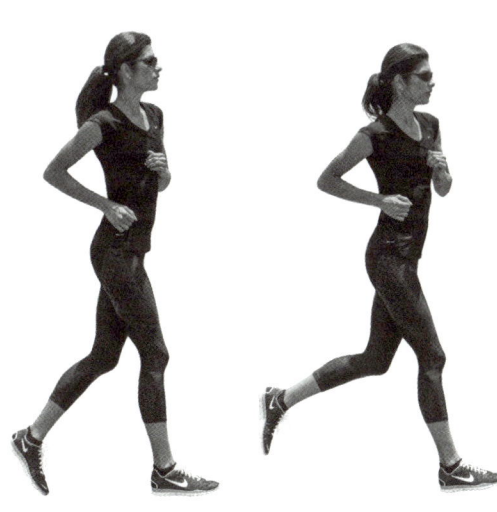

① *Joggen:* Für Anfänger der Hinweis: »Gehen vor dem Laufen« reicht nicht. Du solltest vor dem Laufen auch Joggen. Joggen heißt einfach nur Laufen im niedrigen Intensitätsbereich.

② *Lockeres Laufen:* Meint genau das, was die Worte sagen – *locker laufen*. Widersteh dem Drang, das »Brennen« in den Muskeln spüren zu wollen. Bevor du im intensiven Bereich trainierst, musst du sicherstellen, dass deine Muskeln stark genug sind, um einer intensiveren Belastung standzuhalten. Ansonsten wirst du nur erreichen, unter verzögertem Muskelkater zu leiden. Deine Jogging- bzw. Lauf-Einheit sollte 15–40 Minuten dauern. Mach dir keine Gedanken über dein Tempo. Sieh einfach nur zu, dass deine Beine in Bewegung bleiben.

# Fahrtspiel (Fartlek-Training) für Anfänger

Eine Abwechslung zwischen lockerem Laufen und mäßig intensiven Belastungs-Teilstücken erlaubt es dir, mehr Slow-twitch-Fasern zu rekrutieren und mit der Stärkung der intermediären Fasern zu beginnen.

**■ LEISTUNGSNIVEAU: Anfänger und fortgeschrittene Anfänger**

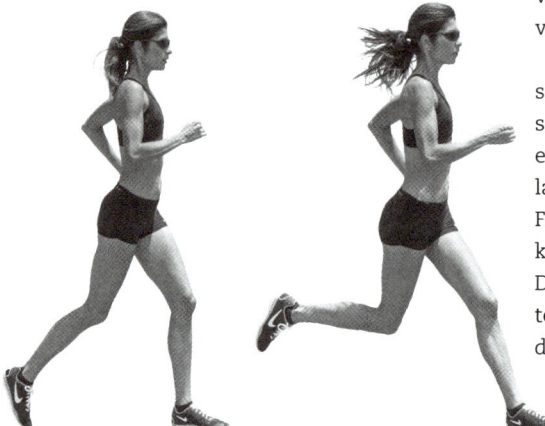

① *Lockeres Laufen:* Beginne mit 10–15 Minuten Jogging, danach stellen die Joggingphasen und die Phasen des lockeren Laufens bei dieser Trainingseinheit die Erholungsphasen dar. Wichtig ist, dass du dich nach jeder Belastungsphase, des »Fahrtspiels«, vollständig erholst. Starte nicht vor Ungeduld deine nächste Belastungsphase, bevor du dich ausgeruht fühlst.

② *Fahrtspiel-Belastungsphase (Fartlek):* Das schwedische Wort »fartlek« heißt wörtlich übersetzt »Geschwindigkeitsspiel«. Und darum geht es auch. Lockeres Laufen wechselt sich mit Belastungsphasen ab, die – je nach persönlichem Fitness- und Leistungsniveau – zwischen 30 Sekunden und 3 Minuten durchgehalten werden. Die Belastungsphasen werden nicht im Sprinttempo gelaufen! Halte dich an den Ratschlag des Trainers Jack Daniels, der eine »problemlos machbare, harte« Anstrengung empfiehlt.

# Lockerer Dauerlauf

Der lockere Dauerlauf ist eine Verlängerung des lockeren Laufs, nur dass du dich jetzt zwanglos bemühst, ein deiner persönlichen Fitness entsprechendes empfohlenes Tempo zu laufen. Diese Läufe stärken die Slow-twitch-Fasern und rufen auch einige intermediäre Fasern auf den Plan.

**■ LEISTUNGSNIVEAU: Alle Niveaus**

① Laufanfänger werden beim lockeren Dauerlauf neue Grenzen im Hinblick auf ihre Ausdauer ausloten. Die Belastungsintensität liegt etwas über der des Joggens, aber man sollte sich immer noch unterhalten können (du solltest also nicht so schnaufen, dass ein Gespräch mit einem Laufpartner unmöglich ist). Für fortgeschrittene Anfänger und routinierte Läufer sind lockere Dauerläufe geeignete Trainingseinheiten für sehr lockere Tage und Regenerationsläufe. Wenn du kürzlich an einem 5-Kilometer-Rennen teilgenommen hast, verwende Tabelle 5.3 für Pace-Empfehlungen, die auf deiner Wettkampf-Finishzeit basieren (also deiner tatsächlich gelaufenen Zeit, nicht deiner angestrebten Zeit). Wenn du keine aktuelle 5-Kilometer-Wettkampfzeit hast, halte dich an die Gesprächstempo-Regel. In jedem Fall solltest du vor allem auf das Feedback deines Körpers hören und dich davon leiten lassen: Schließlich sollen lockere Dauerläufe »locker« zu schaffen sein.

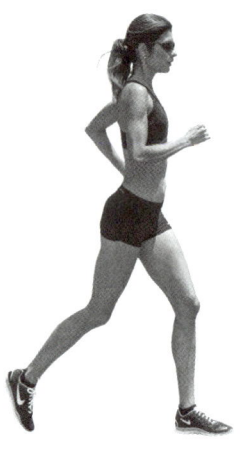

## Tabelle 5.3 Pace-Leitfaden für lockere Dauerläufe

| 5-km-Zeit | Pace pro Kilometer |
|-----------|--------------------|
| 14:00 | 4:17–5:01 |
| 14:30 | 4:25–5:11 |
| 15:00 | 4:33–5:20 |
| 15:30 | 4:41–5:30 |
| 16:00 | 4:49–5:39 |
| 16:30 | 4:57–5:48 |
| 17:00 | 5:06–5:57 |
| 17:30 | 5:14–6:06 |
| 18:00 | 5:21–6:16 |
| 18:30 | 5:29–6:25 |
| 19:00 | 5:37–6:33 |
| 19:30 | 5:45–6:42 |
| 20:00 | 5:53–6:51 |
| 20:30 | 6:01–7:00 |
| 21:00 | 6:08–7:09 |
| 21:30 | 6:16–7:17 |
| 22:00 | 6:24–7:26 |
| 22:30 | 6:32–7:35 |
| 23:00 | 6:39–7:43 |
| 23:30 | 6:47–7:52 |
| 24:00 | 6:54–8:00 |
| 24:30 | 7:02–8:09 |
| 25:00 | 7:09–8:17 |
| 26:00 | 7:24–8:34 |
| 27:00 | 7:39–8:50 |
| 28:00 | 7:54–9:06 |
| 29:00 | 8:08–9:23 |
| 30:00 | 8:23–9:38 |
| 31:00 | 8:37–9:54 |
| 32:00 | 8:51–10:10 |
| 33:00 | 9:05–10:25 |
| 34:00 | 9:19–10:41 |
| 35:00 | 9:33–10:56 |
| 36:00 | 9:47–11:11 |
| 37:00 | 10:01–11:26 |
| 38:00 | 10:14–11:41 |
| 39:00 | 10:28–11:55 |
| 40:00 | 10:41–12:10 |
| 41:00 | 10:55–12:24 |
| 42:00 | 11:08–12:39 |

In **Tabelle 5.3** findest du Pace-Empfehlungen für lockere Dauerläufe auf der Basis von 5-km-Wettkampfzeiten. Entnimm der linken Spalte deine 5-km-Wettkampfzeit, in der rechten findest du eine Bandbreite der empfohlenen Paces.

## Langstreckenlauf

Ein normaler Langstreckenlauf wird schneller gelaufen als ein lockerer Lauf, aber immer noch im Gesprächstempo. Du legst bei diesem Tempo eine größere Distanz zurück und kannst deiner Nomadenseele freien Lauf lassen. Darüber hinaus tust du etwas für deine Slow-twitch-Fasern und auch für einige intermediäre.

■ **LEISTUNGSNIVEAU: Alle Niveaus**

① Du wirst den Großteil deiner Läufe in diesem Tempo laufen. Langstreckenläufe sind der Stützpfeiler eines jeden erfolgreichen Ausdauerlaufprogramms. Verwende Tabelle 5.4 für Pace-Empfehlungen, die auf deiner 5-Kilometer-Wettkampf-Finishzeit basieren (nicht deiner angestrebten Zeit). Überschreite das maximale empfohlene Lauftempo nicht, da du sonst ein übermäßiges Risiko eingehst, zu ermüden und dich zu verletzen. Halte dir vor Augen, dass Pace-Empfehlungen lediglich als Richtlinie dienen. Pass dein Tempo an Variablen wie die Wetterbedingungen oder Ermüdungserscheinungen an. Wenn du keine aktuelle 5-Kilometer-Wettkampfzeit hast, halte dich an die Gesprächstempo-Regel. In jedem Fall solltest du vor allem auf das Feedback deines Körpers hören und dich davon leiten lassen. Bei Langstreckenläufen sollte die Wohlfühlzone nicht verlassen werden (es sind keine Tempo- oder Probeläufe auf Zeit).

## Tabelle 5.4 Pace-Leitfaden für normale Langstreckenläufe

| 5-km-Zeit | Pace pro Kilometer |
|-----------|--------------------|
| 14:00 | 3:44–4:17 |
| 14:30 | 3:51–4:25 |
| 15:00 | 3:58–4:33 |
| 15:30 | 4:05–4:41 |
| 16:00 | 4:13–4:49 |
| 16:30 | 4:20–4:57 |
| 17:00 | 4:27–5:06 |
| 17:30 | 4:34–5:14 |
| 18:00 | 4:41–5:21 |
| 18:30 | 4:48–5:29 |
| 19:00 | 4:55–5:37 |
| 19:30 | 5:02–5:45 |
| 20:00 | 5:09–5:53 |
| 20:30 | 5:16–6:01 |
| 21:00 | 5:23–6:08 |
| 21:30 | 5:30–6:16 |
| 22:00 | 5:37–6:24 |
| 22:30 | 5:44–6:32 |
| 23:00 | 5:51–6:39 |
| 23:30 | 5:57–6:47 |

| 5-km-Zeit | Pace pro Kilometer |
|-----------|--------------------|
| 24:00 | 6:04–6:54 |
| 24:30 | 6:11–7:02 |
| 25:00 | 6:18–7:09 |
| 26:00 | 6:31–7:24 |
| 27:00 | 6:45–7:39 |
| 28:00 | 6:58–7:54 |
| 29:00 | 7:11–8:08 |
| 30:00 | 7:24–8:23 |
| 31:00 | 7:37–8:37 |
| 32:00 | 7:51–8:51 |
| 33:00 | 8:03–9:05 |
| 34:00 | 8:16–9:19 |
| 35:00 | 8:29–9:33 |
| 36:00 | 8:42–9:47 |
| 37:00 | 8:54–10:01 |
| 38:00 | 9:07–10:14 |
| 39:00 | 9:20–10:29 |
| 40:00 | 9:33–10:42 |
| 41:00 | 9:45–10:56 |
| 42:00 | 9:58–11:10 |

In **Tabelle 5.4** findest du Pace-Empfehlungen für normale Langstreckenläufe auf der Basis von 5-Kilometer-Wettkampfzeiten. Entnimm der linken Spalte deine 5-km-Wettkampfzeit, in der rechten findest du eine Bandbreite der empfohlenen Paces.

## Steigerungsläufe

Steigerungsläufe sind eine sichere und spaßbringende Trainingseinheit für Anfänger, um die intermediären Fasern zu trainieren. Darüber hinaus sind sie für alle Läufer Bestandteil des Aufwärmtrainings vor harten Trainingseinheiten und Wettkämpfen.

■ **LEISTUNGSNIVEAU: alle Niveaus**

① Steigerungsläufe sind wiederholte kurze Beschleunigungsläufe, bei denen man sich aus dem normalen Dauerlauftempo zu »schnellem« Laufen steigert, wobei »schnell« nicht heißt, dass man alles geben sollte. Steigerungsläufe sind keine Sprints. Stattdessen sollte man sie in einem Tempo laufen, von dem man glaubt, dass man es während eines 5-Kilometer-Rennens aufrechterhalten könnte. Als Aufwärmtraining vor harten Trainingseinheiten oder Wettkämpfen sollten Steigerungsläufe in dem Tempo gelaufen werden, das man während der harten Trainingseinheit oder während des Rennens laufen will. Steigerungsläufe können über Strecken zwischen 40 und 150 Metern gelaufen werden (die exakte Distanz ist unerheblich), sie sollten 5–20 Sekunden dauern, und man sollte sie auf flachen, ebenen Untergründen laufen.

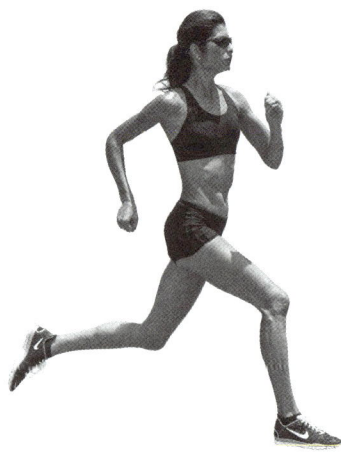

DAS ULTIMATIVE LÄUFERTRAINING

# Hügelläufe

Hügelläufe sind einfach nur Langstreckenläufe, bei denen ein beträchtlicher Teil der Strecke bergauf gelaufen wird. Hügelläufe sorgen nicht nur für den Aufbau aller Muskelfasertypen, sie stärken auch viele andere Komponenten deines Laufkörpers.

**■ LEISTUNGSNIVEAU: fortgeschrittene Anfänger und routinierte Läufer**

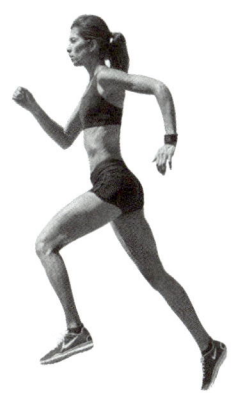

① Der Hügelabschnitt sollte über eine längere Strecke kontinuierlich ansteigen. Je nachdem, wie fit du bist – und ob es dort, wo du wohnst, Hügel oder Berge gibt –, können die Anstiege zwischen 400 und 3300 Meter lang sein. Es ist auch in Ordnung, wenn es einige ebene Abschnitte und Streckenteile gibt, auf denen es bergab geht. Wichtig ist nur, dass du bergauf läufst. Komm jedoch nicht auf die Idee, den Hügel hochzu*rennen*. Und bevor der Anstieg kommt, solltest du immer 12–15 Minuten locker gelaufen sein.

# Bergablaufen

Das Bergablaufen verlangt deinen rekrutierten Muskelfasern exzentrische Kontraktionen ab, erhöht die Beanspruchung der Muskeln und führt zu größeren Kraftanpassungen sowie zu einem Schutz vor Quadrizepsschmerzen.

**■ LEISTUNGSNIVEAU: fortgeschrittene Anfänger und routinierte Läufer**

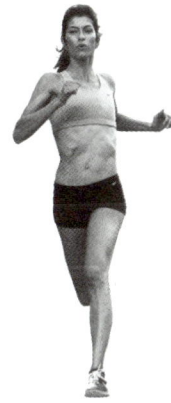

① Bei Hügelläufen geht es nicht nur um die Anstiege. Bergablaufen in einem flotten, aber noch als angenehm empfundenen Tempo (z.B. im Tempo der Belastungsphase beim Fahrtspiel für Anfänger oder in der Tempolauf-Pace) sorgt für eine exzentrische Belastung deiner Quadrizepsmuskeln. Bei exzentrischen Belastungen werden weniger Fasern rekrutiert. Zudem bewirken sie einen stärkeren Trainingsstimulus und können helfen, dich gegen Quadrizepsschmerzen zu immunisieren. Beginne mit etwa 3 Minuten und verlängere die Strecken bei jedem weiteren Lauf um weitere Minuten (bis zu 12–15 Minuten insgesamt). Vor einem Bergablauf solltest du immer 12–15 Minuten joggen oder locker laufen (zum Aufwärmen).

# Hügel-Steigerungsläufe

Kurze Steigerungsläufe bergauf stellen die schnellste und effizienteste Möglichkeit dar, sämtliche Muskelfasern zu aktivieren, auch die Fast-twitch-Fasern.

**■ LEISTUNGSNIVEAU: fortgeschrittene Anfänger und routinierte Läufer**

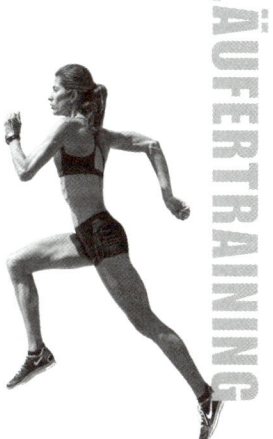

① Für diese Steigerungsläufe musst du einen ziemlich steilen Hügel finden, allerdings sollte er nicht so steil sein, dass du deinen normalen Laufschritt nicht einigermaßen beibehalten kannst. Du solltest dich 10–20 Sekunden lang in etwa so intensiv anstrengen, als wenn du einen 1500-Meter-Lauf absolvieren würdest. Geh den Hügel wieder hinunter, und mach 1–3 Minuten Pause zwischen den Wiederholungen. Beginne mit 4–5 Wiederholungen, und steigere dich auf 8–10.

## THE RUNNER 360

The Runner 360 ist ein Rundum-Krafttrainingsplan für Läufer, die lieber draußen oder in ihrem eigenen Wohnzimmer trainieren als im Kraftraum. Das Beste daran ist: Angie Stewart Goka, Fitnesstrainerin und Yogalehrerin, Master of Public Health und Certified Strength and Conditioning Specialist, die auch selber läuft, hat ein Trainingsprogramm ausgearbeitet, das in 12 Minuten durchgeführt werden kann und auf jeden Muskel abzielt, den Läufer einsetzen, um Kraft zu generieren und die Balance zu halten. Angie führt die Übungen persönlich vor, um sicherzustellen, dass sie technisch sauber durchgeführt werden. Läufer, die darüber hinaus noch weitere Workouts kennenlernen wollen, finden auf der Website www.angiestewartfitness.com eine große Vielfalt an Übungen. Zunächst aber kurz fünf wichtige Regeln für das Training:

1. Führe jede Übung der Reihenfolge nach eine Minute lang durch.
2. Wenn die rechte und linke Seite bei einer Übung einzeln trainiert werden sollen, führe die Übung pro Seite 30 Sekunden lang durch.
3. Wiederhole die Übung so oft, wie du kannst, aber achte darauf, die Übungen technisch sauber durchzuführen (also nicht mogeln, um mehr Wiederholungen zu schaffen!).
4. Notiere dir, wie viele Wiederholungen du geschafft hast, um deinen Fortschritt festzuhalten.
5. Wer intensiver trainieren möchte, kann die gesamten Übungen wiederholen (bis zu dreimal maximal).

Die folgenden zwölf Übungen, angefangen mit der Inchworm Plank bis zur Supergirl/Superman Plank, sind Bestandteile einer zusammenhängenden Trainingseinheit.

■ **LEISTUNGSNIVEAU: alle Niveaus**

## Inchworm Plank (Raupen-Planke)

Die Inchworm Plank weckt deine Muskeln und verbessert Flexibilität und Kraft. Wenn du nicht so flexibel bist, ist es in Ordnung, die Knie bei dieser Übung zu beugen.

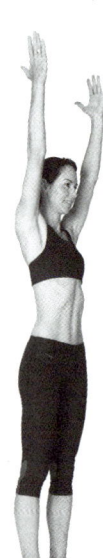

① Du beginnst im Stehen, die Arme nach oben gestreckt. Diese Übung sollte so schnell durchgeführt werden, wie du kannst, allerdings technisch sauber.
② Beuge dich vor, und lege deine Hände vor deine Füße.
③ Strecke die Beine durch (oder beuge die Knie, falls notwendig), und gehe mit den Händen nach vorne, bis du in der Plank-Stellung bist.
④ Mach einen Liegestütz. Geh dann mit den Händen zurück zu deinen Füßen, und richte dich auf. Wiederhole die Übung.

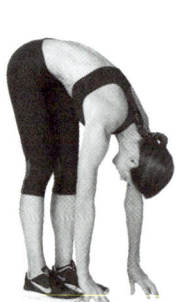

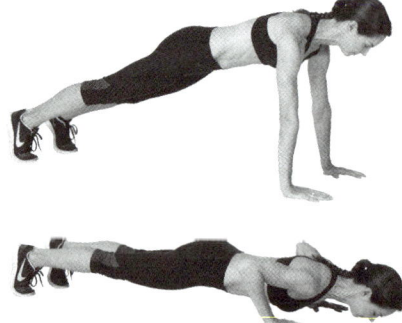

## Squat-Thrust Climbers (Stückstrecken mit Bergsteigerübung)

Squat-Thrust Climbers sind ein gutes Training für die Gesäßmuskulatur (Po) und die vordere und rückseitige Oberschenkelmuskulatur.

① Beginne in einer stehenden Position, die Füße eng beieinander, die Arme an den Seiten.
② Geh in die Hocke, die Knie eng aneinander, und leg die Hände flach schulterweit auseinander auf den Boden.

③ Spanne die Bauchmuskeln an, und stoße die Beine vom Boden ab nach hinten, sodass du dich in Liegestützposition befindest.
④ »Lauf« 5 Sekunden lang mit den Beinen unter deiner Brust, zieh dabei die Knie hoch, und halte die Hüfte niedrig. Spring dann zurück in die Hockenposition, richte dich auf und wiederhole die Übung.

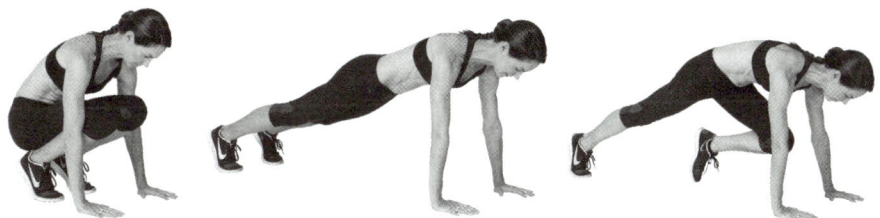

## Curtsy Lunge Hop (seitlicher Ausfallschritt mit Knicks und Sprung)

Curtsy Lunge Hops sind die beste Übung, die es zur Stärkung der Wadenmuskeln gibt. Also los, auf geht's! Darüber hinaus trainierst du deine Hüftabduktoren, die Gesäßmuskulatur, die Quadrizepsmuskeln und die rückseitige Oberschenkelmuskulatur.

① Beginne in einer stehenden Position, die Füße hüftbreit auseinander.
② Setz den rechten Fuß so weit schräg links nach hinten, bis er hinter dir über die linke Hüfte hinausragt. Dann senke gleichzeitig dein rechtes Knie und beuge dein linkes.
③ Reiße dein rechtes Knie hoch, während du dich mit dem linken Fuß vom Boden abstößt und in die Luft springst. Hebe dabei den linken Ellbogen, indem du ihn hoch und nach vorne schwingst. Wiederhole die Übung 30 Sekunden lang, dann wechsle die Beine.

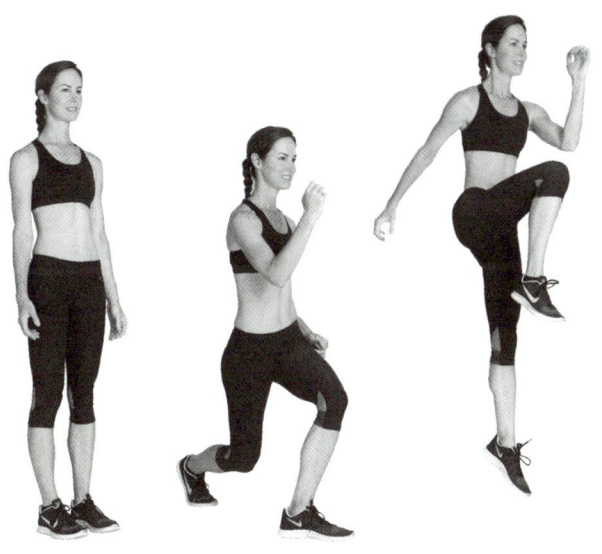

## Scorpion Fighter

Mit dem Scorpion Fighter trainierst du deine Schultern und deine Körpermitte und dehnst deine schrägen Bauchmuskeln und deine Hüftbeuger.

① Beginne in der Liegestützposition, die Fußspitzen liegen dabei auf einer Trainingsbank oder auf einem Stuhl.

② Bring dein linkes Knie unter deinem Körper hindurch in Richtung deiner rechten Schulter.

③ Ändere jetzt die Richtung, indem du dein linkes Knie durch eine Rotation der Hüfte nach links oben schwingst und den linken Fuß in Richtung deiner rechten Schulter streckst. Wiederhole die Übung 30 Sekunden lang, dann wechsle die Beine.

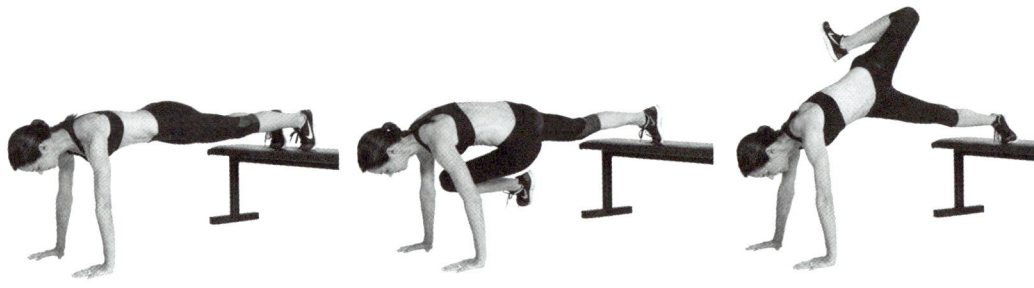

## Sidewinder Plank mit Leg Lift (Seitenwinden-Plank mit Beinheber)

Mit dieser Übung trainierst du deine Hüftabduktoren und verbesserst deine Stabilität. Darüber hinaus trainierst du deine schrägen Bauchmuskeln, deinen Rücken, deine Gesäßmuskeln, die Quadrizepsmuskeln und die rückseitige Oberschenkelmuskulatur.

① Beginne mit durchgestreckten Armen in der Plank-Position.

② Dreh deinen Körper zur Seite, stütz dich auf den rechten Handballen, und heb den linken Arm gerade nach oben (dein rechtes Handgelenk befindet sich unmittelbar unter deiner Schulter).

③ Hebe und senke dein oberes Bein und halte die Hüfte auf gleicher Höhe. Wiederhole die Übung 30 Sekunden lang und wechsle dann die Beine.

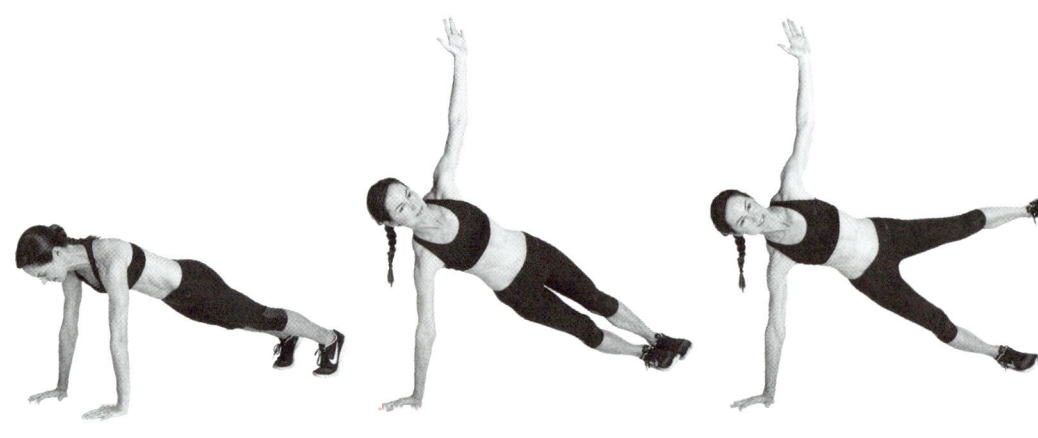

## Plank Pups

Plank Pups bringen die Muskeln deiner Arme, Schultern, Körpermitte und deines Rückens zum Brennen.

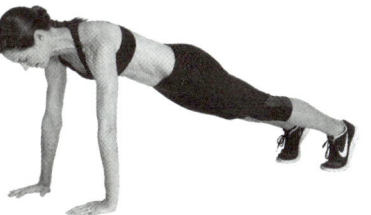

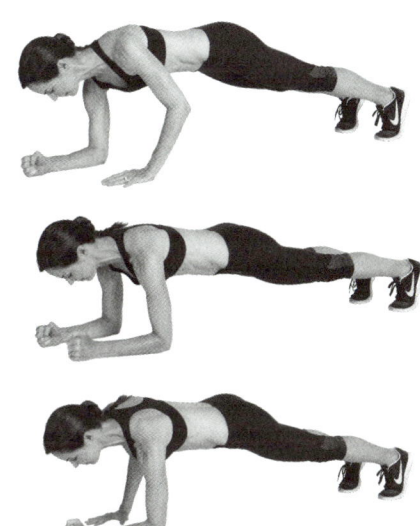

① Beginne in der höchsten Liegestützposition.
② Beuge den rechten Ellbogen und lass dich auf den rechten Unterarm herunter.
③ Beuge den linken Ellbogen und lass dich auf den linken Unterarm herunter.
④ Hebe den rechten Ellbogen, sodass du die rechte Hand flach auf den Boden legen kannst, dann tue das Gleiche mit dem linken Ellbogen und der linken Hand. Kehr in die Ursprungsposition zurück und wiederhole die Übung 30 Sekunden lang. Benutze danach für weitere 30 Sekunden den linken Arm als Führungsarm.

## Lateral Speed Runners (Seitliche schnelle Laufsprünge)

Seitliche schnelle Laufsprünge trainieren deine Hüftabduktoren und -adduktoren und stärken sehr gut deine Körpermitte.

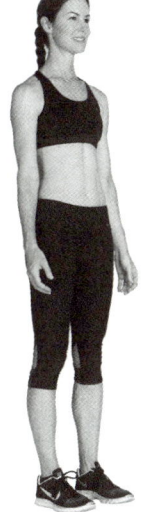

① Deine Füße stehen hüftbreit auseinander, deine Arme befinden sich an deinen Seiten.
② Spring nach rechts, und lande auf dem rechten Fuß, während du den linken Fuß hinter dem rechten Bein balancierst. Bewege gleichzeitig den linken Arm nach vorne und den rechten nach hinten – wie beim Laufen.
③ Wiederhole die Übung mit der anderen Seite. Richte den Fokus auf Geschwindigkeit und saubere Beherrschung.

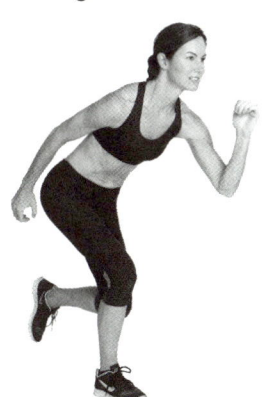

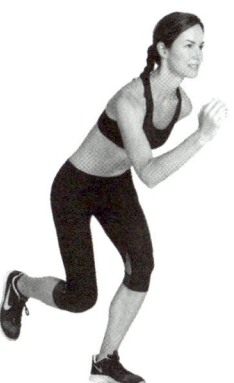

## Windshield Wipers (Scheibenwischer)

Die Scheibenwischer-Übung trainiert deine gesamte Bauchmuskulatur und ist großartig zur Verbesserung der Stabilität.

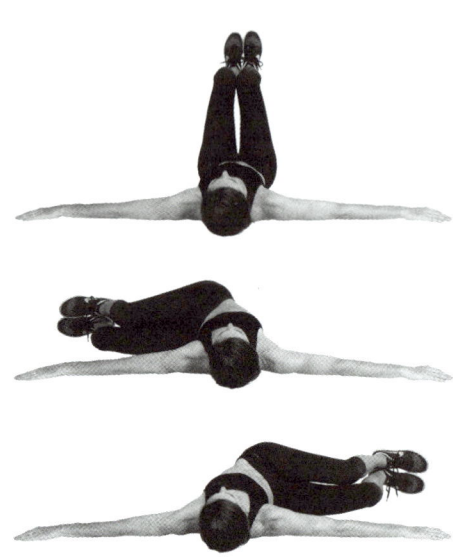

① Leg dich mit ausgestreckten Armen auf den Rücken. Die Handflächen zeigen nach unten, die Oberschenkel sind vom Boden senkrecht nach oben gestreckt, die Knie um 90 Grad nach vorne gebeugt.

② Du behältst die Position der an der Hüfte gebeugten Oberschenkel und der abgewinkelten Knie bei und neigst die Beine zu einer Seite deines Körpers. Achte darauf, dass dein oberer Rücken auf dem Boden bleibt.

③ Bring die Beine wieder zur Mitte und schwing sie zur anderen Seite.

## Rotation Plank

Diese Variation der traditionellen Plank ist ein gutes Training für die Körpermitte, darüber hinaus werden deine Schultern trainiert.

① Geh in die Unterarmstützposition, wobei du die Unterarme bei dieser Übung horizontal hintereinanderlegst.

② Dreh dich auf die linke Seite, sodass der linke Ellbogen sich unter der Schulter befindet, und lege die rechte Hand auf die rechte Hüfte. Deine Füße liegen aufeinander, dein Körper ist gerade und gespannt. Dreh dich zurück zur Mitte, und wiederhole die Übung, indem du dich zur rechten Seite drehst.

## Single-Leg Deadlift (Einbeiniges Kreuzheben ohne Gewicht)

Der Single-leg Deadlift ist eine fantastische Übung zur Verbesserung des Gleichgewichts und der Stabilität. Du trainierst zudem die Körpermitte, die Gesäßmuskulatur und die rückseitige Oberschenkelmuskulatur.

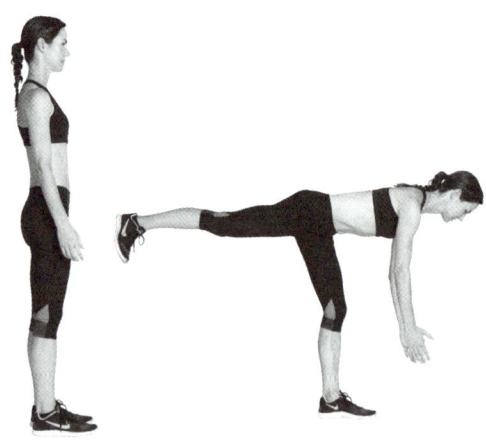

① Du beginnst im Stand.

② Beug dich in einem 90-Grad-Winkel mit durchgestrecktem Rücken nach vorne, hebe ein Bein, streck es gerade nach hinten (in einer Linie mit deiner Wirbelsäule) und streck die Hände in Richtung Boden. Kehre in die Startposition zurück und wiederhole die Übung 30 Sekunden lang, wechsle dann die Beine.

# Marching Bridge (Marschierende Brücke)

Diese Übung zielt auf die Gesäßmuskulatur ab und trainiert auch deine rückseitige Oberschenkelmuskulatur und deinen unteren Rücken (sie wird häufig zur Linderung von Schmerzen im unteren Rückenbereich angewendet).

① Leg dich mit angewinkelten Knien auf den Rücken, die Füße stehen hüftbreit auseinander auf dem Boden.
② Heb die Hüften in eine »Brückenposition«.
③ Zieh die Knie eins nach dem anderen in Richtung deiner Brust. Achte darauf, dass dein Rücken gerade bleibt.

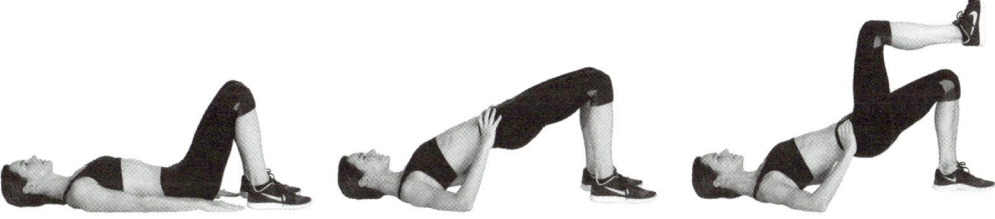

# Supergirl/Superman Plank

Die Supergirl/Superman Plank ist die letzte Übung deines Trainings und eine besondere Herausforderung für die Körpermitte, die Schultern und den Rücken.

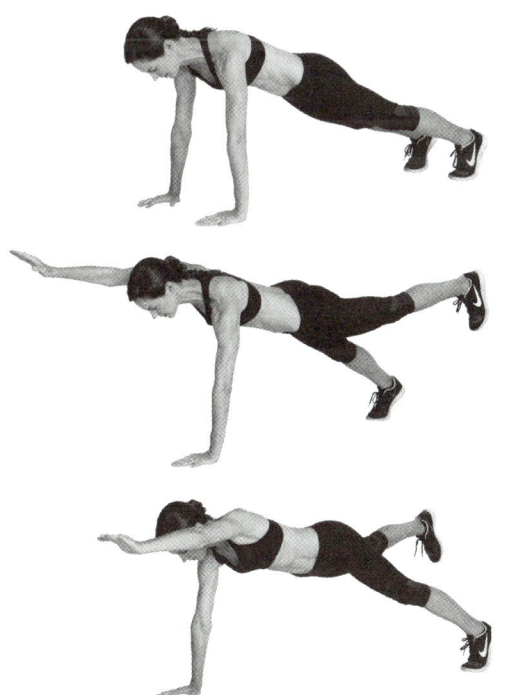

① Beginne in der höchsten Liegestützposition.
② Strecke gleichzeitig den rechten Arm vor dir und das linke Bein hinter dir aus. Halte das Gleichgewicht in dieser Position für 3 Sekunden.
③ Nachdem du die Hand und den Fuß wieder abgesetzt hast und in der Liegestützposition bist, wiederhole die Übung mit der anderen Seite. (Wer eine einfachere Variante bevorzugt, kann diese Übung auch »auf allen vieren« machen, also mit Händen und Knien auf dem Boden.)

## LÄUFERÜBUNGEN FÜR DEN KRAFTRAUM

Läufer, die eher ein traditionelles Widerstandstraining bevorzugen, können Übungen im Kraftraum absolvieren. Eddie Andre, ein ehemaliger Sieger landesweiter Kampfsportmeisterschaften in den USA, für den Laufen Bestandteil seines Fitness-Erfolgsrezepts ist, führt dich durch ein Basis-Widerstandstrainingsprogramm. Beginne mit einigen Übungen für verschiedene Muskelgruppen (z.B. Brust-, Schulter-, Bauch-, Quadrizepsmuskeln) und füge im Einklang mit deinem fortschreitenden Fitnessniveau weitere (und schwierigere) Übungen hinzu. Fünf kurze Regeln für diese Trainingseinheit:

**1.** Beschränke dich auf leichte Gewichte und bei neuen Übungen auf nicht mehr als 1–2 Sätze mit 6–10 Wiederholungen während der ersten beiden Wochen.

**2.** Falls nicht anders angegeben, beschränke deine Krafttrainingsübungen auf 1–3 Sätze mit 6–12 Wiederholungen.

**3.** Trainiere nicht an aufeinanderfolgenden Tagen (sondern z.B. Mo, Mi, Fr)

**4.** Leg zwischen den Sätzen Pausen von 2½–3 Minuten ein.

**5.** Hebe während eines Satzes (oder eines Workouts) nie bis zur Erschöpfung – wenn du einen Helfer brauchst, entscheide dich beim nächsten Mal für weniger Gewicht.

# TRAININGSDISKUSSION

## »Zusammenstellung deiner Kraftraumübungen«

Wenn du kraftraumunerfahren bist, musst du bei der Auswahl deiner Kraftübungen Vorsicht walten lassen, damit du dein Nervensystem und deine Muskeln nicht überbelastest.

Laufanfänger, die keine Erfahrung im Gewichtheben haben, sollten 2–6 Wochen lang die folgenden Übungen absolvieren (beginne mit einem Satz pro Übung, steigere dein Pensum nach zwei Wochen durch einen zweiten und nochmals zwei Wochen später durch einen dritten).

1. Beinheber
2. Russian Twist (Bauch-Twist)
3. Air Squat (Kniebeugen ohne Zusatzgewicht)
4. Bodyweight Lunge (Ausfallschritte mit Körpergewicht)
5. Fersenheben – mit durchgestrecktem Knie
6. Liegestütze
7. Kurzhantelschwingen

Läufer, die bereits über eine gewisse Widerstandstrainingserfahrung verfügen, können mit den folgenden Übungen beginnen und dann weitere Übungen hinzufügen oder den Schwierigkeitsgrad der bereits ausgeführten Übungen erhöhen (indem sie z.B. die Air Squats mit Gewichten ausführen oder Step-Ups mit Kurzhanteln).

1. Beinheber
2. Russian Twist (Bauch-Twist)
3. Liegestütze *oder* Hantel-Bankdrücken
4. Hantelrudern

>>>

5. Kurzhantelschwingen
6. Step-Ups *oder* Step-Ups mit Hanteln
7. Air Squats (Kniebeugen ohne Zusatzgewicht)
8. Bodyweight Lunge (Ausfallschritt mit dem eigenen Körpergewicht)
9. Fersenheben – mit durchgestrecktem Knie

Je nachdem, welche Trainingsziele du dir gesetzt hast, wirst du, wenn du bei deinem Krafttraining bereits Fortschritte gemacht hast, Übungen hinzufügen (oder absetzen) wollen. Im Folgenden, je nach deinem persönlichen Trainingsprogramm, einige allgemeine Vorschläge:

**Rundum-Fitness:** Probiere nach ein paar Trainingseinheiten auch die anderen in diesem Kapitel vorgestellten Körperübungen aus. Über kurz oder lang wirst du Kniebeugen und Ausfallschritte mit Gewichten und vielleicht auch Cleans (Umsetzen) in dein Programm integrieren wollen.

**Sprinter und Mittelstreckenläufer:** Integriere für Fortgeschrittene empfohlene Gewichthebeübungen wie Kniebeugen, Ausfallschritte, Umsetzen und Kreuzheben in dein Trainingsprogramm. Reduziere die auf dein Nervensystem abzielenden Wiederholungen (auf 3–5) und steigere die auf den Muskelaufbau abzielenden Wiederholungen.

**Langstreckenläufer:** Viele Langstreckenläufer ziehen Zirkeltraining einer aus Einzelübungen bestehenden Herangehensweise vor. Mach viele Wiederholungen und beweg dich schnell von einer Übung zur nächsten.

## Beinheber:

■ **LEISTUNGSNIVEAU: alle Niveaus**

Beinheber stärken die Bauchmuskulatur und unterstützen die Stabilität der Körpermitte und die Kniehebung.

① Leg dich mit angewinkelten Knien auf den Rücken, die Fersen stehen auf dem Boden, die Hände liegen hinter deinem Kopf.

② Lass die Knie angewinkelt und heb die Füße, bis sie zum Boden einen Winkel von 45 Grad bilden. Dann senk sie ab, bis deine Fersen beinahe den Boden berühren. Wiederhole die Übung. Starte mit einem Satz von 10–15 Wiederholungen, steigere dich später bis auf 40–50 Wiederholungen.

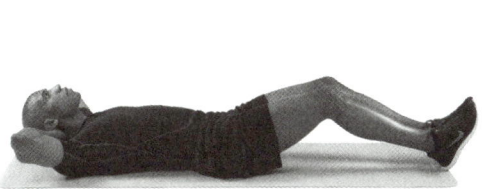 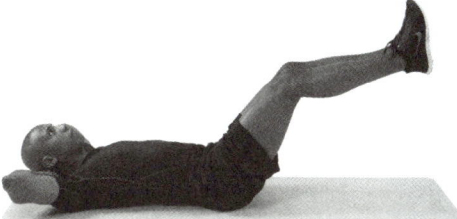

## Russian Twist (Bauchtwist)

■ **LEISTUNGSNIVEAU: alle Niveaus**

Dies ist eine gute Übung zur Kräftigung der schrägen Bauchmuskeln. Sie sorgt für eine bessere Haltung, einen stabileren Gang und verringert Schmerzen im unteren Rücken.

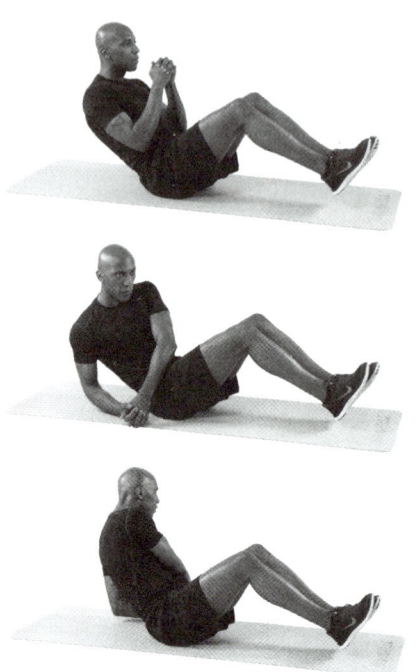

① Balanciere dein Gewicht auf den Pobacken, wobei du die Hände aneinandergedrückt in Kinnhöhe vor deinen Körper hältst und die Beine vom Boden hebst.

② Dreh dich zu einer Seite, halt die Beine in der Luft und berühre mit den Händen den Boden.

③ Dreh dich dann zur anderen Seite. Beginne locker mit 10–15 Wiederholungen pro Seite und steigere dich auf 25–30.

## Liegestütze

■ **LEISTUNGSNIVEAU: alle Niveaus**

Liegestütze sind eine hervorragende Körpergewichtübung, um die Arm- und Schultermuskulatur zu kräftigen, während gleichzeitig die Stabilisierung der Körpermitte, des Rückens und der Quadrizepsmuskeln trainiert wird.

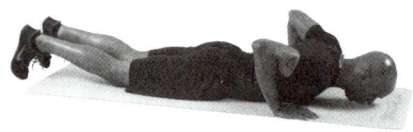

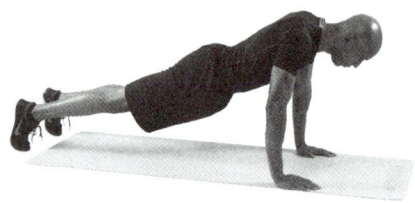

① Leg dich mit nach unten gerichtetem Gesicht auf den Boden, stütze die Hände etwas weiter als schulterbreit vor dir ab.

② Drücke deinen Körper vom Boden hoch. Achte darauf, dass dein Rücken und deine Beine eine gerade Linie bilden. Beginne mit 10–15 Wiederholungen und steigere dich auf so viele Liegestütze wie du in einer Minute schaffst.

Variante: Wenn die Liegestütze auf diese Weise zu schwierig für dich sind, lass die Knie auf dem Boden und führe die Übung ansonsten so aus wie oben beschrieben.

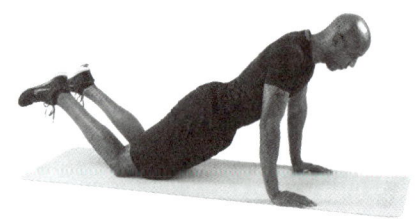

**MACH DEINEN LAUFKÖRPER FIT – KOMPONENTEN UND ÜBUNGEN**

# Hantel-Bankdrücken

■ **LEISTUNGSNIVEAU: fortgeschrittene Anfänger und routinierte Läufer**

Hantel-Bankdrücken ist eine gute Übung, um Kraft in der Brustmuskultur und in den Trizepsen aufzubauen. Die Verwendung von Kurzhanteln anstelle einer Langhantel ermöglicht, die Balance und beide Seiten gleichmäßig zu trainieren.

① Leg dich auf eine Flachbank und halt die Hanteln in Schulterweite mit angewinkelten Armen. Sie sollten sich seitlich von deiner Brust befinden.

② Konzentriere dich auf deine Brust und hebe die Hanteln, bis deine Arme durchgestreckt sind. Halte die Gewichte eine Sekunde lang und senke sie langsam wieder ab in die Ausgangsposition.

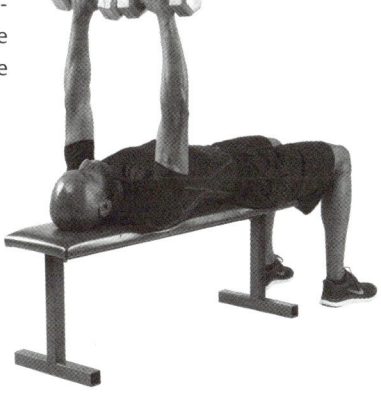

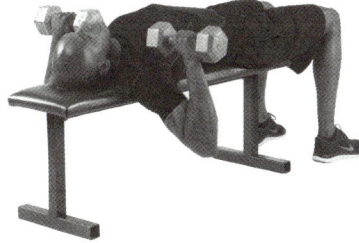

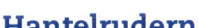

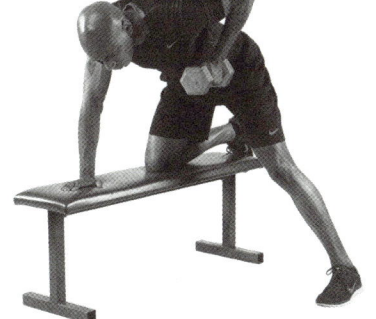

# Hantelrudern

■ **LEITUNGSNIVEAUS: fortgeschrittene Anfänger und Fortgeschrittene**

Diese Übung kompensiert deine Hantel-Bankdrücken-Trainingseinheit, indem sie deinen Rücken und deine Bizepse stärkt.

① Leg die rechte Hand und das rechte Knie auf die Bank, das linke Bein steht zur Stabilisierung abgewinkelt neben der Bank. Umgreife mit der linken Hand die Hantel (unter deiner Schulter). Dein unterer Rücken darf leicht gebogen sein, der Rest deiner Wirbelsäule ist gerade. Neige deinen Kopf nicht nach oben oder unten.

② Heb die Hantel in Richtung Außenseite deines unteren Brustkorbs, konzentriere dich darauf, den Ellbogen nach oben zu ziehen. Dann senk die Hantel in Richtung Ausgangsposition und lass den Ellbogen dabei leicht gebeugt. Nach 8–12 Wiederholungen ist der andere Arm an der Reihe.

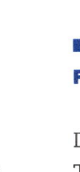

## Kurzhantelschwingen

Diese einfache Übung absolvieren Läufer seit Jahrzehnten. Sie imitiert die Bewegung der Arme beim Laufen und stärkt so die Oberkörpermuskeln, die für die Balance beim Schwingen der Arme sorgen.

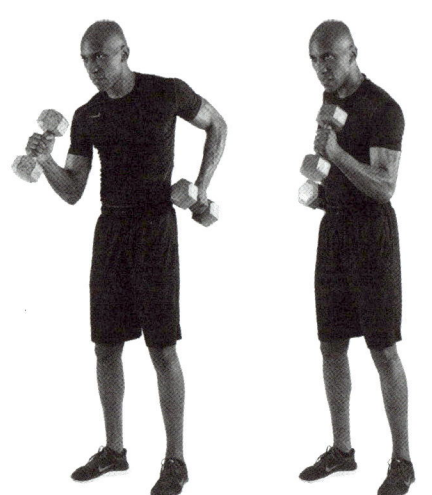

① Stell dich hin, die Füße hüftbreit auseinander. Positioniere deine Arme so, als würdest du laufen, dabei hältst du in jeder Hand eine leichte Kurzhantel.

② Schwing die Arme so, wie du sie normalerweise beim Laufen schwingst. Steh dabei aufrecht – kein Durchhängen. Mach mindestens 15 Wiederholungen mit jedem Arm (nach oben gibt es kein Limit).

## Step-Ups (Aufsteigen)

■ **LEISTUNGSNIVEAUS: Alle Niveaus**

Step-Ups eignen sich hervorragend zur Stärkung der Quadrizeps- und Gesäßmuskeln.

① Stell dich eine Fußlänge entfernt vor eine Stufe, Kiste, Bank oder eine andere erhöhte Plattform. Halte den Rücken während der ganzen Übung gerade.

② Setz einen Fuß auf die Plattform. Achte darauf, dass der gesamte Fuß auf der Plattform steht. Die Beugung deines Knies sollte nicht mehr als 90 Grad betragen – wenn der Winkel größer ist, ist die Plattform zu hoch.

③ Steig auf die Plattform, generiere die Kraft dabei mit den Muskeln des gebeugten Beins. Benutze das andere Bein nur zum Halten des Gleichgewichts, ohne es auf die Plattform zu setzen. Kehre die Bewegung um. Nach 8–12 Wiederholungen ist das andere Bein an der Reihe.

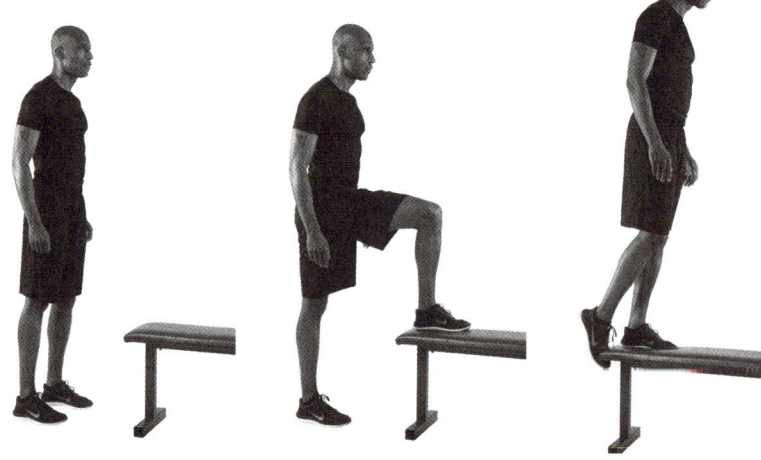

# Step-Ups mit Kurzhanteln

■ LEISTUNGSNIVEAU: fortgeschrittene Anfänger und Fortgeschrittene

Die Ausführung der Step-Ups mit Hanteln erhöht den Schwierigkeitsgrad – und die Anpassung.

① Stell dich eine Fußlänge entfernt vor eine Stufe, Kiste, Bank oder eine andere erhöhte Plattform. Halte den Rücken während der ganzen Übung gerade, die Hanteln befinden sich seitlich deines Körpers in deinen Händen (beginne mit leichten Gewichten).

② Setz einen Fuß auf die Plattform. Achte darauf, dass der gesamte Fuß auf der Plattform steht. Die Beugung deines Knies sollte nicht mehr als 90 Grad betragen – wenn der Winkel größer ist, ist die Plattform zu hoch.

③ Steig mit den seitlich neben deinem Körper gehaltenen Hanteln

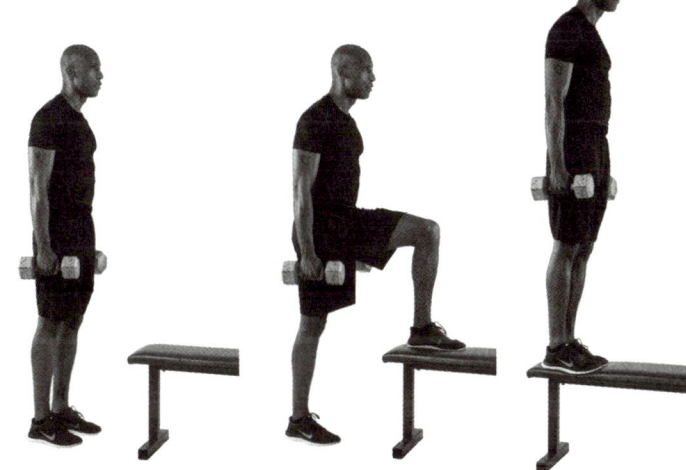

auf die Plattform, generiere die Kraft mit den Muskeln des gebeugten Beins. Benutze das andere Bein nur zum Halten des Gleichgewichts – beziehungsweise setz es auf, falls dies zum Halten des Gleichgewichts erforderlich ist. Kehre die Bewegung um. Nach 8–12 Wiederholungen, ist das andere Bein an der Reihe.

# Ausfallschritte mit dem eigenen Körpergewicht

■ LEISTUNGSNIVEAU: alle Niveaus

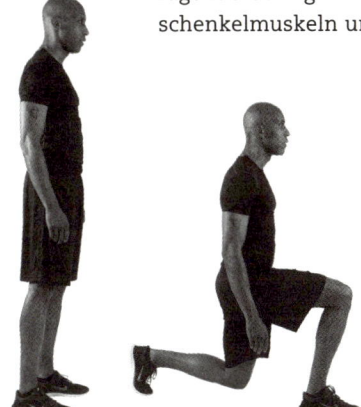

Ausfallschritte sind durch die Imitation eines Geh- bzw. Laufschritts eine hervorragende Übung zur Kräftigung der Quadrizepsmuskeln, der rückseitigen Oberschenkelmuskeln und der Gesäßmuskulatur.

① Stell dich aufrecht hin, die Arme befinden sich an deinen Seiten, oder du stützt die Hände auf die Hüften. Die Füße stehen schulterbreit auseinander.

② Mach einen Ausfallschritt nach vorne, indem du das Knie beugst, bis der Oberschenkel sich etwa parallel zum Boden befindet. Streck das vordere Knie nicht über die Zehen des führenden Fußes hinaus. Der vordere Fuß steht flach auf dem Boden. Kehre die Bewegung um, und begib dich zurück in die Ausgangsposition. Beginne mit 3–5 Wiederholungen und steigere dich langsam auf bis zu 10.

**DAS ULTIMATIVE LÄUFERTRAINING**

# Air Squats (Kniebeugen ohne Zusatzgewicht)

■ **LEISTUNGSNIVEAU: alle Niveaus**

Air Squats sind Kniebeugen, die mit dem eigenen Körpergewicht durchgeführt werden. Sie gehören zu den besten Übungen zur Stärkung der vorderen und rückseitigen Oberschenkelmuskeln und der Gesäßmuskulatur.

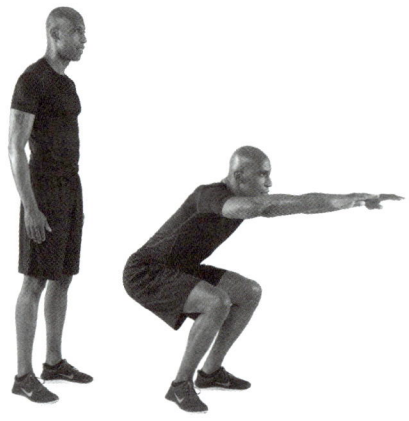

① Stell dich aufrecht hin, die Füße schulterbreit auseinander, die Arme an den Seiten. Die Zehen sollten leicht nach außen gerichtet sein (das mindert während der Beuge den Druck aufs Knie).

② Beuge die Knie, senke die Hüften nach hinten, bis die Oberschenkel sich parallel zum Boden befinden. Heb gleichzeitig die Arme an und strecke sie gerade vor den Schultern aus – dadurch wird die Rückwärtsbewegung der Hüften ausgeglichen. Drück dich mit den Quadrizepsmuskeln wieder hoch und kehre in die Ausgangsposition zurück. Beginne mit 5 Wiederholungen und steigere dich auf 10–15.

# Einbeinige Kniebeugen

■ **LEISTUNGSNIVEAU: fortgeschrittene Anfänger und Fortgeschrittene**

Einbeinige Kniebeugen sind eine anspruchsvollere Übung für Hüften und Beine als normale Kniebeugen und erfordern ein gutes Gleichgewichtsgefühl.

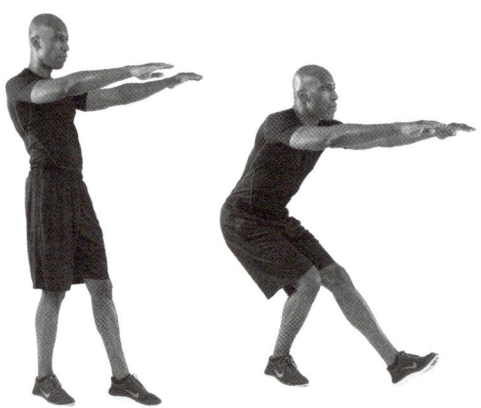

① Stell dich auf ein Bein und streck das andere Bein zum Halten des Gleichgewichts vor dir aus. Streck die Arme vor den Schultern nach vorn, dies dient ebenfalls dem Halten des Gleichgewichts. Wenn du immer noch schwankst, ist es in Ordnung, sich an etwas festzuhalten.

② Geh langsam herunter in die Hocke (stell dir vor, dich auf einen Stuhl zu setzen). Dein Knie sollte sich in einer geraden Linie über deinem Fuß befinden. Geh nicht so tief in die Hocke, dass du nicht mehr hochkommst. Bei einbeinigen Kniebeugen, ist es in Ordnung, nicht ganz so weit nach unten zu gehen. Mach 5–10 Wiederholungen, dann ist das andere Bein an der Reihe.

**Variante:** Alternativ kann die einbeinige Kniebeuge auf einer Bank durchgeführt werden. Halte eine Hantel ausgestreckt vor dir, um das Gleichgewicht besser zu halten, und senke das unbelastete Bein unter das Niveau der Bank ab.

DAS ULTIMATIVE LÄUFERTRAINING

# Wandsitzen

■ LEISTUNGSNIVEAU: alle Niveaus

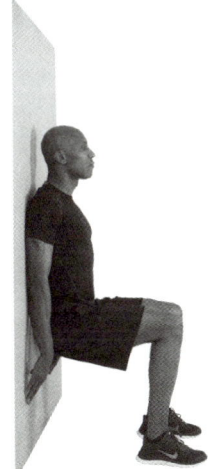

Diese Übung mag so aussehen, als würdest du dich gemütlich an den Schreibtisch setzen, aber in Wahrheit bringt sie deine Quadrizepsmuskeln zum Brennen.

① Stell dich gerade an eine Wand, und rutsch so tief herunter, bis deine Unter- und Oberschenkel einen rechten Winkel bilden. Halte die Position. Fang mit 30 Sekunden an, und steigere dich, sobald du stärker wirst, um 15-Sekunden-Intervalle.

**Variante:** Zur Steigerung der Schwierigkeit strecke deine Arme vor deinen Schultern aus.

# Fersenheben – durchgestrecktes Knie

■ LEISTUNGSNIVEAU: alle Niveaus

Fersenheben mit durchgestrecktem Knie trainiert die Wadenmuskeln, vor allem den Musculus gastrocnemius (den größten Wadenmuskel) und bringt dich bei Wettkämpfen auf Trab – obligatorisch für Mittelstreckenläufer.

① Stell die Fußballen auf eine erhöhte Plattform, die Fersen ragen über die Kante, die Füße stehen hüftbreit auseinander. Stütz dich dabei an einer Wand oder an einem feststehenden Objekt ab, um das Gleichgewicht zu halten. Senke die Fersen unter die Kante der Plattform hinab (du solltest sie nur sanft dehnen – schreddere nicht deine Achillessehnen!). Laufanfänger können diese Übung zunächst auf dem Boden und erst später auf einer erhöhten Plattform absolvieren.

② Hebe die Fersen an, und komm so hoch wie möglich auf die Zehen. Halte die Position für 1–2 Sekunden, senke die Fersen dann wieder ab, und wiederhole die Übung. 10–15 Wiederholungen sollten genügen, wobei 30 auch in Ordnung sind.

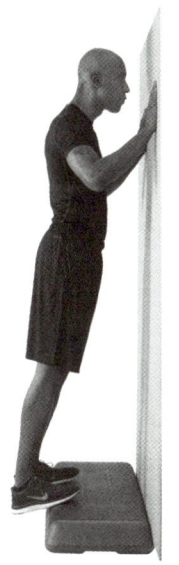
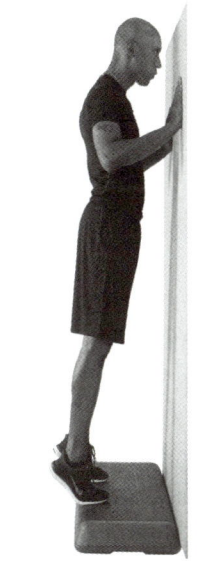

DAS ULTIMATIVE LÄUFERTRAINING

## Fersenheben – gebeugtes Knie

■ **KOMPETENZSTUFE: alle Niveaus**

Fersenheben mit gebeugtem Knie trainiert ebenfalls
die Wadenmuskulatur, doch bei dieser Variante wird
die Arbeit zwischen dem Musculus soleus (dem tiefen
Wadenmuskel) und dem Musculus gastrocnemius aufgeteilt. Sie schützt außerdem vor Zerrungen der unteren rückseitigen Oberschenkelmuskulatur.

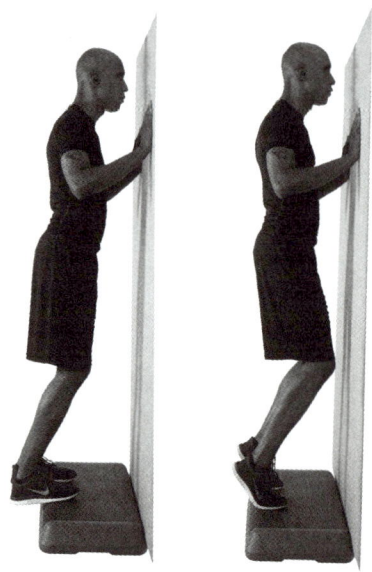

① Stell die Fußballen auf eine erhöhte Plattform,
die Fersen ragen über die Kante, die Füße stehen hüftbreit auseinander. Die Knie sind leicht gebeugt, entsprechend der Krümmung deiner Beine beim Laufen.
Senke die Fersen unter die Kante der Plattform hinab.
Laufanfänger können diese Übung zunächst auf dem
Boden und erst später auf einer Erhöhung absolvieren.

② Hebe die Fersen an und komm so hoch wie möglich auf die Zehen. Halte die Position für
1–2 Sekunden, senke die Fersen dann wieder ab, und wiederhole die Übung. 10–15 Wiederholungen
sollten genügen – übertreibe es nicht bei dieser Übungsvariante!

## Kniebeuge mit freien Gewichten

■ **LEISTUNGSNIVEAU: fortgeschrittene Anfänger und Fortgeschrittene**

Kniebeugen mit freien Gewichten sind eine der besten Übungen zur Stärkung der vorderen und der
rückseitigen Oberschenkel- und der Gesäßmuskulatur. Wiederhole die Übung 6- bis 12-mal für den
Muskelaufbau und 5-mal oder weniger, wenn du mit der Übung das Nervensystem ansprechen willst.

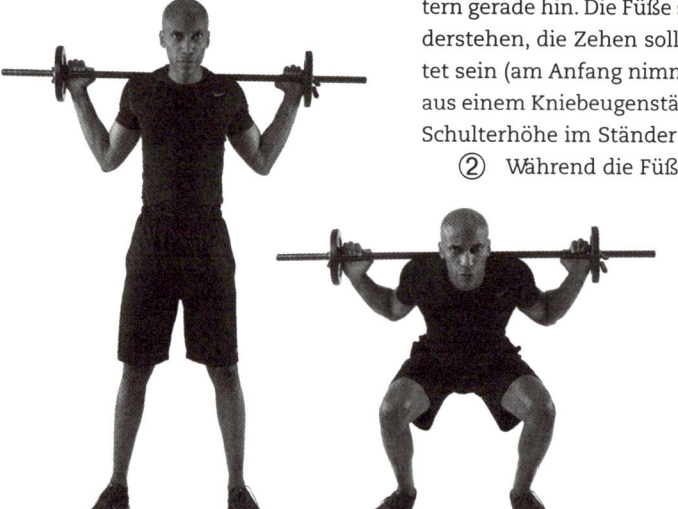

① Stell dich mit einer Langhantel auf den Schultern gerade hin. Die Füße sollten schulterbreit auseinanderstehen, die Zehen sollten leicht nach außen gerichtet sein (am Anfang nimmst du das Gewicht am besten
aus einem Kniebeugenständer, die Langhantel sollte auf
Schulterhöhe im Ständer bereitliegen).

② Während die Füße flach auf dem Boden stehen
bleiben, bewege die Hüften
nach hinten, beuge die Knie
und senke den Oberkörper,
bis die Oberschenkel etwa
parallel zum Boden sind.
Mach keinen krummen
Rücken und absolviere die
Übung nicht zu schnell.
Kehre die Bewegung um, bis
du wieder in der Ausgangsposition stehst.

# Ausfallschritte

■ **LEISTUNGSNIVEAU: fortgeschrittene Anfänger und routinierte Läufer**

Durch die Imitation der Geh- bzw. Laufbewegung wird bei Ausfallschritten mit Gewichten eine größere Bandbreite an Muskelfasern (sowie Muskelfasertypen) rekrutiert. Liegt dein Fokus auf dem Muskelaufbau, wiederhole die Übung 6- bis 12-mal, willst du dein Nervensystem ansprechen, reichen 5 oder weniger Wiederholungen.

① Stell dich mit der Langhantel auf den Schultern gerade hin. Die Füße sollten hüftbreit auseinanderstehen. Umfass die Hantel von oben, die Daumen umklammern die Stange zur zusätzlichen Stabilisierung.

② Mach einen großen Schritt nach vorn, und beuge das Knie so weit, bis der vordere Oberschenkel etwa parallel zum Boden ist. Das vordere Knie sollte nicht über die Zehen hinausragen, der vordere Fuß sollte flach auf dem Boden stehen bleiben. Halte kurz inne und kehre die Bewegung um, bis du wieder in der Ausgangsposition bist.

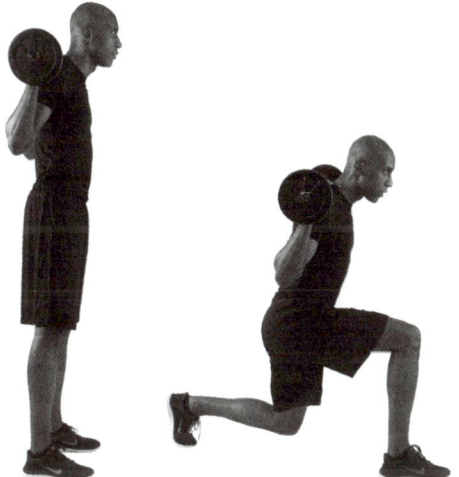

**Variation:** Alternativ kannst du Kurzhanteln benutzen. Halte sie seitlich mit voll ausgestreckten Armen und nach innen gerichteten Handflächen.

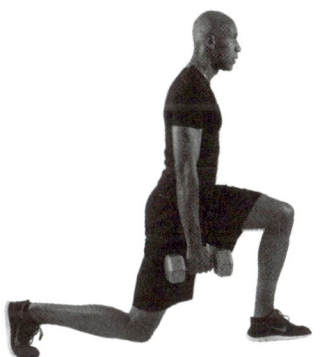

# Standumsetzen

■ **LEISTUNGSNIVEAU: fortgeschrittene Anfänger und routinierte Läufer**

Das Umsetzen ist eine fantastische Ganzkörper-Übung, bei der die Muskeln von den Knöcheln bis zu den Schultern trainiert werden. Liegt dein Fokus auf dem Muskelaufbau, wiederhole die Übung 6- bis 12-mal, willst du dein Nervensystem ansprechen, reichen 5 oder weniger Wiederholungen.

① Umfasse im Obergriff eine auf dem Boden liegende Langhantel, die Hände sind schulterweit oder etwas weiter auseinander. Der Rücken sollte leicht gewölbt sein, die Zehen befinden sich unter der Hantel, die Schultern darüber.

② Heb die Hantel hoch (nicht hochreißen!), und führe sie eng an deinem Körper entlang, sodass sie fast deine Knie berührt.

③ Beschleunige die Bewegung, indem du dich ruckartig aufrichtest, gleichzeitig ziehst du die Schultern hoch.

DAS ULTIMATIVE LÄUFERTRAINING

④ Zieh die Hantel eng am Körper weiter hoch bis zu den Schultern und lass die Ellbogen zu den Seiten ausfahren.

⑤ Bring deinen Körper unter die Langhantel und lege sie auf deine Schultern. Gestatte deinen Beinen, sich zu beugen, damit sie die Kraft absorbieren können. Aus dieser halben Hocke (mit schwereren Gewichten gehst du noch tiefer nach unten als auf dem Foto) richtest du dich auf. Bring die Hantel langsam und behutsam wieder zu Boden, und wiederhole die Übung. Fang mit leichten Gewichten an, denn du musst zuerst die Ausführung perfektionieren, bevor du die Übung mit schwereren Gewichten absolvierst.

## Kreuzheben mit der Langhantel

■ **LEISTUNGSNIVEAU: fortgeschrittene Anfänger und routinierte Läufer**

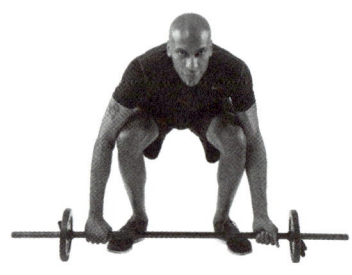

Kreuzheben trainiert die Muskeln des unteren Rückens, die Muskeln, die die Wirbelsäule stabilisieren, die Gesäßmuskulatur, die vordere und rückseitige Oberschenkelmuskulatur und die Waden – und zwar kräftig! Das Kreuzheben eignet sich als letzte Übung, denn es ist eine Herausforderung für das zentrale Nervensystem (s. Kapitel 11 über das Nervensystem). Zielst du auf Muskelaufbau ab, wiederhole die Übung 6- bis 12-mal, willst du dein Nervensystem ansprechen, reichen 5 Wiederholungen oder weniger.

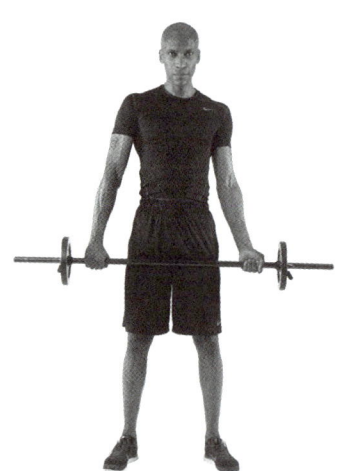

① Bei dieser Übung kommt ein gemischter Griff zum Einsatz – du greifst mit der einen Hand im Obergriff und mit der anderen im Untergriff und hakst die Daumen um die Stange. Zu Beginn der Übung liegt die Langhantel auf dem Boden. Senke die Hüften, bis die Oberschenkel etwa parallel zum Boden sind. Dann mach den Rücken gerade und sieh geradeaus nach vorn. Die Arme sollten sich außerhalb der Knie befinden, die Füße hüftbreit auseinanderstehen, die Zehen sollten leicht nach außen gerichtet sein.

② Hebe die Stange, indem du aufstehst. Beim Hochziehen des Gewichts spanne gleichzeitig die Beine, die Hüfte, den Rücken und die Schultern an. »Zieh« nicht mit den Armen. Bring die Hantel gerade nach oben (ohne sie schwingen zu lassen). Halte kurz in dieser Position inne und kehre die Bewegung um. Beginne mit wenigen Wiederholungen und erhöhe niemals das Gewicht der Hantel auf Kosten einer sauberen Ausführung.

# PROPRIOZEPTIVE NEUROMUSKULÄRE FAZILITATION (PNF) – PNF-DEHNEN

PNF-Stretching erhöht deinen Bewegungsradius und stärkt die Muskeln, aber es funktioniert am besten mit einem Trainingspartner. In der Fotoanleitung führt Bianca Guzman vom CATZ Physical Therapy Institute in Pasadena, Kalifornien, Tanya Zeferjahn, eine zweimalige Siegerin der USA-weiten Leichtathletikmeisterschaften der NCAA Division II (10.000 Meter), durch eine PNF-Session für Läufer. Zunächst aber kurz fünf wichtige PNF-Regeln:

1.  Absolviere vor dem Stretching ein lockeres Cardio-Aufwärmtraining (z.B. 10–15 Minuten Joggen).
2.  Beginne eine Dehnübung, indem du den zu dehnenden Zielmuskel bis zu seinem anfänglichen maximalen Bewegungsradius dehnst (tu dies nicht mit Gewalt, sondern »finde« diesen Punkt).
3.  Spanne den Muskel, den du dehnst, für 5–8 Sekunden mit 20–30 Prozent deiner maximalen Kraft an.
4.  Entspanne den Muskel, während dein Trainingspartner Druck auf die gedehnte Gliedmaße ausübt und diese bis zu einem etwas größeren Bewegungsradius dehnt (nur kleine Steigerungen) – oder dehne die Gliedmaße selber mit einem Stretch-Band. Jetzt hast du zwei Möglichkeiten: Halte diese Position für bis zu 30 Sekunden oder mach sofort mit einer neuen Muskelanspannung weiter. Die Stretch-Position zu halten, ist die traditionelle Herangehensweise, aber es besteht das Risiko eines vorübergehenden Kraft- und Leistungsabfalls, der auch mit statischem Dehnen assoziiert wird.
5.  Absolviere 4–5 Wiederholungen.

*Die folgenden sieben Dehnübungen, angefangen mit dem PNF-Dehnen der hinteren Oberschenkelmuskulatur bis hin zum PNF-Dehnen des Hüftbeugers, können einzeln oder als Teil einer Übungseinheit durchgeführt werden.*

■ **LEISTUNGSNIVEAU: alle Niveaus**

## PNF-Dehnen der hinteren Oberschenkelmuskulatur

Diese Dehnübung ist gut geeignet, um die rückseitige Oberschenkelmuskulatur locker zu behalten und schlimme Überbelastungserscheinungen der hinteren Oberschenkelmuskeln zu vermeiden – ganz zu schweigen von Verspannungen der hinteren Oberschenkelmuskeln bei intensiveren Belastungen.

① Leg dich auf dem Rücken auf den Boden. Ein Bein liegt flach auf dem Boden – weniger bewegliche Läufer können es im 90-Grad-Winkel aufstellen –, das andere wird von deinem Trainingspartner so weit hochgehalten, dass dein anfänglicher maximaler Bewegungsradius erreicht ist. Beachte, dass nur mild gedehnt werden soll. Sobald du deinen maximalen Dehnungsradius erreicht hast, zieh mit deinen hinteren Oberschenkelmuskeln (spanne sie an), und verharre 5–8 Sekunden, wende dabei 20–30 Prozent deiner maximalen Kraft auf. (Du darfst dir ein Handtuch oder kleines Kissen unter den Nacken legen.)

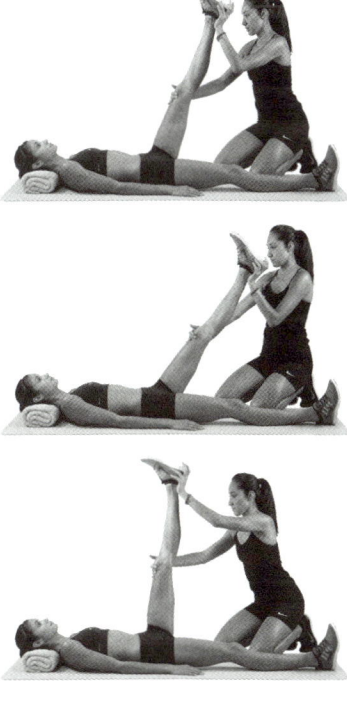

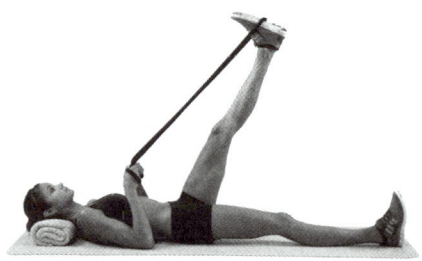

② Entspanne, während dein Trainingspartner das Bein ein wenig herunterlässt und dadurch den Druck auf deine hinteren Oberschenkelmuskeln mindert und die Dehnung verringert.

③ Dein Trainingspartner bringt deine hintere Oberschenkelmuskulatur in eine neue maximale Dehnstellung; diese Erweiterung des Radius sollte nur marginal sein. Verharre bis zu 30 Sekunden in dieser Position. Wiederhole die Schritte 1 und 2. Wiederhole die Dehnungsübung 4- bis 5-mal.

**Variante:** Alternativ kannst du die Übung allein durchführen, indem du ein Seil oder ein Stretch-Band verwendest.

## PNF-Waden-Dehnen #1: der Musculus gastrocnemius

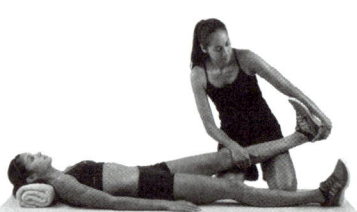

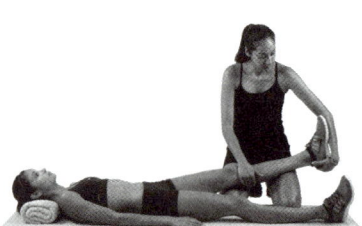

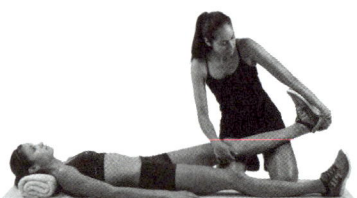

Diese Wadendehnung zielt auf den Musculus gastrocnemius ab, den großen Zwillingswadenmuskel, der deinen Waden ihre Form verleiht.

① Leg dich auf dem Rücken auf den Boden. Dein Trainingspartner legt dein zu dehnendes Bein auf seinen Oberschenkel, umfasst deine Ferse und drückt mit dem Unterarm gegen deinen Fußballen, sodass dein Musculus gastrocnemius bis zu seinem maximalen Bewegungsradius gedehnt wird. Drücke deinen Fuß jetzt für 5–8 Sekunden gegen den Unterarm deines Partners, wende dabei 20–30 Prozent deiner maximalen Kraft auf.

② Entspanne, während dein Trainingspartner aufhört, deinen Musculus gastrocnemius zu dehnen.

③ Dein Partner bringt deinen Musculus gastrocnemius in eine neue maximale Dehnstellung; diese Erweiterung des Radius sollte nur marginal sein. Verharre bis zu 30 Sekunden in dieser Position. Wiederhole die Schritte 1 und 2. Wiederhole die Übung 4–5-mal.

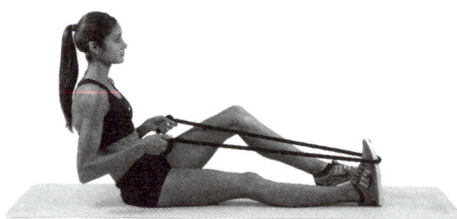

**Variation:** Alternativ kannst du die Übung alleine durchführen. Setz dich mit geradem Rücken auf den Boden. Das Bein, das du nicht dehnst, befindet sich im 90-Grad-Winkel, während du um den Ballen bzw. die Mitte deines anderen Fußes eine Schlinge oder ein Stretch-Band legst und die Dehnung durchführst (zieh an dem Band, drücke 5–8 Sekunden dagegen, entspanne, finde dein neues Dehnungsmaximum, verharre und wiederhole die Übung).

# PNF-Waden-Dehnen #2: der Musculus soleus

Die zweite Wadendehnung zielt auf den Musculus soleus (den »Schollenmuskel«) ab, der tiefer unter der Haut liegt als der Musculus gastrocnemius und von unterhalb des Knies zur Ferse verläuft.

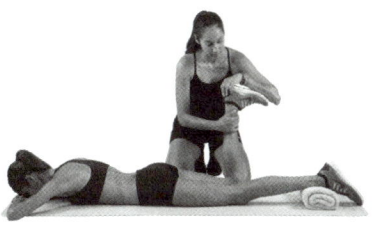

① Leg dich auf dem Bauch auf den Boden, ein Handtuch stützt den Knöchel des auf dem Boden ruhenden Beins. Dein Trainingspartner umfasst die Ferse deines angehobenen Beins (die Wade befindet sich senkrecht zum Boden) und drückt mit dem Unterarm deinen Fuß herunter, um den maximalen Dehnungsradius deines Musculus gastrocnemius zu finden. Drücke deinen Fuß jetzt für 5–8 Sekunden mit 20–30 Prozent deiner maximalen Kraft gegen den Unterarm deines Partners.

② Entspanne, während dein Partner aufhört, deinen Musculus soleus zu dehnen.

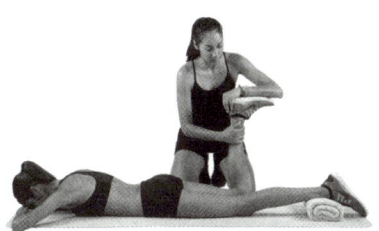

③ Dein Partner bringt deinen Musculus soleus in eine neue maximale Dehnstellung; diese Erweiterung des Radius sollte nur marginal sein. Verharre bis zu 30 Sekunden in dieser Position. Wiederhole die Schritte 1 und 2. Wiederhole die Übung 4- bis 5-mal.

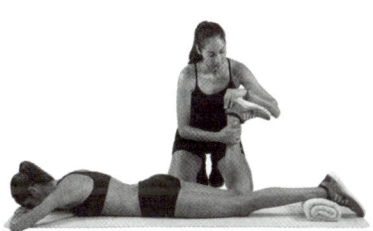

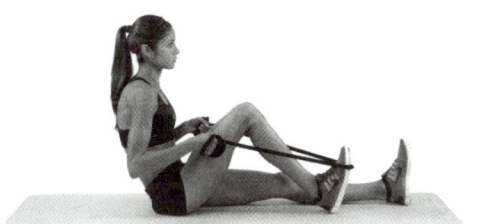

**Variation:** Alternativ setzt du dich mit geradem Rücken auf den Boden, dein Trainingsbein befindet sich im 90-Grad-Winkel, während du um den Ballen bzw. die Mitte deines Fußes eine Schlinge oder ein Stretch-Band legst und die Dehnung gemäß der o. g. Anleitung alleine durchführst.

## PNF-Dehnen der Gesäßmuskulatur

Diese Dehnung entspannt deine Gesäßmuskeln. Wenn du nicht sehr biegsam bist, musst du aufpassen, dass du deine Gesäßmuskeln nicht überdehnst, denn dies kann Schmerzen im unteren Rücken verursachen.

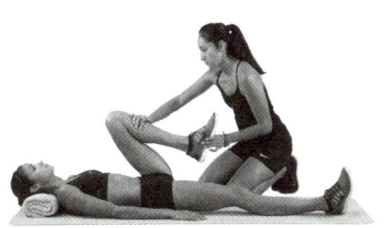

① Du liegst auf dem Rücken auf dem Boden, während dein Trainingspartner dein Knie behutsam in Richtung deiner Brust bewegt. Dein Trainingspartner steuert die Bewegung, indem er eine Hand unter dein Knie legt und die andere auf deine Fußsohle. Sobald du deinen anfänglichen maximalen Bewegungsradius erreicht hast, versuch dein gehobenes Bein durchzudrücken (5–8 Sekunden bei 20–30 Prozent deiner maximalen Kraft).

DAS ULTIMATIVE LÄUFERTRAINING

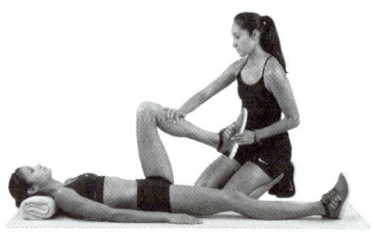

② Entspanne, während dein Partner aufhört, deine Gesäßmuskeln zu dehnen.

③ Dein Partner bringt deine Gesäßmuskulatur in eine neue maximale Dehnstellung; diese Erweiterung des Radius sollte nur marginal sein. Verharre bis zu 30 Sekunden in dieser Position. Wiederhole die Schritte 1 und 2. Wiederhole die Übung 4- bis 5-mal.

**Variation:** Alternativ kannst du die Übung auch ohne einen Trainingspartner durchführen, indem du dein Knie mit beiden Händen umfasst und wie o. g. vorgehst.

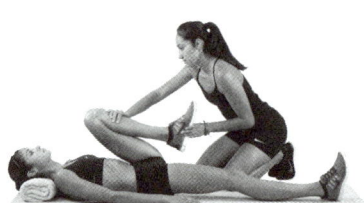

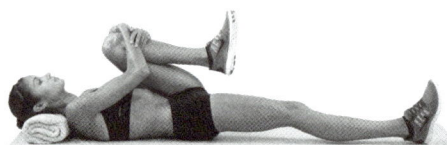

## PNF-Dehnen der Hüftadduktoren

Die Hüftadduktoren ziehen deine Oberschenkel zur Mitte deines Körpers hin. Sie zu dehnen, erhöht nicht nur den Bewegungsradius der Hüftadduktoren, sondern verringert auch Schmerzen in der hinteren Oberschenkelmuskulatur.

① Leg dich auf die Seite, dein Kopf ruht auf einem Kissen und deine Hände liegen bequem vor dir. Während deine Hüften senkrecht zum Boden gerichtet sind, hebt dein Trainingspartner eins deiner Beine und legt dabei eine Hand auf deine Hüfte und die andere unter dein Knie. Das Knie des Beins ist abgewinkelt und ruht auf dem Oberschenkel deines Trainingspartners. Sobald dein anfänglicher maximaler Bewegungsradius erreicht ist, spanne deine Hüftadduktoren für 5–8 Sekunden an (drück deinen Oberschenkel herunter), wende dabei 20–30 Prozent deiner maximalen Kraft auf.

② Entspanne, während dein Trainingspartner aufhört, deine Hüftadduktoren zu dehnen.

③ Dein Trainingspartner bringt deine Hüftadduktoren in eine neue maximale Dehnstellung; diese Erweiterung des Radius sollte nur marginal sein. Verharre bis zu 30 Sekunden in dieser Position. Wiederhole die Schritte 1 und 2. Wiederhole die Übung 4- bis 5-mal.

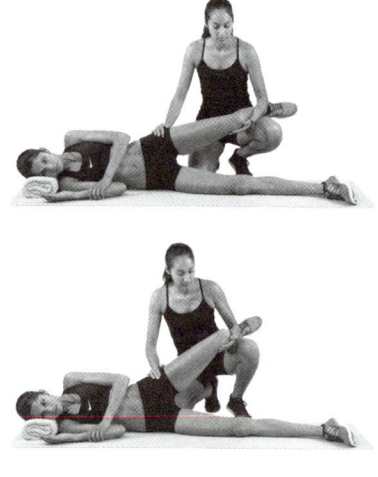

**Variation:** Alternativ kannst du die Übung auch ohne einen Trainingspartner ausführen, indem du dich auf den Rücken legst und ein Seil oder Stretch-Band um die Mitte deines Fußes schlingst. Schwing das Bein zur Seite und nutze den Druck des Stretch-Bands, um die Dehn-Anspann-Entspann-Dehn-Übung wie oben beschrieben zu imitieren.

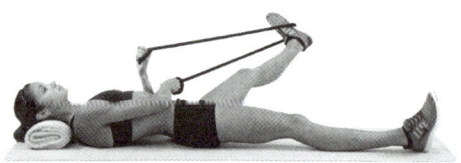

## PNF-Quadrizeps-Dehnen

Diese Übung ist gut geeignet, um deinen Musculus quadriceps femoris zu dehnen, aber es ist wichtig, die »Druck«-Bewegung, wenn der Muskel maximal gedehnt wird, vorsichtig auszuführen – du läufst sonst Gefahr, dass zu viel Druck auf das Knie ausgeübt wird.

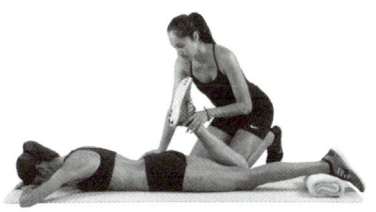

① Du liegst auf dem Bauch auf einer Matte, während dein Trainingspartner deine Ferse behutsam in die Richtung deines Gesäßes drückt. Dabei drückt er vorsichtig mit einer Hand gegen deinen Knöchel, während er die andere Hand an deine Hüfte legt, um deine Position zu stabilisieren. Sobald deine Quadrizepsmuskeln ihren anfänglichen maximalen Bewegungsradius erreichen, drücke für 5–8 Sekunden nach hinten gegen die Hand deines Trainingspartners, wende dabei 20–30 Prozent deiner maximalen Kraft auf.

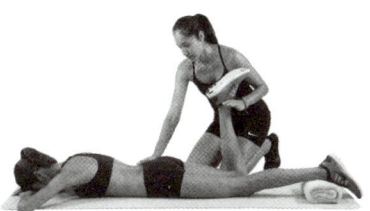

② Entspanne, während dein Partner aufhört, deine Quadrizepse zu dehnen.

③ Dein Trainingspartner drückt sanft und bringt deine Quadrizepsmuskeln in eine neue maximale Dehnung; diese Erweiterung des Radius sollte nur marginal sein. Verharre bis zu 30 Sekunden in dieser Position. Wiederhole die Schritte 1 und 2. Wiederhole die Übung 4- bis 5-mal.

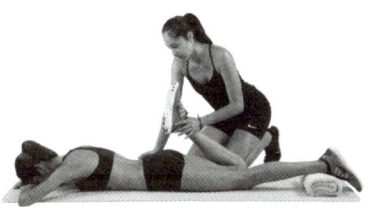

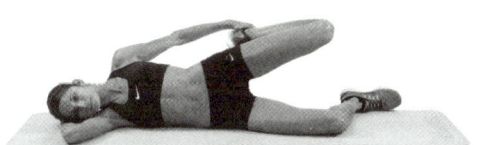

**Variation:** Alternativ kannst du dich auf die Seite legen, deinen Fußknöchel hinter dir umgreifen und nach hinten ziehen (du darfst das untere Bein dabei beugen). Befolge die o. g. Bewegungsabläufe.

## PNF-Dehnen des Hüftbeugers

Diese Hüftbeuger-Dehnungsübung ist auch gut, um leichte Verspannungen im unteren Rücken zu lindern – du darfst es nur nicht übertreiben.

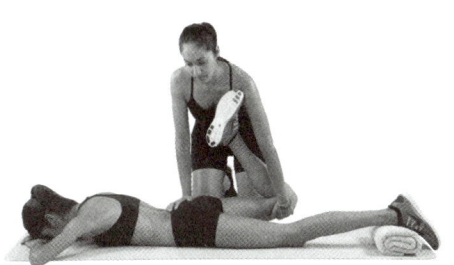

① Du liegst auf dem Bauch auf dem Boden, während dein Trainingspartner mit der einen Hand unter dein gebeugtes Knie (etwa 90 Grad) fasst und die andere Hand auf deine Hüfte drückt, um deine Position zu stabilisieren. Dein Trainingspartner hebt deinen Oberschenkel so weit an, bis der anfängliche maximale Bewegungsradius erreicht ist. Dann drückst du 5–8 Sekunden lang mit 20–30 Prozent deiner maximalen Kraft dagegen.

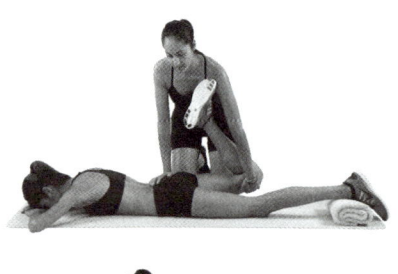

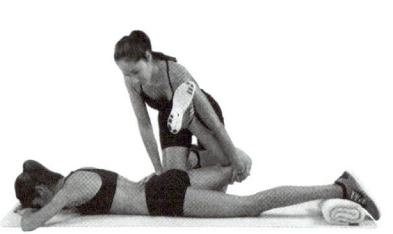

② Entspanne, während dein Partner aufhört, deine Hüftbeuger zu dehnen.

③ Dein Partner hebt dein Bein noch ein wenig höher, um deine Hüftbeuger in eine neue maximale Dehnungsposition zu bringen; diese Erweiterung des Bewegungsradius sollte nur marginal sein. Verharre bis zu 30 Sekunden in dieser Position. Widerhole die Schritte 1 und 2. Wiederhole die Übung 4- bis 5-mal.

## DYNAMISCHES DEHNEN

Dynamisches Dehnen ist die beste Art und Weise, seine Beweglichkeit vor dem Training oder vor einem Wettkampf zu verbessern. Im Gegensatz zum statischen Dehnen wird durch dynamisches Dehnen vor dem Laufen die Leistung gesteigert. Im Folgenden findest du einige einfache dynamische Dehnübungen, aber viele Läufer beziehen auch einige der Technikübungen ein, die du in Kapitel 11 kennenlernst und die die Wirkung des dynamischen Dehnens verdoppeln. Absolviere vor jeder Art von Dehnen immer ein 10- bis 15-minütiges Aufwärmtraining.

*Die folgenden beiden Beinschwing-Dehnübungen können einzeln oder als Teil einer Session durchgeführt werden.*

■ **LEISTUNGSNIVEAU: fortgeschrittene Anfänger und routinierte Läufer**

## Beinschwingen: vorwärts und rückwärts

Beinschwingen vorwärts und rückwärts aktiviert deine Körpermitte und erweitert deinen Bewegungsradius.

① Stütz dich mit der Hand an einer Wand, einem Torpfosten oder an einem anderen stabilen Objekt ab. Stell dich gerade hin und schwing das Bein aus der Hüfte heraus vorwärts und rückwärts, und zwar das Bein der Seite, an der sich deine Hand befindet, mit der du dich abstützt.

② Das Knie deines schwingenden Beins darf leicht gebeugt sein (etwa 10 Prozent), dein Oberkörper bleibt aufrecht. Zehn oder mehr Wiederholungen mit jedem Bein erweitern den Bewegungsradius.

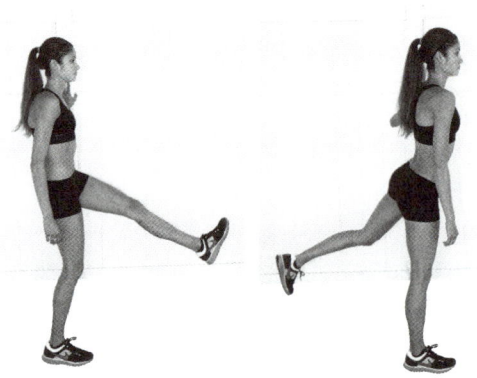

# Beinschwingen: seitwärts

Beinschwingen seitwärts erweitert den Bewegungsradius in deinen Hüftabduktoren und -adduktoren.

① Stütz dich mit beiden Händen an einer Wand, einem Torpfosten oder einem anderen stabilen Objekt ab. Beug dich leicht nach vorn und schwing das rechte Bein quer vor deinem Körper nach links; die Zehen zeigen nach oben, wenn das Bein hochgeht. Halt den Oberkörper still, um deine Adduktoren isoliert zu trainieren.

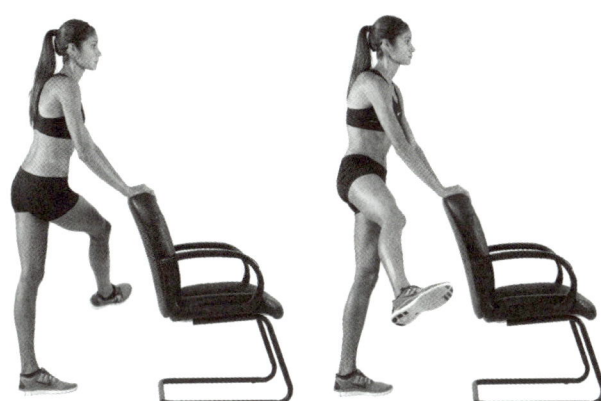

② Schwing das Bein in die andere Richtung zurück, beanspruche dabei deine Hüftabduktoren, um das Bein so hoch wie möglich zu ziehen. Zehn oder mehr Wiederholungen mit jedem Bein steigern die Beweglichkeit.

## STATISCHES DEHNEN

Statisches Dehnen ist in den vergangenen Jahren in Verruf geraten. Studien haben ergeben, dass es die Muskelkraft und die Explosivkraft mindert, wenn es unmittelbar vor einem Training durchgeführt wird. Andererseits ziehen sich Läufer, die sich vor dem Training immer statisch gedehnt haben, häufig Verletzungen zu, wenn sie mit dem Dehnen aufhören. Die meisten Läufer führen das statische Dehnen am besten nach dem Training durch; es hilft, Muskelsteifigkeit nach dem Trainieren zu reduzieren, die ansonsten bis zum Lauf am nächsten Tag anhalten könnte. Du solltest statisches Dehnen als »Lockerung« betrachten; du verlängerst deine Muskeln nicht mit Gewalt, du entspannst sie.

*Die folgenden sechs Dehnübungen, angefangen mit dem Dehnen des hinteren Oberschenkelmuskels bis hin zum Dehnen des iliotibialen Bands (beides statische Dehnübungen), können sowohl einzeln durchgeführt werden als auch Teil einer Übungssession sein.*

■ **LEISTUNGSNIVEAU: alle Niveaus**

## Dehnen der hinteren Oberschenkelmuskulatur

Hier zwei Varianten, wie du deine hinteren Oberschenkelmuskeln statisch dehnen kannst; beide reduzieren die Anspannung der hinteren Oberschenkelmuskulatur nach dem Training.

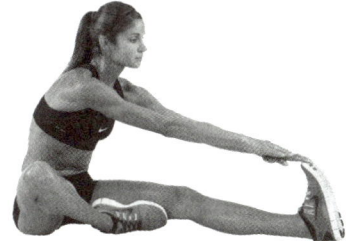

Variante 1: Bei dem im Sitzen durchgeführten Hurdler Stretch (Hürdenläuferdehnung) setzt du dich mit einem vor dir ausgestreckten Bein gerade hin, das andere Bein ist abgewinkelt, die Fußsohle des abgewinkelten Beins

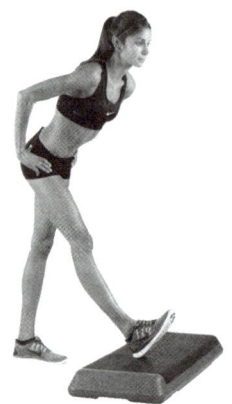

drückt gegen die Innenseite des Oberschenkels des gestreckten Beins. Beuge dich aus der Taille heraus nach vorn (mach keinen krummen Rücken) und greife nach den Zehen des gestreckten Beins. Übertreib es bei dieser Dehnung nicht. Hör auf, wenn du deinen maximalen Bewegungsradius erreicht hast, halte die Position für 30 Sekunden.

**Variante 2:** Du stehst, die Hände in den Hüften, und stellst die Ferse auf eine erhöhte Plattform. Beuge dich aus der Taille heraus nach vorn, streck den Po heraus, bis du das Ende des Bewegungsradius deiner hinteren Oberschenkelmuskeln erreicht hast. Halte die Position für 30 Sekunden.

## Hüftbeuger- und Quadrizeps-Dehnung (statisch)

Diese einfache Dehnübung lockert deinen vierköpfigen Oberschenkelmuskel und die Hüftbeuger.

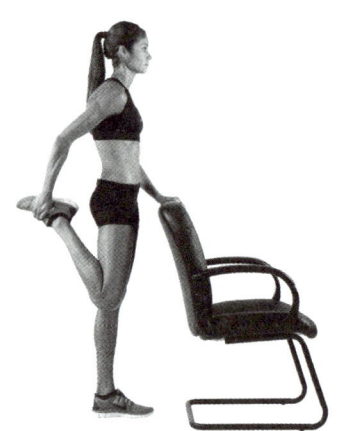

① Stell dich gerade hin, halt dich an einer Wand (oder einem anderen stabilen Objekt) fest. Beuge ein Bein hinter dir ab dem Knie hoch, und umfasse mit der Hand der gleichen Seite die Oberseite des Fußes. Zieh den Fuß behutsam nach oben in Richtung Po, bis du das Ende des Bewegungsradius deines vierköpfigen Oberschenkelmuskels und der Hüftbeuger erreicht hast. Wichtig ist bei dieser Übung, dass du deine Gesäßmuskeln während der Dehnung anspannst. Halte die Position für 30 Sekunden.

## Quadrizepsdehnung (statisch)

Dies ist die effektivste Dehnübung für den vierköpfigen Oberschenkelmuskel und gleichermaßen eine gute Dehnübung für den Hüftbeuger.

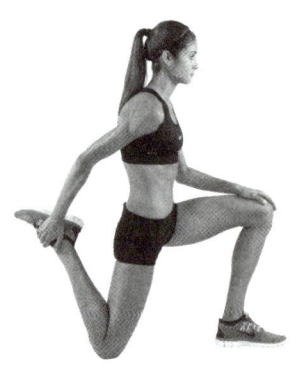

① Knie dich auf dein rechtes Knie, dein linkes Bein steht angewinkelt vor dir. Leg die linke Hand auf dein vorderes Knie (oder stütze dich mit ihr, falls nötig, an einem stabilen Objekt ab, um das Gleichgewicht zu halten). Umfasse jetzt mit der anderen Hand deinen hinteren Fuß und ziehe ihn nach oben. Sobald du den maximalen Bewegungsradius deines Quadrizeps erreicht hast, kannst du die Dehnungsübung auf zwei Weisen verstärken: Du kannst die Hüfte nach vorne ziehen und dadurch die Dehnung deiner Hüftbeuger verstärken, oder du kannst den hochgezogenen Fuß noch weiter hinaufziehen und dadurch die Quadrizepsdehnung intensivieren. Halte die Position für 30 Sekunden. Wiederhole die Übung mit dem anderen Bein.

DAS ULTIMATIVE LÄUFERTRAINING

## Wadendehnung (statisch)

Es gibt viele Möglichkeiten, die Wadenmuskulatur zu dehnen, aber diese Übung funktioniert hervorragend.

① Nimm die Liegestützstellung ein, Gesicht nach unten, Arme gestreckt, Rücken gerade, die Beine hinter dir ausgestreckt. Kreuze jetzt einen Fuß über den anderen, sodass dein Gewicht dafür sorgt, dass dein unterer Fuß in eine Dorsalflexion kommt (zu deinem Schienbein hin). Halte die Knie durchgestreckt. Halte die Position für 30 Sekunden.

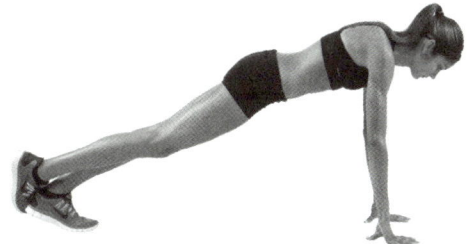

## Dehnung des unteren Rückens und der Hüftabduktoren (statisch)

Diese Dehnübung wird sowohl deinen unteren Rücken als auch deine Hüftabduktoren lockern, allerdings sollten steifere Läufer darauf achten, nicht über die Grenzen ihres gegebenen Bewegungsradius hinauszugehen.

① Leg dich auf den Rücken und lass das Knie eines Beines seitlich über das andere Bein fallen. Leg dann die Hand auf das Knie – drück aber nicht! Lasse beide Schultern auf dem Boden und halte das untere Bein durchgestreckt. Bemüh dich, die Hüften nicht in die Dehnungsrichtung zu drehen. Halte die Position für 30 Sekunden.

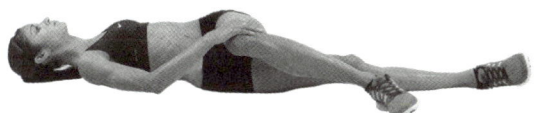

## Dehnen des iliotibialen Bands (statisch)

Diese Dehnung dient der Prävention und Behandlung des Iliotibialband-Syndroms (Läuferknie). Das iliotibiale Band verläuft entlang der Außenseite des Beins von der Hüfte zum Knie. Eine Verspannung und Entzündung kann als Hüftschmerz oder Schmerz an der Außenseite des Knies empfunden werden.

① Diese Dehnübung funktioniert wie ein »umgekehrter« Hurdler Stretch. Du sitzt auf dem Boden, ein Bein vor dir ausgestreckt, der Fuß des anderen Beins ist neben der Hüfte nach hinten angewinkelt. Du umfasst mit beiden Händen die Spitze des Fußes des ausgestreckten Beins. Die Knie sollten 2½–5 Zentimeter voneinander entfernt sein (die Oberschenkel liegen fast parallel nebeneinander). Bring den Kopf in Richtung deines gestreckten Knies herunter. Du solltest das »Ziehen« entlang der Außenseite dieses Beins spüren. Halte die Position für 60 Sekunden. Wiederhole die Übung mit dem anderen Bein.

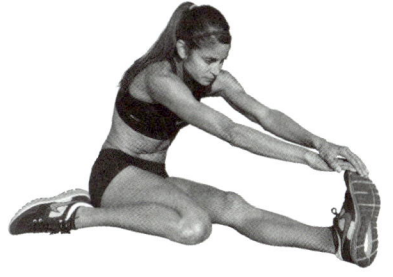

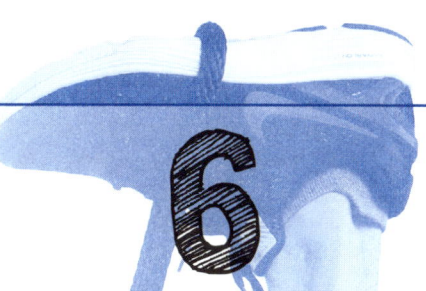

# Bau dein Läufer-Bindegewebe auf

**D**ie meisten Läufer denken erst dann an ihr Bindegewebe, wenn es weh-tut. Wir sind uns allgemein dessen bewusst, dass unser Körper über Stützstrukturen wie Knochen und Bänder verfügt, um zu verhindern, dass wir zusammenfallen wie Wackelpudding, aber damit hört unsere Neugier, was unser Bin-degewebe angeht, auch schon auf.

Zumindest bis wir die erste Achillessehnenentzündung haben. Oder die erste Plantarfasziitis. Oder das erste Iliotibialband-Syndrom. Oder bis wir uns zum ersten Mal einen Knöchel verstauchen, unser Knorpel im Knie aufreißt oder wir eine Stressfraktur erleiden. Dann mutieren wir zu Experten. Wir besuchen Ärzte oder Podologen, erfahren etwas über das spezielle Bindegewebe, das verletzt ist, beginnen eine langwierige Physiotherapie und verfluchen den Tag, an dem wir darüber hinweggesehen haben, wie wichtig es ist, dieses vitale Gewebe zu stärken. Denn die erschreckende Wahrheit ist: Wenn Bindegewebe einmal geschädigt ist, ist es schwierig – *manchmal sogar unmöglich* – die Schädigung rückgängig zu machen.

## WAS IST BINDEGEWEBE?

Bindegewebe ist genau das, was der Name sagt: Gewebe, das die Muskeln, Organe, Blutgefäße, Nerven und andere Teile unseres Körpers zusammenhält. Es stützt, umschließt, stärkt, dämpft und schützt die Komponenten unseres Laufkörpers und speichert Energie für sie. Das Bindegewebe ist der Klebstoff, der dich zusammenhält.

Bindegewebe ist ein Oberbegriff für verschiedene Gewebe, angefangen mit dem gelartigen areolaren Gewebe, das die Haut an die Muskeln bindet, bis hin zu den stabilen Knochen, die unser Skelett bilden. Ob Bindegewebe gelartig oder eher fest ist, wird durch die Dichte der Fasern in seiner *extrazellulären Matrix* bestimmt – die charakteristische Mischung von Fasern, Proteinen, Kohlenhydraten, Mineralien, Salzen, Flüssigkeiten und anderen Elementen,

die die Zellen des Bindegewebes umschließen. Beispiele von Bindegewebe mit dichten kompakten Fasern sind die Sehnen und Bänder. Ein Beispiel für ein gelartiges Bindegewebe mit einer lockereren Faseranordnung ist das Fettgewebe.

In diesem Kapitel lernst du fünf Bindegewebstypen kennen:

▶ **Knochen**
▶ **Sehnen**
▶ **Bänder**
▶ **Knorpel**
▶ **Faszien**

Blut, Fett und die Haut sind ebenfalls Bindegewebe, aber darauf gehen wir in späteren Kapiteln gesondert ein.

## BINDEGEWEBSTRAINING

Die meisten Bindegewebe passen sich durch Training an, aber es gibt einen Haken: Bindegewebe passt sich sehr viel langsamer an als Muskeln. Wenn du zulässt, dass deine Muskelentwicklung schneller voranschreitet als deine Bindegewebsanpassung, können Verletzungen die Folge sein. Läufer, die mit dem Training beginnen, bauen schnell Muskeln auf. Dadurch ermutigt, erhöhen sie die Intensität und die Dauer ihrer Workouts. Und dann haben sie plötzlich eine Achillessehnenentzündung, eine Entzündung der Sehne des Schienbeinmuskels oder eine Stressfraktur im Fuß. Ihr Bindegewebe konnte mit der stärkeren Belastung nicht zurechtkommen, auch wenn die Muskeln die Belastung problemlos wegzustecken schienen.

## TIPP FÜR ANFÄNGER

Bindegewebe-Regel Nummer 1: Achte darauf, dass du dein Bindegewebe nicht verletzt! Dies ist ein ernst gemeinter Rat. Bindegewebe passt sich langsamer an als Muskeln, deshalb darf dein Training nicht allein auf deiner Muskelfitness basieren. Du musst dein Bindegewebe und die Muskeln, die sich auf das Bindegewebe auswirken, stärken. Ein entstandener Bindegewebsschaden kann nicht in jedem Fall rückgängig gemacht werden.

DAS ULTIMATIVE LÄUFERTRAINING

# TRAININGSDISKUSSION

## »Ruiniert Laufen meine Knie?«

Wir haben dieses Thema schon in Kapitel 1 angesprochen, aber um es noch einmal klarzustellen: Nein, Laufen ruiniert deine Knie nicht. Tatsächlich ist Laufen entgegen dem Glauben, der bei den US-Amerikanern vorherrscht, die einer sitzenden Lebensweise frönen, sogar gut für die Knie. Die bereits erwähnte über drei Jahrzehnte durchgeführte, im Jahr 2008 veröffentlichte Studie der Standford University ergab, dass Läufer mit einer siebenmal geringeren Wahrscheinlichkeit Knieersatz benötigen als Nichtläufer. Aber was die Datenlage angeht, ist das noch längst nicht alles.

Bei einer 2013 in der *Medicine & Science in Sports & Exercise* veröffentlichten Studie wurde das Auftreten von Osteoarthritis (einer degenerativen Gelenkerkrankung, die zu Knorpelschädigungen und dem Abbau von Knorpel in den Knien und Hüften führt) bei Läufern und Walkern verglichen. Von den fast 75.000 Läufern, die in der über 7 Jahre laufenden Studie begleitet wurden, entwickelten 2,6 Prozent OsteoarthritiS. Von den fast 15.000 Walkern erlitten 4,7 Prozent OsteoarthritiS. Andere Teilnehmer der Studie, die Sportarten betrieben, bei denen nicht gelaufen wird, wiesen im Vergleich zu den Läufern ein um 2,4 Prozent erhöhtes Risiko auf, Osteoarthritis zu entwickeln. Mit anderen Worten *reduzierte* das Laufen das Auftreten von Osteoarthritis im Vergleich zu weniger anstrengender körperlicher Betätigung. Die Autoren spekulierten, dass die vorteilhafte Wirkung des Laufens im Hinblick auf einen Gewichtsverlust (besonders die Reduzierung von Fettgewebe) diese Studienergebnisse erklärte.

Wahrscheinlich fragst du dich jetzt: *Moment mal, wie kann es angehen, dass die im Vergleich zum Gehen beim Laufen erhöhte Stoßbelastung eine Schädigung des Knies reduziert?* Dafür gibt es einen einfachen Grund, der in einer anderen, ebenfalls im Jahr 2013 in der *Medicine & Science in Sports & Exercise* veröffentlichten Studie dargelegt wurde. Vierzehn Studienteilnehmer wurden sowohl beim Laufen als auch beim Gehen beobachtet. Die Studie zeigte, dass die Aufprallkraft beim Laufen pro Schritt stärker ist, beim Gehen der gleichen Entfernung jedoch so viele Schritte mehr erforderlich sind, dass die akkumulierte Aufprallkraft die gleiche war. Ja, so ist es: Ob du läufst oder gehst – deine Knie werden insgesamt der gleichen Stoßbelastung ausgesetzt.

Eine langfristige Schädigung der Knie ist normalerweise eine Folge von Osteoarthritis oder einer Bänderschädigung. Da Laufen das Risiko, Osteoarthritis zu entwickeln, reduziert – und deine Knochen und Sehnen stärkt –, tust du also Gutes für deine Knie anstatt sie zu schädigen. Wenn dich also das nächste Mal ein Nichtläufer auf deine Knie anspricht, sei nicht ungehalten, sondern hab Mitleid. Immerhin ist es siebenmal wahrscheinlicher, dass sich *deren* Knie abnutzen, und hinzu kommt noch, dass ihre Körper insgesamt nicht so gut in Form sind.

Einige Bindegewebstypen lassen sich durch Training gar nicht verbessern. Was diese Gewebe anbelangt, z.B. Knorpel und Bänder, musst du dich auf Verletzungsprävention konzentrieren. Du musst die Muskeln stärken, die eine unmittelbare Wirkung auf diese Bindegewebstypen haben (oft kleinere Muskeln, die bei traditionellen Krafttrainingsübungen vernachlässigt werden), und Dehnübungen und Massagen nutzen, um Bindegewebsspannungen zu reduzieren.

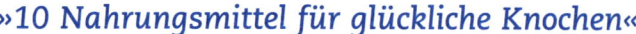

# ERNÄHRUNGSTIPP

## »10 Nahrungsmittel für glückliche Knochen«

Die meisten von uns wissen, dass Kalzium und Vitamin D wichtig sind, um gesunde Knochen zu haben, aber unser Skelett verlangt nach mehr als nur einem Glas Milch. Ein gesundes Knochengerüst benötigt eine konstante und angemessene Versorgung mit Protein, Magnesium, Kalium, Phosphor, Fluorid und Vitamin K. Jedes der folgenden Lebensmittel ist ungewöhnlich reich an mindestens einigen Nährstoffen, die deine Knochengesundheit fördern:

1. Mandeln
2. Bananen
3. Dosensardinen
4. Orangensaft
5. Rosinen
6. Geröstete Kürbiskerne
7. Sojaprodukte
8. Spinat und Brokkoli
9. Weizenkleie
10. Joghurt

---

Vor allem erfordert das Trainieren des Bindegewebes Geduld. Trainingspläne zum schnellen Fitwerden machen einen selten schnell fit, sondern führen stattdessen zu Verletzungen. Du kannst nicht in Form kommen, indem du auf dem Sofa sitzt.

## KNOCHEN

Der Körper eines Erwachsenen besteht aus 206 verschiedenen Knochen. Diese Knochen bilden eine derart ausgeglichene und symmetrische Skelettstruktur, dass sie selbst das beste Legospielzeug in den Schatten stellen. Sie sind außerdem dein bestes System zum Schutz vor den Kräften der Schwerkraft. Allein dein *Femur* (Oberschenkelknochen) ist imstande, bis zum Dreißigfachen deines Gewichts zu tragen.

Natürlich neigen wir Läufer dazu, die Kräfte der Schwerkraft bis ans Limit herauszufordern. Bei einem einzigen Schritt während eines Langstreckenlaufs entsteht eine Aufprallkraft, die in etwa dem Zwei- bis Dreifachen deines Körpergewichts entspricht. Machen wir uns klar, was das bedeutet: Bei einem einigermaßen fitten männlichen Läufer, der 68 Kilogramm wiegt und 625 Schritte pro Kilometer macht, ist das eine Aufprallkraft von 94–141 Tonnen, die sein Skelett auf jedem Kilometer aushalten muss! Bei schnellerem Laufen kommen weitere Tonnen hinzu (bis zum Siebenfachen des

Körpergewichts beim Sprinten), und wenn man das mit den wöchentlich zurückgelegten Laufkilometern multipliziert, ist es kein Wunder, dass Laufneulinge sich Verletzungen zuziehen, wenn sie ihre Vorsätze fürs neue Jahr direkt in Form eines intensiven Straßenlaufs umsetzen.

### Sie sind lebendig!

Wir können uns glücklich schätzen, dass unsere Knochen aus lebendigem Gewebe bestehen, das sich ständig erneuert. Unter normalen Bedingungen werden etwa vier Prozent deiner Knochen abgebaut und neu gebildet; diesen Prozess nennt man *Knochengewebe(re)modellierung* bzw. Knochenumbau. Beim Laufen vollzieht sich dieser Prozess im Schnellgang. Genauso wie dein Körper Muskelfasern kräftigt, indem er geschädigte Myofilamente ersetzt, baut er Knochen um und *modelliert* sie – ein separater Prozess, der die Knochen durch zusätzliches Knochengewebe stärkt – und erzeugt so größere, kräftigere und bessere Knochen.

Doch der Umbau und die Kräftigung deiner Knochen brauchen Zeit. Zu Beginn der Remodellierung wird altes geschädigtes Knochengewebe von *Osteoklasten* abgebaut, wodurch in den Knochen winzige Hohlräume zurückbleiben. Es dauert dann drei bis vier Monate, bis diese Hohlräume von sogenannten *Osteoblasten* mit neuem Knochengewebe gefüllt sind. In der Zwischenzeit ist der Knochen porös und anfällig für Verletzungen. Während dieser Phase werden

Läufer, die zu hart und zu lange trainieren, mit einer Stressfraktur belohnt.

Wenn du so eine Stressfraktur erleidest, beginnt das Warten von vorn. Es dauert drei bis vier Monate, bis dein Körper, den Bruch repariert hat. Zu früh wieder mit dem Training zu beginnen, birgt die Gefahr einer erneuten Verletzung an der gleichen Stelle.

## Trainingsempfehlung

Knochentraining beginnt mit der richtigen Ernährung (s. Zusatzinformation »10 Nahrungsmittel für glückliche Knochen«). Schlechte Ernährung hat schwache Knochen zur Folge. Wenn du zu wenig Kalzium zu dir nimmst, kann das dazu führen, dass dein Körper sich gezwungen sieht, sich den Mineralstoff aus deinen Knochen und Zähnen zu holen (die 99 Prozent des in deinem Körper gespeicherten Kalziums enthalten). Im Falle einer Stressfraktur ist Aquajogging (s. S.166) deine beste Cross-Trainingswahl. Widerstandstraining (Kapitel 5) fördert die Knochenstärke, aber fortgeschrittene Anfänger und routinierte Läufer sollten ihr übliches Pensum an Wiederholungen und Sätzen vielleicht um 25–50 Prozent erhöhen, um ihr Bindegewebe kontinuierlich zu stärken.

## SEHNEN

Sehnen verbinden die Muskeln mit den Knochen. Durch Sehnen wird die von den Muskeln erzeugte Kraft übertragen, die es uns ermöglicht, unsere Gelenke zu bewegen – und somit unseren Körper. Aber Sehnen sind viel mehr als organische Transmissionsriemen. Sie sind aktiv, sie reagieren, und sie sind so unverzichtbare Partner deiner Muskeln, dass die beiden Gewebe oft als Muskel-Sehnen-Einheit bezeichnet werden.

Muskeln enden nicht dort, wo die Sehnen beginnen. Es gibt keine strenge Abgrenzungslinie. Stattdessen gibt es einen Muskel-Sehnen-Übergang (den *musculo-tendinösen Übergang*), wo der Muskel allmählich in die Sehne übergeht. In dieser Zone vermischen sich Muskelfasern und Sehnen und funktionieren als eine Einheit. Nur am Rand dieser Zone erscheinen diese Sehnen schließlich als die glänzenden weißen Faserzüge, die mit dem Knochen verbunden sind.

### Sehnenverletzung

Die Stelle, an der einzelne Muskelfasern auf eine Sehne treffen, die *Myotendinöse Verbindung*, ist das schwache Glied deines Muskels. An dieser Stelle kommt es zu den meisten Muskelzerrungen. Kräftige exzentrische Kontraktionen verursachen die Schädigung entweder an dieser Verbindung oder unmittelbar darüber. Wenn du Glück hast, ist die Schädigung auf einige Fasern und einen kurzfristigen Schmerz begrenzt. Wenn du Pech hast, kannst du einen Muskelriss erleiden, der eine Operation und Physiotherapie erfordert. Die gute Nachricht ist jedoch, dass der Muskel-Sehnen-Übergang durch die Muskelfasern mit reichlich Blut versorgt wird, wodurch die Heilungsrate fast der einer Muskelverletzung entspricht.

*Achillessehnen*verletzungen, die Läuferplage schlechthin (vor allem bei Läufern über vierzig), rangieren von einer leichten *Tendinitis* (Sehnenscheidenentzündung) bis hin zu einem vollständigen *Achillessehnenriss*. Eine *Achillotendinitis* ist eine Überbelastungsverletzung, die mit einer schmerzhaften Entzündung einhergeht. Die *Achilles-Tendinose* hingegen ist eine Degeneration auf zellulärer Ebene, die chronische Schmerzen verursacht, aber nicht entzündlich ist. Bis in die späten 1990er-Jahre dachte man bei fast jedem Achillessehnenschmerz, dass eine Entzündung die Ursache ist. Inzwischen weiß man, dass die meisten Achillessehnenschmerzen durch Tendinose verursacht werden. Zur Behandlung (und besser noch Prävention) einer Achilles-Tendinose eignet sich eine exzentrische, Linderung verschaffende Übung, das »Absenken der Ferse« (s.S.111), die der schwedische Orthopäde Hakan Alfredson entdeckte. Alfredson war ein Freizeitläufer, der unter starken Achillessehnenschmerzen litt. In einem Podcast mit dem *British Journal of Sports Medicine* berichtete er, dass er seinen Chef gebeten habe, seine Achillessehne zu operieren, doch sein Chef habe geantwortet: »Wenn wir Sie operieren, müssen wir Sie krankschreiben. Das können wir uns hier in der Klinik nicht leisten ... Ich werde Sie auf keinen Fall an Ihrer Achillessehne operieren.« Da Alfredson unbedingt operiert werden wollte, versuchte er, einen Riss seiner Achillessehne zu provozieren, indem er eine große Anzahl von Übungen durchführte, bei denen er seine Ferse auf einer Treppenstufe absenkte. Doch statt sein Ziel zu erreichen, ließen seine Schmerzen nach. Eine 2012 im *British Journal of Sports Medicine* veröffentlichte Studie untersuchte die Langzeitwirkung des Absenkens der Ferse auf einer Stufe. Die Forscher befragten 58 Patienten, die ihre Achilles-Tendinose zuvor zwölf Wochen lang mit 180 derartigen Übungen am Tag behandelt hatten. Laut der Studie blieben fast 40 Prozent der Patienten während der folgenden fünf Jahre schmerzfrei. Die Autoren der Studie wiesen zudem darauf hin, dass zwei ähnliche Studien zur Langzeitwirkung des Ferseabsenkens auf einer Treppenstufe sogar noch bessere Ergebnisse festgestellt hatten. Laut diesen Studien berichteten 88 bzw. 65 Prozent der Patienten nach Praktizierung der Übungen nur noch von leichtem Schmerz oder sie waren schmerzfrei. Interessanterweise ist es nicht eine Stärkung der Wadenmuskeln, die diesen positiven Effekt bewirkt, sondern es ist die Belastung der Sehne selbst, und es sind die nachfolgenden Anpassungen, die den Heilungsprozess herbeiführen.

Wenn man keine proaktive Behandlung (wie das regelmäßige Absenken der Ferse) vornimmt, sind die Aussichten düster, die Schädigung, die den Sehnen in der weißen Faserzone – dem blutlosen Stück, das der Verbindung mit dem Knochen vorausgeht – zugefügt worden ist, zu beheben. In einer dänischen Studie aus dem Jahr 2013 wurde versucht, den Zellaustausch des Bindegewebes für diese Zone zu bestimmen (die Zeit, die benötigt wird, bis das Gewebe sich vollständig erneuert hat). Vorher angestellte Schätzungen bezüglich dieses Zeitraums reichten von zwei Monaten bis zu zweihundert Jahren. Die Forscher wählten Probanden aus, die während der Atombombentests lebten, die in den Jahren 1955 bis 1963 stattfanden, als die Menge von $^{14}$C in der Erdatmosphäre am höchsten war. Dann wurden die in den Muskeln und in den Achillessehnen der Probanden vorhandenen $^{14}$C-Mengen gemessen. Die untersuchten Muskeln waren frei von $^{14}$C. Die untersuchten Achillessehnen wiesen hingegen $^{14}$C-Konzentrationen auf, die sich im Laufe der seit den Atombombentests vergangenen Jahrzehnte nicht verändert hatten. Wann also glaubst du, wird sich geschädigtes Sehnenbindegewebe regenerieren? Laut dieser Studie vermutlich nie.

## Elastische Rückfederung

Wenn Läufer Superhelden wären, wäre die *elastische Rückfederung* unsere Superkraft. Elastische Rückfederung erfolgt während des Laufens, wenn die in den Sehnen und Faszien gespeicherte Energie (s. »Faszien« S. 90) in einen freien Stoß verwandelt wird. Und zwar nicht nur in einen kleinen Stoß – elastische Rückfederung muss man sich eher als einen kräftigen Schub vorstellen, der bis zu 50 Prozent der Explosivkraft bei jedem Laufschritt zur Verfügung stellt.

Der Hauptantrieb der Rückfederung sind die Sehnen. Sehnen bestehen nicht aus elastischem Gewebe, aber sie haben elastische Eigenschaften. Sie sind wie Seile, die sich unter Spannung dehnen. In Ruhestellung ordnen sich ihre robusten *Kollagenfasern* in parallelen welligen Linien an. Unter Anspannung ziehen sich diese welligen Linien gerade und erlauben eine Dehnung von 4–6 Prozent. Da deine Sehnen fest sind, erfordert der Akt, sie zu dehnen, viel Energie. Während des Laufens wird diese Energie durch die Aufprallkraft bereitgestellt, die bei jeder Landung deines Fußes auf dem Boden entsteht. Die Aufprallkraft dehnt sowohl deine Achillessehne als auch die Faszien in deinen Beinen. Diese Aufprallenergie wird vorübergehend in den Sehnen und Faszien gespeichert. Sobald deine Wadenmuskeln sich anspannen, wird die Energie freigesetzt, und es entsteht ein Katapulteffekt – die elastische Rückfederung –, der die allein durch die Muskeln erzeugte Kraft erhöht. Bei richtigem Training fühlst du dich, als würdest du auf Sprungfedern laufen!

# Trainingsempfehlung

Lauftraining und Widerstandstrainings-übungen aus Kapitel 5 tragen zur Sehnensteifigkeit bei – ebenso die Übungen aus den Kapiteln 8 und 11. Mit Balance-Board- sowie Widerstandsband/Fitness-band-Übungen (s. S.93, S.95) wird die gesamte kinetische Kette (Muskeln, Bindegewebe und die Nerven von der Hüfte bis zu den Zehen) weiter gestärkt; dies hilft, Sehnenentzündungen und -schädigungen vorzubeugen. Aktives isoliertes Stretching (AIS) (s. S.106) ist gut, um den Muskel-Sehnen-Übergang zu trainieren (denn es vermeidet den Dehnungsreflex, der zu Überbelastungen in dieser Zone führen kann).

Das Beste ist, dass die elastische Rückfederung keinen Sauerstoff und keine Kalorien benötigt. Sie wird vollständig durch die Aufprallenergie angetrieben.

Wie viel elastische Rückfederung möglich ist, hängt von der *Sehnensteifigkeit* ab. Die Steifigkeit bestimmt die Kraft, die erforderlich ist, um die Sehne zu dehnen. Je mehr Kraft aufgewendet wird, desto größer ist die Rückfederung. Abgesehen davon ist es gefährlich, eine Sehne stärker als 4–6 Prozent zu dehnen – jenseits von 8 Prozent riskiert man einen Riss.

## BÄNDER

Bänder verbinden Knochen mit Knochen, und ihr oberstes Ziel ist es, die Gelenke zu stabilisieren. Sie sind widerstandsfähig und elastisch und bestehen im Wesentlichen aus Kollagenfasern. Diese Kollagenfasern sind kreuzweise angeordnet, damit die Bänder besser imstande sind, Seitwärtskräfte zu bewältigen. So wie ein Bumper-Bowling-System beim Bowling dafür sorgt, dass die Bälle nicht in den seitlichen Rinnen landen, sorgen die Bänder dafür, dass die Knochen – und die Gelenke, an denen Knochen aufeinandertreffen – sich im Rahmen eines normalen Bewegungsradius bewegen.

Die Bänder erfüllen noch eine weitere wesentliche Aufgabe für deinen Läuferkörper: Sie verfügen über *propriozeptive* Zellen, die dem Nervensystem signalisieren, wann ein Band überdehnt wird. Sie machen dir nicht nur konstant bewusst, in welcher Position im Raum sich dein Bein befindet (was für eine korrekte Landung des Fußes und zum Ausweichen von Hindernissen wichtig ist), sondern sie geben dem Nervensystem zudem das Einsatzzeichen, wann es den entsprechenden Muskeln signalisieren muss, zu kontrahieren, um den Druck auf die Bänder zu verringern. Eine Studie aus dem Jahr 2011 zeigte, dass Patienten, die sich von einer Operation am vorderen Kreuzband erholten, eine bessere funktionale Kniestabilität erlangten, wenn Überreste des vorderen Kreuzbandes erhalten blieben, anstatt während der Operation entfernt zu werden. Die Rettung von Überresten des vorderen Kreuzbands erlaubte den Patienten, propriozeptive Zellen zu behalten, die einen wichtigen Beitrag zur Stabilität leisten. Gesunde, funktionierende Bänder sagen dir nicht nur, wo genau du dich gerade befindest, sie erlauben dir, dorthin zu gelangen, wohin du willst.

### Schlaffe Bänder

Läufer erleiden Bandverletzungen normalerweise an den Knöcheln und Knien.

Bei den meisten Knöchelverletzungen handelt es sich um Verstauchungen, die auftreten, wenn der Fuß ungünstig auf dem Boden landet: nach außen oder innen geknickt, verdreht oder in einer anderen unnatürlichen Landeposition. Verstauchungen können Bänder überdehnen und zum Reißen bringen, häufig führt dies zu Gelenkinstabilität. Läufer mit schlechter Knöchelflexibilität, ineffizienter neuromuskulärer Aktivierung oder einer Kombination aus schwachen Muskeln, Sehnen oder Bändern sind anfälliger für Knöchelverstauchungen. Das Laufen auf unebenem Terrain – oder das Laufen von Treppen und Wegen in übermäßig ermüdetem Zustand – kann das Verletzungsrisiko erhöhen.

Das bedeutet aber nicht, dass du *nie* auf unebenem Terrain laufen solltest. Während zu viel »Gewackel«, wie es auf Geländepfaden, im Gras oder auf anderen natürlichen Untergründen vorkommt, zu einer Überbelastung der Bänder und Gelenke führen kann, kann eine seitliche Hin-und-her-Bewegung auch eine Kräftigung genau dieser Gelenke bewirken. Auf der anderen Seite erhöhen harte flache Untergründe (z.B. Bürgersteige und asphaltierte Straßen) die Aufprallkraft, was eine Kräftigung bewirken, im Übermaß aber auch zu Verletzungen führen kann. Am besten ist es, für Abwechslung zu sorgen und mal auf natürlichem und mal auf von Menschen gemachtem Untergrund zu laufen.

Knieverletzungen (die keine Knorpelschädigungen sind) suchen tendenziell zwei wichtige Bänderpaare heim: das *vordere Kreuzband* und das *hintere Kreuzband* sowie das *mediale Kollateralband* und das *laterale Kollateralband*. Die Kreuzbänder befinden sich in der Mitte des Knies und verbinden den Oberschenkelknochen und das Schienbein. Sie kontrollieren die Vorwärts- und Rückwärtsbewegung. Die Kollateralbänder liegen vertikal an der Innen- und Außenseite des Knies und kontrollieren die Seitwärtsbewegung. Eine Schädigung eines dieser Bänder kann die Stabilität des Knies zum Erliegen bringen.

Bänder können moderat gedehnt werden, doch eine zu lang anhaltende oder plötzliche, kraftvolle Dehnung kann zu einer Überdehnung der Bänder oder zu einem Riss führen. Da die Bänder schlecht mit Blut und Nährstoffen versorgt werden, heilen sie nur langsam – so wie sie sich auch nur langsam adaptieren. Eine vollständige Wiederherstellung nach einer Verletzung kann Monate bis Jahre dauern. Und selbst nach der Wiederherstellung ist das neue Bändergewebe schlechter als das alte. Es besteht eine erhöhte Gefahr, das betroffene Band erneut zu verletzen, was zu einer *Bandlaxität* führen kann – zu »lockeren« Gelenken (verlängerten Bändern), die eine Gelenkinstabilität bewirken. Es ist deshalb angeraten, entsprechende Übungen zur Prävention von Verletzungen an den Bändern zu absolvieren; nach einer Verletzung sind solche Übungen zwingend erforderlich.

## Trainingsempfehlung

Übungen mit dem Balance Board und dem Widerstands-/Fitnessband (s. S.93, S.95) sind wichtige Maßnahmen zur Prävention von und für die Genesung nach einer Bänderverletzung (wie sich gezeigt hat, verringert Balance-Board-Training das erneute Auftreten von Knöchelverstauchungen um fast 50 Prozent). Ebenfalls wichtig sind gute Ernährung und regelmäßiges Dehnen. Gleichgewichtsübungen (s. Kapitel 11, S.225) helfen neuromuskuläre Reaktionen aufeinander abzustimmen, damit Fehltritte, die zu Verletzungen führen, vermieden werden.

## KNORPEL

Jeder Knochen deines Körpers begann in seiner Entwicklung als Knorpel. Im Mutterleib sorgte dieses feste Bindegewebe für ein flexibleres Skelett, was in Anbetracht der beengten Situation, die du während dieser Zeit als Fötus verbracht hast, ein großer Vorteil war. Während du vom Kleinkind zum Teenager und Erwachsenen herangereift bist, wurde der größte Teil deines Knorpelgewebes in festes Knochengewebe umgewandelt. Das einzige Knorpelgewebe, das noch blieb, befindet sich in deinen Ohren, in der Nase, in den Bronchien, in den Rippen und – für Läufer von großer Bedeutung – zwischen den Gelenken.

Wenn Läufer vom Knorpelgewebe sprechen, meinen sie normalerweise *Gelenkknorpel*. Der Gelenkknorpel bildet die glatte Schicht an den Gelenkflächen der Knochenenden. Diese Schicht sorgt für eine reibungsarme Beweglichkeit, sodass die Knochen übereinandergleiten können, und bildet einen elastischen Puffer im Gelenk. Sowohl der Oberschenkelknochen als auch das Schienbein und die Kniescheibe (Patella) verfügen über Gelenkknorpel.

Während Studien bestätigen, dass körperlich aktive Kinder die Dicke des Gelenkknorpels erhöhen können, haben Untersuchungen bei

# TRAININGSDISKUSSION

## »Reduziert Barfußlaufen das Verletzungsrisiko?«

Barfußlaufen ist nichts NeueS.Für Bahn- und Geländeläufer ist es seit Jahrzehnten ein Frühjahrsritual, Barfuß-Intervalle auf Rasensportplätzen und örtlichen Golfplätzen zu laufen. Der Äthiopier Abebe Bikila, der den Marathonlauf bei den Olympischen Spielen 1960 in Rom gewann, legte die Strecke barfuß zurück.

Neu ist die Behauptung, dass barfuß zu laufen für uns besser ist, als beschuht zu laufen.

In einer im Jahr 2010 veröffentlichten Studie stellte der Harvard-Anthropologe Daniel Lieberman die These auf, dass die Abhängigkeit unserer afrikanischen Vorfahren von ausdauernden Jagden (die das Gehen und Laufen großer Distanzen erforderlich machte) eine evolutionäre Präferenz für Ausdauervermögen bewirkt hat. In der Studie wurde darauf hingewiesen, dass Barfußläufer, die auf ihrem Mittel- oder Vorfuß landen, weniger Aufprallenergie generieren als beschuhte Läufe, die dazu neigen, mit der Ferse aufzukommen. Seine Hypothese, die von den Verfechtern des Barfußlaufens und den Minimalisten als Schlachtruf aufgegriffen wurde, besagte, dass Barfußlaufen, da es weniger Aufprallenergie generiert und natürlicher ist, womöglich das Verletzungsrisiko senken könnte. Aber ist das wirklich so?

Die Behauptung, dass Barfußlaufen das Verletzungsrisiko reduziert, basiert auf der Prämisse, dass die 80–85 Prozent der Läufer, die auf der Ferse landen, sich in Mittel- bis Vorfußläufer verwandeln, wenn sie barfuß laufen. Doch die Realität sieht anders auS.De facto bleiben 80 Prozent der Fersenläufer auch dann Fersenläufer, wenn sie barfuß laufen, nur dass sie dann eben barfuß laufende Fersenläufer sind. Wie Ph.D. Ross Tucker, Co-Autor der beliebten Website *The Science of Sport*, in einem Beitrag klarstellt, »führt Barfußlaufen im Ergebnis zu einer Stoßbelastung, die siebenmal höher ist, als wenn ein Läufer mit Schuhen läuft und auf die gleiche Weise landet«.

Verfechter des Barfußlaufens und von Minimalschuhen würden einwenden, dass diese Läufer einfach mehr Zeit benötigen, um ihren Laufstil zu ändern. Doch eine Zehn-Wochen-Studie, die neunzehn Läufer beobachtete, die, wie angewiesen, ihre Laufschuhe gegen Vibram FiveFingers austauschten (ein Minimalschuh, der das Barfußlaufen imitiert), ergab, dass zehn Läufer Knochenschäden entwickelten, darunter zwei Stressfrakturen. Das Laufpensum insgesamt sank ebenfallS.Dr. Sarah Ridge, die das Experiment durchführte, vermutete, dass die Probanden weniger liefen, »weil ihnen die Füße wehtaten«.

Verfechter des Barfußlaufens behaupten auch, dass das Laufen ohne Schuhe ökonomischer sei (man benötige weniger Sauerstoff und Energie), wodurch die Ausdauerlaufleistung steige. Doch die verfügbaren Daten scheinen auch diese Behauptung nicht zu stützen.

In einer Studie der University of Colorado aus dem Jahr 2012 wurde der Energieverbrauch beim Barfußlaufen und beim Laufen mit Lightweight-Schuhen verglichen. Zwölf Läufer mit »beträchtlicher Barfußlauferfahrung« liefen abwechselnd im gleichen Lauftempo barfuß und mit Lightweight-Schuhen auf einem Laufband. Das Laufen mit Lightweight-Schuhen erwies sich als ökonomischer. Gegenbeweis Nummer eins.

Eine Studie der University of Massachusetts aus dem Jahr 2013 kam zu dem Schluss, dass *sowohl* natürliche Rückfußläufer *als auch* Vorfußläufer, die angehalten wurden, auf den Fersen zu landen, ökonomischer liefen, wenn sie auf ihren Fersen aufkamen. Gegenbeweis Nummer zwei.

>>>

Und Dr. Iain Hunter, ein Biomechanik-Dozent an der Brigham Young University, filmte 2012 die US-amerikanischen Ausscheidungswettkämpfe über 10.000 Meter für die Teilnahme an den Olympischen Spielen und studierte anschließend, in welcher Weise die Wettkämpfer mit den Füßen landeten. Sie landeten mit der Ferse, mit dem Vorderfuß, mit dem Mittelfuß, mit verdrehten Füßen und wie auch immer. Bei den besten Läufern der USA spielte die Art des Fußauftritts schlicht und einfach keine Rolle. Gegenbeweis Nummer drei.

Niemand stellt in Abrede, dass Läufer sich überproportional häufig verletzen. Doch dafür die Laufschuhe oder das Barfußlaufen verantwortlich zu machen, erscheint ein wenig albern. Da Läufer sich sowohl mit Schuhen als auch barfuß verletzen, kann weder das eine noch das andere der Grund für Verletzungen sein. Vielleicht hat es Tucker am besten in Worte gefasst: »Ich kann nicht oft genug darauf hinweisen, dass der Grund für das Auftreten von Verletzungen das Training ist.«

Erwachsenen ergeben, dass sich die Knorpeldicke lebenslang sportlich aktiver Menschen nicht von der Knorpeldicke gesunder nicht sportlich aktiver Menschen unterscheidet. Wer allerdings sein Leben lang eine Couch-Potato war (oder aus anderen Gründen bewegungsunfähig), weist ein reduziertes Knorpelgewebe auf. Sportler haben meistens größere Kniegelenkoberflächen als Nichtsportler, aber es ist unklar, ob dies genetisch bedingt ist (wie die Körpergröße bei Basketballspielern) oder Folge einer Trainingsanpassung.

## Knorpelschaden – sag einfach Nein!

Ein Schaden am Gelenkknorpel ist eine schlechte Nachricht. Da das Knorpelgewebe weder über Nerven noch über Blutgefäße verfügt, kann eine geringfügige Schädigung unbemerkt geschehen und – was noch wichtiger ist – aus diesem Grund unbehandelt bleiben. Schreitet die Schädigung fort, kann sie zu einer signifikanten Beeinträchtigung führen. Im Fall der degenerativen Gelenkerkrankung Osteoarthritis kann der Gelenkspalt so eng werden, dass Knochen aufeinander reiben. Es kommt zu einer schmerzhaften Gelenkentzündung, das Gelenk ist weniger beweglich und teilweise unbrauchbar.

Die meisten Läufer kennen jemanden, der einen Knorpelschaden im Knie erlitten hat. Hierbei handelt es sich normalerweise um eine Verletzung des Meniskus und nicht um einen Gelenkknorpelschaden. Der Innen- und Außenmeniskus sind zwei Faserknorpelpolster, die zur

Stoßdämpfung und strukturellen Unterstützung deiner Knie dienen. Eine Behandlung erfordert bei Erwachsenen generell eine Operation, bei der das betroffene Knorpelgewebe repariert oder entfernt wird.

## Trainingsempfehlung

Das Fazit lautet: Es gibt kein Training, mit dem die Stärke des Knorpels in einer Weise erhöht werden kann, wie wir es bei anderen Gewebearten durch Anpassungen infolge von Training erreichen können. Ruf dir also Bindegewebe-Regel Nummer 1 in Erinnerung: Sorge dafür, dass es gar nicht erst zu einer Verletzung kommt. Ältere Läufer mit chronischen Knieschmerzen oder einer Entzündung im Knie sollten erwägen, sich röntgen zu lassen, um eine Osteoarthritis auszuschließen.

## FASZIEN

Stell dir vor, in dir würde eine Spinne mit übernatürlichen Kräften leben. Und dann stell dir vor, dass diese Spinne all ihre Tage damit verbringt, ein einziges durchgehendes Netz zu spinnen, das deinen Körper unter deiner Haut einhüllt, ein Netz, das sich auch nach innen ausbreitet und alle Muskeln, Nerven, Organe und Knochen umgibt und durchdringt – also jede Struktur, jeden Hohlraum und jegliches Gewebe deines Körpers. Das wäre ein gewaltiges Netz! Abgesehen von der Spinne kannst du dir dieses Netz als deine *Faszien* vorstellen – ein durchgehendes Netzwerk aus kollagenen und elastischen Fasern, das dicker und dünner werden und als Membran, Schicht, Schnur und Knorpel auftreten kann.

Einst als die Frischhaltefolie des Körpers betrachtet, wurden die Faszien jüngst von einigen Wissenschaftlern für ein Upgrade nominiert. Sie betrachten die Faszien als ein reaktives Gewebe. Sie glauben, dass sie sich wie Muskeln zusammenziehen und wieder entspannen (wenn auch langsamer), über eine Flexibilität wie Sehnen verfügen, sensorische Rückmeldung geben wie die Nerven und dass sie all unsere 650 Muskeln zu einer einzigen Arbeitseinheit verbinden. Ach ja, und sie machen sie für den Großteil der chronischen Schmerzen und Verletzungen bei Läufern verantwortlich.

Ph. D. Robert Schleip, Leiter des Fascia Research Projects, beschrieb die Faszien 2009 in einem Interview in der *Men's Health* als ein Instrument zum »Ausgleich unserer Körperstruktur«. Mit anderen Worten: Faszien sind für unsere Körperhaltung verantwortlich. Wenn wir Treppen steigen oder krumm an unserem Schreibtisch sitzen, bewirken wir Veränderungen unserer Körperhaltung, die sich dauerhaft manifestieren können. Bei diesem Modell werden die Faszien wie ein Pullover gesehen. Ziehst du an einer Seite des Pullovers, bewegt sich das ganze Kleidungsstück. Spannung in einem Bereich kann dementsprechend jeden Aspekt unserer Körperhaltung beeinflussen. Verklebungen, die sich aufgrund von Verletzungen zwischen den Faszienoberflächen aufbauen, können chronische Schmerzen verursachen, die durch den gesamten Körper strahlen. Sieht man es auf diese Weise, ist die Plantarfasziitis nicht mehr nur eine Fußverletzung; sie könnte genauso gut durch Hüft-, Rücken- oder Schulterprobleme hervorgerufen werden. Schleip und andere Experten auf dem Gebiet glauben, dass myofasziale Entspannungsübungen und spezifische Dehnungen die Haltung verbessern, Schmerzen lindern und Verletzungen heilen können.

## Tabelle 6.1
## Bindegewebstraining & und die Effektivität der Trainingsmethoden

| Verbesserungsmethoden | Bindegewebearten | | | | | |
|---|---|---|---|---|---|---|
| | Knochen | Knorpel | Bänder | Sehnen (weiße Zone) | Muskelsehnen | Faszien |
| Foam Roller | Ø | Ø | Sehr gering | Sehr gering | Hoch | Sehr hoch |
| Ernährung | Hoch | Sehr gering | Gering | Gering | Hoch | Hoch |
| Myofasziale Entspannung | Ø | Ø | Sehr gering | Sehr gering | Hoch | Hoch |
| Lauftraining (25 % mehr als gewohnt) | Mittel | Ø | Ø | Ø | Mittel | Hoch |
| Lauftraining (50 % mehr als gewohnt) | Mittel | Ø | Ø | Ø | Hoch | Sehr hoch |
| Krafttraining mit dem eigenen Körpergewicht | Mittel | Ø | Ø | Mittel | Hoch | Hoch |
| Dehnen | Ø | Ø | Gering | Gering | Sehr hoch | Sehr hoch |
| Widerstands-/Fitnessband | Gering | Gering | Mittel | Mittel | Hoch | Sehr hoch |
| Krafttraining (25 % mehr als gewohnt) | Mittel | Ø | Ø | Ø | Mittel | Hoch |
| Krafttraining (50 % mehr als gewohnt) | Mittel | Ø | Ø | Ø | Hoch | Sehr hoch |
| Balance Board | Ø | Ø | Mittel | Mittel | Hoch | Hoch |

In **Tabelle 6.1** wird grob geschätzt, wie effektiv die unterschiedlichen Trainingsansätze im Hinblick auf die Stimulierung von Anpassungen des Bindegewebes sind. Mit einem Foam Roller werden zum Beispiel sehr effektiv die Faszien gestärkt und gelöst, aber ein Training mit dem Foam Roller wird vermutlich keine Wirkung auf die Knochen und das Knorpelgewebe haben.

# Trainingsempfehlung

Du musst nicht wie Robert Schleip von der Wichtigkeit der Faszien überzeugt sein, um einzusehen, wie wichtig das Dehnen sowie Übungen mit dem Foam Roller (s. S.103) und zur Verbesserung des Bewegungsradius sind. Diese Übungen umfassen Widerstandstraining, plyometrisches Training und Technikübungen (die letzteren beiden Trainingsmöglichkeiten werden in Kapitel 11 erklärt).

## TRAININGSZUSAMMENFASSUNG

Was das Bindegewebe abgeht, können einige Bindegewebstypen trainiert werden, andere eher nicht. In Tabelle 6.1 ist aufgeführt, wie effektiv verschiedene Trainingsmethoden zur Verbesserung der unterschiedlichen Bindegewebstypen sind. Bei den Angaben im Hinblick auf Lauf- und Krafttraining bezieht sich die prozentuelle Zunahme des Trainings im Vergleich zum normalen Training auf das Gesamtvolumen, nicht auf die Intensität, einzelner Trainingseinheiten (denk daran, dass du die Trainingsbelastung, in diesem Fall das Trainingsvolumen der Gewichtarbeit, erhöhen musst, um die gewünschte Verbesserung zu bewirken). Wichtige Bindegewebeübungen mit Fotoanleitungen sind unter anderem:

▶ **Übungen mit dem Balance Board**
▶ **Übungen mit dem Widerstand-/Fitnessband**
▶ **Übungen mit dem Foam Roller (myofasziale Lösung)**
▶ **AIS (aktives isoliertes Stretching)**
▶ **Verletzungsprävention und Rehabilitationsübungen mit Haushaltsutensilien**

Trainingseinheiten aus anderen Kapiteln zur Stärkung des Bindegewebes sind unter anderem:

▶ **Laufen (Kapitel 5)**
▶ **Krafttraining (Kapitel 5)**
▶ **Plyometrisches Training (Kapitel 11)**
▶ **Technikübungen und Übungen für eine bessere Ausführung**
▶ **Gleichgewichtsübungen (Kapitel 11)**

Um genau zu erfahren, wie du diese Workouts in deinen Gesamttrainingsplan integrieren kannst, blättere direkt vor zu Kapitel 15 »Stell dir dein Trainingsprogramm zusammen«, in dem Trainingspläne für Läufer diverser Fitness- und Leistungsniveaus vorgestellt werden.

# Kapitel 6: Bau dein Läufer-Bindegewebe auf –
# Fotoanleitungen

## BALANCE BOARD

Mit diesen Balance-Board-Übungen trainierst du deine gesamte kinetische Kette (die Kette miteinander verbundener Muskeln, Nerven, Bindegewebes und anderer struktureller Komponenten deines Laufkörpers). Balance-Board-Übungen sind geeignet, um Verletzungen der Unterschenkel wie dem Schienbeinkantensyndrom, der Plantarfasziitis, der Achillestendinose und -tendinitis, der Patellaluxation und dem Iliotibialband-Syndrom vorzubeugen. Balance Boards sind kreisrunde Bretter mit einer an der Unterseite fest montierten Halbkugel, wobei man umso leichter schaukelt, je kleiner die Halbkugel ist. Mit dem Thera-Band-Balance-Board, das bei den im Folgenden dargestellten Übungen verwendet wird, ist Stabilität während der Ausführung der Übungen garantiert. Mach zwischen den Sätzen 2–3 Minuten Pause. Sean Brosnan, ein Läufer, der die 800-Meter-Distanz in 1:48 gelaufen ist und die Meile in 4:00, führt durch die Übungen.

### Vor- und Zurückschaukeln auf dem Balance Board

Dies ist eine gute Übung zur Stärkung und Stabilisierung der Plantarflexion und der Dorsalflexion, die Verletzungen am Unterschenkel vorbeugen und die Regeneration nach einer solchen Verletzung beschleunigen kann.

■ **KOMPETENZSTUFE: fortgeschrittene Anfänger und routinierte Läufer**

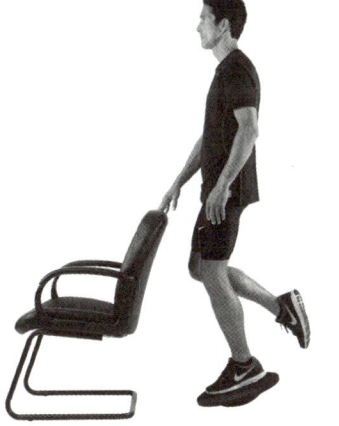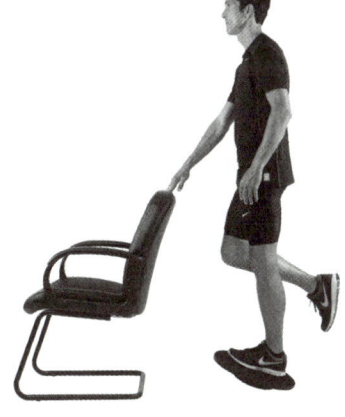

① Halt dich an einem Stuhl, einem Tresen oder an einem anderen stabilen Objekt fest. Zentriere dein Gewicht über der Mitte des Balance Boards (häufig ist man am besten ausbalanciert, wenn man die Ferse näher an die Mitte des Bretts rückt). Schaukele nach vorne, bis die Vorderkante des Balance Boards den Boden berührt (oder so nah wie möglich an den Boden kommt). Beuge nicht zu sehr das Knie. Konzentriere dich darauf, den Bewegungsradius deines Knöchels auszuschöpfen.

② Schaukele zurück, bis die Hinterseite des Boards den Boden berührt (oder so nah wie möglich an den Boden kommt). Einmal vor und einmal zurück entspricht einer Wiederholung. Beginne mit 5–10 Wiederholungen, steigere dich dann um jeweils höchstens 10 Wiederholungen pro Woche bis zu einem Maximum von 100.

# Seitliches Wippen auf dem Balance Board

Diese Übung dient der Stabilisierung und schützt vor Inversion und Eversion (einem nach innen oder außen rotierenden Fuß).

■ **KOMPETENZSTUFE: fortgeschrittene Anfänger und routinierte Läufer**

① Beginne die Übung wie die vorherige. Diesmal stell dich jedoch seitlich neben den Stuhl oder das Objekt, an dem du dich festhältst, und wippe zur Innenseite, bis die Seite des Balance Boards den Boden berührt (oder dem Boden so nah wie möglich kommt).
② Wippe nach außen, bis das Balance Board dort den Boden berührt (oder dem Boden so

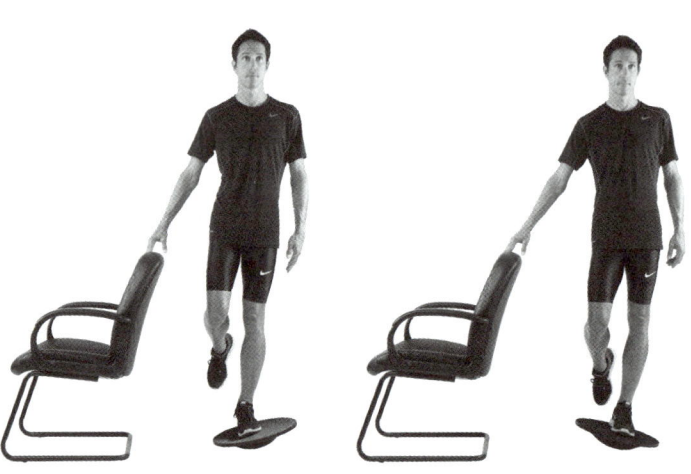

nah wie möglich kommt). Einmal nach innen und einmal nach außen entspricht einer Wiederholung. Beginne mit 5–10 Wiederholungen, steigere dich dann um jeweils höchstens 10 Wiederholungen pro Woche bis zu einem Maximum von 100.

# Im und gegen den Uhrzeigersinn auf dem Balance Board balancieren

Das Wackeln im und gegen den Uhrzeigersinn baut auf der Kraft und Stabilität auf, die du bei den vorherigen Balance-Board-Übungen entwickelt hast.

■ **KOMPETENZSTUFE: fortgeschrittene Anfänger und routinierte Läufer**

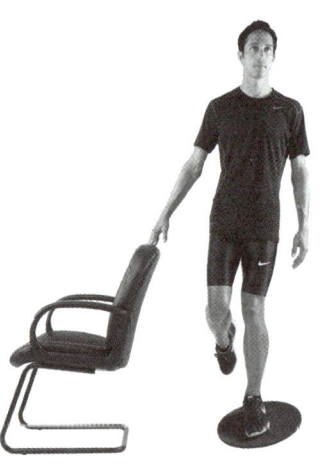

① Kippe bei dieser Übung nach vorn, bis das Balance Board vorne den Boden berührt (oder dem Boden so nah wie möglich kommt), und beginne dann mit einer Rotation im Uhrzeigersinn; die Kante des Balance Boards bleibt dabei gegen den Boden gedrückt.

Ändere nach einer vollendeten Rotation die Richtung, und rotiere gegen den Uhrzeigersinn. Steigere deine Wiederholungen der Übung wie bei den vorherigen Übungen. Eine Drehung im und eine Drehung gegen den Uhrzeigersinn entspricht einer Wiederholung.

# WIDERSTANDS- ODER FITNESSBAND-ÜBUNGEN FÜR DAS BINDEGEWEBE

Mit Widerstands- oder Fitnessband-Übungen für die Hüften und die Unterschenkel wird Kraft aufgebaut, die Läufer unterstützt, bei ihren Läufen und Wettkämpfen ihre Stabilität aufrechtzuerhalten. Außerdem beugen diese Übungen von den Hüften bis zu den Zehen Bindegewebsverletzungen vor. Es ist wichtig, Bänder zu verwenden, deren Zugkraftstärke deiner Kraft und deinem Fitnessgrad entsprechen. Die Thera-Band-Tubings und -Übungsbänder, die in den folgenden Übungen verwendet werden, gibt es in acht durch entsprechende Farben gekennzeichnete Stärken. Erlaube dir immer mindestens 2–3 Minuten Erholung zwischen den Übungen.

## Seitenschritte

Seitenschritte sind eine gute Übung zur Stärkung und Stabilisierung der Hüftabduktoren. Die meisten chronischen Bindegewebsverletzungen am Unterschenkel sind auf schwache Hüften zurückzuführen. Für diese Übung kann ein Widerstands-Tube oder ein Widerstandsband verwendet werden.

■ **KOMPETENZSTUFE: alle Niveaus**

① Schlinge das Widerstandsband um deine Beine, und zwar entweder oberhalb der Knie (geringster Widerstand), unterhalb der Knie (mittlerer Widerstand) oder um die Knöchel (höchster Widerstand, s. Abbildung). Beuge die Knie leicht, die Füße stehen hüftbreit auseinander.

② Mach einen Schritt zur Seite, bis ein deutlicher Widerstand des Bands zu spüren ist (geh so weit, wie du es für angemessen hältst). Dann lass den zur Seite gegen den Widerstand des Bandes gedrückten Fuß in die Ursprungsposition zurückgleiten. Wiederhole die Seitenschritt-Bewegung 10- bis 20-mal mit dem gleichen Fuß in eine Richtung und wechsle dann das Bein. Mach einen Satz pro Richtung und steigere allmählich die Distanz.

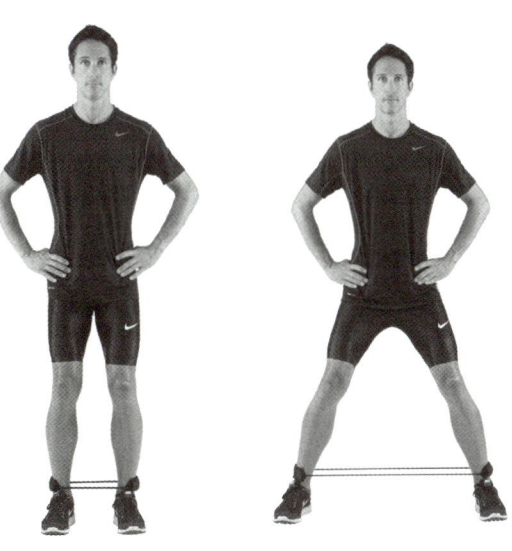

## Monsterschritte

Mit Monsterschritten trainierst du deine Hüftbeuger, -strecker und -abduktoren und sorgst damit für eine gute Rundum-Stärkung deiner Hüften. Für diese Übung kann ein Tube oder ein Übungsband verwendet werden.

■ **KOMPETENZSTUFE: alle Niveaus**

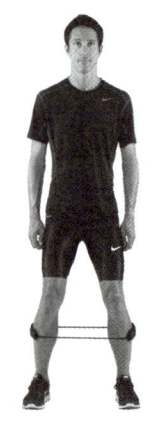
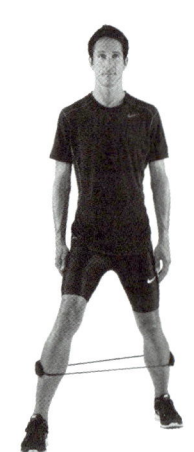

① Schlinge das Widerstandsband um deine Beine, und zwar entweder oberhalb der Knie (geringerer Widerstand) oder unterhalb der Knie (mehr Widerstand, wie in der Abbildung). Beuge die Knie leicht, die Füße stehen hüftbreit auseinander. Lass die Arme locker an deinen Seiten herunterhängen.

② Mach einen Schritt vorwärts und in einem 45-Grad-Winkel zur Seite, behalte die Beugung in den Knien bei und lass die Arme an deinen Seiten. Trete nun mit dem anderen Bein nach vorne und in einem 45-Grad-Winkel zur anderen Seite. Gehe so 3 bis 6 Meter, und steigere die Distanz nach und nach.

## Losgehen/Losjoggen

Loszugehen oder loszujoggen bietet ein gutes Rundum-Training der kinetischen Kette und trägt wesentlich zur Stärkung der Knie bei (insbesondere der vorderen Kreuzbänder).

■ **KOMPETENZSTUFE: alle Niveaus**

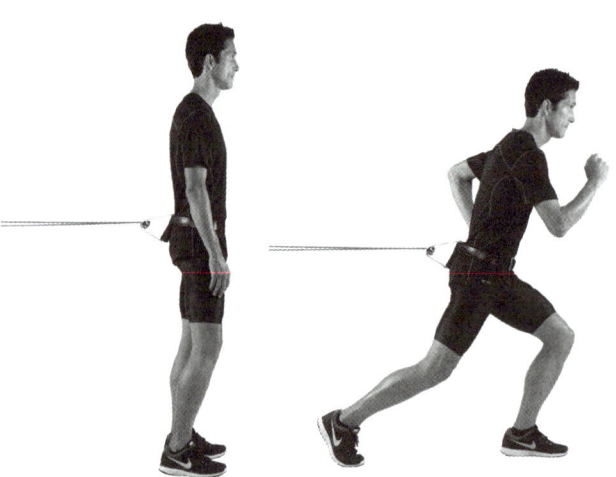

① Befestige ein Fitnessband mit geringer Widerstandsstärke an einem Türanker, einem Türknauf oder einem anderen stabilen Objekt. Befestige das andere Ende an einem um deine Taille geschlungenen Gurt. Stell dich abgewandt von dem Türanker hin.

② Geh oder jogge ein paar Schritte nach vorn, bis das Widerstandsband dich daran hindert, weiter voranzukommen. Lass dich dann von dem Band zurückziehen und gehe oder jogge zurück zu deiner Ausgangsposition. Wiederhole die Übung, bis du erschöpft bist (geh bei dieser Übung nicht bis an die Schmerzgrenze).

## Losgehen/Losjoggen rückwärts

Rückwärts loszugehen oder loszujoggen stellt eine Fortsetzung der in der vorherigen Übung begonnenen Stärkung der Knie dar (insbesondere der vorderen Kreuzbänder).

■ **KOMPETENZSTUFE: alle Niveaus**

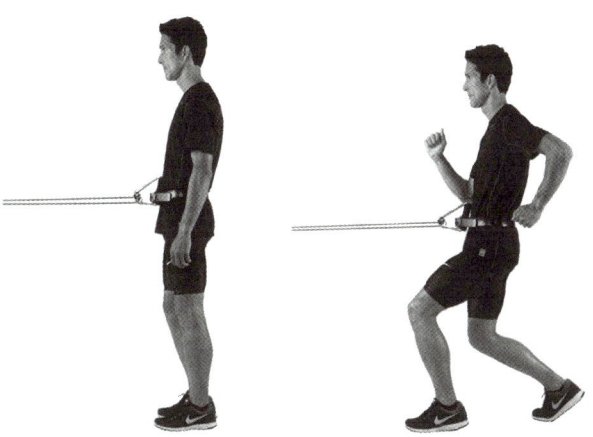

① Befestige ein Fitnessband mit geringer Widerstandsstärke an einem Türanker, einem Türknauf oder einem anderen stabilen Objekt. Befestige das andere Ende an einem um deine Taille geschlungenen Gurt. Stell dich dem Türanker zugewandt hin.

② Geh oder jogge ein paar Schritte rückwärts, bis das Widerstandsband dich daran hindert, rückwärts weiter voranzukommen. Lass dich dann, ohne die Blickrichtung zu ändern, von dem Band zurückziehen und gehe oder jogge zurück in deine Ausgangsposition. Wiederhole die Übung, bis du erschöpft bist (geh bei dieser Übung nicht bis an die Schmerzgrenze).

## Vorspringen

Vorwärtssprünge sind die explosivere Version des Losgehens/Losjoggens. Sie sorgen für einen stärkeren Trainingsreiz im Hinblick auf die Anpassung der kinetischen Kette und eine Kräftigung der Knie (insbesondere der vorderen Kreuzbänder).

■ **KOMPETENZSTUFE: fortgeschrittene Anfänger und routinierte Läufer**

① Befestige ein Fitnessband mit geringer Widerstandsstärke an einem Türanker, einem Türknauf oder einem anderen stabilen Objekt. Befestige das andere Ende an einem um deine Taille

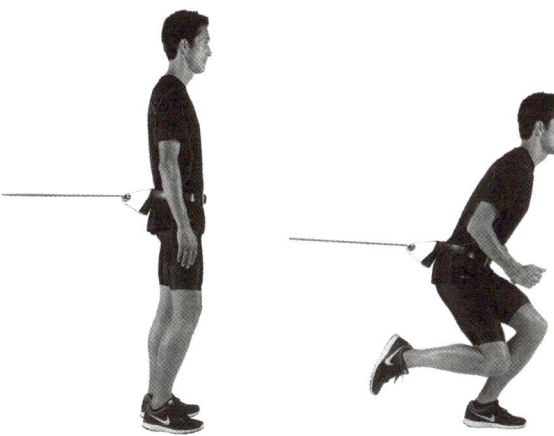

geschlungenen Gurt. Stell dich abgewandt von dem Türanker hin.

② Spring explosiv nach vorn, indem du dich mit einem Fuß abstößt und mit dem anderen aufsetzt. Spring dann mit dem Fuß zurück, auf dem du gelandet bist, und kehre zurück in die Ausgangsposition. Wiederhole die Übung, bis du erschöpft bist (geh bei dieser Übung nicht bis an die Schmerzgrenze), wechsle dann die Seite und wiederhole die Übung mit dem anderen Bein.

DAS ULTIMATIVE LÄUFERTRAINING

## Seitwärtssprünge

Seitwärtssprünge sind eine explosivere Version der Seitenschritte. Wie bei den anderen Varianten dieser Übung werden Anpassungen der kinetischen Kette gefördert und die Knie gestärkt (insbesondere die vorderen Kreuzbänder).

■ **KOMPETENZSTUFE: fortgeschrittene Anfänger und routinierte Läufer**

① Befestige ein Fitnessband mit geringer Widerstandsstärke an einem Türanker, einem Türknauf oder einem anderen stabilen Objekt. Befestige das andere Ende an einem um deine Taille geschlungenen Gurt. Stell dich seitlich zum Türanker hin.

② Spring zur Seite (weg von dem Türanker), wobei du mit dem Fuß abspringst, der sich auf der Seite des Türankers befindet, und mit dem anderen aufsetzt. Spring dann zurück in die Ausgangsposition. Wiederhole die Übung, bis du erschöpft bist (geh bei dieser Übung nicht bis an die Schmerzgrenze), wechsle dann die Seite und wiederhole die Übung mit dem anderen Bein.

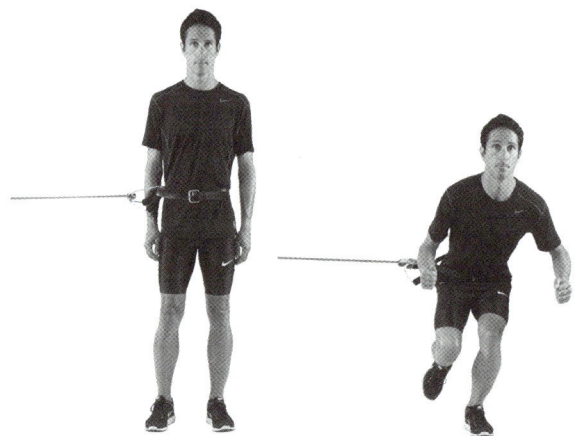

## Hüftadduktion

Eine Kräftigung der Hüftadduktoren wird von Läufern oft vernachlässigt, aber es ist wichtig, die Stärkung der Hüftabduktoren und die Stärkung der Hüftadduktoren gleichmäßig zu trainieren. Diese Übung unterstützt die Stabilität der Hüften während der Laufschritte und des Landens.

■ **KOMPETENZSTUFE: alle Niveaus**

① Befestige ein Fitnessband auf der Höhe deiner Knöchel an einem Türanker oder einem anderen stabilen Objekt. Schlinge das Band im Stehen um dein Bein an der Türankerseite, und zwar direkt über dem Knöchel. Dein anderer Fuß steht etwas weiter hinten. Halt dich an einem stabilen Objekt fest, um nicht aus dem Gleichgewicht zu kommen.

② Lass das Knie gestreckt und zieh das Bein nach innen über das andere Bein. Kehre langsam zurück in die Ausgangsposition. Wiederhole die Übung, bis du erschöpft bist (geh bei dieser Übung nicht bis an die Schmerzgrenze), wechsle dann die Seite und wiederhole die Übung mit dem anderen Bein.

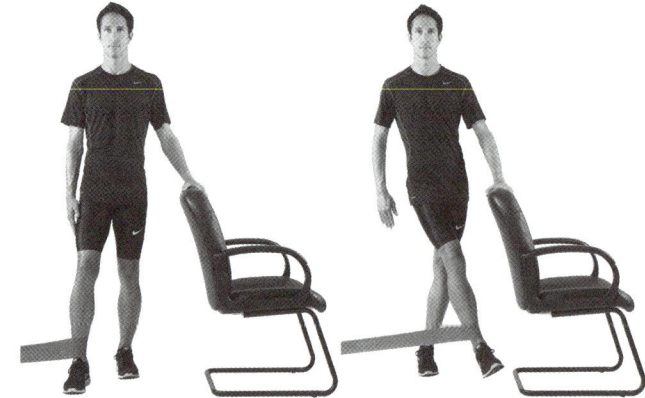

## Knöchel-Dorsalflexion

Mit dem Trainieren der Dorsalflexion (du ziehst den Fuß in Richtung Schienbein) beugst du dem vorderen Schienbeinkantensyndrom vor (Schmerzen entlang der Außenseite deiner Schienbeine).

■ **KOMPETENZSTUFE: alle Niveaus**

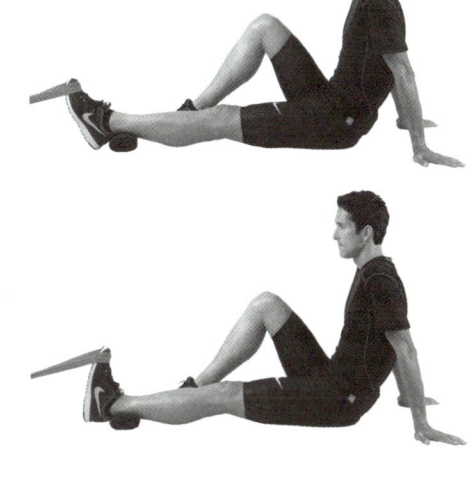

① Setz dich mit einem vor dir ausgestreckten Bein auf den Boden, das andere Knie ist gebeugt. Befestige das Widerstandsband an einem stabilen Objekt und schlinge es um die Fußspitze des ausgestreckten Beins. Du kannst ein Handtuch unter die Achillessehne legen. Beginne in der Zehen-vorne-Position.

② Zieh den Fuß nach hinten zu deinem Schienbein. Wenn du die maximale Dorsalflexion erreicht hast, bewege den Fuß langsam zurück in die Ausgangsposition. Wiederhole die Übung, bis du erschöpft bist (geh bei dieser Übung nicht bis an die Schmerzgrenze), wechsle dann die Seite und wiederhole die Übung mit dem anderen Fuß.

## Knöchel-Plantarflexion

Das Trainieren der Knöchel-Plantarflexion dient der Behandlung und Prävention des medialen Schienbeinkantensyndroms (Schmerzen entlang der inneren Schienbeinkante, auch bekannt als posteriore Tibia-Tendinitis).

■ **KOMPETENZSTUFE: alle Niveaus**

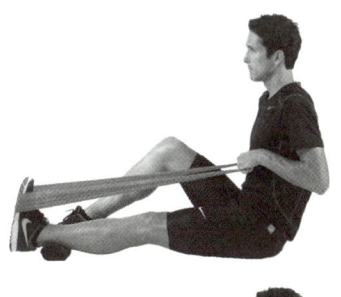

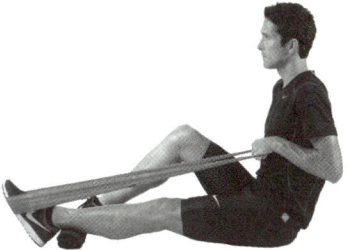

① Setz dich mit einem vor dir ausgestreckten Bein auf den Boden, das andere Knie ist gebeugt. Schlinge das Widerstandsband um den Fuß des ausgestreckten Beins und halte das andere Ende mit den Händen fest.

② Drück den Fuß nach vorne, bis du die maximale Plantarflexion erreicht hast. Bewege den Fuß langsam zurück in die Ausgangsposition. Wiederhole die Übung, bis du erschöpft bist (geh bei dieser Übung nicht bis an die Schmerzgrenze), wechsle dann die Seite und wiederhole die Übung mit dem anderen Fuß.

# Knöchel-Inversion

Dies ist die beste Übung zur Prävention und Behandlung des medialen Schienbeinkantensyndroms (Schmerzen entlang der Schienbeininnenseite).

■ **KOMPETENZSTUFE: alle Niveaus**

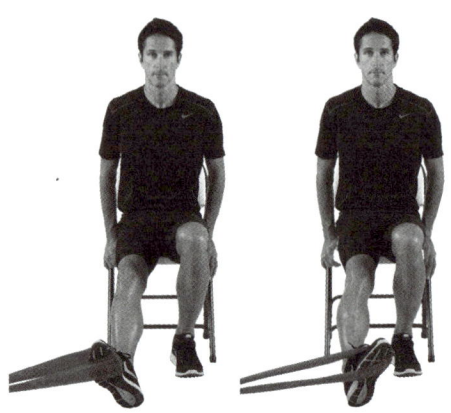

① Setz dich auf einen Stuhl und befestige das eine Ende des Widerstandsbands auf Knöchelhöhe an einem Anker oder anderen stabilen Objekt. Schlinge das andere Ende um das Fußgewölbe (innen).

② Lass das Knie gestreckt und zieh den Fuß nach innen, wobei du den Unterschenkel durchgestreckt hältst und möglichst wenig bewegst. Sobald du den maximalen Bewegungsradius erreicht hast, kehre langsam zurück in die Anfangsposition. Wiederhole die Übung, bis du erschöpft bist (geh bei dieser Übung nicht bis an die Schmerzgrenze), wechsle dann die Seite und wiederhole die Übung mit dem anderen Fuß.

**Variante:** Alternativ kannst du das Bein, das du nicht trainierst, über das Trainingsbein legen und das Band mit der Hand halten und zusätzlich mit dem nicht trainierten Fuß stabilisieren (wie abgebildet).

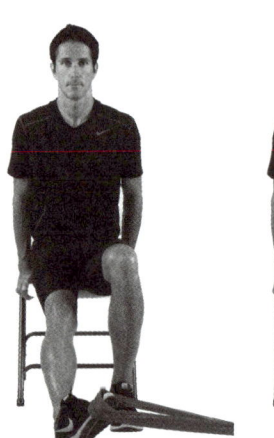

# Knöchel-Eversion

Diese Übung dient der Kräftigung der Knöchel nach einer Verstauchung sowie der Prävention von Verstauchungen.

■ **KOMPETENZSTUFE: alle Niveaus**

① Setz dich auf einen Stuhl und befestige das eine Ende des Widerstandsbands auf Knöchelhöhe an einem Anker oder an einem anderen stabilen Objekt. Schlinge das andere Ende außen um den Fuß (wo sich der kleine Zeh befindet).

② Lass das Knie gestreckt und zieh den Fuß nach außen, wobei du den Unterschenkel durchgestreckt hältst und möglichst wenig bewegst. Sobald du den maximalen Bewegungsradius erreicht hast, kehre langsam zurück in die Ausgangsposition. Wiederhole die Übung, bis du erschöpft bist (geh bei dieser Übung nicht bis an die Schmerzgrenze), wechsle dann die Seite und wiederhole die Übung mit dem anderen Fuß.

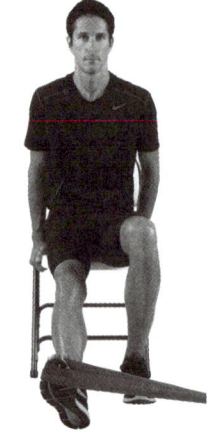

**DAS ULTIMATIVE LÄUFERTRAINING**

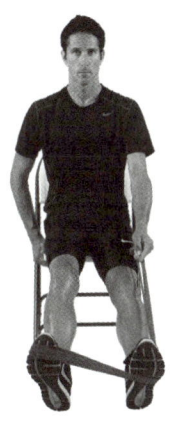

**Variante:** Alternativ kannst du das Band mit dem Fuß stabilisieren, den du gerade nicht trainierst, und das Ende des Bands mit der Hand festhalten (wie abgebildet).

## AUSFALLSCHRITT

Ausfallschritt-Übungen kamen bereits in dem Kapitel zum Muskelaufbau vor, doch an dieser Stelle zeigen wir dir zwei weitere, die bestens für die Linderung vieler Hüft- und Knieprobleme geeignet sind. Wie bei vielen der Übungen zum Training des Bindegewebes wird mit diesen Übungen die gesamte kinetische Kette trainiert. Mach 2–3 Minuten Pause zwischen den Übungen (gegebenenfalls auch mehr, falls erforderlich).

### Ausfallschritt-Gang

Ausfallschritt-Gehen sorgt für mehr Ausdauer und Kraft und verbessert die Stabilität beim Laufen.

■ **KOMPETENZSTUFE: fortgeschrittene Anfänger und routinierte Läufer**

① Beginne im Stehen, die Arme hängen an den Seiten herab.
② Mach einen großen Schritt nach vorne, beuge das Knie des vorderen Beins, bis dein Oberschenkel in etwa parallel zum Boden ist. Dein Knie befindet sich in gerader Linie über deinem Fuß. Mach aus dieser Ausfallschrittposition mit dem anderen Bein einen weiteren Ausfallschritt. Beginne mit 20–30 Ausfallschritten und erhöhe die Entfernung allmählich (manche Sportler schaffen bis zu 100 Meter).

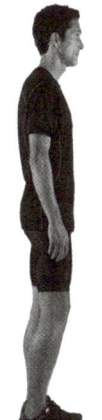
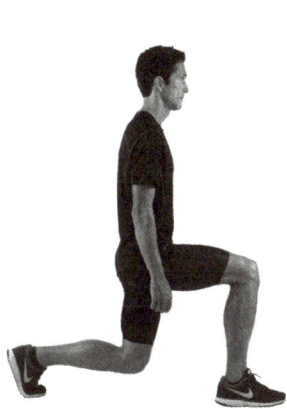

**Variante:** Alternativ kannst du beim Vorwärtsschreiten einen Medizinball vor dir halten. Das fördert deine gute Körperhaltung.

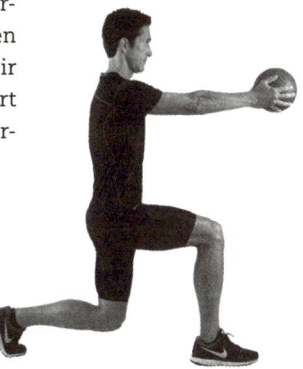

# Ausfallschritte im Uhrzeigersinn

Ausfallschritttraining im Uhrzeigersinn fördert die Kräftigung und Stabilisierung in alle Richtungen. Die Übung lässt sich am besten auf einer präparierten Matte durchführen, auf der man mit Klebeband das Zifferblatt einer Uhr markiert hat.

■ **KOMPETENZSTUFE: fortgeschrittene Anfänger und routinierte Läufer**

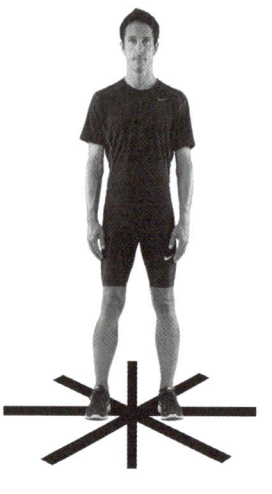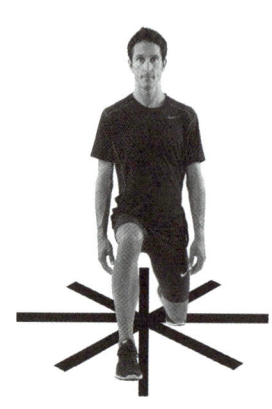

① Stell dich gerade in die Mitte der Uhr, deine Arme hängen locker an deinen Seiten herab.

② Mach einen Ausfallschritt auf »12 Uhr«; beuge das Knie, bis dein Oberschenkel in etwa parallel zum Boden ist.

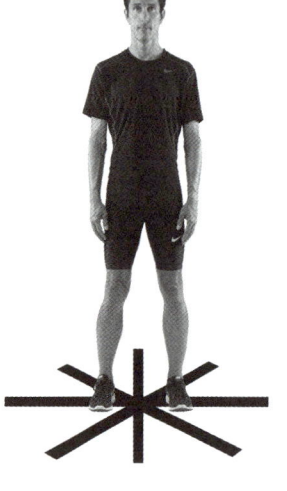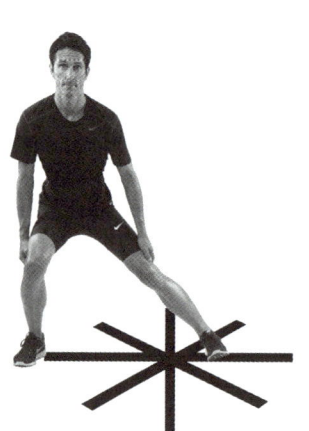

③ Tritt zurück in die Ausgangsposition.

④ Mach nun Ausfallschritte auf die verschiedenen »Stunden« der Uhr, indem du Schritte seitlich nach vorne, seitwärts, seitlich nach hinten, rückwärts usw. machst. Deine Blickrichtung bleibt immer gleich, während du im Uhrzeigersinn die Ausfallschritte machst. Wiederhole die Übung mit jedem Bein 1- bis 2-mal.

DAS ULTIMATIVE LÄUFERTRAINING

## ÜBUNGEN MIT DEM FOAM ROLLER

Mit Foam Rolling kommst du ziemlich nahe an eine Massage des tiefen Bindegewebes heran. Es ist ein selbst durchgeführtes Faszientraining, eine myofasziale Entspannung, um die Spannung in den Faszien zu lösen und Verklebungen zu reduzieren, von denen man annimmt, dass sie sich zwischen den Faszien, den Muskeln und der Haut bilden. Bei allen Übungen werden Thera-Band-Massagerollen verwendet, die eine allmähliche Steigerung von besonders weichen zu harten Rollen ermöglichen. Bewege jede Muskelgruppe für 60–90 Sekunden über die Rolle, absolviere 1–2 Wiederholungen. Die folgenden Übungen eignen sich für alle Trainingsstufen. Tanya zeigt dir, wie es geht:

## Foam Rolling der hinteren Oberschenkelmuskulatur

Beginne dein Foam Rolling mit der hinteren Oberschenkelmuskulatur. Dies entlastet die Waden und den unteren Rücken für die nächste Übung.

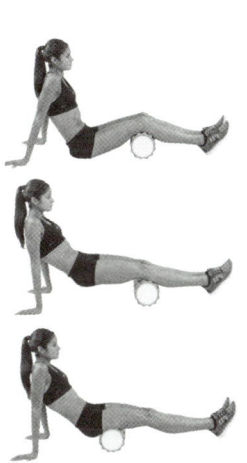

① Setz dich auf den Boden der Foam Roller liegt unter deinen Knien. Leg deine Hände zum Abstützen hinter dir auf den Boden.
② Heb das Gesäß vom Boden, und streck die Beine vor dir aus.
③ Drück dich mit den Händen nach vorne und nach hinten, sodass die Rolle in beiden Richtungen am unteren Oberschenkel entlangrollt.

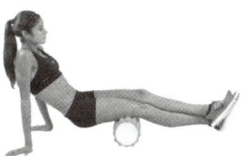

**Variante:** Alternativ kannst du den Druck erhöhen, indem du die Beine übereinanderlegst. Lass die Rolle kurz und wiederholt an den Bereichen entlangrollen, in denen du stärkere Verspannungen empfindest.

## Foam Rolling der Waden

Diese Übung eignet sich hervorragend zur Linderung von Schmerzen, die durch Muskelverhärtungen, wunde Stellen und Verspannungen in den Waden verursacht werden (sowohl für den Musculus gastrocnemius als auch den Musculus soleus geeignet).

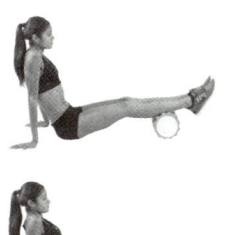

① Leg den Foam Roller vor dir auf den Boden, und leg dann beide Waden auf die Rolle. Leg die Hände hinter dir auf den Boden, um dich abzustützen.
② Heb das Gesäß vom Boden, und drück dich mit den Händen nach vorne, sodass die Rolle an den Waden entlang zur Kniekehle rollt.
③ Drück dich mit den Händen nach hinten, sodass die Rolle an den Waden wieder zurück zu den Knöcheln rollt.

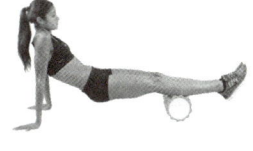

**Variante:** Alternativ kannst du mit übereinandergelegten Beinen auf- und abrollen, wobei du verspannte Bereiche mit kürzeren Rollbewegungen bearbeiten solltest. Dreh das Bein abwechselnd nach außen und innen, um unterschiedliche Bereiche der Wade zu entspannen.

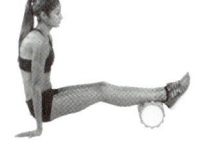

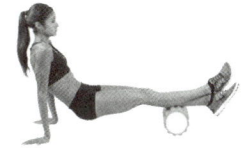

## Foam Rolling des IT-Bands

Das iliotibiale Band verläuft von der Hüfte an der ganzen Außenseite des Oberschenkels und Knies entlang nach unten. Viele Läufer spüren eine Anspannung des IT-Bands, die zu Schmerzen an der Außenseite des Knies oder der Hüfte sowie zu einem Schnappen an der Hüfte führt. Diese Übung sorgt dafür, dass das IT-Band locker bleibt.

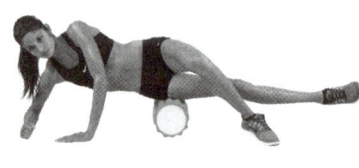

① Leg dich auf die Seite, der Foam Roller befindet sich unter deiner Hüfte. Beug das obere Bein im Knie, und leg es über das Trainingsbein; der Fuß deines oberen Beins sollte flach auf dem Boden stehen. Mit dem Unterarm deines unteren Arms und der Hand deines anderen Arms stützt du dich auf dem Boden auf.

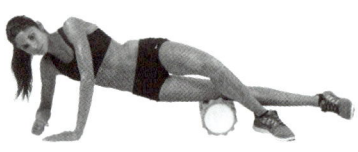

② Bewege die Rolle unter Einsatz deines Fußes, deines Ellbogens und deiner Hand an der Außenseite deines Beins von der Hüfte bis zum Knie hoch und runter. Achte während der Übung darauf, dass deine Bauchmuskeln angespannt sind und du gerade ausgerichtet bist.

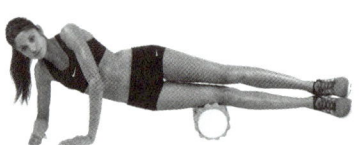

**Variante:** Alternativ kannst du den Druck erhöhen, indem du die Beine aufeinanderlegst. Bearbeite verspannte Bereiche mit kürzeren, wiederholten Rollbewegungen.

## Foam Rolling des Musculus quadriceps femoris

Deine vierköpfigen Oberschenkelmuskeln müssen bei Hügelläufen (vor allem beim Bergablaufen) und Tempoarbeit eine Menge aushalten. Dies ist eine schöne Übung, um sie dafür zu belohnen, dass sie all die Aufprallkräfte aushalten müssen.

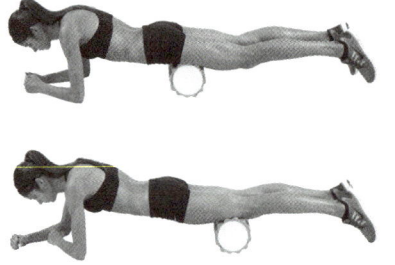

① Leg dich bäuchlings hin; die Vorderseiten deiner Oberschenkel liegen auf dem Foam Roller, mit den Unterarmen stützt du dich auf dem Boden ab.

② Beweg die Rolle unter Einsatz deiner Unterarme und Ellbogen vom oberen Ansatz deiner Quadrizepsmuskulatur bis zu der Stelle oberhalb deiner Knie herunter und wieder zurück.

**Variante:** Alternativ kannst du den Druck erhöhen, indem du die Beine übereinanderlegst. Bearbeite verspannte Bereiche mit kürzeren, wiederholten Rollbewegungen.

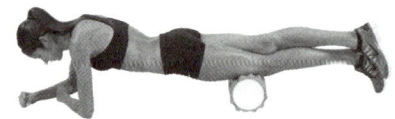

DAS ULTIMATIVE LÄUFERTRAINING

# Foam Rolling der Gesäßmuskulatur

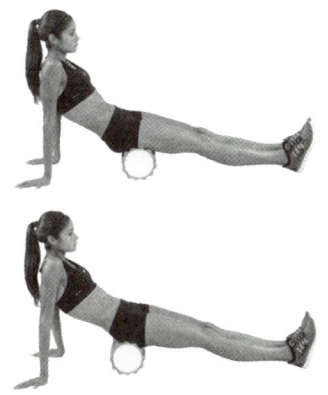

Die Gesäßmuskulatur mit dem Foam Roller zu bearbeiten, ist eine gute Möglichkeit, Druck auf den Musculus piriformis (einen kleinen Muskel im Gesäß, der auf dem Ischiasnerv liegt) zu lösen, wodurch wiederum eine Druckentlastung des Ischiasnerves stattfindet.

① Setz dich mit vor dir ausgestreckten Beinen auf den Foam Roller. Leg die Hände zum Abstützen hinter dir auf den Boden.
② Drück dich mit den Händen nach vorne und nach hinten, sodass die Rolle unter deinem Gesäß hin- und herrollt.

**Variante:** Alternativ kannst du die Beine übereinanderlegen und dich jeweils auf eine Seite konzentrieren. Unter Einsatz der Rippen des Foam Rollers (falls vorhanden) kannst du eine Druckpunkt-Therapie deines Musculus piriformis imitieren.

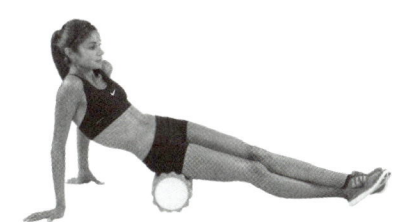

# Foam Rolling des unteren Rückens

Verspannungen im Bereich des unteren Rückens sorgen bei vielen Läufern für Einschränkungen im Hinblick auf ihre Schrittlänge und Stabilität. Beende die Foam-Rolling-Einheit mit einer Übung, die die Spannung in deinem unteren Rücken löst.

① Setz dich auf den Boden, lehn dich zurück, bis dein unterer Rücken gegen den Foam Roller drückt. Stabilisiere deine Position, indem du dich mit den Händen abstützt. Die Füße stehen flach auf dem Boden.
② Drück die Fersen nach unten, um das Gesäß anzuheben. Leg die Ellbogen flach auf den Boden, stütz dich auf ihnen ab, wenn du die Position so besser halten kannst, und beuge und strecke die Knie, um die Rolle unter deinem Rücken hoch- und runterrollen zu lassen.

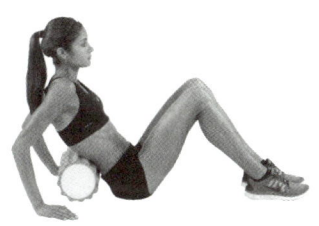

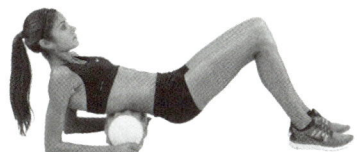

## AKTIVES ISOLIERTES STRETCHING (AIS)

AIS stärkt die Muskeln und erhöht den Bewegungsradius, während der Muskeldehnungsreflex vermieden wird (eine Kontraktion als Schutzreaktion, die erfolgt, wenn ein Muskel länger als 2–3 Sekunden gedehnt wird), wodurch der Muskel-Sehnen-Bereich sicherer und effektiver gedehnt werden kann. Die folgenden Übungen hat Phil Wharton zusammengestellt, der mit Olympiasiegern und Weltrekordhaltern gearbeitet hat, u.a. Shalane Flanagan, Bernard Lagat, Mo Farah, Khalid Khannouchi, Meb Keflezighi und Moses Tanui. Weitere Informationen und Videovorführungen der Dehnübungen findest du auf Phils Website: www.whartonhealth.com. Beachte beim Absolvieren von AIS diese drei Regeln:

1. **Aktiviere:** Spann den gegenüberliegenden Muskel des zu dehnenden Zielmuskels an. Nutz diese Anspannung, um den zu dehnenden Muskel durch seinen Bewegungsradius zu führen und eine Entspannung des Zielmuskels zu bewirken. Setz das Seil nur ein, um am Ende den Bewegungsradius des gedehnten Muskels noch ein wenig zu steigern.
2. **Isoliere:** Führe die Dehnung des Zielmuskels sauber und technisch korrekt durch.
3. **Halte nicht:** Der erste Teil der AIS-Bewegung wird normalerweise schnell durchgeführt, aber die Bewegung verlangsamt sich, wenn du dich dem Ende des Bewegungsradius näherst. Da der Dehnungsreflex nach 2–3 Sekunden eintritt, ist es wichtig, die Dehnung nicht zu halten – löse sie und kehre in die Anfangsposition zurück.

Zehn Wiederholungen mit jeder Körperseite sollten bei all diesen AIS-Übungen ausreichen, die allesamt für alle Trainingsniveaus geeignet und effektiv sind, wobei Laufanfänger sich, was die Anzahl der Wiederholungen und die Intensität angeht, in den ersten ein bis zwei Wochen zurückhalten sollten.

*Die folgenden fünf Dehnübungen – angefangen mit der AIS-Dehnung der hinteren Oberschenkelmuskulatur bis hin zur AIS-Dehnung der Rumpfstrecker (unterer Rücken) – können einzeln oder als Teil einer fortlaufenden Trainingseinheit durchgeführt werden.*

## AIS-Dehnung der Oberschenkelrückseite

Konzentriere dich darauf, dein Bein unter Einsatz deiner vorderen Oberschenkelmuskulatur anzuheben. Das Seil sollte nur dazu dienen, das Bein am Ende der Dehnung ein kleines Stück weiter über den natürlichen Bewegungsradius hinauszuziehen.

① Leg dich mit einem Kissen unter dem Kopf auf den Rücken. Beuge dein nicht zu dehnendes Bein und lass dein zu trainierendes Bein flach auf dem Boden. Schlinge das Seil um das Fußgewölbe deines zu trainierenden Beins.

② Atme ein, während du dein zu trainierendes Bein unter Anspannung deiner Quadrizepsmuskeln anhebst. Halte das Becken während der Dehnübung unten. Verlangsame die Bewegung, sobald du dich dem Ende des Bewegungsradius näherst, und nimm das Seil zur Hilfe, um den äußersten Punkt zu erreichen. Halte die Dehnung nicht. Atme aus, während du dein Bein zurück in die Ausgangsposition bewegst. Wiederhole die Übung 10-mal, dann wechsle die Seite.

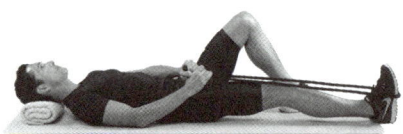
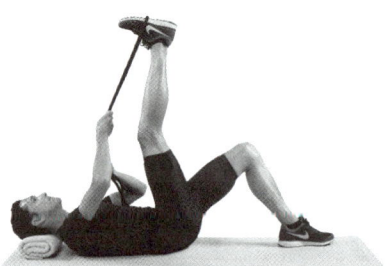

# AIS-Dehnung der Waden (Musculus gastrocnemius)

Den Bewegungsradius deiner Waden zu steigern, ist unerlässlich, um Achillessehnenverletzungen und Wadenschmerzen vorzubeugen. Der Musculus gastrocnemius ist der große Muskel in deiner Wade.

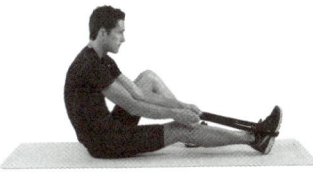

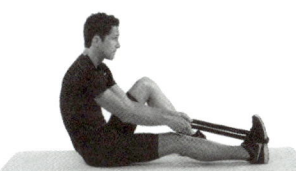

① Setz dich mit einem vor dir ausgestreckten Bein auf den Boden, das andere ist angewinkelt. Schling das Seil um den Fußballen des ausgestreckten Beins.

② Zieh den Fuß unter Einsatz deines vorderen Schienbeinmuskels (der an der Außenseite des Beins verläuft) in Richtung deines Schienbeins (Dorsalflexion). Nimm auf dem allerletzten Dehnabschnitt das Seil zur Hilfe, um den maximalen Bewegungsradius zu erreichen. Halte die Dehnung nicht. Kehre zurück in die Ausgangsposition. Wiederhole die Übung 10-mal, dann wechsle die Seite.

### Variante:

① Alternativ kannst du den Fuß nach innen drehen, um die äußere Wade zu isolieren und die Übung zu wiederholen.

② Zum Fortsetzen dieser alternativen Dehnung dreh den Fuß nach außen und wiederhole die Übung.

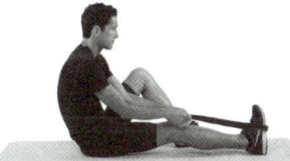 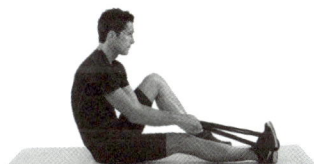

# AIS-Dehnung des Musculus quadriceps femoris

Eine Dehnung des Quadrizeps erhöht deinen Bewegungsradius bei jedem Schritt und verringert die Spannung des Bindegewebes an den Hüften und Knien.

① Leg dich auf die Seite; das untere Bein ist angewinkelt (stabilisiere dich wie abgebildet mit dem Seil). Hebe das obere angewinkelte Bein und umfasse das untere Schienbein.

② Beuge das angehobene Bein unter Anspannung deiner Gesäßmuskulatur und der rückseitigen Oberschenkelmuskeln nach hinten. Hilf auf dem allerletzten Dehnungsabschnitt mit der Hand nach (überdehne den Muskel nicht, denn dies kann Schmerzen im Unterbauch verursachen). Lass das Becken vorne, um den Rücken während der Übung zu schützen. Kehre zurück in die Ausgangsposition. Wiederhole die Übung 10-mal, dann wechsle die Seite.

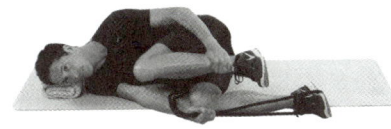

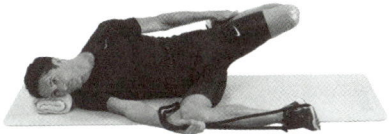

## AIS-Dehnung des Gesäßes

Verspannte Gesäße und Hüften sind zwei der größten Beeinträchtigungen der Schrittlänge – und zwei wesentliche Faktoren, die bei Verletzungen entlang der Beine eine Rolle spielen. Diese Übung sorgt für mehr Stabilität und Kraft.

① Leg dich auf den Rücken; ein Bein ist gestreckt, das andere angewinkelt.

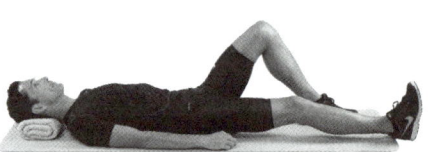

② Zieh das Knie des angewinkelten Beins unter Einsatz der Bauchmuskeln in die Richtung der dem Bein gegenüberliegenden Schulter. Umfasse die Außenseite des unteren Schienbeins (mit der Hand des Arms, der dem zu dehnenden Bein gegenüberliegt) und die Außenseite des Oberschenkels (mit der Hand des Arms, der sich an der gleichen Seite wie das zu dehnende Bein befindet). Hilf auf dem allerletzten Dehnabschnitt mit den Händen nach. Halte die Dehnung nicht. Kehre zurück in die Ausgansposition. Wiederhole die Übung 10-mal, wechsle dann die Seite.

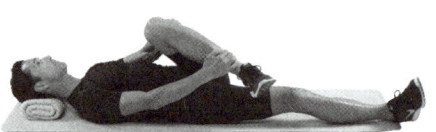

## AIS-Dehnung der Rumpfstrecker (unterer Rücken)

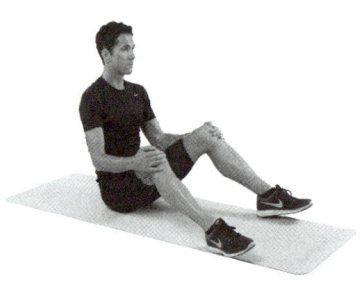

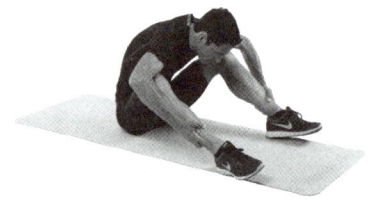

Verspannungen im unteren Rücken verkürzen die Schrittlänge, kosten dich Geschwindigkeit und nehmen dir die Freude an lockeren Dauerläufen. Nimm dir eine Minute zur Lösung der Verspannungen, und du stellst sicher, dass du stundenlang angenehm laufen kannst.

① Setz dich mit angewinkelten Knien auf den Boden, die Fersen stehen etwas weiter als schulterbreit vor dir.

② Lass die Hände zu den Knöcheln gleiten. Zieh das Kinn zur Brust, während du dich unter Einsatz deiner Bauchmuskeln nach vorne beugst; der Kopf senkt sich zwischen die Knien. Nimm auf dem allerletzten Dehnungsabschnitt die Hände zur Hilfe, um den maximalen Bewegungsradius zu erreichen. Halte die Dehnung nicht. Kehre zurück in die Ausgangsposition. Wiederhole die Übung 10-mal.

## ÜBUNGEN ZUR VERLETZUNGSPRÄVENTION NACH DEM LAUFEN MIT HAUSHALTSUTENSILIEN

Manche Läufer verfügen weder über die Zeit noch die erforderlichen Utensilien für komplexere das Bindegewebe stärkende Übungen nach dem Laufen. Für diese Läufer könnten die folgenden Übungen das Richtige sein. Diese schnell durchzuführende Übungseinheit liefert dir genau das erforderliche Mindestmaß an Prävention, das erforderlich ist, um einer Plantarfasziitis, einer Achilles-Tendinose, einer Sehnenentzündung im Schienbein, Schmerzen im unteren Rücken und anderen Beschwerden vorzubeugen. Die Übungen sind für alle Trainingsniveaus geeignet und effektiv. Sie werden von Christian Cushing-Murray demonstriert, der die Meile in unter vier Minuten gelaufen und derzeitiger US-amerikanischer Masters-Athletics-Rekordhalter im 1500-Meter-Lauf ist (in der Altersgruppe M45).

*Die folgenden sieben Übungen, von Zehen einziehen bis Tagträumer, sind alle Teil desselben kontinuirlichen Trainings.*

## Zehen einziehen – Handtuchübung

Mit dieser Übung kannst du auf einfache Weise einer Plantarfasziitis vorbeugen, einer Verletzung, die häufig als Schmerz in der Ferse (oft mit einer Prellung verwechselt) oder im Fußgewölbe zu spüren ist.

① Setz dich barfuß auf einen Stuhl; vor dir liegt ein Handtuch ausgebreitet auf dem Boden. Stell einen Schuh oder einen ähnlich schweren Gegenstand auf das andere Ende des Handtuchs, um einen leichten Widerstand zu erzeugen. Lass die Fersen auf dem Boden, und zieh das Handtuch zu dir heran, indem du die Zehen einziehst. Roll das Handtuch unter den Fußgewölben (oder hinter den Fersen) ein, bis du das ganze Handtuch zusammengerollt hast. Wiederhole die Übung 1- bis 2-mal.

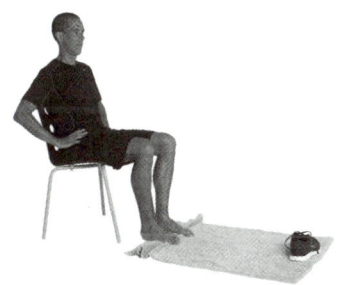

## Fußarbeit

Die folgenden simplen Fußübungen sorgen für eine bessere Stabilität deiner Knöchel und helfen, dem Schienbeinkantensyndrom und einer Plantarfasziitis vorzubeugen. Die Fußübungen sollten flüssig und mühelos durchgeführt werden – streng dich nicht übermäßig an.

① *Kreisen:* Leg dich auf den Rücken, ein Bein ist ausgestreckt, die Zehen zeigen nach oben, das andere Bein ist so angewinkelt, dass der Oberschenkel senkrecht nach oben zeigt und das Knie in einem 90-Grad-Winkel gebeugt ist, sodass der Unterschenkel parallel zum Boden ausgerichtet ist. Umfasse das angehobene Bein mit beiden Händen und mach mit dem Fuß kreisende Bewegungen. Drehe ihn 10-mal im und 10-mal gegen den Uhrzeigersinn. Beschränke die Bewegung auf Knöchel und Fuß.

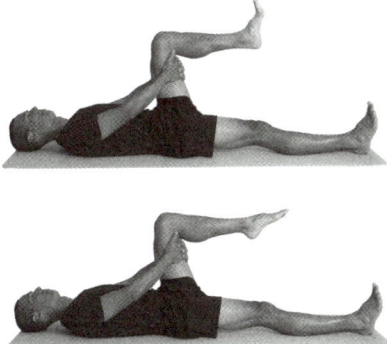

② *Gaspedal drücken*: Die Ausgangsposition ist die gleiche wie beim Kreisen. Streck den Fuß des gehobenen Beins vom Schienbein weg (Plantarflexion) und zieh ihn wieder zum Schienbein zurück (Dorsalflexion). Wiederhole die Übung 10-mal mit jedem Fuß. Als Alternative zum Kreisen und Gaspedal drücken kannst du mit dem Fuß das Alphabet und die Ziffern von 1 bis 10 zeichnen.

## Heben und Senken der großen Zehen

Das Heben und Senken der großen Zehen kräftigt das Fußgewölbe, weshalb diese Übung eine der besten zur Vorbeugung einer Plantarfasziitis ist.

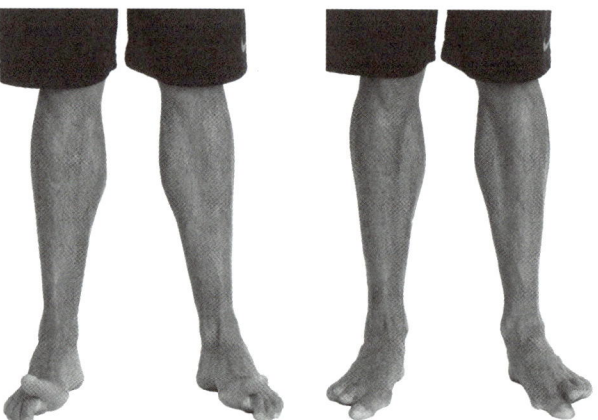

① Stell dich barfuß hin, die Füße stehen hüftbreit auseinander. Heb die großen Zehen an und press die anderen vier Zehen jeden Fußes gleichzeitig auf den Boden.
② Kehr die Bewegung um: Press deine beiden großen Zehen auf den Boden und heb die anderen Zehen an. Beginne mit wenigen Wiederholungen und steigere dich auf 30 Sekunden oder mehr.

## Zehenheben und -senken im Sitzen

Dies ist eine gute Übung zur Vorbeugung des Schienbeinkantensyndroms.

① Setz dich auf einen Stuhl, die Beine in einem 90-Grad-Winkel vor dir ausgerichtet, die Füße stehen flach auf dem Boden.
② Hebe und senke die Zehen schnell und mehrfach hintereinander. Die Fersen bleiben auf dem Boden. Mach weiter, bis du ein »Brennen« in den Muskeln an der Außenseite deines Schienbeins spürst. Dies kann nach einigen Sekunden eintreten oder erst nach 2–3 Minuten. Du kannst einen oder mehrere Sätze absolvieren.

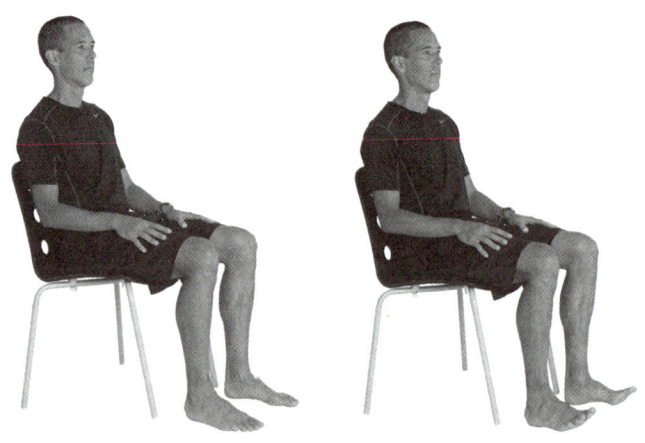

## Step-Downs

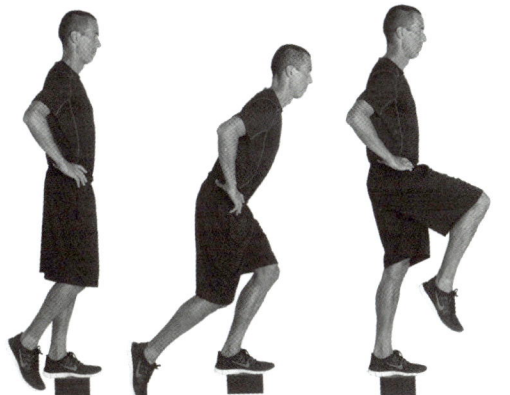

Diese Übung eignet sich zur Stärkung der Hüftbeuger und zum Stabilitätsaufbau in den Hüften und Knien. Darüber hinaus eignet sie sich zur Vorbeugung und Regeneration von Knieverletzungen.

① Stell dich auf einem Bein auf eine Stufe oder niedrige erhöhte Plattform. Dein unbeanspruchtes Bein sollte im Knie leicht gebeugt sein. Zu Beginn der Übung befinden sich die Knie nebeneinander.

② Senke die Hüfte, wobei du den vorderen Fuß mit dem gesamten Körpergewicht belastest. Um Verletzungen zu vermeiden, *muss* dein lasttragendes Knie sich auf einer Linie mit deinem vorderen Fuß befinden. Das unbeanspruchte Bein sollte sich auf einer Linie mit der Wirbelsäule befinden. Bück dich nur so weit, dass du hinter dir auf den Boden tippst.

③ Strecke das lasttragende Bein jetzt durch, bring das unbeanspruchte Bein nach vorne und hebe das Knie des unbeanspruchten Beins vor dir an (imitiere die Vorwärtsbewegung deines Schritts). Lass den lasttragenden Fuß während der ganzen Übung flach auf der Stufe oder der erhöhten Plattform. Wiederhole die Übung mit jedem 5- bis 10-mal.

## Absenken der Ferse

Dies ist eine exzentrische Übung für die Waden, und sie dient der Vorbeugung und der Regeneration einer Tendinose der Achillessehne. Obwohl das Absenken der Ferse die Waden stärkt, besteht der Hauptnutzen dieser Übung in der Erzeugung von Bewegung in den Sehnen selbst (Zellen reiben gegen Zellen).

① Stell dich mit den Fußballen auf eine Stufe oder eine erhöhte Plattform, die Fersen ragen über die Kante. Stütz dich an einem Stuhl oder an einem anderen stabilen Objekt ab, um das Gleichgewicht zu halten. Verlagere dein gesamtes Gewicht auf einen Fuß und senke langsam die Ferse dieses Fußes ab, bis du den maximalen Bewegungsradius erreicht hast.

② Drücke dich unter Einsatz beider Füße wieder nach oben und wiederhole die Übung. Der Nutzen der Übung resultiert nicht daraus, dass du dich auf die Zehen stellst, sondern daraus, dass du die Ferse absenkst. Beginne mit 2–5 Wiederholungen pro Fuß und steigere dich auf 15–20. Alternativ können Anfänger (oder Läufer, denen eher die Ferse schmerzt als der mittlere Bereich der Achillessehne) die Übung auf einer ebenen Fläche durchführen. Zur Behandlung einer Tendinose sollten drei Monate lang bis zu zweimal pro Tag 3 Sätze à 15 Wiederholungen (mit jeder Ferse) absolviert werden. Nimm Gewichte hinzu (einen Rucksack oder Gewichte), sobald deine Kraft zunimmt.

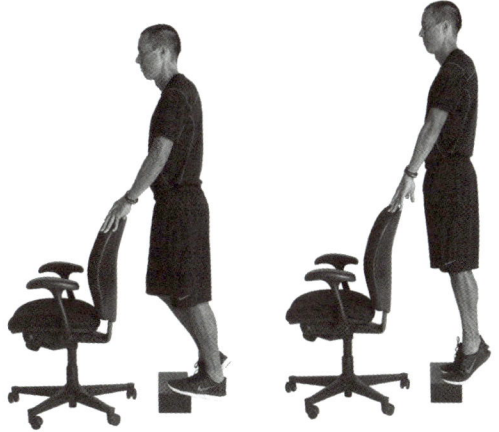

## Der Tagträumer

Es gibt keine bessere Möglichkeit, Verspannungen im unteren Rücken zu lösen, als ein paar Minuten am Tag in der Tagträumerposition zu verbringen. Die Übung eignet sich gut als Abschluss deiner Übungen zur Verletzungsprävention nach dem Laufen mit Haushaltsutensilien.

① Leg dich auf den Rücken, die Arme sind neben dir ausgebreitet, die Hände befinden sich in etwa auf Taillenhöhe, die Unterschenkel und Füße liegen auf einem Stuhl. Deine Knie sollten im 90-Grad-Winkel gebeugt sein, stütz die Füße an der Lehne ab, damit sie nicht nach außen zu den Seiten kippen. Atme langsam und tief, und entspann dich. Tu nichts anderes. Bleib für 5–10 Minuten in dieser Position.

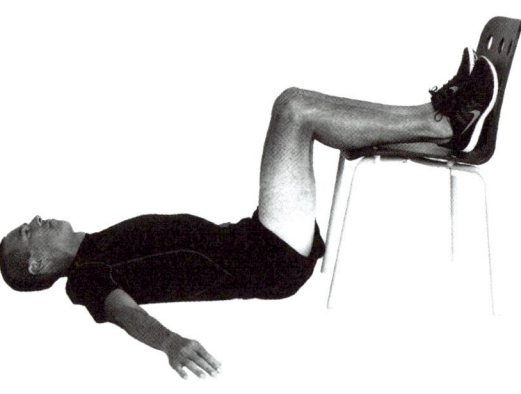

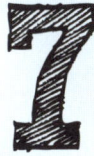

**7**

# Bau dein Läufer-Herz-Kreislauf-System auf

**D**er Begriff »Cardio« ist zu einem Synonym für Ausdauertraining geworden. Die meisten Läufer glauben tatsächlich, dass Fitwerden mit dem Ausdauertraining beginnt. Deshalb wundert es dich vielleicht, dass wir bis zu dieser Stelle gewartet haben, um uns mit dem Herz-Kreislauf-System zu befassen. Das muss es aber nicht. Zum einen baust du deinen Laufkörper nicht auf, indem du die verschiedenen Komponenten einzeln trainierst; du trainierst diverse Komponenten gleichzeitig. Zum anderen ist es für etliche Verbesserungen des Herz-Kreislauf-Systems nicht erforderlich, das Herz-Kreislauf-System direkt anzusprechen. Dein Herz-Kreislauf-System wird fit, weil du den Brennstoffbedarf deines Körpers erhöhst, und das erreichst du mit Sicherheit, wenn du die Übungen aus den Kapiteln 5 und 6 durchführst.

Das Herz-Kreislauf-System ist das System, das deinen Laufkörper mit Brennstoff versorgt. Es liefert die konstante Zufuhr an Sauerstoff, Energie (also Kohlenhydraten, Proteinen und Fetten), Wasser und Hormonen, die dein Körper benötigt, um zu funktionieren. Aber das ist noch nicht alles. Das Herz-Kreislauf-System übernimmt gleichzeitig die Aufgabe der Müllabfuhr, indem es Abfallprodukte wie Kohlendioxid, saure Wasserstoffionen und sogar Hitze abtransportiert.

Es dürfte keine Überraschung sein, dass eine Verbesserung der Laufleistung eine verbesserte Kraftstoffbereitstellung und eine verbesserte Müllabfuhr erfordert. Zu deinem Glück funktioniert das Herz-Kreislauf-System nach dem Prinzip von Angebot und Nachfrage: Wenn dein Laufkörper einen höheren Energiebedarf hat, stellt dein Herz-Kreislauf-System mehr Energie zur Verfügung. Um es bildlich darzustellen: Es verwandelt sich von einem antiken römischen Aquädukt in ein Hightech-Wasserwerk des 21. Jahrhunderts mit einer leistungsfähigen Pumpstation und einem verzweigten, viele Kilometer langen Netz verstärkter Rohrleitungen.

## WAS IST DAS HERZ-KREISLAUF-SYSTEM?

Einfach ausgedrückt ist das Herz-Kreislauf-System ein Blutverteilungsnetz. Aber das wäre genauso, als würde man sagen, die Regierung ist ein Regelverteilungsnetz. In Wahrheit ist das Herz-Kreislauf-System eine biologische Infrastruktur zum Bedienen von Angebot und Nachfrage von nahezu unvorstellbarem Ausmaß. Das Herz ist der Motor dieses Infrastruktursystems. Es schlägt 100.000-mal am Tag und pumpt fast 7500 Liter Blut. Das Leitungsnetz aus Blutgefäßen umfasst etwa 96.000 Kilometer – das entspricht fast dem zweieinhalbfachen Erdumfang oder einem Viertel der Entfernung von der Erde zum Mond. 20–30 Billionen rote Blutkörperchen transportieren Sauerstoff zu den 100 Billionen Zellen in unserem Körper.

Und das ist der Zustand, bevor du mit dem Trainieren beginnst. Wenn du das Training mit einem Monopoly-Spiel vergleichen würdest, wäre es so, als würdest du Häuser und Hotels auf deine Herz-Kreislauf-»Straßen« setzen. Du nimmst Investitionen vor, die dir eine beträchtliche Rendite bescheren, unter anderem ein kräftigeres Herz, sogar weitere Kilometer an Blutgefäßen und eine höhere Anzahl an roten Blutkörperchen.

Als Läufer solltest du dein Herz-Kreislauf-System als dein *Sauerstofftransportsystem* betrachten. Seine Hauptaufgabe ist es, während deines Trainings und deiner Wettkämpfe Sauerstoff von deiner Lunge zu deinen Skelettmuskel- und Herzmuskelzellen zu transportieren.

In diesem Kapitel sehen wir uns drei wichtige Bestandteile und Aspekte des Herz-Kreislauf-Systems an:

- ▶ **das Herz**
- ▶ **die Blutgefäße**
- ▶ **das Blutvolumen**

Da die Lunge (als Teil des *Atemapparats*) den Sauerstoff liefert, der mittels des Herz-Kreislauf-Systems transportiert wird, gehen wir auch kurz auf die Lunge ein und stellen eine Trainingsstrategie vor, die zur Kräftigung der Lunge beiträgt.

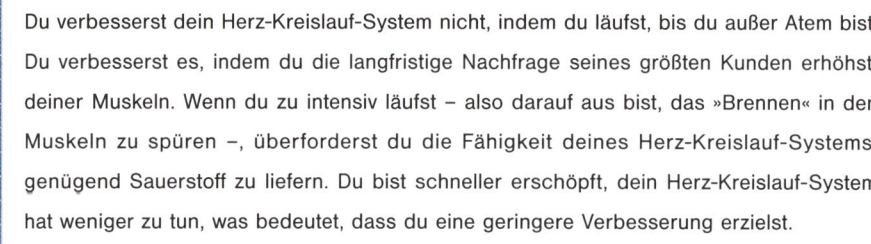

## TIPP FÜR ANFÄNGER

Du verbesserst dein Herz-Kreislauf-System nicht, indem du läufst, bis du außer Atem bist. Du verbesserst es, indem du die langfristige Nachfrage seines größten Kunden erhöhst: deiner Muskeln. Wenn du zu intensiv läufst – also darauf aus bist, das »Brennen« in den Muskeln zu spüren –, überforderst du die Fähigkeit deines Herz-Kreislauf-Systems, genügend Sauerstoff zu liefern. Du bist schneller erschöpft, dein Herz-Kreislauf-System hat weniger zu tun, was bedeutet, dass du eine geringere Verbesserung erzielst.

DAS ULTIMATIVE LÄUFERTRAINING

## »Führt Laufen zur Absenkung meiner Ruhefrequenz?«

Jeder weiß, dass Langstreckenläufer niedrige Herzschlagraten haben. Herzschlagfrequenzen zwischen 40 und 50 (Schlägen pro Minute) werden bei Langzeitläufern als normal angesehen, bei ein paar wenigen gehen sie auf unter 40 oder sogar knapp unter 30 hinunter.

Aber lässt sich die Herzfrequenz bei jedem Menschen durch Training absenken?

Für die meisten lautet die Antwort »Ja«, aber mit einer Einschränkung: Genetische Veranlagung und die Art von Training, die du absolvierst, haben Einfluss darauf, wie stark sich deine Herzfrequenz senken lässt.

Vergleichen wir zwei der großartigsten Läufer aller Zeiten. Jim Ryun, der letzte Weltrekordhalter der USA beim Meilenlauf, hatte eine Ruhefrequenz von 60 Schlägen pro Minute. Ron Clarke hingegen, ein australischer Langstreckenläufer, der in den 1960er-Jahren 17 Weltrekorde erzielte, hatte eine Ruhefrequenz von 28. Beide Männer waren unglaublich fit, aber Clarke hatte verglichen mit Ryun eine um mehr als die Hälfte niedrigere Ruhefrequenz!

Um diesen Unterschied zu verstehen, musst du verstehen, warum deine Herzschlagfrequenz abnimmt. Wenn du läufst, wird dein *linker Herzventrikel*, die untere linke Herzkammer, die Blut durch deinen Körper pumpt, kräftiger (ähnlich wie die Bauchmuskeln eines Aerobictrainers durch das tägliche Core-Training kräftiger werden). Und weil der Ventrikel kräftiger wird, pumpt dein Herz mit jedem Herzschlag mehr Blut. In Ruhestellung pumpt das Herz eines jeden Menschen etwa fünf Liter Blut pro Minute. Aber wenn dein Herz mit jedem Schlag mehr Blut durch den Körper pumpt, muss es weniger häufig pumpen, um diese fünf Liter zu bewegen. Während ein untrainiertes Herz 60 bis 100 Schläge benötigt, um diese Blutmenge zu bewegen, braucht ein trainiertes Herz dafür nur 45 bis 55 Schläge.

Beim Laufen pumpt dein Herz natürlich viel mehr als fünf Liter pro Minute durch deinen Körper. Das bringt einen neuen Faktor ins Spiel: die *maximale Herzfrequenz*, also die maximale Anzahl der Schläge, die dein Herz in einer Minute erreichen kann. Die maximale Menge Blut, die dein Herz in einer Minute pumpen kann, wird mit einer einfachen Formel bestimmt: Man nimmt die Menge Blut, die dein Herz mit jedem Schlag pumpt – *Herzschlagvolumen* genannt, (versuch nicht, es selbst zu berechnen, denn dafür braucht man ein Labor, führ dir nur das Konzept vor Augen) – und multipliziert diese mit deiner maximalen Herzfrequenz. Oder anders ausgedrückt:

Herzschlagvolumen × maximale Herzfrequenz = maximales Herzminutenvolumen.

Die meisten Menschen haben eine maximale Herzfrequenz von 220 Schlägen pro Minute minus ihr Lebensalter. Bei einem Dreißigjährigen würde man zum Beispiel eine maximale Herzfrequenz von 190 prognostizieren (220 Schläge minus 30). Die maximale Herzfrequenz kann nicht durch Training verbessert werden; sie ist genetisch vorgegeben. Wenn also zwei Dreißigjährige bei einem Rennen gegeneinander antreten, würde das Herz desjenigen mit der niedrigeren Ruhefrequenz (also einem größeren Schlagvolumen) theoretisch mehr Blut pumpen und somit mehr Sauerstoff zu den arbeitenden Muskeln transportieren und ihm dadurch einen Vorteil verschaffen.

Das bringt uns wieder zurück zu den Läufern Ryun und Clarke. Ryuns Herz hat sich nicht an die Regeln gehalten. Als er zwischen 20 und 30 Jahre alt war, wurde die maximale

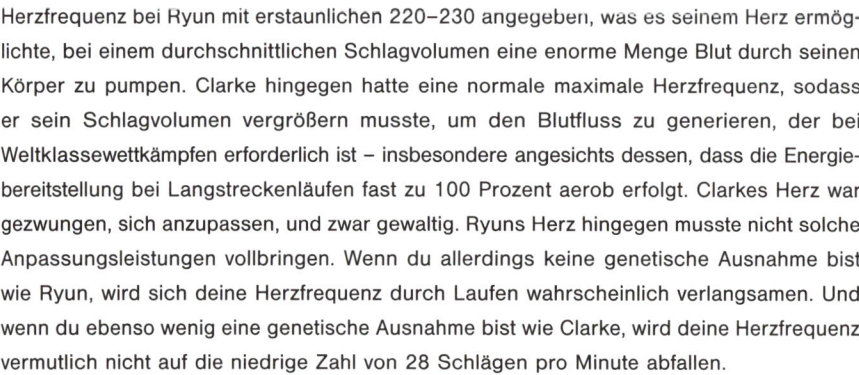

# TRAININGSDISKUSSION

Herzfrequenz bei Ryun mit erstaunlichen 220–230 angegeben, was es seinem Herz ermöglichte, bei einem durchschnittlichen Schlagvolumen eine enorme Menge Blut durch seinen Körper zu pumpen. Clarke hingegen hatte eine normale maximale Herzfrequenz, sodass er sein Schlagvolumen vergrößern musste, um den Blutfluss zu generieren, der bei Weltklassewettkämpfen erforderlich ist – insbesondere angesichts dessen, dass die Energiebereitstellung bei Langstreckenläufen fast zu 100 Prozent aerob erfolgt. Clarkes Herz war gezwungen, sich anzupassen, und zwar gewaltig. Ryuns Herz hingegen musste nicht solche Anpassungsleistungen vollbringen. Wenn du allerdings keine genetische Ausnahme bist wie Ryun, wird sich deine Herzfrequenz durch Laufen wahrscheinlich verlangsamen. Und wenn du ebenso wenig eine genetische Ausnahme bist wie Clarke, wird deine Herzfrequenz vermutlich nicht auf die niedrige Zahl von 28 Schlägen pro Minute abfallen.

## CARDIO-TRAINING

Falls du schon geahnt hast, dass das Trainieren deines Herz-Kreislauf-Systems viel Lauftraining beinhaltet, liegst du richtig. Und genauso, wie du durch Trainingseinheiten in unterschiedlichem Lauftempo deine unterschiedlichen Muskelfasertypen trainierst (s. Kapitel 5), trainierst du mit Läufen in unterschiedlichem Tempo die spezifischen Bereiche deiner Herz-Kreislauf-Fitness.

Im Grunde hast du dein Herz-Kreislauf-Training schon mit deinen ersten Läufen (oder Walking-Runden) begonnen, bei denen du deine Muskeln gestärkt hast. Jetzt ist es an der Zeit, darauf aufzubauen. Du musst sowohl den Umfang als auch die Intensität deines Trainings steigern. Mit den folgenden Trainingseinheiten erreichst du dies:

- ▶ Intervalltraining: kurze, schnelle Laufphasen alternieren mit Erholungsintervallen.
- ▶ 5-km-Renntempo/10-km-Renntempo-Gelände- und Laufbahn-Training: Wiederholungen im 5-km- oder 10-km-Renntempo mit Erholungsintervallen.
- ▶ Cruise-Intervalle (Langintervalle): Wiederholungen in einem Tempo, das über eine Stunde durchgehalten werden kann, dazwischen Erholungsintervalle.
- ▶ Tempolauf: ein einzelner am Stück durchgeführter Lauf (10–40 Minuten) in einem

Tempo, das etwa dem Halbmarathon- oder Marathon-Renntempo entspricht.
- ▶ Langer Lauf: Ein Langstreckenlauf, der über eine Distanz gehen kann, die 20–25 Prozent deiner wöchentlichen Trainingskilometer entspricht.

Jede dieser Trainingseinheiten zeichnet sich durch eine spezifische Belastungsintensität aus (die oft durch das Lauftempo bestimmt wird). Den Umfang oder die Intensität einer der Trainingseinheiten zu steigern, bringt keinen Vorteil; eher werden dadurch der gewünschte Trainingsreiz und die angestrebte Anpassung beeinträchtigt.

## DAS HERZ

Seitdem wir Menschen das Schlagen unseres Herzens in unserer Brust gespürt haben, hat das Herz die Fantasie von Poeten und Philosophen beflügelt. Die alten Ägypter hielten das Herz für ein Behältnis, in dem sich die Seele befindet. Aristoteles zufolge war das Herz der Sitz der Intelligenz und des Empfindens. Die katholische Kirche bezeichnete es im Konzil von Vienne im Jahr 1311 als die Quelle der Gefühle, der Nährstoffe und der Vitalität. Einige Hundert Jahre später wurde es neu definiert als die Wiege der Liebe. Erst der im 17. Jahrhundert lebende Philosoph und Mathematiker René Descartes – von dem der

Ausspruch »cogito ergo sum« (»Ich denke, also bin ich«) stammt – erklärte, dass das Herz nicht mehr sei als eine mechanische Pumpe.

Gewappnet mit den Erkenntnissen aus ein paar Hundert Jahren des Experimentierens mit verschiedenen Trainingstechniken, haben moderne Läufer diese simple Pumpe, ein aus spezialisierten Herzmuskelfasern bestehendes Organ, das ein ganzes Leben lang nonstop schlagen kann, in den Motor verwandelt, der die Fitness-Revolution vorangetrieben hat.

Das Herz befindet sich nahe der Mitte deiner Brust, eingebettet zwischen den beiden Lungenflügeln. Es ist etwa so groß wie eine geballte Faust und in zwei Hälften unterteilt. Es verfügt über vier Kammern: den rechten und linken *Herzvorhof* sowie die rechte und linke *Herzkammer* (Ventrikel). Das sauerstoffarme Blut aus dem Körperkreislauf fließt in den rechten Vorhof und wird von dort in die darunter befindliche rechte Herzkammer geleitet. Von dort wird das Blut in die beiden Lungenflügel gepumpt. Auf der linken Seite deines Herzens fließt das in der Lunge mit Sauerstoff angereicherte Blut in den linken Vorhof und wird von dort in die linke Herzkammer weitergeleitet. Von dort wird es in die *Aorta gepumpt*, die größte Arterie, und dann weiter in den Körperkreislauf. Ein normales Herz eines Erwachsenen schlägt sechzig bis hundert Mal pro Minute und macht bei jedem Schlag zwei Töne, die klingen wie »Lub-Dub«. Der erste Herzton kommt dadurch zustande, dass sich die Herzklappen zwischen den Vorhöfen und Kammern schließen, nachdem das Blut in die Kammern gepumpt wurde. Der zweite Herzton kommt dadurch zustande, dass sich die Herzklappen der Kammern schließen, sobald das Blut in die Lunge und in die Aorta gepumpt wurde. Im Laufe deines Lebens wird dein Herz ungefähr 160.000.000 Liter Blut pumpen, was dem Fassungsvermögen eines durchschnittlich großen Öltankers entspricht!

Was das Herz anbelangt, ist dein Trainingsziel einfach zu definieren: Erhöhe seine Pumpkapazität.

## Das Herzminutenvolumen

Das Blutvolumen, das das Herz pro Minute pumpen kann, nennt man das *Herzminuten- oder Herzzeitvolumen*. Je mehr Blut das Herz pumpen kann,

desto mehr Sauerstoff wird zu den Muskelfasern transportiert. Dies steigert die Fähigkeit der Muskelfasern, aerob erzeugte Energie bereitzustellen, was für Ausdauertraining und Wettkämpfe von entscheidender Bedeutung ist. Das Herzzeitvolumen wird durch zwei Faktoren bestimmt:

▶ **das Herzschlagvolumen:** das Blutvolumen, das bei einem Herzschlag gepumpt wird
▶ **die Herzfrequenz:** die Anzahl der Herzschläge in einer Minute.

## Tabelle 7.1
## Herzminutenvolumen
## bei 5- und 10-km-Läufen

| 5-km-Zeit | 10-km-Zeit | Herzzeitvolumen (Liter pro Minute)* |
|---|---|---|
| Im Ruhezustand | | 4.5–5.5 |
| 14:00 | 29:10 | 30.5–36.5 |
| 15:00 | 31:15 | 28.3–34.0 |
| 16:00 | 33:20 | 26.4–31.7 |
| 17:00 | 35:25 | 24.8–29.8 |
| 18:00 | 37:30 | 23.4–28.0 |
| 19:00 | 39:35 | 22.1–26.5 |
| 20:00 | 41:40 | 20.9–25.1 |
| 21:00 | 43:45 | 19.8–23.8 |
| 22:00 | 45:50 | 18.9–22.7 |
| 23:00 | 47:55 | 18.0–21.6 |
| 24:00 | 49:60 | 17.2–20.7 |
| 25:00 | 52:05 | 16.5–19.8 |
| 26:00 | 54:10 | 15.8–19.0 |
| 28:00 | 58:20 | 14.6–17.6 |
| 30:00 | 1:02:30 | 13.6–16.3 |
| 32:00 | 1:06:40 | 12.7–15.3 |
| 34:00 | 1:10:50 | 11.9–14.3 |
| 36:00 | 1:14:60 | 11.2–13.5 |
| 38:00 | 1:19:10 | 10.6–12.7 |
| 40:00 | 1:23:20 | 10.0–12.0 |
| 42:00 | 1:27:30 | 9.5–11.4 |

In **Tabelle 7.1** sind Schätzwerte des Herzminutenvolumens für bestimmte 5-km- und 10-km-Laufzeiten aufgeführt. Du findest deine 5-km- bzw. 10-km-Zeit in den beiden linken Spalten und das geschätzte Herzminutenvolumen in der rechten Spalte. Das Herzminutenvolumen ist die Blutmenge in Litern, die dein Herz in einer Minute pumpt.
*Die angegebenen Bandbreiten berücksichtigen unterschiedliche Körpergewichte.

Wenn du das Herzschlagvolumen mit der Herzfrequenz multiplizierst, ist das Ergebnis das Herzminutenvolumen. Im Ruhezustand pumpt das Herz eines normalen Erwachsenen im Durchschnitt fünf Liter Blut pro Minute. Beim Laufen steigert sich das Herzminutenvolumen beträchtlich. In Tabelle 7.1 sind die geschätzten Herzminutenvolumina aufgeführt, die für unterschiedliche Laufleistungen bei 5-km- und 10-km-Läufen erforderlich sind.

Wenn du deine Laufleistung beim Training oder bei Wettkämpfen verbessern möchtest, *musst* du dein Herzminutenvolumen steigern. Also musst du dein Schlagvolumen oder deine Herzschlagfrequenz steigern. Leider ist deine *maximale Herzschlagfrequenz* (also die Anzahl der Schläge pro Minute, die dein Herz schafft) durch genetische Veranlagung bestimmt und kann nicht verändert werden. Damit bleibt nur das Schlagvolumen, und das kann zum Glück verbessert werden – und zwar beträchtlich.

## Das Herzschlagvolumen

Das Schlagvolumen bezeichnet das Blutvolumen, das von einer deiner beiden Herzkammern gepumpt wird, das bei gesunden Erwachsenen in etwa gleich ist. Als Läufer wirst du dich jedoch auf deine linke Herzkammer konzentrieren, von der das Blut in den Kreislauf gepumpt wird (die rechte Herzkammer pumpt das Blut in einen kleineren Kreislauf, der das Blut vom Herzen zur Lunge bringt und wieder zurück). Wenn du dein Schlagvolumen erhöhst, erhöhst du die Menge an Blut – also Sauerstoff –, die zu deinen Muskeln transportiert werden kann. Dies ist auf zwei Weisen zu erreichen:

▶ **Herzkammervergrößerung:** Beim Laufen erhöhst du das Blutvolumen, das deine linke Herzkammer füllt, was bewirkt, dass diese sich dehnt. Je größer die Dehnung, desto mehr passt sich dein Körper an, indem sich die Herzkammer vergrößert, was es dieser wiederum ermöglicht, mit jedem Herzschlag entsprechend mehr Blut zu pumpen. Diese Anpassung findet in stärkerem Maße bei Langstreckenläufern als bei Mittelstreckenläufern statt, was vermutlich daran

liegt, dass Langstreckenläufer mehr Zeit auf das Training verwenden.

▶ **Steigerung der Kontraktionskraft:** Je stärker sich die linke Herzkammer dehnt, wenn sie mit Blut gefüllt wird, desto höher ist die Kontraktionskraft des Herzens bei jedem Schlag. In gewisser Weise entspricht das Zurückschnellen des Herzmuskels und des Bindegewebes des Herzens der elastischen Rückfederung deiner Achillessehne und der Faszien. Aber es geht nicht nur um die Rückfederung. Es gibt im Hinblick auf die Kontraktionskraft eine neurale und eine muskuläre Komponente (die Dicke der Muskeln deiner Herzkammerwand wird sich erhöhen, allerdings nicht so wie bei Radfahrern, Ruderern und Kanufahrern).

Um das Schlagvolumen zu erhöhen, ist Intervalltraining die bevorzugte Trainingsmethode. Intervalltraining, also Wiederholungen kurzer, schneller Laufphasen, gefolgt von Erholungsphasen, während derer man joggt oder geht, wurde von Woldemar Gerschler und Dr. Hans Reindell in den 1930er-Jahren erstmals eingeführt. Das Ziel ist es, die Herzfrequenz während der Wiederholungen zu erhöhen und in den Erholungsphasen eine Senkung der Herzfrequenz zu ermöglichen. Während der erhöhte Blutfluss wichtig ist, solange die Wiederholungen stattfinden, sind vor allem die Erholungsintervalle von entscheidender Bedeutung. In der Erholungsphase sinkt die Herzfrequenz schneller als der entsprechende Blutfluss abfällt. Dies führt dazu, dass die Herzkammern sich übermäßig füllen, was eine kurze Erhöhung des Schlagvolumens verursacht. Wiederholt man dies durch zahlreiche Wiederholungen, bewirkt dieser Trainingsreiz eine Anpassung: eine Erhöhung des Herzschlagvolumens.

Das Schlagvolumen ist einer der entscheidendsten Faktoren im Hinblick auf die Laufleistung. Nicht fitte Läufer erreichen ihr maximales Schlagvolumen, wenn sie joggen. Bei trainierten Läufern hingegen erhöht sich das Schlagvolumen umso mehr, schneller sie laufen, bis hin zum Laufen im 5-Kilometer-Wettkampftempo und schneller. Das entspricht einem gehörigen Sauerstoffvorteil.

Wenn du dein Herz trainierst, tut dein Herz das, was menschliches Gewebe am besten kann: Es passt sich an. Die Herzmuskelfasern werden dicker. Das Herz-Bindegewebe wird kräftiger. Die Herzkammern vergrößern sich. Das Schlagvolumen erhöht sich. Und die Ruhefrequenz sinkt (s. Zusatzinformation »Führt Laufen zur Absenkung meiner Ruhefrequenz?«, S. 115).

## Trainingsempfehlung

Am besten lässt sich das Herzschlagvolumen durch Intervalltraining erhöhen. Intervalle von 30–90 Sekunden im 1500-Meter- bis 3-Kilometer-Renntempo sind sehr effektiv. Das Gleiche gilt für etwas längere Wiederholungen im 3-km-, 5-km- oder sogar 10-km-Renntempo (s. S.126). Auch Bergwiederholungen (s. S.135) liefern einen hervorragenden Trainingsreiz.

# TRAININGSDISKUSSION

## »Herzkrankheiten, Entzündungen und der Marathon«

Wenn Läufer Herzinfarkte erleiden wie Jim Fixx, einer der Pioniere der Laufbewegung, der nach einem Trainingslauf einem plötzlichen Herztod erlag, ist das immer eine Nachricht. Wenn Läufer bei Marathonläufen an Herzinfarkten sterben, wie es in den vergangenen Jahren beim Chicago-Marathon und beim London-Marathon passiert ist, ist das eine groß aufgemachte Nachricht. Und wenn eine Zeitung wie das *Wall Street Journal* das Laufen von Langstrecken mit dem Verzehr von Cheeseburgern vergleicht und die These aufstellt, »eine erhöhte Anfälligkeit für Vorhofflimmern und Ablagerungen in den Herzkranzgefäßen« mache das Laufen zu einem Gesundheitsrisiko, nehmen Läufer überall auf der Welt davon Notiz und sind aufgerüttelt. Wir wissen, dass wir nicht unsterblich sind, aber wir glauben gerne, dass wir uns gesund verhalten!

Wie also sollen wir auf diese jüngste Panikmache und Attacke auf unseren Sport reagieren? Sollten wir unsere Laufschuhe in den Schuhschrank verbannen? Dem Laufen abschwören und uns einem weniger anstrengenden Zeitvertreib wie dem Lesen des *Wall Street Journals* hingeben? Schauen wir zunächst, was die Experten dazu sagen. Eine 2012 im *The New England Journal of Medicine* veröffentlichte Studie untersuchte das Auftreten von Herzinfarkten bei 10,9 Millionen Teilnehmern an Marathon- und Halbmarathonläufen, die zwischen 2000 und 2010 gelaufen worden waren. Die Studie ergab, dass einer von 184.000 Teilnehmern einen Herzinfarkt erlitten hatte, wobei von den 59 Personen, die einen Herzinfarkt erlitten hatten, 42 gestorben waren. Das ist tragisch. Aber es zeigt, dass das Risiko, beim Laufen einen Herzinfarkt zu erleiden, geringer ist als bei anderen Sportarten. Die Sterberate von Läufern infolge eines Herzinfarkts entspricht nur einem Fünftel der entsprechenden Sterberate von Triathleten und einem Sechstel derjenigen von College-Athleten.

Wenn dich das noch nicht beruhigt, wird es eine Analyse der National Runners Health Study aus dem Jahr 2013 schaffen. Im Rahmen der Studie wurden 32.073 Läufer und 14.734 Walker über einen Zeitraum von sechs Jahren begleitet, und dabei kam heraus, dass Läufer, die mehr als 38 Kilometer pro Woche gelaufen waren, seltener an Herzrhythmusstörungen litten als diejenigen, die weniger trainiert hatten.

>>>

# TRAININGSDISKUSSION

In Wahrheit erleiden Läufer mit einer um 50 Prozent geringeren Wahrscheinlichkeit einen schweren Herzinfarkt als Nichtläufer. Denn es ist nicht das Laufen, das Herzinfarkte verursacht. Herzerkrankungen verursachen Herzinfarkte. Und was verursacht Herzerkrankungen? Jahrelang wurde der Schwarze Peter hohen Cholesterinwerten zugeschoben, doch eine Metaanalyse aus dem Jahr 2012 (für die 170 Forscher Daten von 190.000 Studienteilnehmern auswerteten) ergab, dass Entzündungen zu einem großen Teil für Herzerkrankungen verantwortlich sind. Eine Studie der Harvard Medical School und des Brigham and Women's Hospital (Boston, Massachusetts) aus dem Jahr 2006 kam zu dem gleichen Ergebnis. Die Autoren der Studie stellten fest, dass es »vermehrt wissenschaftliche Belege dafür gibt, dass Entzündungen in allen Stadien [kardiovaskulärer Erkrankungen] eine zentrale Rolle spielen, angefangen bei anfänglichen Anzeichen der Erkrankung bis hin zu terminalen thrombotischen Komplikationen«.

Mit anderen Worten verursachen also Entzündungen – und nicht das Lauftraining – die Verengung der Arterien durch Plaque-Ablagerungen. Und weißt du, was Entzündungen bekämpft? Richtig: Laufen. Schnell fließendes Blut schützt die Arterien und beugt der Entstehung von Atherosklerose vor. Darüber hinaus ergab eine skandinavische Studie aus dem Jahr 2011, dass bessere körperliche Fitness insgesamt mit weniger Entzündungen assoziiert ist.

Lauf also weiter. Und wenn dir der Marathon Sorgen bereitet, bleib bei 5- oder 10-Kilometer-Distanzen.

## BLUTGEFÄSSE

Deine Blutgefäße sind die Versorgungswege, die es deinem Körper ermöglichen, an sieben Tagen die Woche rund um die Uhr Sauerstoff, Nährstoffe, Hormone und Wasser in jede Zelle deines Körpers zu transportieren. Große Blutgefäße – Arterien genannt – führen sauerstoffreiches Blut vom Herzen weg. Die Reise beginnt in deiner Aorta, die sich zu kleineren Arterien verzweigt, die sich ihrerseits zu noch kleineren Arteriolen verzweigen, und die Reise endet schließlich in den winzigsten Blutgefäßen deines Körpers, den Kapillaren. Kapillaren sind so kleine Gefäße, dass die roten Blutkörperchen sie im Gänsemarsch durchströmen müssen. Die Kapillaren sind die Gefäße, die das Blut zu deinen Muskelfasern befördern. Dort lädt das Blut Sauerstoff und Nährstoffe ab und nimmt Kohlendioxid und andere Abfallprodukte auf. Anschließend leiten die Kapillaren das Blut in die Venolen und weiter in die Venen, durch die das Blut schließlich wieder zurück zum Herzen fließt.

## Die Kapillarzone

Jedes Lagerhaus hat eine Ladezone – einen Bereich, in dem Waren geladen oder entladen werden –, in der ständig Lastwagen ankommen und abfahren. Kapillarbetten sind die Ladezonen deiner Muskelfasern; die roten Blutkörperchen fungieren als Lastwagen. Diese Kapillarbetten sind die Austauschzone für Sauerstoff und Kohlendioxid, also für Nährstoffe und Abfallprodukte.

Das Wichtigste, was du dir im Zusammenhang mit Kapillaren einprägen solltest, ist: Je mehr du hast, umso besser.

Je mehr Kapillaren deinem Körper zur Versorgung jeder Muskelfaser zur Verfügung stehen, desto mehr Sauerstoff kann zu dieser Faser befördert werden (und desto mehr Kohlendioxid und andere Abfallprodukte können abtransportiert werden). In Tabelle 7.2 sind Schätzwerte für die Gesamtzahl an Kapillaren in den verschiedenen Muskelfasertypen bei Läufern unterschiedlicher Leistungsniveaus aufgeführt. Wie du in der Tabelle sehen kannst, erhöht sich die geschätzte Kapillardichte bei jedem Muskelfasertyp, je schneller ein Läufer ist.

## Tabelle 7.2
## Durchschnittliche Kapillaranzahl
## pro Muskelfasertyp

| 5-km-Zeit | 10-km-Zeit | Slow-twitch | Inter-mediäre | Fast-twitch |
|---|---|---|---|---|
| 14:00 | 29:10 | 5,6 | 4,2 | 2,8 |
| 15:00 | 31:15 | 5,4 | 4,0 | 2,7 |
| 18:00 | 37:30 | 4,5 | 3,4 | 2,2 |
| 21:00 | 43:45 | 3,6 | 2,7 | 1,8 |
| 24:00 | 50:00 | 2,8 | 2,1 | 1,4 |
| 27:00 | 56:15 | 1,9 | 1,4 | 0,9 |
| 30:00 | 1:02:30 | 2,2 | 1,7 | 1,1 |
| 34:00 | 1:10:50 | 1,9 | 1,5 | 1,0 |
| 38:00 | 1:19:10 | 1,7 | 1,3 | 0,8 |
| 42:00 | 1:27:30 | 1,5 | 1,1 | 0,8 |

**Tabelle 7.2** bietet eine geschätzte Prognose der Anzahl an Kapillaren, mit denen die verschiedenen Muskelfasertypen von Läufern je nach ihren 5-km- bzw. 10-km-Wettkampfzeiten ausgestattet sind. In der linken Spalte findest du die jeweiligen 5-km- bzw. 10-km-Zeiten, in der rechten die prognostizierte Anzahl an Kapillaren für jeden Muskelfasertyp.

Schon während der ersten Trainingswoche beginnen sich neue Kapillaren zu entwickeln, aber sie bilden sich nur für die Muskelfasern, die durch ein bestimmtes Training rekrutiert werden. Fahrrad zu fahren mag gut für dein Herz sein, aber es sorgt nicht dafür, dass sich in den Muskelfasern Kapillaren bilden, die beim Radfahren nicht beansprucht werden. Ähnlich verhält es sich, wenn du nur in langsamem Lauftempo Langstrecken läufst: Dein Körper entwickelt Kapillaren um deine Slow-twitch-Muskelfasern, aber nicht um deine Fast-twitch-Fasern. Es gibt fünf Möglichkeiten, die Kapillarisierung zu stimulieren:

1. **Steigerung der Muskelfaserkontraktion:** Du kannst entweder die Anzahl der Kontraktionen steigern oder die Kontraktionsrate (also die Geschwindigkeit, in der deine Muskelfasern kontrahieren) – oder du strebst beides an. Lange Läufe sind ein Beispiel für eine Trainingseinheit, bei der eine hohe Anzahl an Kontraktionen erreicht wird. Mit Intervalltraining erhöhst du die Kontraktionsrate. Ein Tempolauf wäre ein Beispiel für ein Workout, bei dem du sowohl die Anzahl der Kontraktionen als auch die Kontraktionsrate steigerst.

2. **Steigerung des Blutflusses:** Ein schneller Blutfluss belastet die Kapillaren enorm. Sobald die Belastung einen kritischen Punkt erreicht, teilen sich die Kapillaren oder es entstehen neue.

3. **Erhöhung des Drucks auf die Kapillarwände:** Konstanter Druck auf die Kapillarwände kann zu einer Vergrößerung des Kapillardurchmessers führen.

4. **Lauftempo-Steigerung über die aerobe Schwelle hinaus:** In einem Tempo zu laufen, bei dem der Energiebedarf die durch aerobe Energieerzeugung bereitgestellte Energie leicht übersteigt, regt das Kapillarwachstum an. Effektive Trainingseinheiten sind Intervalle im 5-km-Renntempo für fortgeschrittene Läufer und Intervalle im 10-km-Renntempo für Anfänger.

5. **Steigerung der Lactatwerte:** Erhöhte Lactatwerte stimulieren das Kapillarwachstum. Mit Lactat befassen wir uns in den Kapiteln 9 und 10.

Eine Steigerung der Kapillarisierung (Kapillarwachstum) ist die einzige Möglichkeit, um sicherzustellen, dass durch ein gesteigertes Herzschlagvolumen vermehrt zur Verfügung stehender Sauerstoff zu den Muskelfasern transportiert werden kann.

## Wie gewonnen, so zerronnen

Läufer beschweren sich häufig darüber, dass es ewig dauert, seine Fitness zu verbessern und sie in Nullkommanichts wieder verpufft ist, wenn man das Training abbricht oder unterbricht. Leider folgt die Kapillarisierung dem gleichen Muster. Sobald du aufhörst zu trainieren, verlierst du all deine neuen hart erarbeiteten Kapillaren in nur sieben Tagen. Wenn du einfach nur den Trainingsumfang oder die Trainingsintensität senkst, verschwinden alle neu gewonnenen Kapillaren, die durch die Steigerung des Trainingsumfangs und/oder der Trainingsintensität gebildet wurden. Einfach ausgedrückt: Reduzierter Blutfluss führt zu einer Reduzierung der Kapillaren.

Was die Verbesserung der Kapillarisierung angeht, ist noch ein weiterer Aspekt erwähnenswert: Zu hartes Training wirkt sich kontraproduktiv aus. Man kann sich das Training wie das Backen eines Kuchens vorstellen. Wenn man die Mehlmenge verdoppelt und die Salzmenge verdreifacht, wird der Kuchen davon nicht besser. Das Gleiche gilt für zusätzliche Intervalltrainingseinheiten oder eine Steigerung des Tempos über die Vorgaben hinaus.

## Trainingsempfehlung

Gezieltes Training für eine Förderung der Bildung von Kapillaren erfordert für die verschiedenen Muskelfasertypen jeweils unterschiedliche Trainingsvolumina und Lauftempos. Lang- bzw. Cruise-Intervalle (s. S.131) und Tempoläufe (s. S.132) eignen sich für die Bildung von Kapillaren um Slow-twitch-Fasern. Schnelleres Intervalltraining und Bergwiederholungen (s. S.126 und S.135 steigern genauso effektiv die Bildung von Kapillaren um Fast-twitch-Fasern. Das Gute beim Trainieren der Kapillarisierung ist, dass deine Mitochondrien (s. Kapitel 8) auf den gleichen Trainingsreiz reagieren – du schlägst also zwei Fliegen mit einer Klappe. Alle anderen Blutgefäße werden durch fast jede Art von Training elastischer.

## BLUT

Wie jeder andere Part des Herz-Kreislauf-Systems verbessert sich durch Training auch dein Blut. Die erste Verbesserung beginnt innerhalb von Stunden oder Tagen nach dem ersten Lauf. Das Plasmavolumen nimmt zu. Ein gesteigertes Plasmavolumen verringert die *Blutviskosität* (Zähflüssigkeit), das Blut kann besser und schneller durch die Blutgefäße fließen, insbesondere durch die Kapillaren.

Jedes Lauftraining steigert das Blutvolumen, doch eine 2012 durchgeführte neuseeländischen Studie ergab eine signifikante Zunahme des Plasmavolumens und der Leistungsfähigkeit nach dem Trainieren bei Hitze, allerdings mit der Maßgabe, dass eine leichte Dehydration (nicht mehr als 2 Prozent) erforderlich ist, um den größtmöglichen Nutzen aus dem Training zu ziehen. Alex Hutchinson, der für die *Runner's World* schreibt, hob in seinem Blog *Sweat Science* hervor, dass Studien wie diese verdeutlichen, »wie wichtig es ist, den Körper trainingsbedingtem Stress zu unterziehen, anstatt alle möglichen Anstrengungen zu unternehmen, um ihn zu verhätscheln und ihm Unbehagen zu ersparen ... Die Wasserflasche zu Hause zu lassen, kann also eine gute Entscheidung sein.«

## Tabelle 7.3
## Gesamtblutmenge in Litern im Ruhezustand

| Gewicht in kg | Männlich | | | Weiblich | | |
|---|---|---|---|---|---|---|
| | Untrainiert | Trainiert | Elite | Untrainiert | Trainiert | Elite |
| 113 | 8,9 | 10,5 | 12,2 | 6,7 | 7,8 | 9,1 |
| 102 | 8,0 | 9,4 | 11,0 | 6,0 | 7,1 | 8,2 |
| 91 | 7,1 | 8,4 | 9,7 | 5,3 | 6,3 | 7,3 |
| 79 | 6,2 | 7,3 | 8,5 | 4,7 | 5,5 | 6,4 |
| 68 | 5,3 | 6,3 | 7,3 | 4,0 | 4,7 | 5,5 |
| 57 | 4,4 | 5,2 | 6,1 | 3,3 | 3,9 | 4,6 |
| 45 | 3,6 | 4,2 | 4,9 | 2,7 | 3,1 | 3,7 |
| 34 | 2,7 | 3,1 | 3,7 | 2,0 | 2,4 | 2,7 |

**Tabelle 7.3** enthält Angaben bezüglich der geschätzten Gesamtblutmenge in Litern je nach Körpergewicht und Fitnesslevel. In der linken Spalte findest du das Gewicht, das deinem eigenen am nächsten kommt, den rechten Spalten entnimmst du die dazugehörige Blutmenge, die deinem Geschlecht und deinem Fitnessgrad entspricht.

## Das Einmaleins der roten Blutkörperchen

Die andere bedeutende Anpassung, die Trainingsreize im Blut bewirken, besteht in einer Erhöhung der Anzahl der roten Blutkörperchen (Erythrozyten). Die roten Blutkörperchen transportieren 98 Prozent des Sauerstoffs, den dein Körper verwendet (und sie beteiligen sich auch in großem Umfang am Abtransport von Kohlendioxid). Sauerstoff wird in den Lungen aufgenommen, wo er sich an die eisenhaltigen Hämoglobinmoleküle der roten Blutkörperchen bindet. Es ist dieser eisenhaltige Proteinkomplex, der den roten Blutkörperchen (und dem Blut) die rote Farbe verleiht. Eine Vermehrung der Erythrozyten sorgt dafür, dass dein Blut mehr Sauerstoff transportieren kann.

Die Anzahl an Erythrozyten wächst langsamer als das Plasmavolumen. Die Vermehrung von Erythrozyten braucht Wochen oder sogar Monate, während sich das Plasmavolumen innerhalb von Tagen erhöht. Eine Zunahme der gesamten Erythrozytenmenge erfolgt sogar, obwohl trainingsbedingte Schädigungen ihre zu erwartende Lebensspanne von 120 Tagen auf etwa 70 Tage reduzieren. Man vermutet hinter diesen Schädigungen verschiedene Ursachen, unter anderem die Tatsache, dass sie einer erhöhten Wirkung von Sauerstoff ausgesetzt sind (oxidativer Stress), sowie die durch den Auftritt des Fußes beim Laufen verursachte Auflösung (Hämolyse) von roten Blutkörperchen, bei der durch die Belastung beim Aufprall des Fußes in den Kapillaren der Fußsohle rote Blutkörperchen zerstört werden. Dennoch leiden nur wenige Läufer unter einer Anämie (nicht mitgerechnet ist die kurze Zeitspanne, in der das Plasmavolumen schneller wächst als die Anzahl der Erythrozyten, was manchmal auch als »Sport-Anämie« bezeichnet wird), und die Erythrozytenproduktion übersteigt schnell die normale Neubildungsrate der roten Blutkörperchen, die bei 2 Millionen pro Sekunde liegt. Die Autoren einer Studie des Australian Institute of Sport aus dem Jahr 1995 stellen die Hypothese auf, dass die kürzere Lebensspanne der Erythrozyten bei Läufern von Vorteil ist: »[Dies] könnte vorteilhaft sein, weil junge Zellen sich beim Sauerstofftransport als effizienter erweisen.«

## Trainingsempfehlung

Eine gewisse Zunahme des Plasmavolumens wird durch jede Art von Lauftraining bewirkt. Eine höhere Zunahme des Plasmavolumens kann durch Trainieren bei Hitze erreicht werden (s. Kapitel 10, S.180). Für eine Erhöhung der Menge der roten Blutkörperchen spielt Ernährung eine große Rolle. Du musst ausreichend Eisen zu dir nehmen (s. Kapitel 22, Zusatzinformation »15 eisenhaltige Nahrungsquellen«, S.356). Trainieren im aeroben Bereich fördert eine Zunahme der Erythrozytenmenge, wobei der dahinterstehende Mechanismus noch nicht vollständig geklärt ist.

## TRAININGSDISKUSSION

### »Was ist Blutdoping?«

Beim Blutdoping erhalten Langstreckenläufer Bluttransfusionen zur Erhöhung ihrer Leistungsfähigkeit. Durch die Blutkonserven kann ihre maximale aerobe Kapazität gesteigert werden.

Das traditionelle Blutdoping kann auf zwei Weisen erfolgen: Bei der ersten Methode entnimmt ein Sportler in den Wochen oder Monaten vor einem Wettkampf etwa einen Liter seines eigenen Blutes. Der Körper des Sportlers bildet das verlorene Blut neu. Ein oder zwei Tage vor dem Wettkampf wird dem Sportler das zuvor entnommene Blut erneut per Transfusion zugeführt, was zur Erhöhung des Blutvolumens führt (auch einer Erhöhung der Anzahl der roten Blutkörperchen). Da dies zu einer Eindickung des Blutes sowie zu einer

>>>

# TRAININGSDISKUSSION

Erhöhung des Blutvolumens führt, erhöht sich das Risiko einer Bildung von Blutgerinnseln und des Auftretens von Herzinfarkten und Schlaganfällen. Die zweite Methode ist noch risikoreicher, denn bei dieser erfolgt die Transfusion mit dem Blut eines anderen Sportlers. Somit birgt die Methode sämtliche Risiken der Eigenbluttransfusion und zusätzlich noch die Gefahr von Virusinfektionen und, im noch schlimmeren Fall, eine Transfusion von Blut mit einer nicht passenden Blutgruppe. Beide Methoden verbessern die Sauerstofftransportkapazität des Blutes.

Über besonders leistungsstarke finnische Läufer in den 1970er- und 1980er-Jahren wurde häufig gemunkelt, dass sie Blutdoping betrieben haben. Kaarlo Maaninka gab zu, Bluttransfusionen erhalten zu haben, Martti Vainio wurde bei den Olympischen Spielen 1984 positiv auf anabole Steroide getestet, vermutlich nachdem er eine verunreinigte Bluttransfusion erhalten hatte, und die olympische Größe Lasse Virén steht bis heute unter Verdacht, seine Leistung mit Blutdoping gesteigert zu haben. Vor nicht allzu langer Zeit gestand der in Ungnade gefallene Radrennfahrer Lance Armstrong, sich einem Blutdopingprogramm unterzogen zu haben, bei dem heimliche Transfusionen in Hotelzimmern mit abgeklebten Fensterscheiben stattfanden und auf den Fluren Aufpasser positioniert waren.

In letzter Zeit haben synthetische Versionen des Hormons Erythropoetin (EPO) und andere Mittel, die die Bildung roter Blutkörperchen fördern, Bluttransfusionen als bevorzugte Dopingmethode ersetzt.

## DIE LUNGE

Die Lunge ist ein Teil des Atmungssystems, aber sie ist auch das Portal, durch das Sauerstoff in das Herz-Kreislauf-System gelangt – *und sie ist trainierbar*.

Deine Lungenflügel sind viel mehr als nur Ballons. Es sind nicht einfach nur zwei hohle Kammern, die sich mit jedem Atemzug aufblasen und entleeren. Stattdessen verfügt das Innere deiner Lungenflügel über die Konsistenz eines Schwammes. Sie sind mit komplexen Netzen aus Bronchien und Bronchiolen (Luftwegen) gefüllt, die in winzigen Lungenbläschen (*Alveolen*) enden. Wie viele Alveolen der Mensch hat? Die Zahl wird auf 300 bis 800 Millionen pro Lungenflügel geschätzt. Alveolen sind von Lungenkapillaren umgeben; sie sind der Ort, an dem das Blut Kohlendioxid gegen Sauerstoff austauscht. Die hohe Anzahl von Alveolen, Kapillaren und roten Blutkörperchen in der Lunge erklärt, warum Raucher so viel Lungengewebe zerstören können und ihre Lungen trotzdem noch in der Lage sind, ihr Blut mit ausreichend Sauerstoff zu versorgen.

Du trainierst die Lunge, indem du die Atemmuskulatur stärkst. Beim Einatmen kontrahieren das Zwerchfell (Diaphragma) und die äußeren Zwischenrippenmuskeln (Musculi intercostales externi). Dadurch dehnt sich der Brustkorb aus, wodurch in der Brusthöhle ein Unterdruck entsteht, der die Lunge letztlich dazu bringt, sich mit Luft zu füllen. Sobald du die gleichen Muskeln wieder entspannst, atmest du aus. Wenn du während harter Trainingseinheiten oder Wettkämpfen läufst wie ein Wahnsinniger – was manche Läufer freudlos als *Windschlucken* bezeichnen –, beanspruchst du weitere Atemmuskeln (Bauchmuskeln und die Interkostalmuskulatur), um schneller ausatmen zu können.

Eine Kräftigung der Atemmuskulatur verringert nicht nur den psychologischen Stress des Windschluckens, sondern sie senkt auch den Energieverbrauch. Im Ruhezustand verbrauchst du durch deine Atmung etwa 1 Prozent der von dir verbrauchten Energie. Bei intensiven Läufen kann diese Zahl auf bis zu 9 Prozent ansteigen. Fährt man den für die

Tabelle 7.4

## Tabelle 7.4
## Trainingseffekte verschiedener Workouts

| Training | Schlag-volumen | Blutvolumen | Rote Blut-körperchen | Lunge (Muskeln) | Kapillaren (Slow-twitch) | Kapillaren (intermediäre) |
|---|---|---|---|---|---|---|
| 1500-m-Pace-Intervalle | Sehr hoch | Mäßig | Mäßig | Sehr hoch | Gering | Sehr hoch |
| 3-km-Pace-Intervalle | Sehr hoch | Sehr hoch | Hoch | Hoch | Mäßig | Hoch |
| 5-km-Pace-Intervalle | Hoch | Sehr hoch | Hoch | Hoch | Mäßig | Hoch |
| 10-km-Pace-Intervalle | Hoch | Hoch | Mäßig | Mäßig | Hoch | Mäßig |
| Lang-Intervalle | Mäßig | Hoch | Mäßig | Mäßig | Sehr hoch | Mäßig |
| Schnelle Tempoläufe | Mäßig | Hoch | Mäßig | Mäßig | Sehr hoch | Mäßig |
| Langsame Tempoläufe | Mäßig | Hoch | Mäßig | Mäßig | Sehr hoch | Mäßig |
| Lange Läufe | Mäßig | Mäßig | Mäßig | Mäßig | Hoch | Mäßig |
| Berg-Wiederholungen | Hoch | Mäßig | Mäßig | Sehr hoch | Gering | Sehr hoch |
| Normales Laufen | Mäßig | Mäßig | Mäßig | Mäßig | Mäßig | Mäßig |
| Lockeres Laufen | Gering | Mäßig | Gering | Gering | Mäßig | Gering |
| Geräte zur Lungeninspiration | Sehr gering | Nicht verfügbar | Nicht verfügbar | Sehr hoch | Nicht verfügbar | Nicht verfügbar |

In **Tabelle 7.4** sind die Auswirkungen verschiedener Trainingsarten auf unterschiedliche Aspekte des Herz-Kreislauf-Systems aufgeführt. Berg-Wiederholungstraining hat zum Beispiel eine sehr große Wirkung auf die Kapillaren um intermediäre Muskelfasern; es erhöht die Anzahl der Kapillaren signifikant. Auf Kapillaren um Slow-twitch-Fasern hingegen haben Berg-Wiederholungen nur eine geringe Wirkung. Um durch Trainingsreize eine ähnliche Erhöhung ihrer Kapillardichte zu stimulieren, müssen längere Ausdauerläufe absolviert werden.

Atmung benötigten Energieverbrauch um einige Prozentpunkte herunter, bleibt mehr Energie für den Rest deines Laufkörpers übrig. Und das Trainieren dieser Muskeln funktioniert. Eine 2011 mit Ausdauerradfahrern durchgeführte Studie zeigte, dass Atemwegstraining zu einem 34-prozentigen Anstieg der respiratorischen Muskelkraft und einem 38-prozentigen Anstieg der Ausdauer der Atmungsmuskulatur führte.

## Trainingsempfehlung

Zum Trainieren der Atemmuskulatur sind schnelle Läufe erforderlich (z.B. moderates bis sehr intensives Intervalltraining) oder spezielle Geräte wie Atemtrainer (s. S.137).

## TRAININGSZUSAMMENFASSUNG:

Herz-Kreislauf-Training erfordert Intervall- und Tempoläufe, wie sie die meisten Läufer zur Vorbereitung auf einen Wettkampf absolvieren. Wichtige Trainingseinheiten der Fotoanleitungen für das Herz-Kreislauf-System sind unter anderem:

- ▶ **Intervalltraining**
- ▶ **Bergwiederholungen**
- ▶ **Wiederholungen im 5-km- und 10-km-Renntempo**
- ▶ **5-km-Renntempo-Wiederholungen im Gelände**
- ▶ **Lang- bzw. Cruise-Intervalle**
- ▶ **Schnelle Tempoläufe**
- ▶ **Langsame Tempoläufe**
- ▶ **Lange Läufe**
- ▶ **Geräte zum Trainieren der Atemmuskeln**

Trainingseinheiten aus anderen Kapiteln zur Stärkung des Herz-Kreislauf-Systems sind unter anderem

- ▶ **Lockere Dauerläufe (Kapitel 5)**
- ▶ **Langstreckenläufe (Kapitel 5)**
- ▶ **Unterschiedliches Crosstraining (Kapitel 9)**

Um genau zu erfahren, wie du diese Workouts in deinen Gesamttrainingsplan integrieren kannst, blättere direkt vor zu Kapitel 15 »Stell dir dein Trainingsprogramm zusammen«, in dem Trainingspläne für Läufer diverser Fitness- und Leistungsniveaus vorgestellt werden.

# Kapitel 7: Bau dein Läufer-Herz-Kreislauf-System auf
# Fotoanleitungen

## LAUFTRAINING

Im dem Kapitel über die Muskeln hast du einige grundlegende Lauftrainingsarten kennengelernt – von Steigerungsläufen über lockere Dauerläufe bis hin zu Hügelläufen. Wenn du nun die Herausforderung angehst, dein Herz-Kreislauf-System zu trainieren, musst du dich auf intensivere Trainingseinheiten einlassen. Grace zeigt dir erneut für jedes Workout den richtigen Schritt und die korrekte Haltung. Damit du diese Trainingseinheiten besser verstehst, enthält jede:

1. Eine Pace-Tabelle, die dir hilft, für dich persönlich herauszufinden, in welchem Tempo du laufen solltest.
2. Anweisungen zur Durchführung der Trainingseinheit.
3. Ein Überblick über die Anpassungen, die du erwarten kannst.
4. Die empfohlene Erholungsphase: Die Empfehlung für die Erholungsintervalle steht unter der Tabelle und ist eine Zeitangabe (die Angabe 1:1 bedeutet, dass die Erholungszeit genauso lang sein sollte wie die belastungsintensive Phase der Wiederholungen; 1:½ bedeutet, dass die Erholungszeit nur halb so lang ist wie die belastungsintensive Phase der Wiederholungen).

### 1500-Meter-Pace-Training

Die Belastungsintensität des 1500-Meter Pace-Trainings entspricht derjenigen eines Meilenlaufs im Wettkampftempo. Da die meisten Läufer keinen Meilen- oder 1500-Meter-Lauf absolviert haben, wird in der Pace-Tabelle die 5-km-Wettkampfzeit zugrunde gelegt und auf dieser Basis die 1500-Meter-Wettkampfzeit geschätzt. Wenn du deine aktuelle 5-km-Wettkampfzeit nicht kennst, orientiere dich an den auf S. 34 dargelegten Richtlinien. Darüber hinaus findest du in der Tabelle entsprechend deiner 1500-Meter-Wettkampfzeit Vorschläge für Wiederholungen im 1500-Meter-Renntempo auf 200-, 300-, 400- und 600-Meter-Abschnitten. Wiederholungen über eine Distanz von mehr als 600 Metern sind nicht zu empfehlen. 1500-Meter-Pace-Wiederholungen können folgende Verbesserungen bewirken:

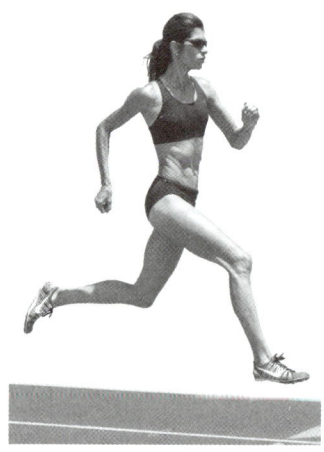

► **Herzschlagvolumen:** Wiederholungen im 1500-Meter-Renntempo sind eine sehr gute Trainingseinheit zur Erhöhung des Schlagvolumens. Laufe 30–90 Sekunden lang, um deine Herzfrequenz zu steigern, und verringere das Tempo während der Erholungsintervalle schnell und deutlich (Gehen ist erlaubt). Beginne mit 8–10 Wiederholungen von je 30 Sekunden, und steigere dann, sofern dein Fitnessgrad es erlaubt, die Anzahl der Wiederholungen (erst später die Dauer der einzelnen Wiederholungen). Wann die Obergrenze erreicht ist, entscheidet dein Ermüdungszustand.

► **Kapillarisierung:** Wiederholungen im 1500-Meter-Renntempo erhöhen die Anzahl der Kapillaren um die intermediären und die Fast-twitch-Muskelfasern. Wiederholungen über längere Strecken (400–600 Meter) sind am besten.

► **Nicht kardiovaskuläre Anpassungen:** Wiederholungen im 1500-Meter-Renntempo verbessern die Atemmuskelkraft (Lunge). Wiederholungen über längere Strecken im 1500-Meter-Tempo erhöhen die Mitochondriendichte (s. Kapitel 8) in den schnelleren Muskelfasern und die Anzahl der Monocarboxylat-Transporter (MCTs; s. Kapitel 9) in diesen Fasern. Zur Verbesserung deiner Laufökonomie (S. Kapitel 11) beim Laufen von Wiederholungen im 1500-Meter-Renntempo absolviere 400-Meter-Wiederholungen mit Erholungsintervallen im Verhältnis 1:2. Um deine anaerobe Kapazität (Kapitel 10) zu verbessern, absolviere 200- bis 400-Meter-Wiederholungen.

## Trainingstabelle 1500-Meter-Renntempo

| 5-km-Zeit | 1500-m-Zeit | Paces bei den Wiederholungen | | | | |
|---|---|---|---|---|---|---|
| | | 600 m | 400 m | 300 m | 200 m | 100 m |
| 14:00 | 3:49 | 1:32 | 1:00 | 0:46 | 0:31 | - |
| 14:30 | 3:57 | 1:35 | 1:03 | 0:47 | 0:32 | - |
| 15:00 | 4:05 | 1:38 | 1:05 | 0:49 | 0:33 | - |
| 15:30 | 4:13 | 1:41 | 1:08 | 0:51 | 0:34 | - |
| 16:00 | 4:21 | 1:45 | 1:10 | 0:52 | 0:35 | - |
| 16:30 | 4:30 | 1:48 | 1:12 | 0:54 | 0:36 | - |
| 17:00 | 4:38 | 1:51 | 1:14 | 0:56 | 0:37 | - |
| 17:30 | 4:46 | 1:54 | 1:16 | 0:57 | 0:38 | - |
| 18:00 | 4:54 | 1:58 | 1:18 | 0:59 | 0:39 | - |
| 18:30 | 5:02 | 2:00 | 1:21 | 1:01 | 0:40 | - |
| 19:00 | 5:10 | 2:04 | 1:23 | 1:02 | 0:41 | - |
| 19:30 | 5:19 | 2:07 | 1:25 | 1:04 | 0:43 | - |
| 20:00 | 5:27 | 2:11 | 1:27 | 1:05 | 0:44 | - |
| 20:30 | 5:35 | 2:14 | 1:29 | 1:07 | 0:45 | - |
| 21:00 | 5:43 | 2:17 | 1:32 | 1:09 | 0:46 | - |
| 21:30 | 5:51 | 2:21 | 1:34 | 1:10 | 0:47 | - |
| 22:00 | 5:59 | 2:24 | 1:36 | 1:12 | 0:48 | - |
| 22:30 | 6:08 | 2:27 | 1:38 | 1:14 | 0:49 | - |
| 23:00 | 6:16 | 2:30 | 1:40 | 1:15 | 0:50 | - |
| 23:30 | 6:24 | 2:34 | 1:42 | 1:17 | 0:51 | - |
| 24:00 | 6:32 | 2:37 | 1:45 | 1:18 | 0:52 | - |
| 24:30 | 6:40 | 2:40 | 1:47 | 1:20 | 0:53 | - |
| 25:00 | 6:50 | 2:43 | 1:49 | 1:22 | 0:55 | - |
| 26:00 | 7:05 | 2:50 | 1:53 | 1:25 | 0:57 | - |
| 27:00 | 7:21 | 2:57 | 1:58 | 1:28 | 0:59 | - |
| 28:00 | 7:38 | - | 2:02 | 1:32 | 1:01 | 0:30 |
| 29:00 | 7:54 | - | 2:06 | 1:35 | 1:03 | 0:32 |
| 30:00 | 8:10 | - | 2:11 | 1:38 | 1:05 | 0:33 |
| 31:00 | 8:27 | - | 2:15 | 1:41 | 1:08 | 0:34 |
| 32:00 | 8:43 | - | 2:19 | 1:45 | 1:10 | 0:35 |
| 33:00 | 8:59 | - | 2:24 | 1:48 | 1:12 | 0:36 |
| 34:00 | 9:16 | - | 2:28 | 1:51 | 1:14 | 0:37 |
| 35:00 | 9:32 | - | 2:33 | 1:54 | 1:16 | 0:38 |
| 36:00 | 9:48 | - | 2:37 | 1:58 | 1:18 | 0:39 |
| 37:00 | 10:05 | - | 2:41 | 2:01 | 1:21 | 0:40 |
| 38:00 | 10:21 | - | 2:46 | 2:04 | 1:23 | 0:41 |
| 39:00 | 10:37 | - | 2:50 | 2:07 | 1:25 | 0:42 |
| 40:00 | 10:54 | - | 2:54 | 2:11 | 1:27 | 0:44 |
| 41:00 | 11:10 | - | 2:59 | 2:14 | 1:29 | 0:45 |
| 42:00 | 11:26 | - | - | 2:17 | 1:32 | 0:46 |

Verhältnis Belastungsphase / Erholungsphase: 1:1 oder 1:2
Die empfohlene maximale Dauer der Wiederholungen im 1500-Meter-Renntempo beträgt 3:00.

## 3-Kilometer-Pace-Training

Beim 3-Kilometer-Pace-Training kommen die meisten Läufer so nah wie möglich an ihre maximale Sauerstoffaufnahme (VO$_2$max) heran. In der Pace-Tabelle wird die 5-km-Wettkampfzeit zugrunde gelegt und auf dieser Basis die 3-km-Wettkampfzeit geschätzt. Darüber hinaus findest du in der Tabelle entsprechend deiner 3-km-Wettkampfzeit Vorschläge für Wiederholungen im 3-km-Renntempo auf 200-, 400-, 600-, 800- und 1000-Meter-Abschnitten. Wenn du deine aktuelle 5-km-Wettkampfzeit nicht kennst, orientiere dich an den auf S. 34 dargelegten Richtlinien. Wiederholungen über eine Distanz von mehr als 1000 Metern sind nicht zu empfehlen. 3-km-Pace-Wiederholungen können folgende Verbesserungen bewirken:

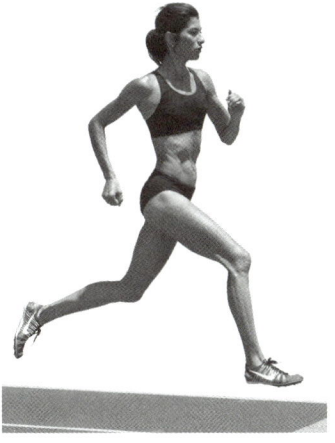

- ▶ **Herzschlagvolumen:** Wie auch Wiederholungen im 1500-Meter-Renntempo erhöhen Wiederholungen im 3-km-Renntempo dein Schlagvolumen. Lauf 30–90 Sekunden lang, um deine Herzfrequenz zu steigern, und verringere das Tempo während der Erholungsintervalle schnell und deutlich (Gehen ist erlaubt). Beginne mit 8–10 Wiederholungen und steigere dann, sofern dein Fitnessgrad es erlaubt, die Anzahl der Wiederholungen (erst später die Länge). Wann die Obergrenze erreicht ist, entscheidet dein Ermüdungszustand.

- ▶ **Kapillaren:** Wiederholungen im 3-km-Renntempo sind gut geeignet, um die Anzahl der Kapillaren um die intermediären Muskelfasern zu erhöhen. Wiederholungen über längere Strecken (800–1000 Meter) sind am besten.

- ▶ **Blut:** Wiederholungen im 3-km-Renntempo sind ebenfalls gut geeignet, um das Blutvolumen sowie die Anzahl der roten Blutkörperchen zu erhöhen. Auch hier gilt: Wiederholungen über längere Strecken sind am effektivsten.

- ▶ **Nicht kardiovaskuläre Anpassungen:** Wiederholungen über längere Strecken im 3-km-Renntempo eignen sich gut zur Erhöhung der Mitochondriendichte (s. Kapitel 8) in den intermediären Muskelfasern. Wiederholungen im 3-km-Renntempo verbessern die Laufökonomie (s. Kapitel 11) bei Wettkämpfen über Distanzen zwischen 1500 Metern und 10 Kilometern.

## Trainingstabelle 3-Kilometer-Renntempo

| 5-km-Zeit | 3-km-Zeit | Paces bei den Wiederholungen | | | | |
|---|---|---|---|---|---|---|
| | | 1000 m | 800 m | 600 m | 400 m | 200 m |
| 14:00 | 8:09 | 2:43 | 2:11 | 1:38 | 1:05 | 0:33 |
| 14:30 | 8:27 | 2:49 | 2:15 | 1:41 | 1:08 | 0:34 |
| 15:00 | 8:44 | 2:55 | 2:20 | 1:45 | 1:10 | 0:35 |
| 15:30 | 9:02 | 3:00 | 2:25 | 1:48 | 1:12 | 0:36 |
| 16:00 | 9:19 | 3.07 | 2:29 | 1:52 | 1:15 | 0:37 |
| 16:30 | 9:37 | 3:12 | 2:34 | 1:55 | 1:17 | 0:39 |
| 17:00 | 9:54 | 3:18 | 2:39 | 1:59 | 1:19 | 0:40 |
| 17:30 | 10:12 | 3:24 | 2:43 | 2:02 | 1:22 | 0:41 |
| 18:00 | 10:29 | 3:30 | 2:48 | 2:06 | 1:24 | 0:42 |
| 18:30 | 10:47 | 3:36 | 2:53 | 2:09 | 1:26 | 0:43 |
| 19:00 | 11:04 | 3:41 | 2:57 | 2:13 | 1:29 | 0:44 |
| 19:30 | 11:22 | 3:47 | 3:02 | 2:16 | 1:31 | 0:45 |
| 20:00 | 11:39 | 3:53 | 3:07 | 2:20 | 1:33 | 0:47 |
| 20:30 | 11:57 | 3:59 | 3:11 | 2:23 | 1:36 | 0:48 |
| 21:00 | 12:14 | - | 3:16 | 2:27 | 1:38 | 0:49 |
| 21:30 | 12:32 | - | 3:20 | 2:30 | 1:40 | 0:50 |
| 22:00 | 12:49 | - | 3:25 | 2:34 | 1:43 | 0:51 |
| 22:30 | 13:07 | - | 3:30 | 2:37 | 1:45 | 0:52 |
| 23:00 | 13:24 | - | 3:34 | 2:41 | 1:47 | 0:54 |
| 23:30 | 13:42 | - | 3:39 | 2:44 | 1:50 | 0:55 |
| 24:00 | 13:59 | - | 3:44 | 2:48 | 1:52 | 0:56 |
| 24:30 | 14:17 | - | 3:48 | 2:51 | 1:54 | 0:57 |
| 25:00 | 14:34 | - | 3:53 | 2:55 | 1:57 | 0:58 |
| 26:00 | 15:09 | - | - | 3:02 | 2:01 | 1:00 |
| 27:00 | 15:44 | - | - | 3:09 | 2:06 | 1:03 |
| 28:00 | 16:19 | - | - | 3:16 | 2:11 | 1:05 |
| 29:00 | 16:54 | - | - | 3:23 | 2:15 | 1:08 |
| 30:00 | 17:29 | - | - | 3:30 | 2:20 | 1:10 |
| 31:00 | 18:04 | - | - | 3:37 | 2:25 | 1:12 |
| 32:00 | 18:39 | - | - | 3:44 | 2:29 | 1:15 |
| 33:00 | 19:14 | - | - | 3:51 | 2:34 | 1:17 |
| 34:00 | 19:49 | - | - | 3:58 | 2:39 | 1:19 |
| 35:00 | 20:24 | - | - | - | 2:43 | 1:22 |
| 36:00 | 20:59 | - | - | - | 2:48 | 1:24 |
| 37:00 | 21:34 | - | - | - | 2:53 | 1:26 |
| 38:00 | 22:09 | - | - | - | 2:57 | 1:29 |
| 39:00 | 22:43 | - | - | - | 3:02 | 1:31 |
| 40:00 | 23:18 | - | - | - | 3:07 | 1:33 |
| 41:00 | 23:53 | - | - | - | 3:11 | 1:36 |
| 42:00 | 24:28 | - | - | - | 3:16 | 1:38 |

Verhältnis Belastungsphase / Erholungsphase: 1:1
Die empfohlene maximale Dauer der Wiederholungen im 3-Kilometer-Renntempo beträgt 4:00.

DAS ULTIMATIVE LÄUFERTRAINING

## Trainingstabelle 5-Kilometer-Renntempo

| 5-km-Zeit | Paces bei den Wiederholungen | | | | |
|---|---|---|---|---|---|
| | 1600 m | 1000 m | 800 m | 400 m | 200 m |
| 14:00 | 4:29 | 2:48 | 2:14 | 1:07 | 0:34 |
| 14:30 | 4:38 | 2:54 | 2:19 | 1:10 | 0:35 |
| 15:00 | 4:48 | 3:00 | 2:24 | 1:12 | 0:36 |
| 15:30 | 4:58 | 3:06 | 2:29 | 1:14 | 0:37 |
| 16:00 | 5:07 | 3:12 | 2:34 | 1:17 | 0:38 |
| 16:30 | 5:17 | 3:18 | 2:38 | 1:19 | 0:40 |
| 17:00 | - | 3:24 | 2:43 | 1:22 | 0:41 |
| 17:30 | - | 3:30 | 2:48 | 1:24 | 0:42 |
| 18:00 | - | 3:36 | 2:53 | 1:26 | 0:43 |
| 18:30 | - | 3:42 | 2:58 | 1:29 | 0:44 |
| 19:00 | - | 3:48 | 3:02 | 1:31 | 0:46 |
| 19:30 | - | 3:54 | 3:07 | 1:34 | 0:47 |
| 20:00 | - | 4:00 | 3:12 | 1:36 | 0:48 |
| 20:30 | - | 4:06 | 3:17 | 1:38 | 0:49 |
| 21:00 | - | 4:12 | 3:22 | 1:41 | 0:50 |
| 21:30 | - | 4:18 | 3:26 | 1:43 | 0:52 |
| 22:00 | - | 4:24 | 3:31 | 1:46 | 0:53 |
| 22:30 | - | 4:30 | 3:36 | 1:48 | 0:54 |
| 23:00 | - | 4:36 | 3:41 | 1:50 | 0:55 |
| 23:30 | - | 4:42 | 3:46 | 1:53 | 0:56 |
| 24:00 | - | 4:48 | 3:50 | 1:55 | 0:58 |
| 24:30 | - | 4:54 | 3:55 | 1:58 | 0:59 |
| 25:00 | - | 5:00 | 4:00 | 2:00 | 1:00 |
| 26:00 | - | 5:12 | 4:10 | 2:05 | 1:02 |
| 27:00 | - | - | 4:19 | 2:10 | 1:05 |
| 28:00 | - | - | 4:29 | 2:14 | 1:07 |
| 29:00 | - | - | 4:38 | 2:19 | 1:10 |
| 30:00 | - | - | 4:48 | 2:24 | 1:12 |
| 31:00 | - | - | 4:58 | 2:29 | 1:14 |
| 32:00 | - | - | 5:07 | 2:34 | 1:17 |
| 33:00 | - | - | 5:17 | 2:38 | 1:19 |
| 34:00 | - | - | - | 2:43 | 1:22 |
| 35:00 | - | - | - | 2:48 | 1:24 |
| 36:00 | - | - | - | 2:53 | 1:26 |
| 37:00 | - | - | - | 2:58 | 1:29 |
| 38:00 | - | - | - | 3:02 | 1:31 |
| 39:00 | - | - | - | 3:07 | 1:34 |
| 40:00 | - | - | - | 3:12 | 1:36 |
| 41:00 | - | - | - | 3:17 | 1:38 |
| 42:00 | - | - | - | 3:22 | 1:41 |

Verhältnis Belastungsphase / Erholungsphase: 1:1 oder 1:½
Die empfohlene maximale Dauer der Wiederholungen im 5-Kilometer-Renntempo beträgt 5:20.

## 5-Kilometer-Pace-Training

Das 5-Kilometer-Pace-Training ist ein essenzieller Bestandteil des Trainingsprogrammes eines jeden Wettkampfläufers. In der Pace-Tabelle wird die 5-km-Wettkampfzeit zugrunde gelegt und auf dieser Basis werden Vorschläge für Wiederholungen im 5-km-Renntempo auf 200-, 400-, 800-, 1000- und 1600-Meter-Abschnitten gemacht. Wenn du deine aktuelle 5-km-Wettkampfzeit nicht kennst, orientiere dich an den auf S. 34 dargelegten Richtlinien. Wiederholungen über eine Distanz von mehr als 1600 Metern sind nicht zu empfehlen. 5-km-Pace-Wiederholungen können folgende Verbesserungen bewirken:

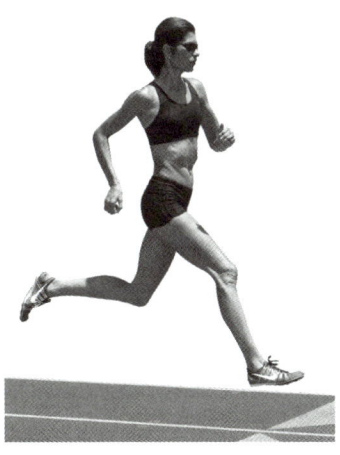

► Herzschlagvolumen: Wiederholungen im 5-km-Renntempo sind effektiv, wenn Wiederholungen über kürzere Strecken gelaufen werden. Gute Trainingseinheiten zur Erhöhung des Schlagvolumens sind sowohl 16–20 X 200 Meter als auch 16–20 X 400 Meter, wobei die Dauer der Erholungsintervalle 50–100 Prozent der Dauer der Belastungsintervalle betragen sollte.

► Kapillaren: Wiederholungen im 5-km-Renntempo sind gut geeignet, um die Anzahl der Kapillaren um die intermediären Muskelfasern zu erhöhen. Eine hohe Anzahl von Wiederholungen oder Wiederholungen über längere Strecken sind am besten.

- ▶ **Blut:** Wiederholungen im 5-km-Renntempo sind ebenfalls gut geeignet, um das Blutvolumen sowie die Anzahl der roten Blutkörperchen zu erhöhen. Auch hier gilt: Wiederholungen über längere Strecken sind am besten.
- ▶ **Nicht kardiovaskuläre Anpassungen:** Wiederholungen im 5-km-Renntempo eignen sich gut zur Erhöhung der Mitochondriendichte (s. Kapitel 8) in den intermediären Muskelfasern sowie zur Erhöhung der Muskelfaserkontraktionsgeschwindigkeit (s. Kapitel 11). Wiederholungen im 5-km-Renntempo verbessern zudem die Laufökonomie (s. Kapitel 11) bei Wettkämpfen über Distanzen zwischen 3 Kilometern und der Halbmarathondistanz.

## Trainingstabelle 10-Kilometer-Renntempo

| 5-km-Zeit | 10-km-Zeit | Paces bei den Wiederholungen | | | |
|---|---|---|---|---|---|
| | | 2000 m | 1600 m | 1000 m | 800 m |
| 14:00 | 29:10 | 5:50 | 4:40 | 2:55 | 2:20 |
| 14:30 | 30:12 | 6:02 | 4:50 | 3:01 | 2:25 |
| 15:00 | 31:15 | 6:15 | 5:00 | 3:07 | 2:30 |
| 15:30 | 32:17 | 6:27 | 5:10 | 3:14 | 2:35 |
| 16:00 | 33:20 | 6:40 | 5:20 | 3:20 | 2:40 |
| 16:30 | 34:22 | 6:52 | 5:30 | 3:26 | 2:45 |
| 17:00 | 35:25 | 7:05 | 5:40 | 3:32 | 2:50 |
| 17:30 | 36:27 | 7:17 | 5:50 | 3:39 | 2:55 |
| 18:00 | 37:30 | - | 6:00 | 3:45 | 3:00 |
| 18:30 | 38:32 | - | 6:10 | 3:51 | 3:05 |
| 19:00 | 39:35 | - | 6:20 | 3:57 | 3:10 |
| 19:30 | 40:37 | - | 6:30 | 4:04 | 3:15 |
| 20:00 | 41:40 | - | 6:40 | 4:10 | 3:20 |
| 20:30 | 42:42 | - | 6:50 | 4:16 | 3:25 |
| 21:00 | 43:45 | - | 7:00 | 4:22 | 3:30 |
| 21:30 | 44:47 | - | 7:10 | 4:29 | 3:35 |
| 22:00 | 45:50 | - | - | 4:35 | 3:40 |
| 22:30 | 46:52 | - | - | 4:41 | 3:45 |
| 23:00 | 47:55 | - | - | 4:47 | 3:50 |
| 23:30 | 48:57 | - | - | 4:54 | 3:55 |
| 24:00 | 50:00 | - | - | 5:00 | 4:00 |
| 24:30 | 51:02 | - | - | 5:06 | 4:05 |
| 25:00 | 52:05 | - | - | 5:12 | 4:10 |
| 26:00 | 54:10 | - | - | 5:25 | 4:20 |
| 27:00 | 56:15 | - | - | 5:37 | 4:30 |
| 28:00 | 58:20 | - | - | 5:50 | 4:40 |
| 29:00 | 1:00:25 | - | - | 6:02 | 4:50 |
| 30:00 | 1:02:30 | - | - | 6:15 | 5:00 |
| 31:00 | 1:04:35 | - | - | 6:27 | 5:10 |
| 32:00 | 1:06:40 | - | - | 6:40 | 5:20 |
| 33:00 | 1:08:45 | - | - | 6:52 | 5:30 |
| 34:00 | 1:10:50 | - | - | 7:05 | 5:40 |
| 35:00 | 1:12:55 | - | - | - | 5:50 |
| 36:00 | 1:15:00 | - | - | - | 6:00 |
| 37:00 | 1:17:05 | - | - | - | 6:10 |
| 38:00 | 1:19:10 | - | - | - | 6:20 |
| 39:00 | 1:21:15 | - | - | - | 6:30 |
| 40:00 | 1:23:20 | - | - | - | 6:40 |
| 41:00 | 1:25:25 | - | - | - | 6:50 |
| 42:00 | 1:27:30 | - | - | - | 7:00 |

Verhältnis Belastungsphase / Erholungsphase: 1:½
Die empfohlene maximale Dauer der Wiederholungen im 10-Kilometer-Renntempo beträgt 7:07.

DAS ULTIMATIVE LÄUFERTRAINING

## 10-Kilometer-Pace-Training

Das 10-Kilometer-Pace-Training ist eine weniger intensive Alternative zum 5-Kilometer-Pace-Training. In der Pace-Tabelle wird die 5-km-Wettkampfzeit zugrunde gelegt und auf dieser Basis die 10-km-Wettkampfzeit geschätzt (du kannst natürlich auch deine 10-km-Wettkampfzeit zugrunde legen, wenn du sie kennst). Auf dieser Basis werden Vorschläge für Wiederholungen im 10-Kilometer-Renntempo auf 400-, 800-, 1000- und 1600-Meter-Abschnitten gemacht. Wenn du deine aktuelle 5-km-Wettkampfzeit nicht kennst, orientiere dich an den auf S. 34 dargelegten Richtlinien. Wiederholungen über eine Distanz von mehr als 2000 Metern (nicht in der Tabelle aufgeführt) sind nicht zu empfehlen. 10-km-Pace-Wiederholungen können folgende Verbesserungen bewirken:

► **Kapillaren:** Wiederholungen im 10-km-Renntempo fördern die Bildung von Kapillaren in intermediären und Slow-twitch-Muskelfasern. Eine hohe Anzahl von Wiederholungen oder Wiederholungen über längere Strecken sind am besten.

► **Blut:** Wiederholungen im 10-km-Renntempo sorgen für Trainingsreize, die eine Erhöhung des Blutvolumens und der Anzahl der roten Blutkörperchen bewirken.

► **Herzschlagvolumen:** Wiederholungen im 10-km-Renntempo sind eine weniger intensive Alternative zur Steigerung des Schlagvolumens, jedoch nicht so effektiv wie Wiederholungen im 1500-Meter- oder 5-km-Renntempo.

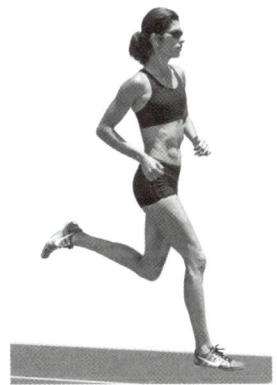

► **Nicht kardiovaskuläre Anpassungen:** Wiederholungen im 10-km-Renntempo eignen sich gut zur Erhöhung der Mitochondriendichte (s. Kapitel 8) in den Slow-twitch-Muskelfasern (und in geringerem Maße in den intermediären Fasern), zur Erhöhung der Anzahl der Monocarboxylat-Transporter (s. Kapitel 9) in den intermediären Fasern und zur Erhöhung der Muskelfaserkontraktionsgeschwindigkeit (s. Kapitel 11). Wiederholungen im 10-km-Renntempo verbessern zudem die Laufökonomie (s. Kapitel 11) bei Wettkämpfen über Distanzen zwischen 5 Kilometern und der Halbmarathondistanz.

## Cruise- bzw. Langintervall-Training

Langintervalle können als eine weniger intensive Version des Wiederholungs-Trainings im 10-km-Renntempo oder als eine etwas intensivere Version von Tempoläufen betrachtet werden. In der Pace-Tabelle wird die 5-km-Wettkampfzeit zugrunde gelegt, und auf dieser Basis werden Vorschläge für Cruise-Intervall-Lauftempos für Wiederholungen auf 400-, 800-, 1000-, 1200- und 1600-Meter-Abschnitten gemacht. Wenn du deine aktuelle 5-km-Wettkampfzeit nicht kennst, orientiere dich an den auf S. 34 dargelegten Richtlinien. Wiederholungen, die länger als 8 Minuten dauern, sind nicht zu empfehlen. Das Cruise- bzw. Lang-Intervall-Training kann folgende Verbesserungen bewirken:

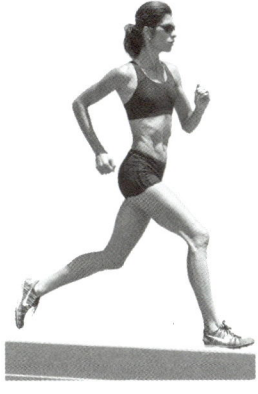

► **Kapillaren:** Lang-Intervalle fördern die Bildung von Kapillaren um die intermediären Muselfasern und um die Slow-twitch-Muskelfasern.

► **Blut:** Diese Intervalle stimulieren die Erhöhung des Blutvolumens und der Anzahl der roten Blutkörperchen.

► **Nicht kardiovaskuläre Anpassungen:** Lang-Intervalle eignen sich gut zur Erhöhung der Mitochondriendichte (s. Kapitel 8) in den Slow-twitch-Muskelfasern und zur Erhöhung der Anzahl der Monocarboxylat-Transporter (s. Kapitel 9) in intermediären und Slow-twitch-Fasern. Lang-Intervalle fungieren als »langsamere« Intervalle bei gemischten Intervallen (s. Fotoanleitungen Kapitel 8).

## Trainingstabelle für Cruise- bzw. Lang-Intervalle

| 5-km-Zeit | Paces bei den Wiederholungen | | | | | | | | | | |
|---|---|---|---|---|---|---|---|---|---|---|---|
| | 2000 m | 1600 m | 1200 m | 1000 m | 800 m | | | | | | |
| 14:00 | 6:07 | 4:54 | 3:40 | 3:04 | 2:27 | 23:30 | 9:58 | 7:58 | 5:59 | 4:59 | 3:59 |
| 14:30 | 6:20 | 5:04 | 3:48 | 3:10 | 2:32 | 24:00 | 10:10 | 8:08 | 6:06 | 5:05 | 4:04 |
| 15:00 | 6:32 | 5:13 | 3:55 | 3:16 | 2:37 | 24:30 | 10:22 | 8:17 | 6:13 | 5:11 | 4:09 |
| 15:30 | 6:44 | 5:23 | 4:02 | 3:22 | 2:42 | 25:00 | 10:34 | 8:27 | 6:20 | 5:17 | 4:13 |
| 16:00 | 6:56 | 5:33 | 4:10 | 3:28 | 2:47 | 26:00 | 10:57 | 8:46 | 6:34 | 5:29 | 4:23 |
| 16:30 | 7:09 | 5:43 | 4:17 | 3:34 | 2:51 | 27:00 | 11:21 | 9:05 | 6:49 | 5:41 | 4:32 |
| 17:00 | 7:21 | 5:53 | 4:25 | 3:40 | 2:56 | 28:00 | 11:45 | 9:24 | 7:03 | 5:52 | 4:42 |
| 17:30 | 7:33 | 6:02 | 4:32 | 3:47 | 3:01 | 29:00 | 12:08 | 9:43 | 7:17 | 6:04 | 4:51 |
| 18:00 | 7:45 | 6:12 | 4:39 | 3:53 | 3:06 | 30:00 | 12:32 | 10:01 | 7:31 | 6:16 | 5:00 |
| 18:30 | 7:57 | 6:22 | 4:46 | 3:59 | 3:11 | 31:00 | 12:55 | 10:20 | 7:45 | 6:28 | 5:10 |
| 19:00 | 8:09 | 6:32 | 4:54 | 4:05 | 3:16 | 32:00 | 13:19 | 10:39 | 7:59 | 6:39 | 5:20 |
| 19:30 | 8:22 | 6:41 | 5:00 | 4:11 | 3:21 | 33:00 | 13:42 | 10:58 | 8:13 | 6:51 | 5:29 |
| 20:00 | 8:34 | 6:51 | 5:08 | 4:17 | 3:25 | 34:00 | 14:06 | 11:16 | 8:27 | 7:03 | 5:38 |
| 20:30 | 8:46 | 7:00 | 5:15 | 4:23 | 3:30 | 35:00 | 14:29 | 11:35 | 8:41 | 7:14 | 5:48 |
| 21:00 | 8:58 | 7:10 | 5:23 | 4:29 | 3:35 | 36:00 | 14:52 | 11:54 | 8:55 | 7:26 | 5:57 |
| 21:30 | 9:10 | 7:20 | 5:30 | 4:35 | 3:40 | 37:00 | 15:15 | 12:12 | 9:09 | 7:38 | 6:06 |
| 22:00 | 9:22 | 7:29 | 5:37 | 4:41 | 3:45 | 38:00 | 15:39 | 12:31 | 9:23 | 7:49 | 6:15 |
| 22:30 | 9:34 | 7:39 | 5:44 | 4:47 | 3:50 | 39:00 | 16:02 | 12:49 | 9:37 | 8:00 | 6:25 |
| 23:00 | 9:46 | 7:49 | 5:51 | 4:53 | 3:54 | 40:00 | 16:25 | 13:08 | 9:51 | 8:12 | 6:34 |
| | | | | | | 41:00 | 16:48 | 13:26 | 10:05 | 8:24 | 6:43 |
| | | | | | | 42:00 | 17:11 | 13:45 | 10:19 | 8:35 | 6:52 |

Verhältnis Belastungsphase / Erholungsphase: 1:½

Deine 5-km-Wettlaufzeit findest du in der linken Spalte. Die dieser Zeit entsprechenden Lauftempos für die Wiederholungen findest du rechts davon.

## Tempo-Training

Tempoläufe werden mit einer Belastungsintensität gelaufen, die der Supertrainer Jack Daniels als »angenehm anstrengend« bezeichnet. In der Tempo-Trainingstabelle sind zwei unterschiedliche Lauftempos aufgeführt: »schnell« und »langsam«. Das schnellere Lauftempo entspricht in etwa dem Halbmarathon-Renntempo; Läufe in diesem Tempo sollten 15–25 Minuten durchgehalten werden. Das langsamere Lauftempo entspricht in etwa dem Marathon-Renntempo; Läufe in diesem Lauftempo sollten über 20–40 Minuten durchgehalten werden (bis zu 60 Minuten während der Vorbereitung auf einen Marathon). Du kannst die Tempoläufe auch in Tempointervalle aufteilen (z. B. 2 X 10 oder 3 X 10 Minuten, dazwischen 3- bis 4-minütige Jogging-Intervalle zur Erholung). Die in der Tabelle aufgeführten Tempolauf-Paces basieren auf deiner 5-km-Wettkampfzeit. Wenn du deine aktuelle 5-km-Wettkampfzeit nicht kennst, wähle ein Tempo, das du, wenn du dich anstrengst, eine Stunde lang durchhalten kannst (das heißt, du absolvierst zum Beispiel ein 15-minütiges Tempotraining in einem Tempo, von dem du glaubst, dass du es unter Wettkampfbedingungen eine Stunde lang aufrechterhalten könntest). Tempoläufe können folgende Verbesserungen bewirken:

- ▶ Kapillaren: Tempotraining ist die beste Trainingsform, um die Anzahl der Kapillaren um die Slow-twitch-Muskelfasern zu erhöhen, aber es verbessert auch die Kapillarisierung um die intermediären Fasern.
- ▶ Blut: Tempotraining erhöht das Blutvolumen und die Anzahl der roten Blutkörperchen.

DAS ULTIMATIVE LÄUFERTRAINING

## Trainingstabelle für Tempoläufe

| 5-km-<br>Zeit | Schnelle Pace<br>1 km | Langsame Pace<br>1 km | | | |
|---|---|---|---|---|---|
| 14:00 | 3:07 | 3:18 | 23:30 | 5:03 | 5:19 |
| 14:30 | 3:13 | 3:24 | 24:00 | 5:08 | 5:25 |
| 15:00 | 3:20 | 3:31 | 24:30 | 5:14 | 5:31 |
| 15:30 | 3:26 | 3:37 | 25:00 | 5:20 | 5:37 |
| 16:00 | 3:32 | 3:44 | 26:00 | 5:32 | 5:50 |
| 16:30 | 3:38 | 3:50 | 27:00 | 5:44 | 6:02 |
| 17:00 | 3:44 | 3:57 | 28:00 | 5:55 | 6:14 |
| 17:30 | 3:50 | 4:03 | 29:00 | 6:07 | 6:26 |
| 18:00 | 3:56 | 4:10 | 30:00 | 6:19 | 6:38 |
| 18:30 | 4:03 | 4:16 | 31:00 | 6:30 | 6:50 |
| 19:00 | 4:09 | 4:22 | 32:00 | 6:42 | 7:02 |
| 19:30 | 4:15 | 4:29 | 33:00 | 6:53 | 7:14 |
| 20:00 | 4:21 | 4:35 | 34:00 | 7:05 | 7:26 |
| 20:30 | 4:27 | 4:41 | 35:00 | 7:16 | 7:38 |
| 21:00 | 4:33 | 4:48 | 36:00 | 7:27 | 7:50 |
| 21:30 | 4:39 | 4:54 | 37:00 | 7:39 | 8:01 |
| 22:00 | 4:45 | 5:00 | 38:00 | 7:50 | 8:13 |
| 22:30 | 4:51 | 5:06 | 39:00 | 8:01 | 8:25 |
| 23:00 | 4:57 | 5:13 | 40:00 | 8:12 | 8:36 |
| | | | 41:00 | 8:23 | 8:48 |
| | | | 42:00 | 8:35 | 8:59 |

Deine 5-km-Wettkampfzeit findest du in der linken Spalte. Die dieser Zeit entsprechenden Lauftempos für Tempoläufe findest du rechts davon.

▶ **Nicht kardiovaskuläre Anpassungen:** Tempotraining erhöht das Mitochondrienvolumen, die Anzahl der Monocarboxylat-Transporter (s. Kapitel 9) und die Anzahl sowie die Aktivität der aeroben Enzyme (s. Kapitel 10) in den Slowtwitch-Muskelfasern und den intermediären Muskelfasern. Zudem erhöht es die Kontraktionsgeschwindigkeit der Slowtwitch-Fasern und die Laufökonomie bei Wettkämpfen über Distanzen zwischen 10 Kilometern und der Marathondistanz.

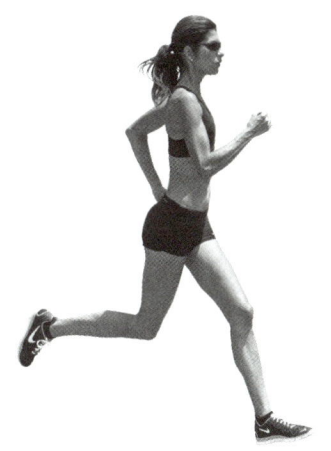

DAS ULTIMATIVE LÄUFERTRAINING

# Pace-Tabelle für lange Läufe

| 5-km-Zeit | Pace pro Kilometer | 5-km-Zeit | Pace pro Kilometer | 5-km-Zeit | Pace pro Kilometer | 5-km-Zeit | Pace pro Kilometer |
|---|---|---|---|---|---|---|---|
| 14:00 | 4:00–4:39 | 19:00 | 5:16–6:05 | 24:00 | 6:29–7:27 | 33:00 | 8:34–9:45 |
| 14:30 | 4:08–4:48 | 19:30 | 5:24–6:14 | 24:30 | 6:36–7:35 | 34:00 | 8:48–10:00 |
| 15:00 | 4:16–4:57 | 20:00 | 5:31–6:22 | 25:00 | 6:44–7:43 | 35:00 | 9:01–10:15 |
| 15:30 | 4:23–5:05 | 20:30 | 5:38–6:30 | 26:00 | 6:58–7:59 | 36:00 | 9:14–10:29 |
| 16:00 | 4:31–5:14 | 21:00 | 5:46–6:39 | 27:00 | 7:12–8:15 | 37:00 | 9:28–10:43 |
| 16:30 | 4:39–5:23 | 21:30 | 5:53–6:47 | 28:00 | 7:26–8:30 | 38:00 | 9:41–10:58 |
| 17:00 | 4:46–5:31 | 22:00 | 6:00–6:55 | 29:00 | 7:40–8:45 | 39:00 | 9:54–11:12 |
| 17:30 | 4:54–5:40 | 22:30 | 6:08–7:03 | 30:00 | 7:54–9:00 | 40:00 | 10:07–11:26 |
| 18:00 | 5:01–5:49 | 23:00 | 6:15–7:11 | 31:00 | 8:07–9:16 | 41:00 | 10:20–11:40 |
| 18:30 | 5:09–5:57 | 23:30 | 6:22–7:19 | 32:00 | 8:21–9:31 | 42:00 | 10:32–11:53 |

Deine 5-km-Wettlaufzeit findest du in der linken Spalte. Die dieser Zeit entsprechenden Lauftempos für lange Läufe findest du rechts davon.

## DER LANGE LAUF

Der lange Lauf ist ein Grundbestandteil des Trainingsplans eines jeden Langstreckenläufers. Laufe einmal oder zweimal pro Woche – manchmal vielleicht auch nur jede zweite Woche – eine lange Strecke, die 20–25 Prozent deines wöchentlichen Trainingsumfangs ausmacht und deine normale Laufdistanz um bis zu 50 Prozent oder mehr übersteigt. Verwende für die Bestimmung deines Tempos die »Pace-Tabelle für lange Läufe«, für die deine aktuelle 5-km-Wettlaufzeit zugrunde gelegt wurde. Wenn du deine aktuelle 5-km-Wettlaufzeit nicht kennst, laufe in einem Tempo, in dem du dich mühelos unterhalten könntest. Letztendlich sollten alle Läufer auf das Feedback ihres Körpers achten und sich davon leiten lassen. Lange Läufe sollten bequem durchzuhalten sein (sie sind keine Ausdauerwettkämpfe). Lange Läufe haben zahlreiche Vorteile und bewirken unter anderem folgende Verbesserungen:

▶ **Kapillaren:** Lange Läufe fördern die Bildung von Kapillaren um die Slow-twitch-Muskelfasern. Darüber hinaus sorgt die Dauer des Trainings bei langen Läufen dafür, dass zu einem bestimmten Zeitpunkt die höchstmögliche Anzahl an Slow-twitch-Fasern rekrutiert wird, was wiederum eine umfangreiche Kapillarisierung bewirkt.

▶ **Nicht kardiovaskuläre Anpassungen:** Lange Läufe erhöhen das Mitochondrienvolumen in Slow-twitch-Fasern (s. Kapitel 8) und die Anzahl der Monocarboxylat-Transporter für den Lactattransport (s. Kapitel 9). Darüber hinaus werden auch die Rekrutierungsmuster des Nervensystems (s. Kapitel 11) verbessert und das Bindegewebe gestärkt, was deinen Körper in die Lage versetzt, die bei vielen Trainingskilometern und Wettkämpfen auf längeren Strecken verursachten Stöße besser zu absorbieren. Durch die beträchtliche Steigerung der Effizienz deiner Schritte verbessern lange Läufe die Laufökonomie für alle Lauftempos.

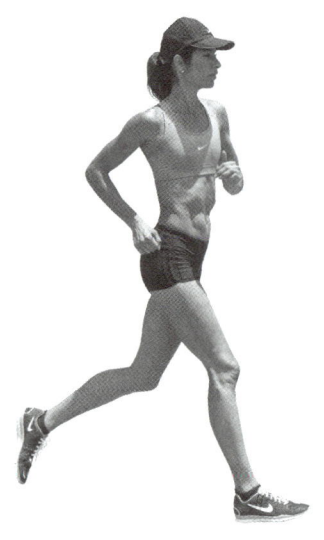

## Bergwiederholungen

Bergwiederholungen fördern Kraft, Leistungsfähigkeit und Ausdauer in einer Weise, die durch keine andere Trainingsart erreicht werden kann. Such dir einen Berg aus, der eine Herausforderung darstellt, aber nicht zu steil ist, sodass du einen guten Laufstil beibehalten kannst. Anstatt bei jeder Bergwiederholung die Zeit zu messen, messen viele Läufer nur beim ersten Hochlaufen der für die Wiederholungen gewählten Bergstrecke die Zeit und merken sich die Stelle, die das Ende der Strecke darstellt. Bei allen weiteren Wiederholungen wird nicht die Zeit gemessen, sondern bis zum Ende der Bergstrecke gelaufen. Die empfohlene Belastungsintensität entspricht in etwa derjenigen des 1500-Meter- bis 3-km-Wettkampftempos (bei Bergläufen wird nicht in Paces gerechnet, da das Bergauflaufen das Tempo – je nach Steilheit, Art des Terrains und anderen veränderlichen Faktoren – in einem unbestimmbaren Maß verringert, weshalb es unmöglich und kontraproduktiv ist, ein bestimmtes Tempo anzustreben). Beachte beim Bergtraining die »Grundregel bei Wiederholungen«: Höre immer dann auf, wenn du weißt, dass du notfalls noch eine oder vielleicht sogar zwei oder mehr Wiederholungen geschafft hättest. Du solltest Bergwiederholungen nicht häufiger als einmal pro Woche (oder 2- bis 3-mal im Monat) absolvieren. Bergwiederholungen können folgende Verbesserungen bewirken:

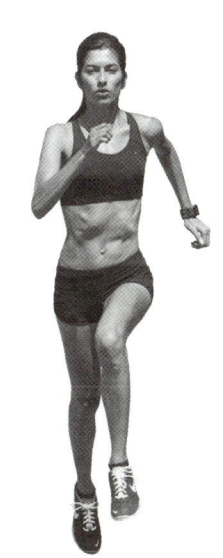

- ▶ **Herzschlagvolumen:** Kurze Bergwiederholungen (30–45 Sekunden) sind hervorragend zur Stärkung des Schlagvolumens geeignet. Stoppe am oberen Ende der Bergaufstrecke, gehe 10–15 Sekunden, und jogge hinunter zur Startposition.
- ▶ **Die Kapillarisierung:** Längere Bergwiederholungen (90–120 Sekunden) sind eine hervorragende Möglichkeit, die Kapillarisierung um die intermediären Fasern und um die Fast-twitch-Fasern zu erhöhen.
- ▶ **Nicht kardiovaskuläre Anpassungen:** Längere Bergwiederholungen (90–120 Sekunden) erhöhen das Mitochondrienvolumen in intermediären Fasern (s. Kapitel 8), verbessern die Muskelkraft (s. Kapitel 5) und fördern die Neu-Verdrahtung des Nervensystems (s. Kapitel 11), wodurch eine leistungsstärkere und effizientere Übermittlung von Signalen ermöglicht wird.

### Bergwiederholungen

| Länge der Wiederholungen (in Sekunden) | Anzahl der Wiederholungen | Erholungsphase (in Minuten) |
|---|---|---|
| 30 | 10–15 | 1–1,5 |
| 45 | 8–12 | 1,5–2 |
| 60 | 6–8 | 2–3 |
| 90 | 4–6 | 4–5 |
| 120 | 4–6 | 4–5 |

Die empfohlene Belastungsintensität entspricht in etwa derjenigen des 1500-Meter- bis 3-km-Wettkampftempos. Beende dieses Workout immer so rechtzeitig, dass du noch 1–2 weitere Wiederholungen geschafft hättest.

## 5-Kilometer-Pace-Wiederholungen im Gelände

Wiederholungen im 5-Kilometer-Renntempo im Gelände sind eine gute Alternative für Läufer, die ihre Fitness verbessern möchten, ohne sich bei jeder Wiederholung auf Pace- oder Entfernungsvorgaben konzentrieren zu müssen. Die Wiederholungen werden für eine bestimmte Anzahl von Minuten gelaufen, ohne dass Entfernungen festgelegt werden. Die Belastungsintensität sollte in etwa derjenigen des 5-km-Renntempos entsprechen. Verlass dich dabei auf dein Gefühl. Wenn du nicht weißt, wie sich dein aktuelles 5-km-Renntempo anfühlt, orientiere dich an den auf S. 34 dargelegten Richtlinien. In der Erholungsphase solltest du in lockerem Tempo joggen, nicht intensiver. Für Läufer, die es bevorzugen, ihr Vorsaison- oder ihr *gesamtes* Training jenseits der Laufbahn im Gelände zu absolvieren,

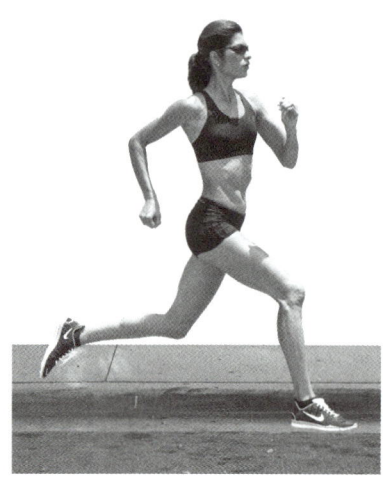

ist das in der folgenden Tabelle aufgeführte sich über 10 Wochen steigernde Trainingsprogramm genau das Richtige. 5-Kilometer-Renntempo-Wiederholungen im Gelände verbessern:

► **alles, was auch Wiederholungen im 5-km- und 10-km-Renntempo verbessern:** Die vollständige Auflistung der Vorzüge eines 5-km- und 10-km-Lauftempo-Intervalltrainings findest du auf den vorherigen Seiten.

► **nicht messbare Anpassungen:** Mit einem auf Anstrengung und Zeit basierenden Wiederholungstraining trainierst du deine Fähigkeit, das Feedback deines eigenen Körpers wahrzunehmen. Auf der Laufbahn ignorieren Läufer dieses Feedback häufig, weil sie entschlossen sind, ihre angestrebten Zielzeiten zu erreichen. Dies kann zum Übertrainingssyndrom führen. Geländetraining bringt dich mit deinem Körper in Berührung, und geländeerfahrene Läufer sind am Ende oft die schnelleren.

### 5-Kilometer-Renntempo-Wiederholungen im Gelände

| Progression (Wochen) | Länge der Wiederholungen (in Minuten) | Anzahl der Wiederholungen | Erholungsphase (in Minuten) | Maximaler Stimulus (in Minuten) |
|---|---|---|---|---|
| 1 | 1 | 6–8 | 2 | 0 |
| 2 | 2 | 8 | 3 | 0 |
| 3 | 3 | 6 | 3 | 6 |
| 4 | 4 | 4 | 3–4 | 8 |
| 5 | 4 | 5 | 3–4 | 10 |
| 6 | 5 | 4 | 3–4 | 12 |
| 7 | Ersetze die Wiederholungen in Woche 7 durch 20–30 Minuten Tempolauf | - | - | - |
| 8 | 3 | 8 | 3 | 8 |
| 9 | 4 | 6 | 3–4 | 12 |
| 10 | Mix*: Tempolauf- und 5-km-Wiederholungen | variabel | 3–4 | - |

*Bei Mix-Workouts werden alternierend Tempolauf-Wiederholungen und Wiederholungen im 5-km-Renntempo gelaufen, in den Erholungsphasen wird gejoggt. Ein Beispiel für ein Mix-Workout (Minuten pro Wiederholung/Lauftempo) wäre: $^3/_5$-km-Renntempo, Erholung, $^5/_.$-km-Renntempo, Erholung, 7/Tempolauf-Lauftempo, Erholung, $^3/_5$-km-Renntempo, Erholung, $^5/_.$-km-Renntempo, Erholung, 8/Tempolauf-Lauftempo.

## Atemtrainer

Atemtrainingsgeräte zielen auf die Muskeln ab, die beim Ein- und Ausatmen involviert sind (Zwerchfell, externe und interne Interkostalmuskulatur, Bauchmuskeln). Eine stärkere Atemmuskulatur senkt sowohl psychologischen Stress als auch den Energieverbrauch. Der PowerLung Trainer, den Grace (auf dem Foto) verwendet, ist in vier unterschiedlichen Widerstandstufen erhältlich (farblich gekennzeichnet) und kann sowohl in das Lauftraining integriert als auch als im Rahmen einer eigenständigen Trainingseinheit verwendet werden. Hier einige Regeln für den Gebrauch:

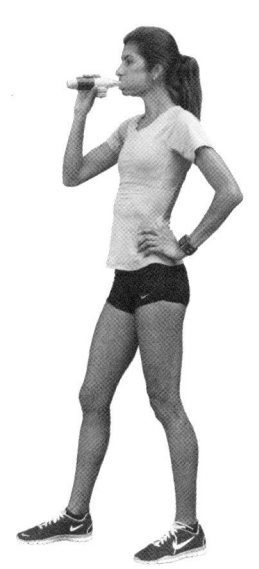

① Egal welches Modell du benutzt – stelle den Drehregler für Ein- und Ausatmen auf »1«.

② Nimm das Mundstück in den Mund, der Lippenschutz ist außerhalb deiner Lippen.

③ Atme ein, fülle deine Lunge vollständig in etwa drei Sekunden.

④ Halte zwei Sekunden inne, atme dann aus; setze dabei deine Bauchmuskeln ein, und stoße sämtliche Luft in deiner Lunge in etwa drei Sekunden aus.

⑤ Wenn du den Atemwiderstand erhöhen musst (weil die Übung zu einfach für dich geworden ist), dreh den Regler für die Ein- bzw. Ausatmung (oder beide) nach rechts, bis der Atemwiderstand deiner Kapazität entsprechend eingestellt ist.

⑥ Beginne mit wenigen Wiederholungen, steigere dich auf bis zu 10.

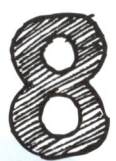

# Bau dein Läufer-Kraftwerk auf

**D**as Herz mag zwar der Motor sein, der den Körper beim Ausdauertraining antreibt, doch die Energie liefern winzige Strukturen, die sich *Mitochondrien* nennen. Sie treiben in dem gelartigen Universum, das das Innere deiner Muskelfasern bildet, und sind nur wenige Mikrometer lang (gerade groß genug, um mit einem Lichtmikroskop erkannt werden zu können), doch sie produzieren die gesamte aerobe Energie, die der Körper anfordert. Deshalb nennt man sie auch die *Kraftwerke der Zellen*. Du verdankst es den Mitochondrien, dass du Langstrecken laufen oder zum Tante-Emma-Laden schlendern kannst, und wenn du die Anzahl und Größe deiner Mitochondrien erhöhst, bist du an ein Energienetz angeschlossen, das die Energiequelle, die du bis dahin genutzt hast, wie einen Satz AAA-Batterien aussehen lässt.

Und noch ein Wort zu diesen winzigen Kraftwerken: Sie sind nicht rein menschlichen Ursprungs. Wie du erfahren wirst, waren ihre Vorgänger bakterielle Eindringlinge, die sich vor mehr als einer Milliarde Jahren niedergelassen haben.

## WAS FÜR KRAFTWERKE SIND DAS?

Mitochondrien sind »die Kraftwerke der Zellen«. Die Energie, die dein Körper jeden Tag benötigt, wird zu 90 Prozent von den Mitochondrien produziert. Die von den Mitochondrien produzierte Energie, ist *aerobe Energie*, das heißt, dass sie nicht ohne die Verwendung von Sauerstoff gewonnen werden kann. Wenn du dich also gefragt haben solltest, wo all der Sauerstoff bleibt, wenn das Herz-Kreislauf-System ihn zu den Muskeln befördert hat, weißt du es jetzt: Er landet in den Mitochondrien (in Kapitel 10 sehen wir uns deine Energiesysteme gründlicher an).

Stell dir die Mitochondrien als Fabriken vor, in denen fleißig gearbeitet wird – und zwar als jede Menge Fabriken, denn in jeder Faser befinden sich Hunderte bis Tausende von Mitochondrien; sie treiben in den Muskelfasern. Diese Fabriken schließen nie, sie produzieren rund um die Uhr Energie. Jetzt stell dir vor, du baust neue Fabriken, größere und bessere. Was passiert, wenn du die Anzahl der Fabriken um 50 Prozent erhöhst? Was wäre, wenn du ihre Anzahl verdoppelst? Stell dir vor, wie viel Energie du dann produzieren könntest! Du kannst aufhören, es dir nur vorzustellen, denn in diesem Kapitel erfährst du, was du tun musst, damit dein Körper mehr Mitochondrien bildet.

## TRAINIERE DEINE ZELLKRAFTWERKE

Das Training zur Förderung der Bildung von Mitochondrien ähnelt sehr dem Training zur Förderung der Kapillarisierung (s. Kapitel 7). Das liegt daran, dass Mitochondrien und Kapillaren sich gleich schnell bilden und häufig infolge des gleichen Trainingsanreizes. Wenn man darüber nachdenkt, ergibt das Sinn: Die Kapillardichte wird erhöht, damit mehr Sauerstoff geliefert werden kann, die Anzahl und Größe der Mitochondrien nimmt zu, damit diese erhöhte Sauerstoffbereitstellung verarbeitet werden kann.

Die Bildung und Vergrößerung von Mitochondrien wird unter anderem durch folgende Workouts trainiert:

- ▶ **Hochintensives Intervalltraining**
- ▶ **Wiederholungen im 800-Meter-Renntempo**
- ▶ **Wiederholungen im 5-km-/ 10-km-Renntempo im Gelände und auf der Laufbahn**
- ▶ **Tempoläufe**
- ▶ **Wechsel- und vermischte Intervalle**
- ▶ **Trainingskilometer (langfristiges Trainingsvolumen)**
- ▶ **Lange Läufe**

Mitochondrientraining steigert nicht nur die Fähigkeit deines Körpers, aerobe Energie bereitzustellen, sondern es stellt auch das letzte Puzzleteil für die Verbesserung des für am wichtigsten gehaltenen Messwerts beim Laufen dar: die VO$_2$max, die maximale Sauerstoffkapazität.

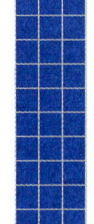

## TIPP FÜR ANFÄNGER

Lass dich nicht von dem Fachbegriff »Mitochondrien« verunsichern. Das Training zur Förderung der Bildung und Vergrößerung der Mitochondrien ist genauso wichtig wie das Training zur Förderung der Erhöhung der Anzahl der roten Blutkörperchen oder der Kräftigung des HerzenS. Größere und zahlreicher vorhandene Mitochondrien sind dafür entscheidend, ob du deine Läufe genießen kannst und mit jeder Anstrengung klarkommst.

# TRAININGSDISKUSSION

## »Auf Gold gestoßen«

Nicht dass du dich jetzt gruselst, aber deine Mitochondrien sind nicht einmal menschlichen Ursprungs, zumindest waren sie das nicht von Anfang an. Der *Endosymbiontentheorie* zufolge sind Mitochondrien das Resultat einer Bakterieninvasion, die vor langer, langer Zeit stattgefunden hat. Vor mehr als einer Milliarde Jahren war unsere junge Erde unter Bergen von Bakterien begraben, die gerade erst lernten, Sauerstoff zu atmen. Einige dieser Bakterien (Vorfahren unserer heutigen Mitochondrien) drangen in größere Zellen ein oder wurden von diesen geschluckt – und lebten in ihnen diesen weiter. De facto schlossen die Bakterien bald einen Deal mit ihren Wirtszellen: »Gestattet uns, dass wir uns dauerhaft in euch niederlassen, dann sorgen wir mit unserer Fähigkeit, Sauerstoff aufzunehmen, dafür, dass ihr über ein Ausmaß an Energie verfügt, von dem ihr nicht mal geträumt hättet!« Der Deal wurde besiegelt, und Äonen Evolutionsjahre später können Mitochondrien außerhalb ihrer Wirtszellen nicht mehr alleine überleben.

Dr. Lynn Margulis und ihr Sohn, der Wissenschaftsautor Dorion Sagan, beide Verfechter der Endosymbiontentheorie, formulieren es so: »Das Leben hat unseren Planeten nicht durch Kampf erobert, sondern durch Vernetzung.«

Mitochondrien haben immer noch in etwa die Größe von Bakterien. Und im Gegensatz zu anderen *Organellen* (winzigen Zellteilen, die wie Organe im menschlichen Körper spezielle Funktionen übernehmen) verfügen sie über ihre eigene DNA. Diese mitochondriale DNA, kurz mtDNA genannt, ermöglicht es Mitochondrien, ihre eigenen Enzyme und Proteine zu produzieren. Trotzdem könnten sie ohne den von ihren Wirtszellen bereitgestellten Brennstoff und Sauerstoff nicht überleben. Für Langstreckenläufer hat sich dieser Deal als sehr lukrativ erwiesen; ohne aerobe Energie käme ein Marathonlauf einem Lauf zum Mond gleich.

Falls es dir ein mulmiges Gefühl bereiten sollte, dass dein Körper für Bakterien, die sich im Laufe der Evolution entwickelt haben, die Rolle des Wirts übernimmt, gib die Schuld nicht diesem Buch. Schuld ist deine Mutter. Die meisten Experten gehen davon aus, dass mitochondriale DNA mütterlicherseits vererbt wird. Denn eine mütterliche Eizelle enthält Mitochondrien, die im Nachwuchs (das bist du) überleben, wohingegen die relativ geringe Anzahl an Mitochondrien in väterlichen Spermien zur Vernichtung bestimmt ist, sobald die Spermien ihre lange Schwimmstrecke zurückgelegt haben. Also kannst du dich bei deiner Mutter für deine persönlichen 5- oder 10-Kilometer-Bestleistungen bedanken – oder es auf sie schieben, wenn sie nicht so gut sind.

## MITOCHONDRIEN

Mitochondrien werden von Läufern geschätzt, weil sie unsere gesamte aerobe Energie produzieren. Aber natürlich haben sie auch andere Funktionen. Sie helfen zum Beispiel bei der Zelltod-Regulierung, bei der Bereitstellung von Enzymen zur Bildung von Hämoglobin und bei der Ammoniakentgiftung durch die Leberzellen. Aber all das spielt keine Rolle, wenn wir Läufer bei 5-Kilometer-Läufen oder Marathonläufen an der Startlinie stehen. In dem Moment geht es uns nur um die Energie.

In Kapitel 7 haben wir uns damit befasst, warum das Herz-Kreislauf-System als ein Sauerstofftransport-System betrachtet wird. Jetzt ist es an der Zeit, über das *Sauerstoffaufnahme-System* zu reden. Dieser Begriff bezieht sich auf den Prozess, der darin besteht, Sauerstoff aus den Kapillaren aufzunehmen, in die Muskelfasern zu befördern und ihn dann zu verwenden, um aerobe Energie zu erzeugen. Die Stars dieses Systems sind die Mitochondrien, die den Sauerstoff importieren und diesen dann als einen der wichtigsten Bestandteile für die Bildung von Adenosintriphosphat (ATP) verwenden, den Energieträger, der den Brennstoff für deine Muskeln liefert. Je mehr Mitochondrien du hast, desto mehr Sauerstoff kann dein Körper aufnehmen. Zusammengenommen erhöhen ein erhöhter Sauerstofftransport plus eine erhöhte Sauerstoffaufnahme deine maximale Sauerstoffaufnahme, also den $VO_2$max-Wert.

Wie du in Kapitel 4 gelernt hast, entspricht deine $VO_2$max der maximalen Menge Sauerstoff, die du in einer Minute »verwerten« kannst. Mit anderen Worten handelt es sich um die Gesamtmenge des Sauerstoffs, der von deinem Herz-Kreislauf-System transportiert und anschließend von deinen Zellen aufgenommen wird. Im Ruhezustand werden nur 20 bis 30 Prozent des Sauerstoffs, den du einatmest, aufgenommen. Wenn du trainierst, wird ein sehr viel größerer prozentualer Anteil des eingeatmeten Sauerstoffs aus deinem Blut entnommen, bis du schließlich den Punkt erreichst, an dem deine Mitochondrien zu 100 Prozent aerobe Energie erzeugen, das heißt, sie sind voll ausgelastet und können nicht mehr Sauerstoff aufnehmen. An diesem Punkt hast du deine $VO_2$max erreicht. Für ausführlichere Informationen über die maximale Sauerstoffaufnahme siehe Zusatzinformation »Was ist die $VO_2$max?«.

## TRAININGSDISKUSSION

### »Was ist die ,$VO_2$max'?«

Als Läufer hören wir viel über die $VO_2$max. Es ist einer der Lieblingsbegriffe von Trainingsphysiologen, Trainern und Läuferjargon-Junkies. Aber was bedeutet er?

Sehen wir uns als Erstes den Begriff selber an. »V« steht für »Volumen«. »$O_2$« steht für »Sauerstoff«. Und »max« steht für Maximum. Zusammengenommen und in unserem Kontext bezeichnet der Begriff $VO_2$max das maximale Volumen (die maximale Menge) Sauerstoff, das dein Körper in einer Minute verwerten kann.

Im Ruhezustand nutzt du nicht annähernd die Sauerstoffmenge, die deiner $VO_2$max entspricht. Das liegt daran, das dein Körper im Ruhezustand nur wenig aerobe Energie anfordert. Doch wenn du zu trainieren beginnst, steigt der Energiebedarf. Dein Herz-Kreislauf-System transportiert mehr sauerstoffhaltiges Blut zu deinen Kapillaren, deine Muskelfasern nehmen mehr Sauerstoff auf, und deine Mitochondrien verwenden diesen Sauerstoff, um mehr aerobe Energie zur Verfügung zu stellen. Doch bei diesem Prozess gibt es eine Obergrenze. Nur eine bestimmte Menge Sauerstoff kann transportiert werden, und nur eine bestimmte Menge des transportierten Sauerstoffs kann verwendet werden, um Energie zu erzeugen. Wenn dein Körper diese Obergrenze erreicht hat, hast du deine $VO_2$max erreicht.

Abhängig von ihrem Fitnessniveau erreichen die meisten Läufer ihre $VO_2$max, wenn sie so schnell, wie sie können, fünf bis sieben Runden (2000 bis 2800 Meter) auf einer Laufbahn laufen. Das heißt, dass jedes Lauftempo, das höher ist, als es der Geschwindigkeit entspricht, bei der du deine maximale Sauerstoffaufnahme ($VO_2$max) erreichst (zum Beispiel auf einer Strecke von 800 oder 1600 Metern), mehr Energie erfordert, als dein Körper aerob produzieren kann. Du musst also einen größeren prozentualen Anteil Energie aus

>>>

anaeroben Quellen beziehen. Andererseits kann dein Körper die benötigte Energie bei jedem Lauftempo, das niedriger ist, als es der Geschwindigkeit entspricht, bei der du deine maximale Sauerstoffaufnahme ($VO_2$max) erreichst (zum Beispiel auf einer Strecke von 10 Kilometern oder bei einem Marathon), ausschließlich aus aeroben Energiequellen beziehen. Die $VO_2$max wird auf zwei Arten gemessen:

▶ **Verbrauch bezogen auf das Körpergewicht:** Messung des Sauerstoffverbrauchs in Millilitern pro Kilogramm pro Minute (ml/kg/min). Der dreimalige Gewinner der Tour de France, Greg LeMond, hatte eine $VO_2$max von 92,5 ml/kg/min. Ein untrainierter Mann hat ungefähr eine $VO_2$max von 40–45 ml/kg/min.

▶ **Absoluter Sauerstoffverbrauch:** Messung des Gesamtvolumens des verbrauchten Sauerstoffs pro Minute. Der britische Ruderer Sir Matthew Pinsent, der viermal hintereinander olympische Goldmedaillen gewonnen hat, hatte eine $VO_2$max von 7,5 Litern pro Minute – mehr als jeder Radrennfahrer, Läufer oder Skilangläufer der Geschichte –, auch wenn seine $VO_2$max bezogen auf sein Körpergewicht nur 68 ml/kg/min betrug. Mit seinen 109 Kilogramm brauchte Pinsent diesen hohen Gesamtsauerstoffverbrauch-Wert, um beim Ausdauerrudern wettkampffähig zu sein. Ein durchschnittlicher untrainierter Mann verbraucht ungefähr 3 Liter Sauerstoff pro Minute.

Training verbessert die $VO_2$max bisher untrainierter Läufer normalerweise um 20 bis 25 Prozent, wobei die Bandbreite von Verschlechterungen bis hin zu Verbesserungen von weit über 50 Prozent reichen kann. Bei sehr gut durchtrainierten Läufern ändert sich die $VO_2$max durch Training nicht mehr stark – sie ist bereits festgesetzt. Als Prädikator für die Ausdauerfähigkeit tritt die $VO_2$max im Vergleich zu anderen Faktoren (wie zum Beispiel der Laufökonomie) in den Hintergrund, aber es ist eine wichtige Bestimmungsgröße im Hinblick auf das Laufpotenzial.

## MITOCHONDRIEN MAXIMIEREN

Verschiedene Muskelfasertypen enthalten unterschiedlich viele Mitochondrien. Slow-twitch-Muskelfasern weisen das höchste Volumen an Mitochondrien auf, Fast-twitch-Muskelfasern das geringste. Doch diese Angaben sind nicht in Stein gemeißelt. So wie der Geheimdienst OSI, das fiktionale *Office of Scientific Intelligence* in der Fernsehserie *Der Sechs-Millionen-Dollar-Mann*, Steve Austin nach seinem Flugzeugabsturz so wiederherrichtet, dass er besser, stärker und schneller ist als vor seinem Unfall, kannst du deine Mitochondrien durch Training so aufbauen, dass sie größer, kräftiger und reichlicher vorhanden sind als vor dem Training. Es gibt zwei Möglichkeiten, das Mitochondrienvolumen zu vergrößern.

▶ **Replikation:** Mitochondrien können sich teilen, um mehr Mitochondrien zu bilden.
▶ **Vergrößerung:** Ein einzelnes Mitochondrium kann größer werden.

Wenn deine Muskelfasern mehr Mitochondrien zur Verfügung haben, ist das so, als würde eine Gesellschaft zusätzliche Kraftwerke in Betrieb nehmen können. Es senkt die Last für die bestehenden Kraftwerke und erhöht das Leistungspotenzial insgesamt. Das Gleiche gilt für größere Mitochondrien, die mehr Energie erzeugen können.

Mit dem richtigen Training kannst du Mitochondrien schnell aufbauen. In einem 2008 erschienenen Aufsatz über *mitochondriale Biogenese* (die Erhöhung des Mitochondrienvolumens) schrieb Dr. John O. Holloszy, dass »Studien gezeigt haben, dass eine einzige Trainingseinheit zu einer schnellen Zunahme der mitochondrialen Biogenese führt«. Und Dr. David Costill (eine Koryphäe auf dem Gebiet der Trainingsphysiologie) und Dr. Scott Trappe schreiben in ihrem im Jahr 2002 erschienenen Buch *Running: The Athlete Within*: »Wissenschaftliche Untersuchungen haben gezeigt, dass ein 27-wöchiges Ausdauertraining dazu führt, dass die Anzahl der Muskel-Mitochondrien jede Woche um durchschnittlich 5 Prozent zunimmt. Im gleichen Zeitraum hat die durchschnittliche Größe der Mitochondrien von 11,5 auf 15,5 $\mu^2 \times 10^{-2}$ zugenommen, was einer Vergrößerung von 35 Prozent entspricht.«

In welchem Umfang du dein Mitochondrienvolumen erhöhen kannst, hängt natürlich von einigen Faktoren ab, unter anderem von deiner genetischen Veranlagung, deiner aktuellen Fitness, deinem Trainingsvolumen und deiner Trainingsintensität. Wann genau die Mitochondrienadaption infolge von Training stattfindet, lässt sich nicht mit wissenschaftlicher Exaktheit sagen. Das vorausgeschickt, hat der Trainingswissenschaftler Dr. Ronald L. Terjung geschrieben, »dass das Muskel-Mitochondrienvolumen nach etwa 4 bis 5 Wochen [sic] Training einen stabilen Zustand zu erreichen scheint«. Unter Berücksichtigung der Untersuchungen von Terjung und anderen bezüglich der Mitochondrienadaption infolge von Training bietet die Tabelle 8.1 eine Schätzung, wie dieser Prozess der Vermehrung der Mitochondrien verläuft und wann du damit rechnen kannst, dass er in vollem Umfang stattgefunden hat.

Du solltest davon ausgehen, dass die Mitochondrienadaption in vier Stufen erfolgt.

### Tabelle 8.1
### Mitochondrienvermehrung

| Woche Nummer | Mitochondrienadaption |
|:---:|:---:|
| 1 | 44 % |
| 2 | 63 % |
| 3 | 77 % |
| 4 | 89 % |
| 5 | 100 % |

In **Tabelle 8.1** ist aufgeführt, wie lange es dauert, bis eine Mitochondrienadaption infolge einer kontinuierlichen Trainingsbelastung (Workout) mithilfe von Übungen wie den in diesem Buch vorgestellten zu 100 Prozent stattgefunden hat.

1. **Erster Trainingsreiz:** Innerhalb von drei Stunden nach einem ausreichend dauerhaften oder ausreichend intensiven Training beginnt der Prozess der Mitochondrienadaption.
2. **Halbzeit:** Am Ende der ersten Woche erreicht die Mitochondrienadaption 40 bis 50 Prozent.
3. **Areober Schub:** Zwischen Tag zehn und Tag dreizehn überschreitet die Mitochondrienadaption die 50-Prozent-Schwelle, und du erfährst einen energetischen Schub. Das Laufen wird einfacher!
4. **Komplette Adaption:** Am Ende der fünften Woche ist die durch den Trainingsreiz bewirkte Mitochondrienadaption komplett (oder nahezu komplett) abgeschlossen.

Der oben aufgeführten Liste müssen noch einige Ergänzungen hinzugefügt werden:

▶ **Verstärkung:** Während des Adaptionsprozesses musst du den Trainingsreiz, der den Prozess ausgelöst hat, mit entsprechenden Trainingseinheiten verstärken (z. B. durch wöchentliches Tempo- und Wiederholungstraining oder hohes Trainingsvolumen). Du kannst nicht ein einziges Training absolvieren und dich dann auf die Couch setzen und darauf warten, dass sich deine Mitochondrien vermehren.

▶ **Gestaffelte Adaption:** Nicht alle Mitochondrien passen sich gleichzeitig an. Sie können sich einzeln oder in Gruppen anpassen, und während einige sich anpassen, können andere normal weiterfunktionieren.

▶ **Gesteigerter Trainingsreiz:** Wenn du die Intensität oder das Volumen des Trainingsreizes steigerst, der den Adaptionsprozess ausgelöst hat, kannst du die Mitochondrienadaption ebenfalls steigern.

Der einzige Nachteil im Hinblick auf die Mitochondrienadaption ist folgender Umstand:

Wenn die Mitochondrien sich anzupassen beginnen, können sie nicht zur Erzeugung von aerober Energie beitragen. Dr. Bob Treffene, Doktor der Bioenergetik und Schwimmtrainer der mehrfachen Olympia-Goldmedaillen-Gewinner Ian Thorpe, Kieren Perkins und Rebecca Adlington, hat darauf hingewiesen, dass diese Phase zehn bis dreizehn Tage dauert und mit einem »Problem der Sauerstoffverwertung« einhergeht. Da die Mitochondrien sich oft in Gruppen anpassen, geht ein beträchtlicher Anteil deiner Mitochondrien nach einem intensiven Trainingsreiz möglicherweise in den »Offlinemodus«. Infolgedessen fühlst du dich bei Trainingseinheiten, die dir in der Woche zuvor noch leichtgefallen sind, möglicherweise schlapp.

Aber keine Panik. Das ist ganz normal. Tatsächlich ist es sogar eine gute Nachricht. Du hast einen Adaptionsprozess ausgelöst, der innerhalb von zwei Wochen zu einer Leistungssteigerung führen wird.

Gleichzeitig solltest du dir dessen bewusst sein, dass ein zu hartes Training vor einem großen Rennen das Risiko bergen kann, eine Mitochondrienadaption auszulösen. Es ist daher ratsam, während der Vorbereitung auf einen großen Wettkampf auf übermäßig harte Trainingseinheiten zu verzichten. Das heißt nicht, dass du nur locker joggen oder gar nichts machen sollst. Aber wenn es dir nicht gelingt, die durch das Training gesteigerte Leistungsfähigkeit deiner Mitochondrien durch weitere Trainingseinheiten zu verstärken, wirst du die Hälfte dieser gesteigerten Leistungsfähigkeit innerhalb einer Woche verlieren. Mach stattdessen einen Langstreckenlauf und absolviere einige Wiederholungstrainingseinheiten im 10-Kilometer-Renntempo oder einen kleinen Tempolauf, während du dein Training in der letzten Vorbereitungsphase vor dem Rennen reduzierst.

## Hochintensives Intervalltraining

In den vergangenen Jahren wurde viel über das sogenannte hochintensive Intervalltraining (HIIT) geredet, das als eine mögliche Verkürzung der anstrengenden Ausdauertrainingsprogramme angesehen wird, die traditionell von Läufern bevorzugt wurden. Die Verfechter dieses Trainings behaupten, dass HIIT im Hinblick auf die Steigerung der Leistungsfähigkeit der Mitochondrien zu den gleichen Resultaten führt wie die bisher dazu für erforderlich gehaltenen Tempoläufe, langen Wiederholungstrainings oder eine hohe Anzahl von Trainingskilometern. Angesichts des Zeitmangels, dem sich viele Läufer gegenübersehen, entfachen Trainingsprogramme, die die gleichen Resultate in einem Drittel der Zeit versprechen, einige Begeisterung.

Was genau ist also HIIT? Einem im Jahr 2012 vom an der McMaster University in Ontario, Kanada, tätigen Martin J. Gibala u. a. veröffentlichten Aufsatz zufolge »handelt es sich bei hochintensivem Training (HIIT) um körperliches Training, dass dadurch charakterisiert ist, dass sich kurze, hochintensive Trainingsphasen mit Ruhephasen oder Trainingsphasen von geringer Intensität abwechseln«.

Das klingt ganz nach dem normalen Intervalltraining, das Läufer absolvieren, seitdem Gerschler und Reindell es Ende der 1930er-Jahre zum absoluten Muss erklärten, um dadurch das Herzschlagvolumen, die Kapillarisierung, die Sauerstoffaufnahme, die Mitochondriendichte und die anaerobe Pufferkapazität (die im folgenden Kapitel erklärt wird) zu erhöhen.

Somit ist HIIT für langjährige Läufer zum größten Teil etwas, was sie bereits gemacht haben.

Andererseits behaupten neuere Studien, dass sehr kurze, extrem schnelle Wiederholungstrainingseinheiten signifikante Adaptionen bewirken. Wie kurz? Versuch es mit einem halben Dutzend Wiederholungen von jeweils dreißig Sekunden mit Ruhepausenintervallen von bis zu vier Minuten.

Die gegenwärtige Begeisterung für HIIT hat einen großen Anschub durch CrossFit und andere von den sogenannten *Tabata-Intervallen* inspirierte Trainingsprogramme erhalten. Bei den Tabata-Intervallen handelt es sich um zwanzigsekündige Wiederholungen, gefolgt von nur zehnsekündigen Ruhepausenintervallen. Diese Technik basiert auf einer im Jahr 1996 durchgeführten Studie des

Trainingsphysiologen Izumi Tabata, bei der zwei kleine Teilnehmergruppen miteinander verglichen wurden, die auf einem Fahrradergometer trainierten. Eine Gruppe absolvierte nur ein moderates Ausdauertraining, während die andere die Tabata-Intervall-Technik anwandte. Das Ergebnis der Studie war, dass nur die Teilnehmer der zweiten Gruppe eine Verbesserung ihrer *anaeroben Kapazität* (der Energiemenge, die anaerob erzeugt werden kann, worauf in Kapitel 10 eingegangen wird) verzeichnen konnte, während die Teilnehmer beider Gruppen ihre maximale Sauerstoffaufnahmekapazität verbesserten. Der offensichtliche Mangel an dieser Studie war, dass moderates Ausdauertraining (das einzige Training, dass die Nicht-Tabata-Intervall-Gruppe absolviert hat) im Hinblick auf die anaerobe Kapazität sehr wenig effektiv ist – *und kein Läufer, der seinen Sport ernst nimmt, würde auf so eine Weise trainieren.* Insofern könnte man genauso gut eine Tabata-Intervall-Gruppe mit einer Gruppe von Teilnehmern vergleichen, die nichts anderes tun als Pizza zu essen. Und dann ist noch Folgendes zu beachten: Trainer und Sportler haben seit Jahrzehnten reale Erfahrungen mit dem Wechsel von hochintensiven Trainingsintervallen und kurzen Erholungsintervallen, und das Resultat ist immer eine kurzfristige Leistungssteigerung, gefolgt von langfristiger Erschöpfung. Das liegt daran, dass die Trainingsadaption, die durch Tabata-Intervalle erreicht wird, nach 4 bis 6 Wochen ausgereizt ist (wie du in Kapitel 9 erfahren wirst), die mitochondrialen Enzyme schädigt (siehe Kapitel 10) und eine Erschöpfung des zentralen Nervensystems verursacht (siehe Kapitel 11). Deshalb werden Läufer, die nicht mehr tun, als in moderatem Tempo Langstrecken zu laufen, von einigen Tabata-Intervall-Trainingseinheiten profitieren, wohingegen Läufer, die bereits eine Auswahl an aeroben und anaeroben Übungen in ihr Trainingsprogramm integriert haben, lieber auf Tabata-Intervall-Training verzichten sollten.

Martin Gibala und sein Team an der McMaster University haben Experimente durchgeführt, bei denen HIIT mit vielseitigen Trainingsprogrammen erfahrener Läufer verglichen wurde. Gibala dokumentierte eine erhöhte Mitochondrienadaptionsaktivität infolge von 7 × 30-sekündigen bis an die Leistungsgrenze gehenden Trainingseinheiten, die jeweils von 4-minütigen Erholungsintervallen unterbrochen wurden. Die Erhöhung der Mitochondrienadaptionsaktivität war genauso gut wie die der Kontrollgruppe (Sportler, die kein HIIT absolvierten) oder besser. Doch anders als Tabata ließ Gibala die Teilnehmer seiner Kontrollgruppe ein Training durchführen, das der Belastungsintensität bei einem schnellen Tempolauf entsprach, das nachgewiesenermaßen das Mitochondrienvolumen in den Slow-twitch-Fasern erhöht. Somit konnte Gibala zeigen, dass ein hochintensives Intervalltraining im Hinblick auf den Aufbau des Mitochondrien-Kraftwerks zumindest kurzfristig genauso effektiv ist wie ein eher intensives Tempotraining. Doch dabei ist zu berücksichtigen, dass die Teilnehmer die Experimente auf einem Fahrradergometer absolviert haben. Und Radfahren ist nicht Laufen. Beim Laufen spielen jede Menge Faktoren eine Rolle, die beim Radfahren nicht nachempfunden werden können. Läufer ändern ihre Schrittfrequenz oder ihre Schrittlänge, um ihre Geschwindigkeit oder ihre Laufintensität zu erhöhen. Läufer absorbieren höhere Aufprallkräfte, wenn sie schneller laufen. Es gibt beim Vergleich zwischen Laufen und Radfahren Unterschiede u. a. im Hinblick auf die Bewegung des Oberkörpers, die Aktivität des Nervensystems (inklusive der Propriozeption) oder die elastische Rückfederung. Mit anderen Worten: Was im Labor auf einem Fahrradergometer funktioniert, lässt sich nicht unbedingt aufs Laufen übertragen.

**Fazit:** Sportler, die eine langfristige Leistungssteigerung anstreben, bleiben besser bei traditionellen Trainingskonzepten, während hochintensives Intervalltraining für Sportler, die unter Zeitmangel leiden, *vorübergehend* eine effektive Trainingsmethode sein kann, um kurzfristig eine bessere Fitness zu erlangen.

DAS ULTIMATIVE LÄUFERTRAINING

# Trainingsempfehlung

Mitochondrien in unterschiedlichen Muskelfasertypen erfordern ein jeweils speziell auf die unterschiedlichen Muskelfasern zugeschnittenes Training. Für die Mitochondrien in Slow-twitch-Fasern ist eine langfristig hohe Trainingskilometerleistung die richtige Antwort. Stell dir vor, wie der Colorado im Laufe von Äonen den Grand Canyon ausgewaschen hat. Lange Läufe (s. Kapitel 7, S. 134) und Tempo-Training (s. Kapitel 7, S. 132) stimulieren ebenfalls Mitochondrienadaptationen in Slow-twitch-Fasern. Für die Mitochondrienadaption in intermediären Fasern sind 2- bis 5-minütige Wiederholungen im 5-km- und 10-km-Renntempo geeignet (s. Kapitel 7, S. 129 und S. 136 für 5-Kilometer-, 10-Kilometer- und 5-Kilometer-Pace-Wiederholungen im Gelände). Fitte Läufer können Bergwiederholungen absolvieren (s. Kapitel 7, S. 135). Mitochondrien in den Fast-twitch-Fasern profitieren von 800-Meter-Pace-Training (s. S. 150 wobei die Wiederholungen auf 100 Meter und höchstens 60 Sekunden beschränkt sein sollten (und mit Erholungsphasen, die 2- bis 4-mal so lang sein sollten wie die Wiederholungen). Für Läufer, die über wenig Zeit verfügen, kann ein hochintensives Intervalltraining theoretisch für die Mitochondrien in allen drei Fasertypen vorteilhaft sein. Sowohl Wiederholungen bei maximalem Einsatz als auch im 400-Meter-Renntempo können als HIIT-Trainingseinheiten absolviert werden (s. S. 148 im Hinblick auf HIIT und 400-Meter-Pace-Intervalle).

## ZUSAMMENFASSUNG

Dem Aufbau deines Kraftwerks (deiner Mitochondrien) dient überwiegend das gleiche Training, das wir auch absolvieren, um die Bildung von Kapillaren zu fördern, ergänzt um schnelle Wiederholungen, um die Vermehrung der Mitochondrien in den Fast-twitch-Fasern zu stimulieren. Wichtige Trainingseinheiten der Fotoanleitungen in diesem Kapitel sind unter anderem:

- ▶ HIIT (hochintensives Intervalltraining)
- ▶ 400/800-Pace-Training
- ▶ Tempowechsel- und vermischte Intervalle
- ▶ Trainingskilometerleistung

Trainingseinheiten aus anderen Kapiteln, die mitochondriale Verbesserungen bewirken, sind:

- ▶ 5-Kilometer/10-Kilomter-Pace-Training (Kapitel 7)
- ▶ 5-Kilometer-Renntempo-Wiederholungen im Gelände (Kapitel 7)
- ▶ Tempo-Training (Kapitel 7)
- ▶ Lange Läufe (Kapitel 7)

Um genau zu erfahren, wie du diese Workouts in deinen Gesamttrainingsplan integrieren kannst, blättere direkt vor zu Kapitel 15 »Stell dir dein Trainingsprogramm zusammen«, in dem Trainingspläne für Läufer diverser Fitnessniveaus und Leistungsstärke vorgestellt werden.

DAS ULTIMATIVE LÄUFERTRAINING

# Kapitel 8: Bau dein Läufer-Kraftwerk auf –
# Fotoanleitungen

## LAUF-WORKOUTS

Die meisten Trainingseinheiten zum Aufbau deines Läufer-Kraftwerks wurden schon in Kapitel 7 vorgestellt (Training im 5-km- oder 10-km-Renntempo, lange Bergwiederholungen und Tempoläufe für die Mitochondrien in den intermediären Muskelfasern; lange Läufe, Wiederholungstraining im 10-km-Renntempo, Tempoläufe und Cruise-Intervalle für die Mitochondrien in den Slow-Twitch-Fasern), doch wir haben noch einige Workouts in unserem Repertoire – und zwar vor allem im Hinblick auf die Bildung von Mitochondrien in Fast-twitch-Fasern. Denk aber daran, dass zu viel Schnelligkeitstraining die aeroben Enzyme schädigen, dein Nervensystem überbeanspruchen und zum Übertrainingssyndrom führen kann. Sean Brosnan stellt hier fünf weitere Wege vor, um die Neubildung von Mitochondrien – deiner Zellkraftwerke – anzuregen.

### HIIT (Hochintensives Intervalltraining)

Es gibt etliche verschiedene HIIT-Methoden. Einige setzen auf 30-Sekunden-Intervalle oder kürzere Intervalle bei maximaler Belastung (s. »Trainingstabelle 400-Meter-Renntempo« bezüglich emp-fohlener Lauftempos für die Intervalle entsprechend der 400-Meter-Wettkampfzeit), auf die eine ausgiebige Ruhephase folgt. Andere Methoden wie die Tabata-Methode setzen im Hinblick auf die Phasen intensiver Belastung und der Erholung auf ein 2:1-Verhältnis. Weniger fordernde Varianten setzen auf 30- bis 60-sekündige Belastungsphasen bei 100 Prozent der maximalen Herzfrequenz oder weniger, gefolgt von etwa gleich langen Erholungsphasen. Die Erholungsphasen variieren zwischen vollständiger Ruhe und Laufen im mittleren Intensitätsbereich (z.B. bei etwa 50 Prozent der HIIT-Belastung). Die meisten Läufer werden extreme Versionen des HIIT meiden wollen, etwa die Tabata- und Wingate-Methoden. Läufer mit begrenzter Trainingszeit könnten Gibala-Workouts in ihr Training einbeziehen. Die Billat-Methode kann große Erfolge bei der maximalen Sauerstoff-aufnahme bewirken, aber sie sollte aufgrund ihrer Belastungsintensität nur sparsam eingesetzt werden. In der HIIT-Tabelle werden sechs unterschiedliche HIIT-Methoden aufgeführt:

► **Tabata:** Die unter CrossFit-Trainierenden und in Fitnessclubs beliebte HIIT-Form Tabata entstand aus einer Studie mit einer Handvoll Teilnehmern, die Ergometertraining absolvierten. Während sich bei diesem Training zwar das Mitochondrienvolumen erhöht, ist es im Hinblick auf diverse beim Laufen wichtige Aspekte wie Aufprallkraft, faserspezifische Entwicklung, aerobe Enzymkapazität, langfristige Umsetzbarkeit und eine Ermüdung des Nervensystems für Läufer nicht geeignet.

► **Wingate:** Die in den 1970er-Jahren aus dem Wingate Test zur Bestimmung des Verlaufs und Umfangs der anaeroben Leistungsfähigkeit hervorgegangene HIIT-Variante Wingate steigert sowohl die aerobe als auch die anaerobe Fitness. Nachteile dieser Methode sind die negativen Langzeitauswirkungen auf das zentrale Nervensystem und die aeroben Enzyme (darüber hin-aus wird adaptive Energie verbrannt, die für produk-tivere Trainingsansätze genutzt werden könnte).

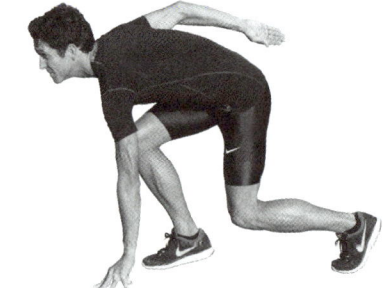

- ▶ **Gibala (zwei Workouts):** Falls du meinst, dass diese beiden HIIT-Varianten dem traditionellen 300- bis 400-Meter-Training eines Meilenläufers sehr ähnlich sind – du hast recht.
- ▶ **Timmons:** Interessanterweise nähert sich diese Methode der im Jahr 2002 von der University of Western Australia verfochtenen Carboloading-Strategie an (Kapitel 10).
- ▶ **Billat:** Ziel von Billats 30–30-Workout ist, so viel Zeit wie möglich im Bereich der maximalen Sauerstoffaufnahme zu verbringen. Da du während der ersten 15–20 Sekunden des Erholungsintervalls noch bei 100 Prozent der VO$_2$max bleibst, bietet die Billat-Methode für jede absolvierte Minute 45–50 Sekunden Belastung bei maximaler Herzfrequenz. Sobald du die 100 Prozent deiner VO$_2$max nicht mehr aufrechterhalten kannst, ist das Workout beendet.

## HIIT – Hochintensives Intervalltraining

| Art des HIIT | Länge der Wiederholungen (Zeit) | Umfang der Wiederholungen (Anzahl) | Erholung (Zeit) | Wöchentliche Trainingseinheiten | Belastungsintensität |
|---|---|---|---|---|---|
| Tabata | 20 Sekunden | 8 | 10 Sekunden | 5 | 100 % |
| Wingate | 30 Sekunden | 4–6 | 4 Minuten | 3–4 | 100 % |
| Gibala (Variante 1) | 60 Sekunden | 8–12 | 75 Sekunden | 3 | 5-km-Renntempo |
| Gibala (Variante 2) | 60 Sekunden | 10 | 60 Sekunden | | 90 % der maximalen Herzfrequenz |
| Timmons | 20 Sekunden | 3 | 2 Minuten lockeres Laufen | 3 | 100 % |
| Billat | 30 Sekunden | bis zum Versagen* | 30 Sek. bei 50 % VO$_2$max | 1 | 100 % VO2 max |

*Bis zum Versagen bedeutet, dass du laufen sollst, bis du so erschöpft bist, dass du das Workout abbrechen musst.

## 400-Meter-Pace-Training

400-Meter-Renntempo-Training wird bei den meisten Langstreckenläufern kein Bestandteil ihres Trainingsprogramms sein, während die meisten Sprinter (100 Meter bis 800 Meter) Wiederholungen von bis zu 150 Metern im 400-Meter-Renntempo in ihre Trainingspläne integrieren. Läufer, die Tabata-, Wingate- oder Timmons-HIIT-Trainingsvarianten ausprobieren möchten, nähern sich mit Wiederholungen im 400-Meter-Renntempo der geforderten Belastungsintensität von 100 Prozent. (Obwohl Wiederholungen im 400-Meter-Renntempo strenggenommen nicht einer Belastungsintensität von 100 Prozent entsprechen, gehen nicht sprint-trainierte Läufer ein Verletzungsrisiko ein, wenn sie schneller laufen.) Wiederholungen im 400-Meter-Renntempo können folgende Verbesserungen bewirken:

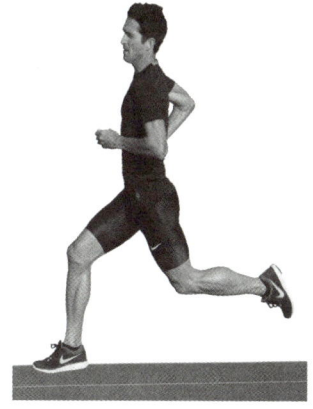

- ▶ **Mitochondrienvolumen:** Wiederholungen von 50- bis 100-Meter-Abschnitten im 400-Meter-Renntempo sorgen für eine Zunahme des Mitochondrienvolumens, vor allem in den Fast-twitch-Fasern.
- ▶ **Anpassungen jenseits der Kraftwerke der Zellen:** Ein 4- bis 6-wöchiges 400-Meter-Renntempo-Training erhöht die Pufferkapazität zur Vorbeugung von Azidose (Kapitel 9). Das 400-Meter-Renntempo-Training unterstützt zudem die Anpassungsfähigkeit der Muskelspindeln (Kapitel 5) an längere, kräftigere Schritte.

## Trainingstabelle 400-Meter-Renntempo

| 800-m-Zeit | 400-m-Zeit | Paces der Wiederholungen | | | |
|---|---|---|---|---|---|
| | | 200 m | 150 m | 100 m | 50 m |
| 1:44 | 46,0 | 23,0 | 17,3 | 11,5 | 5,8 |
| 1:48 | 48,0 | 24,0 | 18,0 | 12,0 | 6,0 |
| 1:53 | 50,0 | 25,0 | 18,8 | 12,5 | 6,3 |
| 1:57 | 52,0 | 26,0 | 19,5 | 13,0 | 6,5 |
| 2:02 | 54,0 | 27,0 | 20,2 | 13,5 | 6,7 |
| 2:06 | 56,0 | 28,0 | 21,0 | 14,0 | 7,0 |
| 2:10 | 58,0 | 29,0 | 21,8 | 14,5 | 7,3 |
| 2:15 | 1:00,0 | 30,0 | 22,5 | 15,0 | 7,5 |
| 2:20 | 1:02,0 | 31,0 | 23,3 | 15,5 | 7,8 |
| 2:24 | 1:04,0 | 32,0 | 24,0 | 16,0 | 8,0 |
| 2:29 | 1:06,0 | 33,0 | 24,8 | 16,5 | 8,3 |
| 2:33 | 1:08,0 | 34,0 | 25,5 | 17,0 | 8,5 |
| 2:38 | 1:10,0 | 35,0 | 26,3 | 17,5 | 8,8 |
| 2:42 | 1:12,0 | 36,0 | 27,0 | 18,0 | 9,0 |
| 2:46 | 1:14,0 | 37,0 | 27,8 | 18,5 | 9,3 |
| 2:51 | 1:16,0 | 38,0 | 28,5 | 19,0 | 9,5 |
| 2:56 | 1:18,0 | 39,0 | 29,3 | 19,5 | 9,8 |
| 3:00 | 1:20,0 | 40,0 | 30,0 | 20,0 | 10,0 |
| 3:04 | 1:22,0 | 41,0 | 30,7 | 20,5 | 10,3 |
| 3:09 | 1:24,0 | 42,0 | 31,5 | 21,0 | 10,5 |
| 3:14 | 1:26,0 | 43,0 | 32,3 | 21,5 | 10,8 |
| 3:18 | 1:28,0 | 44,0 | 33,0 | 22,0 | 11,0 |
| 3:22 | 1:30,0 | 45,0 | 33,8 | 22,5 | 11,3 |
| 3:27 | 1:32,0 | 46,0 | 34,5 | 23,0 | 11,5 |
| 3:31 | 1:34,0 | 47,0 | 35,2 | 23,5 | 11,8 |
| 3:36 | 1:36,0 | 48,0 | 36,0 | 24,0 | 12,0 |
| 3:40 | 1:38,0 | 49,0 | 36,7 | 24,5 | 12,2 |
| 3:45 | 1:40,0 | 50,0 | 37,5 | 25,0 | 12,5 |
| 3:50 | 1:42,0 | 51,0 | 38,3 | 25,5 | 12,8 |
| 3:54 | 1:44,0 | 52,0 | 39,0 | 26,0 | 13,0 |
| 3:59 | 1:46,0 | 53,0 | 39,8 | 26,5 | 13,3 |
| 4:03 | 1:48,0 | 54,0 | 40,5 | 27,0 | 13,5 |
| 4:08 | 1:50,0 | 55,0 | 41,3 | 27,5 | 13,8 |
| 4:12 | 1:52,0 | 56,0 | 42,0 | 28,0 | 14,0 |
| 4:16 | 1:54,0 | 57,0 | 42,7 | 28,5 | 14,2 |
| 4:21 | 1:56,0 | 58,0 | 43,5 | 29,0 | 14,5 |
| 4:26 | 1:58,0 | 59,0 | 44,3 | 29,5 | 14,8 |
| 4:30 | 2:00,0 | 1:00,0 | 45,0 | 30,0 | 15,0 |
| 4:34 | 2:02,0 | 1:01,0 | 45,8 | 30,5 | 15,3 |
| 4:39 | 2:04,0 | 1:02,0 | 46,5 | 31,0 | 15,5 |
| Erholung (Minuten) | | 6–12 | 4–8 | 2–4 | 1–2 |
| Normalerweise durchgeführte Wiederholungen | | 2–3 | 3–6 | 4–10 | 8–20 |

Die maximale empfohlene Distanz für eine Wiederholung im 400-Meter-Renntempo beträgt 200 Meter. Zur Information: Zehntelsekunden stellen nur Richtwerte dar (z.B. bedeutet die Angabe 11,5 Sekunden, dass Paces von 11–12 Sekunden angemessen sind).

## 800-Meter-Pace-Training

800-Meter-Renntempo-Intervalle sind ein Grundbestandteil des Trainingsprogramms von Mittelstreckenläufern und für die meisten Ausdauerläufer wohl die am schnellsten gelaufene Trainingseinheit. Die für diese Wiederholungen erforderliche hohe Belastungsintensität kann sowohl auf das zentrale Nervensystem als auch auf die Enzyme des aeroben Stoffwechsels eine negative Wirkung haben, weshalb es am besten ist, wenn du das Training in diesem Lauftempo auf 4–6 Wochen beschränkst und zwei Monate vor dem Wettkampf, für den du trainierst, beginnst (die positive Wirkung dieses Trainings dauert noch 2–4 Wochen an, nachdem du deine »Tempoarbeit« beendet hast). Wiederholungen im 800-Meter-Renntempo können folgende Verbesserungen bewirken:

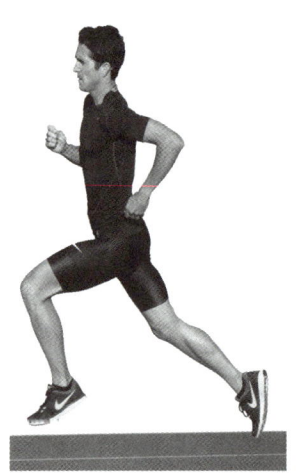

► **Mitochondrienvolumen:** Wiederholungen im 800-Meter-Renntempo sorgen für eine Zunahme des Mitochondrienvolumens in den Fast-twitch-Fasern.

- ▶ **Anpassungen jenseits der Zell-Kraftwerke:** Wiederholungen im 800-Meter-Renntempo sind auch ein hervorragendes Workout zur Erhöhung der Monocarboxylat-Transporter genannten Transportproteine (Kapitel 9) in Fast-twitch-Muskelfasern. Zudem sorgen sie für eine Zunahme der Enzyme des anaeroben Stoffwechsels und erhöhen die Pufferkapazität. Wiederholungen im 800-Meter-Renntempo verbessern auch die Laufökonomie (Kapitel 11) bei Mittelstreckenläufern, indem sie die Muskelspindeln und das Nervensystem stärken.

## Trainingstabelle 800-Meter-Renntempo

| 1600-m-Zeit | 800-m-Zeit | Paces der Wiederholungen | | | | | | | | | |
|---|---|---|---|---|---|---|---|---|---|---|---|
| | | 400 m | 300 m | 200 m | 100 m | | | | | | |
| 3:58 | 1:48 | 54,0 | 40,5 | 27,0 | 13,5 | 7:20 | 3:20 | 1:40,0 | 1:15,0 | 50,0 | 25,0 |
| 4:06 | 1:52 | 56,0 | 42,0 | 28,0 | 14,0 | 7:29 | 3:24 | 1:42,0 | 1:16,5 | 51,0 | 25,5 |
| 4:15 | 1:56 | 58,0 | 43,5 | 29,0 | 14,5 | 7:38 | 3:28 | 1:44,0 | 1:18,0 | 52,0 | 26,0 |
| 4:24 | 2:00 | 1:00,0 | 45,0 | 30,0 | 15,0 | 7:46 | 3:32 | 1:46,0 | 1:19,5 | 53,0 | 26,5 |
| 4:33 | 2:04 | 1:02,0 | 46,5 | 31,0 | 15,5 | 7:55 | 3:36 | 1:48,0 | 1:21,0 | 54,0 | 27,0 |
| 4:42 | 2:08 | 1:04,0 | 48,0 | 32,0 | 16,0 | 8:04 | 3:40 | 1:50,0 | 1:22,5 | 55,0 | 27,5 |
| 4:50 | 2:12 | 1:06,0 | 49,5 | 33,0 | 16,5 | 8:13 | 3:44 | 1:52,0 | 1:24,0 | 56,0 | 28,0 |
| 4:59 | 2:16 | 1:08,0 | 51,0 | 34,0 | 17,0 | 8:22 | 3:48 | 1:54,0 | 1:25,5 | 57,0 | 28,5 |
| 5:08 | 2:20 | 1:10,0 | 52,5 | 35,0 | 17,5 | 8:30 | 3:52 | 1:56,0 | 1:27,0 | 58,0 | 29,0 |
| 5:17 | 2:24 | 1:12,0 | 54,0 | 36,0 | 18,0 | 8:39 | 3:56 | 1:58,0 | 1:28,5 | 59,0 | 29,5 |
| 5:26 | 2:28 | 1:14,0 | 55,5 | 37,0 | 18,5 | 8:48 | 4:00 | 2:00,0 | 1:30,0 | 1:00,0 | 30,0 |
| 5:34 | 2:32 | 1:16,0 | 57,0 | 38,0 | 19,0 | 8:57 | 4:04 | 2:02,0 | 1:31,5 | 1:01,0 | 30,5 |
| 5:43 | 2:36 | 1:18,0 | 58,5 | 39,0 | 19,5 | 9:06 | 4:08 | 2:04,0 | 1:33,0 | 1:02,0 | 31,0 |
| 5:52 | 2:40 | 1:20,0 | 1:00,0 | 40,0 | 20,0 | 9:14 | 4:12 | 2:06,0 | 1:34,5 | 1:03,0 | 31,5 |
| 6:01 | 2:44 | 1:22,0 | 1:01,5 | 41,0 | 20,5 | 9:23 | 4:16 | 2:08,0 | 1:36,0 | 1:04,0 | 32,0 |
| 6:10 | 2:48 | 1:24,0 | 1:03,0 | 42,0 | 21,0 | 9:32 | 4:20 | 2:10,0 | 1:37,5 | 1:05,0 | 32,5 |
| 6:18 | 2:52 | 1:26,0 | 1:04,5 | 43,0 | 21,5 | 9:41 | 4:24 | 2:12,0 | 1:39,0 | 1:06,0 | 33,0 |
| 6:27 | 2:56 | 1:28,0 | 1:06,0 | 44,0 | 22,0 | Erholung (Minuten) | | 4–9 | 3–7 | 2–5 | 1–3 |
| 6:36 | 3:00 | 1:30,0 | 1:07,5 | 45,0 | 22,5 | Normalerweise durchgeführte Wiederholungen | | 2–4 | 3–6 | 4–10 | 8–20 |
| 6:45 | 3:04 | 1:32,0 | 1:09,0 | 46,0 | 23,0 | | | | | | |
| 6:54 | 3:08 | 1:34,0 | 1:10,5 | 47,0 | 23,5 | | | | | | |
| 7:02 | 3:12 | 1:36,0 | 1:12,0 | 48,0 | 24,0 | | | | | | |
| 7:11 | 3:16 | 1:38,0 | 1:13,5 | 49,0 | 24,5 | | | | | | |

Die maximale empfohlene Distanz für eine Wiederholung im 800-Meter-Renntempo beträgt 400 Meter. Zur Information: Zehntelsekunden stellen nur Richtwerte dar (z. B. bedeutet die Angabe 19,5 Sekunden, dass Paces von 19–20 Sekunden angemessen sind).

## Tempowechsel- und vermischte Intervalle

Intervalltraining mit wechselnden und vermischten Intervallen ist *nur* für routinierte Läufer geeignet. Beide Workouts stimulieren eine signifikante Zunahme des Mitochondrienvolumens in den Slow-twitch-Fasern, wobei die vermischten Intervalle zusätzlich eine ebenso signifikante Zunahme des Mitochondrienvolumens in den intermediären Fasern bewirken. Das Hauptziel dieser Workouts ist jedoch, dass du deinen Körper dazu zwingst, mit einer erhöhten *Lactat*produktion fertigzuwerden (Kapitel 9). Tempowechsel-Intervalle sind eine bevorzugte Trainingseinheit des Top-Marathontrainers Renato Canova, während vermischte Intervalle schon seit Jahrzehnten von Läufern absolviert werden. Die Tabelle bietet zwei Muster-Workouts für jeden Intervalltypen, doch bei dieser Art von Training ist Kreativität gefragt, sodass Läufer sich ihre eigenen Varianten zusammenstellen können.

DAS ULTIMATIVE LÄUFERTRAINING

# Tempowechsel- und vermischte Intervalle

| Wieder-holungen | Tempowechsel-Intervalle | | Vermischte Intervalle | |
|---|---|---|---|---|
| | Muster-Workout 1 | Muster-Workout 2 | Muster-Workout 1 | Muster-Workout 2 |
| 1 | Cruise-Intervall 400 | Langsamer Tempolauf (- 5 Sekunden) 800 | 1600 (5-km-Renntempo) | Cruise-Intervall 1600 |
| 2 | Langsamer Tempolauf 1200 | Langsamer Tempolauf (+15 Sekunden) 800 | Erholung 400 | Erholung 400 |
| 3 | Cruise-Intervall 400 | Langsamer Tempolauf (- 5 Sekunden) 800 | 300 (1500-m-Renntempo) | 1200 (5-km-Renntempo) |
| 4 | Langsamer Tempolauf 1200 | Langsamer Tempolauf (+15 Sekunden) 800 | Erholung 400 | Erholung 400 |
| 5 | Cruise-Intervall 400 | Langsamer Tempolauf (- 5 Sekunden) 800 | 1600 (5-km-Renntempo) | Cruise-Intervall 1600 |
| 6 | Langsamer Tempolauf 1200 | Langsamer Tempolauf (+15 Sekunden) 800 | Erholung 400 | Erholung 400 |
| 7 | Cruise-Intervall 400 | Langsamer Tempolauf (- 5 Sekunden) 800 | 300 (1500-m-Renntempo) | 800 (3-km-Renntempo) |
| 8 | Langsamer Tempolauf 1200 | Langsamer Tempolauf (+15 Sekunden) 800 | Erholung 400 | Erholung 400 |
| 9 | Cruise-Intervall 400 | Langsamer Tempolauf (- 5 Sekunden) 800 | 1600 (5-km-Renntempo) | Cruise-Intervall 1600 |
| 10 | Langsamer Tempolauf 1200 | Langsamer Tempolauf (+15 Sekunden) 800 | Erholung 400 | Erholung 400 |
| 11 | Cruise-Intervall 400 | Langsamer Tempolauf (- 5 Sekunden) 800 | 300 (1500-m-Renntempo) | 400 (1500-m-Renntempo) |
| 12 | Langsamer Tempolauf 1200 | Langsamer Tempolauf (+15 Sekunden) 800 | Erholung 400 | Erholung 400 |

Hinweise: Absolviere die Muster-Workouts in der Reihenfolge 1–12 (linke Spalte). Bei den Tempowechsel-Intervallen sind keine Erholungsphasen vorgesehen, bei den vermischten Intervallen wird während der Erholungsphasen langsam gejoggt. Das deinen Wettkampfzeiten entsprechende richtige Tempo für die jeweiligen Intervalle kannst du den Pace-Tabellen in Kapitel 7 entnehmen.

▶ **Tempowechsel-Intervalle:**
Bei diesem Workout gibt es keine Erholungsphasen zwischen den Intervallen. Die Intervalle werden einfach nur in wechselndem Tempo gelaufen. Du schaltest sozusagen von einem Gang in den anderen, dann zurück in den ersten und wieder in den zweiten und so weiter. Das deinen Wettkampfzeiten entsprechende richtige Tempo für die jeweiligen Intervalle kannst du den Pace-Tabellen in Kapitel 7 entnehmen.

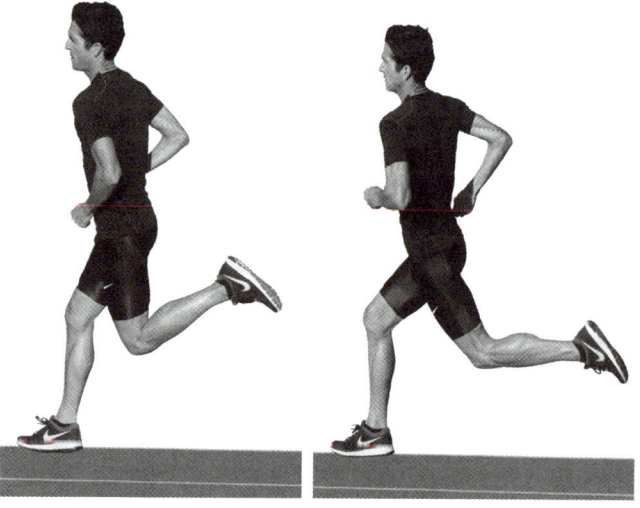

**MACH DEINEN LAUFKÖRPER FIT – KOMPONENTEN UND ÜBUNGEN**

► **Vermischte Intervalle:** Bei diesem Workout wird ein Erholungsintervall (z.B. 400 m Joggen) zwischen den Wiederholungen eingeschoben. Dies ermöglicht im Vergleich zu den Tempowechsel-Intervallen eine höhere Belastungsintensität. Das deinen Wettkampfzeiten entsprechende richtige Tempo für die jeweiligen Intervalle kannst du den Pace-Tabellen in Kapitel 7 entnehmen.

## Trainingskilometer

Läufer benutzen den Begriff »Trainingskilometer« als allgemeinen Oberbegriff für jeden Laufschritt, den sie im Laufe einer Woche absolvieren. Ob sie joggen, Bergläufe, Sprints, Wiederholungen in einem bestimmte Renntempo oder Langstreckenläufe absolvieren – alles geht in die wöchentlichen »Trainingskilometer« ein. Doch was die gelaufenen Kilometer angeht, gibt es keine magische Zahl, kein spezifisches Wochenziel, das eine Erfolgsgarantie bietet. Deshalb sollten Läufer das Wort »Trainingskilometer« besser durch »Trainingsumfang« ersetzen. Denn entscheidend ist die Zeit – nicht die Anzahl der gelaufenen Kilometer –, die du deinem unterschiedlich intensiven Training widmest. Hier ein Beispiel: Ein Spitzenläufer, der pro Woche 160 Kilometer Lauftraining bei einem Tempo von 3,43 Minuten pro Kilometern absolviert, ist dafür zehn Stunden unterwegs. Ein 5-Kilometer-Läufer mit einer Wettkampfzeit von 27 Minuten bräuchte für die 160 Kilometerstrecke 20 Stunden. Der Eliteläufer würde seine Leistung verbessern, der 5-Kilometer-Läufer mit einer Zeit von 27 Minuten würde zusammenbrechen. Bedenke deshalb: Du bist auf die positive Wirkung deines Trainings aus, nicht auf höhere Zahlen in deinem Läufertagebuch. Abgesehen davon ist eine Steigerung des Trainingsumfangs entscheidend, um deine Laufleistung zu steigern. Eine langfristige Verbesserung ist abhängig von der Akkumulation des Trainingsumfangs über eine lange Zeit (denk in Monaten und Jahren, nicht in Tagen und Wochen). Ein gesteigerter Trainingsumfang sorgt zudem für eine kurzfristige Verbesserung der Mitochondriendichte und eine Erhöhung der Anzahl der Monocarboxylat-Transporter in Slow-twitch-Fasern (Kapitel 9), eine Verbesserung der Laufökonomie (Kapitel 11), der Blutmenge sowie eine Stärkung der Muskeln und des Bindegewebes und andere Dinge. Einfach ausgedrückt kannst du deinen Laufkörper nicht ohne eine solide und beträchtliche Basis an Trainingskilometern optimieren – aber »solide« und »beträchtlich« haben für unterschiedliche Läufer eine unterschiedliche Bedeutung.

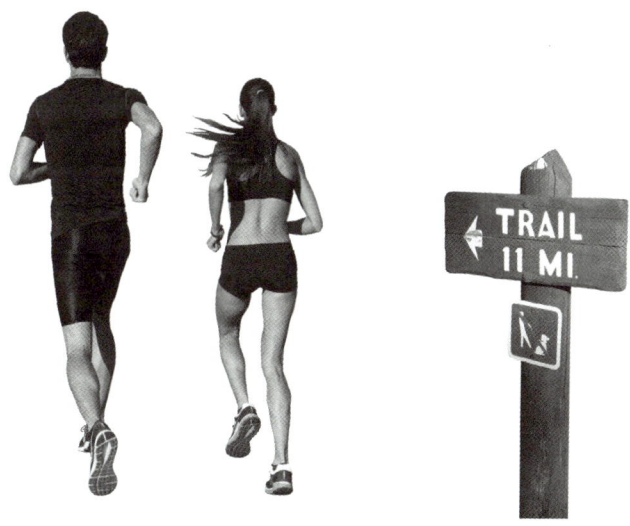

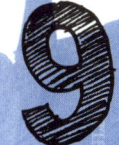

# Bring deinen Läufer-pH-Wert ins Gleichgewicht

**R**obert Angus Smith prägte im Jahr 1872 den Begriff »saurer Regen«, um damit den säurebedingten Effekt zu beschreiben, den die Luftverschmutzung für die Umwelt hat. Fabriken pumpten galaktische Mengen Schwefeldioxid und Distickstoffmonoxid in die Luft, wo sich diese Schadstoffe mit Regen, Schnee, Nebel, Rauch und Dunst vermischten und dann als saurer Niederschlag oder Regen auf die Erde niedergingen. Wenn du intensiv läufst – *wirklich intensiv* – vollzieht sich in deinen Muskelfasern ein ähnlicher Prozess wie bei der Luftverschmutzung und dem sauren Regen. Da dein Körper, wenn du dich sehr anstrengst, stärker auf anaerobe Energie zurückgreift (Energie, die außerhalb der Mitochondrien ohne die Verwertung von Sauerstoff produziert wird), bildet sich ein saurer pH-Wert, von dem man annimmt, dass er Muskelfasern stilllegt, Übelkeit auslöst und deinen Körper in einen nahezu unerträglichen Ermüdungszustand versetzt. Während dieses Phänomen bei längeren Läufen und Rennen kein Problem darstellt, kann ein saurer pH-Wert bei hochintensiven körperlichen Anstrengungen ein Killer sein.

## WAS IST DER LÄUFER-PH-WERT?

Dein Körper-pH-Wert ist ein Messwert, der die Konzentration der *Wasserstoffionen* in deinem Körper angibt. Mehr Wasserstoffionen sorgen für einen sauren pH-Wert, während weniger Wasserstoffionen einen basischen pH-Wert bewirken. Dein Körper bevorzugt einen leicht basischen pH-Wert zwischen 7,35 und 7,45 auf einer Skala von 1 bis 14. Ein pH-Wert von unter 7,0 gilt als sauer, während ein pH-Wert darüber als basisch angesehen wird. Der Begriff pH-Wert wird als ein Maß bezeichnet, das für »Stärke des Wasserstoffs« beziehungsweise »Potenzial Wasserstoff« steht.

Was hat das also mit Laufen zu tun?

Intensives Laufen, das dem Körper einen hohen Beitrag anaerober Energie abverlangt – wie bei kürzeren Rennen oder Trainingseinheiten bei hohem Tempo –, bewirkt eine erhöhte Konzentration von Wasserstoffionen. Wenn dein pH-Wert unter 7,0 fällt, beginnst du an einer *Azidose,* also einer Übersäuerung, zu leiden. Eine Azidose führt zu muskulärer Ermüdung, hat zur Folge, dass keine hohe Muskelkontraktionskraft mehr erzeugt werden kann, und verursacht ein Brennen in den betroffenen Muskeln. Wenn man nichts dagegen unternimmt, kann dies zur Folge haben, dass man nahezu bewegungsunfähig wird, ein Stadium, das Läufer als einen Zustand kennen, in dem einem »Arme und Beine schwer werden« oder die Muskeln

»zumachen«. In den USA sprechen Läufer von »rigging (kurz für »rigor mortis«) oder davon, dass einem »ein Bär auf den Rücken springt«. Bei einem pH-Wert von 6,4 werden deine Beine zu totem Gewicht. Bei Fahrradfahrern wurden in den Muskeln tatsächlich pH-Werte von 6,4 gemessen, und Dr. David Costill und andere haben im Jahr 1983 bei Läufern nach 400-Meter-Sprints in den Beinmuskeln pH-Werte von 6,63 gemessen. Da muskuläre Ermüdung bei hochintensiven körperlichen Anstrengungen traditionell mit niedrigen pH-Werten assoziiert wurde, trainieren Läufer, die Übersäuerung in den Muskelfasern zu verringern (indem sie dafür sorgen, dass Wasserstoffionen aus den Muskelfasern abgegeben werden) und die Wasserstoffionen in den Muskelfasern zu puffern und somit zu neutralisieren (worauf weiter hinten in diesem Kapitel noch detaillierter eingegangen wird).

Es ist jedoch wichtig, zur Kenntnis zu nehmen, dass diese Theorie der muskulären Ermüdung in jüngster Zeit infrage gestellt wurde. Viele Wissenschaftler gehen davon aus, dass die Wirkung der Übersäuerung geringer ist als angenommen, und haben alternative Theorien angeboten. Ein großes Problem der ursprünglichen Forschung über Azidose besteht darin, dass das Gewebe, das für die Studien verwendet wurde (und das von Nagetieren stammte) tiefgekühlt war, wodurch die Ergebnisse verfälscht wurden. Als neue Studien mit erwärmtem Gewebe durchgeführt wurden – bei Temperaturen, die eher der normalen Körpertemperatur entsprechen –, verschwanden die festgestellten Auswirkungen der Übersäuerung weitgehend. Doch wie es so häufig der Fall ist, wurden auch gegen die Ergebnisse dieser neuen Studien Einwände erhoben. Bei

## TIPP FÜR ANFÄNGER

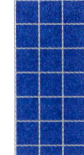

Die beste Methode, einen niedrigen pH-Wert in den Muskelfasern zu bekämpfen, besteht darin, ihn zu vermeiden. Verausgabe dich nicht zu sehr beim Laufen. Halt dich an dein empfohlenes Lauftempo für Intervall- und Tempoläufe.

# TRAININGSDISKUSSION

## »Milchsäure – Freund oder Feind?«

Unter Läufern musste *Milchsäure* jahrelang als Buhmann herhalten. Ihr wurden muskuläre Ermüdung, Schmerzen, »dichtgemachte Muskeln« am Ende von Rennen und sogar verzögerter Muskelkater zugeschrieben.

Und dies ist die Summe aller Probleme, die Milchsäure tatsächlich verursacht: null.

Wie hat Milchsäure also ihr Totenkopf-Label erhalten? Es begann zu Beginn des 20. Jahrhunderts, als die Nobelpreis-Gewinner für Medizin des Jahres 1922, Dr. Otto Meyerhof und Dr. Archibald Hill, unabhängig voneinander Experimente durchführten, bei denen sie abgetrennten Froschbeinen Elektroschocks verabreichten. Die Froschbeine zuckten zunächst und verharrten dann regloS.Bei der anschließenden Untersuchung zeigte sich, dass die Muskulatur der reglosen Froschbeine voller Milchsäure war. Daraus wurde geschlossen, dass anaerobe Energieproduktion – abgetrennte Froschbeine erhalten keine Sauerstoffzufuhr – Milchsäure produziert, was zu einem »Azidose« genannten Zustand führt, der die Muskelfaserkontraktion stilllegt. Läufer und Trainer akzeptierten diese Erkenntnis und verbrachten die folgenden sechs Jahrzehnte damit, die Wirkungen der Milchsäure im Zaum zu halten.

Die Einstellung gegenüber Milchsäure erfuhr im Jahr 1985 eine richtungsweisende Veränderung, als der an der University of California, Berkley, tätige Physiologe Dr. George A. Brooks nachwies, dass Lactat (Milchsäure minus ein Wasserstoffion) in Wahrheit ein wertvoller Treibstoff für Muskelfasern ist und kein Kontraktionskiller. Während bis dahin angenommen worden war, dass Milchsäure das letztendlich entstehende Nebenprodukt einer anaeroben Energieproduktion ist, wurde nun davon ausgegangen, dass Milchsäure sich sofort in Lactat und Wasserstoffionen aufspaltet. Lactat wurde als gut angesehen. Wasserstoffionen – die Schuldigen an Azidose – waren die Bösen. Und Milchsäure blieb ein Bösewicht, wenn auch indirekt.

In einem 2004 erschienenen Aufsatz versetzten A. Robergs und andere der ohnehin bereits schwindenden traurigen Berühmtheit der Milchsäure einen zweiten Schlag. Milchsäure, so behauptete Robergs, werde während einer anaeroben Energieproduktion *nie* gebildet. Stattdessen würden sich unabhängig voneinander Lactat und Wasserstoffionen bilden. Wichtiger noch: Lactat mindere eine Übersäuerung sogar, indem es bei seiner Entstehung Wasserstoffionen aufnehme und sich anschließend mit ihnen verbinde und die Muskelfasern, geleitet von Transportenzymen, verlasse. Der Biochemiker und Lehrbuch-Autor Dr. Laurence A. Moran pflichtete dieser Erkenntnis bei und schrieb in seinem Blog: »Der maßgebliche Punkt ist, dass in Muskeln keine Milchsäure produziert wird, also kann sie auch nicht die Ursache von Azidose sein.«

In noch jüngerer Zeit wurde infrage gestellt, ob Azidose überhaupt die Ursache von muskulärer Ermüdung ist. In einem im Jahr 2008 erschienenen Aufsatz schreiben McKenna und Hargreaves, dass »muskuläre Ermüdung während sportlicher Betätigung als Resultat einer Vielzahl von Ereignissen betrachtet werden kann, die sich auf multiorganischen, multizellulären und multimolekularen Ebenen vollziehen«.

Wie auch immer das letzte Urteil im Hinblick auf muskuläre Ermüdung lauten wird, eines steht jetzt schon fest: Milchsäure ist kein Bösewicht. Stattdessen gilt: Lactat ist eine Energiequelle, Wasserstoffionen verursachen Übersäuerung, und kluge Läufer trainieren am besten so, dass sie Erstere nutzen und Letztere meiden, bis überzeugende Beweise das Gegenteil nahelegen.

DAS ULTIMATIVE LÄUFERTRAINING

einem im Jahr 2006 durchgeführten Experiment untersuchten Knuth und andere die Wirkung von Übersäuerung auf erwärmtes Muskelgewebe. Knuth kam zu dem Schluss, dass »die zu muskulärer Ermüdung führende Wirkung niedriger pH-Werte ... bei Gewebetemperaturen, die denen (von lebendem Gewebe) entsprechen, nach wie vor als substanziell und bedeutend anzusehen ist.« Patt.

Womit wir gewissermaßen vor einem Rätsel stehen. Sollen wir die Theorie über die Wirkung der Übersäuerung verwerfen? Sollen wir alternative Theorien vielleicht ignorieren? Die Antwort ist, dass wir beides abdecken. In Kapitel 13 werden wir uns mit alternativen Theorien über muskuläre Ermüdung befassen. Und was dieses Kapitel angeht, beherzigen wir den Rat von Dr. Ernest W. Maglischo, der in einer im Jahr 2012 erschienenen Ausgabe des *Journal of the International Society of Swimming Coaching* geschrieben hat: »Ich glaube nicht, dass eine radikale Veränderung (des Trainings) erforderlich ist. Unsere Trainingsmethoden haben funktioniert, auch wenn die Gründe dafür andere sein mögen, als wir einst gedacht haben. ... (Bis) wir ganz sicher wissen, dass Übersäuerung keine Rolle spielt, wäre es weise, weiter daraufhin zu trainieren, die Pufferkapazität zu verbessern.« Mit anderen Worten: Wenn Training, das darauf ausgerichtet ist, den pH-Wert zu stabilisieren, funktioniert, soll man es nicht verändern.

## PH-TRAINING

Mit einem auf den pH-Wert ausgerichteten Training haben wir uns bereits in Kapitel 8 befasst, in dem es darum ging, mehr Mitochondrien zu bilden. Mehr Mitochondrien produzieren mehr aerobe Energie, ein Prozess, bei dem Wasserstoffionen verbraucht werden und der dazu führt, dass die erforderliche Menge der bereitgestellten anaeroben Energie gesenkt wird. In diesem Kapitel werden wir uns zwei weitere Möglichkeiten ansehen, die Leistung zu steigern und dabei gleichzeitig die Übersäuerung zu neutralisieren:

▶ Puffer
▶ den Lactat-Shuttle

Für die Bereitstellung von Puffern werden wir es mit kurzen Sprints versuchen, um das Lauftempo zu ändern. Das Lactat-Shuttle-Training wird deinem Trainingsplan eine vollkommen neue Art von Workouts hinzufügen: Crosstraining. Du wirst lernen, wie das Training auf einem ElliptiGO oder das Herumtollen mit Schneeschuhen durch einen Wald zu einer großen Leistungssteigerung führen kann.

## PUFFER

Puffer sind Substanzen, die die Wirkung von Wasserstoffionen (einen sauren pH-Wert) in den Muskelfasern neutralisieren. Beispiele für Puffer sind Phosphate, Bicarbonate und einige Proteine.

Wenn du nie intensiver läufst, als locker zu joggen, brauchst du dir wegen irgendwelcher Puffer keine Sorgen zu machen. Dein Körper verfügt bereits über ausreichende Puffer, um die geringen Konzentrationen an Wasserstoffionen, die bei deinem Training anfallen, zu neutralisieren. Wenn du jedoch beabsichtigst, intensiv zu laufen, solltest du deine Puffersysteme stärken.

Läufer sind manchmal überrascht, wenn sie feststellen, dass während der ersten dreißig Sekunden eines Rennens (unabhängig von der Distanz) mehr anaerobe Energie abgerufen wird als während des gesamten sonstigen Wettkampfs – mit Ausnahme des Endspurts, der qualvollen letzten Anstrengung vor der Ziellinie. Das liegt daran, dass dein aerobes Energiesystem erst hochgefahren werden und auf Touren kommen muss. Wenn es so weit ist, liefert es den größten Teil der Energie, damit du deine Anstrengung bewältigen kannst. Das bedeutet, dass deine Puffersysteme in den ersten dreißig Sekunden des Rennens am stärksten beansprucht werden. Um zusätzliche Puffer aufzubauen, musst du deine bereits existierenden Puffer überfordern. Deshalb musst du Wiederholungen von kurzer Dauer laufen, bei denen die hohe Menge der während dieser dreißig Sekunden benötigten Energie abgerufen wird. Diese Wiederholungen müssen bei nahezu maximaler Geschwindigkeit gelaufen werden, gefolgt von langen Erholungsphasen, damit sichergestellt ist, dass dein anaerober Energiespeicher bis zur nächsten Wiederholung wieder aufgefüllt ist (damit die abgeforderte Energie nicht von deinem aeroben Energiesystem zur Verfügung gestellt wird).

Training zur Stärkung der Puffersysteme wirkt schnell. Nach nur vier bis sechs Wochen ist die maximale Pufferkapazität erreicht.

## Trainingsempfehlung

Kurze Wiederholungen im 400-Meter- bzw. 800-Meter-Renntempo (s. Kapitel 8, S. 149-151) erhöhen deine Pufferkapazität. Aber achte darauf, nach jeder Wiederholung eine angemessene Erholungsphase einzulegen.

## DER LACTAT-SHUTTLE

Unter »Lactat-Shuttle« versteht man die Kombination von Mechanismen, mittels derer dein Körper Lactat innerhalb einer Zelle oder zwischen deinen Zellen transportiert, womit sich die Frage stellt: Was hat ein Lactat-Shuttle mit der Reduzierung der Wirkung von Wasserstoffionen – also einem sauren pH-Wert – in deinen Muskelfasern zu tun?

Schließlich ist Lactat ein Energieträger und keine Säure. Doch in Wahrheit sind Lactat und Wasserstoffionen aufs Engste miteinander verbunden. Tatsächlich wurden sie Jahrzehnte lang als eine Einheit betrachtet, nämlich als Milchsäure (s. Zusatzinformation auf S. 157 »Milchsäure – Freund oder Feind«). Obwohl wir wissen, dass Wasserstoffionen das Problem sind und nicht das Lactat, gibt es mehrere Gründe, aus denen wir uns nicht mit Azidose befassen können, ohne uns mit Lactat zu befassen:

► Während einer anaeroben Energiebereitstellung bilden sich sowohl Lactat als auch Wasserstoffionen.
► Lactat und Wasserstoffionen bilden sich in etwa im gleichen Maß.
► Lactat und Wasserstoffionen verlassen die Muskelfasern gemeinsam, eskortiert von den spezialisierten Transportproteinen Monocarboxylat-Transporter, MCT.
► Es ist einfacher, die Lactatkonzentration zu messen als die Wasserstoffionenkonzentration.

Weil Lactat und Wasserstoffionen ungefähr im gleichen Maß gebildet werden, stellt die Messung der Blutlactatkonzentration (also die Konzentration von Lactat, das die Muskelfasern verlassen hat und ins Blut übergegangen

## Tabelle 9.1

| Art des Trainings | % VO$_2$max | Blutlactat (mmol) |
|---|---|---|
| Joggen | 60 | 0,8 |
| Lockeres Laufen | 65 | 1,1 |
| Moderates Laufen | 70 | 1,4 |
| Schnelles Laufen | 75 | 1,9 |
| Marathon/langsames Tempo | 80 | 2,6 |
| Halbmarathon/schnelles Tempo | 85 | 3,5 |
| 10-km-Renntempo | 90 | 4,6 |
| 5-km-Renntempo | 95 | 6,2 |
| 3-km-Renntempo | 100 | 8,2 |
| Meilen-/1500-Meter-Renntempo | 105 | 11 |

| Art des Trainings | % VO$_2$max | Blutlactat (mmol) |
|---|---|---|
| 1200-Meter-Renntempo | 110 | 14,7 |
| 800-Meter-Renntempo | 115 | 19,6 |
| 600-Meter-Renntempo | 120 | 22,9 |
| 400-Meter-Renntempo | 135 | 26,1 |
| 200-Meter-Renntempo | 150 | 19,6 |
| 100-Meter-Renntempo | 155 | 11 |

In **Tabelle 9.1** ist ein Vergleich der Blutlactatkonzentrationen bei unterschiedlichen Renntempos (und ungefähr vergleichbarer maximaler Sauerstoffaufnahme (VO$_2$max)) aufgeführt. Blutlactatkonzentrationen geben Aufschluss über einen ansteigenden Säurewert in den Muskelfasern, von dem angenommen wird, dass er bei kürzeren Rennen zu schnellerer muskulärer Ermüdung führen kann. Hinweis: »mmol« ist die Abkürzung für Millimol. Mol ist eine in der Chemie verwendete Einheit.

ist) eine Möglichkeit dar, die Übersäuerung in den Muskelfasern zu bestimmen. Je mehr Lactat sich im Blut befindet, desto mehr befindet sich auch in den Muskelfasern. Und je mehr Lactat, desto mehr Übersäuerung. Es ist zu teuer und zu kompliziert, den pH-Wert in den Muskelfasern direkt zu bestimmen. Wie in Tabelle 9.1 zu sehen ist, bildet sich bei jedem Renntempo etwas Lactat. Das liegt daran, dass die aerobe und die anaerobe Energieproduktion und -bereitstellung immer »eingeschaltet« sind (wobei der Anteil der abgerufenen Energie der jeweiligen Energiebereitstellungssysteme von der Intensität der körperlichen Anstrengung abhängt).

Wenn die Lactatkonzentrationen in den Muskelfasern steigen – und im gleichen Maß mit ihnen die Wasserstoffionenkonzentrationen –, reagieren die verschiedenen Muskelfasertypen unterschiedlich. Slow-twitch-Fasern verwenden 75 bis 85 Prozent des gebildeten Lactats als Brennstoff für die aerobe Energieproduktion in den Mitochondrien. Intermediäre und Fast-twitch-Fasern verfügen hingegen nicht über ähnliche Lactatverbrennungskapazitäten. Wenn die Lactatkonzentration in Fast-twitch-Fasern steigt, exportieren diese Fasern das Lactat und transportieren es zu anderen Muskelfasern, zum Gehirn, zum Herz und zur Leber (wo es zu Glucose aufgebaut wird).

Die Muskelfasern verwenden spezialisierte Transport-Proteine, sogenannte Monocarboxylat-Transporter, MTCs, um Lactat zu transportieren. MTCs sind für Lactat so etwas wie Schlepper für große Schiffe. MTCs können Lactat zu Mitochondrien schleppen, wo es als Treibstoff verbrannt wird. Die Transportproteine können Lactat – zusammen mit Wasserstoffionen – auch aus den Muskelfasern herausdrücken. Oder, falls Lactat benötigt wird, können MTCs dieses auch aus benachbarten Fasern oder aus dem Blut importieren und als Brennstoff zur Verfügung stellen. Der an der University of California, Berkley, tätige Physiologe Dr. George A. Brooks nannte diesen Mechanismus »Lactat-Shuttle«.

Beim Lactat-Shuttle gibt es zwei durch Training beeinflussbare Begrenzungen:

▶ **MCT-Volumen:** Du verfügst über eine begrenzte Anzahl an Transportproteinen MCT, die überfordert sein können, wenn die Lactatkonzentration und die Wasserstoffionenkonzentration steigen. Um dir das Problem zu veranschaulichen, stell dir eine Warteschlange am Taxistand eines Flughafens vor, auf dem Hochbetrieb herrscht.

▶ **Stau:** Lactat und Wasserstoffionen verlassen die Muskelfasern durch sogenannte *erleichterte Diffusion*, das heißt, sie werden mithilfe von MCTs durch eine Zellmembran von einem Bereich, in dem eine höhere Konzentration von ihnen herrscht, in einen Bereich, in dem eine niedrigere Konzentration von ihnen herrscht, transportiert. Wenn mehr Lactat ins Blut gelangt, steigt die Blutlactatkonzentration, und das wiederum verlangsamt die erleichterte Diffusion. Um dir das Problem zu veranschaulichen, stell dir vor, du müsstest dich während der Rushhour auf einer Autobahn einfädeln.

Die herkömmliche Lösung im Hinblick auf diese Begrenzungen beim Lactat-Shuttle besteht darin, die Anzahl der verfügbaren Monocarboxylat-Transporter, die Lactat und Wasserstoffionen aus den Muskelfasern schleusen, zu erhöhen und dafür zu sorgen, dass Lactat aus dem Blut in nicht arbeitende Muskelfasen geschleppt wird.

Um die Anzahl der für den Transport von Lactat erforderlichen Monocarboxylat-Transporter zu erhöhen, ist für die verschiedenen Muskelfasertypen jeweils ein speziell auf diese zugeschnittenes Training erforderlich:

▶ **Slow-twitch-Fasern:** viele Trainingskilometer und lange Läufe
▶ **Intermediäre Fasern:** Trainingseinheiten im 10-Kilometer-Renntempo oder Tempolauf-Tempo
▶ **Fast-twitch-Fasern:** Wiederholungen im 800-Meter- bis 1500-Meter-Renntempo

Es gibt auch noch eine nicht herkömmliche Lösung im Hinblick auf das Problem des Staus, also einer steigenden Blutlactatkonzentration, die die erleichterte Diffusion von Lactat und Wasserstoffionen aus den Muskelfasern verlangsamt. Und diese Lösung heißt Crosstraining.

## Crosstraining

Crosstraining (zum Beispiel Schwimmen, Fahrradfahren, Schneeschuhwandern und so weiter) wird von einigen Läufern geliebt und von anderen abgelehnt. Letztere glauben mit Recht, dass Crosstraining gegen die Regel verstößt, nach der jedes Training spezifisch sein soll, also jene Regel, die lautet: Dein Training soll dem Wettkampf, auf den du dich vorbereitest, so ähnlich wie möglich sein. Doch es ist genau dieser Mangel an Spezifität, der Crosstraining als perfekt geeignet erscheinen lässt, um die Fähigkeit des Körpers zu verbessern, während eines Laufs die Blutlactatkonzentration zu senken.

Ruf dir in Erinnerung, dass ein Ziel des Trainings ist, die Blutlactatkonzentration während eines intensiven Laufs zu senken, also es den schwer arbeitenden Muskelfasern zu ermöglichen, durch erleichterte Diffusion mehr Lactat und mehr Wasserstoffionen zu exportieren. Beim Crosstraining werden die Muskelfasern, die beim Laufen nicht rekrutiert werden – jene Muskelfasern, die speziell durch die jeweilige Aktivität des Crosstrainings beansprucht werden –, dazu angeregt, die Anzahl der in *ihnen* verfügbaren Monocarboxylat-Transporter zu erhöhen und dadurch gleichsam ihre Fähigkeit zu erhöhen, Lactat zu importieren. Wenn du läufst, können diese nicht beanspruchten Muskelfasern als Lactat-Abladeplätze fungieren, die Lactat aus dem Blut abziehen.

»[Die Senkung der Blutlactatkonzentration] ist einer der Gründe, aus denen ich angefangen habe, etwas mehr Crosstraining in das Trainingsprogramm der von mir trainierten Athleten aufzunehmen«, sagt Steve Magness, leitender Geländelauftrainer an der University of Houston, ehemaliger Trainer des Nike Oregon Projects zur Förderung herausragender US-amerikanischer Langstreckenläufer, Trainingswissenschaftler und Autor des Buches *The Science of Running* (Origin Press, 2014). »Es geht nicht darum, das Laufen zu ersetzen. Es geht um Adaptionen, die sich für dich beim Laufen als hilfreich erweisen können.«

Um seine Hypothese zu überprüfen, ließ Magness für sich selbst ein einfaches Lactatprofil erstellen. Dann ergänzte er sein normales Lauftrainingsprogramm vier Wochen lang um Crosstraining und Laufzirkeltraining (s. Fotoanleitung in Kapitel 12, Jay Johnsons Laufzirkeltraining). Sein Ziel war es, neue Muskelfasern daraufhin zu trainieren, Lactat aufzunehmen. Als er nach vier Wochen einen erneuten Lactattest machte, hatte sich sein Lactatprofil für jedes Trainings-Lauftempo verbessert.

Crosstraining eröffnet ein ungenutztes Reservoir zum Abladen von Lactat, senkt dabei gleichzeitig die Blutlactatkonzentration und fördert den Abtransport von Wasserstoffionen aus den Muskelfasern. Aber es hilft dir nicht nur, deinen pH-Wert im Gleichgewicht zu halten, du wirst vielleicht entdecken, dass Vielfalt tatsächlich die Würze des Lebens ist – sowie des Trainings.

## Trainingsempfehlung

Das Training zur Förderung des Lactat-Shuttle-Mechanismus umfasst für Slow-twitch-Fasern traditionelle Workouts wie viele Trainingskilometer (s. Kapitel 8, S.153) und lange Läufe (s. Kapitel 7, S.134); für intermediäre Fasern 10-Kilometer-Pace-Training und Tempo-Training (s. Kapitel 7, S.132); und für Fast-twitch-Fasern 800-Meter-Pace-Training (s. Kapitel 8, S.150) oder 1500-Meter-Pace-Training (s. Kapitel 7, S.126). Es umfasst zudem Crosstraining (s. S.161), das dazu beiträgt, die Blutlactatkonzentrationen während eines intensiven Laufs niedrig zu halten.

## ZUSAMMENFASSUNG

Das Training, mit dem wir den Lactat-Shuttle-Mechanismus und die Puffersysteme stärken können, umfasst viele der Trainingseinheiten, die wir auch absolvieren, um die Kapazität unserer Kapillaren und Mitochondrien zu verbessern. Darüber hinaus integrieren wir Crosstraining in unseren Trainingsplan, um in den Slow-twitch-Fasern Abladezonen für Lactat zu bilden. Die in diesem Kapitel in den Fotoanleitungen vorgestellten Trainingseinheiten umfassen unter anderem:

▶ **Crosstraining (vielfältige Sportarten)**

Trainingseinheiten aus anderen Kapiteln zur Stärkung der Puffersysteme und des Lactat-Shuttle-Mechanismus sind:

▶ **Tempo-Training (Kapitel 7)**
▶ **Wiederholungen im 5-/10-Kilometer-Renntempo im Gelände (Kapitel 8)**
▶ **Kilometerleistung (Kapitel 8)**
▶ **Hochintensives Intervalltraining (Kapitel 8)**
▶ **400/800-Meter-Pace-Training (Kapitel 8)**

Um genau zu erfahren, wie du diese Workouts in deinen Gesamttrainingsplan integrieren kannst, blättere direkt vor zu Kapitel 15 »Stell dir dein Trainingsprogramm zusammen«, in dem Trainingspläne für Läufer diverser Fitnessniveaus und Leistungsstärke vorgestellt werden.

DAS ULTIMATIVE LÄUFERTRAINING

# Kapitel 9: Bring deinen Läufer-pH-Wert ins Gleichgewicht –
# Fotoanleitungen

## CROSSTRAINING

Crosstraining ist schon seit Langem eine beliebte Art des Trainings für Läufer, die verletzt oder an einer besseren Gesamtfitness interessiert sind oder einfach nur nach einer Abwechslung in ihrem üblichen Trainingsprogramm suchen. Doch inzwischen gibt es zwei gute Gründe, aus denen alle Läufer Crosstraining zu einem Bestandteil ihrer Trainingsprogramme machen sollten.

1. Es ist eine hervorragende Methode, Übersäuerung in den Muskelfasern zu bekämpfen.
2. Es kann den Körper in eine leistungsstarke, vollgeladene Batterie verwandeln (s. Kapitel 10).

Crosstraining vermehrt die Monocarboxylat-Transporter – also die Transportproteine (Shuttlebusse für Lactat) – in den Muskelfasern, und ermöglicht es dem Körper, Lactat und Wasserstoffionen (die Ursache von Azidose) aus den Muskelfasern herauszutransportieren und in nicht arbeitende Muskelfasern zu importieren. Diese Muskelfasern werden zu Lactat-Abladezonen, wenn die Blutlactatkonzentration hoch ist. In den folgenden Fotoanleitungen werden elf Crosstraining-Übungen vorgestellt. Die Übungsanleitungen werden von folgenden Personen vorgeführt: Christian (den du bereits in den Fotoanleitungen von Kapitel 2 kennengelernt hast); Emii, einer Kampfsportlerin, Schauspielerin, Pop-Entertainerin und Läuferin; Roger Sayre, einem ehemaligen Marathonläufer mit einer Zeit von 2:30 und Sieger der National Cross Country Ski Championship; und Callie Greene, einer wettkampforientierten Cheerleaderin, die Laufen als Basis-Training einsetzt und ihre Allround-Fitness mit einer Mischung aus Kickboxen, Schwimmen und Radfahren auf einem Fahrradergometer aufbaut.

### Laufband

Das Training auf dem Laufband ist eine beliebte Indoor-Trainings-Alternative zum Outdoor-Training, seit William Staub, inspiriert von Dr. Kenneth H. Coopers Buch *Aerobics,* Ende der 1960er-Jahre den PaceMaster 600 erfunden hat. Auch wenn das Laufen auf dem Laufband so aussehen mag wie ein Zwilling des Outdoor-Laufens, ist es keineswegs das Gleiche. Es ist in mehrfacher, messbarer Weise anders. Erstens gibt es auf dem Laufband keinen Luftwiderstand; du musst weniger Energie aufwenden, um zu laufen. Um dies auszugleichen, stellst du an dem Gerät eine Steigung von 1 Prozent ein. Zweitens zeigen Untersuchungen, dass Läufer auf dem Laufband kürzere Schritte machen, eine höhere Schrittfrequenz haben und eher mit dem flachen Fuß auf dem Laufband aufsetzen. Dadurch wird eine leicht andere Kombination von Muskelfasern beansprucht als beim Outdoor-Laufen, die Laufökonomie ist verbessert, und das Nervensystem wird angehalten, sich neu zu vernetzen. Drittens läuft man auf dem Laufband langsamer – Studien zufolge bis zu 1,25 Minuten pro Kilometer langsamer als auf der Straße. Also richtet man sein Training auf dem Laufband nicht nach der Pace, sondern nach der Belastungsintensität. Die gute Nachricht ist, dass all diese Unterschiede im Vergleich zum Outdoor-Laufen in

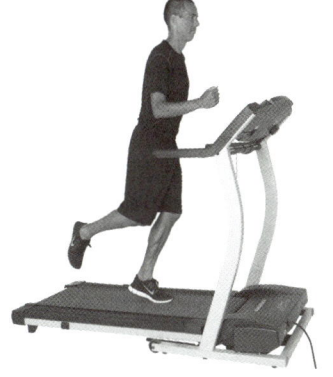

einer größeren Gruppe von Muskelfasern die Bildung neuer Monocarboxylat-Transporter bewirken. Abgesehen davon, dass du ein bisschen langsamer läufst, trainiere einfach so, wie du es auf der Straße oder im Gelände tun würdest.

## Ellipsentrainer

Der Ellipsentrainer wurde im Jahr 1990 eingeführt und schnell in jedem Fitnessstudio zu einem der wichtigsten Cardio-Geräte. Ellipsentrainer verfügen über zwei Fußpedale (Plattformen), die sich, wenn sie betätigt werden, in Form einer Ellipse bewegen, wodurch der Bewegungsablauf des Walkens oder Laufens nachempfunden wird. Man kann die Steigung, den Widerstand und die Schrittlänge einstellen (abhängig von dem Gerät variiert die einstellbare Schrittlänge zwischen knapp 30 und fast 90 Zentimetern). Viele Geräte verfügen auch über bewegliche Armstangen mit Handgriffen, sodass man auch seinen Oberkörper trainieren kann. Läufer, die die Fitness ihres Oberkörpers trainieren wollen – ein Muss, um das Potenzial im Hinblick auf eine Vermehrung der Monocarboxylat-Transporter voll auszuschöpfen –, müssen den Widerstand erhöhen, um die Trittfrequenz zu senken (auf dem Gerät in rpm = revolutions per minute angegeben). Dies gestattet es dir, die Handgriffe leichter zu umfassen. Läufer, die vor allem ihren Unterkörper trainieren wollen, sollten die Handgriffe vielleicht loslassen und die Trittfrequenz so weit erhöhen, dass normales Laufen nachgebildet wird. Einige Läufer halten leichte Gewichte in den Händen (zum Beispiel 340-Gramm-Angelgewichte), um ihr Gleichgewichtsempfinden zu verbessern, während sie laufen, ohne die Handgriffe zu umfassen. Um Workouts wie das Fahrtspiel und Wiederholungen zu simulieren, erhöhe sowohl die Einstellungen für die Schrittlänge als auch die für den Widerstand.

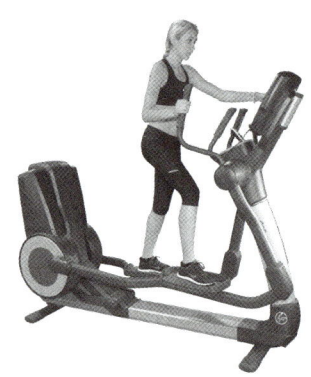

## ElliptiGO

Das ElliptiGO ist ein elliptisches Fahrrad, das im Jahr 2010 zum ersten Mal auf den Markt kam und sowohl unter Spitzenläufern als auch unter wettkampforientierten Läufern der Seniorenkategorie bereits zahlreiche Anhänger gefunden hat. Wie der Ellipsentrainer ermöglicht das ElliptiGO, Muskelfasern zu trainieren, die beim normalen Laufen nicht beansprucht werden. Im Gegensatz zum Ellipsentrainer verfügt das ElliptoGO nicht über bewegliche Handgriffe, um den Oberkörper zu trainieren. Hier einige kurze Hinweise für die erste Fahrt:

1. Wähle einen sicheren Ort (ohne Verkehr – ohne Autos, Fahrradfahrer oder Fußgänger).
2. Trage einen Fahrradhelm, festes Schuhwerk (mit einer soliden Zehenbox – die von MCKenzie sind gut geeignet) und Fahrradhandschuhe.
3. Starte im fünften Gang.
4. Stell das ElliptoGO zwischen deine Beine (mit beiden Füßen auf dem Boden). Stell dann einen Fuß auf das vordere Pedal, und stoß dich mit dem anderen ab, während du mit dem Fuß auf dem Pedal stehen bleibst.
5. Fahr los, und schalte in einen höheren Gang, wenn die Bewegung sich holprig anfühlt.
6. Benutze beide Handbremsen, um abzubremsen, und stelle zum Anhalten einen Fuß auf den Boden.

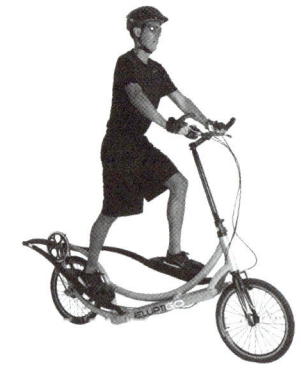

Abgesehen davon wähle eine Dauer und eine Belastungsintensität, die einem Lauftraining entspricht.

## Aerobic

Aerobic wurde in der Fitnessstudio-Szene in den 1980er-Jahren schlagartig sehr populär, befeuert vor allem durch das 1982 erschienene Trainings-Video *Jane Fonda's Workout* von Jane Fonda. Angesichts der Bedeutung, die bei Aerobic auf das Ganzkörper- und Ausdauertraining gelegt wird, macht Aerobic nicht nur Spaß, sondern ist zudem ein effektives Fitnesstraining, um genau die Trainingsanpassungen zu bewirken, die für eine Vermehrung der Monocarboxylat-Transporter und eine Verbesserung der Lactat-Verarbeitung erforderlich sind. Während »Aerobic« vom Spinning über Kampfsport und Treppensteigen bis hin zum Bootcamp-Training alles beinhalten kann, erfreuen sich vor allem zwei spezifische Aerobic-Arten seit drei Jahrzehnten in den Fitnessstudios größter Beliebtheit:

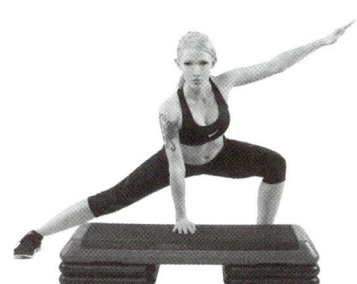

► **Tanz/Freestyle:** Beinhaltet sowohl intensive Ganzkörperbewegungen als auch solche von niedriger Intensität. Wird oft zu Musik durchgeführt. Kann synchronisierte Tanzbewegungen und Kraftübungen beinhalten.
► **Step-Aerobic:** Basiert auf Tanz/Freestyle-Aerobic und fügt eine niedrige Trainingsbank hinzu, auf die du auf- und absteigst. Wie Tanz/Freestyle-Aerobic werden bei Step-Aerobic viele Muskelfasern beansprucht, die beim Laufen nicht trainiert werden.

Aerobic ist etwas Tolles für Läufer, die einen Teil ihres Trainings in einer lebhaften, geselligen Atmosphäre absolvieren wollen.

## Kickboxen

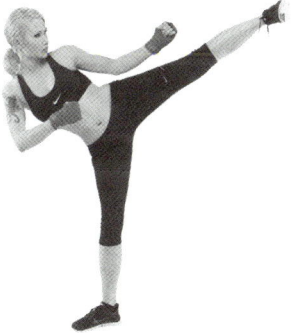

Kickboxen (wie auch andere Kampfsportarten) bietet ein kombiniertes Ausdauer- und Krafttraining und trainiert zugleich das Nervensystem. Aber Kickboxen ist ein Sport, den du nicht nach einem Buch oder einer DVD lernen solltest. Du solltest ein Fitnessstudio in deiner Nähe finden, in dem es qualifiziertes Personal oder Kickbox-Trainer gibt, die über umfassende Erfahrung verfügen. Bei Trainern, die über eine landesweit anerkannte Qualifikation als Kickbox-Trainer oder als Trainer für andere Kampfsportarten verfügen, kann man davon ausgehen, dass sie ihr Handwerk verstehen. Führ dir vor Augen, dass Kickboxen nicht nur darin besteht, einen Sparringspartner mit Kick/Punch-Kombinationen einzudecken. Eine gute Trainingssession beginnt mit einem Cardio-Aufwärmtraining, das unter anderem aus Laufen, Dehnen, Widerstandstraining und Technikübungen besteht. Beim eigentlichen Kickbox-Training lernt man Kombinationen von Kicks und Punches, die sowohl auf den Sandsack als auch in den Raum gerichtet sind. Du konzentrierst dich auf deine Haltung, dein Gleichgewicht, Geschwindigkeit, Kraft und Ausdauer. Unterm Strich fordert das Training deinen Körper vom Kopf bis zu den Zehenspitzen heraus, und danach bist du fitter, als du es warst, bevor du deine Boxhandschuhe angezogen hast.

## Fahrradfahren

Fahrradfahren hat den Reiz, dass es Läufern ermöglicht, schneller und weiter voranzukommen, als es mit Laufschuhen möglich ist. Außerdem kannst du bergab sausen! Mit einem Fahrrad (egal ob Straßenfahrrad oder Mountainbike) kannst du Muskelfasern in den Beinen trainieren, die du

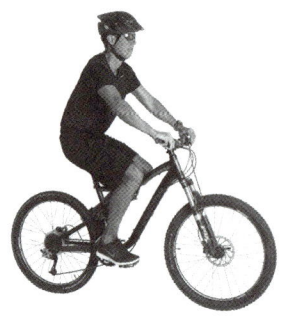

beim Laufen kaum beansprucht. Du brauchst eine Sonnenbrille oder einen anderen Augenschutz und entweder Pedalhaken oder Kickpedale und Radsportschuhe (beides ermöglicht es dir, bei jeder Drehung der Pedale sowohl zu drücken als auch zu ziehen, wodurch bei jeder Drehung der Pedale volle Kraft ausgeübt und die Belastung deiner Muskeln gesteigert wird). Bevor du losfährst, stell die Höhe des Sattels richtig ein. Sie sollte ungefähr 80 Prozent deiner Beinlänge betragen und somit ausreichend sein, damit du die Beine im Knie leicht beugen kannst. Wenn du losstrampelst, achte auf deine Trittfrequenz. Viele Läufer beginnen mit höheren Gängen, treten unter viel Krafteinsatz in die Pedale und richten ihr Training eher auf »Mashing« als auf »Spinning« aus. Setz dir stattdessen 60 UPM (Umdrehungen pro Minute mit jedem Bein) als deine absolute Untergrenze, und steigere die Trittfrequenz im Zuge einer Verbesserung deiner Fitness auf 80 UPM oder mehr (fortgeschrittene Fahrradfahrer behalten eine Trittfrequenz von 80 bis 110 UPM bei). Wenn du feststellst, dass du beim Fahren hin- und herschaukelst, stell die Höhe des Sattels neu ein, bis du stabiler und gleichmäßig fährst. Und dann leg los, fahr schnell und langsam, hoch und runter, weite Strecken und kurze, bis du ein gutes Rundum-Training absolviert hast.

## Radfahren auf einem Fahrradergometer

Auf dem Fahrradergometer Rad zu fahren – Indoor-Radfahren oder »Spinning« – bietet die meisten der Trainingsvorzüge, die auch das Outdoor-Radfahren bietet. Dazu kommt, dass du ungefährdet Musik hören kannst, nicht dem Wetter ausgesetzt bist, Zusammenstöße mit motorisierten Verkehrsteilnehmern (und lästigen Läufern) vermeidest und während deines Trainings die letzte Folge von *Game of Thrones*, *True Blood* oder *American Idol* sehen kannst. Als Sonderbonus kommt noch obendrauf, dass du niemals einen platten Reifen wechseln musst! Stell als Erstes die Höhe des Sattels ein und dann den Widerstand des Ergometers, der bei einigen Modellen mittels eines Drehknopfs mit einer Skala und bei anderen elektronisch eingestellt wird. Beginne dein Training mit einem moderaten Widerstand, der einer Outdoor-Fahrradfahrt

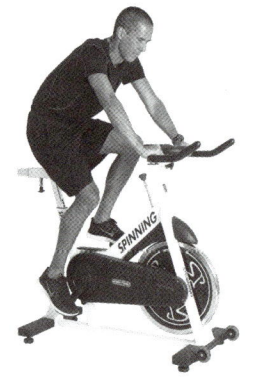

im Flachland entspricht. Du kannst eine Beschleunigung oder einen Anstieg simulieren, indem du den Widerstand erhöhst. Oder du senkst den Belastungswiderstand und genießt das Äquivalent einer netten Bergabfahrt. Einige Modelle ermöglichen es dir, das Fahrradergometer an deinen Computer anzuschließen und eine virtuelle Route auszuwählen oder gegen einen virtuellen Wettkampfteilnehmer anzutreten. Um die Beanspruchung der Muskelfasern zu verstärken, versuche während simulierter Beschleunigungen und Anstiege im Stehen zu fahren. Und um gegen das zunehmende Schwitzen anzukämpfen, stell einen Ventilator auf, der dazu beiträgt, den Schweiß zu verdunsten.

## Aquajogging

Aquajogging ist (neben dem Training auf dem Ellipsentrainer) die bevorzugte Crosstraining-Aktivität von verletzten Läufern. Sie ahmt die Laufbewegungen weitgehend nach, jedoch ohne den Aufprall beim Auftreten. Im Wasser beträgt dein Gewicht nur 10 Prozent deines eigentlichen Körpergewichts. Indem du einen Aquajogging-Gürtel anlegst (siehe Foto), hast du kein Problem dabei, den Kopf über Wasser zu halten. Du brauchst ein Schwimmbecken, das so tief ist, dass du mit den Füßen nicht den Grund berührst. Mit angelegten Aquajogging-Beinschwimmern treibst du regelrecht bei jedem Schritt durchs Wasser. Bei diesem Training ändert sich die Beanspruchung der Muskelfasern im Vergleich zum normalen Laufen radikal, da du nicht mehr ständig auf dein Gleichgewicht und die Verteilung deines Gewichts achten musst. Im Gegensatz zum Laufen wird dein Schwerpunkt – beim Laufen die Hüften – zu einem *Zentrum des Auftriebs*, das sich in deiner Lunge befindet. Setze deine Bauch- und Rückenmuskeln ein, um vom Kopf abwärts weitgehend gerade im Wasser zu stehen, wobei du dich insgesamt in einem Winkel von etwa 3 Grad nach vorne beugst (oder so weit, wie du es ungefähr tust, wenn du normal auf festem Boden läufst). Beweg die Arme und Beine, als würdest du laufen. Absolviere dein übliches Lauftraining im Schwimmbecken, wobei du dich an der Belastungsintensität und Dauer orientierst anstatt an der Geschwindigkeit und der zurückgelegten Entfernung.

## Schwimmen

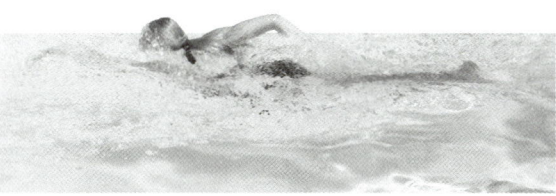

Viele Läufer meiden das Schwimmen aus einem einfachen Grund: Sie sinken. Mit ihrem niedrigen Körperfettanteil fürchten Spitzenläufer, auf dem Grund des Schwimmbeckens zu enden. Doch selbst ein Läufer, der ein bisschen gepolstert ist, kann sich dabei wiederfinden, dass er seine Beine und Hüften durch das Becken zieht wie einen Schiffsrumpf, der mit Wasser volläuft. Wie kommt das? Es liegt an einem Mangel an sauberer Ausführung und mangelnder Balance. Auf Meereshöhe ist die Dichte von Wasser etwa 784-mal höher als die der Luft. Wenn du nicht treibst, machst du etwas falsch. Führ dir vor Augen, dass du eine Achse hast, die von deinem Kopf deinen Rücken hinunterläuft, und eine zweite Achse, die von Schulter zu Schulter verläuft. An der Stelle, an sich diese beiden Linien treffen, befindet sich das »T«. Du musst dich mit deinem Gewicht gegen das »T« lehnen, um es nach unten ins Wasser zu drücken (man nennt das »das T drücken«). Das hebt deine Hüften automatisch leicht an in die Position für den Beinschlag und ermöglicht dir zugleich, mit kräftigen Zügen zu schwimmen. Und ein kräftiger Schwimmzug ist genau das, worauf du aus bist. Dein Schwimmzug verschafft dir ein Drittel mehr Antrieb als dein Beinschlag. Sowohl Freistil als auch Schmetterling sind geeignete Schwimmstile fürs Crosstraining.

## Schneeschuhwandern

Schneeschuhwandern ist eine großartige Crosstraining-Option für diejenigen, die in einer Gegend leben, in der es schneit. Das Einzige, was du dafür brauchst, sind ein Paar Schneeschuhe (Atlas und Redfeather sind gute Marken) und ein Paar wasserdichte Stiefel. Statt wasserdichter Stiefel gehen auch Wanderstiefel aus Leder oder sogar Laufschuhe mit Neopren-Überschuhen (für Kostenbewusste tun es auch Plastiktüten). Für Anfänger, die sich in unwegsamem Gelände bewegen, sind auch

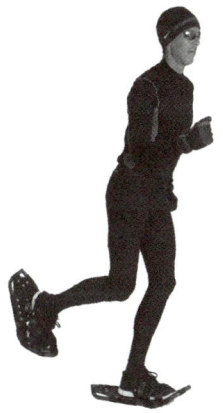

Stöcke empfehlenswert. Fürs Training eignet sich am besten ein Weg mit festgetretenem oder festgefahrenem Schnee (Schneemobilspuren sind perfekt). Da Schneeschuhwandern anstrengender ist als Gehen oder Laufen, solltest du deine ersten Schneeschuhwanderungen in eher ebenem Gelände unternehmen. Geh beim Schneeschuhwandern vor wie beim Höhentraining, bei dem du deine Belastungsintensität leicht herunterfährst, und schrecke nicht davor zurück, Erholungsphasen einzulegen, in denen du gehst oder langsam joggst. Schneeschuhwandern ist, was den Bewegungsablauf angeht, ähnlich wie Laufen, nur dass du die Knie höher hebst, wenn du die Schneeschuhe aus dem Schnee ziehst. Für Trainingseinheiten, die Tempoläufe oder Wiederholungen im 5-Kilometer- bzw. 10-Kilometer-Renntempo nachempfinden, orientiere dich nicht an der Pace, sondern an der Belastungsintensität.

## Skilanglauf

Als Training für eine Verbesserung der maximalen Sauerstoffaufnahme ($VO_2$max) ist Skilanglauf eine der besten Trainingsarten, die es gibt. Tatsächlich sind es Skilangläufer, die die höchsten jemals gemessenen $VO_2$max-Werte erreichten. Espen Harald Bjerke und Bjørn Dæhlie erreichten beide $VO_2$max-Werte von 96,0, wobei Dæhlies außerhalb der Saison gemessener Wert die Möglichkeit andeutete, dass er während der Saison auf dem Höhepunkt seiner Leistungsfähigkeit einen unfassbaren Wert von 100+ hätte erreichen können. Du kannst zwischen zwei beliebten Stilen wählen, dem klassischen Stil und dem Skating. Für beide Stile benötigst du Langlaufski, Langlaufskischuhe, Stöcke und passende Kleidung für kaltes Wetter.

▶ **Klassischer Stil:** Dieser Stil ist dem Laufen am ähnlichsten. Du präparierst die Steigzone des Skis unterhalb des Skischuhbereichs mit Steigwachs, damit der Ski besser greift, und den Bereich außerhalb der Steigzone mit Gleitwachs. Dann suchst dir eine präparierte Loipe mit zwei parallel im Schnee verlaufenden Spuren. Du bedienst dich der »Abstoß und Gleit«-Technik. Dabei schwingst du den Arm nach vorne, stößt dich mit dem gegenüberliegenden Bein ab und nutzt den Stock, um den Abstoßdruck zu verstärken. Schlurf nicht! Leg dein ganzes Gewicht auf einen Fuß und verlagere es dann auf den anderen.

▶ **Skating:** Das Skating ist dem Schlittschuhlaufen sehr ähnlich. Während beim klassischen Stil Vorwärts- und Rückwärtsbewegungen der Arme und Beine eingesetzt werden, erfolgt das Abstoßen beim Skaten durch kraftvollere, zur Seite hin ausgeübte Bewegungen. Du nutzt den Abstoß zur Seite hin, um höhere Geschwindigkeiten zu erzielen. Als Erstes wachst du die gesamte Unterseite der Skier mit Gleitwachs. Nutz die Doppelstocktechnik, um den Abstoßdruck zu verstärken, wobei du folgenden Rhythmus beibehältst: Doppelstockeinsatz/Skaten/Doppelstockeinsatz/Skaten. Vermeide es, dich mit deinem Gewicht nach hinten auf deine Skier zu lehnen, und verlagere dein Gewicht bei jedem Abstoßen von einem Ski auf den anderen. Es gibt verschiedene Techniken (zum Beispiel Diagonalskating, Zweitakter oder Eintakter), weshalb du eine kleine Einweisung haben solltest, bevor du in den Schnee gehst und loslegst (auf YouTube gibt es jede Menge gute Videos, in denen die einzelnen Techniken erklärt werden).

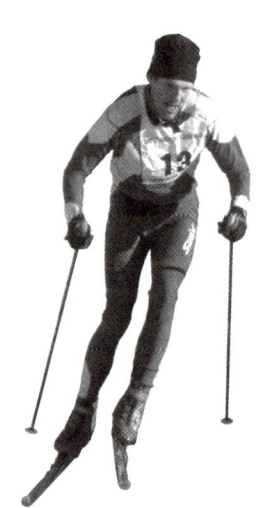

Ahme bei diesen Workouts dein Lauftraining nach und orientiere dich an der Belastungsintensität und an der Dauer.

# Mach dich mit den Energiesystemen des Laufens vertraut

**D**eine Laufleistung ist nur so gut wie der Brennstoff, der sie antreibt. Einen guten Laufkörper aufzubauen und diesen dann mit ungeeigneter Energie zu versorgen, ist so, als hättest du einen Hennessey Venom GT (420 Stundenkilometer, von 0 auf 100 km/h in 2,5 Sekunden) und würdest den Tank mit Limonade füllen. Was den Aufbau deines Energiesystems angeht, so beginnt dies damit, welche Nahrung du zu dir nimmst – also mit den Kohlenhydraten, den Fetten, den Proteinen und den anderen in den Lebensmitteln enthaltenen Nährstoffen, die du jeden Tag konsumierst –, und endet mit der Bildung von Adenosintriphosphat, kurz ATP, durch deinen Körper, jenem Molekül, das jede Bewegung, die du machst, antreibt, vom leichtesten Zucken bis hin zum weitesten Sprung. Dein Lieblingspart beim Aufbau deines Energiesystems wird sein, gesunde

Nahrungsmittel vom Speiseplan auszuwählen, doch der wichtigste Part besteht darin, dass du deinem Körper beibringst, Bananen und Nudeln so umzuwandeln, dass du ausdauernder und schneller laufen kannst.

## WAS IST DEIN ENERGIESYSTEM?

Genauso wie ein Küchengerät Strom benötigt, um zu funktionieren, und wie die Fernbedienung eines Fernsehgeräts Batterien benötigt und dein Auto Benzin im Tank, benötigt dein Körper Energie zum Laufen. Doch anders als im Fall von Strom, Batterien oder Benzin erhält dein Körper die Energie, die er zum Laufen benötigt, nicht in einer Form, die sofort verbrannt werden kann. Dein Körper muss seine Energie selber erzeugen – das ist die Aufgabe deines Energiesystems.

Menschliche Bewegung wird von Energie angetrieben, die das Molekül mit dem Namen Adenosintriphosphat, kurz ATP, zur Verfügung stellt. Du isst, um dir die in den Nahrungsmitteln enthaltene Energie (Kalorien) zunutze zu machen, doch die Nahrung, die du zu dir nimmst, stellt die Energie, die du zum Laufen benötigst, nicht unmittelbar zur Verfügung. Stattdessen spaltet dein Energiesystem Kohlenhydrate, Fette und Proteine und verwendet die entstehende Energie, um ATP zu bilden. Es ist ATP, das deinem Körper die Energie liefert, die er benötigt, damit du laufen kannst.

Im Großen und Ganzen hast du ein Energiesystem – das System, das ATP produziert –, doch es ist einfacher, die Funktionsweise dieses Energiesystems zu verstehen, wenn wir es in drei Systeme unterteilen, von denen zwei anaerob arbeiten und eins aerob. Deine beiden anaeroben Energiesysteme benötigen keinen Sauerstoff, um Energie zu produzieren, und die Zeit, in der sie Energie bereitstellen können, ist begrenzt. Dein aerobes System benötigt Sauerstoff, um zu funktionieren, und kann über lange Zeit hinweg Energie produzieren und bereitstellen. Die drei Systeme sind:

- ▶ **das Phosphokreatin-System (anaerob)**
- ▶ **die Glykolyse (anaerob)**
- ▶ **das aerobe System (aerob)**

Diese drei Systeme arbeiten zusammen, um sicherzustellen, dass deinem Körper immer ausreichend ATP zur Verfügung steht. Tatsächlich bildet jedes System Brennstoffe, Enzyme und andere Produkte, die wiederum von den anderen verwendet werden können (zum Beispiel bildet dein Glykolyse-System Lactat, das vom aeroben System zur Bildung von ATP verwendet wird). Mit anderen Worten: Diese Systeme sind voneinander abhängig. Unter Beachtung dessen gelten im Hinblick auf unser Energiesystem die folgenden vier Grundsätze:

1. Alle drei Energiesysteme arbeiten gleichzeitig.
2. Die Belastungsintensität und die Dauer bestimmen, welches Energiesystem vorrangig die benötigte Energie produziert und bereitstellt.
3. Sauerstoff ist jederzeit in deinen Muskeln vorhanden, aber sein Volumen steigt im Einklang mit dem Bedarf an aerober Energie.
4. Ermüdung wird durch unterschiedliche Faktoren in verschiedenen Energiesystemen verursacht.

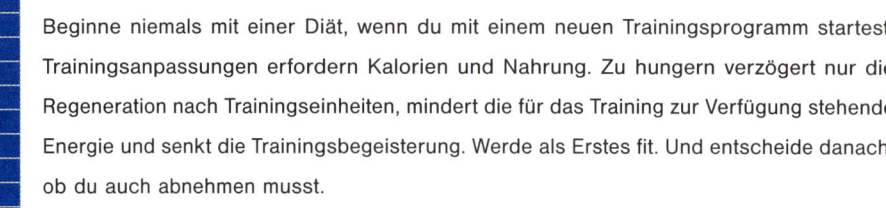

## TIPP FÜR ANFÄNGER:

Beginne niemals mit einer Diät, wenn du mit einem neuen Trainingsprogramm startest. Trainingsanpassungen erfordern Kalorien und Nahrung. Zu hungern verzögert nur die Regeneration nach Trainingseinheiten, mindert die für das Training zur Verfügung stehende Energie und senkt die Trainingsbegeisterung. Werde als Erstes fit. Und entscheide danach, ob du auch abnehmen musst.

# TRAININGSDISKUSSION

Neben einer Beschreibung der Funktionsweise der drei Energiesysteme gehen wir in diesem Kapitel noch auf zwei weitere für dieses Thema relevante Punkte ein: aerobe Enzyme und Körperwärme. Aerobe Enzyme spielen eine entscheidende Rolle bei der Energieproduktion in den Mitochondrien, und Körperwärme entsteht als Nebenprodukt der Bildung und des Verbrauchs von ATP.

## TRAINING DER ENERGIESYSTEME

Du trainierst deine Energiesysteme, indem du Trainingseinheiten absolvierst, die Brennstoffe (*Substrate*), Enzyme, Puffer und Mechanismen (zum Beispiel den Lactat-Shuttle) beanspruchen, die mit jedem System assoziiert sind. Da die Workouts, die in diesem Kapitel empfohlen werden, bereits in den Fotoanleitungen voreriger Kapitel vorgestellt wurden, dienen die Fotoanleitungen dieses Kapitels einem anderen Zweck. Um dir bei deinen Entscheidungen zu helfen, welchen Brennstoff du deinem Körper zuführst, betrachten wir eine Reihe von Trainingseinheiten daraufhin, wie viele Kalorien bei ihrer Durchführung verbraucht werden und sehen uns zudem an, wie viele von diesen Kalorien ungefähr jeweils aus Kohlenhydraten und Fetten stammen.

DAS ULTIMATIVE LÄUFERTRAINING

## Tabelle 10.1
## Aerobe/Anaerobe Energiebereitstellung

| Lauf-/Renndistanz | Aerob | Glykolytisch (anaerob) | Phosphokreatin-System (anaerob) | Insgesamt anaerob |
|---|---|---|---|---|
| 100 m | 20,0 % | 33,3 % | 46,7 % | 80,0 % |
| 200 m | 28,0 % | 51,3 % | 20,7 % | 72,0 % |
| 400 m | 41,0 % | 49,6 % | 9,4 % | 59,0 % |
| 800 m | 60,0 % | 35,9 % | 4,1 % | 40,0 % |
| 1500 m | 77,0 % | 21,0 % | 2,0 % | 23,0 % |
| 3 km | 86,0 % | 13,0 % | 1,0 % | 14,0 % |
| 5 km | 92,0 % | 7,5 % | 0,5 % | 8,0 % |
| 10 km | 96,0 % | 3,7 % | 0,3 % | 4,0 % |
| Halbmarathon | 98,0 % | 1,9 % | 0,1 % | 2,0 % |
| Schneller Tempolauf | 98,5 % | 1,4 % | 0,1 % | 1,5 % |
| Langsamer Tempolauf | 99,0 % | 1,0 % | 0,1 % | 1,0 % |
| Marathon | 99,5 % | 0,4 % | 0,1 % | 0,5 % |
| Lange Läufe | 99,7 % | 0,3 % | 0,0 % | 0,3 % |
| Normale Langstreckenläufe | 99,8 % | 0,2 % | 0,0 % | 0,2 % |
| Regenerationsläufe | 99,9 % | 0,1 % | 0,0 % | 0,1 % |

In **Tabelle 10.1** ist der geschätzte Beitrag der von den drei verschiedenen Energiesystemen – dem aeroben, dem glykolytischen und dem Phosphokreatin-System – bereitgestellten Energie bei unterschiedlichen Laufintensitäten dargestellt.

## DEINE ENERGIESYSTEME

Dein Körper verfügt über drei Energiesysteme, die rund um die Uhr arbeiten, um dir die Menge ATP zur Verfügung zu stellen, die du benötigst. Natürlich laufen die Systeme nicht 24 Stunden lang auf Hochtouren. Und die einzelnen Systeme stellen nicht für jede Aktivität gleiche Anteile an Energie bereit. Deine Energiesysteme sind so spezialisiert, dass jedes System die abgeforderte Energie zur Verfügung stellt, für deren Bereitstellung es am besten geeignet ist. In Tabelle 10.1 ist dargestellt, wie hoch der Energieanteil ungefähr ist, den die jeweiligen Systeme bei unterschiedlichen Belastungsintensitäten (repräsentiert durch Laufdistanzen und die entsprechenden Renntempos) beitragen. Bei Sprints wird die Energie nahezu komplett anaerob bereitgestellt, allein das Phosphokreatin-System liefert fast 50 Prozent. Beim Marathon hingegen ist es genau andersherum. Beim Marathon werden mehr als 99 Prozent der bereitgestellten Energie vom aeroben System geliefert. Wir sehen uns jedes deiner Energiesysteme an, um zu verstehen, wie sie genau funktionieren (und wie man sie am besten trainiert), beginnen jedoch mit einem kurzen Überblick über ATP selbst.

## ATP

ATP wird oft als »Energiewährung« bezeichnet. Egal, ob du einen Sprint hinlegst, eine lange Strecke läufst oder nur aus dem Fenster blickst und darüber nachdenkst, ob du laufen gehen sollst – ATP liefert dir die Energie, die du für diese jeweiligen Aktivitäten benötigst. Wenn Muskelkontraktionen Glücksspielautomaten wären, wären ATP-Moleküle deine Münzen.

Du beginnst jeden Tag mit einem Vorrat von etwa hundert Gramm ATP in deinem Körper, der dann nach Bedarf neu aufgefüllt wird. Aber du solltest dir eins vor Augen führen: Diese hundert Gramm ATP reichen gerade einmal aus, um dir die Energie zu liefern, die du benötigst, um ein paar Minuten auf dem Sofa zu sitzen oder einige Sekunden zu laufen. Allein um deinen täglichen Energiebedarf zu decken, erneuerst du jedes ATP-Molekül ungefähr 500- bis 700-mal – ein ATP-Volumen, das deinem Körpergewicht entspricht! Ein hohes Trainingsvolumen erhöht die Menge der von deinem Körper angeforderten Energie um bis zu 100 Prozent. (Siehe Zusatzinformation »*Wie viel ATP braucht man, um einen Marathon zu laufen?*«.)

Du hast immer einen kleinen Vorrat an verfügbarem ATP in deinen Muskelfasern. Wenn das nicht der Fall wäre, würdest du unter Muskelstarre leiden (Muskeln verwenden ATP zum Kontrahieren *und* zum Entspannen). Doch mit deinem ersten Laufschritt brauchst du diesen Vorrat auf, und dein Körper muss das Phosphokreatin-System anwerfen.

## DAS PHOSPHOKREATIN-SYSTEM (SCHNELL ZUR VERFÜGUNG STEHENDE ENERGIE)

Das Phosphokreatin-System ist sozusagen dein Ersthelfer, wenn der ATP-Vorrat in deinen Muskelfasern zur Neige geht. Auch anaerob-alaktazide Phase der Energiebereitstellung genannt, ist dieses Energiesystem im Sarkoplasma deiner Muskelfasern angesiedelt und basiert auf Kreatinphosphat (CrP) als Energieträger und läuft anaerob ab. Egal, ob du beim 100-Meter-Olympia-Finale vom Startblock lossprintest oder die ersten Schritte eines Langstreckenlaufs tust, dein ATP-Vorrat ist innerhalb von Sekunden aufgebraucht, wenn das Phosphokreatin-System nicht zur Hilfe kommt. Und es kommt innerhalb von einer tausendstel Sekunde zur Hilfe und greift auf Kreatinphosphat zurück, um sofort neues ATP zu bilden, und zwar doppelt so schnell wie dein nächstschnelles Energiebereitstellungssystem.

Dein Phosphokreatin-System stoppt die rapide Leerung deiner ATP-Speicher sofort, bis Verstärkung eintrifft. Für ein niedrigintensives Training übernehmen deine anderen Energiesysteme schnell die ATP-Produktion. Für eine hochintensive Aktivität wie einen Sprint, bei dem du alles aus dir herausholst, ist eine Energiebereitstellung erforderlich, die nur Phosphokreatin liefern kann, weshalb bei so einer Aktivität dein Phosphokreatin-System das Kommando behält und deine ATP-Vorräte zehn Sekunden lang mit 80 Prozent ihres normalen Volumens versorgt und erneuert. Genauso wie der Lachgastank, der Dominic Toretto mit seinem RX-7 in *The Fast and the Furious* den Sieg beschert, schnell aufgebraucht ist, ist der Phosphokreatin-Vorrat schnell erschöpft. Nach fünfzehn oder zwanzig Sekunden ist er weitgehend verbraucht. Das reicht für Sprints, das Heben schwerer Gewichte, plyometrische Übungen oder um über eine Pfütze zu springen, aber nicht, um eine Runde um den Block zu joggen, was bedeutet, dass du deine Belastung reduzieren musst, wenn du weiterlaufen willst.

Während das Phosphokreatin-System die bereitgestellte Energie anaerob produziert, erfordert das Wiederauffrischen der CrP-Speicher Sauerstoff. Das ist einer der Gründe, aus denen du nach einem Sprint oder dem Heben eines schweren Gewichts schnaufst und keuchst. Das Wiederauffüllen der CrP-Speicher dauert bis zu drei Minuten, weshalb du bei hochintensiven Aktivitäten entsprechende Erholungsphasen einplanen musst.

## Trainingsempfehlung

Diverse Studien liefern unterschiedliche Empfehlungen dazu, wie man das Wiederauffüllen der Kreatinphosphat-Speicher am besten trainiert. Einige empfehlen aerobes Training (Ausdauersportler resynthetisieren CrP schneller als Nicht-Ausdauersportler). Andere behaupten, dass man die Wiederauffüllungskapazität der CrP-Speicher durch kurze 5- bis 10-sekündige Sprints, kurze Bergsprints (s. Kapitel 11, S. 228) oder hochintensive Übungen wie plyometrisches Training (s. Kapitel 11, S. 219) um 10 bis 20 Prozent erhöhen kann. Es hat sich auch gezeigt, dass Kreatin-Nahrungsergänzungsmittel die CrP-Speicher um bis zu 20 Prozent aufstocken können, doch dieser Nutzen erstreckt sich nicht auf eine Verbesserung der Gesamtleistungsfähigkeit (sondern nur für einige Sekunden) und bringt für Ausdauersportler nichts.

## DAS GLYKOLYTISCHE SYSTEM

Wie das Phosphokreatin-System ist das glykolytische System im Sarkoplasma angesiedelt, funktioniert anaerob und springt sofort an, wenn du zu trainieren beginnst. Während einer hochintensiven Aktivität springt das glykolytische System als deine primäre Energiebereitstellungsquelle ein, sobald die Kapazität des Phosphokreatin-Systems erschöpft ist. Es ist zudem ein perfektes Beispiel dafür, dass deine individuellen Energiesysteme als aufeinander abgestimmte Teile eines umfassenden Energiesystems arbeiten. Der wesentliche Mechanismus des glykolytischen Systems ist eine in mehreren Schritten verlaufende, *Glykolyse* genannte chemische Reaktion, die der erste Schritt *sowohl* der anaeroben als auch der aeroben Energieproduktion ist.

Auf dem Abbau der Energieträger Glucose und Glykogen (Kohlenhydrate) basierend werden im Zuge der Glykolyse anaerob zwei bzw. drei ATP-Moleküle und zwei sehr wichtige *Pyruvat* genannte Moleküle gebildet. Wenn deine Muskelfasern mehr Energie anfordern, als aerob bereitgestellt werden kann, werden die Pyruvat-Moleküle der sogenannten »schnellen« Glykolyse unterzogen. Wenn genug Sauerstoff für eine aerobe Energiebereitstellung vorhanden ist, werden die meisten Pyruvat-Moleküle in deine Mitochondrien transportiert (wenn diese nicht bereits zu 100 Prozent ausgelastet sind) und der »langsamen« Glykolyse unterzogen.

### Schnelle Glykolyse (kurzfristige Energie)

Schnelle Glykolyse ist das, woran die meisten Läufer denken, wenn sie den Begriff »anaerob« hören. Die schnelle Glykolyse kann ATP bis zu hundertmal schneller bilden als dein aerobes System. Der Nachteil ist, dass diese Form der Energiebereitstellung nur sehr kurz zur Verfügung steht. Bei maximaler Belastung liefert sie dir eine Minute lang Energie, bei eher mäßiger Belastung zwei Minuten, wenn du die Belastung noch weiter drosselst, tröpfelt die auf diese Weise bereitgestellte Energie etwas länger. Sprinter und Mittelstreckenläufer stützen sich stark auf dieses Energiebereitstellungssystem (siehe Tabelle 10.1).

Schnelle Glykolyse beginnt mit den Pyruvat-Molekülen, die im Zuge der Glykolyse gebildet wurden. Die Pyruvate durchlaufen eine chemische Reaktion, bei der Lactat und das Coenzym NAD+ entstehen. NAD+ ist wichtig, da es in einer weiteren Reaktion sofort zwei bzw. drei weitere ATP-Moleküle und zwei weitere Pyruvat-Moleküle bildet, die eine weitere Reaktion initiieren, die wiederum eine weitere auslöst, ein Prozess, der sich in unglaublicher Geschwindigkeit wiederholt, bis dein Körper eine gewaltige Menge ATP produziert hat.

Die schnelle Glykolyse läuft unter drei unterschiedlichen Bedingungen ab:

▶ **Kontinuierlich:** Selbst im Ruhezustand produzieren deine Muskelfasern etwas Lactat.
▶ **Sauerstoffmangel:** Wenn nicht ausreichend Sauerstoff zur Verfügung steht, um sämtliches gebildetes Pyruvat in den Mitochondrien verarbeiten zu können, findet schnelle Glykolyse statt. Dies trifft während der ersten dreißig bis vierzig Sekunden eines Laufs zu, wenn deinen Muskelfasern noch nicht ausreichend Sauerstoff für die erhöhte aerobe Energieproduktion zur Verfügung steht.
▶ **Auslastung der Mitochondrien:** Wenn deinen Mitochondrien ausreichend Sauerstoff zur Verfügung steht, ihre Kapazität, aerobe Energie zu produzieren, jedoch bereits zu 100 Prozent ausgelastet ist, wird die Aufnahme von Pyruvat durch die Mitochondrien blockiert, und es durchläuft stattdessen die schnelle Glykolyse.

Eine Steigerung der Kapazität der schnellen Glykolyse durch Training erfordert Schnelligkeitstraining – 200- bis 400-Meter-Wiederholungen im 1500-Meter-Renntempo oder schneller. Schnelligkeitstraining erhöht die Anzahl *anaerober Enzyme*, und anaerobe Enzyme spalten die Kohlenhydrate auf, die den Brennstoff für die Glykolyse bilden. Mehr anaerobe Enzyme bedeuten schnellere Energieproduktion. Aber führe dir vor Augen, dass eine Nebenwirkung von Schnelligkeitstraining

Azidose ist. Und Azidose kann *aerobe Enzyme* schädigen oder sogar zerstören (darauf kommen wir gleich noch). Aus diesem Grund müssen Ausdauersportler ihr Schnelligkeitstraining durch die Befolgung der folgenden drei Regeln beschränken:

1. Absolviere nur das Minimum an Schnelligkeitstraining, das erforderlich ist, um die Anzahl der anaeroben Enzyme zu erhöhen und die Effizienz des Nervensystems zu steigern (s. Kapitel 11).
2. Das Verhältnis zwischen Trainingsphasen und Erholungsphasen sollte bei kurzen, schnellen Wiederholungen zwischen 1:2 und 1:12 (oder mehr) liegen.
3. Schränke dein Schnelligkeitstraining in den zwei bis drei Wochen vor einem Ausdauerwettkampf ein.

Die schnelle Glykolyse setzt während eines Laufs je nach Bedarf ein und aus und ist ein wichtiges Energiebereitstellungssystem während des Endspurts vor der Ziellinie.

Noch eine letzte Anmerkung zur schnellen Glykolyse: Wenn du bei einem Lauf, einem Wettkampf oder einem Wiederholungstraining das Gefühl hast, zu schnell unterwegs zu sein, und die unvermeidlichen Symptome einer beginnenden Übersäuerung verspürst, verlangsame dein Tempo zu einem leicht zu haltenden aeroben Tempo. Trainierte Muskeln sind effizient darin, sowohl Lactat als auch Wasserstoffionen abzutransportieren, und auch wenn du nicht in der Lage sein wirst, die Folgen der Übersäuerung komplett rückgängig zu machen, wirst du dich in einem ausreichenden Maß erholen, um den Lauf kraftvoller zu beenden, als wenn du dein Tempo nicht heruntergefahren hättest.

## Trainingsempfehlung

200- bis 400-Meter-Wiederholungen im 1500-Meter-Renntempo oder schneller (s. Kapitel 7, S. 126 und Kapitel 8, S. 149) erhöhen die anaerobe Kapazität. Gestatte dir die komplette empfohlene Erholungsphase zwischen den Wiederholungen. Diese Trainingseinheiten erhöhen die Anzahl der anaeroben Enzyme. Die Zunahme der anaeroben Enzyme hält sich über einen Zeitraum von bis zu vier Wochen. Das bedeutet, dass du in den Wochen unmittelbar vor einem großen Rennen kein hochintensives Training riskieren musst.

### Langsame Glykolyse

Die langsame Glykolyse stellt einen weiteren Stoffwechselweg für die beiden im Zuge der Glykolyse gebildeten Pyruvat-Moleküle dar. Wenn erst einmal ausreichend Sauerstoff in die Muskelfasern gelangt ist – und die Kapazität der Mitochondrien zur Energieproduktion nicht bereits zu hundert Prozent ausgelastet ist –, wird der größte Anteil des Pyruvats in die Mitochondrien transportiert und als Brennstoff verwendet, um aerob ATP zu bilden.

## DAS AEROBE SYSTEM (LANGFRISTIGE ENERGIEBEREITSTELLUNG)

Die aerobe Energieproduktion erfordert Sauerstoff und findet in den Mitochondrien statt. Dieses Energiebereitstellungssystem produziert mit Abstand die meiste Energie, doch es braucht einige Zeit, um auf Touren zu kommen. In den Muskelfasern befindet sich zwar immer etwas Sauerstoff, doch das Herz-Kreislaufsystem benötigt 25 bis 30 Sekunden und bei untrainierten Läufern sogar bis zu 40 Sekunden, um so viel Sauerstoff zu liefern, wie für die meisten Läufe erforderlich ist. Bis dahin dominiert das anaerobe Energiesystem die Energiebereitstellung – außer wenn du in einem extrem lockeren Tempo läufst.

Wenn ausreichend Sauerstoff zur Verfügung steht, kommen deine Mitochondrien auf Touren. Mittels zweier biochemischer Prozesse – dem *Citratzyklus* und einer *Elektronentransportkette*, auch *Atmungskette* genannt, bilden deine Mitochondrien aus den ursprünglichen zwei Pyruvat-Molekülen sechsunddreißig ATP-Moleküle bzw. sogar achtunddreißig oder neununddreißig, wenn man die durch die

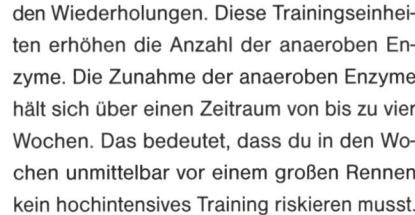

Glykolyse gebildeten ATP-Moleküle mitzählt. Bis zu sechs dieser ATP-Moleküle werden von den Mitochondrien verwendet, womit zweiunddreißig ATP-Moleküle für deine Muskelfasern übrig bleiben. Was den Sauerstoff angeht, so wartet er am Ende der Elektronentransportkette, wo er Elektronen und Protonen aufnimmt und Wasser bildet, ein Abbauprodukt der aeroben Energieproduktion.

Ein weiteres gut bekanntes Abbauprodukt des aeroben Energiesystems ist Kohlendioxid ($CO_2$). Die ansteigende Kohlendioxidkonzentration im Blut ist der Hauptgrund dafür, dass die Atemfrequenz während des Trainings steigt (die Sauerstoffkonzentration und die Azidose spielen dabei eine geringere Rolle). Das Ausscheiden des überschüssigen Kohlendioxids ist auch ein wichtiger Grund dafür, weshalb du nach einem anstrengenden Lauf noch eine Weile keuchst.

Ermüdung während eines aeroben Trainings kann die Folge des Kohlendioxidabbaus, einer Ermüdung des Nervensystems, eines Elektrolytungleichgewichts und einer Akkumulation freier Radikale sein.

## Lactat

Wenn Läufer an Kohlenhydrate als Brennstoff für ihre Muskelfasern denken, denken sie normalerweise an Glucose und Glykogen. Sie denken nicht an Lactat. Doch das sollten sie tun, denn Lactat ist eine hervorragende Kohlenhydratquelle. Während des Trainings verwenden die Mitochondrien in den Slow-twitch-Fasern bis zu 80 Prozent des während der schnellen Glykolyse entstandenen Lactats für die aerobe Energieproduktion – wobei pro Lactat-Molekül ungefähr 15 ATP-Moleküle gebildet werden. Fragst du dich, wie es sein kann, dass aus einem Glucose-Molekül im Zuge der langsamen Glykolyse zweiunddreißig ATP-Moleküle entstehen können, aber bei der schnellen Glykolyse nur zwei? Jetzt kennst du die Antwort: Dies ist gar nicht der Fall. Es ist nur so, dass die verbleibende Energie während der schnellen Glykolyse in Form von Lactat zwischengelagert wird. Es ist ein weiteres beeindruckendes Beispiel dafür, wie das anaerobe System mit dem aeroben verbunden ist. Während der schnellen Glykolyse wird sehr ergiebige anaerobe Energie bereitgestellt, während gleichzeitig Brennstoff (Lactat) für die aerobe Energieerzeugung gebildet wird.

Doch die Rolle des Lactats als Brennstoffquelle geht noch darüber hinaus. Die Muskelfasern können auch Lactat exportieren, damit es an allen möglichen anderen Orten des Körpers als Brennstoff verwertet werden kann. Exportiertes Lactat ist nicht nur die primäre Brennstoffquelle für das Herz (genauer gesagt für den Herzmuskel), es ist zudem eine wichtige Brennstoffquelle für arbeitende Muskeln, deren Kohlenhydratspeicher erschöpft sind. Nehmen wir an, du absolvierst eine anstrengende Trainingseinheit mit Wiederholungen im 5-Kilometer-Renntempo. Im Laufe des Trainings gehen die Glykogenspeicher in deinen arbeitenden Slow-twitch-Muskelfasern zur Neige. Aber keine Sorge. Bei einem richtig trainierten Läufer kann Lactat aus den nicht arbeitenden Muskeln zur Hilfe kommen. Einer 1998 veröffentlichten Studie von Rauch, Hawley, Noakes und Dennis zufolge kann Lactat aus inaktiven Muskelfasern in benachbarte aktive Muskelfasern weitergeleitet werden und dort für einen Energieschub sorgen. Und zwei Studien von Ahlborg und anderen aus den Jahren 1982 und 1986 zeigten, dass Glykogen, das in den nicht arbeitenden Muskeln gespeichert ist (also zum Beispiel in deinen Armmuskeln, wenn du deine Beine beanspruchst), in Lactat umgewandelt werden kann, das dann ins Blut übergeht und anschließend in Glucose umgewandelt wird, die Brennstoff für deine arbeitenden Muskeln liefert. Mit anderen Worten: Die Fähigkeit von Lactat, direkt oder indirekt arbeitende Muskeln mit Energie zu versorgen, macht aus deinem ganzen Körper eine riesige, leistungsstarke Lactat-Batterie!

Dr. Timothy Noakes, ein südafrikanischer Professor für Trainings- und Sportwissenschaft an der Universität Kapstadt und Autor des Buchs *Lore of Running* sowie Mitautor der soeben erwähnten Studie aus dem Jahr 1998, schreibt, dass Lactat »eine der wichtigsten Energiequellen des Körpers« sein könnte. Bei der 1998 durchgeführten Studie trainierten Sportler sechs Stunden lang bei einer maximalen Sauerstoffaufnahme von 60 Prozent.

Während der letzten Stunden des Trainings lieferte Lactat ungefähr ein Sechstel der Gesamtenergie, während Glucose (die überwiegend aufgenommen wurde) und Fett den Rest lieferten. Die Autoren kamen zu dem Schluss, »dass es eine beträchtliche Diffusion von nicht markiertem Lactat aus dem Glykogenabbau in inaktiven Muskeln in benachbarte aktive Muskelfasern gegeben haben muss«.

Die Tatsache, dass Lactat aus inaktiven Muskelfasern in benachbarte arbeitende Muskelfasern diffundiert und aus weit entfernten inaktiven Muskelfasern zu arbeitenden Muskelfasern exportiert und anschließend in Glucose umgewandelt wird, liefert dir zwei weitere gute Gründe, die Crosstraining-Übungen zu absolvieren, die in Kapitel 9 vorgestellt wurden. Eine Erhöhung der Anzahl der in den Muskelfasern verfügbaren Transportproteine MCT, die Lactat exportieren können, erhöht deinen verfügbaren Kohlenhydrat-Brennstoff-Vorrat.

## Trainingsempfehlung

Tempoläufe und 5-Kilometer-Pace-/10-Kilometer-Pace-Training (s. Kapitel 7 S. 129) sind hervorragend geeignet, um die Mitochondrien daraufhin zu trainieren, sämtliche Kohlenhydrate – Glucose, Glykogen und Lactat – zu verbrennen. Crosstraining (s. Kapitel 9, S. 163) erhöht sowohl das MCT-Volumen als auch die Kapazität der Glykogenspeicher in einer größeren Anzahl von Muskelfasern, wodurch regelrechte Lagerhäuser an verfügbarer Energie (nach der Umwandlung des Glykogens in Lactat) entstehen, die während des Trainings abgerufen werden kann. Läufer können die Glykogenspeicher in ihren Muskeln auch aufstocken (trainierte Läufer um bis zu 150 Prozent), indem sie sich kohlenhydratreich ernähren.

### Fett (Lipolyse)

Fett ist gut. Wenn es darum geht, lange Strecken zu laufen, ist Fett sogar großartig! Allerdings: Wenn die auf Kohlenhydraten basierende Energieproduktion langsam ist, ist die auf Fett basierende Energieproduktion extrem langsam. Im Zuge einer Vielzahl von Schritten liefert die *Lipolyse* (die Aufspaltung von Fett, um Brennstoff für die aerobe Energieproduktion zur Verfügung zu stellen) Fettsäuren an die Mitochondrien, wo sie den Citratzyklus und die Elektronentransportkette durchlaufen. Und wenn du die Zeit hast, lohnt sich das Warten. So können aus einem einzigen Palmitinsäuremolekül 129 ATP-Moleküle entstehen, viermal so viele wie aus Glucose oder Glykogen. Doch weil die fettbasierte Energieproduktion so langsam verläuft, kann sie die angeforderte Energie bei Läufen, die schneller gelaufen werden als in einem 5-Kilometer-Renntempo, nicht liefern. Das vorausgeschickt, ist Fett bei vielen Gelegenheiten eine leistungsstarke Brennstoffquelle, unter anderem:

► Im Ruhezustand: Der Großteil der von dir verbrauchten Energie im Ruhezustand wird durch fettbasierte aerobe Energieproduktion bereitgestellt.
► Bei Belastungen unterhalb der VO₂max: Solange deine Belastung unterhalb der $VO_2max$ liegt (bei Läufen im 3-Kilometer-Renntempo oder langsamer), liefert Fett einen Teil der abgeforderten Energie – von einem Anteil von etwa 10 bis 15 Prozent bei einem Lauf im 5-Kilometer-Renntempo bis hin zu 85 Prozent beim Gehen.
► Beim Ausdauersport: Je länger die Trainingseinheit dauert, desto größer der Anteil an fettbasierter Energie an der gesamten abgeforderten Energie. Noakes hat herausgefunden, dass bei Sportlern, die drei Stunden lang bei 70 Prozent der $VO_2max$ trainieren, zu Beginn ihres Trainings 6 Prozent der Energie durch die Verbrennung von Fett bereitgestellt werden und gegen Ende des Trainings 43 Prozent.

Du kannst die Fettverbrennungskapazität deines Körpers verbessern, indem du die Anzahl der fettverbrennenden Enzyme in deinen Mitochondrien erhöhst und indem du deinen

Körper trainierst, effizienter darin zu werden, Fett als primäre Energiequelle zu nutzen. Eine von E. Jansson durchgeführte Studie hat gezeigt, dass bei trainierten Sportlern, die bei 65 Prozent ihrer VO$_2$max trainieren, 53 Prozent der bereitgestellten aeroben Energie durch Fettverbrennung produziert wird, während es bei den untrainierten Teilnehmern der Studie nur 33 Prozent waren.

Ermüdung während einer fettbasierten Energieproduktion ist oft eine Folge biomechanischer Ermüdungserscheinungen aufgrund langer Belastung – dein Bindegewebe und deine Muskeln werden ziemlich stark beansprucht.

## Trainingsempfehlung

Die einfachste Möglichkeit, den Körper darin zu trainieren, mehr Fett zu verbrennen, besteht darin, mehr Fett zu essen (verzichte nur nicht komplett auf Kohlenhydrate). Bei erschöpften Glykogenspeichern zu trainieren, lehrt den Körper auch, mehr Fett zu verbrennen. Um effektiv Fett zu verbrennen, sind ein hohes Laufvolumen (viele Trainingskilometer) und lange Läufe angesagt.

### Protein

Protein ist eine Energiequelle, die oft vergessen wird. Protein ist eher als Baustein von Enzymen und für den Aufbau von Muskelfasern bekannt. Doch Protein kann, nachdem es in Aminosäuren aufgespalten wurde, von der Leber zu Glucose umgewandelt werden. Wenn es noch weiter aufgespalten wird, kann es sogar in den Muskelfasern zu Glucose umgewandelt werden, die anschließend in die Mitochondrien geleitet und dort wie in einem Ofen verbrannt und in Energie umgewandelt wird. Der an der Ball State University tätige Trainingsphysiologe David Costill schätzt, dass bis zu 9 Prozent der gesamten während eines Marathonlaufs verbrauchten Energie von Protein bereitgestellt wird. Doch auf so einen hohen Anteil an aus Protein bereitgestellter Energie solltest du nicht täglich zurückgreifen. Bei der Aufspaltung von

Protein entstehen toxische Abfallstoffe (zum Beispiel Ammoniak). Außerdem ist Protein für deine Zellen strukturell und funktional von großer Bedeutung – es zu verbrennen, ist so, als hättest du Termiten im Haus, die dessen Stützpfeiler wegfressen.

## Trainingsempfehlung

Es bringt keinen Vorteil, den Körper daraufhin zu trainieren, dass er mehr Protein verbrennt. Sorge stattdessen dafür, dass deine Kohlenhydratspeicher gut gefüllt sind. Und stell sicher, dass verbranntes Protein ausreichend ersetzt wird, indem Protein ein Bestandteil deiner Post-Workout-Mahlzeit ist.

### Setz deine Energiebereitstellungssysteme beim Rennen richtig ein.

Wie in Kapitel 9 erwähnt, überrascht es die meisten Läufer, dass die ersten dreißig bis fünfzig Sekunden eines Rennens – *jedes Rennens* – diejenigen sind, in denen am stärksten auf anaerobe Energie zurückgegriffen wird. Wir haben uns daran gewöhnt zu glauben, dass wir während eines Rennens in dessen Verlauf immer mehr anaerob bereitgestellte Energie verbrauchen, doch das ist schlicht und einfach nicht der Fall. In Wahrheit springen alle drei Energiebereitstellungssysteme in dem Moment an, in dem wir von der der Startlinie loslaufen. Weil die plötzliche Energieanforderung die Energiemenge, die aerob produziert werden kann, übertrifft – bis ausreichend Sauerstoff in die Muskelfasern gelangt und Pyruvat in die Mitochondrien transportiert wird –, müssen die anaeroben Systeme (das Phosphokreatin-System und die Glykolyse) am Anfang des Rennens die Last tragen. Bei längeren Läufen (z.B. 1500 Meter oder mehr) wird die aerob bereitgestellte Energie zur vorherrschenden Energiequelle. Doch selbst bei kürzeren Läufen (z.B. 400 und 800 Meter) liefern die aeroben Energiesysteme nach vierzig bis fünfzig Sekunden den Großteil der bereitgestellten Energie, wie eine im Jahr 2003 in Australien von Duffield, Dawson und Goodman durchgeführte Studie zeigte. Bei Läufen, bei denen du unterhalb der maximalen Sauerstoffaufnahmekapazität bleibst (z. B. 5 Kilometer oder mehr), übernimmt dein aerobes System nahezu die komplette Energieproduktion. Bei kürzeren Läufen übersteigt die angeforderte Energie die Energiemenge, die das aerobe Energiesystem alleine bereitstellen kann, und die anaeroben Systeme liefern einen Beitrag, bis die sich aufbauende Übersäuerung und andere Ermüdungsfaktoren dich zwingen, dein Tempo zu drosseln oder stehen zu bleiben. Doch die Qualen, die du während der letzten Etappe des Rennens verspürst – wenn »die Muskeln zumachen« – markieren nicht den Moment, in dem du nur noch mit anaerober Energie läufst. Vielmehr markieren sie den Moment, in dem die schon an der Startlinie begonnene Zunahme der bei der anaeroben Energiebereitstellung gebildeten Abbauprodukte schließlich einen Punkt erreicht, der nicht mehr zu ertragen ist.

# TRAININGSDISKUSSION

## »Funktionieren Carbo-Loading und Fett-Loading?«

Läufer suchen immer nach Möglichkeiten, ihre Leistung zu steigern. Einige setzen darauf, ihre Kohlenhydratspeicher (Kohlenhydrat-Loading oder Carbo-Loading) und ihre Fettspeicher (Fett-Loading) aufzufüllen, um sicherzustellen, dass sie während eines Ausdauerwettkampfs ausreichend Brennstoffvorräte zur Verfügung haben. Aber funktioniert diese Methode?

Mit einem Wort: absolut.

Aber dabei sind einige Dinge zu beachten. Carbo-Loading funktioniert hervorragend zur Vorbereitung auf Läufe, die länger als neunzig Minuten dauern. Fett-Loading ist der Fahrschein für Wettkämpfe, die über einen Zeitraum von mehr als vier Stunden gehen. Für kürzere Rennen ist es nicht so geeignet.

Carbo-Loading geht auf die 1960er-Jahre zurück, als Sportler herausfanden, dass drei oder vier Tage Kohlenhydratrestriktion, gefolgt von drei oder vier Tagen Kohlenhydratvöllerei, die Kapazität der Glykogenspeicher verdoppelte, was zu einer verminderten Ermüdung während Ausdauerrennen führte. Leider führt eine Kohlenhydratrestriktion auch zu Gereiztheit und Magen-Darm-Beschwerden. Deshalb haben Sportler nach besseren Methoden Ausschau gehalten. In den 1980er-Jahren haben Läufer herausgefunden, dass eine dreitägige Reduktion des Trainingsumfangs vor einem Wettkampf, auch Tapering genannt, die von einer erhöhten Kohlenhydrataufnahme begleitet wird, genauso gut funktioniert wie das bis dahin übliche sieben- bis achttägige Programm – und das ohne Nebenwirkungen. Eine im Jahr 2002 an der Western Australia University durchgeführte Studie zeigte, dass die Vorräte der Glykogenspeicher von Fahrradfahrern, die zweieinhalb Minuten hart in die Pedale traten, anschließend dreißig Sekunden lang ihr Äußerstes gaben und dann jede Menge Kohlenhydrate zu sich nahmen, innerhalb von vierundzwanzig Stunden um 80 Prozent zunahmen. Und eine im Jahr 2013 von der University of Minnesota School of Kinesiology durchgeführte Studie ergab, dass eine bloße Erhöhung der Kohlenhydrataufnahme während der vierundzwanzig Stunden vor einem Rennen die Marathon-Laufzeiten der Teilnehmer um 4 Prozent verbesserte.

>>>

# TRAININGSDISKUSSION

Andererseits führt Carbo-Loading zu einer Gewichtszunahme von knapp zwei Kilogramm, behindert die Fettverbrennung, funktioniert bei Frauen nicht so gut und ist durch das Aufkommen von Sportdrinks und -gels und anderen Vorgehensweisen zum Auffüllen der Glykogenspeicher als Rennstrategiemethode etwas überholt. Doch um für ausreichend gefüllte Glykogenspeicher zu sorgen, ist es nach wie vor eine gute Idee, drei Tage vor einem Rennen 70 Prozent aller aufgenommenen Kalorien in Form von Kohlenhydraten zu sich zu nehmen – und zu tapern, also den Trainingsumfang während dieser drei Tage zu reduzieren.

Fett-Loading ist ein leistungssteigerndes Muss zur Vorbereitung auf alle Ausdauerwettkämpfe, die über vier Stunden oder mehr gehen. Der Trainingsphysiologe Dr. Timothy Noakes schätzt, dass Spitzenteilnehmer des Ironman-Triathlons nach einer Fett-Loading-Phase bis zu 50 Prozent mehr Fett verbrennen als normal.

Es gibt zwei gute Fett-Loading-Methoden:

▶ **Fettreiche Kost**: Nimm sieben bis zehn Tage vor dem Wettkampf fettreiche Kost zu dir. Dein Körper lernt dadurch, mit so geringen Glykogenspeichern klarzukommen, die einen Läufer, der ein Carbo-Loading hinter sich hat, zum Stillstand bringen würden.

▶ **Leerung der Glykogen-Speicher**: Trainiere mit leerem Magen oder reduziere die Kohlenhydrataufnahme nach einem vorangegangenen Training. Dadurch lernt dein Körper, mehr Fett zu verbrennen (eine nahezu unerschöpfliche Energiequelle in deinem Körper), während du läufst. Mit anderen Worten: Diese Methode des Fett-Loadings besteht darin, dass du deine bereits existierenden Fettspeicher verwendest.

Ungeachtet des soeben Dargelegten sollte jeder, der Carbo-Loading oder Fett-Loading in Erwägung zieht, sich die Worte des mehrfachen USA Masters Champions und ehemaligen 2:13-Marathonläufers David Olds vor Augen halten: »Es ist keine Mahlzeit, es ist ein Rennen.«

## AEROBE ENZYME

Aerobe Enzyme sind die kleinen Helfer der Mitochondrien. Diese Proteine verbessern die Fähigkeit der Mitochondrien, aerobe Energie zur Verfügung zu stellen, indem sie die Effizienz der in ihnen stattfindenden chemischen Reaktionen erhöhen. Diese Enzyme beginnen fünf Sekunden nach dem Beginn des Trainings zu arbeiten, und ihr Aktivitätslevel steigt bis zum Marathon-Renntempo stetig. Tatsächlich ist ein Training im Marathon-Renntempo eine gute Methode, die Bildung von noch mehr aeroben Enzymen zu fördern. Bei einem schnelleren Lauftempo kann es zu Übersäuerung kommen, und diese wirkt sich negativ auf diese Enzyme aus und zerstört sie sogar.

## Trainingsempfehlung

Aerobe Enzyme gedeihen bei schnellen und langsamen Tempoläufen und Tempointervallen. Andererseits sind zu hohe Geschwindigkeiten tödlich für diese Enzyme, also übertreib es nicht mit dem anaeroben Training.

## WÄRME

Die Bildung von ATP erzeugt auch Wärme, im Körper der meisten Menschen ungefähr 37 Grad. Man kann keinem System Energie hinzufügen – in diesem Fall dem menschlichen

Körper –, ohne Wärme zu erzeugen. Beim Aufspalten von Kohlenhydraten und Fetten wird Energie freigesetzt, um ATP zu bilden. Wenn ATP eingesetzt wird, um Muskelkontraktionen zu bewirken, wird noch mehr Energie eingesetzt. Aber du nutzt nicht sämtliche Energie bis zum letzten Fünkchen für die nächste Kontraktion deines Quadrizeps oder deines Wadenmuskels. Stattdessen nutzt du dafür nur 25 Prozent der von deinem Körper produzierten Energie. Der Rest wird als Wärme abgegeben. Diese Wärme ist die Quelle deiner Körpertemperatur.

Hast du dich je gefragt, warum du zitterst, wenn dir kalt ist? Das liegt daran, dass die Muskeln beim Zittern kontrahieren und sich schnell wieder entspannen, wodurch mehr ATP und somit Wärme produziert wird. Wenn dir heiß ist, kann dein Körper auf zwei Weisen reagieren:

► **Verstärkter Blutfluss zur Haut:** Dies ermöglicht es, die Wärme, die von deinen Muskeln an dein Blut weitergeleitet wurde, an die Luft abzugeben. Dieser Prozess heißt *Konvektion*.

► **Schwitzen:** Mehr als zwei Millionen Schweißdrüsen helfen dabei, überschüssige Wärme abzugeben, indem Schweiß ausgeschieden wird. Du verlierst Wärmeenergie, wenn der Schweiß verdunstet – das Schwitzen selbst kühlt dich nicht ab.

Doch auch, wenn dein Blut verstärkt fließt und du schwitzt, steigt deine Körperkerntemperatur während des Trainings. Normalerweise ist das nicht schlecht. Jeder Läufer weiß, dass Aufwärmen die Leistungsfähigkeit erhöht. Doch wenn die Luft außerhalb deines Körpers sich ebenfalls erhitzt, entsteht ein Problem (erst recht, wenn es zudem auch noch feucht ist).

### Tabelle 10.2
### Lufttemperatur und Pace-Anpassungen

| Temperatur °C | Pace-pro-Kilometer-Anpassungen aufgrund von Hitze | | | | | | | | | | | |
|---|---|---|---|---|---|---|---|---|---|---|---|---|
| °C | 2:48 | 3:06 | 3:25 | 3:44 | 4:02 | 4:21 | 4:40 | 4.58 | 5:17 | 5:36 | 5:54 | 6:13 |
| 48,9 | 3:21 | 3:43 | 4:05 | 4:27 | 4:50 | 5:12 | 5:34 | 5:57 | 6:19 | 6:41 | 7:03 | 7:26 |
| 43,3 | 3:11 | 3:32 | 3:53 | 4:14 | 4:41 | 4:56 | 5:18 | 5:39 | 6:00 | 6:21 | 6:43 | 7:04 |
| 37,8 | 3:03 | 3:23 | 3:44 | 4:04 | 4:24 | 4:45 | 5:05 | 5:26 | 5:46 | 6:06 | 6:26 | 6:47 |
| 32,2 | 2:57 | 3:17 | 3:37 | 3:56 | 4:16 | 4:36 | 4:55 | 5:15 | 5:35 | 5:54 | 6:14 | 6:34 |
| 26,7 | 2:53 | 3:12 | 3:31 | 3:51 | 4:10 | 4:29 | 4:48 | 5:08 | 5:27 | 5:46 | 6:05 | 6:25 |
| 21,1 | 2:50 | 3:09 | 3:28 | 3:47 | 4:05 | 4:25 | 4:43 | 5:02 | 5:21 | 5:40 | 5:59 | 6:18 |
| 15,6 | 2:48 | 3:07 | 3:26 | 3:44 | 4:03 | 4:22 | 4:40 | 5:00 | 5:18 | 5:37 | 5:55 | 6:14 |
| *11,4 | 2:48 | 3:06 | 3:25 | 3:44 | 4:02 | 4:21 | 4:40 | 4:58 | 5:17 | 5:36 | 5:54 | 6:13 |
| 10,0 | 2:48 | 3:06 | 3:25 | 3:44 | 4:02 | 4:21 | 4:40 | 4:58 | 5:17 | 5:36 | 5:54 | 6:13 |
| 4,4 | 2:48 | 3:07 | 3:26 | 3:44 | 4:03 | 4:22 | 4:40 | 5:00 | 5:18 | 5:37 | 5:55 | 6:14 |
| -1,1 | 2:50 | 3:09 | 3:28 | 3:47 | 4:05 | 4:25 | 4:43 | 5:02 | 5:21 | 5:40 | 5:59 | 6:18 |
| -6,7 | 2:53 | 3:12 | 3:31 | 3:51 | 4:10 | 4:29 | 4:48 | 5:08 | 5:27 | 5:45 | 6:05 | 6:24 |
| -12,2 | 2:57 | 3:17 | 3:36 | 3:56 | 4:16 | 4:35 | 4:55 | 5:15 | 5:34 | 5:54 | 6:14 | 6:33 |
| -17,8 | 3:03 | 3:23 | 3:44 | 4:04 | 4:24 | 4:45 | 5:05 | 5:25 | 5:45 | 6:06 | 6:26 | 6:46 |
| -23,3 | 3:11 | 3:32 | 3:53 | 4:14 | 4:35 | 4:56 | 5:18 | 5:39 | 6:00 | 6:21 | 6:42 | 7:03 |
| -28,9 | 3:20 | 3:42 | 4:05 | 4:27 | 4:50 | 5:11 | 5:34 | 5:56 | 6:18 | 6:41 | 7:03 | 7:25 |

In **Tabelle 10.2** sind Pace-Anpassungen bei Langstreckenläufen (oder Tempoläufen, Wiederholungen etc.) bei hohen Temperaturen aufgeführt. Es wird davon ausgegangen, dass *11,4 Grad Celsius die optimale Temperatur ist; die Pace-Angaben in der oberen Zeile entsprechen der Pace pro Kilometer bei dieser Temperatur. Du findest deine optimale Pace also in der oberen Zeile und die Pace-Anpassungen – je nach Temperatur (1. Spalte) – in der Spalte darunter.

Wenn die Lufttemperatur höher als 37 Grad ist, *nimmt der Körper aus der Luft Wärme auf.* Unter solchen Bedingungen ist Schwitzen für den Körper die einzige Möglichkeit, um abzukühlen. Doch um es noch einmal zu sagen: Der Schweiß muss verdunsten, damit die Abkühlung funktioniert. Wenn es feucht ist, ist die Luft möglicherweise nicht in der Lage, den Schweiß zu absorbieren, und Schweiß, der einfach nur auf den Boden tropft, nützt dir nichts. In dem Fall bleibt dir zum Abkühlen nichts anderes übrig, als in einen Pool zu springen, dich mit einem Schlauch abzuspritzen oder dein Training zu beenden.

Um die Folgen heißer und feuchter Trainingstage zu mildern, kannst du Folgendes tun:

1. **Passe deine Pace an:** siehe Lufttemperatur und Pace-Anpassungen in Tabelle 10.2.
2. **Bleibe hydriert:** Trink, wenn du Durst hast. Vermeide Überhydrierung, da dies zu *Hyponatriämie* führen kann, einem lebensbedrohlichen Zustand, bei dem die Natriumkonzentration im Blut gefährlich niedrig ist.
3. **Trage leichte Kleidung:** Wähle Kleidung aus atmungsaktivem Material, das es der Wärme ermöglicht zu entweichen.
4. **Meide Kopfbedeckungen:** Trage ein Sonnenschild und verwende Sonnenschutz, um deine Haut zu schützen.
5. **Drossele dein Tempo oder bleib stehen:** Wenn dir wirklich zu heiß ist, beende dein Training, bevor *Hitzeerschöpfung* dich zum Aufhören zwingt. Versuch es mit Aquajogging. Oder vielleicht mit einem Ellipsentrainer in einem klimatisierten Fitnessstudio.

Die gute Nachricht ist, dass der Körper sich innerhalb von zwei Wochen an warmes Wetter gewöhnt. Einem in Australien erschienenen Übersichtsartikel von Saunders und anderen zufolge steigt der Blutplasmaanteil im Blut um 12 Prozent, die Herzfrequenz sinkt, die Ventilation steigt, man schwitzt mehr, und die Energieanforderungen des Körpers werden heruntergefahren. Mit anderen Worten: Dein Körper wird besser darin, bei heißem Wetter zu laufen, *indem du bei heißem Wetter läufst.*

## Trainingsempfehlung

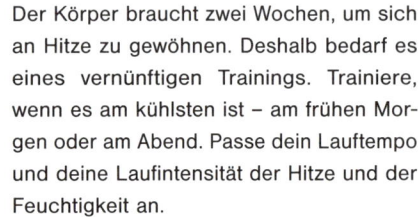

Der Körper braucht zwei Wochen, um sich an Hitze zu gewöhnen. Deshalb bedarf es eines vernünftigen Trainings. Trainiere, wenn es am kühlsten ist – am frühen Morgen oder am Abend. Passe dein Lauftempo und deine Laufintensität der Hitze und der Feuchtigkeit an.

### BRENNSTOFF IN FORM VON NAHRUNG

In dem Kapitel *Stell dir deinen Läufer-Speiseplan zusammen* in Teil 4 dieses Buches wird eingehend darauf eingegangen, welche Nahrung du zu dir nehmen solltest. Deshalb werfen wir an dieser Stelle nur einen kurzen Blick auf vier Bereiche, die im Zusammenhang des in diesem Kapitel besprochenen Themas von unmittelbarem Interesse sind.

1. **Mahlzeiten vor dem Training:** Trainingseinheiten im 5-Kilometer-Renntempo oder schneller bedürfen eines kleinen Carbo-Loadings vor dem Training. Eine größere Mahlzeit am Vorabend oder kleinere Mahlzeiten im Laufe des Tages, an dem das Training stattfindet, reichen aus. Der Erfolg solcher Workouts wird in einem großen Maß von den Kohlenhydratvorräten (Glykogenspeichern) in den Muskelfasern bestimmt.
2. **Nahrungsergänzungsmittel:** Du kannst erwägen, während der 30 Minuten nach dem Training ein Kohlenhydrat/Protein-Nahrungsergänzungsmittel zu dir zu nehmen. Damit regst du die Proteinsynthese in den durch das Training beanspruchten Muskelfasern an, sorgst für eine schnellere Auffüllung der Glykogenspeicher und beschleunigst die Regeneration.

3. **Verhältnis von Kohlenhydraten zu Protein:** Im Hinblick auf Nahrungsergänzungsmittel nach dem Training empfehlen Wissenschaftler ein Verhältnis von Kohlenhydraten zu Protein von 4:1, wobei dieses Verhältnis je nach persönlicher Vorliebe variiert werden kann. Viel Läufer halten Schokoladenmilch für das perfekte Erfrischungsgetränk nach dem Training.

4. **Nahrungsmittelzufuhr während eines Rennens:** Während eines 10-Kilometer-Rennens oder eines Wettkampfs auf einer noch kürzeren Strecke braucht man keine Nahrung zu sich zu nehmen. Während eines Rennens, das 70 Minuten oder länger dauert, solltest du pro Stunde etwa 30 bis 60 Gramm Kohlenhydrate (in flüssiger Form) zu dir nehmen, wobei die Kohlenhydratkonzentration nicht unter 2 Prozent und nicht über 10 Prozent liegen sollte (4 bis 8 Prozent sind optimal). Sportdrinks wie Gatorade (6 Prozent) und Powerade (8 Prozent) liegen genau in diesem Bereich. Wenn du auf Sportgels zurückgreifst, trink ausreichend Wasser, um die in ihnen enthaltenen Kohlenhydrate zu verdünnen.

Für einen genaueren Überblick über Ernährungsratschläge konsultiere Teil 4 dieses Buches.

## TRAININGSZUSAMMENFASSUNG

In den Fotoanleitungen dieses Kapitels betrachten wir eine Reihe von Workouts daraufhin, wie viele Kalorien bei ihrer Durchführung verbraucht werden, und schlüsseln auf, wie viele ungefähr jeweils aus Kohlenhydraten und Fetten stammen. Außerdem werden jeweils einige Ernährungstipps gegeben. Die Aufschlüsselungen bezüglich der Kalorienanteile gibt es für:

▶ **Gehen**
▶ **Joggen**
▶ **Langstreckenläufe**
▶ **Sprints**
▶ **Wiederholungen im 800-Meter-Renntempo**
▶ **Wiederholungen im 1500-Meter-Renntempo**
▶ **Wiederholungen im 5-Kilometer- /10-Kilometer-Renntempo**
▶ **Tempoläufe**
▶ **Widerstandstraining**
▶ **Crosstraining**
▶ **Marathon-Brennstoff**

DAS ULTIMATIVE LÄUFERTRAINING

# Kapitel 10: Mach dich mit den Energiesystemen des Laufens vertraut –
# Fotoanleitungen

## KALORIEN, KOHLENHYDRATE, FETTE UND DIE ERNÄHRUNGSPHYSIOLOGISCHEN WIRKUNGEN DES TRAININGS

Zu wissen, wie die verschiedenen Trainingseinheiten durchzuführen sind, die für den Aufbau deines Laufkörpers erforderlich sind, ist eine Sache. Eine andere ist es, dem Körper den für diese Anstrengung erforderlichen Brennstoff zuzuführen. Im Folgenden schlüsseln wir für die jeweiligen Workouts auf, wie viele Kalorien für ihre Durchführung erforderlich sind und wie viele dieser Kalorien jeweils in Form von Kohlenhydraten und in Form von Fett aufgenommen werden sollten. Darüber hinaus findest du zu jedem Workout eine Empfehlung für eine Mahlzeit oder einen Snack. Diese Empfehlungen basieren auf dem spezifischen Energie- und Nährstoffbedarf für die jeweiligen Trainingseinheiten, aber mach dir nicht zu viele Gedanken – du kannst auch etwas anderes zu dir nehmen. Weitere Rezepte findest du in Teil 4 dieses Buches, und vermutlich hast du auch deine eigenen Lieblingsrezepte. Die Rezeptvorschläge sollen lediglich eine Starthilfe für dich sein. Denk auch daran, dass du rund um die Uhr Kalorien verbrennst (wenn du nicht 160 Kilometer oder mehr pro Woche läufst, werden die meisten Kalorien, die du verbrennst, zur Aufrechterhaltung deines normalen Stoffwechsels verwendet). Beschränke deine Brennstoffaufnahme also nicht darauf, die Kalorien zu ersetzen, die du bei deinem Training verbraucht hast. Bei der Verwendung der Tabellen ist Folgendes zu beachten:

1. Suche zunächst in der linken Spalte dein ungefähres Gewicht.
2. Den gesamten Energieverbrauch in Kalorien (je nach Tabelle entweder pro Kilometer oder pro Minute) sowie die ungefähre Aufschlüsselung dieser Kalorien in Kohlenhydrate und Fette findest du in der gleichen Zeile, in der du dein Gewicht findest. Es handelt sich bei den Angaben lediglich um Durchschnitts- und nicht um Absolutwerte.
3. Unter den meisten Tabellen findest du eine zusätzliche Zeile: »Tatsächliche Kohlenhydrat-/Fett-Anteile in %.« Diese Angabe gibt auf präzisere Weise wieder, wie hoch der jeweilige Anteil an verbrauchten Kohlenhydraten und Fetten – unter Berücksichtigung deines Körpertyps, deiner Fitness etc. – bei deiner Trainingseinheit ist. Ein weniger fitter Läufer wird bei einem Langstreckenlauf zum Beispiel weniger Fett und mehr Kohlenhydrate verbrennen als ein fitter Läufer. Die Angaben sollen dir bei der Planung deiner Mahlzeiten vor und nach dem Training helfen, indem sie dich darauf hinweisen, welche Energiequellen du insbesondere erschöpft hast.
4. Es werden keine Proteinangaben gemacht, weil Protein bei der Energieversorgung lediglich ein Backup darstellt, auf das nur zurückgegriffen wird, wenn die Kohlenhydratdepots beträchtlich erschöpft sind.
5. Du findest für jedes Workout einen Vorschlag für eine Mahlzeit oder einen Snack vor oder nach dem Training.

Da gute Fitness eine Familienangelegenheit ist, führen die Chushing-murrays durch die Workouts. Christian hast du schon kennengelernt. Seine Frau Kathleen war nationale Juniorenmeisterin im Geländelauf und hatte ein Sportstipendium der University of California. Sohn Nathaniel, der zurzeit an der University of California studiert, ist während seiner Highschool-Zeit 3200 Meter in 9:15 Minuten gelaufen. Tochter Jessica, die noch die Highschool besucht, hat den Meilenlauf in

5:06 absolviert. Sohn Zachary ist die Meile in der neunten Klasse der Highschool in unter 5:00 gelaufen. Und Tochter Rebecca hat die Meile in der sechsten Klasse in 5:27 geschafft.

## Gehen

Gehen ist weniger anstrengend als Joggen oder Laufen, und infolgedessen werden weniger Muskelfasern rekrutiert und weniger Kalorien verbrannt als beim Joggen oder Laufen. Die meisten der beim Gehen verbrannten Kalorien sind Fettkalorien, Kohlenhydrate liefern nur einen kleineren Anteil. Bei »zügigem Gehen« werden pro Meile (1609 Meter) 5–10 % mehr Kalorien verbraucht.

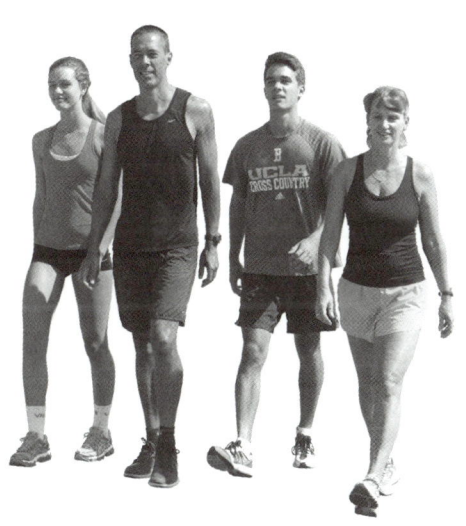

| Pro Meile (1609 Meter) verbrannte Kalorien: Gehtempo | | | |
|---|---|---|---|
| Gewicht in kg | Gesamt-kalorien | Kalorien aus Kohlenhydraten | Kalorien aus Fetten |
| 22,7 | 27 | 5 | 22 |
| 34,0 | 40 | 7 | 33 |
| 45,4 | 53 | 9 | 44 |
| 49,9 | 58 | 10 | 48 |
| 54,4 | 64 | 11 | 52 |
| 59,0 | 69 | 12 | 57 |
| 63,5 | 74 | 13 | 61 |
| 68,0 | 80 | 14 | 66 |
| 72,6 | 85 | 15 | 70 |
| 77,1 | 90 | 16 | 74 |
| 81,6 | 95 | 17 | 79 |
| 86,2 | 101 | 18 | 83 |
| 90,7 | 106 | 19 | 87 |
| 95,3 | 111 | 19 | 92 |
| 99,8 | 117 | 20 | 96 |
| 104,3 | 122 | 21 | 101 |
| 108,9 | 127 | 22 | 105 |
| 113,4 | 133 | 23 | 109 |
| 124,7 | 146 | 26 | 120 |
| 136,1 | 159 | 28 | 131 |
| Tatsächliche Kohlenhydrat-/Fettanteile in % | | 14–21 % | 86–79 % |

# REGENERATIONSGERICHT

## Leckerer Haferbrei

Haferbrei (aus gesundem Haferschrot) ist eine hervorragende Quelle komplexer Kohlenhydrate und zahlreicher anderer wertvoller Nährstoffe. Er hat zudem nicht allzu viele Kalorien und ist deshalb die ideale Wahl nach dem Gehen. Bei diesem Rezept wird der Haferschrot auf kleiner Flamme langsam gekocht, sodass er mit den hinzugefügten Bananen und Blaubeeren (oder anderen Früchten, die du gerade zur Hand hast) zu einem saftig-fruchtigen Dessert mit 42 Gramm Kohlenhydraten zusammenschmilzt.

- ▶ Gesamtkalorien: 227 pro Portion (einschließlich der Früchte)
- ▶ Rezept: S.316

DAS ULTIMATIVE LÄUFERTRAINING

## Joggen

Das Anstrengungslevel beim Joggen kann variieren, um Tempo geht es aber eher nicht. Manchmal wird im Gehtempo gejoggt, andere Male kann das Joggen, was die Anstrengung angeht, an einen lockeren Dauerlauf herankommen. Da das Anstrengungsniveau aber unter dem eines normalen Langstreckenlaufes bleibt, baust du als Energiequelle überwiegend auf Fett.

| Pro Meile (1609 Meter) verbrannte Kalorien: Joggingtempo | | | |
|---|---|---|---|
| Gewicht in kg | Gesamt-kalorien | Kalorien aus Kohlenhydraten | Kalorien aus Fetten |
| 22,7 | 38 | 12 | 26 |
| 34,0 | 57 | 17 | 40 |
| 45,4 | 76 | 23 | 53 |
| 49,9 | 84 | 26 | 58 |
| 54,4 | 91 | 28 | 63 |
| 59,0 | 99 | 30 | 69 |
| 63,5 | 106 | 32 | 74 |
| 68,0 | 114 | 35 | 79 |
| 72,6 | 122 | 37 | 85 |
| 77,1 | 129 | 39 | 90 |
| 81,6 | 137 | 42 | 95 |
| 86,2 | 144 | 44 | 100 |
| 90,7 | 152 | 46 | 106 |
| 95,3 | 160 | 49 | 111 |
| 99,8 | 167 | 51 | 116 |
| 104,3 | 175 | 53 | 122 |
| 108,9 | 182 | 56 | 126 |
| 113,4 | 190 | 58 | 132 |
| 124,7 | 209 | 64 | 145 |
| 136,1 | 228 | 70 | 158 |
| Tatsächliche Kohlenhydrat-/Fettanteile in % | | 26–35 % | 74–65 % |

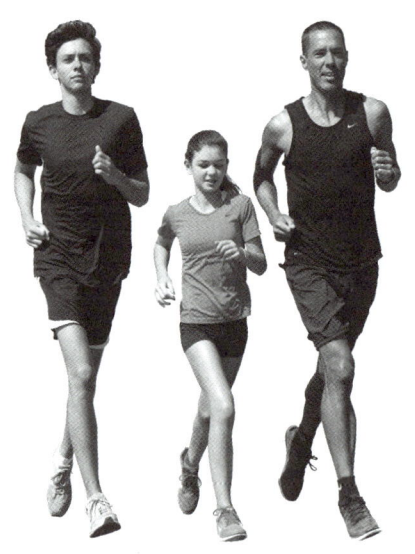

# REGENERATIONSGERICHT

## Das Geheimrezept für gesunde Pfannkuchen

Nach einer schönen Joggingrunde am Morgen kennst du bestimmt das Gefühl, dass dir der Sinn nach Pfannkuchen steht, oder? Du solltest deinen Gelüsten unbedingt nachgeben. Da die Pfannkuchen nach diesem Rezept mit weißem Weizenvollkornmehl gebacken werden, kannst du deinen Gelüsten frönen, ohne dabei ein schlechtes Gewissen haben zu müssen. Iss die Pfannkuchen mit Joghurt und Beeren und gönn dir so viele, wie es dein Kalorienbedarf erlaubt. Jeder Pfannkuchen hat 8 Gramm Kohlenhydrate, 1 Gramm Fett und 2 Gramm Protein.

▶ Gesamtkalorien: 53 pro Pfannkuchen
▶ Rezept: S.327

## Normale Läufe

Normale Läufe umfassen die gesamte Bandbreite von Langstreckenläufen im Rahmen deines Trainingsprogramms: lockere, normale und lange Läufe. Beim lockeren Laufen verbrennst du wahrscheinlich Kohlenhydrate im unteren Prozentbereich. Bei langen Läufen verbrennst du Kohlenhydrate im oberen Prozentbereich.

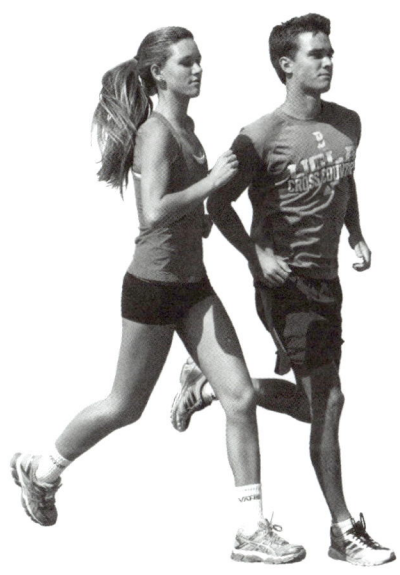

## Aufschlüsselung des Energie- und Nährstoffverbrauchs beim Training:

| Pro Meile (1609 Meter) verbrannte Kalorien: normales Lauftempo | | | |
|---|---|---|---|
| Gewicht in kg | Gesamt- kalorien | Kalorien aus Kohlenhydraten | Kalorien aus Fetten |
| 22,7 | 38 | 18 | 20 |
| 34,0 | 57 | 28 | 29 |
| 45,4 | 76 | 37 | 39 |
| 49,9 | 84 | 41 | 43 |
| 54,4 | 91 | 44 | 47 |
| 59,0 | 99 | 48 | 51 |
| 63,5 | 106 | 51 | 55 |
| 68,0 | 114 | 55 | 59 |
| 72,6 | 122 | 59 | 63 |
| 77,1 | 129 | 63 | 66 |
| 81,6 | 137 | 66 | 71 |
| 86,2 | 144 | 70 | 74 |
| 90,7 | 152 | 74 | 78 |
| 95,3 | 160 | 78 | 82 |
| 99,8 | 167 | 81 | 86 |
| 104,3 | 175 | 85 | 90 |
| 108,9 | 182 | 88 | 94 |
| 113,4 | 190 | 92 | 98 |
| 124,7 | 209 | 101 | 108 |
| 136,1 | 228 | 111 | 117 |
| Tatsächliche Kohlenhydrat-/ Fettanteile in % | | 43–54 % | 57–46 % |

# REGENERATIONSGERICHT

## Zitronenrisotto mit Avocado und Lachs

Eine gute Mischung aus Kohlenhydraten und Fetten ist genau das richtige Regenerationsgericht nach einem Langstreckenlauf. In diesem Risotto sind gesunde Fette aus Lachs, Avocado und Olivenöl enthalten, und der ebenso reichhaltige Beitrag an komplexen Kohlenhydraten (36 Gramm) aus dem Reis sorgt für die richtige Balance. Auch wenn es immer heißt, Risotto sei schwierig zuzubereiten – dieses Rezept ist wirklich einfach.

▶ Gesamtkalorien: 575 pro Portion
▶ Rezept: S.348

## Tempoläufe

Bei Tempoläufen wird das Lauftempo auf ein Anstrengungslevel gesteigert, das eine schnellere Brennstoffzufuhr durch Kohlenhydrate erforderlich macht. Du deckst deinen Energiebedarf immer noch zu einem Drittel aus Fettkalorien. Dadurch, dass du schneller läufst, verbrennst du de facto in etwa die gleiche Fettmenge pro Minute wie während der normalen Läufe.

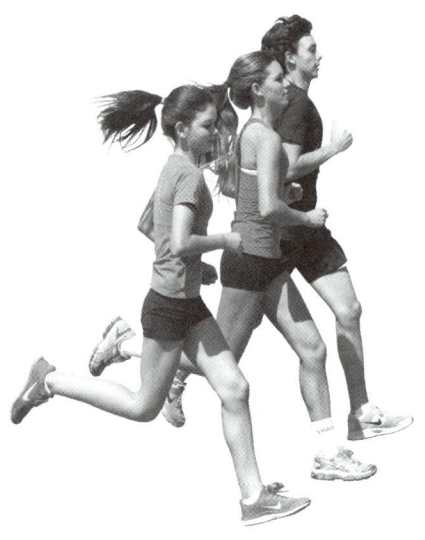

## Aufschlüsselung des Energie- und Nährstoffverbrauchs beim Training:

| Pro Meile (1609 Meter) verbrannte Kalorien: Tempolauf-Pace | | | |
|---|---|---|---|
| Gewicht in kg | Gesamtkalorien | Kalorien aus Kohlenhydraten | Kalorien aus Fetten |
| 22,7 | 38 | 25 | 13 |
| 34,0 | 57 | 38 | 19 |
| 45,4 | 76 | 51 | 25 |
| 49,9 | 84 | 56 | 28 |
| 54,4 | 91 | 61 | 30 |
| 59,0 | 99 | 66 | 33 |
| 63,5 | 106 | 71 | 35 |
| 68,0 | 114 | 76 | 38 |
| 72,6 | 122 | 82 | 40 |
| 77,1 | 129 | 86 | 43 |
| 81,6 | 137 | 92 | 45 |
| 86,2 | 144 | 96 | 48 |
| 90,7 | 152 | 102 | 50 |
| 95,3 | 160 | 107 | 53 |
| 99,8 | 167 | 112 | 55 |
| 104,3 | 175 | 117 | 58 |
| 108,9 | 182 | 122 | 60 |
| 113,4 | 190 | 127 | 63 |
| 124,7 | 209 | 140 | 69 |
| 136,1 | 228 | 153 | 75 |
| Tatsächliche Kohlenhydrat-/ Fettanteile in % | | 62–72 % | 38–28 % |

# REGENERATIONSGERICHT

## Maismehl-Chili-Tortillas gefüllt mit Feta, Mais und schwarzen Bohnen

Als Regenerationsgericht nach einem Tempolauf ist eine Mahlzeit angesagt, bei der weder an Kalorien noch an Kohlenhydraten gespart wird. Ein wenig Protein und Fett runden das Rezept ab. Diese gesunde Variante gefüllter Chili-Tortillas enthält 67 Gramm Kohlenhydrate; für einen zusätzlichen Schub kann eine Portion Reis sorgen.

► Gesamtkalorien: 445 pro Portion
► Rezept: S. 328

DAS ULTIMATIVE LÄUFERTRAINING

## Laufen im 5-Kilometer-/ 10-Kilometer-Renntempo

Ob du ein Wiederholungstraining im 5- oder 10-Kilometer-Renntempo absolvierst oder ein Rennen über 5 oder 10 Kilometer läufst – dein Kohlenhydratbedarf steigt auf jeden Fall. Aufgrund der Geschwindigkeit, in der bei dieser Belastungsintensität Kohlenhydrate verbrannt werden, kombiniert mit der Länge der Zeit, während der du läufst, werden deine Glykogenspeicher in den Muskeln kräftig angezapft. Deshalb ist es gut, wenn du am Abend zuvor eine kohlenhydratreiche Mahlzeit zu dir nimmst und nach dem Training einen schnellen kohlenhydrathaltigen Snack.

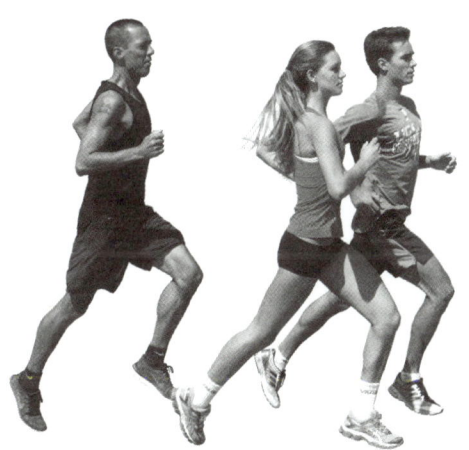

## Aufschlüsselung des Energie- und Nährstoffverbrauchs beim Training:

| Gewicht in kg | Gesamt-kalorien | Kalorien aus Kohlenhydraten | Kalorien aus Fetten |
|---|---|---|---|
| Pro Meile (1609 Meter) verbrannte Kalorien: 5-/10-Kilometer-Renntempo | | | |
| 22,7 | 38 | 31 | 7 |
| 34,0 | 57 | 47 | 10 |
| 45,4 | 76 | 63 | 13 |
| 49,9 | 84 | 69 | 15 |
| 54,4 | 91 | 75 | 16 |
| 59,0 | 99 | 82 | 17 |
| 63,5 | 106 | 87 | 19 |
| 68,0 | 114 | 94 | 20 |
| 72,6 | 122 | 101 | 21 |
| 77,1 | 129 | 106 | 23 |
| 81,6 | 137 | 113 | 24 |
| 86,2 | 144 | 119 | 25 |
| 90,7 | 152 | 125 | 27 |
| 95,3 | 160 | 132 | 28 |
| 99,8 | 167 | 138 | 29 |
| 104,3 | 175 | 144 | 31 |
| 108,9 | 182 | 150 | 32 |
| 113,4 | 190 | 157 | 33 |
| 124,7 | 209 | 172 | 37 |
| 136,1 | 228 | 188 | 40 |
| Tatsächliche Kohlenhydrat-/ Fettanteile in % | | 77–88 % | 23–12 % |

# ABENDESSEN AM VORABEND

## Linguine mit Anchovis und mehr

Da das Erfolgsrezept für dieses Training Kohlenhydrate und nochmals Kohlenhydrate sind, sollte dich ein Pastagericht am Vorabend gut auf dein Workout vorbereiten. Dieses Rezept wird mit einer Soße aus frischen Tomaten, Olivenöl und Anchovis zubereitet. Hauptbestandteil sind komplexe Kohlenhydrate (84 Gramm pro Portion), aber durch die pikante, nicht zu fette Soße kommen weitere wichtige Nährstoffe hinzu.

► Gesamtkalorien: 514 pro Portion
► Rezept: S. 327

## 1500-Meter- bzw. Meilenlauf-Renntempo

Beim Laufen im 1500-Meter-Renntempo – ob im Rahmen eines Wettkampfes oder als Wiederholungstraining – wird in der Regel kein Fett verbrannt. Bei einer maximalen Sauerstoffaufnahme von mehr als 100 % verbrennen die meisten Läufer ausschließlich Kohlenhydrate. Deshalb wird in der Tabelle für das Laufen im 1500-Meter- bzw. Meilenlauftempo nicht aufgeführt, wie viel Fett und wie viele Kohlenhydrate verbrannt werden (Hinweis: Langsamere Läufer verbrennen doch ein wenig Fett). Außerdem werden die verbrauchten Gesamtkalorien in »pro Minute« angegeben, denn alle Wiederholungen sind kürzer als eine Meile. Einigen Theorien zufolge könnte hochintensives Training zu einem zusätzlichen »Nachbrenneffekt« von 3–5 Prozent der Kalorien führen, die größtenteils aus Fett stammen.

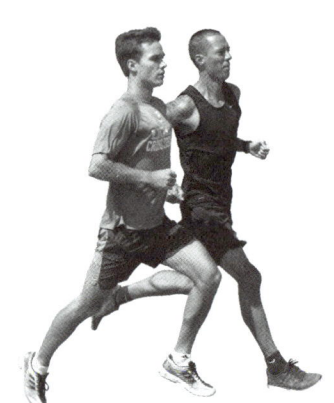

## Aufschlüsselung des Energie- und Nährstoffverbrauchs beim Training:

| Pro Minute verbrannte Kalorien: Meilen-Renntempo (1609 Meter) | | | | | |
|---|---|---|---|---|---|
| Gewicht in kg | Meilen-Pace | | | | |
| | 4:00 | 6:00 | 8:00 | 10:00 | 12:00 |
| 22,7 | 9,5 | 6,3 | 4,8 | 3,8 | 3,2 |
| 34,0 | 14,3 | 9,5 | 7,1 | 5,7 | 4,8 |
| 45,4 | 19,0 | 12,7 | 9,5 | 7,6 | 6,3 |
| 49,9 | 21,0 | 14,0 | 10,5 | 8,4 | 7,0 |
| 54,4 | 22,8 | 15,2 | 11,4 | 9,1 | 7,6 |
| 59,0 | 24,8 | 16,5 | 12,4 | 9,9 | 8,3 |
| 63,5 | 26,5 | 17,7 | 13,3 | 10,6 | 8,8 |
| 68,0 | 28,5 | 19,0 | 14,3 | 11,4 | 9,5 |
| 72,6 | 30,5 | 20,3 | 15,3 | 12,2 | 10,2 |
| 77,1 | 32,3 | 21,5 | 16,1 | 12,9 | 10,8 |
| 81,6 | 34,3 | 22,8 | 17,1 | 13,7 | 11,4 |
| 86,2 | 36,0 | 24,0 | 18,0 | 14,4 | 12,0 |
| 90,7 | 38,0 | 25,3 | 19,0 | 15,2 | 12,7 |
| 95,3 | 40,0 | 26,7 | 20,0 | 16,0 | 13,3 |
| 99,8 | 41,8 | 27,8 | 20,9 | 16,7 | 13,9 |
| 104,3 | 43,8 | 29,2 | 21,9 | 17,5 | 14,6 |
| 108,9 | 45,5 | 30,3 | 22,8 | 18,2 | 15,2 |
| 113,4 | 47,5 | 31,7 | 23,8 | 19,0 | 15,8 |
| 124,7 | 52,3 | 34,8 | 26,1 | 20,9 | 17,4 |
| 136,1 | 57,0 | 38,0 | 28,5 | 22,8 | 19,0 |

Such dein Gewicht und dein Meilenlauf-Renntempo. Die unter Beibehaltung dieses Tempos verbrannten Kalorien pro Minute erscheinen in der Spalte unter deinem Renntempo. Alle Angaben sind ungefähre Werte.

# REGENERATIONS-SNACK

## *Selbst gemachter Hummus*

Dies ist der richtige Moment für eine kohlenhydratreiche Zwischenmahlzeit, die nur wenig Fett enthält. Hummus enthält viele Kohlenhydrate, aber ebenfalls ein wenig gesundes Fett und andere Nährstoffe. Eine Portion Hummus mit einem Bagel aus Vollkornweizen ergibt einen Snack mit etwa 70 Gramm Kohlenhydraten und 10 Gramm Fett. Wenn du nicht darauf stehst, nach dem Training Bagels zu essen, probiere es mit einer Portion Hummus mit einer 300-Kalorien-Portion Brezeln.

► Gesamtkalorien: 400 pro Portion (etwa 100 davon im Hummus und 300 im Bagel oder in den Brezeln)
► Rezept: S.372

## 800-Meter-Renntempo

Wer im 800-Meter-Renntempo trainiert oder ein 800-Meter-Rennen absolviert, verbrennt ausschließlich Kohlenhydrate. Doch es ist schwierig, den exakten Energieverbrauch zu schätzen. Wenn aerob bereitgestellte Energie deine primäre Energiequelle ist, ist der Energieverbrauch eindeutig. Doch in dem Moment, in dem Kraft, Geschwindigkeit, Leistung, erhöhte Muskelfaserrekrutierung und eine primär anaerobe Energiebereitstellung als Faktoren zu berücksichtigen sind, wird die Wissenschaft uneindeutig, da diese Faktoren bis dato noch nicht mittels Studien untersucht wurden. Selbst wenn man noch 3–5 Prozent Kalorien aufgrund des »Nachbrenneffekts« hinzunimmt, die größtenteils aus Fett stammen, kann man davon ausgehen, dass der Gesamtkalorienverbrauch zumindest teilweise nur geraten werden kann. Wir sind der Meinung, dass die Gesamtzahl der verbrauchten Kalorien höher zu veranschlagen ist als aufgeführt.

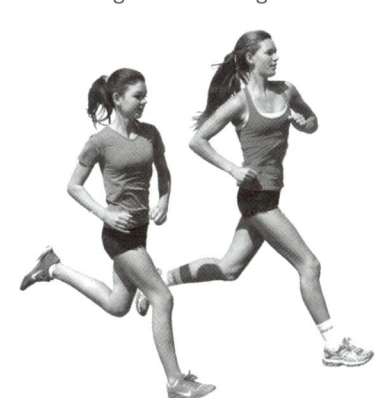

### Aufschlüsselung des Energie- und Nährstoffverbrauchs beim Training:

| Pro Minute verbrannte Kalorien: 800-Meter-Renntempo | | | | | |
|---|---|---|---|---|---|
| Gewicht in kg | 800-Meter-Pace | | | | |
| | 2:00 | 2:30 | 3:00 | 4:00 | 5:00 |
| 22,7 | 9,4 | 7,6 | 6,3 | 4,7 | 3,8 |
| 34,0 | 14,2 | 11,3 | 9,4 | 7,1 | 5,7 |
| 45,4 | 18,9 | 15,1 | 12,6 | 9,4 | 7,6 |
| 49,9 | 20,9 | 16,7 | 13,9 | 10,4 | 8,4 |
| 54,4 | 22,6 | 18,1 | 15,1 | 11,3 | 9,0 |
| 59,0 | 24,6 | 19,7 | 16,4 | 12,3 | 9,8 |
| 63,5 | 26,3 | 21,1 | 17,6 | 13,2 | 10,5 |
| 68,0 | 28,3 | 22,7 | 18,9 | 14,2 | 11,3 |
| 72,6 | 30,3 | 24,3 | 20,2 | 15,2 | 12,1 |
| 77,1 | 32,1 | 25,7 | 21,4 | 16,0 | 12,8 |
| 81,6 | 34,1 | 27,2 | 22,7 | 17,0 | 13,6 |
| 86,2 | 35,8 | 28,6 | 23,9 | 17,9 | 14,3 |
| 90,7 | 37,8 | 30,2 | 25,2 | 18,9 | 15,1 |
| 95,3 | 39,8 | 31,8 | 26,5 | 19,9 | 15,9 |
| 99,8 | 41,5 | 33,2 | 27,7 | 20,8 | 16,6 |
| 104,3 | 43,5 | 34,8 | 29,0 | 21,7 | 17,4 |
| 108,9 | 45,2 | 36,2 | 30,2 | 22,6 | 18,1 |
| 113,4 | 47,2 | 37,8 | 31,5 | 23,6 | 18,9 |
| 124,7 | 51,9 | 41,6 | 34,6 | 26,0 | 20,8 |
| 136,1 | 56,7 | 45,3 | 37,8 | 28,3 | 22,7 |

Such dein Gewicht und dein 800-Meter-Renntempo. Die unter Beibehaltung dieses Tempos verbrannten Kalorien pro Minute erscheinen in der Spalte unter deinem Renntempo. Alle Angaben sind ungefähre Werte.

# REGENERATIONS-SNACK

## Mandel-Kirschkuchen-Haferriegel

Da es wichtig ist, dass du deine Kohlenhydratspeicher innerhalb von 30 Minuten nach Beendigung eines Laufs im 800-Meter-Renntempo wieder auffüllst (geleerte Muskel-Glykogenspeicher werden besser noch schneller wieder aufgefüllt), ist es gut, diese Riegel zur Hand zu haben. Sie liefern 41 Gramm komplexe Kohlenhydrate, und mit Schokoladenüberzug sind sie noch leckerer.

▶ Gesamtkalorien: 265 pro Riegel
▶ Rezept: S. 361

### Sprinten (Laufen im 400-Meter-Renntempo)

Wenige Läufer werden »Sprints« schneller als im 400-Meter-Renntempo laufen – und diejenigen, die HIIT-Training absolvieren, können getrost die gleiche Tabelle verwenden. Auch hier ist es beinahe unmöglich, den exakten Energieverbrauch für diese primär anaerobe Aktivität zu schätzen, doch die Tabelle sollte dir eine ungefähre Vorstellung geben. Bei Sprint-Workouts werden nicht sehr viele Kalorien verbraucht, wobei davon ausgegangen wird, dass 3–5 Prozent weitere Kalorien durch den Nachbrenneffekt verbraucht werden, die vor allem aus Fett stammen.

### Aufschlüsselung des Energie- und Nährstoffverbrauchs beim Training:

**Pro Minute verbrannte Kalorien: 400-Meter-Lauf-Renntempo**

| Gewicht in kg | 400-Meter-Pace | | | | |
|---|---|---|---|---|---|
| | 0:50 | 1:00 | 1:20 | 1:40 | 2:00 |
| 22,7 | 11,3 | 9,4 | 7,1 | 5,7 | 4,7 |
| 34,0 | 17,0 | 14,2 | 10,6 | 8,5 | 7,1 |
| 45,4 | 22,7 | 18,9 | 14,2 | 11,3 | 9,4 |
| 49,9 | 25,1 | 20,9 | 15,7 | 12,5 | 10,4 |
| 54,4 | 27,1 | 22,6 | 17,0 | 13,6 | 11,3 |
| 59,0 | 29,5 | 24,6 | 18,5 | 14,8 | 12,3 |
| 63,5 | 31,6 | 26,3 | 19,8 | 15,8 | 13,2 |
| 68,0 | 34,0 | 28,3 | 21,3 | 17,0 | 14,2 |
| 72,6 | 36,4 | 30,3 | 22,7 | 18,2 | 15,2 |
| 77,1 | 38,5 | 32,1 | 24,0 | 19,2 | 16,0 |
| 81,6 | 40,9 | 34,1 | 25,5 | 20,4 | 17,0 |
| 86,2 | 42,9 | 35,8 | 26,8 | 21,5 | 17,9 |
| 90,7 | 45,3 | 37,8 | 28,3 | 22,7 | 18,9 |
| 95,3 | 47,7 | 39,8 | 29,8 | 23,9 | 19,9 |
| 99,8 | 49,8 | 41,5 | 31,1 | 24,9 | 20,8 |
| 104,3 | 52,2 | 43,5 | 32,6 | 26,1 | 21,7 |
| 108,9 | 54,3 | 45,2 | 33,9 | 27,1 | 22,6 |
| 113,4 | 56,7 | 47,2 | 35,4 | 28,3 | 23,6 |
| 124,7 | 62,3 | 51,9 | 39,0 | 31,2 | 26,0 |
| 136,1 | 68,0 | 56,7 | 42,5 | 34,0 | 28,3 |

Such dein Gewicht und dein 400-Meter-Renntempo. Die unter Beibehaltung dieses Tempos verbrannten Kalorien pro Minute erscheinen in der Spalte unter deinem Renntempo. Alle Angaben sind ungefähre Werte.

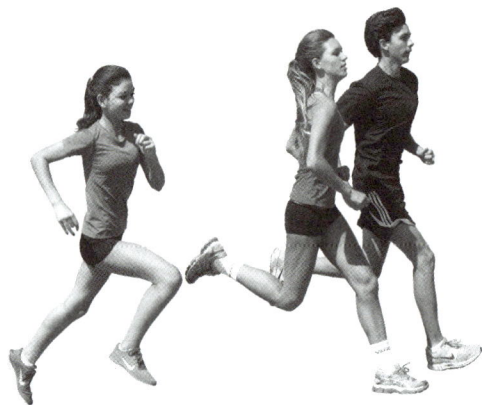

## REGENERATIONS-SNACKS

### *Die Top Ten der Regenerations-Snacks*

Da du nach einem Lauf im 400-Meter-Renntempo Kohlenhydrate benötigst, aber nicht viele Kalorien, konsultiere die Liste der geeigneten Snacks.

► Gesamtkalorien: variieren je nach Snack
► Rezept: S. 321 (Zusatzinformation: »Die Top Ten der Regenerations-Snacks« in Kapitel 19)

DAS ULTIMATIVE LÄUFERTRAINING

## Crosstraining

Crosstraining umfasst eine Vielzahl an Sportarten und Workouts, weshalb es an dieser Stelle nicht möglich ist, den Kalorienverbrauch jeweils genau aufzuschlüsseln. Stattdessen soll die Tabelle dir eine Vorstellung geben, wie die unterschiedlichen Crosstrainingsaktivitäten bei unterschiedlicher Belastungsintensität im Vergleich zueinander abschneiden.

| Crosstraining – pro 60 Minuten verbrannte Kalorien | | |
|---|---|---|
| Art | Intensität | Kalorien |
| Ellipsentrainer (Crosstrainer) | Einstellung Level 5 | 550 |
| Elliptisches Fahrradfahren (ElliptiGO) | 24 Stundenkilometer | 600 |
| Laufband | 11,3 Stundenkilometer | 650 |
| Aquajogging | Marathonbelastungsintensität | 450 |
| Skilanglauf | 12,9 Stundenkilometer | 675 |
| Schneeschuhlaufen | 4,8 Stundenkilometer | 625 |
| Kickboxen | Mittlere Belastungsintensität | 525 |
| Radfahren | 22,5 Stundenkilometer | 475 |
| Treppensteigen (Vertical Climber) | Einstellung Level 5 | 506 |
| Schwimmen | 75 Meter/Minute | 375 |
| Indoor-Rudern | 125 Watt | 550 |

Hinweis: Alle Angaben sind geschätzt.

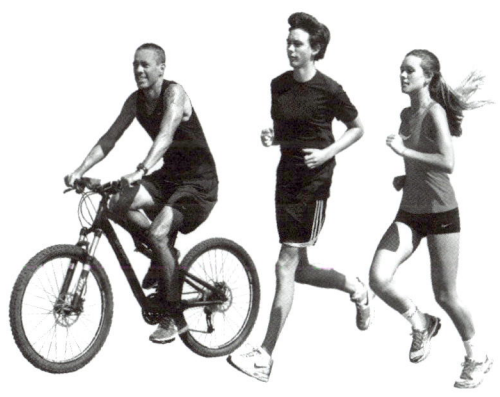

# REGENERATIONS-SNACK

## *Scharfe heiße Schokolade mit Ahornsirup*

Wir können uns nur bei den Wissenschaftlern bedanken, die festgestellt haben, dass die Ausgewogenheit von Kohlenhydraten und Protein Schokoladenmilch zu einem optimalen Regenerationsgetränk gemacht hat. Trink sie an heißen Tagen kalt. Aber an Tagen, an denen du in einer märchenhaften Winterlandschaft trainierst, probiere diesen scharfen Kakao in heißer Form als Regenerationsgetränk nach dem Training. Eine Portion hat 47 Gramm Kohlenhydrate und 10 Gramm Protein.

▸ Gesamtkalorien: 267 pro Portion
▸ Rezept: S.329

DAS ULTIMATIVE LÄUFERTRAINING

## Widerstandstraining

Bei den unterschiedlichen Arten des Widerstandstrainings werden unterschiedlich viele Kalorien verbrannt. Bei hochintensiven Ausdauer-Workouts wie »The Runner 360« (s. S. 54) werden in 30 Minuten (die in der Tabelle verwendete Zeiteinheit, auf die sich der angegebene Kalorienverbrauch bezieht) jede Menge Kalorien verbrannt. Bei traditionellem Gewichtheben mit Pausen zwischen den Sätzen werden weniger Kalorien verbrannt, von denen allerdings ein großer prozentualer Anteil von Kohlenhydraten geliefert wird.

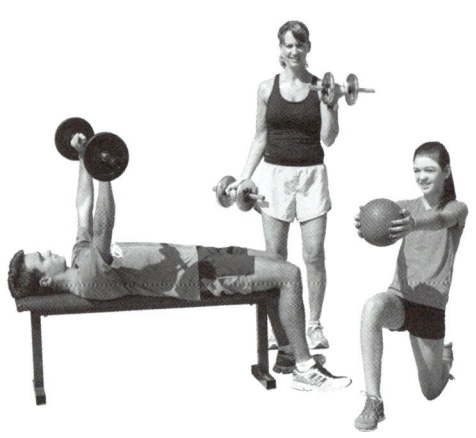

## Aufschlüsselung des Energie- und Nährstoffverbrauchs beim Training:

| Widerstandstraining – pro 30-Minuten-Workout verbrannte Kalorien | | | | | | |
|---|---|---|---|---|---|---|
| | Gewichtheben | | | The Runner 360 | | |
| Ge-wicht in kg | Kalo-rien | Kohlen-hyd-rat-Kalo-rien | Fett-Kalo-rien | Kalo-rien | Kohlen-hyd-rat-Ka-lorien | Fett-Kalo-rien |
| 22,7 | 47 | 43 | 5 | 143 | 128 | 15 |
| 34,0 | 71 | 64 | 7 | 214 | 193 | 21 |
| 45,4 | 95 | 86 | 9 | 285 | 257 | 28 |
| 49,9 | 104 | 94 | 10 | 314 | 282 | 32 |
| 54,4 | 114 | 103 | 11 | 342 | 308 | 34 |
| 59,0 | 123 | 111 | 12 | 371 | 333 | 38 |
| 63,5 | 133 | 120 | 13 | 399 | 359 | 40 |
| 68,0 | 142 | 128 | 14 | 428 | 384 | 44 |
| 72,6 | 152 | 137 | 15 | 456 | 410 | 46 |
| 77,1 | 161 | 145 | 16 | 485 | 436 | 48 |
| 81,6 | 171 | 154 | 17 | 513 | 462 | 51 |
| 86,2 | 180 | 163 | 18 | 542 | 488 | 54 |
| 90,7 | 190 | 171 | 19 | 570 | 513 | 57 |
| 95,3 | 199 | 179 | 20 | 599 | 539 | 60 |
| 99,8 | 209 | 188 | 21 | 627 | 564 | 63 |
| 104,3 | 218 | 196 | 22 | 656 | 590 | 66 |
| 108,9 | 228 | 205 | 23 | 684 | 616 | 68 |
| 113,4 | 237 | 213 | 24 | 713 | 641 | 72 |
| 124,7 | 261 | 235 | 26 | 784 | 706 | 78 |
| 136,1 | 285 | 256 | 28 | 855 | 770 | 85 |

Hinweis: Alle Angaben sind geschätzt.

# REGENERATIONSGERICHT

## Erdnussbutter-Smoothie

Für den Wiederaufbau von Muskelmasse nach dem Widerstandstraining ist Protein der König. Dieser Smoothie wird aus griechischem Joghurt und Ernussbutter zubereitet – beides großartige natürliche Proteinquellen – sowie aus Bananen und Schokolade, um dich glücklich zu machen. Pro Portion enthält der Smoothie 22 Gramm Protein. Deine Muskeln werden es dir danken.

▶ Gesamtkalorien: 343 pro Portion
▶ Rezept: S. 336

## Marathon-Brennstoff

Bei 5- oder 10-Kilometer-Läufen musst du dir um ein Auffüllen deiner Reserven während des Rennens keine Gedanken machen. Aber sobald ein Lauf über eine Zeit von 70 Minuten oder mehr hinaus geht, kannst du 30–60 Gramm Kohlenhydrate pro Stunde zu dir nehmen (probiere das zuerst beim Training, denn jeder Läufer benötigt unterschiedlich viel, und auch die Magen-Darm-Reaktionen variieren). Da Läufer ihre Reserven während eines Wettkampfes unterschiedlich stark und unterschiedlich oft wiederauffüllen möchten, sind in die Tabelle unterschiedliche Wiederauffüllmöglichkeiten in Mengen von 15–60 Gramm aufgeführt. Wenn du zum Beispiel 30 Gramm Kohlenhydrate pro Stunde aufnehmen möchtest und dafür Gatorade der Brennstoff deiner Wahl ist, trinkst du alle 30 Minuten 15 Gramm. Viele Läufer kombinieren während eines Laufs auch verschiedene Kohlenhydratquellen. Beachte, dass Gels – eine beliebte Brennstoffquelle – in Form von 25-Gramm-Packungen verkauft werden, aber du wirst sie natürlich nicht auf mehrere Portionen verteilen wollen; nimm also, abhängig von deinem persönlichen Bedarf, einfach alle 30 oder 60 Minuten ein Gel. Für diejenigen, die lieber Kauwürfel oder Geleebohnen anstelle von Getränken und Gels zu sich nehmen, könnten Clif Shot Bloks oder Sportbohnen die richtige Wahl sein.

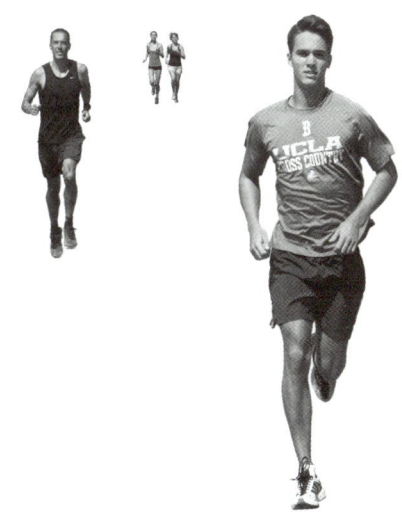

## Aufschlüsselung des Energie- und Nährstoffverbrauchs beim Training:

| Energiezufuhr-Optionen | Wiederauffüllen der Reserven beim Marathon | | | | |
| --- | --- | --- | --- | --- | --- |
| | Moglichkeiten der Energiezufuhr pro Stunde: 15–60 Gramm Kohlenhydrate | | | | |
| | 15 g | 25 g | 30 g | 50 g | 60 g |
| Clif Shot Bloks | 2 Bloks (16 g) | 3 Bloks (24 g) | 4 Bloks (32 g) | 6 Bloks (48 g) | 8 Bloks (64 g) |
| Datteln | 1 Dattel (18 g) | 1,5 Datteln (27 g) | 2 Datteln (36 g) | 3 Datteln (54 g) | 3,5 Datteln (63 g) |
| Fig Newtons | ½ Cookie (11 g) | 1 Cookie (22 g) | 1,5 Cookies (33 g) | 2 Cookies (44 g) | 3 Cookies (66 g) |
| Gatorade | 14 g | 20 g | 26 g | 52 g | 60 g |
| Gels | - | 1 Beutel (25 g) | - | 2 Beutel (50 g) | - |
| Honig | 1 Esslöffel (17 g) | - | 2 Esslöffel (32 g) | - | 4 Esslöffel (64 g) |
| Energie-Riegel | ¼ Riegel (11 g) | ½ Riegel (22 g) | ¾ Riegel (33 g) | 1 Riegel (44 g) | 1½ Riegel (66 g) |
| Brezeln (mini) | 12 Stück (15 g) | 20 Stück (25 g) | 24 Stück (30 g) | 40 Stück (50 g) | 48 Stück (60 g) |
| Rosinen | 50 Rosinen (15 g) | Schachtel mit 22 g | 100 Rosinen (30 g) | 2 Schachteln (44 g) | 200 Rosinen (60 g) |
| Sportbohnen | 9 Bohnen (15 g) | Schachtel (25 g) | 18 Bohnen (30 g) | 2 Schachteln (50 g) | 36 Bohnen (60 g) |

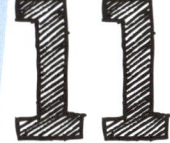

# Vernetze dein Läufer-Nervensystem neu

**G**ute Kommunikationsfähigkeiten sind nicht nur erforderlich, um der Außenwelt Informationen zu übermitteln. Sie sind auch der Schlüssel, um das riesige innere Nachrichtennetz deines Körpers nutzen zu können – die Milliarden von *Neuronen* und Billionen von *Nervenbahnen*, die dein Nervensystem bilden. In dem von Mary Shelley im Jahr 1818 veröffentlichten Roman *Frankenstein* erweckt der finstere Wissenschaftler Victor Frankenstein sein Monster mit einem aus einem Blitz stammenden Stromstoß zum Leben. In nicht weniger dramatischer Weise steuern elektrochemische Impulse deines Nervensystems deine Bewegungen, Empfindungen und deine Gedanken. Als Läufer bist du im Hinblick auf die Steuerung jedes einzelnen Aspekts deines Laufkörpers auf dein Nervensystem angewiesen. Aber diese körpereigene Software ist nur so gut wie deine neuronale Vernetzung. Dein neuronales Netz erstreckt sich bis in die entlegensten Winkel deines Körpers und alle Bereiche dazwischen. Die Verdrahtung dieses Netzes, damit es mit maximaler Effizienz arbeitet – und die Neuvernetzung, um es für neue Herausforderungen zu wappnen –, *ist dein Job*. Und ein richtig trainiertes Nervensystem macht den Unterschied zwischen einem guten und einem großartigen Läufer aus.

## WAS IST DEIN NERVENSYSTEM?

Dein Nervensystem ist eines der beiden wichtigsten Kommunikationsnetze in deinem Körper (dein *endokrines System*, das *Hormone* produziert, ist das andere). Es besteht aus dem *Zentralnervensystem* (ZNS), das dein Gehirn und dein Rückenmark umfasst, und dem *peripheren* Nervensystem (PNS), das alle Nerven außerhalb des Zentralnervensystems umfasst.

Dein Zentralnervensystem ist die Kommandozentrale deines Nervensystems. Es hat die Aufgabe, alle physischen Aktivitäten zu koordinieren und sämtliche Sinnesdaten zu verarbeiten. Es gibt fünfundachtzig Milliarden Neuronen (Nervenzellen) in deinem Gehirn und eine weitere Milliarde Nervenzellen in deinem Rückenmark. Vergleiche diese Anzahl mit derjenigen eines Schwamms (null), einer Kakerlake (eine Million), einer Katze (eine Milliarde) eines Schimpansen (sieben Milliarden) und eines Elefanten (dreiundzwanzig Milliarden). So ist es, Elefanten haben mehr Neuronen als Schimpansen. Vergiss das nicht. Du weißt, dass Elefanten ein Elefantengedächtnis haben und es auch nicht vergessen würden.

*Motorische Neuronen* in deinem Zentralnervensystem senden entlang den *Axonen* (Nervenfasern) Botschaften an die Muskeln in deinem Körper, wo die Nervenzellen Kontraktion und Entspannung auslösen. Die motorischen Neuronen senden auch den Organen und den Drüsen Botschaften. Im Gegenzug übermitteln *sensorische Neuronen* Informationen, die sie über deine Sinnesorgane erhalten, über das periphere Nervensystem zurück an das Zentralnervensystem.

Neuronen können bis zu tausend Nervensignale pro Sekunde übermitteln, wobei die meisten mit einer leichter zu handhabenden Rate zwischen hundert und vierhundert Signalen pro Minute operieren. Signale heißen *Impulse,* und sie werden von verschiedenen Typen von Nervenfasern mit unterschiedlichen Geschwindigkeiten weitergeleitet. Wenn du dir beim Laufen den Zeh stößt, verspürst du den Druck beinahe sofort, weil Berührungen mit einer Geschwindigkeit von 76 Metern pro Sekunde weitergeleitet werden. Schmerzimpulse hingegen brauchen doppelt so lange, weil sie von langsameren Nervenfasern weiterleitet werden. Dumpfer, pochender Schmerz wird mit einer Geschwindigkeit von 0,6 Metern pro Sekunde weitergeleitet, was dir eine zwei- bis dreisekündige Verzögerung verschafft, bevor du anfangen musst, auf einem Fuß zu hüpfen, und deinen Zeh für dessen Ungeschicklichkeit verfluchst.

Wie du aufgrund dieser Geschwindigkeiten wahrscheinlich vermutest, ist es kein elektrischer Strom, der durch dein Nervensystem fließt. Stattdessen handelt es sich um elektrochemische Impulse, die einige Millionen Mal langsamer weitergeleitet werden als der elektrische Strom, der deinen Fernseher oder deinen Toaster mit Energie versorgt (für

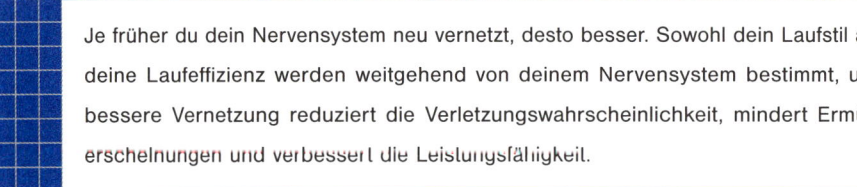

## TIPP FÜR ANFÄNGER

Je früher du dein Nervensystem neu vernetzt, desto besser. Sowohl dein Laufstil als auch deine Laufeffizienz werden weitgehend von deinem Nervensystem bestimmt, und eine bessere Vernetzung reduziert die Verletzungswahrscheinlichkeit, mindert Ermüdungserscheinungen und verbessert die Leistungsfähigkeit.

# TRAININGSDISKUSSION

## »Was ist ein Nervenimpuls?«

Was also genau ist ein Nervenimpuls?

Ist ein Impuls ein elektrisches Signal? Oder ein chemisches? Ist es ein nicht quantifizierbarer Funke der himmlischen Seele?

Wenn du dir diese Fragen gestellt hast, bist du nicht allein. Einundzwanzig Nobelpreisgewinner – von Camillo Golgi, Santiago Ramón y Cajal im Jahr 1906 bis hin zu Arvid Carlsson, Paul Greengard und Eric Kandel im Jahr 2000 – haben den Preis dafür bekommen, dass sie versucht haben, einige Antworten auf diese Fragen zu geben.

Beginnen wir mit den Nerven selbst. Ein Neuron (also eine Nervenzelle) besitzt einen Zellkörper, einen Dendrit, der die von anderen Neuronen ankommenden Signale empfängt, eine lange, Axon genannte Faser, die Signale weiterleitet, und die Axonterminale, auch Endknöpfchen genannt, die am Ende eines Axons und damit der Nervenzelle an der *Synaypse* sitzen, einem winzigen Zwischenraum (in der Fachsprache Synapsenspalt oder synaptischer Spalt genannt), der ein Neuron von anderen Neuronen oder Muskelzellen trennt. Das Neuron muss über die Synapse hinweg kommunizieren, wenn ein Signal weitergeleitet werden soll.

In der ersten Hälfte des neunzehnten Jahrhunderts dachte man, dass Nervenimpulse mit unglaublicher Geschwindigkeit weitergeleitet werden. Die Schätzungen reichten von Geschwindigkeiten von 17.000 Kilometern pro Sekunde bis hin zu unmittelbarer, unverzögerter Übertragung. Hermann von Helmholtz beendete diese Spekulationen im Jahr 1849 und berechnete für die Weiterleitung von Nervenimpulsen eine Geschwindigkeit von fünfundzwanzig bis neununddreißig Metern pro Sekunde – kaum schnell genug, um ein gutes Rennpferd zu überholen.

Im zwanzigsten Jahrhundert führten die Arbeiten von Emil du Bois-Reymond, Julius Bernstein, Louis Lapicque und anderen ins goldene Zeitalter der *Elektrophysiologie,* die Nervenimpulse als elektrophysiologische Signale versteht, deren Weiterleitung durch *Aktionspotenziale* ausgelöst wird – dem Austausch von Ionen durch die Membran des Axons, was zu einer Störung des elektrischen Gleichgewichts und somit zu einer Erregung führt, die sich mit hoher Geschwindigkeit entlang des Axons fortsetzt.

Es gab nur ein Rätsel: Was passiert an der Synapse, dem winzigen Spalt zwischen einem Neuron und dem Ziel der weiterzuleitenden Botschaft? Überspringen elektrische Funken den Spalt? Oder funktioniert die Weiterleitung mithilfe irgendeines anderen Mechanismus'? In der wissenschaftlichen Debatte standen sich zwei Lager gegenüber. Die *Sparker,* die Anhänger der Funkentheorie, glaubten, dass die Weiterleitung der Impulse die ganze Zeit elektrisch verläuft. Die *Souper,* die Vertreter des gegnerischen Lagers, glaubten, dass chemische Wirkstoffe in den Prozess involviert sein müssen. Wie sich herausstellte, sollten die *Souper* im Großen und Ganzen recht haben.

Im Jahr 1921 entnahm Otto Loewi (der im Jahr 1936 zusammen mit Henry Hallet Dale den Nobelpreis erhielt) zwei Fröschen deren noch schlagende Herzen und legte jedes Herz in eine Nährlösung. Dann stimulierte er eines der Herzen elektrisch so, dass der Herzschlag sich verlangsamte. Anschließend entnahm er etwas von der das Herz umgebenden Flüssigkeit und injizierte sie in das andere Herz, dessen Herzschlag sich

>>>

DAS ULTIMATIVE LÄUFERTRAINING

# TRAININGSDISKUSSION

daraufhin ebenfalls verlangsamte. Das konnte nur möglich sein, wenn die Nervenfasern des ersten Herzes chemische Substanzen in die Flüssigkeit abgegeben hatten, die einen Effekt auf das zweite Herz hatten. Heute ist die Chemikalie (Acetylcholin) als ein *Neurotransmitter* bekannt, eine Gruppe biochemischer Botenstoffe, die von Neuronen ausgeschüttet werden, um über die Synapse hinweg zu kommunizieren.

Doch die *Sparker* hatten auch nicht völlig unrecht. Sie errangen im Jahr 1957 einen kleinen Sieg, als David Potter und Edwin Furshpan nachwiesen, dass einige elektrische Impulse über winzige zellverbindende zylindrische Kanäle, die als *Gap Junctions* (elektrische Synapsen) bekannt sind, übertragen werden.

Was ist also ein Nervenimpuls? Ein Impuls, der sowohl chemisch als auch elektrisch weitergeleitet wird und über das körperinterne Kommunikationsnetz, das als dein Nervensystem bekannt ist, Botschaften übermittelt – wobei es natürlich sein kann, dass künftige Wissenschaftler und Nobelpreisgewinner neue Erkenntnisse zutage fördern.

---

vertiefende Informationen über Impulse siehe Zusatzinformation »Was ist ein Nervenimpuls?«).

Andererseits kann dein Zentralnervensystem insgesamt zwischen $10^{13}$ und $10^{16}$ Impulse pro Sekunde versenden. Das entspricht in etwa der Kapazität eines der größten Supercomputer der Welt, des *Titan*, der am Oak Ridge National Laboratory in Tennessee steht, eine Fläche von 400 Quadratmetern beansprucht, 97 Millionen Dollar gekostet hat und eine Rechenleistung von 17,59 Petaflops pro Sekunde hat (mehr als siebzehn Billiarden Rechenoperationen). Für diese Großtat benötigt Titan so viel Energie wie siebentausend Haushalte. Damit betreibt dein Zentralnervensystem ein ziemlich beeindruckendes Unternehmen.

## DAS NERVENSYSTEM TRAINIEREN

Wenn es ums Laufen geht, weiß ein untrainiertes Nervensystem nicht, was es tun soll. Stell dir vor, jedes Mal, wenn du den Lichtschalter in deinem Wohnzimmer betätigst, springt der elektrische Abfallzerkleinerer in deiner Küche an. Du würdest einen Elektriker bestellen, um die Leitungen in deinem Haus neu legen zu lassen. Ein untrainiertes Nervensystem ist wie dieser Schalter. Und du und dein Training, ihr müsst der Elektriker werden. Folgende Faktoren

müssen neu vernetzt beziehungsweise berücksichtigt werden:

1. Rekrutierung motorischer Einheiten und Koordination
2. Propriozeption
3. Balance
4. Ermüdung des Nervensystems
5. Laufökonomie

Du wirst diese Neuvernetzung durch eine Kombination aus traditionellen Lauftrainingseinheiten, Technikübungen, plyometrischem Training, Bergsprints, Gleichgewichtsübungen und weiteren Übungen erreichen.

## REKRUTIERUNG MOTORISCHER EINHEITEN

Laufen beginnt damit, dass du deinem Körper »sagst«, dass er laufen soll. Die Botschaft entsteht in deinem Kopf, wird zu den Motoneuronen in deinem Rückenmark geleitet und dann entlang den Axonen der Motoneuronen zu deinen Muskeln. Jedes Motoneuron steuert eine spezifische Gruppe von Muskelfasern in einem einzigen Muskel – zusammen bilden ein Motoneuron und die von diesen gesteuerten Muskelfasern eine sogenannte *motorische Einheit*.

DAS ULTIMATIVE LÄUFERTRAINING

Eine motorische Einheit kann nur aus einigen Fasern bestehen (zehn bis hundert), wenn diese Einheit komplizierte Bewegungen steuert, zum Beispiel, wenn sie daran beteiligt ist, die Bewegungen deiner Finger zu koordinieren, wenn du eine Startnummer an deinem Laufshirt befestigst. Sie kann auch aus bis zu 2000 Muskelfasern bestehen, wenn sie an der Steuerung weniger koordinierter Bewegungen beteiligt ist, zum Beispiel an der Kontraktion deiner Quadrizepse, wenn du von der Startlinie losläufst.

Alle Muskelfasern in einer motorischen Einheit müssen vom gleichen Fasertyp sein (zum Beispiel Slow-twitch-Fasern), und sie werden gleichzeitig aktiviert und reagieren einheitlich. Dein zentrales Nervensystem rekrutiert Gruppen motorischer Einheiten in einem Muskel, sodass sie gemeinsam arbeiten können, damit der Muskel kontrahiert. Bei einer Kontraktion bestimmen zwei Mechanismen darüber, wie stark diese ausfällt:

► Frequenzcodierung (Rate Coding): Wenn du die Frequenz erhöhst, mit der Motoneuronen Impulse an die Muskelfasern leiten, erhöhst du dadurch sowohl die Kraft als auch die Dauer der Muskelkontraktion. Wenn ein Motoneuron einen einzelnen Impuls sendet, wird der Muskel, an den das Signal gesendet wird, vielleicht nur zucken (wie zum Beispiel bei einem Lidschlag eines Augenlides). Doch wenn das Motoneuron schnell genug ein zweites Signal sendet, wird der Muskel erneut zucken, bevor er Gelegenheit hatte, sich zu entspannen. Dies fügt die Kraft des zweiten Zuckens der Kraft hinzu, die noch vom ersten Zucken übrig ist, sodass eine Kontraktion bewirkt wird, die aus der Summe beider Muskelaktivitäten besteht – ein Prozess, der *Summation* genannt wird. Eine Kaskade von Impulsen kann quasi huckepack ein Zucken auf das andere packen, bis die Zuckungen ineinander verschmelzen und jene geschmeidige, anhaltende Kontraktion entsteht, die für unsere alltäglichen Aktivitäten erforderlich ist – vom Halten einer Zahnbürste bis zum Hinaustreten aus der Tür, um zu laufen.

► Rekrutierung: Die andere Möglichkeit, die Kraftentfaltung eines Muskels zu erhöhen, besteht darin, die Anzahl und Größe der rekrutierten motorischen Einheiten zu erhöhen (s. »die Muskelfaserleiter« in Kapitel 5). Dieser Prozess ist als das »Hennenmansche Größenprinzip« bekannt. Deine motorischen Einheiten reagieren auf Signale, die aus deinem Gehirn gesendet werden. Die motorischen Einheiten von Slow-twitch-Fasern haben kleine Neuronen, die von schwächeren Signalen aktiviert werden können. Die intermediären Fasern haben Neuronen von mittlerer Größe, die für ihre Aktivierung etwas stärkerer Signale bedürfen. Die Neuronen von Fast-twitch-Fasern haben die größten Neuronen und bedürfen der stärksten Signale, um aktiviert zu werden. Mit steigender Stärke des Signals aktivierst du mehr und größere Neuronen – die ihrerseits schnellere Fasern rekrutieren, wodurch die Kraft deiner Muskelkontraktion erhöht wird.

Beim Laufen greift dein Körper sowohl auf die Frequenzcodierung als auch auf die Rekrutierung zurück. Er erzeugt Kraft, indem die Frequenz erhöht wird, mit der Motoneuronen Impulse an die Muskelfasern leiten (wodurch die Stärke und die Dauer deiner Muskelfaserkontraktionen erhöht wird), *und* indem er größere motorische Einheiten (und schnellere Fasern) rekrutiert, wodurch mehr Kraft erzeugt wird.

Natürlich geht es bei der Muskelfaserrekrutierung um mehr als nur darum, Kraft zu erzeugen. Sehen wir uns einige der anderen Faktoren, die eine Rolle spielen, an.

## Rekrutierungsmuster

Um effizient zu laufen, muss dein Körper die Kontraktionen und Entspannungen deiner Muskeln an vielen Verbindungsstellen koordinieren. Es geht um die Vernetzung besserer Nervenpfade. Stell dir einen Briefträger vor, der eine neue Route zugewiesen bekommen hat. Bis er alle Straßen und Häuser, die an der neuen Route liegen, kennengelernt hat, wird die Zustellung der Post lange dauern. Doch wenn der Briefträger sich die neue Route eingeprägt hat, geht die Zustellung schneller – und alle Briefe und Pakete kommen an der richtigen Adresse an! Das Gleiche findet bei der neuromuskulären Adaption statt. Dein Nervensystem lernt die besten neuen Pfade kennen, um Impulse an bestimmte Muskelfasern weiterzuleiten, damit eine spezielle Bewegung ausgeführt wird. Und diese Pfade werden zu einem *Rekrutierungsmuster* verknüpft.

## Kraftgewinn

Adaptionen des Nervensystems sorgen für den größten Teil des anfänglichen Kraftgewinns. Während es bei Läufern schwer ist, den Kraftgewinn zu messen, ist dieser bei Gewichthebern leicht zu beobachten. Wissenschaftlichen Erkenntnissen zufolge dauert es zwischen vier und zwanzig Wochen, bevor das Muskelwachstum für den Kraftgewinn beim Gewichtheben eine größere Rolle spielt als die neuralen Adaptionen. Wie bedeutend die neurale Adaption ist, hat eine im Jahr 2007 durchgeführte Studie über *Cross Education* gezeigt, in deren Verlauf die Teilnehmer mit den Armen und Beinen an einer Körperseite ein Widerstandstraining absolvierten und anschließend festgestellt wurde, dass die nicht trainierten Arme und Beine an der anderen Seite ebenfalls einen 8-prozentigen Kraftzuwachs verzeichneten. Somit hat das Nervensystem das, was es an der trainierten Seite gelernt hat, auf die untrainierte übertragen.

## Reduzierte Inhibition

Wenn ein Muskel kontrahiert, muss der gegenüberliegende Muskel entspannen. Wenn Popeye seinen Bizeps anspannt, entspannt er seinen Trizeps. Das liegt daran, dass ein kontrahierender Muskel härter arbeiten muss, wenn ein gegenüberliegender Muskel sich nicht vollkommen entspannt. Versuch gleichzeitig deinen Bizeps und deinen Trizeps anzuspannen – das geht nicht! Untrainierten und untertrainierten Muskeln fällt es schwer, Kontraktion und Entspannung zu koordinieren. Durch Trai-

ning kann man dies ändern. Eine im Jahr 1992 durchgeführte Studie ergab, dass eine einzige den Quadrizeps zum Brennen bringende Woche Kniestreckübungen zu einer 20-prozentigen Reduzierung von Kokontraktionen der rückseitigen Oberschenkelmuskeln führte.

## Kontraktionsgeschwindigkeit

Durch gezieltes Training kann die *Kontraktionsgeschwindigkeit* deiner Muskelfasern erhöht werden. Die Kontraktionsgeschwindigkeit gibt die Zeit an, die eine Muskelfaser benötigt, um beim Zusammenziehen den Punkt der Maximalkontraktion zu erreichen (Verkürzungsgeschwindigkeit). Durchschnittliche Kontraktionsgeschwindigkeiten sind:

- ▶ **Slow-twitch-Fasern:** 100–110 Millisekunden
- ▶ **Intermediäre Fasern:** 60–70 Millisekunden
- ▶ **Fast-twitch-Fasern:** 25–50 Millisekunden

Höhere Kontraktionsgeschwindigkeiten ermöglichen dir mehr Kraft zu generieren, die dich in die Lage versetzt, schneller laufen zu können. Eine im Jahr 2008 durchgeführte Studie ergab, dass die Kontraktionsgeschwindigkeit der Slow-twitch-Fasern von stark wettkampforientierten Langstreckenläufern um 70 Prozent höher war als diejenige von zum Vergleich herangezogenen Couch-Potatos. Die Kontraktionsgeschwindigkeit der intermediären Fasern der Läufer war um 18 Prozent höher. Eine bereits zuvor an der Ball State University durchgeführte Studie zeigte, dass ein Training, wie es zur Vorbereitung auf Marathonläufe empfohlen wird, die Kontraktionsgeschwindigkeit der Slow-twitch-Fasern um 50 Prozent erhöht hat und die Kontraktionsgeschwindigkeit der intermediären Fasern um 29 Prozent.

Der Spruch »Übung macht den Meister« ist eine Floskel. Aber es ist ein Spruch, der mehr als nur ein Fünkchen Wahrheit enthält. Indem du in vielen unterschiedlichen Laufgeschwindigkeiten und unterschiedlichem Gelände trainierst und vielfältige Übungen in dein Trainingsprogramm einbaust, erhöhst du die Fähigkeit deines Körpers, die ganze Palette der ihm zur Verfügung stehenden nützlichen

Muskelfasern auszuschöpfen, die Kraft deiner Muskelkontraktionen zu steigern, den Einsatz der unterschiedlichen Muskelfasertypen bei variierenden Renntempos und Ermüdungslevels zu koordinieren und die effizientesten Laufbewegungen zustande zu bringen, die möglich sind.

## Trainingsempfehlung

Um deine Rekrutierungsmuster zu trainieren, musst du die Intensität, die Laufgeschwindigkeiten und die Dauer deiner Läufe variieren. Das Gleiche gilt für das Gelände, in dem du läufst. Die Frequenzcodierung trainiert man mit schwerem Widerstandstraining (s. Kapitel 5, S.68) und plyometrischen Übungen (S.219). Die reduzierte Inhibition wird durch Technikübungen (S.211), Bergsprints (S.228) und häufigere schnelle Läufe verbessert. Die Kontraktionsgeschwindigkeit der Slow-twitch-Fasern verbessert man mit einem Training, wie es zur Vorbereitung auf Marathonläufe empfohlen wird (Laufvolumen, Tempoläufe und längere Intervalle). Und Tapering (s. Kapitel 24 S.382) allein kann die Kontraktionsgeschwindigkeit der intermediären Fasern erhöhen.

## PROPRIOZEPTION

Die *Propriozeption*, auch *Tiefensibilität* genannt, ist eine komplexe Sinneswahrnehmung, die es deinem Körper gestattet, seine Position im Raum zu bestimmen und seine Bewegungen entsprechend anzupassen. Stell dir eine Turnerin bei den Olympischen Spielen beim Abgang vom Schwebebalken vor. Ihr Nervensystem muss eine komplexe Vielzahl von Bewegungen steuern, während sie Rumpf und Hüften schwingt, den Beugewinkel der Arme und Beine anpasst und die Füße passend für die Landung auf dem Boden positioniert. Es ist die Propriozeption, die ihre Bewegungen steuert.

Du bedienst dich jeden Tag der Propriozeption. Sie ermöglicht es dir zu gehen, ohne dass du auf deine Füße gucken musst. Oder auf der Tastatur eines Computers tippen zu können, ohne auf die Tasten gucken zu müssen. Und du bedienst dich ihrer beim Laufen – einer Bewegung, die es erforderlich macht, dass deine Füße komplett vom Boden abgehoben werden und nach jedem Schritt wieder sicher landen.

Dein propriozeptives System umfasst dein Innenohr und die Nerven, die dein zentrales Nervensystem mit deinen Muskeln, Sehnen und Bändern verbinden. Propriozeptive Nerven übermitteln deinem zentralen Nervensystem

## TRAININGSDISKUSSION

### »Prüf deine Balance und deine Propriozeption«

Möchtest du eine einfache Übung machen, um den Unterschied zwischen Balance und Propriozeption zu verstehen?

Prüfe als Erstes deine Balance. Stell dich auf ein Bein und strecke die Arme zu den Seiten auS.Du kannst ruhig die Arme schwingen, das angehobene Bein bewegen oder tun, was auch immer erforderlich ist, um aufrecht stehen zu bleiben. Das ist Balance.

Jetzt zur Propriozeption. Führe exakt die gleiche Übung durch, doch schließe diesmal dabei die Augen. Spürst du den Unterschied? Das ist Propriozeption. Wie du siehst (oder auch nicht, wenn du die Übung immer noch durchführst), sind Balance und Propriozeption eng miteinander verbunden, aber doch etwas Unterschiedliches.

Informationen über die Position deines Körpers im Raum und Empfindungen im Hinblick auf Anspannungen und Dehnungen, womit sie als Kraft-und Widerstandssinn fungieren. Dein zentrales Nervensystem reagiert auf die übermittelten Informationen, indem es Muskelkontraktionen auslöst, die dazu dienen, deine Position zu halten oder zu verändern. Diese Impulse werden auf den schnellsten Nervenbahnen deines Körpers weitergeleitet und erreichen Geschwindigkeiten von bis zu 118 Metern pro Sekunde.

Dein Laufstil wird von Propriozeptoren bestimmt, die Körperhaltung, Gelenkbewegungen, Balance, Schrittlänge und Fußauftritt steuern. Wenn du während eines Geländelaufs ungeschickt auftrittst, informieren Propriozeptoren umgehend dein zentrales Nervensystem, das deine Muskeln anweist, das Problem zu beheben, bevor du mit dem Fuß umknickst.

## Trainingsempfehlung

Übungen auf dem Balance Board (s. S. 93) sind ein gutes Training, um die Propriozeption zu verbessern. Das Laufen (insbesondere barfuß) auf weichem Sand oder Gras kann deine Fertigkeiten in dieser Hinsicht ebenfalls verbessern. Rückschlagsportarten und Rasensport sind eine weitere Möglichkeit, die Propriozeptoren herauszufordern.

## BALANCE

Die Balance spielt beim Laufen eine sehr viel größere Rolle, als den meisten Läufern bewusst ist. Immerhin ist es unser Gleichgewichtsgefühl, das dafür sorgt, dass wir auf den Beinen bleiben, anstatt hinzufallen! Du glaubst, das ist einfach? Dann beobachte mal ein Kind, das laufen lernt. Oder noch besser: Führe die in der Zusatzinformation »Trainingsdiskussion« vorgeschlagene Übung »Prüf deine Balance

und deine Propriozeption« durch. Tatsächlich ist jeder Schritt, den du als Läufer tust, eine Herausforderung deiner Gleichgewichtsfähigkeit. Du musst, während du in Bewegung bist, sicher mit dem Fuß auftreten, dich aufrecht halten, die richtigen Muskeln rekrutieren, um dafür zu sorgen, dass deine Körperhaltung stabil bleibt, und dann zum nächsten Schritt ansetzen – und das alles oft auf unebenen Untergründen. Das ist eine unglaubliche Meisterleistung! So unglaublich, dass zig Millionen Dollar und Jahrzehnte lange Forschung und Experimente erforderlich waren, bis der von Boston Dynamics entwickelte 150 Kilogramm schwere Roboter *Atlas* im Jahr 2013 als der erste zweibeinige Roboter vorgestellt wurde, der in der Lage war, sich in unebenem Gelände zu bewegen.

Jedes Mal, wenn du die Richtung änderst oder Hindernissen ausweichst, spielt die Balance eine besonders entscheidende Rolle. Bei einer im Jahr 2013 von spanischen Wissenschaftlern durchgeführten Studie wurde die Balance getestet, indem Läufer angehalten wurden, auf einer beweglichen Plattform zu laufen und am Ende in einem rechten Winkel (90 Grad) scharf abzubiegen (die Richtung zu ändern). Wenn die Plattform sich bewegte, war bei den Läufern bei der elften Wiederholung eine verminderte Aktivierung jener Muskeln festzustellen, die die Hüften und die Knie stabilisieren – die Muskeln der Läufer waren nicht in der Lage, sich der instabilen Plattform schnell anzupassen. Sie waren nicht in der Lage, das Gleichgewicht zu halten.

Zum Glück lässt sich die Gleichgewichtsfähigkeit leicht verbessern. Bei einem im Jahr 2006 durchgeführten Experiment wurden Fußballspieler angehalten, vier Wochen lang an fünf Tagen in der Woche fünf Minuten lang auf einem Bein zu balancieren, erst auf dem einen, dann auf dem anderen. Das Ergebnis war, dass bei den Teilnehmern der Studie während der Saison 77 Prozent weniger Knöchelverstauchungen auftraten. Und Balance-Board-Training (wie in Kapitel 5 vorgestellt) reduziert das Wiederauftreten von Knöchelverstauchungen um 50 Prozent.

## Trainingsempfehlung

Die Gleichgewichtsfähigkeit zu trainieren, kann so einfach sein, wie auf einem Bein zu stehen (s. S. 225) oder ein Balance Board zu verwenden (s. S. 93) – oder so kompliziert, wie auf einem in deinem Garten zwischen zwei Bäumen gespannten Hochseil zu balancieren. Übungen wie »Fußarbeit« und »Zehen einziehen – Handtuchübung« (s. S. 109) können deinem Körper eine bessere Rekrutierung und einen besseren Gebrauch der kleinen Muskeln beibringen, die die Bewegungen deiner Knöchel und deiner Füße steuern, was deine Reaktionsfähigkeit in unebenem Gelände, beim Auftreten von unvorhergesehenen Hindernissen und Richtungsänderungen verbessert (was also bedeutet, dass diese Übungen für eine verbesserte Balance während des Trainings draußen im Gelände sorgen).

## ERMÜDUNG DES NERVENSYSTEMS

Du kannst keine neuen Fähigkeiten lernen, wenn dein Nervensystem erschöpft ist. Wenn dies der Fall ist, verliert dein zentrales Nervensystem seine Fähigkeit, deinem Körper effizient die Befehle deines Gehirns zu übermitteln. Und dein peripheres Nervensystem verliert seine Fähigkeit, die Ergebnisse im Hinblick auf die Umsetzung dieser Befehle zu melden sowie relevante Empfindungen weiterzuleiten. Das Erlernen neuer Fähigkeiten wird somit unmöglich, weil dein Nervensystem einfach nicht weiß, wie es sie umsetzen und durchführen soll.

Die einzige realistische Möglichkeit, mit der Ermüdung des Nervensystems umzugehen, besteht darin, sie zu vermeiden. Du kannst sie nicht bezwingen. Es gilt das Gleiche, was die Borg in der Fernsehserie *Raumschiff Enterprise – Das nächste Jahrhundert* allen Kulturen, die dazu bestimmt waren, sich der ihrigen anzupassen, immer gesagt haben: »Widerstand ist zwecklos.«

Dein Ziel sollte sein, die Anzeichen einer Ermüdung des Nervensystems zu kennen und deine Anstrengung herunterzufahren, wenn du eines dieser Anzeichen verspürst. Symptome sind unter anderem:

▶ **Schlafstörungen**
▶ **Konzentrationsschwierigkeiten**
▶ **Physische Ungeschicklichkeit**
▶ **Zitternde Hände**

Deine Griffstärke ist ein guter Indikator im Hinblick auf eine Ermüdung des Nervensystems. Du kannst deine Griffstärke mit einem *Dynamometer* messen. Eine sinkende Griffstärke ist ein Hinweis darauf, dass die Ermüdung deines Nervensystems wahrscheinlich zugenommen hat. Eine verringerte Hochsprungleistung ist ein weiterer guter Indikator, wie auch, wenn dir nach dem Training der Schlüssel hinfällt, während du versuchst, dein Auto aufzuschließen.

Hochintensive Workouts von kurzer Dauer sind besonders ermüdend für dein Nervensystem. Je näher du an deiner absoluten Belastungsgrenze trainierst, desto mehr Stress muss dein Nervensystem verkraften. Zum Beispiel wird die Kapazität deines Nervensystems bei fünf Wiederholungen mit schweren Gewichten voll ausgeschöpft (beim Gewichtheben), wobei die Wiederholungen der nahezu maximalen Belastungsintensität entsprechen, aber du kannst die Last, die deine Muskeln zu ertragen haben, verändern, indem du 6 bis 12 Wiederholungen mit leichteren Gewichte durchführst. Das gleiche Prinzip gilt auch beim Lauftraining.

## Trainingsempfehlung

Du trainierst nicht, um die Anfälligkeit für eine Ermüdung deines Nervensystems zu verringern; du vermeidest die Ermüdung. Schränke den Umfang und die Dauer von hochintensiven Workouts ein, und gönn dir mindestens drei Minuten Erholung zwischen hochintensiven Sätzen (Gewichte, Laufen). Anfänger sollten eine Erholungsphase von achtundvierzig Stunden zwischen hochintensiven Workouts einhalten, routinierte Läufer bis zu zehn Tage. Darüber hinaus sorgt guter regelmäßiger Nachtschlaf für gesunde Neurotransmitter.

## »Sollte ich meinen Laufstil ändern?«

Dieser Tage scheint es so, als wollte jeder deinen Laufstil ändern.

Lauftechnik-Gurus raten dir, deine Schrittweite zu verkürzen. Oder zu verlängern. Und mit dem Mittelfuß aufzusetzen. Oder barfuß zu laufen. Deine Schrittfrequenz zu erhöhen. Die Schwerkraft zu nutzen. Deine Waden nicht einzusetzen. Mit deinen rückseitigen Oberschenkelmuskeln zu ziehen. Darauf zu achten, dass die Füße hinter den Knien bleiben. Oder hundert andere Dinge zu tun, über die du in der Vergangenheit noch nie nachgedacht hast und bei denen du nicht sicher bist, ob du jetzt darüber nachdenken solltest.

Was sollte ein Läufer tun?

Als Erstes aufhören, Leuten zuzuhören, die ihm einreden wollen, dass er seinen Laufstil ändern soll. Die Autoren eines vielgepriesenen 2004 in Australien erschienenen Übersichtsartikels kamen zu dem Schluss, dass der beste Laufstil der ist, »der über einen langen Trainingszeitraum frei gewählt wurde«. Sie stellten fest, dass »der aerobe Energiebedarf beim Laufen in einem bestimmten Tempo bei einer selbst gewählten Schrittlänge am niedrigsten ist« und dass die Laufökonomie (ein Maß zur Bestimmung der Laufeffizienz) sich verschlechtert, »wenn die Schrittlänge im Vergleich zu der vom Läufer selbst gewählten verlängert oder verkürzt wird«.

Mit »selbst gewählt« meinen die Autoren nicht, dass du dir eine Schrittlänge so auswählst, wie du dir einen Osterhut aussuchen würdest. Sie meinen vielmehr mit Bezug auf eine 1982 von Cavanaugh und Williams durchgeführte Studie, dass wir »uns im Laufe der Zeit auf natürliche Weise eine optimale Schrittlänge und Schrittfrequenz angewöhnen«.

Diese Erkenntnis wurde von einer 2005 vom Department of Exercise Physiology der Colorado State University durchgeführten Studie bestätigt. Die Wissenschaftler zeichneten die Veränderungen der Schrittlänge und der Laufökonomie von Triathleten auf, die ein zwölfwöchiges Training gemäß den Vorgaben der *Pose-Methode* absolvierten. Die Schrittlänge der Triathleten wurde kürzer und infolgedessen verschlechterte sich ihre Laufökonomie.

Die Wahrheit ist, dass Lauftechnik-Gurus, die dir einreden, dir in einigen schnellen einfachen Trainingssitzungen einen besseren Laufstil beibringen zu können, etwas versprechen, das sie nicht einhalten können – und wenn du befolgst, was sie dir beibringen, macht das aus dir letztes Endes einen weniger effizienten Läufer.

Das bedeutet nicht, dass du Technik komplett ignorieren sollst! Du solltest nur eine komplette Veränderung deines Laufstils vermeiden. Versuche stattdessen, die Technik zu verbessern, die du dir selber angeeignet hast. Die beste Methode, dies zu erreichen, sind hohes langfristiges Laufvolumen, Technikübungen, Intervallläufe, Tempoläufe, plyometrisches Training, Widerstandstraining, Dehnübungen und vor allem Geduld. Einen guten Laufstil eignet man sich durch ein richtiges, breit angelegtes Training an, nicht durch irgendwelche Gimmicks.

DAS ULTIMATIVE LÄUFERTRAINING

## Grafik 11.1 Ein Vergleich zweier Laufökonomiekurven

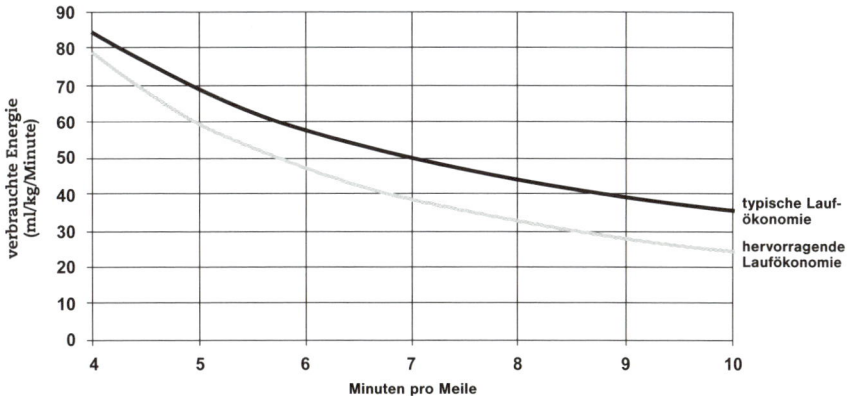

In **Grafik 11.1** werden die Leistungskurven zweier Läufer dargestellt, einer mit einer typischen Laufökonomie und einer mit einer hervorragenden Laufökonomie. Der Läufer mit der hervorragenden Laufökonomie kann bei der gleichen Sauerstoffaufnahme (»verbrauchter Sauerstoff«) ein schnelleres Tempo beibehalten als der Läufer mit der typischen Laufökonomie. Bei einem Verbrauch von 50 ml/kg läuft der Läufer mit der hervorragenden Laufökonomie zum Beispiel eine Pace von unter 6 Minuten pro Meile (unter 3:44 pro km), während der Läufer mit einer typischen Laufökonomie nur eine Pace von 7 Minuten pro Meile (4:21 pro km) schafft. Hinzu kommt, dass der Läufer mit der hervorragenden Laufökonomie bei der Pace von 7 Minuten pro Meile nur 40 ml/kg Sauerstoff benötigt und der typische Läufer 50 ml/kg. Da erhöhte Ermüdungserscheinungen auftreten, wenn Läufer sich ihrer maximalen Sauerstoffaufnahme-Fähigkeit nähern, wird sich der Läufer, der 40 ml/kg Sauerstoff verbraucht, weniger erschöpft fühlen als der, der bei gleichem Lauftempo 50 ml/kg benötigt.

## LAUFÖKONOMIE

Laufökonomie misst, wie effizient du Sauerstoff bei einer bestimmten Laufgeschwindigkeit verwertest. Dies wird bei *submaximalen Laufgeschwindigkeiten* extrem wichtig. Eine »submaximale Laufgeschwindigkeit« ist eine Laufintensität unterhalb von 100 Prozent der maximalen Sauerstoffaufnahmekapazität. Alle Rennen ab 5 Kilometer (und die meisten Trainingseinheiten) werden bei submaximalen Laufgeschwindigkeiten gelaufen. Es gibt drei Dinge im Hinblick auf die maximale Sauerstoffaufnahmekapazität und die Laufökonomie, die du beachten solltest:

1. Deine maximale Sauerstoffaufnahmekapazität VO$_2$max gibt an, wie viel Sauerstoff dein Körper bei maximaler Belastung pro Minute verwerten kann.
2. Ermüdungserscheinungen nehmen zu, wenn du dich der maximalen Sauerstoffaufnahmekapazität näherst.
3. Je weniger Sauerstoff du brauchst, um ein bestimmtes Lauftempo

aufrechtzuerhalten, desto weniger Ermüdungserscheinungen wirst du verspüren und desto größer dein Vorteil gegenüber jemandem mit einer ähnlichen VO$_2$max, aber einer schlechteren Laufökonomie sein.

Verwirrt? Dann vergleiche Laufökonomie mit dem Spritverbrauch eines Autos. Der Chevrolet Cruz Eco und der Toyota Prius aus dem Jahr 2013 haben beide Tanks, in die etwa 45 Liter Benzin passen. Bei einer Geschwindigkeit von 80 Stundenkilometern kann man mit dem Cruz Eco mit 3,785 Liter 67,5 Kilometer fahren und mit dem Prius 77,2 Kilometer. Bei einer Fahrgeschwindigkeit von 80 Stundenkilometern wird dem Cruz Eco also lange vor dem Prius der Sprit ausgehen, obwohl beide Autos mit der gleichen Menge Benzin losgefahren sind. Nicht nur das, der Prius kann auch schneller gefahren werden als 80 Stundenkilometer und dabei weniger Sprit verbrauchen als der Cruz Eco (oder genauso viel, abhängig von der Fahrgeschwindigkeit). Wenn die beiden Autos Läufer wären, hätte der Toyota Prius die bessere Laufökonomie. Er kann bei der gleichen Geschwindigkeit weiterkommen oder bei gleichem Brennstoffverbrauch schneller vorankommen. Siehe Tabelle 11.1, in der dargestellt ist, welche Laufgeschwindigkeiten Läufer mit unterschiedlichen Laufökonomielevels aufrechterhalten können.

Die Laufökonomie wird durch eine Vielzahl von Faktoren bestimmt, wobei die genetische Veranlagung und die Effizienz des Nervensystems ganz oben auf der Liste stehen. Zu den genetischen Faktoren gehören unter anderem deine Größe, der Anteil von Slow-twitch-Fasern an deinen Muskelfasern, die Wadengröße (kleiner ist besser) und der Körpertyp – ein ektomorpher Körpertyp mit langen, dünnen Gliedern, flacher Brust, gleicher Schulter- und Hüftbreite und einem niedrigen Körperfettanteil ist im Hinblick auf die Laufökonomie tendenziell der ökonomischste Typ. Aber wenn dies nicht dein Körpertyp ist, brauchst du nicht zu verzweifeln. Es gibt Läufer in allen möglichen Größen und mit allen möglichen Figuren. Was die Effizienz des Nervensystems angeht – diese hängt von trainierbaren Faktoren wie der Rekrutierung von Muskelfasern, der Pace und dem Laufstil ab.

## Die Laufökonomie verbessern

Um die Laufökonomie zu verbessern, ist eine mehrgleisige Herangehensweise erforderlich. Es gibt keine Patentlösung, keine Einzelstrategie wie das Absolvieren von ein paar schweren Bizeps-Curls, wenn dein Ziel der Aufbau großer Bizepse ist. Stattdessen musst du bessere Slow-twitch-Fasern aufbauen, die elastische Rückfederung verbessern, dein Nervensystem neu vernetzen und üben, üben, üben. Es sind alles Teile der Gleichung. Im Folgenden sind einige Arten von Training aufgeführt, auf die du dich in diesem Zusammenhang konzentrieren solltest:

▶ **Trainingskilometer:** Langstreckenläufer verbessern ihre Laufökonomie, indem sie viele Trainingskilomter absolvieren. Viele Millionen Schritte im Jahr zu absolvieren, ermöglicht es deinem Nervensystem, optimale Schrittlängen und -frequenzen und Rekrutierungsmuster zu speichern. Dein Körper lernt, weniger Muskelfasern zu rekrutieren, um die gleiche Leistung zu vollbringen, wodurch der Energiebedarf gesenkt wird. Und du harmonierst die Energie vergeudende Bounce-Bewegung, die den Laufstil der meisten Läufer prägt.

▶ **Temposläufe:** Temposläufe verbessern die Effizienz bei Paces ab dem 10-Kilometer-Renntempo bis hin zum Marathon-Renntempo. Das liegt daran, dass das Training deine Laufökonomie nicht nur bei der Laufgeschwindigkeit verbessert, in der du trainierst, sondern auch die Laufökonomie bei etwa 10 Prozent schnelleren oder langsameren Paces. Somit sind Temposläufe ein großartiges Training für den 10-Kilometer-Lauf, da sie für deinen Körper leichter zu verkraften sind als Wiederholungen im 10-Kilometer-Renntempo. Ein Beispiel zur Verdeutlichung: Wenn du einen Tempolauf mit einer Pace von 3:44 pro Kilometer läufst, läufst du bei Geschwindigkeiten von 3:28 bis 4:06 ökonomisch.

▶ **Wiederholungen im Renntempo:** Natürlich gibt es keine bessere Möglichkeit, um die Laufökonomie für ein bestimmtes Renntempo zu verbessern, als genau in diesem Tempo zu trainieren. Wenn du zu erschöpft bist, um Wiederholungen im 5-Kilometer- oder im 10-Kilometer-Renntempo zu absolvieren, tun es stattdessen auch Cruise-Intervalle (S. 131).

▶ **Hochintensive Trainingseinheiten:** Kurze Sprints, plyometrische Übungen, schweres Heben (fünf oder weniger Wiederholungen pro Satz) liefern schnelle Erfolge. Eine 2013 in Italien durchgeführte Studie, an der Marathonläufer der Seniorenkategorie (vierzig Jahre oder älter) teilgenommen haben, ergab, dass ein maximales Krafttraining die Laufökonomie nach nur sechs Wochen um 6 Prozent verbessert hat. Eine 2003 an der University of Texas durchgeführte Studie ergab, dass sechs Wochen plyometrische Übungen bei normalen Langstreckenläufern (keine Spitzenläufer) zu ähnlichen Erfolgen führten. Und eine im Jahr 2010 im *Journal of Strength and Conditioning* veröffentlichte Studie, in deren Verlauf die Wirkung von Gewichttraining mit der von plyometrischem Training verglichen wurde, ergab, dass plyometrische Übungen bei »moderat bis gut trainierten männlichen Ausdauerläufern« effektiver waren, um die Laufökonomie zu verbessern.

Das Training zum Erreichen einer besseren Laufökonomie mag nach einem Haufen Arbeit klingen, aber in Wahrheit sollten alle soeben genannten Elemente in ein solides, allumfassendes Trainingsprogramm integriert werden.

# Trainingsempfehlung

Das Training zum Erreichen einer besseren Laufökonomie macht das Trainieren unterschiedlich langer Strecken und von unterschiedlicher Dauer erforderlich. Siehe hierzu: Trainingskilometer (s. Kapitel 8, S.153), Tempoläufe (s. Kapitel 7, S.132) und Wiederholungstraining im Renntempo (s. Kapitel 7 S.126). Schnelle Erfolge können durch hochintensive kurze Bergsprints (S.228), plyometrische Übungen (s. S.219) und schweres Gewichttraining (also Squats, Ausfallschritte, Standumsetzen und Kreuzheben mit der Langhantel, s. Kapitel 5, S.68) erzielt werden. Denk daran, dass du deinem Nervensystem keine neuen Tricks beibringen kannst, wenn dein zentrales Nervensystem ermüdet ist, plane hochintensive Trainingseinheiten also für Zeiten ein, in denen du ausgeruht bist.

## Tabelle 11.2
## Der Einfluss der Laufökonomie auf die 10-km-Wettkampfzeit

| VO$_2$max des Läufers | *hochgerechnete 10-km-Wettkampfzeit basierend auf der Laufökonomie | | | |
|---|---|---|---|---|
| (ml O$_2$/kg/Minute) | schlechte Laufökonomie | durchschnittliche Laufökonomie | gute Laufökonomie | hervorragende Laufökonomie |
| 30 | 1:05:24 | 1:02:13 | 1:00:37 | 59:21 |
| 35 | 58:46 | 55:54 | 54:28 | 53:19 |
| 40 | 53:09 | 50:33 | 49:16 | 48:13 |
| 45 | 48:25 | 46:04 | 44:53 | 43:56 |
| 50 | 44:28 | 42:18 | 41:13 | 40:21 |
| 55 | 41:11 | 39:10 | 38:10 | 37:22 |
| 60 | 38:25 | 36:33 | 35:37 | 34:52 |
| 65 | 36:05 | 34:19 | 33:27 | 32:44 |
| 70 | 34:03 | 32:23 | 31:33 | 30:53 |
| 75 | 32:11 | 30:37 | 29:50 | 29:12 |
| 80 | 30:23 | 28:54 | 28:09 | 27:34 |
| 85 | 28:31 | 27:08 | 26:26 | 25:53 |
| 90 | 26:29 | 25:12 | 24:33 | 24:02 |

In **Tabelle 11.2** wird die projizierte Laufzeit eines Läufers auf der Basis seiner maximalen Sauerstoffaufnahmefähigkeit und seiner Laufökonomie dargestellt. Ebenfalls wird veranschaulicht, wie Läufer mit einer niedrigen Sauerstoffaufnahmekapazität, jedoch einer guten oder hervorragenden Laufökonomie Läufer mit einer höheren Sauerstoffaufnahmekapazität, jedoch einer schlechten oder durchschnittlichen Laufökonomie, schlagen können. Ein Läufer mit einer Sauerstoffaufnahmekapazität von 70 mg/kg und einer gute Laufökonomie läuft die 10km zum Beispiel voraussichtlich in 31:33, einer Zeit, die besser ist als die eines Läufers mit einer höheren Sauerstoffaufnahmekapazität von 75 mg/kg, aber einer schlechten Laufökonomie (geschätzte Zeit: 32:11). Alle in der Tabelle aufgeführten Zeiten sind 10-km-Wettkampfzeiten. *Die Zeiten sind geschätzt und variieren von Läufer zu Läufer.

## VO₂MAX VERSUS LAUFÖKONOMIE

In jüngster Zeit gab es eine große Debatte über die Frage, ob die maximale Sauerstoffaufnahmekapazität oder die Laufökonomie eine größere Rolle für die Leistungsfähigkeit spielt. Die Antwort lautet, dass beide Faktoren eine große Rolle spielen, weshalb du keinen von ihnen ignorieren solltest. Bei einer Gruppe von Läufern, die über eine ähnliche VO₂max verfügen, wird der Läufer mit der besten Laufökonomie theoretisch am schnellsten laufen. Aber das bedeutet nicht, dass ein Spitzenläufer mit einer hohen VO₂max und einer durchschnittlichen Laufökonomie gegenüber einem Läufer mit einer durchschnittlichen VO₂max und einer hervorragenden Laufökonomie verlieren wird. Tabelle 11.2 liefert eine Schätzung dafür, welche Zeit Läufer mit unterschiedlicher VO₂max, abhängig von ihrer Laufökonomie, bei einem 10-Kilometerlauf erreichen können.

## TRAININGSZUSAMMENFASSUNG

Das Training zur Erhöhung der Leistungsfähigkeit deines Nervensystems umfasst Übungen zur Verbesserung der Technik, Balance, Propriozeption und der Vernetzung besserer Nervenpfade, die für eine bessere Rekrutierung der Muskelfasern hilfreich sind. Wichtige Trainingseinheiten in den Fotoanleitungen dieses Kapitels sind unter anderem:

- ▶ **Plyometrisches Training**
- ▶ **Balance und Propriozeption**
- ▶ **Kurze Bergsprints**
- ▶ **Barfußlaufen (auf Sand und Gras)**

Trainingseinheiten aus anderen Kapiteln zur Stärkung des Nervensystems sind unter anderem:

- ▶ **Schweres Widerstandstraining (Kapitel 5)**
- ▶ **Tempoläufe (Kapitel 7)**
- ▶ **Wiederholungen im Renntempo (Kapitel 8)**
- ▶ **Trainingskilometer (Kapitel 8)**
- ▶ **Hochintensives Intervalltraining (Kapitel 8)**

Um genau zu erfahren, wie du diese Workouts in deinen Gesamttrainingsplan integrieren kannst, blättere direkt vor zu Kapitel 15 »Stell dir dein Trainingsprogramm zusammen«, in dem Trainingspläne für Läufer diverser Fitnessniveaus und Leistungsstärke vorgestellt werden.

# Kapitel 11: Verdrahte dein Läufer-Nervensystem neu
## Fotoanleitungen

### TECHNIKTRAINING

Durch Techniktraining trainierst du dein Nervensystem darauf hin, die maximale Anzahl der verfügbaren Muskelfasern schnell und explosionsartig zu rekrutieren. Bei diesen Übungen trainierst du, gegenüberliegende Muskeln gleichzeitig zu entspannen und zu kontrahieren. Übungen mit einer plyometrischen Komponente verbessern die Laufökonomie für Rennen über alle Distanzen. Sie tragen zudem zu einer Erhöhung der Sehnensteifigkeit, einer Stärkung der Faszien und einer Verstärkung der elastischen Rückfederung bei. Du musst die folgenden Technikübungen nicht bei jeder Trainingseinheit absolvieren. Finde deine eigene feste Routine, so wie es für dich passt, und wiederhole die Übungen oft (mindestens ein- oder zweimal pro Woche) während des Grundlagenaufbaus, in der Vorsaison oder sogar in der Off-Season. Wiederhole jede Übung pro Trainingseinheit 1- bis 3-mal. Es gibt zwei Möglichkeiten, die Übungen auszuführen:

1. Du absolvierst nur die Übungen; zwischen den Wiederholungen pausierst du 1–3 Minuten und zwischen den Sätzen 3–5 Minuten (wenn du sehr viele Wiederholungen jeder Übung machst).
2. Du absolvierst die Übung, dann joggst du zurück zur Startlinie und startest umgehend einen 50- bis 70-Meter-Steigerungslauf. Dann gehst du zurück zur Startlinie und absolvierst entweder die nächste Wiederholung oder die nächste Übung. Auf diese Weise unterstützt du die Verankerung der Neuvernetzung des Nervensystems infolge der Adaption in deinen normalen Laufschritt.

Denk daran, dass dein zentrales Nervensystem keine neuen Fähigkeiten erlernen kann, wenn es erschöpft ist. Führe diese Übungen also nicht nach einem anstrengenden Workout durch. Absolviere nach den Übungen einen kurzen Langstreckenlauf von 5–11 Kilometern. Jessica Ng, eine Dreispringerin, die derzeit für das Claremont McKenna College in Claremont, Kalifornien, antritt, führt alle Übungen vor.

## Marsch A

Diese Übung wird auf den Fußballen durchgeführt. Gewöhn dir bei dieser Übung und bei fast allen anderen, die in diesem Kapitel vorgestellt werden, an, die Fersen vom Boden anzuheben. Sobald du diese Übung beherrschst, kannst du mit Hüpfen A weitermachen.

■ **KOMPETENZSTUFE: Anfänger**

① Geh auf den Fußballen vorwärts. Mach kurze Schritte und heb die Knie bis auf Hüfthöhe an, während du den Arm an der Körperseite, die dem Knie gegenüberliegt, wie beim Laufen schwingst. Das angehobene Knie sollte etwa im rechten Winkel gebeugt sein, der angehobener Fuß sich parallel zum Boden befinden.

② Marschiere auf diese Weise 20–50 Meter.

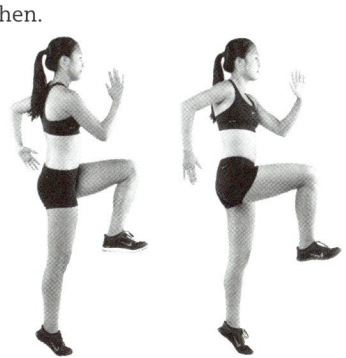

# Hüpfen A

Diese Übung trainiert die Hüftbeuger und den Musculus quadriceps femoris. Zudem verbessert sie den Bewegungsradius, die Kraft und fördert das Koordinationsvermögen bei schnellen Bewegungen.

■ **KOMPETENZSTUFE: fortgeschrittene Anfänger und routinierte Läufer**

① Geh auf den Fußballen vorwärts (Achtung: Ziel ist nicht, die Vorwärtsbewegung schnell durchzuführen, sondern die korrekte Durchführung der Übung), heb dabei das Knie so weit an, dass es 90 Grad oder mehr gebeugt ist, und schwing den Arm an der Körperseite, die dem Knie gegenüberliegt, wie beim Laufen. Blicke geradeaus, nicht auf deine Füße.

② Lass den Arm und das Knie angehoben und spring mit dem noch auf dem Boden stehenden Fuß ein kleines Stück hoch.

③ Bring das angehobene Bein herunter und lande dabei auf dem Fußballen.

④ Hebe gleichzeitig das Knie des anderen Beins sowie den Arm auf der Seite des auf dem Boden landenden Fußes an, und spring jetzt mit diesem ein kleines Stück hoch. Wiederhole die Übung über 20–50 Meter.

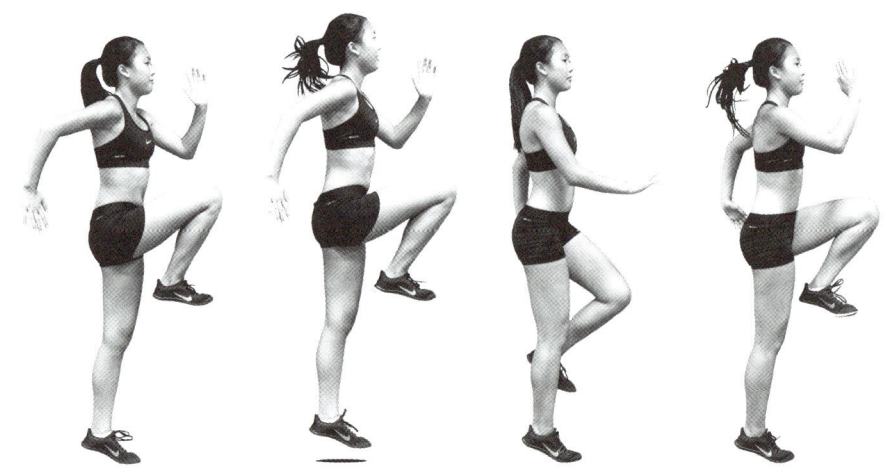

# Marsch B

Diese Übung führt zu Ende, was bei der Übung Marsch A angefangen wurde, wobei jetzt die Beinstreck-Bewegung hinzukommt. Läufer mit verspannter rückseitiger Oberschenkelmuskulatur sollten bei dieser Übung vorsichtig sein. Sobald du diese Übung beherrschst, mach weiter mit Sprung B.

■ **KOMPETENZSTUFE: Anfänger**

① Geh auf den Fußballen vorwärts. Heb die Knie auf Hüfthöhe an. Das angehobene Knie sollte etwa im rechten Winkel gebeugt sein (oder mehr, wenn deine Beweglichkeit dies zulässt).

② Streck den Unterschenkel (des angehobenen Beins) und schwing das Bein nach vorne.

③ Dann bring das ausgestreckte Bein und den Fuß aktiv unter Einsatz der Gesäßmuskeln und der rückseitigen Oberschenkelmuskulatur auf den Boden und mach eine leichte Scharrbewegung mit dem Fuß (wie ein Pferd, das mit den Hufen scharrt). Wiederhole das Ganze mit dem anderen Bein und marschiere auf diese Weise 20–50 Meter.

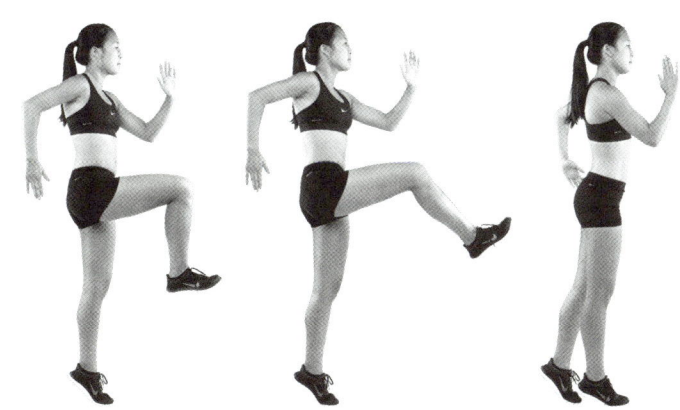

## Hüpfen B

Diese Übung führt zu Ende, was bei der Übung Hüpfen A angefangen wurde, wobei jetzt eine kräftige, von den Gesäß- und den rückseitigen Oberschenkelmuskeln angetriebene Scharrbewegung am Ende jedes Sprungs hinzukommt. Läufer mit verspannter rückseitiger Oberschenkelmuskulatur sollten bei dieser Übung vorsichtig sein.

■ **KOMPETENZSTUFE: fortgeschrittene Anfänger und routinierte Läufer**

① Geh auf den Fußballen vorwärts. Heb ein Knie auf Hüfthöhe an. Das angehobene Knie sollte etwa im rechten Winkel oder stärker gebeugt sein. Mach einen kurzen Sprung (wie in Schritt 2 der Übung Sprung A).

② Streck den Unterschenkel (des angehobenen Beins), und schwing das Bein nach vorne.

③ Bring den Fuß unter Einsatz der Gesäß- und der rückseitigen Oberschenkelmuskulatur kraftvoll in einer Scharrbewegung auf den Boden. Wiederhole das Ganze mit dem anderen Bein und beweg dich auf diese Weise 20–50 Meter vorwärts.

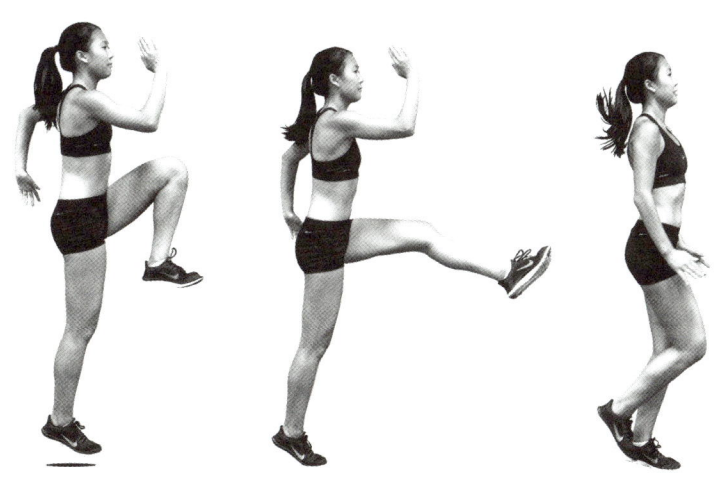

## Tritte in den eigenen Po – Einleitung der Schrittbewegung

Diese Übung übertreibt die Einleitung der Schrittbewegung, wenn du die Ferse an dein Gesäß hochziehst, bevor du das Bein nach vorne ausstreckst.

■ **KOMPETENZSTUFE: alle Niveaus**

① Steh auf den Fußballen und verpass dir mit den Fersen abwechselnd Tritte gegen die Unterseite des Pos. Keine Sorge, wenn du dein Gesäß nicht berührst; weniger gelenkigen Läufern gelingt dies oft nicht.

② Achte darauf, die Fersen gerade zu deinem Po ziehen, während du das Knie des Beins vor dir anhebst. Beweg dich auf diese Weise langsam und kontinuierlich 20–50 Meter vorwärts.

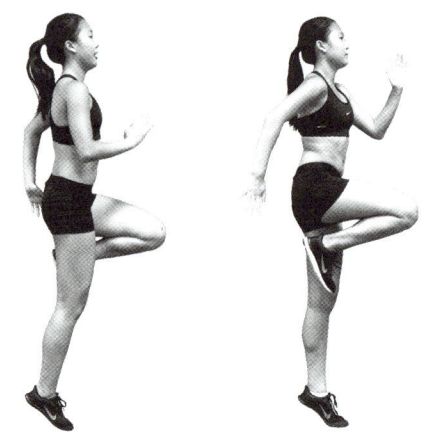

## Tritte in den eigenen Po – dynamische Beweglichkeit

Bei dieser Version der Gesäßtritte versuchst du tatsächlich, dir gegen die Hinterseite des Pos zu treten. Die Übung eignet sich sehr gut zur Dehnung und zum Aufwärmen der vierköpfigen Oberschenkelmuskeln, aber du solltest es nicht übertreiben.

■ **KOMPETENZSTUFE: alle Niveaus**

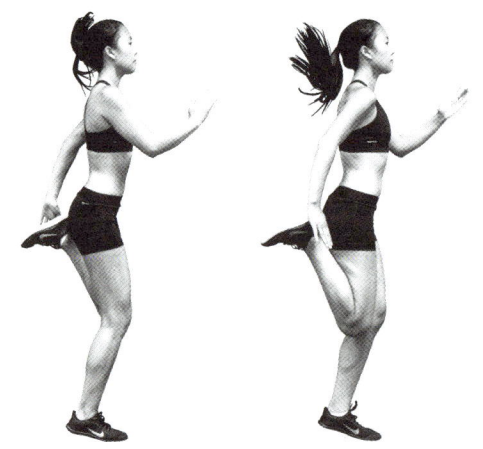

① Steh aufrecht, das Gewicht auf den Fußballen. Die Oberschenkel befinden sich relativ senkrecht zum Boden, während du deiner Gesäßbacke mit einer Ferse einen Tritt verpasst. Beweg die Arme wie beim Laufen.

② Verpass der anderen Gesäßbacke einen Tritt mit der anderen Ferse. Keine Sorge, falls du dein Gesäß nicht berührst; weniger gelenkigen Läufern gelingt dies oft nicht. Konzentrier dich auf die Tritte, nicht auf die Vorwärtsbewegung, und geh auf diese Weise 20–50 Meter vorwärts.

## Grapevine – seitlicher Kreuzschritt

Es ist eine gute Idee, diese Übung zunächst im Gehtempo durchzuführen, bevor du Vollgas gibst. Sie ist hervorragend zur Kräftigung der Hüftabduktoren und -adduktoren geeignet und sorgt für ein besseres Koordinationsgefühl deines Unterkörpers.

■ **KOMPETENZSTUFE: alle Niveaus**

① Bring ein Bein diagonal hinter das andere. Beweg die Arme wie beim Laufen, jedoch etwas ausladender.
② Mach eine Sprungbewegung, heb das Knie des vorderen Beins an und mach einen Schritt zur Seite.
③ Bring das andere Bein nun quer vor deinen Vorderkörper; mach dabei einen kleinen Sprung und zieh das Knie hoch.
④ Komme seitlich auf dem hinteren Fuß auf.
⑤ Mach einen Ausfallschritt zur Seite mit dem hinteren Fuß und beginne die Übung aufs Neue. Lauf 20–60 Meter, dann ist das andere Bein dran.

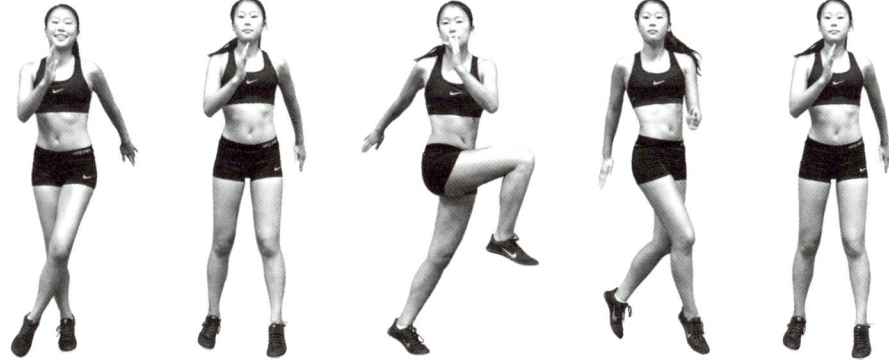

## Schnelle Füße

Dies ist eine einfache Übung zur Förderung der neuromuskulären Koordination im Zusammenhang mit dem Aufsetzen der Füße. Die Übung sorgt für eine Steigerung der Fußgeschwindigkeit und eine Verkürzung der Aufsetzzeit der Füße. Darüber hinaus bringst du mit dieser Übung deine Musculi tibialis anterior und peroneus (die an der Außenseite des Beins neben dem Schienbein verlaufen) kräftig zum Brennen.

■ **KOMPETENZSTUFE: alle Niveaus**

① Steh auf den Fußballen und mach schnelle »Schritte« nach vorn, indem du die Füße 2,5–7,5 cm vom Boden hebst. Beweg die Arme wie beim Laufen, aber in einer verkürzten Version (wenn deine Arme nicht mit dem Tempo deiner Füße mithalten können, ist das kein Problem).
② Beweg dich pro Schritt 5–10 cm voran. Das Anheben und Aufsetzen der Füße sollte schnell erfolgen, aber nicht so schnell, dass du die Kontrolle verlierst. Drück die Fußballen zur Tempo-steigerung kräftig gegen den Boden. 20–40 Meter sind okay.

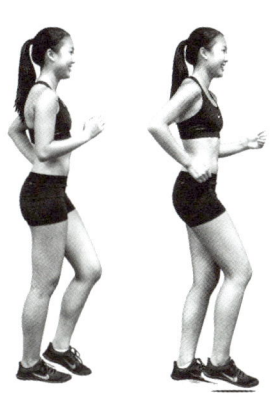

# Hüpfen

Diese einfache Version des Hüpfens – erinnere dich an deinen Schulhof – ist die erste von drei Alternativübungen zu Hüpfen A und B. Die Übung konzentriert sich mehr auf die Waden, die vierköpfigen Oberschenkelmuskeln und die Explosivkraft (als auf die Gesäß- und rückseitigen Oberschenkelmuskeln wie bei Hüpfen A und B).

■ **KOMPETENZSTUFE: alle Niveaus**

① Hüpf nach vorn. Spring mit einem Fuß ab …

② … lande mit dem gleichen Fuß, wechsle dann auf den anderen Fuß …

③ … und hüpfe mit diesem Fuß nach vorn. Leg so 20–60 Meter zurück.

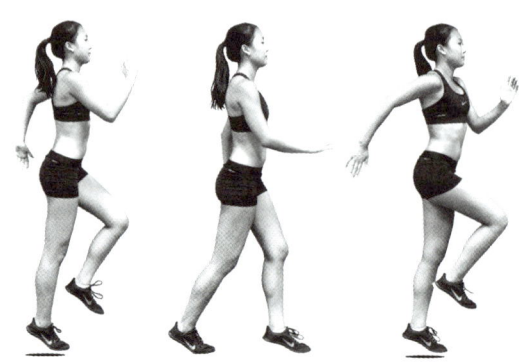

# Hochhüpfen

Dies ist eine Variation des normalen Hüpfens, mit der du die Waden, die elastische Rückfederung deiner Achillessehnen und die Unterschenkelfaszien trainierst. Du trainierst deinen Körper, aus dem Zehenstand hochzuspringen.

■ **KOMPETENZSTUFE: fortgeschrittene Anfänger und routinierte Läufer**

① Beginne die Übung wie beim normalen Hüpfen, nur dass du diesmal …

② … aus dem Zehenstand hochspringst und dabei das Knie des anderen Beins hochziehst. Lass die Arme übertrieben weit mitschwingen.

③ Lande auf dem Fuß, mit dem du abgesprungen bist.

④ Mach einen Schritt nach vorn, und spring auf die gleiche Weise mit dem anderen Fuß ab. Das Ziel der Übung ist hochzuspringen, nicht, sich schnell vorwärtszubewegen. Leg auf diese Weise eine Strecke von 20–60 Metern zurück.

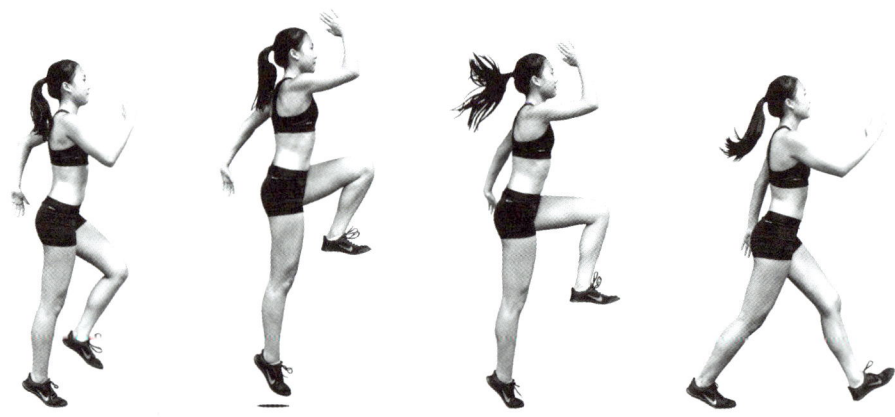

**MACH DEINEN LAUFKÖRPER FIT – KOMPONENTEN UND ÜBUNGEN**

# Weithüpfen

Bei dieser Hüpf-Variante geht es darum, weit zu kommen. Die Bewegung ist mit dem »Hop«-Part beim Dreisprung (»Hop«, »Step«, »Jump«) vergleichbar. Du springst mit einem Fuß ab, landest mit demselben Fuß, machst einen schnellen Schritt und springst mit dem anderen Fuß ab. Diese Übung ist nicht für Anfänger geeignet.

■ **KOMPETENZSTUFE: Fortgeschrittene**

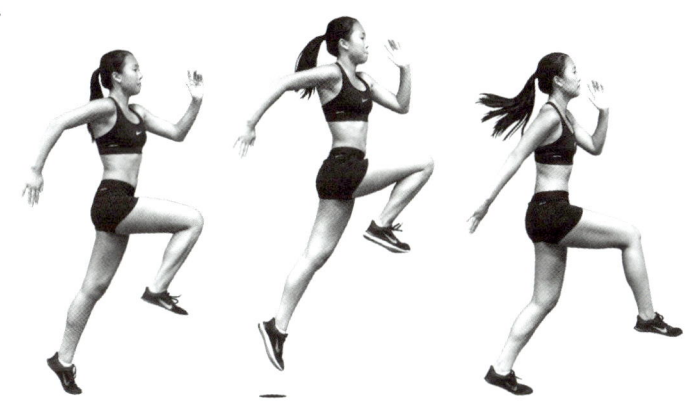

① Du springst von einem Fuß mit großer Kraft nach vorne.

② Streck das hintere Bein im Flug durch. Einige Läufer empfinden es als hilfreich, im Flug zweimal schnell mit den Armen zu rudern, um die Hüfte (die nach vorn zeigt) für die bevorstehende Landung passend auszurichten.

③ Setz mit dem gleichen Fuß auf, mit dem du abgesprungen bist, mach dann einen schnellen Vorwärtsschritt und spring mit dem anderen Fuß ab. Dieser Zwischenschritt kann kurz sein, er dient nur dem Sprungbeinwechsel. Hüpf über eine Strecke von 30–80 Metern.

# Plattfüßiges Marschieren

Beim plattfüßigen Marschieren sind die Waden unbeteiligt, sodass das Nervensystem gezwungen ist, sich auf die Beteiligung der vierköpfigen Oberschenkelmuskeln und der Hüftbeuger zu konzentrieren.

■ **KOMPETENZSTUFE: alle Niveaus**

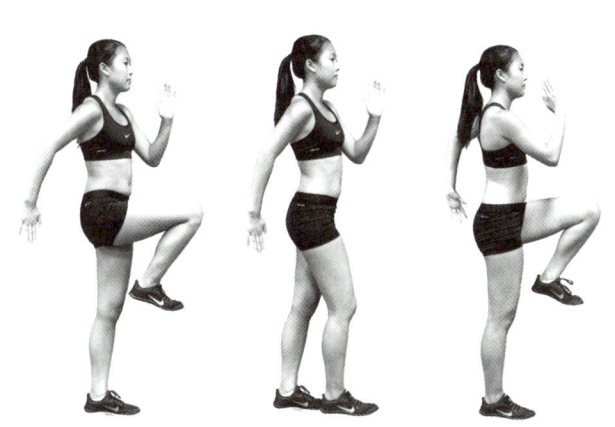

① Stell dich aufrecht hin und marschiere los. Heb das Knie mindestens bis auf Hüfthöhe an.

② Setze den Fuß kräftig mit dem flachen Fuß wieder auf – allerdings solltest du nicht so heftig auftreten, dass du die Wucht des Aufpralls erhöhst (du solltest den Fuß nur nicht heruntergleiten lassen).

③ Heb das andere Knie an, und gehe auf diese Weise eine Strecke von 20–50 Metern.

DAS ULTIMATIVE LÄUFERTRAINING

## Knie hoch

Bei dieser Übung muss das Nervensystem schnell Slow-twitch-, intermediäre und Fast-twitch-Muskelfasern in den Beinen und der Körpermitte rekrutieren.

■ **KOMPETENZSTUFE: alle Niveaus**

① Zieh ein Knie nach oben, schwing die Arme bei der Übung bis auf Gesichtshöhe hoch. Steh während der ganzen Übung auf den Fußballen.

② Bring dein Bein kraftvoll nach unten, lande auf dem Fußballen und beginne bereits, das andere Knie nach oben zu schwingen.

③ Zieh das Knie hoch. Wiederhole die Übung auf einer Strecke von 20–60 Metern.

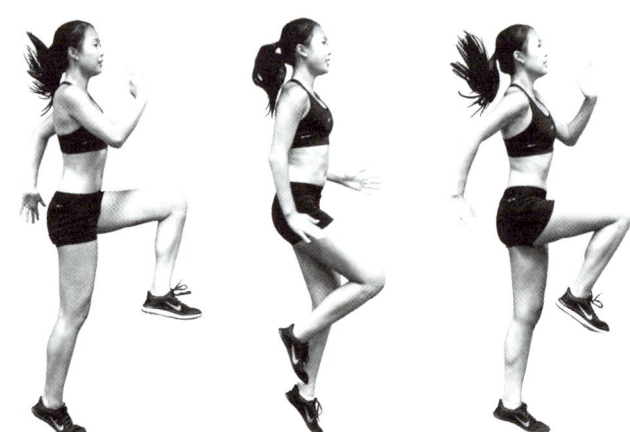

## Springen

Beim Springen springst du von einem Fuß auf den anderen. Stell dir beim Abheben vor, du wärst Superman oder Supergirl und würdest den Himmel ansteuern.

■ **KOMPETENZSTUFE: fortgeschrittene Anfänger und routinierte Läufer**

① Beginne mit einigen kurzen Sprüngen, bei denen du mit dem einen Fuß abspringst und dem anderen landest, spring dann mit dem Ballen eines Fußes kraftvoll ab, sodass du eine Weile im Flug bist; dein Sprungwinkel sollte bei 20–30° liegen.

② Lande auf dem anderen Fuß (hüpf also nicht!), absorbiere den Aufprall schnell und beginne erneut mit den kurzen Sprüngen. Wiederhole dies über eine Strecke von 20–60 Metern.

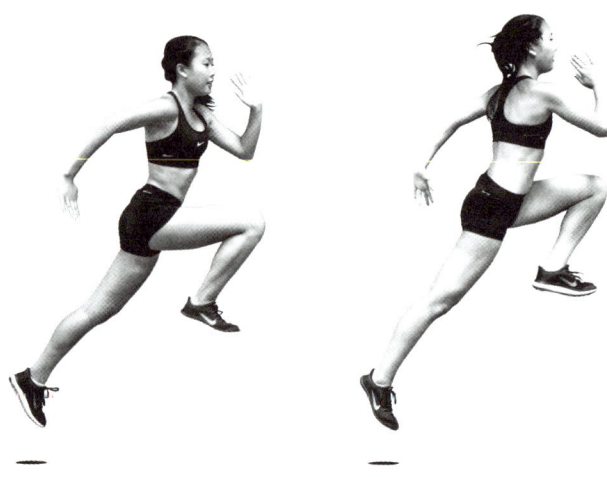

# PLYOMETRISCHES TRAINING (SCHNELLKRAFTTRAINING)

Die vorherigen Übungen wie Hochhüpfen, Weithüpfen und Springen enthalten zwar plyometrische Komponenten, doch plyometrisches Training verbessert in einem noch höheren Maß die Rekrutierung explosiver Muskelfasern, die elastische Rückfederung und die Laufökonomie. Leg zwischen den Sätzen Erholungsphasen von 1–3 Minuten ein. Anders als beim Techniktraining solltest du zwischen den einzelnen Übungen keine Steigerungsläufe absolvieren. Achte darauf, dich vor dem plyometrischen Training aufzuwärmen.

## Zweibeinige Sprünge

Zweibeinige Sprünge sind eine gute Einstiegsübung in das plyometrische Training. Diese Übung ist eine große Herausforderung für die vierköpfigen Oberschenkel-, die Gesäß-, die rückseitigen Oberschenkel- und die Wadenmuskeln. Konzentriere dich auf eine saubere Ausführung und vernachlässige nicht die Erholungsphasen.

**■ KOMPETENZSTUFE: fortgeschrittene Anfänger und routinierte Läufer**

① Stell dich aufrecht hin, die Füße sind hüftbreit auseinander, die Zehen sind nach vorne oder leicht nach außen ausgerichtet. Geh in die Squatposition und zieh die Arme nach unten und hinter dich. Die Oberschenkel sollten sich fast parallel zum Boden befinden.

② Spring nach oben, und zwar so hoch, wie du kannst.

③ Beuge die Knie beim Landen, denn so absorbierst du die Kraft dieser exzentrischen Kontraktion (Ziel des Plyometrietrainings ist, diese Kraft für die bevorstehende konzentrische Kontraktion zu mobilisieren).

④ Spring wieder hoch. Führe 1–3 Sätze mit 3–5 Wiederholungen durch (maximal 10 Wiederholungen). Lege zwischen den Sätzen 3–5-minütige Erholungspausen ein.

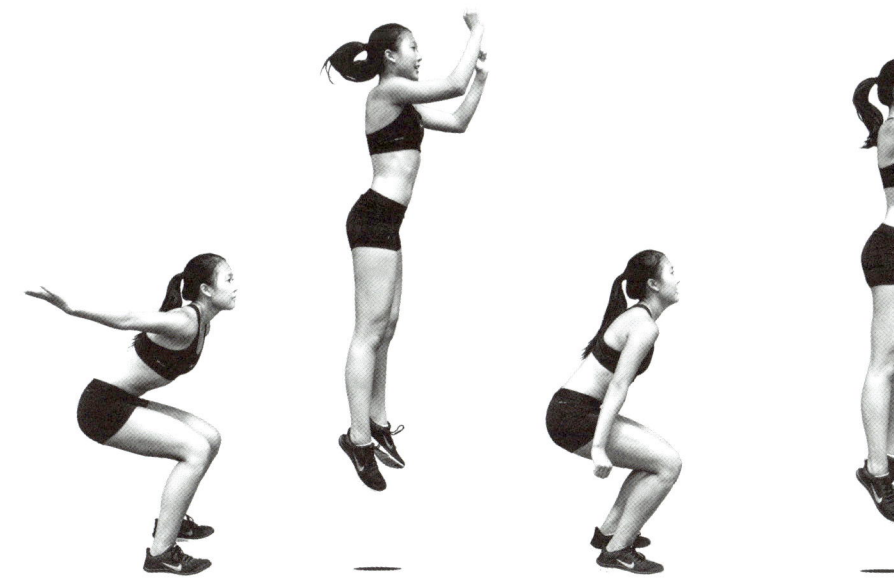

# Einbeinige Sprünge

Einbeinige Sprünge erhöhen die Kraft der exzentrischen Kontraktion beim Landen. Bevor du diese Sprünge in dein Trainingsprogramm aufnimmst, musst du etliche Trainingseinheiten mit zweibeinigen Sprüngen absolviert haben.

**■ KOMPETENZSTUFE: Fortgeschrittene**

① Stell dich aufrecht hin, die Füße sind hüftbreit auseinander, die Zehen sind nach vorne oder leicht nach außen ausgerichtet. Geh in die Squatposition und zieh die Arme nach unten und hinter dich.

② Spring nach oben, und zwar so hoch, wie du kannst.

③ Lande auf einem Fuß, das andere Bein bleibt leicht nach hinten geneigt ohne Bodenkontakt. Beuge das Knie des Beins, mit dem du landest, um die exzentrische Kraft beim Landen zu absorbieren.

④ Spring von einem Fuß wieder hoch. Schwing dabei einen Arm (oder beide) nach vorne und hoch über den Kopf, um den Sprung zu unterstützen. Führe 1–3 Sätze mit 3–5 Wiederholungen durch (maximal 10 Wiederholungen). Lege zwischen den Sätzen 3–5-minütige Erholungspausen ein.

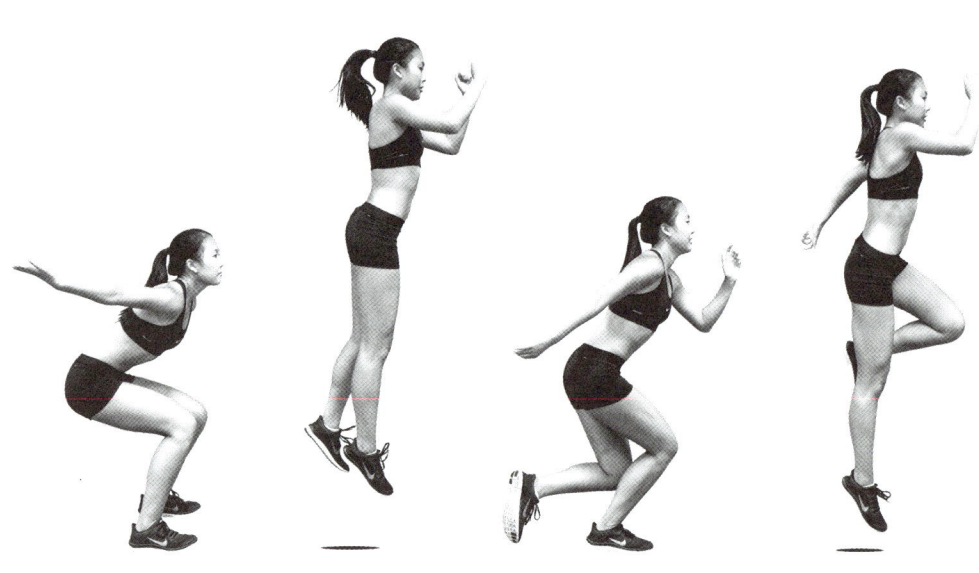

# Vertikale Tiefensprünge

Wie der zweibeinige Sprung verbessert der Tiefensprung Kraft und Laufökonomie durch die Kraftbereitstellung für die konzentrische Kontraktion der vorderen Oberschenkelmuskeln und der Gesäßmuskeln.

■ **KOMPETENZSTUFE: fortgeschrittene Anfänger und routinierte Läufer**

① Stell dich auf eine Kiste oder eine andere erhöhte Plattform mit einer Höhe von 50–75 cm. Die Füße befinden sich an der Vorderkante der Plattform.

② Steig von der Erhöhung herunter (spring nicht).

③ Lande auf beiden Füßen, und beuge beim Aufsetzen die Beine, um die konzentrische Kraft der Abwärtsbewegung zu absorbieren.

④ Spring explosiv wieder hoch. Manche Läufer messen ihre Sprunghöhe mithilfe einer Sprunghöhenanzeige. Absolviere 1–3 Sätze mit 3–5 Wiederholungen (maximal 10 Wiederholungen). Leg zwischen den Sätzen 3–5-minütige Erholungspausen ein.

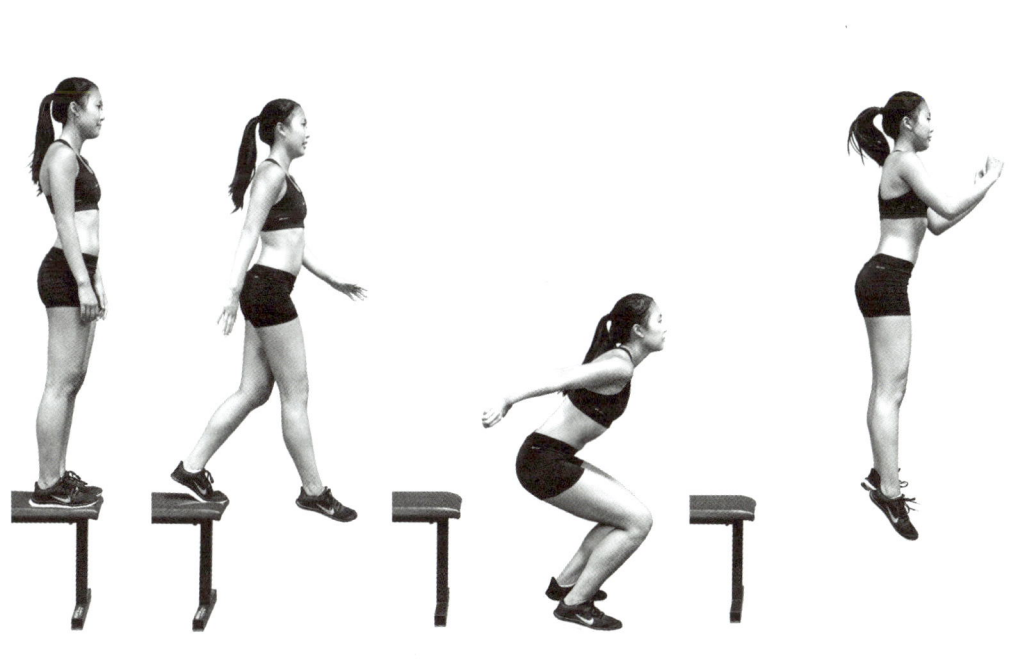

# Einbeinige Tiefensprünge

Einbeinige Tiefensprünge verstärken den Kraftfaktor der zweibeinigen Tiefensprünge. Diese Sprünge sind perfekt geeignet für Sprinter, Springer und einige Mittelstreckenläufer.

**■ KOMPETENZSTUFE: routinierte Läufer**

① Stell dich auf eine Kiste oder eine andere erhöhte Plattform mit einer Höhe von 50–75 cm. Die Füße befinden sich an der Vorderkante der Plattform.

② Steig von der Erhöhung herunter (spring nicht).

③ Lande auf einem Fuß, und beuge beim Landen das Bein, um die konzentrische Kraft der Abwärtsbewegung zu absorbieren. Das andere Bein bleibt leicht nach hinten geneigt.

④ Spring explosiv mit dem Bein, mit dem du gelandet bist, wieder hoch. Absolviere 1–3 Sätze mit 3–5 Wiederholungen (maximal 10 Wiederholungen). Leg zwischen den Sätzen 3- bis 5-minütige Erholungspausen ein.

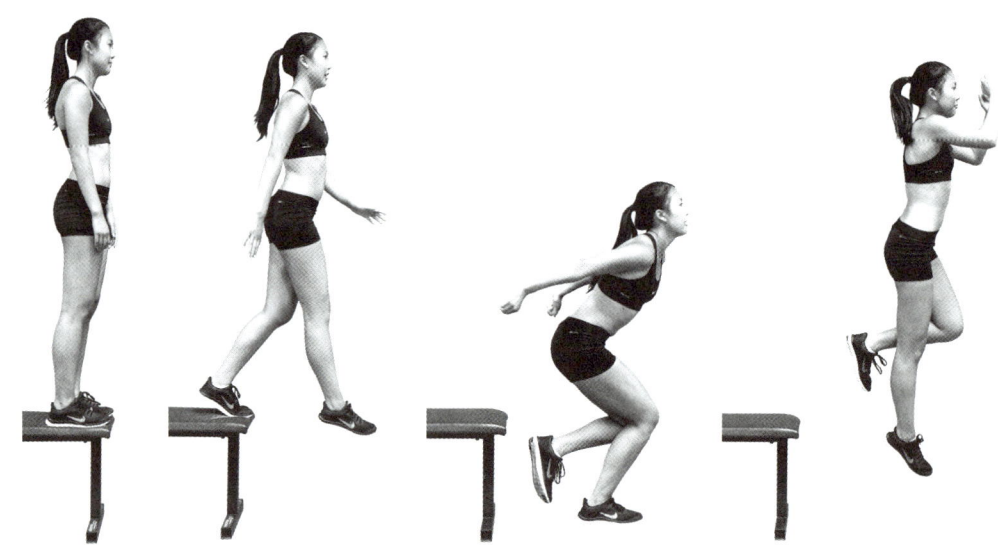

## Kistensprünge

Kistensprünge sind eine großartige Allround-Übung für den Unterkörper. Sie verbessern die Rekrutierung explosiver Muskelfasern durch das Nervensystem, die elastische Rückfederung und steigern die Kraft.

■ **KOMPETENZSTUFE: fortgeschrittene Anfänger und routinierte Läufer**

① Stell dich vor eine Kiste oder eine andere Plattform, die mindestens 30 cm hoch ist.

② Spring mit beiden Füßen auf die Plattform.

③ Achte darauf, dass du mit beiden Füßen sicher auf der Platt-form landest (um Standfestigkeit zu haben), spring dann umgehend zurück in die Ausgangsposition und verwende die exzentrische Kraft für das erneute Aufspringen auf die Plattform. Absolviere 1–3 Sätze mit 5–10 Wiederholungen. Lege zwischen den Sätzen 3- bis 5-minü-tige Erholungspausen ein.

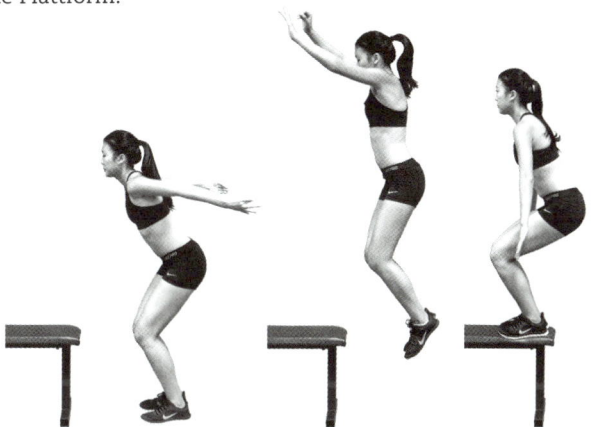

## Zehen Auftippen

Durch diese Übung bekommst du schnelle und gelenkige Beine und Füße. Und Spaß macht sie auch noch!

■ **KOMPETENZSTUFE: alle Niveaus**

① Stell dich vor eine Kiste oder eine erhöhte Plattform (30–90 cm hoch). Stell einen Fuß auf die Plattform.

② Nimm den Fuß schnell von der Plattform auf den Boden, heb gleichzeitig dein anderes Knie an und tippe mit dem Fuß auf die Oberfläche der Plattform.

③ Bring jetzt genauso schnell dein anderes Knie wieder hoch, und tippe mit dem anderen Fuß auf die Plattform. Imitiere für diese Übung eine schnelle Laufbewe-gung mit hohen Schritten. Absolviere 1–3 Sätze mit 5–10 Wiederholungen (je-der Fuß). Lege zwischen den Sätzen 3- bis 5-minü-tige Erholungspausen ein.

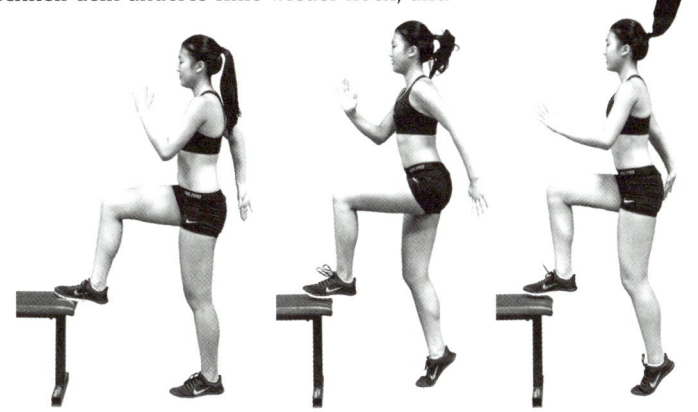

DAS ULTIMATIVE LÄUFERTRAINING

## Seitliche Barrieresprünge

Diese Übung ist nicht für Anfänger geeignet. Du musst dir zuvor eine gewisse Kraft antrainiert haben (durch »The Runner 360« oder Kraftübungen aus Kapitel 5). Seitliche Barrieresprünge trainieren die Hüftbeuger, die Streckmuskulatur, die Abduktoren und die Adduktoren. Die Übung ist großartig, um die Beweglichkeit der Hüfte zu verbessern.

■ **KOMPETENZSTUFE: routinierte Läufer**

① Stell dich neben ein mäßig hohes Hindernis (30 cm hoch oder weniger).
② & ③ Spring mit beiden Füßen seitwärts über die Barriere.
④ Lande auf der gegenüberliegenden Seite und beuge beim Landen leicht die Knie, um die exzentrische Kraft zu absorbieren.
⑤ & ⑥ Wiederhole die Bewegung umgehend, indem du zur anderen Seite springst. Absolviere 1–3 Sätze mit 2–10 Wiederholungen (jede Richtung), zwischen den Sätzen 3–5 Minuten lockeres Gehen.

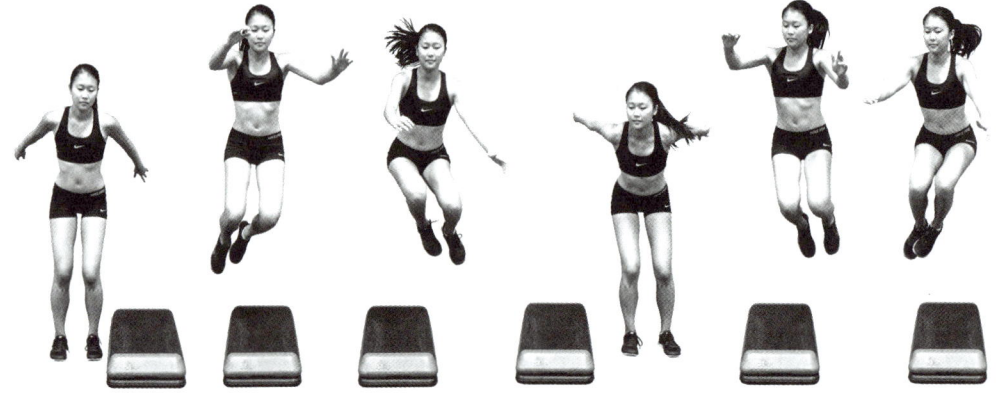

## Schnelles Hüpfen

Mit dieser plyometrischen Übung erhöhst du die Schnelligkeit der Füße und verringerst die Aufsetzzeit. Sie bringt die vierköpfigen Oberschenkelmuskeln zum Brennen. Die Übung eignet sich gut als letzte – nicht als erste – einer Plyometrie-Trainingseinheit.

■ **KOMPETENZSTUFE: fortgeschrittene Anfänger und routinierte Läufer**

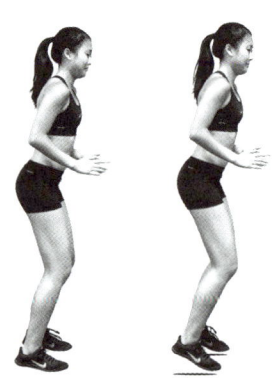

① Die Füße stehen hüftbreit auseinander, die Knie sind leicht gebeugt.
② Spring nach vorne, lande so schnell wie möglich. Spring nicht höher als 2½–5 cm. Ziel ist es, zügig zu springen, nicht weit. Spring über eine Strecke von 20–40 Metern.

## BALANCE UND PROPRIOZEPTION

Balance und Propriozeption zu trainieren, ist für alle Läufer wichtig, egal, ob man am liebsten auf unebenen Wegen im Gelände läuft oder sein Training komplett auf der Laufbahn absolviert. Jeder Läufer macht gelegentlich einen falschen Schritt, und durch ein Balance- und Eigenwahrnehmungs-Training lernt der Körper, seine Position zu korrigieren, bevor es zu einer Verletzung kommt, und in jedem Gelände gut klarzukommen. Starte das Training mit einfachen Gleichgewichtsübungen und steigere dich durch Übungen mit dem Balance Board. Barfußlaufen sollte nur allmählich eingeschoben und nur sparsam absolviert werden (es sei denn, du willst ein Barfußläufer werden; in dem Fall solltest du Scott Douglas' Buch *The Runner's World Complete Guide to Minimalism and Barefoot Running* lesen).

## Balance halten auf einem Bein

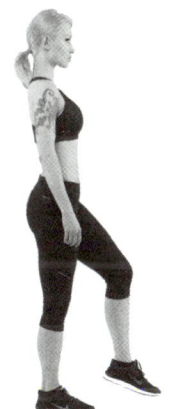

Dies ist die einfachste Gleichgewichtsübung von allen. Wenn du dabei die Augen schließt, absolvierst du die einfachste Übung eines propriozeptiven Trainings. Anfänger können Schuhe tragen. Fortgeschrittene Balancierer (die für 30–60 Sekunden auf einem Fuß das Gleichgewicht halten können) sollten diese Übung barfuß versuchen.

■ **KOMPETENZSTUFE: alle Niveaus**

① Steh gerade, die Knie leicht gebeugt. Hebe einen Fuß vom Boden und halte ihn. Wenn du das Gleichgewicht nicht mehr halten kannst, setz den Fuß ab. Strebe 30–60 Sekunden an. Um die Propriozeption zu trainieren, schließe während dieser Übung die Augen, öffne sie aber sofort wieder, wenn du das Gleichgewicht verlierst.

**Variation:** Wenn das Halten des Gleichgewichts allein für dich zu einfach wird, streck das angehobene Bein nach hinten aus und bück dich, bis du die Zehen berührst. Mach pro Seite einen Satz mit 5–10 Wiederholungen.

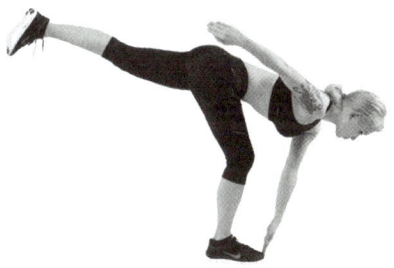

# Balance halten auf einem Bein mit Medizinball

Unter Hinzunahme der Kontrolle und der Bewegung eines Objekts steigerst du mit dieser Balance-übung die Anforderung an dein Nervensystem.

■ **KOMPETENZSTUFE: fortgeschrittene Anfänger und routinierte Läufer**

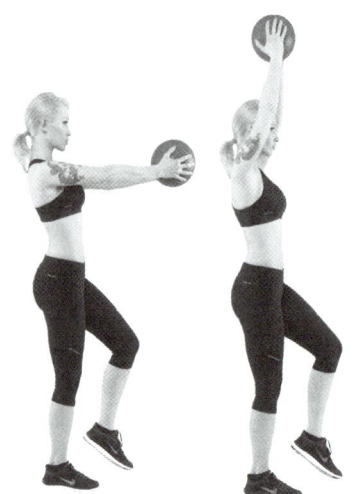

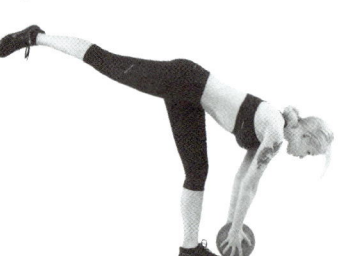

① Balanciere auf einem Fuß, und halte dabei einen Medizinball (oder einen anderen Ball) vor dir.

② Halte das Gleichgewicht und heb den Ball über den Kopf.

③ Führe weitere Bewegungen mit dem Ball durch, berühre unter anderem mit ihm deine Zehen, bring ihn über jede deiner Schultern und schwing ihn hin und her. Alle Bewegungen sollten ruhig und kontrolliert durchgeführt werden. Für diese Übung gibt es kein zeitliches Limit, führe sie aus, bis du erschöpft bist.

# Balance halten mit Stabilitätstrainer

Durch die Verwendung eines Stabilitätstrainers (wie dem abgebildeten TheraBand-Stabilitätstrainer) wird die Fläche, auf der du stehst, instabiler, wodurch die Anpassungsfähigkeit des Nervensystems vor eine größere Herausforderung gestellt wird. Du trainierst dabei gleichzeitig das Gleichgewichtsgefühl und die Propriozeption.

■ **KOMPETENZSTUFE: fortgeschrittene Anfänger und routinierte Läufer**

① Balanciere auf einem Fuß, während du auf einem Stabilitätstrainer stehst. Lass bei den ersten Malen die Schuhe an und geh dann dazu über, die Übung barfuß zu machen. Steigere dich auf 30–60 Sekunden.

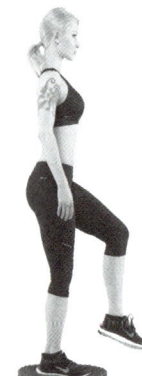

**Variation:** Wenn dir das Balancieren auf dem Stabilitätstrainer schwerfällt (oder du ängstlich bist), stell dir für die Übung einen Stuhl in Reichweite. Wenn du diese Übung mit geschlossenen Augen durchführst, sollte unbedingt ein Stuhl in Reichweite stehen!

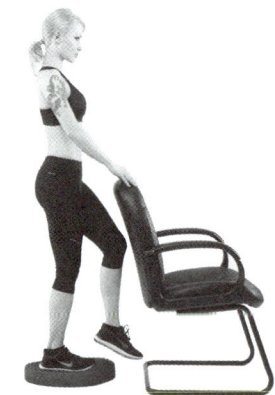

# Zweibeinige Balance halten auf dem Balance Board

Diese einfache Balanceübung bereitet deine Beine auf den instabilen Untergrund vor, den du auf Pfaden und anderem unebenem Terrain vorfinden wirst.

■ **KOMPETENZSTUFE: alle Niveaus**

① Steh mit beiden Füßen auf dem Balance Board und halte das Gleichgewicht so lange wie möglich bzw. bis zu einer Minute. Achte darauf, den Rücken gerade zu halten, aber beuge leicht die Knie – pass auf, dass du sie nicht überstreckst!

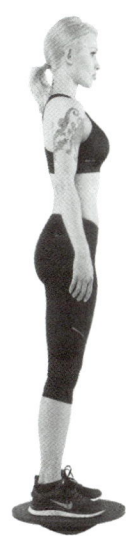

**Variation:** Balanciere, sobald du besser wirst, auf einem Fuß. Denk daran, dass dein Gewichtsschwerpunkt sich beim Balancieren über der Mitte des Balance Boards befinden sollte (bei vielen, die die Übung durchführen, bedeutet das, dass sich eher die Ferse als das Fußgewölbe nahe der Mitte befindet).

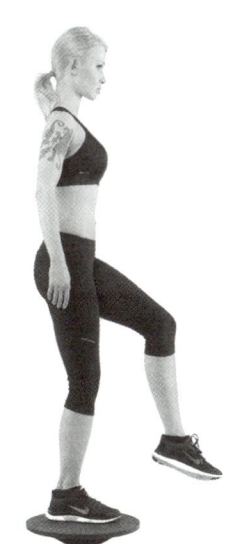

# Barfußlaufen auf Rasen oder im Sand

Nichts fühlt sich besser an, als barfuß über den Rasen oder im Sand zu laufen. Aber sei vorsichtig! Wenn du nicht daran gewöhnt bist, barfuß zu laufen, lass es langsam angehen – nicht mehr als ein- oder zweimal pro Woche eineinhalb Kilometer.

① Lauf locker auf Rasen oder in weichem Sand. Die unebene Fläche zwingt deinen Körper, mithilfe seiner Eigenwahrnehmungsfähigkeit mit dem Terrain klarzukommen. Achte beim Laufen auf Rasen auf Löcher. Beim Laufen im weichen Sand solltest du darauf achten, nicht zu tief einzusinken, andernfalls könntest du die Sehnen und Bänder deiner Füße zerren.

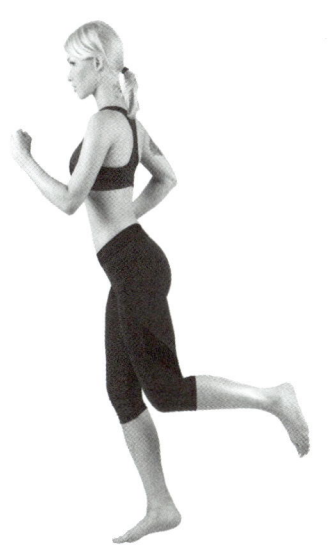

# Kurze Bergsprints

Kurze Bergsprints sind das effektivste Training zur Rekrutierung der maximalen Menge an Muskelfasertypen und Muskelfasern in kürzester Zeit, zur Koordinierung der Muskelfaserkontraktion und -entspannung sowie zur Auslösung von Schrittlängenanpassungen in den Muskelspindeln. Läufer, denen es an Nervensystemtraining mangelt, können ihre Wettkampfzeit durch eine einzige Trainingseinheit dieser Sprints um Sekunden bis Minuten verbessern.

**■ KOMPETENZSTUFE: fortgeschrittene Anfänger und routinierte Läufer**

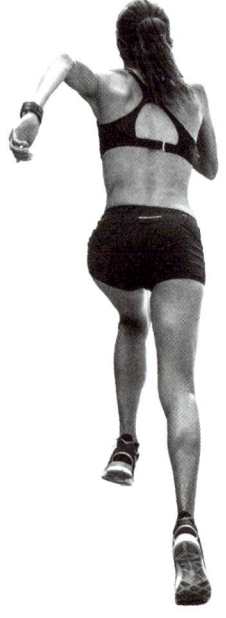

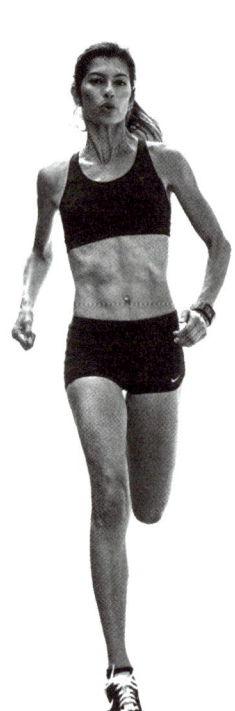

① Such dir einen Hügel, der zwar steil ist, aber nicht so steil, dass du nicht im Großen und Ganzen deinen normalen Schritt beibehalten kannst. Sprinte mit 95 Prozent deiner maximalen Leistungskapazität 6–10 Sekunden bergauf. Absolviere 4–8 Wiederholungen. Zur Erholung gehst du den Hügel hinunter und ruhst dich noch zusätzlich aus, sodass die Erholungsphasen insgesamt 1–5 Minuten betragen.

② Sprinte den Hügel mit 85–95 Prozent deiner maximalen Leistungskapazität hinunter. Die exzentrischen Kontraktionen beim Abwärtslaufen fordern dein Nervensystem noch mehr heraus und beugen gleichzeitig zukünftigen Schmerzen in der vorderen Oberschenkelmuskulatur vor. Laufe 8–15 Sekunden lang (laufe bei diesen Wiederholungen langsamer als bei den Bergauf-Sprints, denn du musst dein Tempo so reduzieren, dass du stabil und kontrolliert läufst). Absolviere 4–8 Wiederholungen. Geh den Hügel zur Erholung hinauf und ruh dich noch zusätzlich aus, sodass die Erholungsphasen insgesamt 1–5 Minuten betragen. Aber Achtung: Übertreib es anfangs nicht mit den Abwärts-Sprints; solange dein Körper sich noch nicht an dieses Workout gewöhnt hat, besteht ein Verletzungsrisiko.

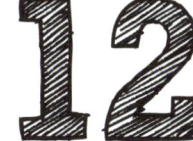

# Bau deine Läufer-Hormone auf

iele Menschen denken, wenn sie an Hormone denken, an verliebte Teenager, testosterongesteuerte aggressive Raser auf der Straße und Anti-Aging-Werbung, die die Wunderwirkung von Gels, Puder und Pillen anpreist. Das ist ein Denkfehler. Hormone sind weitaus mehr als nur der Treibstoff für emotionale Ausbrüche und Balsam für Midlife-Krisen. Sie sind Bestandteile eines integralen Kommunikationssystems des Körpers, und sie steuern das Wachstum, die Stimmung, das Hungergefühl, den Stoffwechsel, die Reaktionen des Immunsystems, die Reproduktionsfähigkeit und alle möglichen biologischen Funktionen. Ohne Hormone würden die Muskeln nicht stärker werden, die Zellen würden keine Nährstoffe aufnehmen, und das Blut würde nicht über die roten Blutkörperchen verfügen, die es benötigt, um Sauerstoff durch den Körper transportieren zu können.

Ein hormonelles Gleichgewicht ist essenziell für ein gesundes Leben. Und zu lernen, wie du trainieren kannst, um deinen Körper zu perfekt getimten hormonellen Reaktionen zu veranlassen, ist der Schlüssel zum Erreichen einer maximalen Fitness.

## WAS IST EIN HORMON?

Hormone sind chemische Botenstoffe im Körper, die alle Aspekte der im Körper stattfindenden biologischen Prozesse steuern. Hormone werden vom *endokrinen System* ausgeschüttet (endokrine Drüsen befinden sich in vielen Gewebearten), gehen ins Blut über und werden zu Zielzellen transportiert – Muskelzellen, Zellen der Organe, Drüsen, Knochen, des Knorpels und anderer Gewebearten –, in denen sie bestimmte Reaktionen auslösen. Während Nervenimpulse blitzschnell durch das neuronale Netz geleitet werden, reisen Hormone gemächlich im Blut. Blut benötigt ungefähr eine Minute, um den Körper einmal komplett zu durchlaufen. Angesichts dieses langsamen Transports arbeiten Hormone oft in Form von Kaskaden (denk an das Brettspiel »Mouse Trap«), wobei ein Hormon die Ausschüttung eines weiteren auslöst und so weiter. Andersherum können Hormone auch die Ausschüttung anderer Hormone unterdrücken. Im Gegensatz zu Nervenimpulsen, die eine kurzfristige Reaktion hervorrufen, können Hormone Reaktionen bewirken, die Minuten, ja sogar Tage lang andauern.

Wenn du läufst, beginnen die mit körperlicher Betätigung einhergehenden Hormonkonzentrationen bereits vor deinem ersten Schritt zu steigen, da die Antizipation eine kleine Ausschüttung von *Adrenalin* auslöst, das seinerseits die Ausschüttung von *Glucagon* stimuliert. Wenn du losläufst, kommen andere Hormone hinzu, und ihre Konzentration steigt langsam, bis du eine Belastungsintensität von 50 bis 75 Prozent deiner maximalen Sauerstoffaufnahmekapazität erreicht hast. Eine weitere Zunahme der Belastungsintensität lässt die Hormonkonzentrationen in die Höhe schießen, da Hormone eine bedeutende Rolle dabei spielen, dass den Muskeln Energiequellen zur Verfügung gestellt werden.

Hormone können in drei Typen unterteilt werden.

1. **Steroide:** Dies sind vom Cholesterin abgeleitete Hormone. Beispiele sind *Cortisol* und *Testosteron*.
2. **Proteine und Peptide:** Hormone aus dieser Gruppe werden aus Aminosäuren gebildet. Beispiele sind *Insulin* und *menschliches Wachstumshormon* (*Human Growth Hormone*, kurz HGH oder GH).
3. **Amine:** Dies sind von der Aminosäure Tyrosin abgeleitete Hormone. Beispiele sind *Adrenalin* bzw. *Epinephrin* und *Noradrenalin* wie auch die Schilddrüsenhormone *Thyroxin* (T4) und *Triiodthyronin* (T3).

Wenn die Hormone so funktionieren, wie sie sollen, helfen sie dem Körper dabei, einen Zustand der *Homöostase* aufrechtzuerhalten, das heißt, sie sorgen dafür, dass die Integrität und die Stabilität der inneren Umwelt des Körpers ungeachtet der außerhalb des Körpers herrschenden Bedingungen aufrechterhalten wird. Jede Abweichung des hormonellen

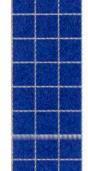

## TIPP FÜR ANFÄNGER

Da Laufen überwiegend ein *katabolisches* Training ist (Muskeln werden abgebaut) und Widerstandstraining eine *anabole* Aktivität ist (es werden Hormone ausgeschüttet, die Muskeln aufbauen und die Erholung beschleunigen), ist es sehr wichtig, zu Beginn des Trainingsprogramms ein paar Widerstandsübungen einzubauen.

Gleichgewichts kann zu Störungen führen, die das ganze System des Körpers durcheinanderbringen. Aus diesem Grund sind hormonelle Behandlungen, die das Ziel haben, dich schnell fit zu machen – leistungssteigernde Mittel und Nahrungsergänzungsmittel, die Präkursoren (Substanzen, die dein Körper in Hormone umwandelt) enthalten –, extrem gefährlich. Für vertiefende Informationen über Falschbehandlungen mit Hormonen und die daraus resultierenden Nebenwirkungen siehe die Zusatzinformation »Das Manipulieren des körpereigenen Systems«.

# TRAININGSDISKUSSION

## »Das Manipulieren des körpereigenen Systems«

Es scheint so, als ob man keinen Sportsender einschalten und keinen Artikel über Sport lesen kann, ohne zu erfahren, dass ein weiterer Sportler – oder eine ganze Gruppe von Sportlern – beschuldigt, untersucht oder von Wettkämpfen ausgeschlossen wird, weil ihm oder ihnen vorgeworfen wird, leistungssteigernde Mittel genommen zu haben. Die meisten Dopingmittel, die keine Stimulanzien sind, leiten sich von Hormonen ab, und es ist ein Beweis für die Macht der Hormone, dass ihr Missbrauch einen Wettlauf ausgelöst hat, der immer größere, schnellere, stärkere und im Fall des Langstreckenlaufs immer unerschöpflichere Läufer hervorgebracht hat.

Die Zeit, in der sich jeder einreden konnte, dass leistungssteigernde Mittel sowieso schon guten Sportlern einfach nur noch einen zusätzlichen Vorteil verschaffen, ist lange vorbei. Dopingmittel verwandeln Nicht-Sportler in Sportler, durchschnittliche Sportler in Stars und Stars in SuperstarS.Eine im Jahr 1996 im *New England Journal of Medicine* veröffentlichte Studie ergab, dass Männer, die während des Trainings zehn Wochen lang Steroide einnahmen, dreimal mehr Muskeln aufbauten (5,9 kg), als Männer, die nur trainierten und keine leistungssteigenden Mittel zu sich nahmen (1,8 kg). Noch beunruhigender war: Männer, die während dieser zehn Wochen Steroide einnahmen und gar nicht trainierten, verzeichneten einen Muskelzuwachs von 3,1 kg, also beinahe doppelt so viel, wie die Männer, die »sauber« trainierten. Und Studien über EPO (Erythropoetin, ein Hormon, das die Bildung von roten Blutkörperchen fördert) ergaben, dass schon eine dreimonatige Einnahme dieses Mittels eine Steigerung der maximalen Sauerstoffaufnahmekapazität (VO$_2$max) um 8 bis 12 Prozent bewirken kann. Zudem kann eine dreimonatige Einnahme von EPO den Zeitraum, während dem du eine Laufintensität von 80 Prozent deiner VO$_2$max aufrechterhalten kannst (bei den meisten Läufern entspricht dies der Intensität, mit der sie einen Halbmarathon laufen können), um 54 Prozent erhöht. Mit anderen Worten: Ein Renntempo, in dem du ohne die Einnahme leistungssteigernder Mittel einen Halbmarathon absolvieren kannst, kannst du mithilfe von EPO über 32 Kilometer aufrechterhalten. Wirf dir ein paar Steroide und ein paar menschliche Wachstumshormone ein, und du verschaffst dir beim Laufen eines Marathons einen Riesenvorteil.

Angesichts dessen mag die Versuchung für Möchtegern-Stars als zu groß erscheinen, um ihr widerstehen zu können, und sie ist es tatsächlich. Davon zeugen die folgenden Fälle:

► **2013:** In den USA wurden vierzehn Basketballspieler der Major League wegen der Einnahme von menschlichen Wachstumshormonen (HGH) gesperrt, was niemanden

>>>

wirklich überraschte. Auf der anderen Seite des Atlantiks (und des Mittelmeers) wurden einunddreißig türkische Leichtathleten wegen der Einnahme anaboler Steroide von der Teilnahme an Wettkämpfen gesperrt.

▶ **2012:** Die Union Cycliste Internationale (UCI), der internationale Fahrradsport-Verband, erkannte Lance Armstrong wegen der Einnahme von EPO, Blutdopings und der Einnahme anderer leistungssteigernder Mittel seine sieben bei der Tour de France gewonnenen Gesamtsiege ab. Gleichzeitig wurde so ziemlich das ganze Peloton der Tour der gleichen Art des Dopings bezichtigt. Und der deutsche Journalist Hajo Seppelt enthüllte, dass die Einnahme von EPO auch unter kenianischen Langstreckenläufern weit verbreitet war, die lange als Superläufer gepriesen worden waren, die keine leistungssteigernden Mittel benötigten, und deren Überlegenheit ihrem lebenslangen Höhentraining, ihrem perfekten ektomorphen Langstreckenläufer-Körperbau und der Tatsache, dass sie barfuß trainierten, zugeschrieben worden war.

▶ **Die besten zehn Sprinter:** Von den schnellsten zehn 100-Meter-Läufern aller Zeiten wurden sieben im Hinblick auf die Einnahme leistungssteigernder Mittel positiv getestet. Einem Bericht der *The New York Times* zufolge wurde Maurice Greene mit einer elektronischen Überweisung von 10.000 Dollar an einen Verwandten des berüchtigten Dopingmittel-Dealers Angel Heredia in Verbindung gebracht. Und was die Sprinterinnen angeht, rufen wir uns einfach nur den Namen »Marion Jones« in Erinnerung und belassen es dabei.

▶ **Senioren:** Man sollte annehmen, dass im Alter von vierzig Jahren und aufwärts wichtigere Midlife-Crisis-Probleme anstehen, über die man sich Gedanken machen kann, als die nachlassende sportliche Leistungsfähigkeit. Doch der Langstreckenläufer Eddy Hellebuyck, der im Alter von zweiundvierzig Jahren mithilfe von Doping eine Marathonzeit von 2:12:46 erreichte, wurde der erste US-Amerikaner, der wegen der Einnahme von EPO gesperrt wurde. Und Val Barnwell, Sprintweltmeister in der Kategorie der Männer über fünfzig, wurde nach einem Wettkampf nachträglich wegen der nachgewiesenen Einnahme von Testosteron mit einer zweijährigen Sperre belegt, die er sich einhandelte, weil er sich nicht von anderen hatte übertreffen lassen wollen. Ein halbes Dutzend anderer Sportler in der Seniorenkategorie folgte seinem Beispiel, wobei sie das ganze Spektrum abdeckten – von Sprintern über Langstreckenläufer bis hin zu Athleten anderer Leichtathletik-Sportarten.

Es ist kein Zufall, dass jede Liste von Dopingsündern aussieht wie ein Stimmzettel mit Kandidaten für die Hall of Fame des SportS.Das ist die Folge der Wirkung von Dopingmitteln. Aber diese Mittel haben noch eine Wirkung: Sie setzen die Gesundheit von Millionen von wettkampforientierten Sportlern aufs Spiel.

Die Geschichte über Lance Armstrong ist nicht die schlimmste Geschichte über den Einsatz von EPO im Radrennsport. Das Schlimmste ist, dass seit der Einführung von synthetisch hergestelltem EPO im Jahr 1989 geschätzt hundert Radrennfahrer aus allen möglichen Ländern im Schlaf gestorben oder aufgrund von Herzinfarkten tot umgefallen sind, was nicht überraschend ist, wenn man bedenkt, wie schwer das Herz arbeiten muss, um das durch den höheren Anteil an roten Blutkörperchen und den geringeren Anteil an

>>>

Blutplasma verdickte Blut durch den Körper zu pumpen. Beides sind Wirkungen von EPO, eine lebensbedrohliche Kombination, die durch die extreme Dehydration infolge des täglichen stundenlangen Trainings noch verstärkt wird.

Und Dopingmittel müssen dich nicht gleich umbringen, sie sind auch unabhängig davon schädlich für die Gesundheit. Die Einnahme dieser Mittel wurde mit verkleinerten Hoden, Impotenz, Sehnenschwäche (die Sehnenrisse zur Folge haben kann), erhöhten Werten von schlechtem Cholesterin, Lebervergiftung, Gelbsucht, Leberkrebs, Bluthochdruck, einem vergrößerten Herz, einem erhöhten Arteriosklerose-Risiko und einem erhöhten Risiko, an anderen (sowohl das Herz als auch die Gefäße betreffenden) kardiovaskulären Leiden zu erkranken, in Verbindung gebracht, ganz zu schweigen von berichteten Fällen über eine als »Roid Rage« bekannte gesteigerte Aggressivität infolge des Konsums von Anabolika. Bei Männern, die an Prostatakrebs erkrankt sind, beschleunigt die Einnahme leistungsstärkender Mittel das Tumorwachstum. Und der Konsum von HGH kann zu einer Vergrößerung des Kinns und der Stirn führen. Wie Barry Bonds wirst du dir dann einen größeren Hut zulegen müssen.

Das Schlimmste aber ist, das professionelle Doping-Betrüger junge Athleten animieren, es ihnen gleichzutun. Die Centers for Desease Control and Prevention (CDC) haben geschätzt, dass 3 bis 6 Prozent der US-amerikanischen Highschool-Schüler Steroide einnehmen – das sind fünfhunderttausend bis eine Million Jungen und Mädchen.

Das Manipulieren des körpereigenen Systems sollte nicht als eine unvermeidliche Folge des Wettbewerbs im Sport gesehen werden, als nicht mehr als nur ein weiteres Mittel eines Sportlers bei seinem Streben nach dem Gewinn von Trophäen oder nach dem großen Geld im professionellen Sport. Es sollte als das gesehen werden, was es ist: Der Versuch einiger weniger unethisch agierender Mitspieler, den sauberen Sportlern das Recht zu rauben, unter gleichen Voraussetzungen anzutreten und sich in einem fairen Wettkampf zu messen. Außerdem setzt es junge Sportler Einflüssen aus, die ihre Chancen mindern, zu gesunden Erwachsenen heranzuwachsen.

## HORMONTRAINING

Dein Körper ist ein Experte darin, den Zustand der Homöostose aufrechtzuerhalten. Und dazu bedarf er der Hormone. Du musst also von Anfang an den Grundsatz akzeptieren, dass das beste endokrine System ein ausgeglichenes endokrines System ist.

»Der Körper produziert keine leistungssteigernden Mittel«, sagt Dr. Jeffrey S. Brown, ein in den USA landesweit bekannter Endokrinologe, der zwanzig Gewinner olympischer Goldmedaillen behandelt hat und sowohl Nike als auch den Leichtathletikverband USA Track & Field berät. »Vielmehr produziert er Hormone, die dafür sorgen, dass wir normal funktionieren. Der Körper ist so gut eingestellt, dass er keine Hormone überproduzieren kann, es sei denn, er leidet unter einem Stoffwechselproblem.«

Bedeutet das also, dass du nichts unternehmen kannst, um das Funktionieren deines Hormonsystems zu verbessern?

Ganz und gar nicht.

Während Dr. Brown eine traditionelle Herangehensweise im Hinblick auf Ernährung und Training als die beste Möglichkeit erachtet, um für ein gesundes endokrines System zu sorgen, haben Trainer und Trainingswissenschaftler, die immer auf der Suche nach Möglichkeiten zur Leistungsverbesserung sind, sich damit befasst, wie man den natürlichen Hormonhaushalt (ohne die Einnahme leistungssteigernder Mittel) beeinflussen kann.

DAS ULTIMATIVE LÄUFERTRAINING

»Wenn man die Ausschüttung von Hormonen zum richtigen Zeitpunkt verändert, kann dies einen positiven Effekt auf die Trainingsadaptionen und die Regeneration haben«, sagt der Trainingswissenschaftler und Trainer von Spitzenläufern Steve Magness. Magness' Methode beinhaltet unter anderem Widerstandtraining und Proteinsupplementierung nach dem Lauftraining. »Es kommt auf den richtigen Zeitpunkt an. Man kann kurzfristig eine erhöhte Ausschüttung verschiedener anaboler Hormone bewirken. [Widerstandtraining und Proteinsupplementierung] nach einer harten Lauftrainingseinheit, die katabol ist, sollten zu einer verbesserten Regeneration führen. Es sollte eine Verbesserung der Muskelreparatur bewirken.«

Magness stellt klar, dass diese Methode nur eine vorübergehende hormonelle Änderung bewirkt. Nach einiger Zeit sorgt der Körper dafür, dass der Zustand der Homöostase wiederhergestellt wird, was den anabolen Effekt zwar beschränkt, den Körper jedoch vor möglichen negativen Folgen eines langfristigen hormonellen Ungleichgewichts bewahrt.

Jay Johnson, ein Top-Trainer in Boulder, Colorado, der unter anderem drei landesweite Meister trainiert hat, stimmt Magness zu. »Wenn du läufst«, sagt Johnson, »ist alles, was du tust, katabol – Dinge werden abgebaut – und was [die von mir trainierten Sportler] in jedem Moment nach dem Training tun, bis wir in unsere Autos steigen, sind anabole Dinge.«

Die in diesem Kapitel vorgestellten Übungen konzentrieren sich auf diese anabolen Dinge. Außerdem umfassen sie Höhentraining für die Stimulierung von EPO, Workouts vor dem Training zur Stimulierung von Adrenalin sowie einen kurzen Überblick über andere wichtige Läuferhormone und empfohlene Übungen zu deren Stimulierung.

## MENSCHLICHES WACHSTUMSHORMON (HGH ODER GH)

Mit dem menschlichen Wachstumshormon beginnt die Adaption des Körpers infolge von Training. Es fördert unter anderem die Proteinsynthese, den Muskelaufbau, die Knochendichte, die Stärke der Sehnen und Bänder – und es hat während deiner Kindheit und deiner Pubertät dazu beigetragen, deine Körpergröße festzulegen.

»Du kannst dein Training um das Wachstumshormon herum organisieren«, sagt Tom Cotner, Doktor der Biologie und Langstreckenlauf-Trainer des in Seattle ansässigen Club Northwest. »Es dient als Auslöser für die adaptive Reaktion des Körpers auf Training. Es macht die Muskeln für die Aufnahme der Bausteine – Glucose und Aminosäuren – bereit.«

Dr. Brown warnt jedoch davor, sich von einem gezielten Training zur Förderung einer erhöhten Ausschüttung von HGH zu viel zu versprechen. »Der Körper verfügt über einen Sicherheitsmechanismus«, sagt er. »Nach einer gewissen Zeit stellt er die Ausschüttung von HGH ein.« Mit anderen Worten: Du kannst deinen Körper nicht dazu bringen, langfristig übermäßig viel HGH auszuschütten. Während Wochenendjogger schon durch einen kurzen Lauf eine große HGH-Ausschüttung bewirken können, müssen trainiertere Läufer vielleicht viele, viele Kilometer absolvieren, um die Ausschüttung der gleichen Dosis zu stimulieren.

Aber Magness und Johnson geht es gar nicht um eine stärkere Ausschüttung von HGH. Sie plädieren für ein besseres Timing der Ausschüttung. »Wenn du einen Nachmittagslauf machst und dein übliches Krafttraining unmittelbar nach dem Workout absolvierst, hast du am Abend, wenn du ins Bett gehst, ein anderes Hormonprofil, als wenn du dies nicht getan hättest«, sagt Johnson. Johnson glaubt, dass insbesondere Läufer der Seniorenkategorie von einem Widerstandtraining unmittelbar nach dem Laufen profitieren können. »Denn mit zunehmendem Alter sinken die Testosteron- und HGH-Spiegel. Insofern fällt es dem Körper entsprechend schwerer, Verletzungen vorzubeugen.«

Magness plädiert für Proteindrinks und Regenerationsläufe als Möglichkeiten, um eine HGH-Ausschüttung zu stimulieren. »Wenn du vor dem Schlafengehen einen großen Proteindrink zu dir nimmst, löst dies über Nacht einen großen Proteinsyntheseschub aus. Und gerade nachts, wenn du schläfst, regenerieren sich viele Muskeln, und die Erholung deines Körpers findet statt.« Magness empfiehlt 30 Gramm

Protein vor dem Schlafengehen. Er empfiehlt zudem, bis zu fünfmal täglich die Einnahme von 15 Gramm Protein, um einen anabolen Zustand aufrechtzuhalten. Eine im Jahr 2006 in Australien durchgeführte Studie über die Wirkung einer Proteinsupplementierung bestätigte Magness' Hypothese. Die Studie ergab, dass eine Aufnahme von Protein unmittelbar vor und nach dem Training zu einer signifikanten Verbesserung im Hinblick auf Muskelaufbau, Kraft und Glykogenspeicher und gleichzeitig zu einem Abbau von Körperfett führte.

Magness empfiehlt außerdem Regenerationsläufe. »Was die Erhöhung der Ausschüttung von menschlichem Wachstumshormon durch lockere Läufe angeht, so reichen etwa fünfundzwanzig Minuten für eine signifikante Erhöhung. Vielleicht ist das der Grund dafür, warum Leute sich manchmal nach einem kurzen dreißigminütigen Lauf besser fühlen.« Wenn man einen täglichen längeren Lauf in einen mittellangen Lauf und einen kurzen Erholungslauf aufteilt, kann dies die Dauer der Zeit, in der HGH in deinem Körper aktiv ist, theoretisch erhöhen.

## TESTOSTERON

Testosteron erhöht die Muskelmasse und die Knochendichte. Ein erhöhter Testosteronspiegel kann den Aufbau längerer Muskelfasern bewirken und die für die Regeneration erforderliche Zeit nach einem Workout verkürzen. Testosteron wird zwar häufig als »männliches Hormon« bezeichnet, ist jedoch auch bei Frauen vorhanden, wenn auch nur zu einem Anteil von 10 Prozent von der bei Männern zu messenden Konzentration.

Johnson glaubt, dass sowohl Widerstandstraining nach dem Laufen als auch in einen Lauf integrierte Kraftübungen effektiv darauf hinwirken, die Ausschüttung von Testosteron (und HGH) zu erhöhen. Für das Training nach einem Lauf empfiehlt er sowohl ein hochintensives Kettlebell-Training als auch ein weniger intensives Krafttraining, wobei er darauf hinweist, dass von Letzterem etwa dreißig Minuten erforderlich sind, um die gleiche Wirkung zu erzielen wie ein dreiminütiges Workout von Ersterem. Für ein gezieltes Training während

eines Laufs empfiehlt er Laufzirkel, bei denen das Lauftraining von Kraftübungen begleitet wird (siehe die Fotoanleitungen dieses Kapitels). Bei weniger erfahrenen Läufern erhöhen diese Laufzirkel die Dauer der Trainingseinheiten und sorgen gleichzeitig für den Aufbau von Kraft, die Verletzungen vorbeugt.

Dr. Brown klingt weniger optimistisch. »Wenn man sich die Konzentrationen männlicher Hormone vor, während und nach einem sehr anstrengenden Lauf ansieht, so ist festzustellen, dass sie sinken«, sagt er. »Die Hypophyse stellt die Stimulierung ab. Um sie wieder anzustellen, musst du dich erholen. Und je schneller du dich erholst, desto schneller steigt dein Testosteronspiegel wieder an.«

Nichtsdestotrotz setzen viele Spitzenläufer auf der ganzen Welt – unter ihnen Mo Farah und Galen Rupp, die Gold- und Silbermedaillengewinner im 10.000-Meter-Lauf während der olympischen Spiele in London im Jahr 2012 – auf Widerstandstraining nach dem Laufen und absolvieren innerhalb einer Stunde nach einem anstrengenden Intervalltraining auf der Laufbahn ebenso intensive Kraft- und Konditions-Workouts.

## Trainingsempfehlung

Ein Training, um eine HGH- und eine Testosteronausschüttung zu stimulieren, ist eine Frage des Timings. Dein Ziel ist es, zu einem Zeitpunkt eine Hormonausschüttung zu stimulieren, zu dem sie am besten zur Adaption und zur Regeneration beitragen kann. Moderates Widerstandstraining nach dem Lauf kann den katabolen Effekt des Laufens beenden und dich in einen anabolen Zustand versetzen. Um dies zu erreichen, versuche es mit »The Runner 360« (Kapitel 5), mit Jay Johnsons 95-Sekunden-Kettlebell-Training (s. S.241) oder einer 30-minütigen Sitzung im Kraftraum (Kapitel 5). Um zu erreichen, dass dein Lauf selbst anaboler wird, versuche es mit Jay Johnsons Laufzirkel (s. S.243). Proteinsupplementierung kann eine Proteinsynthese auslösen (und theoretisch auch eine

Ausschüttung von HGH und Testosteron). Nimm bis zu fünfmal am Tag 15 Gramm Protein, einmal davon unmittelbar nach dem Training (das heißt nicht, dass du auf die Kohlenhydrate nach dem Training verzichten sollst, die für eine erneute Auffüllung der Glykogenspeicher erforderlich sind). Vor dem Schlafengehen kann die Menge auf 30 Gramm erhöht werden. Achte jedoch darauf, nicht mehr als das Doppelte der empfohlenen Tagesdosis Protein zu dir zu nehmen, die für Männer bei 56 Gramm und für Frauen bei 46 Gramm liegt. Halte dir außerdem vor Augen, dass katabole Effekte nicht nur schlecht sind. Tatsächlich sind sie für eine Adaption sogar erforderlich. Insbesondere Anfänger und fortgeschrittene Anfänger sollten im Hinblick auf das Abstellen kataboler Effekte also Vorsicht walten lassen – dabei geht es schließlich darum, schwache Muskelfasern zu ersetzen! Erholungsläufe sind eine weitere Option, um eine Ausschüttung von HGH zu stimulieren.

## ERYTHROPOETIN (EPO)

EPO regt das Knochenmark an, rote Blutkörperchen zu bilden. Rote Blutkörperchen transportieren Sauerstoff aus den Lungen zu den Zellen, es gilt also: Je mehr rote Blutkörperchen vorhanden sind, desto mehr Sauerstoff gelangt zu den Muskeln. Eine im Jahr 2004 von Genc, Koroglu und Genc durchgeführte Studie ergab, dass EPO auch »für die Entwicklung, die Instandhaltung, den Schutz und die Reparatur des Nervensystems eine entscheidende Rolle spielt«. Und eine 2008 von Wissenschaftlern der University of Oxford durchgeführte Studie ergab, dass eine Verabreichung von EPO die kognitiven Funktionen verbesserte.

Doch wenn Läufer an EPO denken, geht es um die roten Blutkörperchen. Zahlreiche Studien haben bestätigt, dass die maximale Sauerstoffaufnahmekapazität um 8 bis 12 Prozent steigt, wenn der *Hämatokritwert* (der Anteil der roten Blutkörperchen am Gesamtvolumen des Blutes) auf 50 erhöht wird – was also bedeutet,

dass 50 Prozent des Blutvolumens aus roten Blutkörperchen bestehen. Und eine 2007 von Thomsen und anderen durchgeführte Studie ergab, dass eine dreizehnwöchige Verabreichung von EPO die Zeit, während der eine Laufintensität von 80 Prozent der $VO_2max$ aufrechterhalten werden kann, um mehr als 50 Prozent erhöhte (siehe Zusatzinformation »Das Manipulieren des körpereigenen Systems«).

Doch Dr. Brown glaubt nicht an diesen leistungssteigernden Effekt von EPO. »Der Sauerstoff, der zum Muskel gelangt, ist in Wahrheit im Blutplasma aufgelöster Sauerstoff«, stellt er fest. »Er geht von den roten Blutkörperchen ins Plasma und von dort ins Gewebe über. Der Körper verfügt über einen homöostatischen Mechanismus, der dafür sorgt, die Sauerstoffkonzentration im Plasma konstant zu halten. Und auf das Plasma hat EPO keinen Effekt.«

Magness hat eine realistischere Sicht der Dinge, was die Wirkung von EPO angeht. »Es funktioniert«, sagt er und verweist auf die gewaltigen Vorteile, die es Ausdauersportlern verschafft. Eine 2013 durchgeführte Studie zeigte, dass EPO die 3-Kilometer-Wettkampfzeiten kenianischer Läufer um 5 Prozent verbesserte, obwohl man lange davon ausgegangen war, dass kenianische Läufer ihre Leistungen allein ihrer angeborenen Physiologie und den Vorzügen eines Lebens in großer Höhe verdankten und darüber hinaus gegenüber jeglichen leistungssteigernden Mitteln immun seien. Andere Studien ergaben eine durch EPO bewirkte Steigerung der aeroben Leistungskapazität von 5 bis 15 Prozent. »Möglicherweise erhöht EPO nicht in einem großen Umfang die [Sauerstoff]-Aufnahmekapazität der Muskelzellen, aber es verändert deren Rückmeldung ans Gehirn. Wenn dein Gehirn die Botschaft erhält, dass mehr rote Blutkörperchen vorhanden sind, reicht das vielleicht schon aus, um den sogenannten Central Governor, die zentrale Steuerung, zu beeinflussen [die Central-Governor-Theorie versucht zu erklären, wie das Gehirn Müdigkeit und Erschöpfung steuert].«

Höhentraining ist eine natürliche Möglichkeit, die EPO-Konzentration zu erhöhen, und es ist für nahezu jeden Top-Langstreckenläufer elementarer Bestandteil des Trainingsprogramms. In der ersten Woche eines Höhentrainings ist

# TRAINIGSDISKUSSION

## »Die Ausschüttung des Wachstumshormons maximal stimulieren.«

Das menschliche Wachstumshormon (HGH) regt die Zellen dazu an zu wachsen, sich zu reproduzieren, sich zu regenerieren und sich zu erholen. Deshalb lieben Sportler dieses Hormon – und für sie gilt die Devise: Umso mehr davon, desto besser!

HGH wird von der Hypophyse produziert, die etwa so groß ist wie eine Erbse und vom Hypothalamus herabhängt, der seinerseits die Größe einer Mandel hat und sich an der Basis des Gehirns befindet. HGH wird während des Trainings und während des Delta-Schlafs (der tiefsten Schlafphase) ausgeschüttet. Je intensiver du trainierst, desto mehr HGH schüttet dein Körper aus – bis zu dem Punkt, an dem sein Bedürfnis, den Zustand der Homöostase aufrechtzuerhalten, die Oberhand gewinnt, und er die HGH-Ausschüttung einstellt.

Eine Erhöhung der Ausschüttung von HGH kann auf drei Weisen erreicht werden:

▶ **Laufen:** Die Ausschüttung von HGH beginnt etwa zehn Minuten nach dem Loslaufen und wird nach etwa fünfundsiebzig Minuten eingestellt. Das Fahrtspiel ist besonders gut geeignet, um eine Ausschüttung von HGH zu stimulieren.

▶ **Widerstandstraining:** Sowohl einige Minuten intensives Training *als auch* dreißig bis vierzig Minuten moderates Training sind geeignet, eine Ausschüttung von HGH zu stimulieren.

▶ **Proteinsupplementierung:** Die Einnahme von Protein vor und nach dem Training sowie eine ordentliche Ration Protein vor dem Schlafengehen werden als geeignet angesehen, um eine vermehrte Ausschüttung von HGH zu stimulieren.

Tom Cotner, Doktor der Biologie und langjähriger Trainer des in Seattle ansässigen Club Northwest, weist auf fünf leicht eintretende Faktoren hin, die eine *Verringerung* der Ausschüttung von HGH verursachen:

1. **Schlafstörungen:** Alles, was den Delta-Schlaf stört, führt zu einer Unterbrechung der HGH-Ausschüttung.
2. **Schlechte Ernährung:** Es ist besonders wichtig, ausreichend Kalorien zu sich zu nehmen.
3. **Verletzungen:** Im Fall von Verletzungen wird die Priorität von HGH darauf gerichtet, diese zu heilen.
4. **Krankheit:** Krankheiten senken die Ausschüttung von HGH, insbesondere dann, wenn sie mit Fieber einhergehen.
5. **Alkohol:** Ein Drink senkt die nächtliche Ausschüttung von HGH um 30 Prozent. Zwei Drinks senken die Ausschüttung um 75–80 Prozent.

Eine maximale Stimulation der Ausschüttung verlangt von dir, die richtigen Dinge zu tun – und die falschen zu vermeiden.

die Steigerung der EPO-Produktion am höchsten. Danach pendelt sie sich ein, allerdings bleibt sie nach wie vor höher als normal. Doch damit diese Erhöhung der EPO-Produktion sich auch in einer Vermehrung der roten Blutkörperchen niederschlägt, ist eine ausreichende »adaptive Reserve« erforderlich, die den Prozess antreibt. Magness stellt die Hypothese auf, dass Läufer, die nicht gut auf Höhentraining reagieren, im Hinblick auf ihre Ressourcen möglicherweise einfach nur erschöpft auf die erhöhte Anstrengung in großer Höhe reagieren.

Ob der EPO-Effekt im Hinblick auf die Ausdauerleistung auf eine erhöhte Sauerstofflieferung, eine Verbesserung der Funktion des zentralen Nervensystems, die Rückmeldung an die zentrale Steuerung im Gehirn (Central Governor) oder einfach nur auf die psychologische Erleichterung, nach dem Höhentraining wieder auf Meereshöhe atmen zu können, zurückzuführen ist – es besteht jedenfalls kein Zweifel daran, dass eine Erhöhung von EPO zu einer Leistungssteigerung führt.

## Trainingsempfehlung

Höhentraining erhöht den EPO-Spiegel, was bei einem Läufer, der nicht übermäßig ermüdet ist, das Volumen an roten Blutkörperchen erhöht. Die meisten Läufer profitieren von einem mindestens drei Wochen dauernden Höhentraining. Dabei gilt: Lass es mit dem Training während der ersten Woche locker angehen und achte darauf, zwischen den Trainingseinheiten ausreichend Erholungspausen einzulegen. Einige Läufer verwenden Höhenzelte, in denen der niedrige Sauerstoffgehalt simuliert wird, der in einer Höhe von 2450 bis 3650 Metern anzutreffen ist.

## CORTISOL

Cortisol ist ein Hormon, das zum einen katabole Stoffwechselvorgänge bewirkt und zum anderen entzündungshemmend wirkt. Während anabole Hormone (also HGH und Testosteron) den Aufbau von Gewebe fördern, spalten anabole Hormone Proteine und Fette auf. Die Aufspaltung von Protein ist natürlich nicht grundsätzlich schlecht. Cortisol, das für die Adaption der Muskeln von entscheidender Bedeutung ist, baut schwaches Muskelgewebe ab, sodass dieses durch stärkeres ersetzt werden kann. Cortisol mindert auch Entzündungen, indem es das Immunsystem während eines hochintensiven Trainings unterstützt. Und es sorgt dafür, dass Glykogenreserven gespart werden, indem es den Abbau von Fett für die Energiegewinnung beschleunigt.

So weit, so gut.

Doch wenn Sportler übertrainieren, können sie von Cortisol überschwemmt werden. Zu viel Abbau und nicht ausreichender Aufbau kann zu einer verminderten Leistungsfähigkeit führen. Langfristig erhöhte Cortisolspiegel können Gedächtnisstörungen, Fettleibigkeit, Herzerkrankungen, Depressionen, Gewichtszunahme, Schlaflosigkeit, nächtliche Schweißausbrüche und andere Nebenwirkungen zur Folge haben.

Mithilfe eines anabolen Trainings nach dem Lauf kannst du die Cortisol-Ausschüttung beenden. Gleichzeitig ist aber zu bedenken, dass es ein Fehler wäre, die positiven Wirkungen von Cortisol im Hinblick auf die Adaption komplett zu unterdrücken.

## ADRENALIN (EPINEPHRIN)

Adrenalin beschleunigt die Herzfrequenz, entspannt die Atemwege, verengt die Blutgefäße in der Haut (wodurch der Blutfluss zu den Muskeln erhöht wird) und stimuliert den Abbau von Muskelglykogen und Fett. Bekannt als das »Kampf oder Flucht«-Hormon, löst es die Bereitstellung von Energie aus und macht den Körper aktionsbereit.

Die bloße Antizipation einer anstehenden körperlichen Betätigung reicht schon aus, um den Adrenalinspiegel in die Höhe zu treiben, wie jeder, der sich schon mal bei einem großen Rennen an der Startlinie aufgestellt hat, bestätigen kann. Es geht darum, bei jeder harten Trainingseinheit ein wenig von diesem Adrenalinschub zu mobilisieren. An dieser

Stelle kommen Trainer, Laufgruppen und Trainingsprogramme ins Spiel. Einem harten Training mit Freunden entgegenzusehen, sorgt für eine weitaus stärkere Ausschüttung von Adrenalin, als die Aussicht auf einen Solo-Lauf auf der altbekannten Strecke. Und eine gelegentliche Anfeuerungsrede vor dem Wettkampf kann Wunder bewirken. Die benutzten Anfeuerungsworte »Win one for the Gipper«, mit denen Knute Rockne, der Trainer der *Notre Dame Fighting Irish*, seine Mannschaft in der Halbzeitpause des Football-Spiels gegen das ungeschlagene Team der *United States Military Army* beschwor, indem er ihnen sagte, dass der verstorbene Spieler George Gipp ihn auf dem Sterbebett gebeten habe, den Spielern bei einem besonders schweren Spiel auszurichten, dass sie dieses Spiel für ihn gewinnen sollen, mögen zwar klischeehaft gewesen sein, aber die *Notre Dame Fighting Irish* gewannen das Spiel, und die anspornende Rede des Trainers gilt seitdem als Vorlage für eine gute Hormontherapie.

## Trainingsempfehlung

Anfeuerungsreden von inspirierenden Trainern und Sportlern sind zwar großartig, aber praktischer ist es, deine Trainingsläufe auf die althergebrachte Weise aufregender zu gestalten: Laufe mit Gruppen, plane 1 bis 3 herausfordernde Trainingseinheiten pro Woche und versuche, dein Training möglichst vielseitig zu gestalten.

## INSULIN

Insulin weist die Zellen an, Glucose aus dem Blut aufzunehmen und als Glykogen in den Muskeln und in der Leber zu speichern. Zu viel Insulin senkt den Blutzuckerwert (die Hypophyse reagiert mit einer Ausschüttung von HGH, weshalb Insulin ein weiteres beliebtes leistungssteigerndes Mittel für betrügerisches Doping ist). Der Insulinspiegel sinkt, wenn der Blutzuckerwert sinkt oder wenn der Adrenalinspiegel steigt.

## GLUCAGON

Glucagon stimuliert die Leber, Glykogen abzubauen und Glucose abzugeben, wenn der Blutzuckerwert sinkt. Es fördert zudem die Fettverbrennung für die Bereitstellung aerober Energie. Wenn du läufst, stimuliert der steigende Adrenalinspiegel den Abbau von Glucagon noch bevor der Blutzuckerwert fällt. Das verschafft deinem Körper einen Blitzstart bei der Vorbereitung der Brennstoffe für deinen aeroben Energiegenerator. Die Rolle, die Glucagon bei der Energieproduktion und -bereitstellung spielt, macht es zu einem extrem wichtigen Hormon bei längeren Läufen wie einem Halbmarathon oder einem Marathon.

## SCHILDDRÜSENHORMONE (T4 UND T3)

Thyroxin (T4) und Triiodthyronin (T3) werden von der Schilddrüse ausgeschüttet. Später wird T4 in den Zellen zu T3 umgewandelt. Schilddrüsenhormone spielen eine wichtige Rolle im Hinblick auf die Stoffwechselrate, die Aufrechterhaltung der Funktionen der Muskeln, des Gehirns, des Darms und überhaupt aller hormoneller Funktionen. Eine Schilddrüsenstörung kann eine Schilddrüsenunterfunktion (es wird zu wenig T4 abgegeben) oder eine Schilddrüsenüberfunktion (es wird zu viel T4 abgegeben) zur Folge haben.

»Sowohl zu viele als auch zu wenige Schilddrüsenhormone führen dazu, dass die Muskeln nicht mehr normal kontrahieren«, sagt Dr. Brown, der viele Weltklasse-Sportler wegen Schilddrüsenstörungen behandelt hat, und sagt, dass eine Behandlung dazu führt, dass die Werte sich wieder normalisieren, ohne ansonsten einen Vorteil zu verschaffen. »[Muskeln] verfügen von sich aus nicht über die Fähigkeit zu kontrahieren. Deshalb laufen Sprinter nicht so schnell, Weitspringer springen nicht so weit und Langstreckenläufer laufen schlechtere Zeiten, [wenn sie unter einer Schilddrüsenstörung leiden].«

Alex Hutchinson, Autor des Blogs *Sweat Science* auf der Website *Runner's World,* bereitet es Unbehagen, dass derzeit so viele Sportler mit Schilddrüsenmedikamenten behandelt werden. Er weist darauf hin, dass eine spanische Studie, deren Teilnehmer Radsportler waren, ergeben hat, dass niedrige, jedoch normale Schilddrüsenwerte mit einer verminderten Leistungsfähigkeit einhergingen. Ist es also ethisch vertretbar, diese Werte (bis zum höchsten als noch normal angesehenen Wert) zu erhöhen, um die Leistungsfähigkeit zu steigern? Hutchinson sagt: »Dies lässt in mir die Überzeugung wachsen, dass die WADA (die Welt-Anti-Doping-Agentur) die Einnahme von Schilddrüsenmedikamenten regulieren sollte.«

Es ist in diesem Zusammenhang auch beachtenswert, dass Bodybuilder seit Langem Schilddrüsenmedikamente einnehmen, weil sie ihnen die Wirkung zuschreiben, den Körperfettanteil zu senken und die Wirksamkeit von injiziertem HGH zu erhöhen.

## Trainingsempfehlung

Eine 2009 durchgeführte Studie legt nahe, dass ein Kalorienmangel bei Sportlern mit einer Schilddrüsenstörung assoziiert ist. Mach also keine Hungerdiät. Ernähre dich vernünftig und achte darauf, dass deinem Körper für das Training ausreichend Brennstoff zur Verfügung steht.

## ENDORPHINE

Endorphine sind für das »Runner's High« verantwortlich – jenes euphorische Hochgefühl, das Läufer manchmal während eines ausgedehnten Ausdauertrainings verspüren. Die gute Nachricht ist, dass langjährige Läufer am empfindlichsten auf Endorphine reagieren. Die schlechte Nachricht ist jedoch, dass ihr Körper im Laufe ihres Läuferdaseins immer weniger dieser Glückshormone produziert.

## ÖSTROGEN

Östrogen hilft beim Abbau von gespeichertem Fett zu Brennstoff für die Energiebereitstellung. Auch wenn es als weibliches Hormon bekannt

ist, ist Östrogen bei beiden Geschlechtern vorhanden, wenn auch bei Männern in niedrigeren Konzentrationen.

## HORMONE IM GLEICHGEWICHT

In den Fotoanleitungen dieses Kapitels werden einige spezielle Übungen vorgestellt, die geeignet sind, dein anaboles Hormonprofil zu verbessern, aber es ist wichtig, dass du in deinem alltäglichen Leben die beiden im Hinblick auf ein hormonelles Gleichgewicht geltenden Grundsätze beachtest:

- ► **Bleib gesund:** Selbst eine gewöhnliche Erkältung führt zu einem Absinken deiner Hormonspiegel.
- ► **Ernähre dich richtig:** Nimm ausreichend Kalorien zu dir und verzichte nicht vollständig auf Cholesterin – ohne Cholesterin kann dein Körper keine Steroide bilden.

## TRAININGSZUSAMMENFASSUNG:

Um den katabolen Effekt des Laufens auszugleichen, bedarf es eines anabolen Trainings nach dem Lauf. Wichtige Trainingseinheiten in den Fotoanleitungen dieses Kapitels sind unter anderem:

- ► **Kettlebell-Training nach dem Lauf**
- ► **Laufzirkel**

Trainingseinheiten aus anderen Kapiteln, die eine Wirkung auf die Hormone haben, sind unter anderem:

- ► **The Runner 360 (Kapitel 5)**
- ► **Widerstandstraining (Kapitel 5)**

Um genau zu erfahren, wie du diese Workouts in deinen Gesamttrainingsplan integrieren kannst, blättere direkt vor zu Kapitel 15 »Stell dir dein Trainingsprogramm zusammen«, in dem Trainingspläne für Läufer diverser Fitnessniveaus und Leistungsstärke vorgestellt werden.

# Kapitel 12: Bau deine Läufer-Hormone auf –
# Fotoanleitungen

### DAS 95-SEKUNDEN-KETTLEBELL-TRAINING

Diese 95-Sekunden-Trainingseinheit wurde von dem Trainer Jay Johnson als eine Allround-Stärkungsübung und anaboler Stimulus nach dem Laufen entwickelt. Bei dieser Einheit ist es erforderlich, fließend von einer Kettlebell-Übung zur nächsten überzugehen. Es ist empfehlenswert, die Übungen zunächst alle einzeln und erst danach am Stück zu praktizieren. Wähle außerdem ein Kettlebell-Gewicht, mit dem du zurechtkommst (fange mit wenig Gewicht an), und achte darauf, dass die Kettlebell beim Überkopfdrücken und bei Swings nie über die Ebene deines Körpers hinausreicht (z.B. hinter deinen Kopf). Wenn du jede Übung einzeln durchführst, mache 15–30 Sekunden Pause zwischen den Übungen – oder so lange, wie du bei den ersten Malen benötigst. Wenn du die Übungen am Stück absolvierst, gibt es keine Pause zwischen den einzelnen Übungen, wodurch die Art anaboler Stimulus bewirkt wird, der dafür sorgt, dass in deinem Körper während der Erholung aufbauende anstatt abbauende Prozesse stattfinden. Weitere Workouts und Ratschläge von Coach Johnson findest du auf www.coachjayjohnson.com.

*Die folgenden vier Übungen, angefangen mit der Kniebeuge und endend mit dem einarmigen Swing, sind Bestandteil eines zusammenhängenden Workouts.*

### DAS 95-SEKUNDEN-KETTLEBELL-TRAINING

■ **KOMPETENZSTUFE: fortgeschrittene Anfänger und routinierte Läufer**

## Kniebeuge (Squat)

① Beginne in einer stehenden Position, die Füße sind hüftbreit auseinander, die Zehen zeigen leicht nach außen. Halte die Kettlebell in Brusthöhe vor dir.

② Beuge dich, während du die Hüfte nach hinten schiebst, so weit nach unten, bis sich die Oberschenkel etwa parallel zum Boden befinden. Lass die Fersen auf dem Boden und beug dich nicht zu weit nach vorne. Richte dich wieder auf, und kehre in die Ausgangsposition zurück. Absolviere 8–10 Wiederholungen.

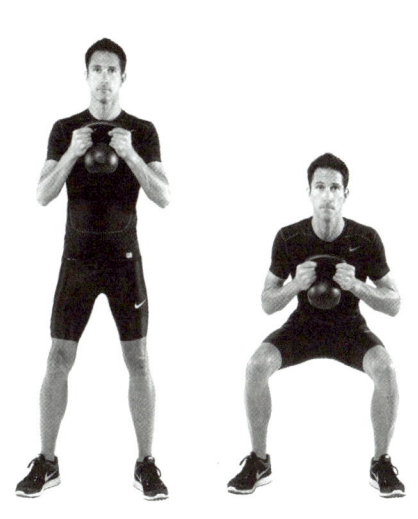

## Aus der Kniebeuge pressen

① Beginne in einer stehenden Position, die Füße sind hüftbreit auseinander, die Zehen zeigen leicht nach außen. Halte die Kettlebell in Brusthöhe vor dir.

② Beuge dich, während du die Hüfte nach hinten schiebst, so weit nach unten, bis sich die Oberschenkel etwa parallel zum Boden befinden. Lass die Fersen auf dem Boden und beug dich nicht zu weit nach vorne.

③ Richte dich wieder auf in Richtung deiner Ausgangsposition, doch drück die Kettlebell jetzt in einer flüssigen Bewegung hoch bis über deinen Kopf. Kehre dann direkt zurück in die Kniebeugeposition. Führe 8–10 Wiederholungen durch.

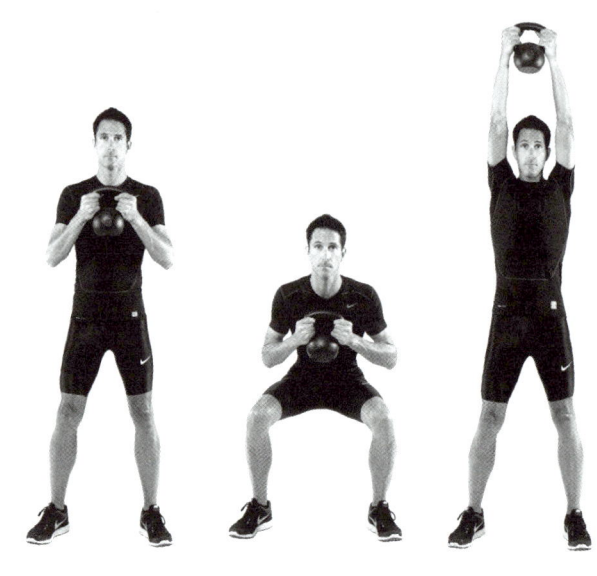

## Beidarmiger Swing

① Beginne in einer stehenden Position, die Füße sind hüftbreit auseinander, die Zehen zeigen leicht nach außen. Halte die Kettlebell mit beiden Händen vor dir, sodass sie unter der Taille hinabhängt.

② Beug die Beine und lass die Kettlebell zwischen den Beinen hinabsinken.

③ Schwinge die Kettlebell in einer flüssigen Bewegung hoch über deinen Kopf, während du dich gleichzeitig aufrichtest – die Kettlebell darf durch den Schwung nicht hinter deinen Körper gelangen (z. B. hinter deinen Kopf). Kehre dann direkt zu Anweisung 2 dieser Übung zurück und führe die nächste Wiederholung durch. Mach 8–10 Wiederholungen.

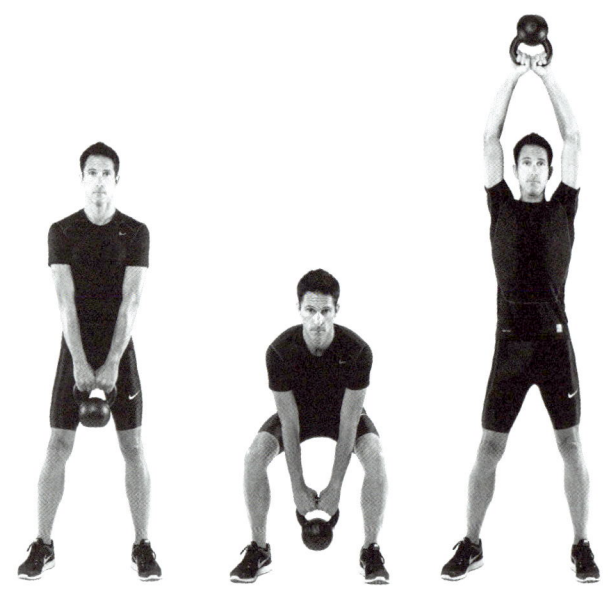

# Einarmiger Swing

① Beginne in einer stehenden Position, die Füße sind hüftbreit – oder, zur besseren Stabilisierung für diese Übung, noch ein Stück weiter – auseinander, die Zehen zeigen leicht nach außen. Halte die Kettlebell mit einer Hand vor dir, sodass sie unter der Taille hinabhängt.

② Beuge die Beine und lass die Kettlebell zwischen den Beinen hinabsinken. Lass den Arm gestreckt.

③ Schwinge die Kettlebell in einer flüssigen Bewegung hoch über deinen Kopf, während du dich gleichzeitig aufrichtest. Der Arm mit der hochgedrückten Kettlebell sollte eine gerade Linie

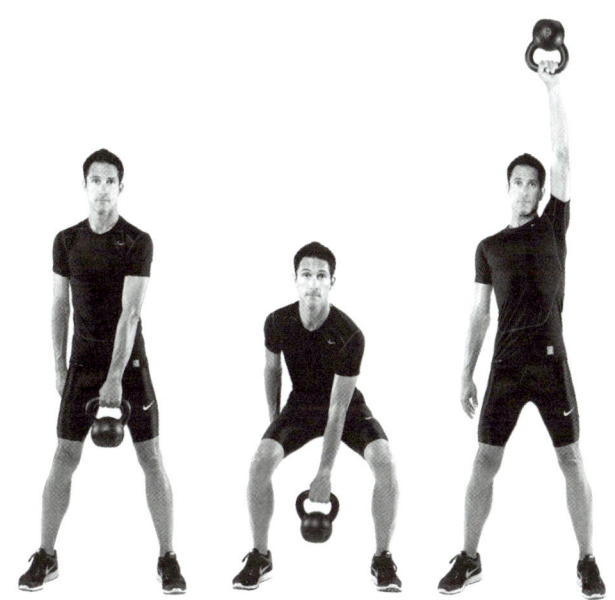

bilden. Wechsle in der unteren Position nach dem Herabschwingen die Arme (nachdem du alle Wiederholungen für eine Seite ausgeführt hast). Absolviere 8–10 Wiederholungen pro Arm.

## LAUFZIRKEL

Bei diesem Laufparcours läufst du jeweils eine bestimmte Strecke und stoppst zwischendrin, um einen schnellen Übungssatz durchzuführen. Ziel ist es, Laufkraft aufzubauen, das Workout jedoch im anabolen (also in einer muskelaufbauenden Phase) anstatt im katabolen Bereich (in einer muskelabbauenden Phase) zu halten. Der folgende Laufzirkel wurde von dem Trainer Jay Johnson entwickelt. Jedes Lauf-/Übungssegment der Trainingseinheit beinhaltet:

1. Wiederholungen von Laufstrecken auf der Bahn (vom Joggingtempo bis zum 10-km-Renntempo, je nach persönlicher Fitness), die über 500–700 Meter gehen und an der Startlinie der Laufbahn beginnen.
2. Bei 500-Meter-Wiederholungen gehst du über das Innenfeld zurück zur Startlinie und hältst zwischendurch inne, um die Kraftübungen durchzuführen.
3. Bei 700-Meter-Wiederholungen joggst du noch 30 Meter weiter, dann führst du alle vier Kraftübungen für dieses Segment durch. Danach joggst du die 70 Meter zurück zum Start.
4. Absolviere alle vier Segmente während eines einzigen Workouts.
5. Weitere Laufzirkelübungen findest du auf: www.coachjayjohnson.com/2010/08/running-times-circuits-parts-1-2-and-3/

*Die folgenden 20 Übungen, angefangen mit dem Wiederholungslauf Nummer 1 und endend mit dem Skorpion, sind Bestandteil einer am Stück durchzuführenden Trainingseinheit.*

■ **KOMPETENZSTUFE: alle Niveaus**

## Wiederholungslauf Nummer 1

Die Wiederholungen der Laufstrecken bei diesem Workout sollten sich an deiner persönlichen Fitness orientieren. Dieses Workout soll sehr wohl eine Herausforderung für dich sein, aber es sollte auch nicht so anstrengend sein, dass du die Kraftübungen, die nach jeder Laufwiederholung folgen, nicht mehr schaffst.

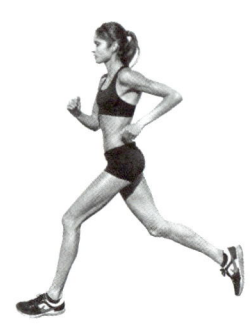

① Anfänger starten mit 500 Metern im lockeren Lauftempo. Fittere Läufer können 700-Meter-Strecken im Tempolauf-Tempo absolvieren. Wirklich fitte Läufer können im 10-km-Renntempo laufen (absolute Neulinge können mit 300-Meter-Strecken beginnen).

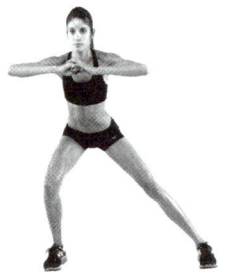

## Seitlicher Ausfallschritt

① Beginne in einer stehenden Position, die Füße sind hüftbreit auseinander. Mach einen Ausfallschritt nach rechts. Schieb die Hüfte bei dem Schritt nach hinten – als ob du dich auf einen Stuhl setzen wolltest –, und verlagere dein Gewicht auf das rechte Bein. Halte die Hände während der Übung vor der Brust, die Ellbogen zeigen nach außen. Führe 10 Wiederholungen durch, wiederhole die Übung dann mit dem linken Bein.

## Kniebeuge ohne Gewichte

① Beginne in einer stehenden Position, die Füße sind hüftbreit auseinander, die Zehen zeigen leicht nach außen, die Arme hängen an den Seiten herunter. Beuge die Knie, schiebe die Hüfte nach hinten, und senke den Torso so weit herab, bis die Oberschenkel sich parallel zum Boden befinden. Streck die Arme vor dir aus, wenn du in die Hockposition gehst (für ein besseres Gleichgewicht). Führe 10 Wiederholungen durch.

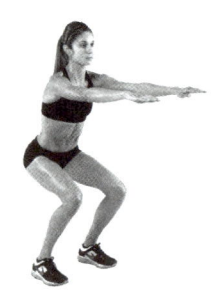

## Seitliches Beinheben

① Leg dich auf die Seite, die Beine liegen aufeinander. Leg den Kopf entweder auf einen Arm (Schulter, Hüfte und Füße befinden sich in einer geraden Linie), oder stütz dich auf deinen Ellbogen (für die Gelenkigeren). Hebe das obere Bein in einer flüssigen Bewegung bis zu einem Winkel von 45° und senke es wieder. Führe 10–20 Wiederholungen pro Bein durch.

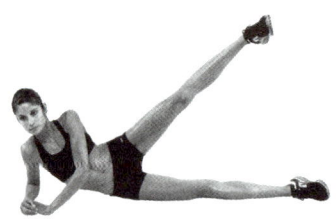

## Ächzer

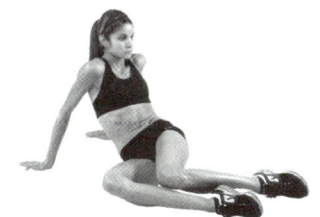

① Setz dich auf die Laufbahn, stütz dich mit den Händen hinter dir ab. Die Füße befinden sich vor dir, die Knie sind in einem Winkel von etwa 90° gebeugt. Beweg die Knie jetzt hin und her, wobei das Knie, das zur Bahn zeigt, den Boden berührt. Führe pro Seite 10 Wiederholungen.

## Wiederholungslauf Nummer 2

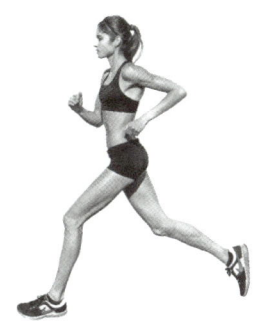

① Wiederhole die Laufstrecke (wie in Wiederholungslauf 1).

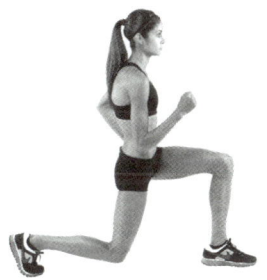

## Ausfallschritt nach vorne

① Beginne in einer stehenden Position, die Füße sind hüft-breit auseinander. Mach mit dem linken Fuß einen Ausfallschritt nach vorne, bis das Knie sich über dem linken Knöchel befindet – das Knie sollte in etwa in einem 90°-Winkel gebeugt sein. Bewege die Arme wie beim Laufen. Führe 10 Wiederholungen durch, dann wechsle die Seite und mach 10 Wiederholungen mit dem rechten Bein.

## Breitsprünge

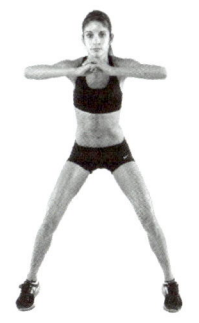

① Beginne in einer stehenden Position, die Füße sind hüftbreit auseinander, die Knie leicht gebeugt. Halte die Hände vor der Brust zusammen, die Ellbogen zeigen nach außen. Vollführe jetzt einen Sprung, bei dem du die Beine zu den Seiten hin spreizt (wie abgebildet) – als ob du einem Fußball ausweichen wolltest, der dir zwischen die Beine geschossen wurde. Springe zurück und bring die Beine wieder in die Ausgangsposition. Absolviere 10 Wiederholungen.

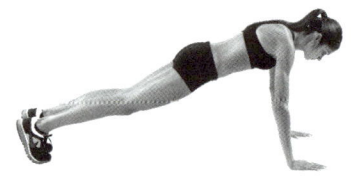

## Frontplatte (Plank)

① Falls du je einen Liegestütz gemacht hast, ist dies die hohe Stellung, also die Startposition. Du befindest dich auf den Händen und den Zehen, die Arme sind gestreckt, der Kopf befindet sich in einer Linie mit der Wirbelsäule. Hebe die Hüfte weder an noch lass sie durchhängen. Die Augen sind auf den Boden gerichtet. Halte die Position für 30 Sekunden.

## Rückenplatte

① Begib dich in die umgekehrte Frontplattenposition. Das Gesicht zeigt nach oben, du befindest dich auf den Händen und den Fersen, die Arme sind unter dir ausgestreckt. Bemüh dich, nicht durchzuhängen. Halte die Position für 30 Sekunden.

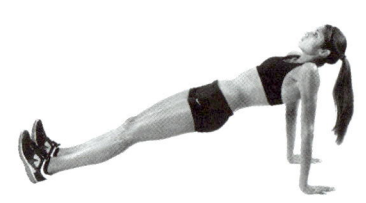

## Wiederholungslauf Nummer 3

① Wiederhole die Laufstrecke (wie in Wiederholungslauf 1).

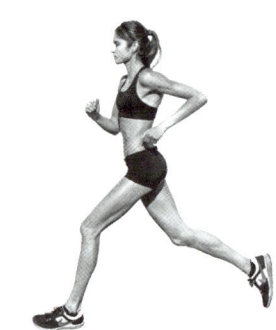

## Ausfallschritt nach hinten

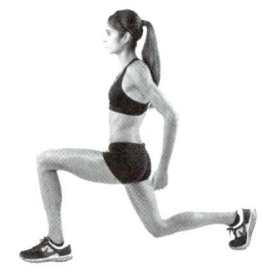

① Mach aus dem hüftbreiten Stand mit dem rechten Fuß einen großen Ausfallschritt nach hinten. Dein linkes Knie befindet sich über deinem linken Knöchel. Bewege die Arme wie beim Laufen. Absolviere abwechselnd 10 Wiederholungen mit jedem Bein. Du kannst zwischen den Wiederholungen in die Ausgangsposition zurückkehren oder dich einfach rückwärts bewegen.

## Vier-Uhr- und Acht-Uhr-Ausfallschritt

① Mach aus dem Stand einen großen Schritt nach hinten zur Seite. Stell dir vor, du würdest dich auf dem Ziffernblatt einer Uhr mit dem rechten Bein auf die Vier-Uhr-Position und mit dem linken Bein auf die Acht-Uhr-Position begeben (geradeaus ist die 12-Uhr-Position). Der hintere Fuß sollte zur Seite zeigen, senkrecht zu deinem stehenden vorderen Fuß. Das hintere Knie sollte sich über deinem hinteren Knöchel befinden. Das vordere Bein bleibt gerade. Führe mit jedem Bein 5 Wiederholungen durch.

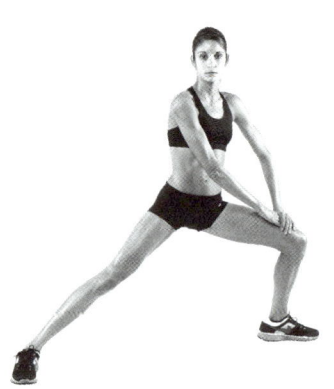

## Frontplatte mit Beinheben und -senken

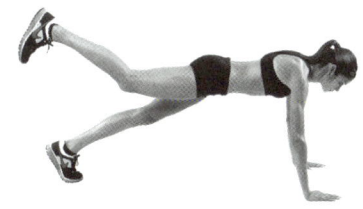

① Geh in die Frontplattenposition (wie in der bereits durchgeführten Übung). Hebe und senke das rechte Bein in einer flüssigen und kontinuierlichen Bewegung. Hebe das Bein so hoch, wie es angenehm für dich ist, und versuche, das Bein gerade zu halten (zu diesem Zeitpunkt des Workouts wird dir das vermutlich schwerfallen – das ist okay). Führe 5 Wiederholungen durch, dann wechsle die Seite und mach 5 Wiederholungen mit dem linken Bein.

## Rückenplatte mit Beinheben und -senken

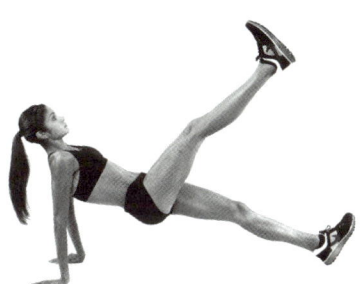

① Geh in die Rückenplattenposition (wie in der bereits durchgeführten Übung). Hebe und senke das rechte Bein in einer flüssigen und kontinuierlichen Bewegung. Hebe das Bein so hoch, wie es angenehm für dich ist, und versuche, das Bein gerade zu halten. Deine Schultern, deine Hüfte und das untere Bein sollten sich in einer geraden Linie befinden. Führe 5 Wiederholungen durch, dann wechsle die Seite und absolviere 5 Wiederholungen mit dem linken Bein.

## Wiederholungslauf Nummer 4

① Wiederhole die Laufstrecke (wie in Wiederholungslauf 1).

## Liegestützsprünge

① Beginne in einer stehenden Position.
② Geh in die Hocke und leg die Hände auf die Laufbahn.
③ Springe mit den Beinen nach hinten und lande in der Frontplattenposition. Springe dann zurück in die Hocke, richte dich auf und hebe die Hände hoch über den Kopf (steh auf, nicht aufspringen). Führe 10 Wiederholungen durch.

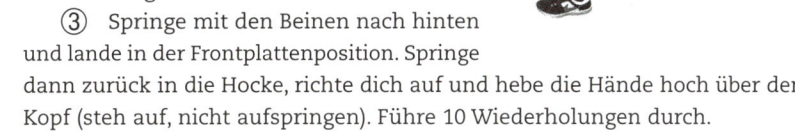

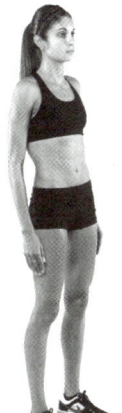

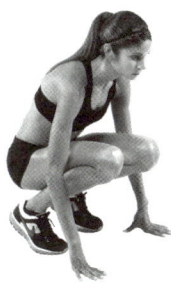

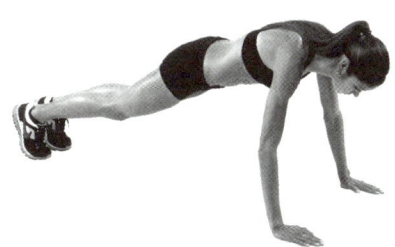

## Liegestütze

① Geh in die Frontplatten- bzw. Liegestützposition, die Hände sind etwas mehr als schulterbreit auseinander. Senke und hebe den Körper, indem du dich von der Laufbahn oder vom Boden abdrückst. Beginne mit 5 Wiederholungen und steigere dich entsprechend deiner Fitness.

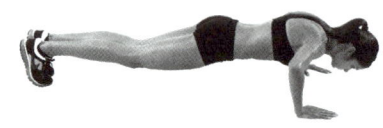

## Eisernes Kreuz

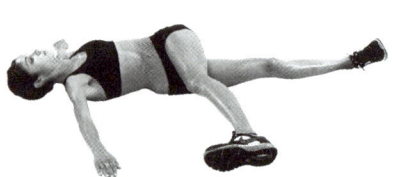

① Leg dich mit seitlich ausgestreckten Armen und gerade ausgestreckten Beinen auf den Rücken. Schwing ein Bein über das andere und berühre auf der dem Bein gegenüberliegenden Seite deines Körpers auf der Höhe deiner Hüfte oder höher mit dem Fuß die Laufbahn. Schwinge das Bein zurück und führe die gleiche Bewegung mit dem anderen Bein durch. Absolviere mit jedem Bein 10 Wiederholungen.

## Skorpion

① Diese Übung ist die Umkehrversion des Eisernen Kreuzes. Leg dich mit seitlich neben deinen Schultern ausgestreckten Armen auf den Bauch. Schwinge ein Bein über das andere und versuche mit gebeugtem Knie auf der dem Bein gegenüberliegenden Seite deines Körpers mit dem Fuß die Laufbahn zu berühren; versuche dabei so hoch wie möglich zu kommen. Schwinge das Bein zurück, und führe die gleiche Bewegung mit dem anderen Bein durch. Absolviere 10 Wiederholungen pro Seite.

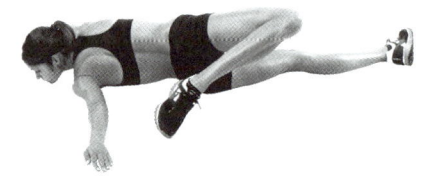

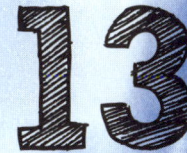

# Trainiere dein Läufer-Gehirn

**E**in bekanntes Sportlerklischee besagt, dass Erfolg zu 90 Prozent auf mentale Stärke und zu 10 Prozent auf physische Stärke zurückzuführen ist. Doch die meisten von uns glauben das nicht wirklich. Wir wissen, dass wir uns nicht mit reiner Willenskraft dazu bringen können, so groß zu sein wie der Basketballspieler Shaquille O'Neal oder so robust wie der Football-Spieler Ray Lewis oder so schnell wie der Sprinter Usain Bolt. Und in den vorherigen acht Kapiteln von Teil zwei wurde dargelegt, dass verbesserte Physiologie wichtiger ist als positives Denken. Deshalb ist es einfach, die Behauptung, dass der Erfolg zu »90 Prozent auf mentaler Stärke« beruhe, als übertrieben abzutun.

Das Problem ist nur: Das Klischee ist zu 100 Prozent richtig.

Es reicht nicht aus, dass du Wochen und Monate lang die physiologischen Aspekte deines Laufkörpers trainierst. Bevor dieses Training wirklich funktionieren kann, musst du dich einer sehr wichtigen Prüfung unterziehen. Und dein Prüfer ist knallhart. Härter als ein Richter bei der Urteilsverkündung. Härter als ein Vater, der den Freund seiner Tochter vor dem Abschlussball der Highschool von Kopf bis Fuß in Augenschein nimmt. Härter als ein Militärausbilder während der Grundausbildung bei der Inspektion der Schlafräume. Dein Prüfer ist dein Gehirn. Und dieses ist nicht bereit zuzulassen, dass du, nur um einen persönlichen Rekord zu laufen, deinen Körper schädigst. Als Erstes musst du dein Gehirn überzeugen, dass dein Körper der Herausforderung gewachsen ist.

## WAS IST DAS LÄUFER-GEHIRN?

Wenn wir über dein »Läufer-Gehirn« reden, reden wir über das Steuerungssystem deines Gehirns, mit dem dieses körperliche Betätigung und Anstrengung reguliert – nicht über die physischen Bestandteile deines Gehirns. Insbesondere wollen wir uns mit Ermüdung befassen, dem Mechanismus, dessen sich dein Gehirn bedient, um der Leistung beim Training und beim Wettkampf Grenzen zu setzen.

Für diejenigen, die gerne einen kurzen Überblick darüber haben möchten, wie das Gehirn im Wesentlichen aufgebaut ist: Es verfügt über ungefähr fünfundachtzig Milliarden Nervenzellen (wie bereits in Kapitel 11 dargelegt). Es besteht aus dem Großhirn, dem Kleinhirn und dem Hirnstamm. Das Gehirn besteht aus zwei Hälften (Hemisphären), und sowohl das Großhirn als auch das Kleinhirn sind von der *Hirnrinde* überzogen, die von Ausbeulungen und Rillen (Windungen und Furchungen) geprägt ist und der Sitz der menschlichen Vernunft, der Sprache, der Sinneswahrnehmungen usw. ist. Und sie ist grau – daher der Begriff »graue Zellen«.

Aber beiß dich nicht an der Anatomie fest. Und erwarte nicht, dass dir in diesem Kapitel Fitnessübungen für die Hirnrinde oder Widerstandstraining für deine Ausbeulungen und Rillen empfohlen werden. Stattdessen befassen wir uns zunächst mit einigen Theorien, die erklären, warum das Gehirn Empfindungen wie Ermüdung und Schmerz erzeugt (und gleichzeitig deine Muskeln anweist, die Kraft, die sie produzieren können, zu reduzieren), und sehen uns dann ein paar »Tricks« an, die dein Gehirn dazu bringen, sich zu entspannen – und dir zu erlauben, ein bisschen schneller und weiter zu laufen und dabei weniger zu ermüden und weniger Beschwerden zu verspüren.

Wir beginnen mit zwei grundsätzlichen Herangehensweisen, die versuchen, den Prozess der Ermüdung zu verstehen:

▶ **Theorie der peripheren Ermüdung**
▶ **Central-Governor-Theorie**

Dann sehen wir uns eine Liste der Kandidaten an, die dafür infrage kommen, tatsächlich Ermüdung zu verursachen, und werfen einen Blick darauf, welche Rolle das Gehirn den jeweiligen Theorien zufolge dabei spielt (oder auch nicht). Schließlich gehen wir auf ein paar Methoden ein, mit deren Hilfe sich Ermüdung verringern, verzögern oder ignorieren lässt.

Ich weise vorwarnend darauf hin, dass die Rolle des Gehirns beim Laufen ein unter Sportlern, Trainern und Physiologen intensiv

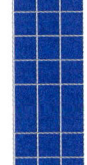

DAS ULTIMATIVE LÄUFERTRAINING

## TIPP FÜR ANFÄNGER

Beim Trainieren deines Gehirns geht es nicht um positives Denken oder darum, dich durch Schmerzen zu kämpfen. Es geht darum, Trainingseinheiten zu absolvieren, die dein Gehirn davon überzeugen, dass du dir das Recht verdient hast, ein bisschen intensiver, schneller und weiter zu laufen.

**MACH DEINEN LAUFKÖRPER FIT – KOMPONENTEN UND ÜBUNGEN**

diskutiertes Thema ist. Somit gibt es jede Menge Studien, Theorien und Meinungen, aber für keine von ihnen wirklich handfeste Beweise, die sie bestätigen. Deshalb konzentrieren wir uns auf Beobachtungen aus der realen Welt darüber, wie Läufer die Steuerungssysteme ihrer Gehirne beim Training und während ihrer Wettkämpfe beeinflusst haben.

# TRAININGSDISKUSSION

## »Ist das Hin- und Herschwenken eines kohlenydrat- und/oder koffeinhaltigen Getränks im Mund, das man anschließend ausspuckt, das neue Carbo-Loading?«

Bei den meisten von uns beschwört die Wendung »Geist triumphiert über Materie« Bilder von in tiefer Meditation versunkenen schwebenden indischen Yogis, dem barfuß über heiße Kohlen gehenden Motivationstrainer Tony Robbins oder dem mit bloßer Willenskraft Löffel verbiegenden Mentalisten Uri Geller hervor – fauler Zauber, den wir kurzerhand abtun.

Wenn uns also jemand erzählt, dass das bloße Hin- und Herschwenken eines kohlen-hydrathaltigen oder coffeinhaltigen Getränks im Mund, das du anschließend ausspuckst, deine Laufleistung verbessern kann, scheint es nur allzu vernünftig, das ebenfalls als einen faulen Zauber abzutun. Nur dass es in diesem Fall tatsächlich stimmt.

Eine im Jahr 2004 durchgeführte Studie ergab, dass Radrennfahrer, die fünf Sekunden lang einen Sportdrink im Mund hin- und herschwenkten und diesen dann ausspuckten, ein Zeitfahren über 40 Kilometer im Durchschnitt eine Minute schneller absolvierten als die Teilnehmer der Vergleichsgruppe, die ein Placebo-Getränk im Mund hin- und herge-schwenkt und dieses dann ausgespuckt hatten. Eine im Jahr 2009 durchgeführte Folge-studie ergab eine 3-prozentige Leistungssteigerung, und die Wissenschaftler, die die Stu-die durchführten, dokumentierten mithilfe eines Hirnscanners nach dem Hin- und Herschwenken des Getränks im Mund eine Aktivität der für Belohnungen und die Steuerung der Motorik zuständigen Hirnregionen. Schließlich ergab eine 2013 durchgeführte Studie, die in diesem Zusammenhang der Frage nachging, ob mehr besser ist, dass ein zehnse-kündiges Hin- und Herschwenken mit anschließendem Ausspucken sogar zu einer noch größeren Leistungsverbesserung führte. Die wesentlichen aus diesen Studien gewon-nenen Erkenntnisse lauten:

1. Die Gehirne der Radrennfahrer konnten zwischen kohlenhydrathaltigen Getränken und Placebos unterscheiden.
2. Allein die orale Empfindung eines kohlenhydrathaltigen Getränks reichte dem Gehirn, um die Aktivierung der Muskeln zu steigern.
3. Die Leistungsverbesserung fand statt, obwohl die Erschöpfung der Kohlenhydrat-speicher bei einem 40-Kilometer-Zeitfahren keine Rolle spielt.

Mit anderen Worten: Die Gehirne der Radrennfahrer nahmen eine Erschöpfung der Kohlenhydratspeicher vorweg, obwohl diese gar nicht eingetreten war, und belohnten das Versprechen auf eine frische Zufuhr von Kohlenhydraten, indem sie es den Radrennfahrern gestatteten, stärker in die Pedale zu treten.

>>>

DAS ULTIMATIVE LÄUFERTRAINING

Eine ebenfalls im Jahr 2013 von fünf Autoren aus verschiedenen Ländern durchgeführte, von C. Martyn Beaven geleitete Studie, bei der ein koffeinhaltiges Getränk und ein koffein- und kohlenhydrathaltiges Getränk zum Einsatz kamen, kam zu ähnlichen Ergebnissen. Das Hin- und Herschwenken eines koffeinhaltigen Getränks im Mund verbesserte die Leistungsfähigkeit von Sprintern, und ein koffein- und kohlenhydrathaltiges Getränk wirkte besser als eines, das nur Koffein enthielt.

Alle diese Studien zeigen, dass bei Ermüdung mehr im Spiel ist als ermüdete Muskeln. Im Fall des Hin- und Herschwenkens eines kohlenhydrat- und/oder koffeinhaltigen Getränks im Mund, das anschließend ausgespuckt wird, verändert dein Gehirn deine unmittelbare Leistungskapazität aufgrund der Annahme, dass du deinem Körper eine Energiequelle zur Verfügung gestellt hast, auf die er in naher Zukunft zurückgreifen kann.

Doch bevor du den Rennleiter deines nächsten 10-Kilometer-Laufs animierst, an der Startlinie Spucknäpfe aufzustellen, solltest du dir vor Augen führen, dass die Methode des Hin- und Herschwenkens eines kohlenhydrat- und/oder koffeinhaltigen Getränks und des anschließenden Ausspuckens nur funktioniert, wenn deine Muskelglykogenspeicher nicht so gut gefüllt sind. Wenn du ein Carbo-Loading hinter dir hast, hat das Hin- und Herschwenken eines kohlenydrat- und/oder koffeinhaltigen Getränks im Mund keine große Auswirkung auf deine sportliche Leistungsfähigkeit (wenn überhaupt).

## GEHIRNTRAINING

Kann das Gehirn trainiert werden? Die meisten Läufer und Trainer der heutigen Zeit würden mit »Ja« antworten. Doch das war nicht immer so. Jahrzehntelang wurde das Gehirn als nicht mehr angesehen als eine sensorische Relaisstation für ermüdende Muskeln – und nicht als der Vermittler von Anstrengung, Geschwindigkeit und Ermüdung.

Das Modell der *peripheren Ermüdung* war während des vergangenen Jahrhunderts die dominierende Theorie im Hinblick auf Ermüdung. Diesem Modell zufolge entsteht Ermüdung, wenn Muskeln zu versagen beginnen, und führt, wenn sie weiterbeansprucht werden, zu einer physiologischen »Katastrophe« – Azidose, extrem hoher Körpertemperatur etc. –, die dich zwingt, langsamer zu werden oder stehen zu bleiben. Es ist erwähnenswert, dass Studien über Trainingsphysiologie traditionell auf der Grundlage dieses Denkmodells design wurden. Die Teilnehmer einer solchen Studie absolvieren eine spezielle Trainingsübung, bis Ermüdung sie zwingt aufzuhören (zum Beispiel

laufen sie auf einem Laufband, wobei die Geschwindigkeit und die Steigung in regelmäßigen Abständen erhöht werden, bis der Proband nicht mehr kann). Vor, während und nach dem Versuch werden Messungen des Wirkstoffs vorgenommen, den man für den Verursacher der Ermüdung hält. Wenn die Messwerte dramatisch steigen, könnte der Schluss gezogen werden, dass der vermutete Wirkstoff die Ermüdung tatsächlich verursacht hat. Das Problem bei dieser Art von Versuchen ist nur, dass das Laufen in der realen Welt sich nicht so vollzieht, dass es linear bis zum Punkt der völligen Erschöpfung führt. Stattdessen wählen Läufer ein Tempo, bei dem sie sicher sein können, die Ziellinie zu erreichen, und zudem steht ihnen während eines Laufs jederzeit die Option zur Verfügung, das Tempo zu drosseln.

Die 1997 von Dr. Timothy Noakes vorgeschlagene *Central-Governor-Theorie* (die später in die vierte Ausgabe seines Buchs *Lore of Running* aufgenommen wurde), verwirft das Modell der peripheren Ermüdung und schlägt stattdessen vor, dass Ermüdung ein Gefühl ist, das vom Gehirn mit der Absicht erzeugt wird, den

Körper zu schützen. Das Gehirn erhält während des Trainings aus allen Bereichen des Körpers Rückmeldungen. Wenn es aufgrund einer Belastungsintensität, die die Organe schädigen könnte, eine drohende Gefahr spürt, fährt es die Muskelfaserrekrutierung herunter und zwingt dich, langsamer zu werden. Noakes glaubt, dass der »Endspurt« (eine Beschleunigung des Tempos auf den letzten 10 Prozent der Strecke) beweist, dass Läufer nie wirklich ermüdet sind, sondern dass ihre Gehirne dafür sorgen, dass Energiereserven zurückgehalten werden, bis die Ziellinie in Sicht ist – und es ungefährlich ist, die Belastungsintensität noch einmal zu erhöhen.

Viele Läufer und Trainer plädieren für ein drittes Modell: Demnach greift das Gehirn auf eine Kombination aus einer bewussten und einer unbewussten Steuerung zurück, um Tempo und Ermüdung zu regulieren. Samuele M. Marcora, ein erfahrener Trainingsphysiologie-Dozent an der Bangor University in Wales, schreibt mit Recht: »(Der) Endspurt ist absolut kompatibel mit einem Modell bezüglich der körperlichen Leistungsfähigkeit, das davon ausgeht, dass im Hinblick auf die Belastungsintensität bewusste Entscheidungen getroffen werden.« Die meisten Läufer treffen während eines Laufs ständig bewusste Entscheidungen bezüglich ihres Tempos und passen es an. So wie Adrian Peterson von den Minnesota Vikings in der National Football League nur den Bruchteil einer Sekunde braucht, um zu entscheiden, welchen Weg er durch die Abwehr nimmt, achten Läufer während des Laufs ständig auf ihre Umgebung (Gelände, Wetterbedingungen, andere Wettkampfteilnehmer usw.) sowie auf Ermüdungsempfindungen und treffen schnelle Entscheidungen im Hinblick auf Tempo, Schrittfrequenz und -weite und, was am wichtigsten ist, die Belastungsintensität. Am Ende eines Rennens kann ein zurückhaltender Läufer seine Belastungsintensität während des Endspurts noch einmal erhöhen, ohne zusammenzubrechen. Läufer hingegen, die ihre Belastungsintensität während des Wettkampfes nicht so gut im Griff hatten, sind oft *nicht in der Lage*, am Ende des Rennens noch mal einen Schritt zuzulegen – was die Central-Governor-Theorie teilweise widerlegt.

Die in diesem Kapitel vorgestellten Übungen gehen davon aus, dass viele der Faktoren im Hinblick auf Ermüdung sowohl bewusst als auch unbewusst gesteuert werden. Ziel der Übungen ist es, das Gehirn dahingehend zu trainieren, dass es dir gestattet, intensiver, schneller und weiter zu laufen. Ob die Ermüdung, die es zu überwinden gilt, eine genuin physische Beschwerde ist oder ein »Gefühl«, das vom Central Governor erzeugt wird, ändert nichts daran, dass es von Vorteil ist, das Gehirn davon zu überzeugen, sie zu ignorieren.

## ERMÜDUNG

Ermüdung tritt ein, wenn die Leistungsfähigkeit der Muskeln, die beim Training beansprucht werden, fortlaufend nachlässt; sie wird von physiologischen und psychologischen Beschwerden begleitet. Doch es herrscht tiefe Uneinigkeit darüber, was die eigentliche Ursache dieser nachlassenden Leistungsfähigkeit der Muskeln und der daraus folgenden (oder den Verfechtern der Central-Governor-Theorie zufolge *vorweggenommenen*) Ermüdung ist. Sehen wir uns einige der Kandidaten an, die als Ursache infrage kommen.

### Azidose

Wir haben uns bereits in Kapitel 9 mit einem niedrigen Körper-pH-Wert befasst. Im Zuge einer hochintensiven Energieproduktion gebildete Wasserstoffionen überfordern die Pufferkapazität deiner Muskelfasern. Die daraus resultierende Azidose wurde mit einer Störung der (für die Muskelkontraktion erforderlichen) Freisetzung von Kalzium in den Muskelfasern, mit einer reduzierten ATP-Produktion, einer verminderten ATP-Hydrolyse (Freisetzung von Energie infolge der Reaktion von ATP), einer reduzierten Krafterzeugung und einer verminderten Kontraktionsgeschwindigkeit in Verbindung gebracht. Eine 1995 in Australien durchgeführte Studie kam zu dem Schluss: »Intrazelluläre Azidose hat einen Einfluss auf viele Aspekte der Funktion der Muskelzellen(.)« Und die bereits in Kapitel 9 angesprochene Studie von Knuth, Dave, Peters und Fitts aus dem

Jahr 2006 bestätigte, dass »die zu muskulärer Ermüdung führende Wirkung niedriger pH-Werte« bei Menschen signifikant ist.

## Undichte Kalziumkanäle

Als Dr. Andrew Marks nach einer Ursache für die geschwächten Herzmuskelfasern bei Patienten mit kongestiver Herzinsuffizienz suchte, stieß er auf beschädigte Kalziumkanäle. Kalzium wird zur Einleitung einer Kontraktion in den Muskelfasern ausgeschüttet und dann schnell wieder in einen Speicherort zurückgepumpt (das sarkoplasmatische Retikulum), sodass die Fasern sich wieder entspannen können. Undichte Kalziumkanäle haben weniger kraftvolle Kontraktionen zur Folge. In einer im Jahr 2008 durchgeführten Studie überprüfte Marks, ob seine Theorie auch bei Skelettmuskelfasern zutraf. Einer Gruppe Mäuse wurde ein Medikament zur Behandlung undichter Kalziumkanäle verabreicht, einer anderen Gruppe Mäuse ein Placebo. Dann wurden die Mäuse gezwungen, zweimal täglich neunzig Minuten zu schwimmen. Die Mäuse, denen die Medikamente verabreicht wurden, zeigten während der wöchentlichen Trainingseinheiten bis zur Erschöpfung, bei denen die Zeit genommen wurde, keinen Leistungsabfall. Die Mäuse, denen Placebos verabreicht wurden, zeigten hingegen einen Leistungsabfall. Bei einem folgenden Versuch wurden trainierte Radrennfahrer angewiesen, drei Tage hintereinander drei Stunden lang bei einer nahezu maximalen aeroben Belastungsintensität zu trainieren. Anschließend wiesen sie ebenfalls beschädigte Kalziumkanäle in den Skelettmuskelfasern auf, allerdings hielten ethische Bedenken Marks davon ab, das noch nicht zugelassene Medikament an den Radrennfahrern auszuprobieren (die Kalziumkanäle reparierten sich jedoch von alleine innerhalb weniger Tage). Da die Experimente mit den Mäusen darauf angelegt waren, sie bis zur Erschöpfung schwimmen zu lassen, weiß man nicht, welchen Effekt undichte Kalziumkanäle in der realen Welt bei submaximalem Training haben. (Beachte: Dr. Marks sagt nicht, dass undichte Kalziumkanäle in Skelettmuskelfasern aufgrund von sportlicher Anstrengung beschädigte Kalziumkanäle in deinem Herzen zur Folge haben. Du erholst dich schnell von Veränderun-

gen in deinen Skelettmuskelfasern – und wenn alles gut läuft, hast du hinterher stärkere Muskelfasern als vorher.)

## Körpertemperatur

Wenn deine Körpertemperatur während des Trainings eine kritische Körperkerntemperatur von 40 Grad erreicht, hörst du auf zu laufen. Doch wie Dr. Ross Tucker in einer ausführlichen Artikelserie über Ermüdung auf seiner Website *The Science of Sport* hervorhebt, sind Experimente, bei denen Störungen infolge von überhöhter Körpertemperatur untersucht werden, »so angelegt, dass ein, erzwungener' physiologischer Zustand zu einer ausgeprägten Störung führt.« Tucker weist darauf hin, dass die meisten Menschen *nicht* trainieren, bis ihr Körper eine Temperatur von 40 Grad (oder 41 Grad bei hoch motivierten Sportlern) erreicht, weil wir die Möglichkeit haben, *das Tempo zu drosseln*. Tucker ließ jeweils zwölf trainierte Radrennfahrer unter heißen Bedingungen und unter kühlen Bedingungen ein 20-Kilometer-Zeitfahren absolvieren. Nach 5 Kilometern verlangsamten die Radfahrer, die unter heißen Bedingungen fuhren, ihr Tempo – obwohl ihre Körpertemperatur (zu diesem Zeitpunkt) weitgehend die gleiche war wie die der unter kühlen Bedingungen fahrenden Radfahrer –, und die gemessenen Hirnsignale an ihre Muskeln verringerten sich. Die Radfahrer fuhren nicht langsamer, weil ihre Körpertemperatur stieg; sie drosselten das Tempo in *Erwartung* einer bevorstehenden steigenden Körpertemperatur – ihre Gehirne sorgten dafür, dass sie langsamer fuhren, um eine physiologische Katastrophe zu vermeiden.

## Depolarisation

Der Triathlet, Läufer und Laufbuchautor Matt Fitzgerald, ein glaubwürdiger Pionier, wenn es um neue Lauftheorien geht, hat geschrieben, dass »Muskeln so funktionieren wie Batterien. Sie funktionieren auf der Grundlage elektrischer Ladungen und sind am stärksten, wenn sie stark polarisiert sind.« Wenn du bei hoher Belastungsintensität trainierst, verringert sich der Ladungsunterschied zwischen den beiden Seiten deiner Muskelfaserzellenmembranen (Polarisation). Diese *Depolarisation* erschwert es den Nervensignalen, deine Muskelfasern zu durchdringen und hat schwächere Kontraktionen zur Folge. Interessanterweise haben in den Jahren 2001 und 2010 durchgeführte Studie ergeben, dass Azidose einer Depolarisation entgegenwirken kann. Tatsächlich ergab letzter Studie, dass Lactat selbst vor Depolarisation schützt und »die Bedeutung erhöhter extrazellulärer $K^+$-Konzentrationen [positive Ladung] für die Entstehung von Ermüdung verringert«. Darüber hinaus kann ins Blut abgegebenes Lactat im ganzen Körper dafür sorgen, Depolarisation entgegenzuwirken.

## Ammoniak

Erhöhte Ammoniakkonzentrationen sind mit Lebererkrankungen wie Leberzirrhose assoziiert, bei denen die Leber nicht mehr in einem ausreichenden Maß Ammoniak in Harnstoff umwandeln kann. Zu hohe Ammoniakkonzentrationen führen auch zu einer verminderten Hirnfunktion und haben andere toxische Wirkungen. Studien haben ergeben, dass ein ausgedehntes intensives Training in den Muskelfasern zu einer Erhöhung der Ammoniakkonzentration führen kann (durch die Entfernung von Aminogruppen von Adenosinmonophosphat [AMP] und verzweigten Aminosäureketten). In einer im Jahr 2010 von Wilkinson, Smeeton und Watt veröffentlichten Studie wird gewarnt: »Die im Blut während eines Trainings gemessenen Ammoniakkonzentrationen erreichen oder übertreffen oft die Werte von Patienten, die unter Leberkrankheiten leiden, und führen zu einer erhöhten Ammoniakaufnahme durch das Gehirn.« Wenn Ammoniak die Blut-Hirn-Schranke durchdringt, bewirkt der auf die Neuronen ausgeübte toxische Effekt eine reduzierte Muskelfaseraktivierung und das Empfinden von Ermüdung.

## Erschöpfung der Glykogenspeicher

Alle Läufer kennen den »Mann mit dem Hammer«. Dieser Begriff bezeichnet den Moment, der bei einem Marathon (oder einem langen Lauf) nach 25 bis 32 Kilometern eintritt, wenn die Glykogenspeicher aufgebraucht sind, und der Körper gezwungen ist, seine Energie aus Fett und Protein zu beziehen. Ein durchschnittlicher Mensch speichert etwa 300 bis 400 Gramm (1.200

bis 1.600 Kalorien) Glykogen. Doch ein trainierter Sportler kann nach einem Carbo-Loading die doppelte Menge speichern. Eine im Jahr 2001 durchgeführte Studie, an der unter anderem Timothy Noakes beteiligt war (der bereits erwähnte Begründer der Central-Governor-Theorie), ergab, dass Radrennfahrer, die ihre Glykogenspeicher mittels eines Carbo-Loadings gefüllt hatten, und Radrennfahrer, die dies nicht getan hatten, bei einem Zeitfahren zwar mit dem gleichen Tempo starteten, Letztere ihr Tempo jedoch nach einer Minute drosselten. Die Teilnehmer der Studie, die das Carbo-Loading absolviert hatten, fuhren im Durchschnitt 6 Prozent schneller als die Teilnehmer der Vergleichsgruppe. Aber noch interessanter war: Die Teilnehmer beider Gruppen verfügten nach dem Training über nahezu identische verbliebene Muskelglykogenreserven. Mit anderen Worten: Die Teilnehmer beider Gruppen wählten ein Fahrtempo, das unmittelbar mit den ihnen jeweils zur Verfügung stehenden Mengen an Muskelglykogen korrelierte.

## Anorganisches Phosphat

Wenn der Körper ATP verbrennt, um Energie zu gewinnen, wird dieses in ADP und anorganisches Phosphat ($P_i$) aufgespalten. Während ADP und anorganisches Phosphat neue Verbindungen eingehen, um mehr ATP zu bilden, hinkt die Produktion von ATP während eines intensiven Trainings weit hinter dessen Verbrauch hinterher. Ph. D. Ernest W. Maglischo schrieb in einem 2002 erschienenen Artikel, dass »durch erhöhte Mengen von anorganischem Phosphat und ADP verursachte Veränderungen des Kalziumgleichgewichts in den Muskeln einer der Hauptgründe für muskuläre Ermüdung sein könnten«. Und in einem 2012 erschienenen Überblicksartikel von Allen und Trajonovska wird dargelegt, dass selbst moderates Training zu erhöhten Konzentrationen von anorganischem Phosphat führt, was wiederum zu einer verminderten Ausschüttung von Kalzium in den Muskelfasern, einer verminderten Aktivierung der Fasern und Ermüdung führt.

## Sauerstoffversorgung des Gehirns

Das leicht schwindelige Gefühl, das du im späten Stadium eines Rennens verspürst, ist vielleicht darauf zurückzuführen, dass deinem Gehirn der Sauerstoff ausgeht – einer Studie aus dem Jahr 2010 zufolge sinkt die Sauerstoffversorgung um bis zu 25 Prozent. Die Autoren dieser Studie machen die reduzierte Sauerstoffversorgung des Gehirns für eine reduzierte Muskelaktivierung, eine verringerte Funktion der Nerven und Ermüdung verantwortlich. Dieser Schluss wurde in etlichen Studien bestätigt, aber all diesen Studien war eins gemein: Die Teilnehmer waren angehalten, sich bis zur Erschöpfung zu verausgaben. Bei einer anderen im Jahr 2010 durchgeführten Studie von Billaut und anderen wurde den teilnehmenden Läufern gestattet, ihr Tempo während eines 5-Kilometer-Laufs selber zu bestimmen. In diesem Fall blieb die Sauerstoffkonzentration in den Gehirnen der Läufer innerhalb eines Bereichs, der »die Leistungsfähigkeit bei der hohen Belastungsintensität nicht einschränkte«, und das, obwohl die Teilnehmer ihre eigene Anstrengung als maximal empfanden.

### Ermüdung des zentralen Nervensystems

Obwohl es oft übersehen wird, spielt das zentrale Nervensystem bei Ermüdung zweifellos eine Rolle. In einem im Jahr 1997 von Davis und Bailey in *Medicine & Science in Sports & Exercise* veröffentlichten Artikel wird darauf hingewiesen, dass »die mangelnde Bereitschaft des zentralen Nervensystems, den arbeitenden Muskeln ausreichend Signale zu senden oder eine ausreichende Sendung von Signalen aufrechtzuhalten, bei den meisten Menschen die wahrscheinlichste Erklärung für Ermüdung während normaler Aktivitäten ist«. Die Autoren mutmaßen, dass die Zu- und Abnahme bestimmter Neurotransmitter dafür verantwortlich sind (wobei Serotonin als der wahrscheinlichste Schuldige ausgemacht wurde), und sie fügen hinzu, dass Zytokine und Ammoniak auch eine Rolle spielen. In einem im Jahr 2000 von Davis, Alderson und Welsh veröffentlichten Artikel über Serotonin und eine Ermüdung des zentralen Nervensystems weisen die Autoren darauf hin, dass die Serotoninkonzentrationen »in bestimmten Gehirnregionen während eines ausgedehnten Trainings erhöht sind und bei Ermüdung den Höchststand erreichen«. Serotonin ist mit Lethargie, Schläfrigkeit und Stimmungsschwankungen assoziiert.

### Beschädigtes Muskel- und Bindegewebe

Ein weiterer Faktor, der nur selten diskutiert wird, ist die Rolle, die beschädigtes Muskel- und Bindegewebe bei Ermüdung spielt. Wenn du lange genug läufst – oder lange genug intensiv genug –, erreichst du einen Punkt, an dem du jeden einzelnen Schritt spürst. Und auch wenn du nicht den Punkt der physiologischen Katastrophe erreichen magst, der eintritt, wenn einige andere Faktoren gegeben sind, gibt es Male, wenn deine geschundenen Muskeln und dein geschundenes Bindegewebe dich zu dem unabwendbaren Schluss kommen lassen: *Ich kann keinen Schritt mehr weiter.*

### Afferentes Feedback

Die Theorie des afferenten (sensiblen) Feedbacks besagt, dass alle bisher aufgelisteten Faktoren im Hinblick auf Ermüdung (und noch weitere) über Nervenimpulse an das Gehirn weitergeleitet werden, welches darauf wiederum mit der Hemmung des zentralen motorischen Antriebs reagiert (also weniger Muskeln aktiviert). Bei einer im Jahr 2013 von der University of Utah durchgeführten Studie wurden acht freiwillige Teilnehmer angewiesen, bis zur Erschöpfung einbeinige Beinstreckübungen (eine Quadrizeps-Übung) zu absolvieren, wobei die beiden Beine an unterschiedlichen Tagen trainiert wurden. Die Resultate waren für beide Beine gleich. Als jedoch beide Beine am gleichen Tag zum Einsatz kamen, war das zweite Bein im Vergleich zum ersten nach der Hälfte der Zeit erschöpft. Die Wissenschaftler, die die Studie durchführten, schlossen daraus, dass ein afferentes Feedback des ersten Beins die Leistungskapazität des zweiten beeinträchtigt hatte.

### Der Central Governor

Die von Dr. Timothy Noakes vorgeschlagene Central-Governor-Theorie hat die Art und Weise, in der Läufer, Trainer und Physiologen über Ermüdung denken, verändert.

# TRAININGSDISKUSSION

## »Das Frankenstein-Zeitalter«

Wenn du je einen Frankenstein-Film gesehen hast, wirst du schaudern, wenn du hörst, was ein überwiegend aus brasilianischen Wissenschaftlern zusammengesetztes Forschungsteam im Jahr 2013 im Rahmen einer Studie mit zehn Radrennfahrern angestellt hat. Sie setzten den Radfahrern Elektroden auf die Schläfen und den Inselcortex und verpassten ihnen zwanzig Minuten lang elektrischen Strom. Bei einem Training auf dem Ergometer mit zunehmender Belastungsintensität erreichten die »Frankenstein«-Radfahrer eine um 4 Prozent höhere Maximalleistung als die Radfahrer, die nur eine »Scheinstimulierung« erhalten hatten. Die »Frankenstein«-Radfahrer berichteten auch, dass sie die sich steigernde Belastungsintensität als nur allmählich anstrengender werdend empfunden hatten. Mit anderen Worten: Sie traten heftiger in die Pedale und quälten sich dabei weniger.

Das war nicht das erste Mal, dass der Inselcortex als ein wichtiger Akteur bei Ermüdung ausgemacht worden war. Kai Lutz und ein Forscherteam der Universität Zürich führten eine Reihe von Experimenten durch, deren Ergebnisse im Jahr 2011 veröffentlicht wurden, und die den Inselcortex als eine Hirnstruktur identifizierten, die »möglicherweise nicht nur sensorische Informationen von der Peripherie (Muskeln) aufnimmt und verarbeitet, sondern auch mit dem Motorcortex kommuniziert. ... (Dies) ist die erste Studie, die empirisch beweist, dass Muskelermüdung zu Veränderungen der Interaktion zwischen den Strukturen des neuronalen Netzes eines Gehirns führt.«

2012 enthüllten Forscher des OptiBrain Centers der University of California, San Diego, gegenüber der Zeitschrift *Scientific American*, dass ihre Studien gezeigt hatten, dass Sportler, die sich einer Meditationstechnik namens *mindfullness* bedienten, in der Lage waren, die Aktivität ihres Inselcortex zu erhöhen, ihre physische Selbstwahrnehmung zu stärken und auf eine Rückmeldung ihrer Muskeln (also auf Faktoren, die Ermüdung verursachen) schneller zu reagieren.

Der Inselcortex liegt eingesenkt in den Falten der Großhirnrinde und spielt eine Rolle für das Bewusstsein, Emotionen und die körperliche Selbstwahrnehmung. Er bestimmt mit über die Herzfrequenz und den Blutdruck (insbesondere bei körperlicher Anstrengung) und ist an der Regulierung der Homöostase und der Beurteilung von Schmerzen beteiligt. Kurz gefasst: Er ist das Zentrum der Wechselwirkungen zwischen Gehirn, körperlicher Anstrengung und Ermüdung.

Und jetzt kannst du deinem Inselcortex Stromstöße verpassen, um dir bei deinem nächsten 5-Kilometer-Lauf oder deinem nächsten Marathon einen ordentlichen Zeitvorteil zu verschaffen. Doch bevor du dich für eine Serie Elektroschockbehandlungen anmeldest, solltest du dir vor Augen führen, dass andere Studien zu gemischten Ergebnissen gekommen sind (und Alex Hutchinson hat in seinem Blog auf der Website *Runners World* berichtet, dass ein Wissenschaftler eingeräumt hat, gar keine Leistungssteigerung durch eine Stimulation des Inselcortex mit elektrischem Strom verzeichnet zu haben).

Deshalb solltest du vielleicht fürs Erste bei Meditation bleiben. Und an der Startlinie vielleicht kurz ein kohlenhydrathaltiges Getränk im Mund hin- und herschwenken und dann ausspucken.

Noakes beschrieb die Theorie in einem im Jahr 2010 veröffentlichten Artikel wie folgt: »Die Central-Governor-Theorie, die zu erklären versucht, wie körperliches Training reguliert wird, geht davon aus, dass das Gehirn die Leistungsintensität steuert, indem es die Anzahl der rekrutierten motorischen Einheiten in den trainierenden Gliedern kontinuierlich verändert.« Und dies tut es nicht nur in einer reaktiven Weise (wie beim afferenten Feedback). Stattdessen antizipiert der Central Governor Gefahren, die dem Körper drohen könnten, und agiert präventiv, um diesen Gefahren vorzubeugen. Beim Start eines Laufs erfasst der Central Governor dein Tempo und deine Belastungsintensität innerhalb der ersten Sekunden. Bevor er eine Entscheidung fällt, berücksichtigt er u. a. deine emotionale Verfassung, deine Motivation, deine Erfahrung, die Konzentration der Neurotransmitter und die Körpertemperatur. Während des Laufs reguliert er die Leistungsintensität kontinuierlich auf der Grundlage der Sauerstoffkonzentration im Blut und im Gehirn, der verfügbaren Glykogenreserven, des Dehydrationsgrads und anderer Faktoren, die sich irgendwann für deine vitalen Organe als gefährlich erweisen könnten.

»Es gibt unzählige verschiedene homöostatische Zustände, die allesamt vom Gehirn überwacht und gesteuert und bei körperlicher Betätigung durch Modifizierungen der Leistungsintensität reguliert werden«, erklärte Dr. Tucker in einem 2011 auf der Website *Science of Sport* erschienen Blogartikel die Theorie seines Mentors. »Das ist im Wesentlichen die Central-Governor-Theorie.«

Noakes argumentiert, dass Symptome der Ermüdung »zur Gänze vom Gehirn jedes einzelnen Sportlers selbst erzeugt werden ... Somit sind sie eine Illusion.« Laut Noakes existiert die Illusion der Ermüdung einzig und allein aus dem Grund, um Sportler davor zu bewahren, ein katastrophales Versagen biologischer Körperfunktionen zu riskieren. Der Gewinner eines Rennens ist demnach der Sportler, der die Illusion am besten ignoriert. Die anderen Wettkampfteilnehmer fallen auf die Illusion herein – und werden besiegt.

## DAS GEHIRN TRAINIEREN (ÜBERLISTEN)

In Wahrheit weiß niemand genau, was Ermüdung verursacht, wenn man läuft. Die oben aufgeführte Liste möglicher Ursachen ist ein guter Anfang, aber alles andere als umfassend. Zum Beispiel haben wir das Thema »Dehydration« nicht einmal berührt (es erfordert mehr Platz als einen Absatz; für ausführliche Informationen über Dehydration empfehle ich das Buch *The Runner's Body* von Tucker, Dugas und Fitzgerald). Aber du hast wahrscheinlich verstanden, dass auf dieser Bühne viele Akteure eine Rolle spielen. Und dass das Gehirn – egal, ob es die Leistungsintensität infolge physiologischen Versagens begrenzt oder ob es die Leistungsintensität reguliert, um physiologischem Versagen vorzubeugen – eine entscheidende Rolle als Regisseur spielt.

Wie trainieren wir also das Gehirn?

Die folgenden einfachen »Tricks« werden dein Gehirn überzeugen, mit dir zusammenzuarbeiten und nicht gegen dich, wenn du läufst.

1. **Nimm deine Uhr ab:** Dies ist die leichteste Strategie von allen – und für viele Läufer die schwerste. Einige Läufer können nicht verstehen, wie man auch nur einen Kilometer laufen kann, ohne die Zeit zu messen. Doch wenn du erst einmal mit deinen üblichen Laufstrecken vertraut bist, gibt es keinen Grund, bei jedem einzelnen Lauf die Zeit zu messen. Hör stattdessen auf, dich um deine Uhr und deine Laufzeit zu kümmern, und fang stattdessen an, auf deinen Körper zu hören. Werde dir der Rückmeldungen deines Körpers bewusst, der Nuancen, die dich vor einer bevorstehenden Ermüdung warnen, der Anspannung in deinem Körper, der Probleme beim Atmen oder ineffizienter Lauftechnik. Und dann versuch es mit ein paar Wiederholungen (s. Wiederholungen im 5-km-Renntempo im Gelände, Kapitel 7) oder Tempoläufen, bei denen die Zeit gemessen wird, nicht die Distanz. Lerne, dein Tempo nach deinem Anstrengungslevel zu richten. Lerne zu spüren, wie sich unterschiedliche

Anstrengungslevels anfühlen, und achte darauf, wie Ermüdung sich im Zuge dieser unterschiedlichen Anstrengungslevels aufbaut. Experimentiere mit leichten Änderungen deines Tempos. Wenn du bewusster auf die Rückmeldungen deines Körpers achtest, wirst du feststellen, dass du in der Lage bist, Probleme vorherzusehen, bevor dein Gehirn sich einschaltet, um korrigierend einzugreifen.

2. **Ausgedehnte Läufe:** Wenn es dir schwerfällt, dein tägliches Laufpensum zu erhöhen (oder zu absolvieren), verlängere einen Lauf um 30 bis 50 Prozent. Du wirst entsetzlich leiden, um die Strecke, die du dir vorgenommen hast, zu beenden. Aber du wirst überrascht sein, wie leicht sich dein übliches Pensum anfühlt, wenn du das nächste Mal läufst.

3. **Die Herangehensweise, leicht dehydriert zu laufen:** Dein Körper passt sich einer durch einen verstärkten Trainingsreiz ausgelösten Stimulierung an. Volle Brennstoffspeicher und ein Trinkgürtel mögen Ermüdungserscheinungen bei deinem täglichen Lauf mildern, aber der Körper reagiert besser auf die Herausforderung einer leichten Dehydrierung (bis zu 2 Prozent), reduzierter Glykogenspeicher und moderaten Unbehagen. Auf diese Weise lernt dein Gehirn, dass du überleben kannst, wenn du »leicht ausgetrocknet« läufst – eine Lektion, die sich bei Wettkämpfen stark auszahlt.

4. **Renntempo-Intervalle:** Renntempo-Intervalle bereiten dich nicht nur physisch, sondern auch mental auf einen Wettkampf vor. So wie Sportarten wie Fußball und Basketball dir nicht mehr so schnell vorkommen, wenn du sie eine Weile gespielt hast, wird dein Gehirn mit dem Renntempo vertraut.

5. **Gruppen-Workouts:** Möchtest du dich mit einem Mega-Workout oder einer enormen Leistungsverbesserung überraschen? Dann versuch mal, mit einer Gruppe zu laufen. Wenn du dich darauf konzentrierst, mit einer Gruppe Schritt

zu halten, anstatt dich zunehmend von deiner Ermüdung beherrschen zu lassen, konzentriert sich dein Gehirn ebenfalls mehr auf dein Tempo und weniger auf deine Ermüdung.

6. **Trainingsläufe ohne vorher festgelegte Länge:** An einigen Tagen musst du laufen, ohne vorher festgelegt zu haben, wann dein Lauf endet. Erkunde die Gegend bei einem Langstreckenlauf mit Freunden. Oder laufe, ohne die Zeit zu messen, ohne deine Wiederholungen zu messen und nur mit dem Ziel vor Augen, aufzuhören, wenn du genug hast, wann auch immer du das Gefühl hast, dass es »genug« ist.

7. **Testrennen:** Dein Gehirn wird es dir fast nie gestatten, dass du bei deinem ersten Rennen so schnell läufst, wie es im Hinblick auf deine Fitness möglich sein sollte, wenn du vorher eine signifikante Pause (vom Laufen) eingelegt hast. Stattdessen geht es auf Nummer sicher. Testrennen können dir als eine Art »Rostentferner« dienen. Aber es ist nicht dein Körper, der rostig ist, sondern dein Gehirn. Es agiert wie ein um das Wohlbefinden seines Kindes besorgtes Elternteil, das diesem Grenzen setzt. In diesem Fall bist du das Kind, und das Gehirn setzt dir Grenzen. Setze also ein Testrennen als Generalprobe für das richtige Rennen an. Zeig deinem Gehirn, dass eine harte Anstrengung dich (oder dein Gehirn) nicht umbringt, und wundere dich nicht, wenn es dich nur einige Tage später mit einer Verbesserung deiner Laufleistung um bis zu 5 Prozent überrascht!

8. **Läufe, die der Dauer deines bevorstehenden Wettkampfs entsprechen:** Wenn du einen Halbmarathon oder einen Marathon laufen wirst, ist es wichtig, dass du vorher einen Lauf absolvierst, der in etwa der Zeit (nicht dem Tempo und nicht der Distanz) entspricht, die du für den bevorstehenden Wettkampf anvisierst. Dein Gehirn muss wissen, dass dein Körper

die Anstrengung über die Zeit hinweg aufrechterhalten kann, die du bei dem Rennen anstrebst.

9. Negativen Split laufen: Bei allen Trainingsläufen sollte die Lauftechnik des negativen Splits zum Einsatz kommen. Du solltest langsam starten und dein Tempo allmählich steigern, bis du die Pace erreicht hast, die du dir für das Training vorgenommen hast. Zwing dein Gehirn nicht, die Bremse zu betätigen, indem du zu schnell losläufst! Beim Training für einen Marathon solltest du ein paar lange Läufe in dein Trainingsprogramm einbauen, die du mit negativem Split läufst, wobei du in der zweiten Hälfte das Tempo läufst, das während des bevorstehenden Wettkampfes erforderlich ist. Die erste Hälfte des Laufs ist dann eine abgemilderte Version der empfundenen biomechanischen Ermüdung und Brennstoffknappheit, die du während des Wettkampfes verspüren wirst; die zweite, also schneller gelaufene Hälfte macht dein Gehirn mit der Krafterzeugung vertraut, die für dein Marathontempo während des Wettkampfes erforderlich ist, wenn du unter Ermüdung leidest – wobei deinem Körper die extreme Ermüdung erspart wird, die ihm bei einem im Rahmen eines Wettkampfes gelaufenen Marathon zu schaffen macht.

10. Konsistenz: An einigen Tagen, vielleicht sogar an den meisten, wird dein Gehirn dir sagen, dass du zu müde bist, um zu laufen. Hör nicht auf dein Gehirn. Beweise ihm, dass es sich irrt. Der anstrengendste Part eines Laufs ist der Moment, in dem du dich überwindest, dir die Schuhe anzuziehen und aus der Tür zu gehen. Wenn du erst mal eineinhalb Kilometer gelaufen bist, geht es dir gut. Noch wichtiger aber ist: Dein Gehirn wird begreifen, dass dein Körper laufen kann, wenn du müde bist – und die Zügel in Zukunft etwas lockerer lassen.

Und jetzt eine Warnung: Wenn du dein Gehirn trainierst, ist es ein *großer Fehler*, zu hart zu trainieren oder zu schnell oder zu lange zu laufen. Bring deinem Gehirn wie oben aufgeführt einfach bei, die Zügel ein wenig lockerer zu lassen. Wenn du es mit dem Training übertreibst, wirst du dein Gehirn nur überzeugen, dass du eine Gefahr für deinen eigenen Körper bist. Sei also geduldig. Und zeig deinem Gehirn, dass es dir vertrauen kann, dass du weißt, was du tust.

## Trainingsempfehlung

Der erste Schritt ist, alle in den vorherigen Kapiteln dargelegten Aspekte und Komponenten deines Laufkörpers zu trainieren. Egal, ob ein Mangel an physiologischer Fitness die unmittelbare Ursache von Ermüdung ist oder ob dieser Mangel an physiologischer Fitness ein indirekter Stimulus für deinen Central Governor ist, um die Illusion einer Ermüdung zu erzeugen – einen besseren Laufkörper aufzubauen, ist in jedem Fall die Lösung. Um dein Gehirn direkt anzusprechen, fang damit an, mit den zehn oben aufgeführten Punkten zu experimentieren. Finde dann deine eigenen Grenzen – und dehne sie aus.

## TRAININGSZUSAMMENFASSUNG:

Für dieses Kapitel gibt es keine Fotoanleitungen. Die durchzuführenden Übungen sind bereits in vorherigen Kapiteln vorgestellt worden. Was du jetzt tun musst, ist, dein Gehirn davon zu überzeugen, dass du einen Laufkörper aufgebaut hast, der in der Lage ist, die Laufziele, die du dir gesetzt hast, zu erreichen – *indem du all diese Trainingseinheiten absolvierst.*

Um genau zu erfahren, wie du diese Workouts in deinen Gesamttrainingsplan integrieren kannst, blättere direkt vor zu Kapitel 15 »Stell dir dein Trainingsprogramm zusammen«, in dem Trainingspläne für Läufer diverser Fitnessniveaus und Leistungsstärke vorgestellt werden.

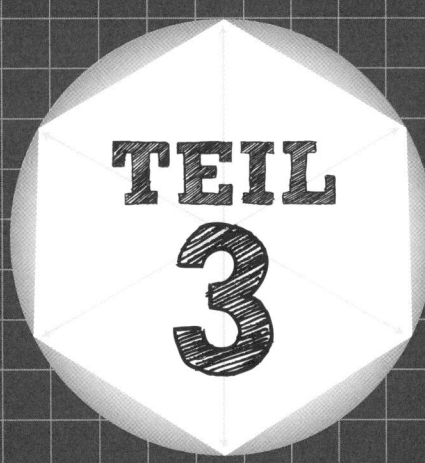

TEIL

3

# Stell dein Trainingsprogramm zusammen – Prinzipien und Trainingspläne

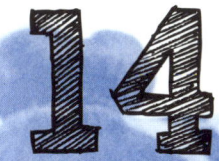

**Werde dir über deine Herangehensweise ans Laufen klar**

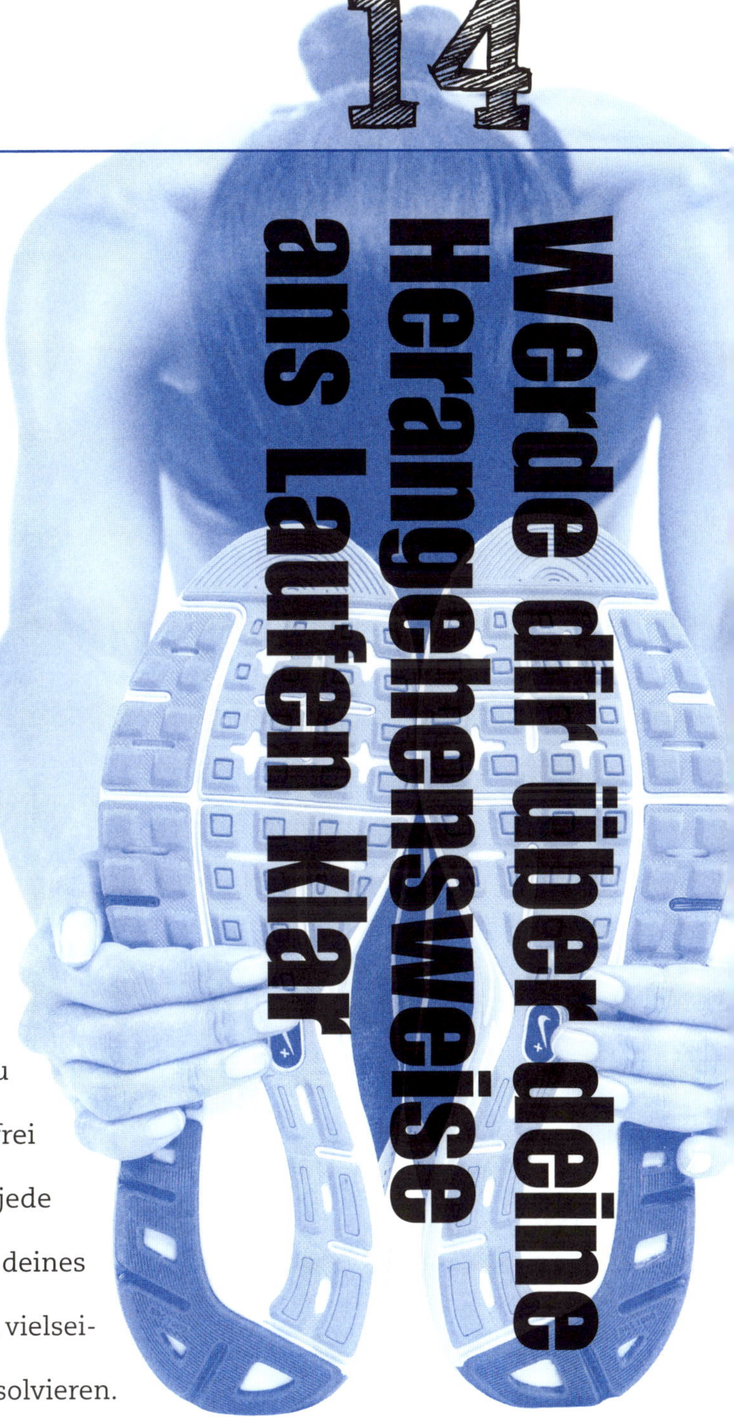

**D**ir deinen Laufkörper aufzubauen, wird für dich eine ganz individuelle Erfahrung sein. Du bist keine Ken- oder Barbie-Puppe. Du hast einen einzigartigen Körpertyp, deine eigene Muskelfasermischung, deine eigene Fitnessgeschichte und deine eigenen Fitnessziele. Aber ganz egal, wer du bist, wo du lebst oder was dich motiviert zu trainieren: Du *wirst* fit werden, du *wirst* schneller werden, und du *wirst* gesund und verletzungsfrei bleiben – wenn du bereit bist, jede Komponente und jeden Aspekt deines Laufkörpers anzugehen und ein vielseitiges Trainingsprogramm zu absolvieren.

## WAS IST DIE HERANGEHENSWEISE ANS LAUFEN?

Deine »Herangehensweise ans Laufen« ist mehr als nur dein Trainingsplan. Sie hat mit deiner Einstellung und deiner Erfahrung zu tun, die du in dein Training einbringst, mit den Fitnesszielen, die du zu erreichen hoffst, und den Änderungen deines Lebensstils, die zu vollziehen du bereit bist. Ein Läufer, der wettkampforientiert trainiert, wird eine ganz andere Herangehensweise ans Laufen haben als ein Läufer, dessen Ziel es ist, insgesamt fitter zu werden. Es ist an dir zu bestimmen, wie viel Zeit du in dein Trainingsprogramm investierst. Und es ist an dir zu entscheiden, welches Fitnesslevel deinen Lebensstil am meisten verbessert. Während du darüber nachdenkst, welche Herangehensweise für dich die richtige ist, hier einige Faktoren, die du unter anderem in Erwägung ziehen solltest:

- ▶ **Wettkampforientiertes Training versus nicht wettkampforientiertes Training**
- ▶ **Zeitmanagement**
- ▶ **Nachhaltigkeit**

Wenn du dich entschieden hast, kannst du in Kapitel 15 ein Trainingsprogramm auswählen, das am besten zu deiner Herangehensweise ans Laufen passt. Oder du kannst dir mithilfe der Kenntnisse, die du durch dieses Buch erworben hast (verbunden mit deinen eigenen persönlichen Erfahrungen), auch dein eigenes Programm zusammenstellen. Mit dem Trainingsprogramm in der Hand wirst du dich mit einigen spezifischen *Trainingsprinzipen*

befassen wollen, um das Bestmögliche aus deinen Workouts herauszuholen.

## DIE WAHL DEINER HERANGEHENSWEISE ANS LAUFEN

Wenn du entscheidest, welche Herangehensweise ans Laufen für dich die richtige ist, fang nicht damit an, an die einzelnen Bestandteile des Trainings zu denken – die Läufe, die Technikübungen, das Widerstandstraining, das Dehnen und all die anderen Übungen. Denk stattdessen darüber nach, was du erreichen willst, und schätze dann realistisch ein, wie viel Zeit dir in deinem Alltag zur Verfügung steht, um ein Trainingsprogramm in diesen Alltag zu integrieren, das es dir ermöglicht, dein Ziel zu erreichen. Sehen wir uns einige der Faktoren an, die du bei deinen Überlegungen berücksichtigen solltest.

### Wettkampforientiertes Training versus nicht wettkampforientiertes Training

*Warum läufst du?* So lautete der erste Satz von Kapitel 1. Und das ist genau die Frage, die du beantworten musst, bevor du dich für ein Trainingsprogramm entscheidest.

Wenn du aus nicht wettkampforientierten Gründen läufst – zum Beispiel, um abzunehmen, gesünder zu werden oder Stress abzubauen –, kommt dir ein Trainingsprogramm gelegener, das mehr Allround-Fitness (z. B. Widerstandstraining und Crosstraining) und weniger laufspezifische Workouts (z. B. Tempoläufe und lange Wiederholungen) umfasst. Ein Vorteil eines nicht wettkampforientierten Trainings ist, dass es dir einen größeren Spiel-

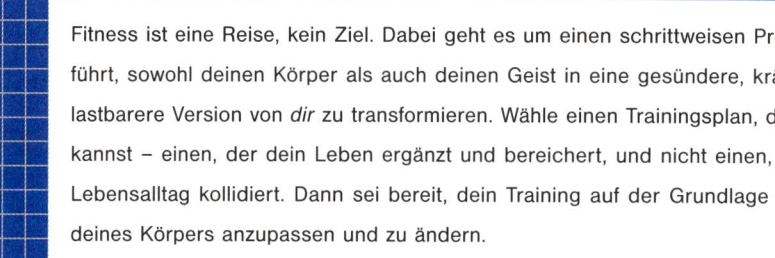

## TIPP FÜR ANFÄNGER

Fitness ist eine Reise, kein Ziel. Dabei geht es um einen schrittweisen Prozess, der dazu führt, sowohl deinen Körper als auch deinen Geist in eine gesündere, kräftigere und belastbarere Version von *dir* zu transformieren. Wähle einen Trainingsplan, den du einhalten kannst – einen, der dein Leben ergänzt und bereichert, und nicht einen, der mit deinem Lebensalltag kollidiert. Dann sei bereit, dein Training auf der Grundlage des Feedbacks deines Körpers anzupassen und zu ändern.

raum im Hinblick auf deinen Zeitplan ermöglicht, da du nicht streng darauf achten musst, eine Anpassung nach der anderen zu bewirken, um am Tag des Wettkampfes deine Spitzenform erreicht zu haben. Da das Volumen und die Intensität eines solchen Trainings geringer sind, ist auch die Wahrscheinlichkeit niedriger, dass du dich verletzt. Anstatt Schmerzen und körperliche Beschwerden zu verspüren, fühlst du dich stärker, elastischer und energiegeladener.

Wenn du an einem Rennen teilnehmen möchtest und es nicht dein Ziel ist, dich im Wettkampf zu messen, sondern die Ziellinie zu erreichen, musst du entscheiden, ob du eher ein vielseitiges Trainingsprogramm bevorzugst oder eins mit einem höheren Laufvolumen. Doch in beiden Fällen wirst du die Art von wettkampfspezifischem Training in dein Trainingsprogramm einbauen müssen, wie es in Kapitel 24 vorgestellt wird.

Wenn du wettkampforientiert trainierst und dich auf ein Rennen vorbereitest, *muss* dein Trainingsprogramm ein höheres Laufvolumen und eine höhere Intensität beinhalten. Du kannst erwarten, während deiner Trainingstage eine nachwirkende Ermüdung und einige Beschwerden und Schmerzen zu verspüren und ein höheres Verletzungsrisiko zu haben. Außerdem bist du weniger flexibel, was deinen Zeitplan angeht, da jedes Workout untrennbar mit dem nächsten verbunden ist (und auf dem vorherigen aufbaut). Trainingseinheiten auszulassen oder zu ändern, kann wochenlanges Training zunichtemachen. Natürlich wirst du auch das erstaunliche Potenzial entdecken, das in deinem Laufkörper steckt. Und du wirst dich großartig (manchmal euphorisch) fühlen, während du läufst.

## TRAININGSDISKUSSION

### »Zehn Fehler, die Läufer begehen«

Niemand trainiert bewusst falsch, aber oft sind es Trainingsfehler, die uns daran hindern, unsere Fitnessziele zu erreichen. Damit du ein paar Stolpersteine vermeidest, hier zehn Fehler, die Läufer häufig begehen:

1. **Schnelle Starts:** Bei einem Training zu schnell loszulaufen, verändert das Training. Du trainierst die falschen Muskelfasern, beanspruchst die falschen Energiesysteme und verdrahtest die falschen neuromuskulären Pfade. Außerdem führt schnelles Starten zu verkürzten oder abgebrochenen Workouts.

2. **Läufe bei mittlerem Tempo:** Einige Läufer glauben, ihre Fitness bei jedem Workout unter Beweis stellen zu müssen. Sie laufen ihre lockeren Läufe zu hart und sind dann bei den harten zu ausgepowert, um alles aus sich herauszuholen. Das Ergebnis ist ein Gemisch aus Läufen mittleren Tempos, was dazu führt, dass einem weder die Vorteile lockerer Dauerläufe noch die Vorteile schneller Tempoläufe zugutekommen.

3. **Beschränkte Geschwindigkeit:** Läufer können nicht einfach nur Kilometer abreißen. Einfach nur immer lange Strecken zu laufen, führt zu einer Verkümmerung der schnelleren Muskelfasern, einer verringerten Effektivität des Nervensystems, einer verminderten Pufferkapazität der Muskeln und einer erhöhten Azidose bei Wettkämpfen. Ein richtig durchgeführtes Schnelligkeitstraining kann all dies rückgängig machen und eine Verbesserung all dieser Faktoren bewirken.

>>>

4. **Mangelnde Regeneration:** Laufen schädigt die Muskelfasern und das Bindegewebe, leert die Brennstoffspeicher, zapft die Hormone an und ermüdet das Nervensystem. Regeneration braucht Zeit. Junge Läufer brauchen zwischen harten Trainingseinheiten zwei bis vier Tage, bis ihr Körper sich regeneriert hat. Ältere Läufer brauchen möglicherweise doppelt so lange.

5. **Mega-Workouts:** Einige Läufer glauben an das Prinzip: Je mehr desto besser. Mehr Kilometer. Mehr Wiederholungen. Mehr Tempo. Das Ergebnis ist oft ein Training, das physisch anstrengender ist als ein Wettkampf. So ein Training erhöht das Risiko von Verletzungen, Krankheit und Burn-out. Ein Mega-Workout kann eine Regeneration von bis zu zwei Wochen erforderlich machen.

6. **Keine Anpassungen:** Viele Läufer weigern sich, einen Trainingsablauf zu ändern, wenn sie erst einmal losgelaufen sind. Doch unvorhersehbare Variablen wie das Wetter, Ermüdung oder Allergien können dein Training beeinflussen. Dein Workout spontan zu ändern, gestattet es dir, von den Vorzügen des Trainings zu profitieren, ohne Gefahr zu laufen, zu hart zu trainieren.

7. **Cafeteria-Laufen:** Diesen Begriff hat der *Runnner's-World*-Autor Scott Douglas geprägt und beschreibt damit ein Verhalten von Läufern, die das Training wie ein Büffet behandeln und sich aus einem Dutzend verschiedener Quellen bedienen, sich jeweils die Workouts herauspicken, die ihnen zusagen, und diese dann allesamt ausprobieren. Das ist so, als würde man ein Puzzle aus Teilen verschiedener Puzzles zusammensetzen.

8. **Lauf-Fundamentalisten:** Lauf-Fundamentalisten halten ungeachtet der Resultate starrsinnig an alten Trainingsprogrammen fest. Doch die Dinge ändern sich: dein Körper, deine Fitness, deine Erfahrung, dein Alter. Was in einem Jahr beim Laufen funktioniert hat, funktioniert nach fünf Jahren nicht mehr – oder nach fünfzig.

9. **Mangelnde Vorbeugung vor Verletzungen:** Studien bestätigen, dass sich jedes Jahr 50 bis 80 Prozent der Läufer eine Verletzung zuziehen. Viele Läufer verdrängen diese Tatsache und weigern sich, regelmäßig Übungen durchzuführen, die Laufverletzungen vorbeugen, obwohl dies nicht länger dauert als drei- bis viermal pro Woche zehn bis fünfzehn Minuten. Übungen zur Unterstützung der Heilung von Laufverletzungen müssen hingegen leider oft monatelang durchgeführt werden.

10. **Training auf der Basis der angestrebten Fitness:** Viele Läufer legen bei ihrem Training die Fitness zugrunde, die sie gerne hätten, statt den Fitnesszustand, über den sie tatsächlich verfügen. Das ist so, als würdest du dir in der Annahme, dass du bald reich bist, einen Porsche 918 Spider (845.000 Dollar) kaufen. Fordere dein gegenwärtiges Fitnesslevel heraus; verdränge es nicht.

## Zeitmanagement

Es tut nicht gut, einen ambitionierten Trainingsplan auszuarbeiten und dann feststellen zu müssen, dass du nicht die Zeit hast, um die Workouts zu absolvieren. Stell deinen Trainingsplan von Anfang an so zusammen, dass er sich mit deinen täglichen familiären, beruflichen und sozialen Verpflichtungen und deinem gesellschaftlichen Engagement vereinbaren lässt. Wenn du das nicht tust, wirst du dich sehr bald zwischen deinem Trainingsprogramm und deinem sonstigen Leben entscheiden müssen – und dabei wird dein sonstiges Leben die Oberhand gewinnen. Stell dir nicht selbst ein Bein. Und denk daran, dass eine Trainingseinheit länger dauert als die reine Laufzeit. Bei einem sechzigminütigen Lauf brauchst du zum Beispiel mindestens zehn Minuten, um dir vor dem Lauf die Laufkleidung anzuziehen und danach noch einmal zwanzig bis dreißig Minuten, um zu duschen und dich wieder umzuziehen (und, wenn du sehr gut bist, noch einmal zehn bis fünfzehn Minuten zum Dehnen und für ein paar Abwärmübungen nach dem Lauf). Versuch dich nicht an der Quadratur des Kreises. Teile deine Zeit gut ein.

## Nachhaltigkeit

Du brauchst eine Herangehensweise an dein Training, die du langfristig aufrechterhalten kannst. Zu früh zu hart zu trainieren, führt nahezu immer zu Verletzungen, Krankheit oder Burn-out. Wenn du dies tust, kann dein Körper sich nicht so schnell anpassen, und du wirst nicht in der Lage sein, deine Motivation aufrechtzuhalten. Außerdem hast du keine Eile. Als Läufer wirst du die Verbesserungen sowohl deiner Leistungsfähigkeit als auch deiner Gesamtfitness wahrscheinlich mindestens über den Zeitraum einer ganzen Dekade hin verzeichnen. Jawohl, einer ganzen Dekade. Und das ungeachtet deines Alters. Aber um diese Verbesserungen zu erleben, musst du gesund und bei der Sache bleiben, und das bedeutet, dass du auf einem Niveau trainieren musst, mit dem du klarkommst. Alles Gute, das das Laufen mit sich bringt – die Vorzüge für deinen Körper, die Gesundheit, das Lebensgefühl und das Privatleben –, erfordert, langfristig dabeizubleiben. Du solltest dir deinen Trainingsplan also in der gleichen Weise aussuchen, in der du dir deine Freunde aussuchst – als einen Bestandteil deines Lebens, dem du jeden Tag gerne begegnest.

## TRAININGSPRINZIPIEN

Wenn du dich entschieden hast, welche Herangehensweise ans Laufen für dich die richtige ist,

gibt es ein paar Trainingsprinzipen (und ein paar unumstößliche Regeln), die du beachten solltest:

**Trainiere mit dem Körper, den du hast:** Du verfügst über eine ganz individuelle dir eigene Physiologie und ein einzigartiges Potenzial. Du kannst deinen Körper durch Training nicht zu einem Körper aufbauen, als wäre es der von jemand anderem.

**Trainiere auf der Grundlage deiner Fitness:** Zu hart zu trainieren, wird dir nicht dabei helfen, dein Fitnessziel schneller zu erreichen. Stattdessen wirst du Verletzungen, Krankheiten und Burn-out riskieren, und deine Fitness wird leiden.

**Training ist eine Reise, kein Ziel:** Fitnessziele und Ziele, die du bei einem Rennen erreichen willst, sind nichts weiter als Leuchttürme. Behalt sie im Auge und mach weiter. Solange deine Fitness sich verbessert, bist du mit deinem Training auf dem richtigen Weg.

**Spezialisiere dich nicht:** Bis du alle Komponenten und Aspekte deines Laufkörpers gestärkt hast, spezialisiere dich nicht. Das in diesem Buch vorgeschlagene Training bereitet dich auf alle Distanzen vor – vom 5-Kilometer-Lauf bis hin zum Marathon.

**Die 10-Prozent-Regel:** Die 10-Prozent-Regel empfiehlt, das Trainingsvolumen um nicht mehr als 10 Prozent pro Woche zu erhöhen. Doch die 10-Prozent-Regel berücksichtigt nicht, wie wirkliche Läufer trainieren. Halte dich stattdessen an die Drei-Wochen-Regel.

**Die Drei-Wochen-Regel:** Dein Körper braucht Zeit, um sich auf ein erhöhtes Laufvolumen und eine gesteigerte Intensität einzustellen. Nachdem du entweder dein Laufvolumen oder die Intensität signifikant gesteigert hast, warte also mindestens drei Wochen, bevor du zur nächsten Steigerung ansetzt.

**Die Hart-Leicht-Regel:** Auf harte Tage folgen leichte, auf ein paar harte Wochen folgt eine leichte, und nach einer harten Saison folgen ein paar leichte Wochen.

**Aufwärmen:** Dein Körper benötigt ein fünfzehnminütiges Aufwärmtraining (z.B. Joggen, dynamisches Dehnen, Steigerungsläufe), um physiologisch auf ein härteres Training vorbereitet zu sein.

**Abwärmen:** Auch wenn die Bedeutung des Abwärmtrainings in Physiologen-Kreisen diskutiert wird, wird sie von Trainern und Sportlern *nicht* infrage gestellt. Halt dich in diesem Punkt an die Trainer und Sportler.

**Muskelfaserbereiche:** Um deine Slow-twitch-Fasern zu trainieren, ist Volumen (Distanz) erforderlich, um deine schnelleren Muskelfasern zu trainieren, ist Qualität (Wiederholungen, Bergläufe, Technikübungen usw.) erforderlich. Es gibt kein spezielles Workout, bei dem alle Muskelfasern gleichzeitig adäquat trainiert werden.

**Die Regel bei Wiederholungen:** Wenn du Wiederholungen läufst, beende dein Training immer in dem Wissen, dass du noch eine oder zwei weitere Wiederholungen hättest laufen können, wenn es erforderlich gewesen wäre. Das bewahrt dich davor überzutrainieren.

**Die Bedeutung von Bergläufen:** Wenn du als Läufer glänzen willst, musst du Bergläufe absolvieren: lange Bergläufe, lange Bergwiederholungen und kurze Bergauf- und Bergabsprints.

**Das Prinzip der Spezifität:** Das Training, das du absolvierst, muss der sportlichen Aktivität entsprechen, in der du zum Wettkampf antreten willst. Fahrradfahren ist ein großartiger Sport, aber wenn du nur auf dem Fahrrad trainierst, macht das keinen besseren Läufer aus dir.

**Doppeltraining:** Zweimal am Tag zu laufen, kann für erfahrene Läufer vorteilhaft sein (erhöhtes Laufvolumen, vermehrte Ausschüttung von HGH, verbesserte Laufökonomie), aber für Laufanfänger ist das normalerweise zu viel.

**Verausgabe dich nicht bei einem Training:** Bei einem Wettkampf ist deine Leistung zu 100 Prozent gefordert. Dies erfordert eine Reduktion des Trainings vor dem Wettkampf und eine Erholungsphase danach. Für ein Training mit 100-prozentiger Intensität gilt das Gleiche. Was mehrfache Wiederholungen bei einer Intensität von 100 Prozent angeht, siehe das nächste Prinzip.

**Besser untertrainiert als übertrainiert:** Wenn du untertrainiert bist, fühlst du dich gut, und du kannst dich jederzeit verbessern. Wenn du übertrainiert bist, fühlst du dich elend, und du brauchst Wochen, um dich zu erholen.

In Wahrheit führt eine behutsame, geduldige Herangehensweise ans Laufen nahezu immer zu positiven Resultaten. Deshalb braucht der Aufbau deines Laufkörpers Zeit. Das schaffst du nicht mit einem Workout. Oder zwei. Oder mit einem Dutzend. Es sind viele Dutzende von Workouts erforderlich, um das Potenzial, das in dir steckt, zu erschließen.

Einen einfachen Weg zum Erfolg gibt es nicht.

Übertraining funktioniert nicht.

Mega-Workouts und fanatische Bootcamps funktionieren nicht.

Wenn du dich, was das Training angeht, nach dem Lesen dieses Buchs an einen Grundsatz erinnerst, sollte es dieser sein: *Es gibt keine guten Workouts; es gibt nur gute Trainingsprogramme.*

Achte darauf, dass deine Herangehensweise ans Laufen sich leicht in das Leben, das du führst, einfügt, vom ersten Tag an nachhaltig ist und das Potenzial hat, dich deine Ziele erreichen zu lassen. Achte darauf, dass es eine Herangehensweise ist, an der du festhalten kannst.

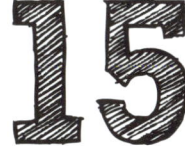

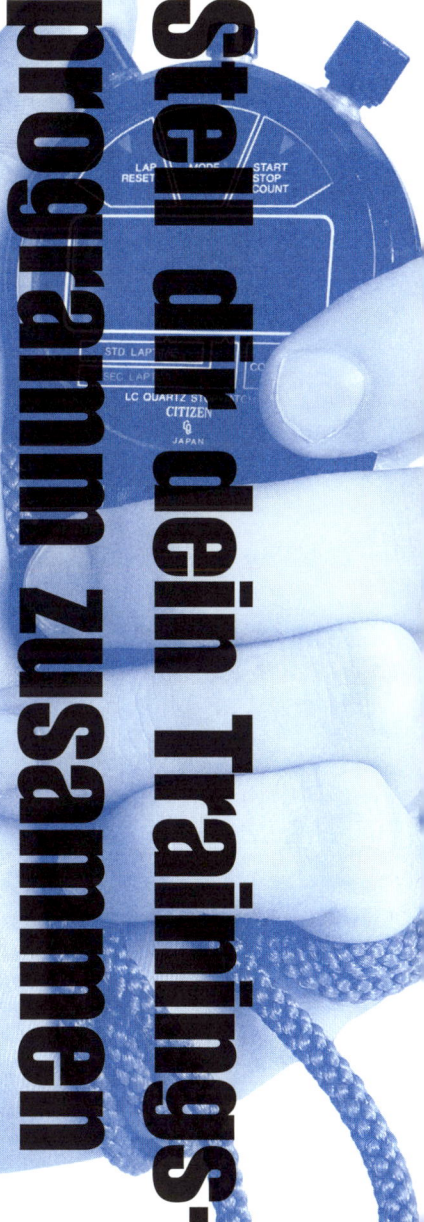

# Stell dir dein Trainingsprogramm zusammen

In den vorherigen Kapiteln hast du gelernt, wie die Komponenten deines Laufkörpers funktionieren, wie du sie trainieren kannst und wie du auf der Grundlage deiner persönlichen Fitnessziele einen Trainingsplan entwickeln kannst. Jetzt ist es an der Zeit, dass du dich für deinen persönlichen Trainingsplan entscheidest. In diesem Kapitel findest du Musterpläne für sechs verschiedene Herangehensweisen ans Training (von Plänen für nicht wettkampforientierte Anfänger bis hin zu Plänen für fortgeschrittene wettkampforientiere Läufer) sowie Muster für Wettkampf-Trainingspläne für 5- und 10-km-Läufe und für die Halbmarathon- und die Marathon-Distanz.

Bevor du dich endgültig für einen Trainingsplan entscheidest, denk an die Worte des verstorbenen Arztes, Autors und Läufers Dr. George Sheehan: »Wir sind alle einzigartig.« Du musst dich für einen Plan entscheiden, der auf der Basis *deiner* Fitness und *deiner* Ziele funktioniert und der mit *deinem* Leben jenseits deines Lauftrainings vereinbar ist. Und du musst bereit sein, diesen Plan zu ändern, damit er deinen individuellen Bedürfnissen gerecht wird. Dabei solltest du dich von dem leiten lassen, was du in diesem Buch gelernt hast – und natürlich von deinen eigenen Erfahrungen. Wenn keiner der in diesem Kapitel vorgestellten Trainingspläne für dich infrage kommt (weder komplett noch als Ausgangsbasis), stell dir selber einen zusammen. Für welche Herangehensweise auch immer du dich entscheidest – beachte die folgenden Hinweise, wenn du dich auf die Reise hin zu deiner neuen Fitness begibst:

1. **Fotoanleitungen:** Sofern nicht anders angegeben, findest du alle Workouts, die in den Trainingsplänen aufgeführt sind, in den Fotoanleitungen dieses Buches. Halte dich an die Anweisungen, um bestmöglich von den Übungen zu profitieren.

2. **Umfang/Intensität:** Es ist nicht empfehlenswert, den Umfang oder die Intensität der einzelnen in den Plänen aufgeführten Workouts zu erhöhen.

3. **Aufwärm-/Cool-down-Phasen:** Bei intensiven Trainingseinheiten solltest du *immer* eine Aufwärm- und eine Cool-down-Phase einbeziehen.

4. **Pace:** Wenn du deine Pace für ein Workout nicht kennst (z. B. dein 5-km-Renntempo), halte dich an die Regel bei Wiederholungen (s. vorheriges Kapitel).

5. **Regeneration:** Sofern nicht anders angegeben, halte dich jeweils an die in der Fotoanleitung gegebene Regenerationsempfehlung. Wenn eine Bandbreite genannt ist, beginne mit der längsten Erholungszeit und verkürze die Phasen entsprechend deiner besser werdenden Fitness.

6. **Vorgeschlagene Übungen:** Die Trainingspläne beinhalten Widerstandtrainings-Übungen für Anfänger, Technikübungen und plyometrisches Training. Tu dir keinen Zwang an, nach einigen Trainingssessions Übungen hinzufügen oder wegzulassen.

7. **Nach dem Laufen:** Die Post-run-Übungen und die Dehnungsübungen werden für bestimmte Tage empfohlen, aber du kannst sie auch an anderen Tagen durchführen. Hauptsache, du absolvierst sie mindestens zweimal pro Woche.

8. **Übungen zur Verletzungsprävention:** Wenn du dich von einer Verletzung erholst oder einer Verletzung vorbeugen möchtest, ergänze deinen Trainingsplan nach dem Lauf- oder Widerstandtraining um Übungen zur Verletzungsprävention aus der Tabelle auf S. 395.

9. **Auszeit:** Falls du das Gefühl hast, dir einen leichten Tag gönnen zu wollen oder einen Tag mit dem Training pausieren zu müssen, tu es.

10. **Verpasste Trainingseinheiten:** Wenn du ein Workout ausgelassen hast, versuche nicht, es nachzuholen – streich es einfach ersatzlos.

11. **Zusätzliche Workouts:** Falls du Trainingseinheiten verändern oder hinzufügen möchtest (z. B. den Laufzirkel aus Kapitel 12), tu dir keinen Zwang an, aber denk daran, ein intensives Workout der Woche zu streichen, wenn du ein anderes intensives Workout hinzufügst. Geh nicht das Risiko eines Übertrainings ein, indem du zu viele harte Sessions in einer Woche absolvierst.

12. **Rennen:** Du findest in diesem Kapitel auch Musterpläne für Wettkämpfe. Wenn du einen nicht wettkampforientierten Trainingsplan befolgst und Lust auf ein Rennen hast – nur zu! Denk nur daran, vor dem Rennen eine Woche einzulegen, während der du das Training reduzierst (Tapering). Das Gleiche gilt für die Woche nach dem Wettkampf. Danach setzt du dein Training nach deinem regulären Plan fort.

Wähle deinen Trainingsplan mit Bedacht aus. Viel Erfolg!

# TRAININGSPLÄNE

# 12-WOCHEN-TRAININGSPLAN FÜR LAUFEINSTEIGER UND WIEDEREIN-STEIGER – NICHT WETTKAMPFORIENTIERT

| Woche | So | Mo | Di | Mi | Do | Fr | Sa |
|---|---|---|---|---|---|---|---|
| **1** | Frei | Lockeres Gehen (S. 48); 10–15 Min. | Frei | Lockeres Gehen (S. 48); 10–15 Min. | Frei | Lockeres Gehen (S. 48); 10–15 Min. + Widerstandstraining für Anfänger* | Frei *oder* lockeres Gehen (S. 48); 10–15 Min. |
| **2** | Frei | Lockeres Gehen (S. 48); 20 Min. | Frei | Strammes Gehen (S. 48); 15 Min. | Frei | Lockeres Gehen (S. 48); 20 Min. + Widerstandstraining für Anfänger* | Frei *oder* lockeres Gehen (S. 48); 10–15 Min. |
| **3** | Frei | Strammes Gehen (S. 48); 15–20 Min. + Dehnen** | Frei | Lockeres Gehen (S. 48); 20 Min. + Widerstandstraining für Anfänger* | Frei | Gehen/Joggen (S. 49); 15–20 Min. + Widerstandstraining für Anfänger* + Dehnen** | Frei *oder* lockeres Gehen (S. 48); 20 Min. |
| **4** | Frei | Gehen/Joggen (S. 49); 20 Min. + Dehnen** | Frei | Lockeres Gehen (S. 48); 20 Min. + Widerstandstraining für Anfänger* | Frei | Gehen/Joggen (S. 49); 20 Min. + Widerstandstraining für Anfänger* + Dehnen** | Frei *oder* lockeres Gehen (S. 48); 20 Min. *oder* XT+ |
| **5** | Frei | Gehen/Joggen (S. 49); 20 Min. + Dehnen** | Frei | Lockeres Gehen (S. 48); 20 Min. + Widerstandstraining für Anfänger* | Frei | Gehen/Joggen (S. 49); 20 Min. + Widerstandstraining für Anfänger* + Dehnen** | Frei *oder* lockeres Gehen (S. 48); 20 Min. *oder* XT+ |
| **6** | Frei | Gehen/Joggen (S. 49); 20 Min. + Dehnen** | Frei | Lockeres Gehen (S. 48); 20 Min. + Widerstandstraining für Anfänger* | Frei | Joggen/ lockeres Laufen (S. 49); 20 Min. + Widerstandstraining für Anfänger* + Dehnen** | Frei *oder* lockeres Gehen (S. 48); 20 Min. *oder* XT+ |
| **7** | Frei | Joggen/ lockeres Laufen (S. 49); 20–30 Min. + Dehnen** | Frei | Gehen/Joggen (S. 49); 20–30 Min. + »The Runner 360« (S. 54); 1 Satz | Frei | Joggen/ lockeres Laufen (S. 49); 20–30 Min. + Kraftraumübungen (S. 60) + Dehnen** | Frei *oder* Gehen/ Joggen (S. 49); 20–30 Min. *oder* XT+ |
| **8** | Frei | Joggen/ lockeres Laufen (S. 49); 20–30 Min. + Dehnen** | Frei | Gehen/Joggen (S. 49); 20–30 Min. + »The Runner 360« (S. 54); 1 Satz | Frei | Joggen/ lockeres Laufen (S. 49); 20–30 Min. + Kraftraumübungen (S. 60) + Dehnen** | Frei *oder* Gehen/ Joggen (S. 49); 20–30 Min. *oder* XT+ |
| **9** | Frei | Joggen/ lockeres Laufen (S. 49); 20–30 Min. + Dehnen** | Frei | Joggen/ lockeres Laufen (S. 49); 15–20 Min. + Steigerungslauf (S. 52); + »The Runner 360« (S. 54) 1 Satz | Frei | Lockerer Dauerlauf (S. 50); 20–30 Min. + Kraftraumübungen (S. 60) + Dehnen** | Frei *oder* Gehen/ Joggen (S. 49); 20–30 Min. *oder* XT+ |
| **10** | Frei | Fahrtspiel für Anfänger (S. 50); 10–15 Min. + Dehnen** | Frei | Joggen/ lockeres Laufen (S. 49); 20–30 Min. + »The Runner 360« (S. 54) 1 Satz | Frei | Lockerer Dauerlauf (S. 50); 20–30 Min. + Kraftraumübungen (S. 60) + Dehnen** | Frei *oder* Joggen/ lockeres Laufen (S. 49); 20–30 Min. *oder* XT+ |
| **11** | Frei | Langer Lauf (S. 134); 30–40 Min. + Steigerungen (S. 52) + Dehnen** | Frei | Joggen/ lockeres Laufen (S. 49); 20–30 Min. + »The Runner 360« (S. 54) 1 Satz | Frei | Lockerer Dauerlauf (S. 50); 20–30 Min. + Kraftraumübungen (S. 60) + Dehnen** | Frei *oder* Joggen/ lockeres Laufen (S. 49); 20–30 Min. *oder* XT+ |

| Woche | So | Mo | Di | Mi | Do | Fr | Sa |
|---|---|---|---|---|---|---|---|
| **12** | Frei | Fahrtspiel für Anfänger (S. 50); 15–20 Min. + Dehnen** | Frei | Joggen/ lockeres Laufen (S. 49); 20–30 Min. + »The Runner 360« (S. 54) 1 Satz | Frei | Langstreckenlauf (S. 51); 20–40 Min. + Kraftraumübungen (S. 60) + Dehnen** | Frei *oder* Joggen/ lockeres Laufen (S. 49); 20–30 Min. *oder* XT+ |

### ANMERKUNGEN ZUM TRAININGSPLAN:

**\*WIDERSTANDSTRAINING FÜR ANFÄNGER:** Beinheber (1 Satz; S.61); Russian Twist (1 Satz, S.62); Seitliches Beinheben (aus dem Laufzirkel, S.244); Liegestütze (1 Satz, S.62); Kniebeuge ohne Gewichte (1 Satz, S.244); Ausfallschritt (1 Satz, S.65); Fersenheben mit durchgestrecktem Knie (1 Satz, S.67); Kurzhantelschwingen (1 Satz, S.64).

**ACHTUNG:** Anfänger sollten mit 1 Satz pro oben aufgeführter Übung beginnen. Alternativ kannst du die Übungen mit Haushaltsutensilien (S.109) durchführen, doch fahre in dem Fall im Rahmen dieses Trainingsplans nicht mit »The Runner 360« oder den Läuferübungen für den Kraftraum fort.

**\*\*FÜHRE NUR EINE ART DES DEHNENS DURCH:** AIS (S.106), PNF (S.71) oder statisches Dehnen (S.77).

**+XT = CROSSTRAINING:** (S.157): Falls du dich für Crosstraining entscheidest, achte darauf, dass dein Workout im aeroben Bereich bleibt, und stimme das Anstrengungslevel/die Dauer des empfohlenen Laufs entsprechend ab.

DAS ULTIMATIVE LÄUFERTRAINING

# 12-WOCHEN-TRAININGSPLAN FÜR LAUFEINSTEIGER UND WIEDEREIN-STEIGER – WETTKAMPFORIENTIERT

| Woche | So | Mo | Di | Mi | Do | Fr | Sa |
|---|---|---|---|---|---|---|---|
| 1 | Frei | Lockeres Gehen (S. 48); 10–15 Min. | Frei | Lockeres Gehen (S. 48); 10–15 Min. | Frei | Lockeres Gehen (S. 48); 10–15 Min + Widerstandtraining für Anfänger* | Frei *oder* lockeres Gehen (S. 48); 10–15 Min. |
| 2 | Frei | Lockeres Gehen (S. 48); 20 Min. | Frei | Strammes Gehen (S. 48); 15 Min. | Lockeres Gehen (S. 48); 20 Min. + Dehnen** | Frei | Gehen/ Joggen (S. 49); 20 Min. + Widerstandstraining für Anfänger* |
| 3 | Frei | Gehen/Joggen (S. 49); 20 Min. + Dehnen** | Frei | Gehen/Joggen (S. 49); 20 Min. | Lockeres Gehen (S. 48); 20 Min. + Widerstandtraining für Anfänger* | Frei | Joggen/ lockeres Laufen (S. 49); 15–20 Min. + Widerstandtraining für Anfänger* |
| 4 | Frei | Joggen/ lockeres Laufen (S. 49); 20 Min. + Steigerungslauf (S. 52) + Dehnen** | Frei oder XT+ | Joggen/ lockeres Laufen (S. 49); 20 Min. | Gehen/Joggen (S. 49); 20 Min. + Widerstandtraining für Anfänger* + Dehnen** | Frei | Lockerer Dauerlauf (S. 50); 20–30 Min. + Widerstandtraining für Anfänger* |
| 5 | Frei | Joggen/ lockeres Laufen (S. 49); 20 Min. + Steigerungslauf (S. 52) + Dehnen** | Frei oder XT+ | Joggen/ lockeres Laufen (S. 49); 20 Min. | Gehen/Joggen (S. 49); 20 Min. + Widerstandtraining für Anfänger* + Dehnen** | Frei | Lockerer Dauerlauf (S. 50); 20–30 Min. + Widerstandtraining für Anfänger* |
| 6 | Frei | Lockerer Dauerlauf (S. 50); 20 Min. + Steigerungslauf (S. 52) + Dehnen** | Frei oder XT+ | Lockerer Dauerlauf (S. 50); 20 Min. | Joggen/ lockeres Laufen (S. 49); 20 Min. + Widerstandtraining für Anfänger* + Dehnen** | Frei | Langstreckenlauf (S. 51); 30 Min. + Widerstandtraining für Anfänger* |
| 7 | Frei | Fahrtspiel für Anfänger (S. 50); 10–25 Min. + Dehnen** | Frei oder XT+ | Lockerer Dauerlauf (S. 50); 20–30 Min. | Joggen/ lockeres Laufen (S. 49); 20 Min. + *entweder* Widerstandtraining für Anfänger* *oder* Abwärmübungen++ | Frei | Langstreckenlauf (S. 51); 40 Min. + *entweder* Widerstandtraining für Anfänger* *oder* Abwärmübungen++ |
| 8 | Frei | 5-km-Pace-Wiederholungen im Gelände (S. 136); 6 X 1 Min. + Dehnen** | Frei oder XT+ | Lockerer Dauerlauf (S. 50); 20–30 Min. | Joggen/ lockeres Laufen (S. 49); 20 Min. + *entweder* Widerstandtraining für Anfänger* *oder* Abwärmübungen++ | Frei | Langstreckenlauf (S. 51); 40 Min. + *entweder* Widerstandtraining für Anfänger* *oder* Abwärmübungen++ |
| 9 | Frei | 5-km-Pace-Wiederholungen im Gelände (S. 136); 6 X 2 Min. + Dehnen** | Frei oder XT+ | Langstreckenlauf (S. 51); 20–30 Min. | Lockerer Dauerlauf (S. 50); 20 Min. + *entweder* Widerstandtraining für Anfänger* *oder* Abwärmübungen++ | Frei | Langer Lauf (S. 134); 45–50 Min. + *entweder* Widerstandtraining für Anfänger* *oder* Abwärmübungen++ |

DAS ULTIMATIVE LÄUFERTRAINING

STELL DEIN TRAININGSPROGRAMM ZUSAMMEN – PRINZIPIEN UND TRAININGSPLÄNE

| Woche | So | Mo | Di | Mi | Do | Fr | Sa |
|---|---|---|---|---|---|---|---|
| **10** | Frei | Langsamer Tempo-lauf (S. 132); 1 X 10–15 Min. + Dehnen** | Frei oder XT+ | Langstreckenlauf (S. 51); 20–40 Min. | Hügel-Steigerungs-lauf (S. 53); + *entweder* Wider-standtraining für Anfänger* *oder* Abwärmübungen++ | Frei *oder* locke-rer Dauerlauf (S. 50); 20–40 | Langer Lauf (S. 134); 45–50 Min. + *entweder* Wider-standtraining für Anfänger* *oder* Abwärmübungen++ |
| **11** | Frei | 5-km-Pace-Wiederholungen im Gelände (S. 136); 4 X 3 Min. + Dehnen** | Frei oder XT+ | Langstreckenlauf (S. 51); 20–40 Min. | Lockerer Dauerlauf (S. 50); 20–30 Min. + Steigerungslauf (S. 52) + *entweder* Wider-standtraining für Anfänger* *oder* Abwärmübungen++ | Frei *oder* locke-rer Dauerlauf (S. 50); 20–40 | Langer Lauf (S. 134); 45–50 Min. + *entweder* Wider-standtraining für Anfänger* *oder* Abwärmübungen++ |
| **12** | Frei | 5-km-Pace-Wiederholungen im Gelände (S. 136); 3 X 4 Min. + Dehnen** | Frei oder XT+ | Langstrecken lauf (S. 51); 20–40 Min. | Hügel-Steigerungs-lauf (S. 53); + *entweder* Wider-standtraining für Anfänger* *oder* Abwärmübungen++ | Frei *oder* locke-rer Dauerlauf (S. 50); 20–40 Min. | Langer Lauf (S. 134); 50–60 Min. + *entweder* Wider-standtraining für Anfänger* *oder* Abwärmübungen++ |

## ANMERKUNGEN ZUM TRAININGSPLAN:

**\*WIDERSTANDTRAINING FÜR ANFÄNGER:** Beinheber (1 Satz; S. 61); Russian Twist (1 Satz, S. 62); Seitliches Beinheben (aus dem Laufzirkel, S. 244); Liegestütze (1 Satz, S. 62); Kniebeuge ohne Gewichte (1 Satz, S. 244); Ausfallschritt (1 Satz, S. 65); Fersenheben mit durchgestrecktem Knie (1 Satz, S. 67); Kurzhantelschwingen (1 Satz, S. 64).

**ACHTUNG:** Anfänger sollten mit 1 Satz pro oben aufgeführter Übung beginnen. Alternativ kannst du die Übungen mit Haushaltsutensilien (S. 109) durchführen, doch fahre in dem Fall im Rahmen dieses Trainingsplans nicht mit »The Runner 360« oder den Läuferübungen für den Kraftraum fort.

**\*\*FÜHRE NUR EINE ART DES DEHNENS DURCH:** AIS (S. 106), PNF (S. 71) oder statisches Dehnen (S. 77).

**+XT = CROSSTRAINING:** (S. 163): Falls du dich für Crosstraining entscheidest, achte darauf, dass dein Workout im aeroben Bereich bleibt, und stimme das Anstrengungslevel/die Dauer des empfohlenen Laufs entsprechend ab.

**++ABWÄRMÜBUNGEN:** Übungen mit Haushaltsutensilien (S. 109); Läuferübungen für den Kraftraum (S. 60), »The Runner 360« (S. 54); *Dehnübungen (wähle 1 Art: AIS (S. 106), PNF (S. 71) oder statisches Dehnen (S. 77).*

**ACHTUNG:** *Entscheide dich für eine der drei o. g. Optionen; wenn du dich für Läuferübungen für den Kraftraum oder »The Runner 360« entscheidest, füge Dehnübungen hinzu.*

**STELL DIR DEIN TRAININGSPROGRAMM ZUSAMMEN** (277)

# 12-WOCHEN-TRAININGSPLAN FÜR FORTGESCHRITTENE ANFÄNGER – NICHT WETTKAMPFORIENTIERT

| Woche | So | Mo | Di | Mi | Do | Fr | Sa |
|---|---|---|---|---|---|---|---|
| **1** | Frei | Hügellauf (S. 53); 30–40 Min. | Lockerer Dauerlauf (S. 50); 20–40 Min. + Abwärmübungen* | Frei oder Langstreckenlauf (S. 51); 20–40 Min. | Steigerungslauf (S. 52) + Abwärmübungen* | Frei oder Langstreckenlauf (S. 51); 20–40 Min oder XT** | Langer Lauf (S. 134); 40–50 Min. + Abwärmübungen |
| **2** | Frei | 5-km-Pace-Wiederholungen im Gelände (S. 136); 8 X 1 Min. | Lockerer Dauerlauf (S. 50); 20–40 Min. + Abwärmübungen* | Frei oder Langstreckenlauf (S. 51); 20–40 Min. | Hügel-Steigerungslauf (S. 53); + Abwärmübungen* | Frei oder Langstreckenlauf (S. 51); 20–40 Min. oder XT** | Langer Lauf (S. 134); 40–50 Min. + Abwärmübungen* |
| **3** | Frei | Langsamer Tempolauf (S. 132); 10–15 Min. | Lockerer Dauerlauf (S. 50); 20–40 Min. + Abwärmübungen* | Frei oder Langstreckenlauf (S. 51); 20–40 Min. | Technikübungen+ | Frei oder Langstreckenlauf (S. 51); 20–40 Min. oder XT** | Langer Lauf (S. 134); 40–50 Min. + Abwärmübungen* |
| **4** | Frei | Hügellauf (S. 53); 30–40 Min. | Lockerer Dauerlauf (S. 50); 20–40 Min. + Abwärmübungen* | Frei oder Langstreckenlauf (S. 51); 20–40 Min. | Steigerungslauf (S. 52); + Abwärmübungen* | Frei oder Langstreckenlauf (S. 51); 20–40 Min. oder XT** | Langer Lauf (S. 134); 50–60 Min. + Abwärmübungen* |
| **5** | Frei | 5-km-Pace-Wiederholungen im Gelände (S. 136); 6 X 2 Min. | Lockerer Dauerlauf (S. 50); 20–40 Min. + Abwärmübungen* | Frei oder Langstreckenlauf (S. 51); 20–40 Min. | Kurze Berg-Sprints (S. 228) | Frei oder Langstreckenlauf (S. 51); 20–40 Min. oder XT** | Langer Lauf (S. 134); 50–60 Min. + Abwärmübungen* |
| **6** | Frei | Langsamer Tempolauf (S. 132); 2 X 10 Min. | Lockerer Dauerlauf (S. 50); 20–40 Mln. + Abwärmübungen* | Frei oder Langstreckenlauf (S. 51); 20–40 Min. | Technikübungen+ | Frei oder Langstreckenlauf (S. 51); 20–40 Min. oder XT** | Langer Lauf (S. 134); 50–60 Min. + Abwärmübungen* |
| **7** | Frei | Hügellauf (S. 53); 30–50 Min. | Lockerer Dauerlauf (S. 50); 20–40 Min. + Abwärmübungen* | Frei oder Langstreckenlauf (S. 51); 20–40 Min. | Steigerungslauf (S. 52); + Abwärmübungen* | Frei oder Langstreckenlauf (S. 51); 20–40 Min. oder XT** | Langer Lauf (S. 134); 60–75 Min. + Abwärmübungen* |
| **8** | Frei | 5-km-Pace-Wiederholungen im Gelände (S. 136); 4 X 3 Min. | Lockerer Dauerlauf (S. 50); 20–40 Min. + Abwärmübungen* | Frei oder Langstreckenlauf (S. 51); 20–40 Min. | Hügel-Steigerungslauf (S. 53) + Abwärmübungen* | Frei oder Langstreckenlauf (S. 51); 20–40 Min. oder XT** | Langer Lauf (S. 134); 60–75 Min. + Abwärmübungen* |
| **9** | Frei | Langsamer Tempolauf (S. 132); 15–20 Min. | Lockerer Dauerlauf (S. 50); 20–40 Min. + Abwärmübungen* | Frei oder Langstreckenlauf (S. 51); 20–40 Min. | Plyometrisches Training++ | Frei oder Langstreckenlauf (S. 51); 20–40 Min. oder XT** | Langer Lauf (S. 134); 60–75 Min. + Abwärmübungen* |
| **10** | Frei | Hügellauf (S. 53); 30–50 Min. | Lockerer Dauerlauf (S. 50); 20–40 Min. + Abwärmübungen* | Frei oder Langstreckenlauf (S. 51); 20–40 Min. | Steigerungslauf (S. 52); + Abwärmübungen* | Frei oder Langstreckenlauf (S. 51); 20–40 Min. oder XT** | Langer Lauf (S. 134); 60–90 Min. + Abwärmübungen* |

**STELL DEIN TRAININGSPROGRAMM ZUSAMMEN – PRINZIPIEN UND TRAININGSPLÄNE**

DAS ULTIMATIVE LÄUFERTRAINING

| Woche | So | Mo | Di | Mi | Do | Fr | Sa |
|---|---|---|---|---|---|---|---|
| **11** | Frei | 5-km-Pace-Wieder-holungen im Gelände (S. 136); 4 X 3 Min. | Lockerer Dauer-lauf (S. 50); 20–40 Min. + Abwärmübungen* | Frei *oder* Langstre-ckenlauf (S. 51); 20–40 Min. | Kurze Berg-Sprints (S. 228) | Frei *oder* Lang-streckenlauf (S. 51); 20–40 Min. *oder* XT** | Langer Lauf (S. 134); 60–90 Min. + Abwärmübungen* |
| **12** | Frei | Schneller Tempolauf (S. 132) 2 X 10 Min. | Lockerer Dauer-lauf (S. 50); 20–40 Min. + Abwärmübungen* | Frei *oder* Langstre-ckenlauf (S. 51); 20–40 Min. | Technik-übungen+ | Frei *oder* Lang-streckenlauf (S. 51); 20–40 Min. *oder* XT** | Langer Lauf (S. 134); 60–90 Min. + Abwärmübungen* |

## ANMERKUNGEN ZUM TRAININGSPLAN:

**\*ABWÄRMÜBUNGEN:** Übungen mit Haushaltsutensilien (S. 109); Läuferübungen für den Kraftraum (S. 60), »The Runner 360« (S. 54); *Dehnübungen (wähle 1 Art: AIS (S. 106), PNF (S. 71) oder statisches Dehnen (S. 77).*

**ACHTUNG:** *Entscheide dich für eine der drei o. g. Optionen; wenn du dich für Läuferübungen für den Kraftraum oder »The Runner 360« entscheidest, füge Dehnübungen hinzu.*

**\*\*XT = CROSSTRAINING:** (S. 163): Falls du dich für Crosstraining entscheidest, achte darauf, dass dein Workout im aeroben Bereich bleibt, und stimme das Anstrengungslevel/die Dauer des empfohlenen Laufs entsprechend ab.

**+TECHNIKÜBUNGEN FÜR NICHT WETTKAMPFORIENTIERTE FORTGESCHRITTENE ANFÄNGER:**

Hüpfen (S. 216); Hochhüpfen (S. 216); Plattfüßiges Marschieren (S. 217); Knie hoch (S. 218); Schnelle Füße (S. 215); Tritte in den eigenen Po – dynamische Beweglichkeit (S. 214)

**++PLYOMETRISCHE ÜBUNGEN FÜR FORTGESCHRITTENE ANFÄNGER:**

Zweibeinige Sprünge (S. 219); Kistensprünge (S. 223); schnelles Hüpfen (S. 224)

# 12-WOCHEN-TRAININGSPLAN FÜR FORTGESCHRITTENE ANFÄNGER – WETTKAMPFORIENTIERT

| Woche | So | Mo | Di | Mi | Do | Fr | Sa |
|---|---|---|---|---|---|---|---|
| 1 | Frei *oder* Lang strecken lauf (S. 51); 30–60 Min. *oder* XT* | 5-km-Pace-Wiederholungen im Gelände (S. 136); 8 X 1 Min. | Lockerer Dauerlauf (S. 50); 30–50 Min. + Abwärm-übungen** | Langstrecken-lauf (S. 51); 30–50 Min. | Hügel-Steige-rungslauf (S. 53) | Frei *oder* lockerer Dauer-lauf (S. 50); 30–40 Min. *oder* XT* | Langer Lauf (S. 134); 50–60 Min. + Abwärm-übungen** |
| 2 | Frei *oder* Lang-streckenlauf (S. 51); 30–60 Min. *oder* XT* | 5-km-Pace-Wiederholungen im Gelände (S. 136); 8 X 2 Min. | Lockerer Dauerlauf (S. 50); 30–50 Min. + Abwärm-übungen** | Langstrecken-lauf (S. 51); 30–50 Min. | Bergwieder-holungen (S. 135); 10–15 X 30 Sek. | Frei *oder* lockerer Dauer-lauf (S. 50); 30–40 Min. *oder* XT* | Langer Lauf (S. 134); 50–70 Min. + Abwärm-übungen** |
| 3 | Frei *oder* Lang-streckenlauf (S. 51); 30–60 Min. *oder* XT* | 5-km-Pace-Wiederholungen im Ge-lände (S. 136); 6 X 3 Min. | Lockerer Dauerlauf (S. 50); 30–50 Min. + Abwärm-übungen** | Langstrecken-lauf (S. 51); 30–50 Min. | Bergwieder-holungen (S. 135); 8–12 X 45 Sekkunden | Frei *oder* lockerer Dauer-lauf (S. 50); 30–40 Min. *oder* XT* | Langer Lauf (S. 134); 50–70 Min. + Abwärm-übungen** |
| 4 | Frei *oder* Lang-streckenlauf (S. 51); 30–60 Min. *oder* XT* | Schneller Tempolauf (S. 132); 10–15 Min. | Lockerer Dauerlauf (S. 50); 40–50 Min. + Abwärm-übungen** | Langstrecken-lauf (S. 51); 40–60 Min. | Technik-übungen+ | Frei *oder* lockerer Dauer-lauf (S. 50); 40–50 Min. *oder* XT* | Langer Hügel-lauf (S. 53); 50–70 Min. + Abwärm-übungen** |
| 5 | frei *oder* Lang-streckenlauf (S. 51); 30–60 Min. *oder* XT* | 5-km-Pace-Wiederholungen im Gelände (S. 136); 4 X 4 Min. | Lockerer Dauerlauf (S. 50); 40–50 Min. + Abwärm- übun-gen** | Langstrecken-lauf (S. 51); 40–60 Min. | Bergwieder-holungen (S. 135); 6–8 X 60 Sekunden | Frei *oder* lockerer Dauer-lauf (S. 50); 40–50 Min. *oder* XT* | Langer Lauf (S. 134); 60–75 Min. + Abwärm-übungen** |
| 6 | Frei *oder* Lang-streckenlauf (S. 51); 30–60 Min. *oder* XT* | 5-km-Pace-Wiederholungen im Gelände (S. 136); 5 X 4 Min. | Lockerer Dauerlauf (S. 50); 40–50 Min. + Abwärm-übungen** | Langstrecken-lauf (S. 51); 40–60 Min. | Bergwieder-holungen (S. 135); 4–6 X 90 Sekunden | Frei *oder* lockerer Dauer-lauf (S. 50); 40–50 Min. *oder* XT* | Langer Lauf (S. 134); 60–75 Min. + Abwärm-übungen** |
| 7 | Frei *oder* Lang-streckenlauf (S. 51); 30–60 Min. *oder* XT* | Schneller Tempolauf (S. 132); 2 X 10 Min. (Erholung 3 Min. Joggen) | Lockerer Dauerlauf (S. 50); 40–60 Min. + Abwärm-übungen** | Langstrecken-lauf (S. 51); 50–60 Min. | Technik-übungen+ | Frei *oder* lockerer Dauer-lauf (S. 50); 40–60 Min. *oder* XT* | Langer Hügel-lauf (S. 53); 60–75 Min. + Abwärm-übungen** |
| 8 | Frei *oder* Lang-streckenlauf (S. 51); 30–60 Min. *oder* XT* | 5-km-Pace-Wiederholungen im Gelände (S. 136); 4 X 5 Min. | Lockerer Dauerlauf (S. 50); 40–60 Min. + Abwärm-übungen** | Langstrecken-lauf (S. 51); 50–60 Min. | Laufbahn-Trai-ning (S. 127); 12–16 X 200 m, 3-km-Renn-tempo (Er-holung 200 m Joggen) | Frei *oder* lockerer Dauer-lauf (S. 50); 40–60 Min. *oder* XT* | Langer Lauf (S. 134); 60–90 Min. + Abwärm-übungen** |
| 9 | Frei *oder* Lang-streckenlauf (S. 51); 30–60 Min. *oder* XT* | Laufbahn-Trai-ning (S. 131); 12–16 X 400 m, 10-km-Renn-tempo | Lockerer Dauerlauf (S. 50); 40–60 Min. + Abwärm-übungen** | Langstrecken-lauf (S. 51); 50–60 Min. | Bergwieder-holungen (S. 135); 6 X 90 Sek. | Frei *oder* lockerer Dauer-lauf (S. 50); 40–60 Min. *oder* XT* | Langer Lauf (S. 134); 60–90 Min. + Abwärm-übungen** |

| Woche | So | Mo | Di | Mi | Do | Fr | Sa |
|---|---|---|---|---|---|---|---|
| **10** | frei *oder* Langstreckenlauf (S. 51); 30–60 Min. *oder* XT* | Schneller Tempolauf (S. 132); 2 X 10 Min. (Erholung 3 Min. Joggen) | Lockerer Dauerlauf (S. 50); 50–60 Min. + Abwärmübungen** | Langstreckenlauf (S. 51); 50–60 Min. | Laufbahn-Training (S. 126); 12 X 200 m, 1500-m-Renntempo (Erholung 200 m Joggen) | Frei *oder* lockerer Dauerlauf (S. 50); 40–60 Min. *oder* XT* | Langer Hügellauf (S. 53); 60–90 Min. + Abwärmübungen** |
| **11** | Frei *oder* Langstreckenlauf (S. 51); 30–60 Min. *oder* XT* | Laufbahn-Training (S. 129); 12–16 X 400 m, 5-km-Renntempo | Lockerer Dauerlauf (S. 50); 50–60 Min. + Abwärmübungen** | Langstreckenlauf (S. 51); 50–60 Min. | Technikübungen+ | Frei *oder* lockerer Dauerlauf (S. 50); 40–60 Min. *oder* XT* | Langer Lauf (S. 134); 60–120 Min. + Abwärmübungen** |
| **12** | Frei *oder* Langstreckenlauf (S. 51); 30–60 Min. *oder* XT* | Laufbahn-Training (S. 129); 5–6 X 1000 m, 5-km-Renntempo | Lockerer Dauerlauf (S. 50); 50–60 Min. + Abwärmübungen** | Langstreckenlauf (S. 51); 50–60 Min. | Bergwiederholungen (S. 135); 4–6 X 90 Sek. | Frei *oder* lockerer Dauerlauf (S. 50); 40–60 Min. *oder* XT* | Langer Lauf (S. 134); 60–120 Min. + Abwärmübungen** |

**ANMERKUNGEN ZUM TRAININGSPLAN:**

**\*XT = CROSSTRAINING:** (S.163): Falls du dich für Crosstraining entscheidest, achte darauf, dass dein Workout im aeroben Bereich bleibt, und stimme das Anstrengungslevel/die Dauer des empfohlenen Laufs entsprechend ab.

**\*\*ABWÄRMÜBUNGEN:** Übungen mit Haushaltsutensilien (S.109); Läuferübungen für den Kraftraum (S.60); »The Runner 360« (S.54); *Dehnübungen (wähle 1 Art: AIS (S.106), PNF (S.71) oder statisches Dehnen (S.77).*

**ACHTUNG:** *Entscheide dich für eine der drei o. g. Optionen; wenn du dich für Läuferübungen für den Kraftraum oder »The Runner 360« entscheidest, füge Dehnübungen hinzu.*

**+TECHNIKÜBUNGEN FÜR NICHT WETTKAMPFORIENTIERTE FORTGESCHRITTENE ANFÄNGER:**
Hüpfen (S.216); Hochhüpfen (S.216); Plattfüßiges Marschieren (S.217); Knie hoch (S.218); Springen (S.218); Schnelle Füße (S.215); Tritte in den eigenen Po – Einleitung der Schrittbewegung (S.214); Tritte in den eigenen Po – dynamische Beweglichkeit (S.214).

# 12-WOCHEN-TRAININGSPLAN FÜR ROUTINIERTE LÄUFER – WETTKAMPFORIENTIERT

| Woche | So | Mo | Di | MI | Do | Fr | Sa |
|---|---|---|---|---|---|---|---|
| **1** | *Entweder* Langstreckenlauf (S. 51); 60–70 Min. + Dehnen* *oder* frei | 5-km-Pace-Wiederholungen im Gelände (S. 136); 6 X 3 Min. | Lockerer Dauerlauf (S. 50); 60–70 Min. + Abwärmübungen** | Langstreckenlauf (S. 51); 60–75 Min. | Bergwiederholungen (S. 135); 10–15 X 30 Sekunden | *Entweder* Langstreckenlauf (S. 51); 60–70 Min. + Abwärmübungen** *oder* XT*** | Langer Lauf (S. 134); 75–90 Min. |
| **2** | *Entweder* Langstreckenlauf (S. 51); 60–70 Min. + Dehnen* *oder* frei | 5-km-Pace-Wiederholungen im Gelände (S. 136); 5 X 4 Min. | Lockerer Dauerlauf (S. 50); 60–70 Min. + Abwärmübungen** | Langstreckenlauf (S. 51); 60–75 Min. | Bergwiederholungen (S. 135); 8–12 X 45 Sekunden | *Entweder* Langstreckenlauf (S. 51); 60–70 Min. + Abwärmübungen** *oder* XT*** | Langer Lauf (S. 134); 75–90 Min. |
| **3** | *Entweder* Langstreckenlauf (S. 51); 60–70 Min. + Dehnen* *oder* frei | Schneller Tempolauf (S. 132): 2 X 10 Min. (Erholung 3 Min. Joggen) *oder* 15 Minuten schneller Tempolauf | Lockerer Dauerlauf (S. 50); 60–70 Min. + Abwärmübungen** | Langstreckenlauf (S. 51); 60–75 Min. | Technikübungen+ | *Entweder* Langstreckenlauf (S. 51); 60–70 Min. + Abwärmübungen** *oder* XT*** | Langer Lauf (S. 134); 75–90 Min. |
| **4** | *Entweder* Langstreckenlauf (S. 51); 60–70 Min. + Dehnen* *oder* frei | 5-km-Pace-Wiederholungen im Gelände (S. 136); 4 X 5 Min. | Lockerer Dauerlauf (S. 50); 60–70 Min. + Abwärmübungen** | Langstreckenlauf (S. 51); 60–75 Min. | Laufbahn-Training (S. 126); 12–16 X 200 m, 1500 m- bis 3-km-Renntempo, langsamer anfangen und schneller enden (Erholung 200 m Joggen) + o2L++ | *Entweder* Langstreckenlauf (S. 51); 60–70 Min. + Abwärmübungen** *oder* XT*** | Langer Hügellauf (S. 53); 75–90 Min. |
| **5** | *Entweder* Langstreckenlauf (S. 51); 60–70 Min. + Dehnen* *oder* frei | Laufbahn-Training (S. 129); 16 X 400 m, 5-km-Renntempo | Lockerer Dauerlauf (S. 50); 60–70 Min. + Abwärmübungen** | Langstreckenlauf (S. 51); 60–75 Min. | Bergwiederholungen (S. 135); 6–8 X 60 Sek. + o2L++ | *Entweder* Langstreckenlauf (S. 51); 60–70 Min. + Abwärmübungen** *oder* XT*** | Langer Lauf (S. 134); 90–105 Min. |
| **6** | *Entweder* Langstreckenlauf (S. 51); 60–70 Min. + Dehnen* *oder* frei | Schneller Tempolauf (S. 132): 2 X 10 Min. (Erholung 3 Min. Joggen) *oder* 20 Minuten schneller *oder* langsamer Tempolauf (S. 132) | Lockerer Dauerlauf (S. 50); 60–70 Min. + Abwärmübungen** | Langstreckenlauf (S. 51); 60–75 Min. | Kurze Berg-Sprints (S. 228) + o2L++ | *Entweder* Langstreckenlauf (S. 51); 60–70 Min. + Abwärmübungen** *oder* XT*** | Langer Lauf (S. 134); 90–105 Min. |
| **7** | *Entweder* Langstreckenlauf (S. 51); 60–70 Min. + Dehnen* *oder* frei | Laufbahn-Training (S. 129); 5–6 X 1000 m, 5-km-Renntempo + o2L++ | Lockerer Dauerlauf (S. 50); 60–70 Min. + Abwärmübungen** | Langstreckenlauf (S. 51); 60–75 Min. | Technikübungen+ + o2L++ | *Entweder* Langstreckenlauf (S. 51); 60–70 Min. + Abwärmübungen** *oder* XT*** | Langer Lauf (S. 134); 90–105 Min. |

DAS ULTIMATIVE LÄUFERTRAINING

| Woche | So | Mo | Di | Mi | Do | Fr | Sa |
|---|---|---|---|---|---|---|---|
| **8** | *Entweder* Langstreckenlauf (S. 51); 60–70 Min. + Dehnen* *oder* frei | Schneller Tempolauf (S. 132); 2–3 X 10 Min. (Erholung 3 Min. Joggen) + o2L++ *oder* 20 Minuten schneller Tempolauf + o2L++ | Lockerer Dauerlauf (S. 50); 60–70 Min. + Abwärmübungen** | Langstreckenlauf (S. 51); 60–75 Min. | Bergwiederholungen (S. 135); 4–6 X 90 Sek. + o2L++ | *Entweder* Langstreckenlauf (S. 51); 60–70 Min. + Abwärmübungen** *oder* XT*** | Langer Lauf (S. 134); 90–120 Min. |
| **9** | *Entweder* Langstreckenlauf (S. 51); 60–70 Min. + Dehnen* *oder* frei | Laufbahn-Training (S. 126); 10 X 400 m, 1500 m- bis 3-km-Renntempo, langsamer anfangen und schneller enden + o2L++ | Lockerer Dauerlauf (S. 50); 60–70 Min. + Abwärmübungen** | Langstreckenlauf (S. 51); 60–75 Min. | Kurze Berg-Sprints (S. 228) + o2L++ | *Entweder* Langstreckenlauf (S. 51); 60–70 Min. + Abwärmübungen** *oder* XT*** | Langer Lauf (S. 134); 90–120 Min. |
| **10** | *Entweder* Langstreckenlauf (S. 51); 60–70 Min. + Dehnen* *oder* frei | Schneller Tempolauf (S. 132); 2–3 X 10 Min. (Erholung 3 Min. Joggen) + o2L++ *oder* 20 Minuten schneller Tempolauf + o2L++ | Lockerer Dauerlauf (S. 50); 60–70 Min. + Abwärmübungen** | Langstreckenlauf (S. 51); 60–75 Min. + o2L++ | Technikübungen+ + o2L++ | *Entweder* Langstreckenlauf (S. 51); 60–70 Min. + Abwärmübungen** *oder* XT*** | Langer Hügellauf (S. 53); 90–105 Min. |
| **11** | *Entweder* Langstreckenlauf (S. 51); 60–70 Min. + Dehnen* *oder* frei | Vermischte Intervalle (S. 151); Muster-Workout 2 + o2L++ | Lockerer Dauerlauf (S. 50); 60–70 Min. + Abwärmübungen** | Langstreckenlauf (S. 51); 60–75 Min. + o2L++ | Bergwiederholungen (S. 135); 6 X 90 Sekunden + O2L++ | *Entweder* Langstreckenlauf (S. 51); 60–70 Min. + Abwärmübungen** *oder* XT*** | Langer Lauf (S. 134); 90–135 Min. |
| **12** | *Entweder* Langstreckenlauf (S. 51); 60–70 Min. + Dehnen* *oder* frei | Laufbahn-Training (S. 129); 20 X 400 m, 5-km-Renntempo, (Erholungsintervall 1:½) + o2L++ | Lockerer Dauerlauf (S. 50); 60–70 Min. + Abwärmübungen** | Langstreckenlauf (S. 51); 60–75 Min. + o2L++ | Kurze Berg-Sprints S. 228; + o2L++ | *Entweder* Langstrecken lauf (S. 51); 60–70 Min. + Abwärmübungen** *oder* XT*** | Langer Lauf (S. 134); 90–135 Min. |

**ANMERKUNGEN ZUM TRAININGSPLAN:**

**\*FÜHRE NUR EINE ART DES DEHNENS AUS:** AIS (S.106), PNF (S.71) oder statisches Dehnen (S.77).

**\*\*ABWÄRMÜBUNGEN:** Übungen mit Haushaltsutensilien (S.109); Läuferübungen für den Kraftraum (S.60); »The Runner 360« (S.54); Dehnübungen (wähle 1 Art: AIS (S.106), PNF (S.71) oder statisches Dehnen (S.77).

**ACHTUNG:** *Entscheide dich für eine der drei o. g. Optionen; wenn du dich für Läuferübungen für den Kraftraum oder »The Runner 360« entscheidest, füge Dehnübungen hinzu.*

**\*\*\*XT = CROSSTRAINING:** (S.163): Falls du dich für Crosstraining entscheidest, achte darauf, dass dein Workout im aeroben Bereich bleibt, und stimme das Anstrengungslevel/die Dauer des empfohlenen Laufs entsprechend ab.

**+TECHNIKÜBUNGEN FÜR WETTKAMPFORIENTIERTE ROUTINIERTE LÄUFER:**
*Hüpfen (S.216); Hochhüpfen (S.216); Weithüpfen (S.217); Plattfüßiges Marschieren (S.217); Knie hoch (S.218); Springen (S.218); Schnelle Füße (S.215); Grapevine (optional) (S.215); Tritte in den eigenen Po – Einleitung der Schrittbewegung (S.214); Tritte in den eigenen Po – dynamische Beweglichkeit (S.214).*

**++O2L = OPTIONALER ZWEITER LAUF:** 20–40 Minuten lockerer Dauerlauf

# 12-WOCHEN-TRAININGSPLAN FÜR LÄUFER MIT WENIG ZEIT – FORTGESCHRITTENE ANFÄNGER UND ROUTINIERTE LÄUFER

| Woche | So | Mo | Di | Mi | Do | Fr | Sa |
|-------|-----|-----|-----|-----|-----|-----|-----|
| **1** | Frei | 5-km-Pace-Wiederholungen im Gelände (S. 136); 8 X 1 Min. | Frei | Hügel-Steigerungslauf (S. 53); | *Entweder* Langstreckenlauf (S. 51); 20–30 Min. + Abwärmübungen* *oder* XT** | Frei | Langer Lauf (S. 134); 40–60 Min. + Abwärmübungen* |
| **2** | Frei | 5-km-Pace-Wiederholungen im Gelände (S. 136); 6 X 2 Min. | Frei | Bergwiederholungen (S. 135); 10 X 30 Sek. | *Entweder* Langstreckenlauf (S. 51); 20–30 Min. + Abwärmübungen* *oder* XT** | Frei | Langer Lauf (S. 134); 40–60 Min. + Abwärmübungen* |
| **3** | Frei | Langsamer Tempolauf (S. 132); 15–20 Minuten | Frei | Technikübungen+ | *Entweder* Langstreckenlauf (S. 51); 20–30 Min. + Abwärmübungen* *oder* XT** | Frei | Langer Lauf (S. 134); 40–60 Min. + Abwärmübungen* |
| **4** | Frei | HIIT (S. 148); Gibala 8 X 60 Sek., 5-km-Renntempo (75 Sek. Erholung) | Frei | Bergwiederholungen (S. 135); 8 X 45 Sek. | *Entweder* Langstreckenlauf (S. 51); 20–30 Min. + Abwärmübungen* *oder* XT** | Frei | Langer Lauf (S. 134); 40–60 Min. + Abwärmübungen* |
| **5** | Frei | 5-km-Pace-Wiederholungen im Gelände (S. 136); 4 X 3 Min. | Frei | Plyometrisches Training++ | *Entweder* Langstreckenlauf (S. 51); 20–30 Min. + Abwärmübungen* *oder* XT** | frei | Langer Lauf (S. 134); 40–60 Min. + Abwärmübungen* |
| **6** | Frei | Langsamer Tempolauf (S. 132); 15–20 Minuten | Frei | Technikübungen+ | *Entweder* Langstreckenlauf (S. 51); 20–30 Min. + Abwärmübungen* *oder* XT** | Frei | Langer Lauf (S. 134); 40–60 Min. + Abwärmübungen* |
| **7** | Frei | HIIT (S. 148); Gibala 10 X 60 Sek., 5-km-Renntempo (75 Sek. Erholung) | Frei | Bergwiederholungen (S. 135); 6 X 60 Sek. | *Entweder* Langstreckenlauf (S. 51); 20–30 Min. + Abwärmübungen* *oder* XT** | Frei | Langer Lauf (S. 134); 40–60 Min. + Abwärmübungen* |
| **8** | Frei | 5-km-Pace-Wiederholungen im Gelände (S. 136); 3 X 4 Min. | Frei | Kurze Berg- Sprints (S. 228) | *Entweder* Langstreckenlauf (S. 51); 20–30 Min. + Abwärmübungen* *oder* XT** | Frei | Langer Lauf (S. 134); 40–60 Min. + Abwärmübungen* |
| **9** | Frei | Schneller Tempolauf (S. 132): 15–20 Min. | Frei | Technikübungen+ | *Entweder* Langstreckenlauf (S. 51); 20–30 Min. + Abwärmübungen* *oder* XT** | Frei | Langer Lauf (S. 134); 40–60 Min. + Abwärmübungen* |
| **10** | Frei | HIIT (S. 148); Gibala 12 X 60 Sek., 5-km-Renntempo (75 Sek. Erholung) | Frei | Bergwiederholungen (S. 135); 4 X 90 Sekunden | *Entweder* Langstreckenlauf (S. 51); 20–30 Min. + Abwärmübungen* *oder* XT** | Frei | Langer Lauf (S. 134); 40–60 Min. + Abwärmübungen* |
| **11** | Frei | 5-km-Pace-Wiederholungen im Gelände (S. 136); 2 X 5 Min. | Frei | Plyometrisches Training++ | *entweder* Langstreckenlauf (S. 51); 20–30 Min. + Abwärmübungen* *oder* XT** | Frei | Langer Lauf (S. 134); 40–60 Min. + Abwärmübungen* |

DAS ULTIMATIVE LÄUFERTRAINING

| Woche | So | Mo | Di | Mi | Do | Fr | Sa |
|-------|-----|------|------|------|------|-----|------|
| **12** | frei | Schneller Tempo-lauf (S. 132): 20 Min. | Frei | Technikübungen+ | *Entweder* Langstre-ckenlauf (S. 51); 20–30 Min. + Abwärmübungen* *oder* XT** | Frei | Langer Lauf (S. 134); 40–60 Min. + Abwärmübungen* |

## ANMERKUNGEN ZUM TRAININGSPLAN:

**\*ABWÄRMÜBUNGEN:** Übungen mit Haushaltsutensilien (S.109); Läuferübungen für den Kraftraum (S.60); »The Runner 360« (S.54); *Dehnübungen (wähle 1 Art: AIS (S.106), PNF (S.71) oder statisches Dehnen (S.77).*

**ACHTUNG:** *Entscheide dich für eine der drei o. g. Optionen; wenn du dich für Läuferübungen für den Kraftraum oder »The Runner 360« entscheidest, füge Dehnübungen hinzu.*

**\*\*XT = CROSSTRAINING:** (S.163): Falls du dich für Crosstraining entscheidest, achte darauf, dass dein Workout im aeroben Bereich bleibt, und stimme das Anstrengungslevel/die Dauer des empfohlenen Laufs entsprechend ab.

**⁺TECHNIKÜBUNGEN FÜR LÄUFER MIT WENIG ZEIT:**

Hüpfen (S.216); Hochhüpfen (S.216); Plattfüßiges Marschieren (S.217); Knie hoch (S.218); Springen (S.218); Schnelle Füße (S.215); Tritte in den eigenen Po – dynamische Beweglichkeit (S.214).

**⁺⁺PLYOMETRISCHE ÜBUNGEN FÜR LÄUFER MIT WENIG ZEIT:**

Zweibeinige Sprünge (S.219); Kistensprünge (S.223); vertikale Tiefensprünge (S.221); Zehen auftippen (S.223); seitliche Barrieresprünge (S.224); schnelles Hüpfen (S.224).

# 6-WOCHEN-TRAININGSPLAN FÜR 5-KM-RENNEN – FORTGESCHRITTENE ANFÄNGER UND ROUTINIERTE LÄUFER

| Woche | So | Mo | Di | Mi | Do | Fr | Sa |
|---|---|---|---|---|---|---|---|
| **1** | Frei *oder* Langstreckenlauf (S. 51); 30–70 Min. | Schneller Tempolauf (S. 132); 2 X 10 Min. (Erholung 3 Min. Joggen) + o2L* | Lockerer Dauerlauf (S. 50); 40–70 Min. + Abwärmübungen** | Langstreckenlauf (S. 51); 50–75 Min. + o2L* | Laufbahn-Training (S. 51); 12–16 X 200 m, 1500 m- bis 3-km-Renntempo, langsamer anfangen u. schneller enden + o2L* | Langstreckenlauf (S. 51); 30–70 Min. *oder* XT+ | Langer Lauf (S. 134); 60–120 Min. + Abwärmübungen* |
| **2** | Frei *oder* Langstreckenlauf (S. 51); 30–70 Min. | Laufbahn-Training (S. 129); 12–16 X 400 m, 5-km-Renntempo + o2L* | Lockerer Dauerlauf (S. 50); 40–70 Min. + Abwärmübungen** | Langstreckenlauf (S. 51); 50–75 Min. + o2L* | Bergwiederholungen (S. 135); 6 X 90 Sek. + o2L* | Langstreckenlauf (S. 51); 30–70 Min. *oder* XT+ | Langer Lauf (S. 134); 60–75 Min. + Abwärmübungen* |
| **3** | Frei *oder* Langstreckenlauf (S. 51); 30–70 Min. | Straßen-Intervalle (nicht im Buch) 10–20 X 30 Sek. im 1500-m- bis 3-km-Renntempo; Erholungsintervalle 1 Min. Joggen + o2L* | Lockerer Dauerlauf (S. 50); 30–50 Min. + Abwärmübungen** | Lockerer Dauerlauf (S. 50); 30–50 Min. + o2L* | Lockerer Dauerlauf (S. 50); 25 Min. + Steigerungsläufe 4–8 + Dehnen++ | Joggen/ lockeres Laufen (S. 49); 20 Min. | Test-rennen: 5-km-Lauf |
| **4** | Frei *oder* lockerer Dauerlauf (S. 51); 30–70 Min. | Langstreckenlauf (S. 51); 50–75 Min. + Abwärmübungen** + o2L* | Langstreckenlauf (S. 51); 50–75 Min. *oder* XT+ | Schneller Tempolauf (S. 132); 2 X 10 Min. (Erholung 3 Min. Joggen) + o2L* | Lockerer Dauerlauf (S. 50); 40–60 Min. | *Entweder* Langstreckenlauf (S. 51); 30–70 Min. + Abwärmübungen** *oder* XT+ | Langer Lauf (S. 134); 60–120 Min. |
| **5** | Frei *oder* Langstreckenlauf (S. 51); 30–70 Min. | Laufbahn-Training (S. 131); 4–6 X 1000 m, Cruise-Intervalle (mit Erholungphasen 1:1 basierend auf pers. Pace) + o2L* | Lockerer Dauerlauf (S. 50); 40–70 Min. + Abwärmübungen** | Langstreckenlauf (S. 51); 50–75 Min. + o2L* | Laufbahn-Training (S. 126); 12 X 200 m, 1500 m- bis 3-km-Renntempo, langsamer anfangen u. schneller enden + o2L* | Langstreckenlauf (S. 51); 30–70 Min. *oder* XT+ | Langer Lauf (S. 134); 60–75 Min. + Abwärmübungen** |
| **6** | Frei *oder* Langstreckenlauf (S. 51); 30–70 Min. | Laufbahn-Training (S. 129); 6–12 X 400 m, 5-km-Renntempo + o2L* | lockerer Dauerlauf (S. 50); 30–50 Min. + Abwärmübungen** | lockerer Dauerlauf (S. 50); 30–50 Min. | lockerer Dauerlauf (S. 47); 25 Min. + Steigerungslauf (S. 52); 4–8 + Dehnen++ | Joggen/ lockeres Laufen (S. 49); 20 Min. | Wettkampf: 5-km-Rennen |

## ANMERKUNGEN ZUM TRAININGSPLAN:

**\*O2L = OPTIONALER ZWEITER LAUF:** 20–40 Minuten (lockerer Dauerlauf)

**\*\*ABWÄRMÜBUNGEN:** Übungen mit Haushaltsutensilien (S.109); Läuferübungen für den Kraftraum (S.60); »The Runner 360« (S.54); *Dehnübungen (wähle 1 Art: AIS (S.106), PNF (S.71) oder statisches Dehnen (S.77).*

**ACHTUNG:** *Entscheide dich für eine der drei o. g. Optionen; wenn du dich für Läuferübungen für den Kraftraum oder »The Runner 360« entscheidest, füge Dehnübungen hinzu.*

**+XT = CROSSTRAINING:** (S.163): Falls du dich für Crosstraining entscheidest, achte darauf, dass dein Workout im aeroben Bereich bleibt, und stimme das Anstrengungslevel/die Dauer des empfohlenen Laufs entsprechend ab.

**++FÜHRE NUR EINE ART DES DEHNENS DURCH:** AIS (S.106); PNF (S.71) oder statisches Dehnen (S.77).

DAS ULTIMATIVE LÄUFERTRAINING

# 6-WOCHEN-TRAININGSPLAN FÜR 10-KM-RENNEN – FORTGESCHRITTENE ANFÄNGER UND ROUTINIERTE LÄUFER

| Woche | So | Mo | Di | Mi | Do | Fr | Sa |
|-------|-----|-----|-----|-----|-----|-----|-----|
| 1 | Frei *oder* Langstreckenlauf (S. 51); 30–70 Min. | Schneller Tempolauf (S. 132); 2 X 10 Min. (Erholung 3 Min. Joggen) + o2L* | Lockerer Dauerlauf (S. 50); 40–70 Min. + Abwärmübungen** | Langstreckenlauf (S. 51); 50–75 Min. + o2L* | Laufbahn-Training (S. 126); 12–16 X 200 m, 1500 m- bis 3-km-Renntempo, langsamer anfangen u. schneller enden + o2L* | Langstreckenlauf (S. 51); 30–70 Min. *oder* XT⁺ | Langer Lauf (S. 134); 60–120 Min. + Abwärmübungen* |
| 2 | Frei *oder* Langstreckenlauf (S. 51); 30–70 Min. | Laufbahn-Training (S. 131); 12–20 X 400 m, 10-km-Renntempo + o2L* | Lockerer Dauerlauf (S. 50); 40–70 Min. + Abwärmübungen** | Langstreckenlauf (S. 51); 50–75 Min. + o2L* | Bergwiederholungen (S. 135); 6 X 90 Sek. + o2L* | Langstreckenlauf (S. 51); 30–70 Min. *oder* XT⁺ | Langer Lauf (S. 134); 60–75 Min. + Abwärmübungen* |
| 3 | Frei *oder* Langstreckenlauf (S. 51); 30–70 Min. | Straßen-Intervalle (nicht im Buch) 10–20 X 30 Sek. im 1500 m- bis 3-km-Renntempo; Erholungsintervalle 1 Min. Joggen + o2L* | Lockerer Dauerlauf (S. 50); 30–50 Min. + Abwärmübungen** | Lockerer Dauerlauf (S. 50); 30–50 Min. + o2L* | Lockerer Dauerlauf (S. 50); 25 Min. + Steigerungsläufe: 4–8 + Dehnen⁺⁺ | Joggen/ lockeres Laufen (S. 49); 20 Min. | Testrennen: 5-km-Lauf im Renntempo |
| 4 | Frei *oder* lockerer Dauerlauf (S. 51); 30–70 Min. | Langstreckenlauf (S. 51); 50–75 Min. + Abwärmübungen** +o2L* | Langstreckenlauf (S. 51); 50–75 Min. *oder* XT⁺ | schneller Tempolauf (S. 132); 2–3 X 10 Min. (Erholung 3 Min. Joggen) + o2L* *oder:* schneller Tempolauf: 20 Min. + o2L* | Lockerer Dauerlauf (S. 50); 40–60 Min. | Langstreckenlauf (S. 51); 30–70 Min. + Abwärmübungen** | Langer Lauf (S. 134); 60–120 Min. |
| 5 | Frei *oder* Langstreckenlauf (S. 51); 30–70 Min. | Laufbahn-Training (S. 131); 4–8 X 1000 m, Cruise-Intervalle (mit Erholungsphase 1:1 basierend auf pers. Pace) + o2L* | Lockerer Dauerlauf (S. 50); 40–75 Min. + Abwärmübungen** | Langstreckenlauf (S. 51); 50–75 Min. + o2L* | Laufbahn-Training (S. 126). 12 X 200 m, 1500 m- bis 3-km-Renntempo, langsamer anfangen u. schneller enden + o2L* | Langstreckenlauf (S. 51); 30–70 Min. *oder* XT⁺ | Langer Lauf (S. 134); 60–75 Min. + Abwärmübungen** |
| 6 | Frei *oder* Langstreckenlauf (S. 51); 30–70 Min. | Laufbahn-Training (S. 131); 8–16 X 400 m, 10-km-Renntempo + o2L* | Lockerer Dauerlauf (S. 50); 30–50 Min. + Abwärmübungen** | Lockerer Dauerlauf (S. 50); 30–50 Min. | Lockerer Dauerlauf (S. 50); 25 Min. + Steigerungslauf (S. 52); 4–8 + Dehnen⁺⁺ | Joggen/ lockeres Laufen (S. 49); 20 Min. | Wettkampf: 10-km-Rennen |

## ANMERKUNGEN ZUM TRAININGSPLAN:

**\*O2L = OPTIONALER ZWEITER LAUF:** 20–40 Minuten (lockerer Dauerlauf)

**\*\*ABWÄRMÜBUNGEN:** Übungen mit Haushaltsutensilien (S.109); Läuferübungen für den Kraftraum (S.60); »The Runner 360« (S.54); *Dehnübungen (wähle 1 Art: AIS (S.106), PNF (S.71) oder statisches Dehnen (S.77).*

**ACHTUNG:** *Entscheide dich für eine der drei o. g. Optionen; wenn du dich für Läuferübungen für den Kraftraum oder »The Runner 360« entscheidest, füge Dehnübungen hinzu.*

**⁺XT = CROSSTRAINING:** (S.163): Falls du dich für Crosstraining entscheidest, achte darauf, dass dein Workout im aeroben Bereich bleibt, und stimme das Anstrengungslevel/die Dauer des empfohlenen Laufs entsprechend ab.

**⁺⁺FÜHRE NUR EINE ART DES DEHNENS DURCH:** AIS (S.106); PNF (S.71) oder statisches Dehnen (S.77).

DAS ULTIMATIVE LÄUFERTRAINING

# 6-WOCHEN-TRAININGSPLAN FÜR HALBMARATHON – FORTGESCHRITTENE ANFÄNGER UND ROUTINIERTE LÄUFER

| Woche | So | Mo | Di | Mi | Do | Fr | Sa |
|---|---|---|---|---|---|---|---|
| 1 | Frei oder Langstreckenlauf (S. 51); 30–70 Min. | Schneller Tempolauf (S. 132); 2 X 10 Min. (Erholung 3 Min. Joggen) + o2L* oder langsamer Tempolauf (S. 132); 20–30 Min. + o2L* | Lockerer Dauerlauf (S. 50); 40–70 Min. + Abwärmübungen** | Langstreckenlauf (S. 51); 50–75 Min. + o2L* | Laufbahn-Training (S. 126); 12–16 X 200 m, 1500 m- bis 3-km-Renntempo, langsamer anfangen u. schneller enden + o2L* | Langstreckenlauf (S. 51); 30–70 Min. oder XT⁺ | Langer Lauf (S. 134); 60–120 Min. |
| 2 | Frei oder Langstreckenlauf (S. 51); 30–70 Min. | Laufbahn-Training (S. 129); 12–16 X 400 m, 5-km-Renntempo + o2L* | Lockerer Dauerlauf (S. 50); 40–70 Min. + Abwärmübungen** | Langstreckenlauf (S. 51); 50–75 Min. + o2L* | Bergwiederholungen (S. 135); 6 X 90 Sek. + o2L* | Langstreckenlauf (S. 51); 30–70 Min. oder XT⁺ | Langer Lauf (S. 134); 75–135 Min. |
| 3 | Frei oder Langstreckenlauf (S. 51); 30–70 Min. | Schneller Tempolauf (S. 132); 2–3 X 10 Min. (Erholung 3 Min. Joggen) + 2L* oder schneller Tempolauf: 20 Min. + o2L* | Lockerer Dauerlauf (S. 50); 40–70 Min. + Abwärmübungen** | Langstreckenlauf (S. 51); 50–75 Min. + o2L* | Straßen-Intervalle (nicht im Buch) 10–20 X 30 Sek. im 1500 m- bis 3-km-Renntempo; Erholungsintervalle 1 Min. Joggen + o2L* | Langstreckenlauf (S. 51); 30–70 Min. oder XT⁺ | Langer Lauf (S. 134); 90–150 Min. |
| 4 | Frei oder Langstreckenlauf (S. 51); 30–70 Min. | 5-km-Pace-Wiederholungen im Gelände (S. 136); 6 X 3 Min. + o2L* | Lockerer Dauerlauf (S. 50); 30–50 Min. + Abwärmübungen** | Lockerer Dauerlauf (S. 50); 30–50 Min. + o2L* | Lockerer Dauerlauf (S. 50); 25 Min. + Steigerungslauf (S. 52); 4–8 + Dehnen⁺⁺ | Joggen/lockeres Laufen (S. 49); 20 Min. | Testrennen: 5-km-Lauf im Renntempo |
| 5 | Frei oder lockerer Dauerlauf (S. 50); 30–70 Min. | Langstreckenlauf (S. 51); 40–60 Min. | Langstreckenlauf (S. 51); 40–60 Min. + Abwärmübungen** | schneller Tempolauf (S. 132); 3 X 10 Min. (Erholung 3 Min. Joggen) + o2L* | Lockerer Dauerlauf (S. 50); 40–60 Min. | Langstreckenlauf (S. 51); 30–60 Min. + Abwärmübungen** | Langer Lauf (S. 134); 60–75 Min. + Steigerungslauf (S. 52) (optional) |
| 6 | Frei oder Langstreckenlauf (S. 51); 30–70 Min. | Laufbahn-Training (S. 129); 6–12 X 400 m, 5-km-Renntempo + o2L* | Lockerer Dauerlauf (S. 50); 30–50 Min. + Abwärmübungen** | Lockerer Dauerlauf (S. 50); 30–50 Min. | Lockerer Dauerlauf (S. 50); 25 Min. + Steigerungslauf (S. 52); 4–8 + Dehnen⁺⁺ | Joggen/lockeres Laufen (S. 49); 20 Min. | Wettkampf: HALBMARATHON |

## ANMERKUNGEN ZUM TRAININGSPLAN:

**\*O2L = OPTIONALER ZWEITER LAUF:** 20–40 Minuten (lockerer Dauerlauf)

**\*\*ABWÄRMÜBUNGEN:** Übungen mit Haushaltsutensilien (S.109); Läuferübungen für den Kraftraum (S.60); »The Runner 360« (S.54); Dehnübungen (wähle 1 Art: AIS (S.106), PNF (S.71) oder statisches Dehnen (S.77).

**ACHTUNG:** Entscheide dich für eine der drei o. g. Optionen; wenn du dich für Läuferübungen für den Kraftraum oder »The Runner 360« entscheidest, füge Dehnübungen hinzu.

**⁺XT = CROSSTRAINING:** (S.163): Falls du dich für Crosstraining entscheidest, achte darauf, dass dein Workout im aeroben Bereich bleibt, und stimme das Anstrengungslevel/die Dauer des empfohlenen Laufs entsprechend ab.

**⁺⁺FÜHRE NUR EINE ART DES DEHNENS DURCH:** AIS (S.106); PNF (S.71) oder statisches Dehnen (S.77).

DAS ULTIMATIVE LÄUFERTRAINING

**STELL DEIN TRAININGSPROGRAMM ZUSAMMEN – PRINZIPIEN UND TRAININGSPLÄNE**

# 8-WOCHEN-TRAININGSPLAN FÜR MARATHON – FORTGESCHRITTENE ANFÄNGER UND ROUTINIERTE LÄUFER

| Woche | So | Mo | Di | Mi | Do | Fr | Sa |
|---|---|---|---|---|---|---|---|
| 1 | Frei *oder* Langstreckenlauf (S. 51); 30–70 Min. | Langsamer Tempolauf (S. 132); 2 X 15 Min. (Erholung 3 Min. Joggen) + o2L* | Lockerer Dauerlauf (S. 50); 40–70 Min. + Abwärmübungen** | Langstreckenlauf (S. 51); 50–75 Min. + o2L* | Laufbahn-Training (S. 127); 16 X 200 m, 3-km-Renntempo, + o2L* | *Entweder:* Langstreckenlauf (S. 51); 30–70 Min. *oder* XT⁺ ⁺ Abwärmübungen** | Langer Lauf (S. 134); 90–135 Min. |
| 2 | Frei *oder* Langstreckenlauf (S. 51); 30–70 Min. | Laufbahn-Training (S. 131); 6–10 X 1000 m, Cruise-Intervalle (mit Erholungsphase 1:1 basierend auf pers. Pace) + o2L* | Lockerer Dauerlauf (S. 50); 40–70 Min. + Abwärmübungen** | Langstreckenlauf (S. 51); 50–75 Min. + o2L* | Bergwiederholungen (S. 135); 6 X 90 Sek. | Lockerer Dauerlauf (S. 50); 30–70 Min. *oder* XT⁺ | Langer Lauf (S. 134); 105–150 Min. |
| 3 | Frei *oder* Langstreckenlauf (S. 51); 30–70 Min. | Laufbahn-Training (S. 129); 12–16 X 400 m, 5-km-Renntempo, + o2L* | Lockerer Dauerlauf (S. 50); 40–70 Min. + Abwärmübungen** | Langstreckenlauf (S. 51); 50–75 Min. + o2L* | Lockerer Dauerlauf (S. 50); 30–50 Min. + Steigerungslauf (S. 52); 4–8 + Dehnen⁺⁺ | Lockerer Dauerlauf (S. 50); 30–70 Min. *oder* XT⁺ | Langsamer Tempolauf (S. 132); 60 Min. |
| 4 | Frei *oder* Langstreckenlauf (S. 51); 30–70 Min. | Lockerer Dauerlauf (S. 50); 30–70 Min. | Lockerer Dauerlauf (S. 50); 40–70 Min. + Abwärmübungen** + o2L* | Langstreckenlauf (S. 51); 50–75 Min. | Bergwiederholungen (S. 135); 6 X 90 Sek. + o2L* | Lockerer Dauerlauf (S. 50); 30–70 Min. *oder* XT⁺ | Langer Lauf (S. 134); 120–180 Min. |
| 5 | Frei *oder* Langstreckenlauf (S. 51); 30–70 Min. | Schneller Tempolauf (S. 132); 3 X 10 Min. (Erholung 3 Min. Joggen) + o2L* *oder* langsamer Tempolauf (S. 132); 30–40 Min. + o2L* | lockerer Dauerlauf (S. 50); 40–70 Min. + Abwärmübungen** | Langstreckenlauf (S. 51); 50–75 Min. + o2L* | Laufbahn-Training (S. 127); 16 X 200 m, 3-km-Renntempo, + o2L* | Lockerer Dauerlauf (S. 50); 30–70 Min. *oder* XT⁺ | Langer Lauf (S. 134); 135–210 Min. |
| 6 | Frei *oder* Langstreckenlauf (S. 51); 30–70 Min. | Laufbahn-Training (S. 129); 6–12 X 400 m, 5-km-Renntempo + o2L* | Lockerer Dauerlauf (S. 50); 30–50 Min. + Abwärmübungen** | Lockerer Dauerlauf (S. 50); 30–50 Min. | Lockerer Dauerlauf (S. 50); 25 Min. + Steigerungslauf (S. 52): 4–8 + Dehnen⁺⁺ | Joggen/ lockeres Laufen (S. 49); 20 Min. | Testrennen: 5-km-Lauf im Renntempo |
| 7 | Frei *oder* lockerer Dauerlauf (S. 50); 30–70 Min. | Langstreckenlauf (S. 51); 40–60 Min. | Langstreckenlauf (S. 51); 40–60 Min. + Abwärmübungen** | schneller Tempolauf (S. 132); 2 X 10 Min. (Erholung 3 Min. Joggen) + o2L* | Lockerer Dauerlauf (S. 50); 40–60 Min. | Lockerer Dauerlauf (S. 50); 40–60 Min. | Langer Lauf (S. 134); 45–85 Min. + Steigerungslauf (S. 52); 4–8 + Dehnen⁺⁺ |

DAS ULTIMATIVE LÄUFERTRAINING

| Woche | So | Mo | Di | Mi | Do | Fr | Sa |
|---|---|---|---|---|---|---|---|
| **8** | Frei *oder* Langstreckenlauf (S. 51); 30–70 Min. | Langstreckenlauf (S. 51); 40–70 Min. (optional: lauf 3,2–6,4 km im angestrebten Marathon-Renntempo) | Lockerer Dauerlauf (S. 50); 30–50 Min. + Abwärmübungen** | Lockerer Dauerlauf (S. 50); 30–50 Min. | Lockerer Dauerlauf (S. 50); 25 Min. + Steigerungslauf (S. 52); 4–8 + Dehnen+++ Kohlenhydratzufuhr erhöhen (s. Kap. 19) | Ausruhen & Anreise + Kohlenhydratzufuhr erhöhen (s. Kap. 19) | Joggen/ lockeres Laufen (S. 49); 20 Min. + Kohlenhydratzufuhr erhöhen (s. Kap. 19) |
| **9** | Wettkampf: MARATHON | | | | | | |

## ANMERKUNGEN ZUM TRAININGSPLAN:

**\*O2L = OPTIONALER ZWEITER LAUF:** 20–40 Minuten (lockerer Dauerlauf)

**\*\*ABWÄRMÜBUNGEN:** Übungen mit Haushaltsutensilien (S. 109); Läuferübungen für den Kraftraum (S. 60); »The Runner 360« (S. 54); *Dehnübungen (wähle 1 Art: AIS (S. 106), PNF (S. 71) oder statisches Dehnen (S. 77).*

**ACHTUNG:** *Entscheide dich für eine der drei o. g. Optionen; wenn du dich für Läuferübungen für den Kraftraum oder »The Runner 360« entscheidest, füge Dehnübungen hinzu.*

**+XT = CROSSTRAINING:** (S. 163): Falls du dich für Crosstraining entscheidest, achte darauf, dass dein Workout im aeroben Bereich bleibt, und stimme das Anstrengungslevel/die Dauer des empfohlenen Laufs entsprechend ab.

**++FÜHRE NUR EINE ART DES DEHNENS DURCH:** AIS (S. 106); PNF (S. 71) oder statisches Dehnen (S. 77).

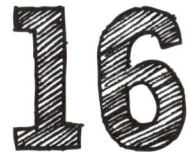

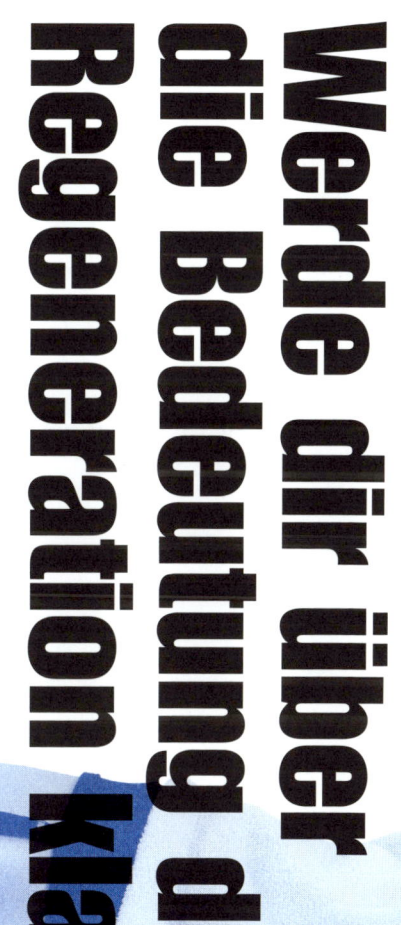

# 16

**Werde dir über die Bedeutung der Regeneration klar**

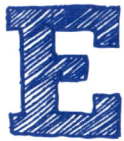 s ist nicht das von dir absolvierte Training, was zählt.

Was zählt, ist das Training, von dem dein Körper sich erholen kann.

Viele Läufer glauben, dass sie während ihrer harten Trainingseinheiten stärker werden. Das stimmt aber nicht. Du wirst während der Zeit stärker, in der dein Körper sich vom Training erholt. Das ist die Phase, in der Muskelfasern repariert, Hormone ersetzt und Glykogenspeicher wieder aufgefüllt werden.

In der sich Mitochondrien vermehren, das Nervensystem wiederhochgefahren und das Herz-Kreislauf-System ausgebaut wird, um sich in eine Sauerstoff-Autobahn zu verwandeln. Doch die Regenerationsphase erfordert mehr, als sich nach dem Laufen einfach nur auf die Couch fallen zu lassen. Die Regeneration erfordert eine vielschichtige Herangehensweise, bei der sowohl aktive als auch passive Elemente kombiniert werden. Das Ziel der Regeneration ist zum einen eine Verbesserung deines physischen Zustands und zum anderen dafür zu sorgen, dass du anschließend ausgeruht und psychisch frisch bist, damit du motiviert bist, erneut zu trainieren.

## WAS BEDEUTET REGENERATION?

*Regeneration* ist die Durchführung gemäßigter Aktivitäten nach einer intensiven körperlichen Anstrengung. Es ist ein Fehler, sich die Regeneration als ein passives Verstreichenlassen von Zeit vorzustellen. Stattdessen ist es erforderlich, Aktivitäten durchzuführen, die die Regeneration fördern. Dazu können unter anderem gehören: Dehnungsübungen, Übungen nach dem Training, Auffüllung der Glykogenspeicher, Rehydrierung, Regenerationsläufe, Aktivitäten zum Stressabbau sowie vollständige Ruhe und Schlaf.

Um die Regenerationsphase zu verstehen, ist es zunächst wichtig zu verstehen, was während des Trainings geschieht.

Das Training ist nicht mit einem Bankkonto zu vergleichen. Du deponierst keine Trai-

ningseinheiten (Langstrecken- oder Tempoläufe, Widerstandstraining etc.) auf deinem Läufer-Guthabenkonto, um sie am Tag eines Rennens abzuheben und auf sie zurückzugreifen. Stattdessen setzt jedes Workout einen Stimulus (einen Trainingsreiz), der eine Anpassung des Körpers bewirkt (verbesserte Fitness). Eine Summierung dieser Anpassungen führt dazu, dass dein Laufkörper anfängt, sich zu verwandeln – in eine stärkere, ausdauerfähigere Version von dir. Doch diese Transformation findet nicht während des Trainings statt, sondern während der Zeit, in der du dich erholst. Ohne eine vollständige Regeneration verringerst du die Fähigkeit deines Körpers, sich anzupassen.

Richtige Regeneration erfolgt im Rahmen eines körperlichen Trainings auf vielen Ebenen:

- ▶ **Erholungsphasen zwischen Wiederholungen und Sätzen (Intervalltraining, Technikübungen, Widerstandtraining etc.)**
- ▶ **Abwärm- bzw. Cool-down-Übungen**
- ▶ **Regeneration über Nacht**
- ▶ **Regeneration zwischen intensiven Workouts**
- ▶ **Erholung vom Alltagstrott**
- ▶ **Erholung zwischen den Wettkampfsaisons**

Zu viele Läufer wollen die Regenerationsphase überspringen und direkt zur nächsten intensiven Trainingseinheit übergehen. Sie sollten die Worte des berühmten Basketball-Trai-

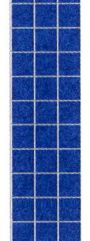

## TIPP FÜR ANFÄNGER

Widerstehe dem Drang, an Tagen, an denen du dich »gut fühlst«, härter zu trainieren als vorgesehen. Wenn du richtig ausgeruht und regeneriert bist, *solltest* du dich gut fühlen. Das ist genau der Punkt, um den es bei der Regeneration geht. Sich gut zu fühlen, gibt dir *kein* grünes Licht, zu intensiv zu laufen. Ein zu hartes Lauftraining wird einzig und allein dafür sorgen, dass du dich bei deinem nächsten anstehenden Workout »schlecht fühlst« – wenn nicht sogar bei etlichen zukünftigen Workouts.

ners der University of California John Wooden beherzigen, der den *UCLA Bruins,* der Basketball-Männermannschaft der Universität, zehn NCAA Championships bescherte, sieben davon in Serie: »Wenn du keine Zeit hast, es beim ersten Mal richtig zu machen, wann willst du Zeit haben, es noch mal zu versuchen?«

## DIE VIELEN GESICHTER DER REGENERATION

Es gibt zwei Faktoren, die bei jedem Workout von entscheidender Bedeutung sind, damit der gewünschte Effekt erzielt wird. Der eine ist der Stimulus (Trainingsreiz), der erforderlich ist, um die gewünschte Anpassung zu bewirken. Der zweite ist die Regeneration, die erforderlich ist, um sicherzustellen, dass die Anpassung auch stattfindet. Wir haben im Verlauf dieses Buches viele Möglichkeiten angesprochen, wie Trainingsreize gesetzt werden können. Jetzt ist es an der Zeit, dass wir uns sechs wichtige Regenerationsmethoden ansehen.

### Erholungsphasen zwischen Wiederholungen

Das Erholungsintervall zwischen den Wiederholungen ist ein Instrument, um die zunehmende Ermüdung zu kontrollieren und zu steuern. Es erlaubt dir, eine weitere Wiederholung in dem gemäß dem Workout festgelegten Tempo durchzuführen. Natürlich ermöglicht eine Veränderung der Erholungsintervalle (eine Verkürzung oder eine Verlängerung) es Läufern auch, den Fokus eines Workouts zu verändern und spezifische Energiesysteme, Muskelfasern und andere Lauf-Komponenten anzusprechen. Wie du dich erinnern wirst, diente Intervalltraining ursprünglich dem Zweck (s. Kapitel 4 und 7), die Erholungsphasen zu nutzen, um eine vorübergehende Steigerung der zum Herzen fließenden Blutmenge zu bewirken und dadurch das Schlagvolumen zu erhöhen. Unterm Strich dienen Erholungsphasen jedoch vor allem dazu, Ermüdungserscheinungen zu kontrollieren und zu steuern, was es dir ermöglicht, in größerem Umfang Trainingseinheiten in höherem Tempo zu absolvieren.

### Abwärmübungen

Die ersten fünfzehn bis dreißig Minuten nach dem Training sind entscheidend. Dies ist die Phase, während der dein Körper deine Aufmerksamkeit am meisten benötigt. Es ist wichtig, regelmäßige Abwärmübungen in seinen Trainingsplan zu integrieren; dazu gehören Dehnungsübungen (AIS oder PNF, wenn du ein Fitnessband oder einen Partner hast, ansonsten statisches Dehnen) sowie Übungen zum Kraftaufbau wie die in den Kapiteln 5 und 6 vorgestellten. Es ist nicht notwendig, die Abwärmübungen jeden Tag durchzuführen; drei- bis viermal pro Woche reicht, mindestens zweimal ist zwingend erforderlich. Im Anschluss an deine Abwärmübungen (oder an deinen Lauf an den Tagen, an denen du keine Abwärmübungen absolvierst) solltest du etwas trinken und deine Glykogenspeicher wiederauffüllen. Du musst dich nicht auf einmal vollständig rehydrieren, aber ein Glas Wasser oder auch zwei Gläser helfen deinem Körper, den Zustand der Homöostase wiederherzustellen. Die Aufnahme von Kohlenhydraten (50–100 Gramm) unmittelbar nach dem Training kann zu einer 200–300 Prozent schnelleren Wiederauffüllung der Glykogenspeicher führen. Wenn du möchtest, kannst du den Kohlenhydraten Protein im Verhältnis 4:1 hinzufügen.

### Regeneration über Nacht

Was dein Körper nach einem langen Tag inklusive Training braucht, ist Schlaf. Guter Nachtschlaf repariert Zellschäden, regeneriert Neurotransmitter, stärkt das Immunsystem, verbessert die Beweglichkeit, reduziert Stress und sorgt dafür, dass du frisch und aufmerksam bleibst. Eine über 12 Jahre durchgeführte britische Studie ergab, dass Menschen, die zwischen sieben und neun Stunden schlafen, länger leben. Den Forschungsergebnissen von Martin Miller und Judd Biasiotto zufolge, spielt Schlaf für Spitzenläufer in ihrem Tagesablauf eine entscheidende Rolle. Sie schlafen neun Stunden pro Nacht, und somit eine Stunde mehr als der Durchschnittsmensch. Vielleicht lässt sich so viel Schlaf mit dem Tagesablauf eines viel beschäftigten Erwachsenen nicht vereinbaren, doch wenn du möglichst viel aus deinem Training herausholen möchtest, solltest du dir mindestens sieben Stunden Nacht-schlaf gönnen.

## Regeneration zwischen intensiven Workouts

Regenerationstage erlauben deinem Körper, auf den Trainingsreiz eines intensiven Workouts mit den entsprechenden Anpassungen zu reagieren. Es ist genau diese Phase der Regeneration, wäh-rend der die Verbesserungen stattfinden. Rege-nerationstage verschaffen deinem Körper zudem die Zeit, Hormone, Enzyme und Brennstoff zu ersetzen und Muskelfasern und Bindegewebe zu reparieren. In der Erholungsphase hat dein Nervensystem die Chance, sich zu regenerieren (sozusagen einen Neustart durchzuführen). Ein lockerer Lauf an Regenerationstagen sorgt für eine ordentliche Ankurbelung der Produktion von Wachstumshormonen und Testosteron. In den Tabellen 16.1 und 16.2 findest du die ungefähre Anzahl der notwendigen Regenerationstage nach intensiven Workouts und Wettkämpfen (beachte, dass die Anzahl der Tage je nach Alter und Fit-nessgrad variiert).

### Tabelle 16.1
### Anzahl der Regenerationstage zwi-schen intensiven Trainingseinheiten

| Alter des Läufers | Geringe Fitness | Mittlere Fit-ness | Gute Fitness |
|---|---|---|---|
| 20 | 4,0 | 3,0 | 2,0 |
| 30 | 5,0 | 4,0 | 3,0 |
| 40 | 5,5 | 4,5 | 3,5 |
| 50 | 6,0 | 5,0 | 4,0 |
| 60 | 7,0 | 6,0 | 4,5 |
| 70 | 8,0 | 7,0 | 5,0 |
| 80 | 9,0 | 8,0 | 5,5 |

In **Tabelle 16.1** ist aufgeführt, wie viele Tage zwischen inten-siven Trainingseinheiten (z. B. Wiederholungstraining, langen Bergwiederholungen, intensivem Krafttraining oder schnellen Tempoläufen) in etwa zur Regeneration erforderlich sind. Die Regenerationszeiten variieren entsprechend den unterschied-lichen Fitnessniveaus.

## Erholung vom Alltagstrott

Vergiss nicht, dass du dich nicht nur von dei-nem Lauftraining erholen musst, sondern auch von den Anstrengungen deines ganz norma-len Alltags. Alles fordert seinen Tribut: Fami-lie, Beruf, finanzielle Entscheidungen, soziale

### Tabelle 16.2
### Anzahl der Regenerationstage nach einem Wettkampf vor dem Start der nächsten Trainingseinheit

| Renndistanz | Lockeres Workout | Mittelschweres Workout | Intensives Workout | Altersanpassung | |
|---|---|---|---|---|---|
| | | | | Alter | Faktor |
| 800 m | 1,0 | 2,0 | 3,0 | Alter | Faktor |
| 1500 m | 1,0 | 2,0 | 3,0 | 20–29 | 1,0 |
| 3000/3200 m | 1,0 | 2,5 | 4,0 | 30–39 | 1,1 |
| 5 km | 1,0 | 3,0 | 4,5 | 40–49 | 1,2 |
| 8 km | 1,0 | 4,0 | 6,0 | 50–59 | 1,3 |
| 10 km | 1,0 | 6,0 | 9,0 | 60–69 | 1,4 |
| 15 km | 1,0 | 7,0 | 11,0 | 70–79 | 1,5 |
| Halbmarathon | 1,0 | 9,0 | 14,0 | 80–89 | 1,6 |
| Marathon | 1,0 | 17,0 | 26,0 | 90+ | 1,7+ |

In **Tabelle 16.2** ist aufgeführt, wie viele Tage nach einem Wettkampf in etwa zur Regeneration erforderlich sind, bevor das nächste Training angegangen werden sollte. Ein lockerer Regenerations- oder Langstreckenlauf am Tag nach einem Wettkampf ist gut. Vor der erneuten Durchführung mittelschwerer Workouts (z. B. langsamer Tempoläufe) sollten jedoch einige Regenera-tionstage eingeschoben werden, und vor intensiven Workouts (z. B. Wiederholungen im 5-km-Renntempo) sollte eine noch längere Regenerationszeit eingehalten werden. In den beiden Spalten auf der rechten Seite sind Altersanpassungen angegeben. Ein 50-Jähriger, der z. B. ein 5-km-Rennen absolviert hat, würde, bevor er das nächste intensive Training durchführt, 4,5 mit dem Faktor 1,3 multiplizieren müssen und somit auf etwa 6 Regenerationstage kommen.

und gesellschaftliche Verpflichtungen, Auto fahren, das Wetter, die Erledigung von Besorgungen und Hausarbeit, Lärm und Sorgen. In Kapitel 1 haben wir dargelegt, wie Stress deinen Körper schädigen kann (z. B. in Form von Entzündungen, Krankheiten, Bluthochdruck oder reduzierter Knochen- und Muskeldichte). Stress macht dich nicht nur körperlich fertig, er sorgt auch dafür, dass deine Trainingsmotivation nachlässt. Such dir also ein Stressventil. Wirf ein paar Körbe auf dem Basketballplatz. Lies ein Buch. Geh ins Kino. Geh tanzen. Schreib etwas. Male. Arbeite im Garten. Mach Urlaub. Und dann ist da natürlich der alte Dauerbrenner: Sex. Die Freude am alltäglichen Leben wird dich zu einem besseren Läufer machen – vor allem, weil du wirklich laufen willst.

## Erholung zwischen den Wettkampfsaisons

Spitzenläufer haben »Wettkampfsaisons«. Doch sogar weniger wettkampforientierte Läufer kennen Versionen einer Saison. Normalerweise ist dies die Zeit vor einem wichtigen Rennen (z. B. einem Marathon) und die Phase zwischen diesem Rennen und den vorausgehenden Testrennen. Egal, wie du den Begriff »Saison« definierst – du benötigst eine Pause, nachdem du dein Rennen hinter dir hast. Man kann sich dem physikalischen Gesetz nicht entziehen. »Was

hochgeht, muss auch wieder runterkommen«. Dies gilt auch im Hinblick auf deine Fitness. Dr. Tom Cotner drückt es so aus: »Wenn du keine geplanten Pausen einlegst, wirst du dich dabei wiederfinden, dass du ungeplante Pausen machen musst.« Beglückwünsche dich also zu einer Saison, in der du deine Sache gut gemacht hast, und nimm dir im Anschluss drei Wochen komplett frei (die Kenianer verbringen nach einer abgeschlossenen Laufsaison bis zu zwei Monate nichtstuend auf dem Sofa und nehmen zu), oder verringere deinen Trainingsumfang um 50 Prozent (oder mehr). Solltest du dich für letztere Variante entscheiden, nimm dir mindestens an zwei Tagen pro Woche frei und beschränke dein »hartes« Training auf einige Steigerungsläufe ein paarmal die Woche. Gib dich auch anderen Aktivitäten hin: Wandere, oder spiel Frisbee. Sieh nicht so eng, was du isst und trinkst und nicht isst und nicht trinkst. Auch bei deinen Dehn- und Kraftübungen darfst du ein wenig mogeln. Gönn deinem Körper die Pause, die er verdient hat. Wenn du dir Sorgen machst, einen Teil deiner antrainierten Kondition zu verlieren – nun ja, das ist so. Aber es tut dir trotzdem gut, denn sobald du wieder loslegst, bist du stark und hundertprozentig bereit, dein neues Trainingsprogramm anzugehen – und zwar mit Körper, Geist und Seele.

# 17

# Beuge Lauf-verletzungen vor

**W**äre es nicht schön, wenn Läufer sich niemals verletzen würden? Das wird leider nicht passieren. Studien bestätigen, dass sich im Laufe eines Jahres zwischen 50 und 80 Prozent aller Läufer eine Verletzung zuziehen. Aber diese Studien ergaben auch, dass die Mehrzahl dieser verletzten Läufer keine Übungen zur Vorbeugung von Verletzungen in ihr Training einbezogen haben. Nach dem Training (drei- bis viermal pro Woche) zehn bis fünfzehn Minuten Dehn- oder Abwärmübungen durchzuführen, kann das Verletzungsrisiko senken. Und wenn du dich dennoch verletzt, kannst du viele dieser Übungen absolvieren, um die Heilung zu beschleunigen – oder die Folgen der Verletzung so weit in Grenzen halten, dass du weitertrainieren kannst.

## WAS IST EINE LAUFVERLETZUNG?

In der Einleitung seines 2010 in der *Runner's World* erschienenen Artikels »10 Regeln zur Verletzungsprävention« schreibt Amby Burfoot, dass »Laufverletzungen dadurch verursacht werden können, dass man weiblich, männlich, alt oder jung ist, Überpronierer oder Unterpronierer ist oder zu viel oder zu wenig trainiert.«

Mit anderen Worten: Laufverletzungen zieht man sich zu, wenn man läuft. Oder wenn man Widerstandstraining oder Techniktübungen macht. Oder plyometrisches Training. Oder, wenn man ein älterer Läufer ist, vielleicht auch, wenn man sich nur im Bett umdreht.

Eine Laufverletzung ist eine Beeinträchtigung oder ein Schmerz, der als Folge des Trainings auftritt. Verletzungen treten in verschiedenen Formen auf:

- **Überlastungsschäden:** Diese entstehen, wenn man sein Trainingsvolumen, die Intensität oder beides plötzlich steigert (z.B. wenn man als Anfänger übermäßig trainiert, was verzögerten Muskelkater zur Folge haben kann). Diese Art von Verletzungen treten vor allem bei Anfängern auf.
- **Überbeanspruchungsverletzungen:** Diese entstehen durch wiederholte Überbeanspruchung, die das Gewebe reizt oder schädigt. Das Läuferknie (das patellofemorale Schmerzsyndrom) ist zum Beispiel ein Syndrom, das auftreten kann, wenn die Kniescheibe sich schlecht in der Rinne des Oberschenkelknochens bewegt und dadurch Knorpelgewebe reizt und beschädigt.
- **Chronische Verletzungen:** Diese entstehen durch häufige und über einen langen Zeitraum hinweg wiederholte intensive Überbelastungen und verursachen Schmerzen, die einfach nicht mehr verschwinden, häufig nicht einmal bei völliger Ruhigstellung. Die Achillessehnen-Tendinose ist zum Beispiel eine degenerative Schädigung, die durch eine Überbeanspruchung über einen langen Zeitraum verursacht wird und von Mikrorissen in der Achillessehne begleitet werden kann. Um das Problem zu beheben, sind spezifische Kräftigungsübungen und therapeutische Maßnahmen erforderlich.
- **Unfälle:** Missgeschicke, die u.a. auftreten können, sind: Knöchelverstauchungen, gequetschte Zehen, Muskelzerrungen etc.
- **Nach dem Training auftretende Verletzungen:** Ermüdete Muskeln und stark beanspruchtes Bindegewebe verursachen manchmal nach dem Training beim Ausüben körperlicher Aktivitäten Beschwerden. Schnelle, ungelenke Bewegungen wie zum Beispiel das Aufspringen von einem Stuhl oder das Ausrutschen im Schlamm können Waden- und Muskelzerrungen der Oberschenkelrückseite zur Folge haben.
- **Krämpfe:** Krämpfe nach dem Training können zu Muskelzerrungen führen, wie jeder Läufer bestätigen kann, der schon

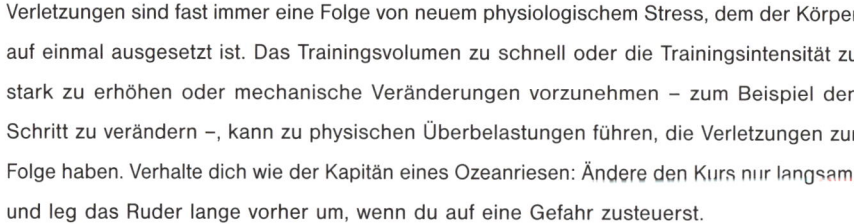

## TIPP FÜR ANFÄNGER

Verletzungen sind fast immer eine Folge von neuem physiologischem Stress, dem der Körper auf einmal ausgesetzt ist. Das Trainingsvolumen zu schnell oder die Trainingsintensität zu stark zu erhöhen oder mechanische Veränderungen vorzunehmen – zum Beispiel den Schritt zu verändern –, kann zu physischen Überbelastungen führen, die Verletzungen zur Folge haben. Verhalte dich wie der Kapitän eines Ozeanriesen: Ändere den Kurs nur langsam, und leg das Ruder lange vorher um, wenn du auf eine Gefahr zusteuerst.

mal mitten in der Nacht von einem Wadenkrampf aus dem Schlaf gerissen wurde.

▶ **Verletzungen durch Verletzungen:** Die Verletzungen, die einen am meisten zum Wahnsinn treiben, sind diejenigen, die entstehen, während wir versuchen, trotz einer anderen Verletzung weiterzutrainieren. Wenn wir eine Verletzung an einer Seite des Körpers kompensieren (z. B. eine Achillessehnenentzündung, eine Plantarfasziitis oder Hüftschmerzen), erhöht sich das Verletzungsrisiko auf der anderen Seite.

Wenn man die Umstände, unter denen die oben aufgeführten Verletzungen auftreten, genau analysiert, zeigt sich, dass es eine gemeinsame Ursache gibt, die allen Verletzungen zugrunde liegt: Läuferfehler.

Der schlimmste Fehler, den Läufer begehen, ist, zu warten, bis sie sich verletzen, bevor sie etwas gegen Verletzungen unternehmen. Es ist nicht möglich, allen Laufverletzungen vorzubeugen, aber durch einfache Abwärmübungen nach dem Training lässt sich das Verletzungsrisiko deutlich senken. Du solltest Dehnungsübungen und Übungen, die deinen Körper von der Mitte bis zu den Zehen kräftigen, in dein Trainingsprogramm aufnehmen – also Übungen, die auf die ganze sogenannte *kinetische Kette* abzielen. Du solltest diese Übungen drei- bis viermal pro Woche durchführen (mindestens zweimal).

## Warnung: Akute und lebensbedrohliche Verletzungen

Bevor wir uns den Möglichkeiten der Verletzungsprävention und der Rehabilitation widmen, solltest du wissen, dass es Verletzungen gibt, die umgehend von einem Arzt behandelt werden müssen. Wenn du während des Trainings plötzlich unter ernsthaften Beschwerden leidest – zum Beispiel unter stechenden Schmerzen oder einer lähmenden Schwäche –, musst du medizinisch untersucht werden. Im Fall von Herzrhythmusstörungen, Atemnot, Desorientierung, abruptem Stoppen der Schweißbildung (Hitzschlag), hohem Fieber oder Kopfschmerzen, unscharfem, verschwommenem

Sehen oder beim Auftreten anderer potenziell lebensbedrohlicher Symptome musst du *auf der Stelle* von einem Arzt behandelt werden. Darüber hinaus ist bei Meniskusrissen, Stressfrakturen, gerissenen Sehnen oder Bändern und anderen schweren Bindegewebeschädigungen professionelle Behandlung erforderlich. Die Liste könnte fortgesetzt werden, doch zusammenfassend lässt sich feststellen: Wenn du unter offenkundigen schlimmen Beschwerden leidest oder ernst zu nehmende Symptome auftreten, such sofort einen Arzt auf.

## TRAINING ZUR PRÄVENTION VON VERLETZUNGEN

Fast jeder Sportler zieht sich während des Trainings irgendwann Verletzungen zu. Verletzungen können *akut* oder *chronisch* sein. Akute Verletzungen (wie Knöchelverstauchungen und Zerrungen der rückseitigen Oberschenkelmuskulatur) sind meistens die Folge spezieller, oftmals mit starken Belastungen einhergehender Zwischenfälle. Chronische Verletzungen hingegen entwickeln sich über einen längeren Zeitraum; in diese Kategorie fallen das Iliotibiale Bandsyndrom und die Achillessehnenreizung. Verletzungen wie die Plantarfasziitis und Schmerzen im unteren Rücken können sowohl akuten als auch chronischen Ursprungs sein.

Akute Verletzungen sind einfacher zu behandeln, da die Ursache bekannt ist. Wenn du auf einen Stein trittst und dir eine Plantarfaszienruptur zuziehst, beginnt die Behandlung damit, dass man die Plantarfaszie heilen lässt. Chronische Verletzungen sind schwieriger zu diagnostizieren, weil die Ursache häufig unbekannt ist. Wenn deine Plantarfaszie zum Beispiel im Laufe der Zeit immer mehr schmerzt – vielleicht fühlt sich der Schmerz zuerst an, als hättest du eine wunde Stelle auf der Fußsohle, die durch einen Stein hervorgerufen wurde, und dann breitet sich der Schmerz allmählich über die ganze Fußsohle aus –, kann die Ursache schwer auszumachen sein. Überpronation? Verspannte Waden? Schwache Hüften? Plattfüße? Schlechte Propriozeption? Zu viel Training

DAS ULTIMATIVE LÄUFERTRAINING

auf der Laufbahn? Zu hohes Körpergewicht für Kniebeugen, Ausfallschritte oder Umsetzen? Ohne die genaue Ursache für die Verletzung zu kennen, kann es schwierig sein, eine Behandlungstherapie zu entwickeln.

Es gibt weitere Verletzungen wie unspezifische Hüft- und Knieschmerzen, die schwer zu diagnostizieren sind. Suchst du vier Ärzte auf, bekommst du vier unterschiedliche Meinungen zu hören – und man empfiehlt dir vier unterschiedliche Behandlungstherapien.

Aus diesem Grund ist die beste Behandlung die *Verletzungsvorbeugung*. Beuge chronischen Verletzungen angesichts ihrer Uneindeutigkeit vorausschauend vor, indem du die gesamte kinetische Kette kräftigst. Diese Kräftigung trägt wiederum dazu bei, dich vor akuten Verletzungen zu schützen. Eine gut abgestimmte Trainingsroutine zur Vorbeugung von Verletzungen sollte einige oder alle der folgenden Komponenten beinhalten:

- ▶ **Dehnen**
- ▶ **Krafttraining**
- ▶ **Balance Board**
- ▶ **Kohlenhydrat- und Proteinsupplementierung**
- ▶ **Begrenztes Kühlen**

Diese Elemente der Verletzungsprävention können zu einer einzigen Trainingseinheit nach dem Training zusammengefasst oder in zwei Trainingseinheiten aufgeteilt werden, die man abwechselnd durchführt. Sie können auch als separates Workout absolviert werden. Um die besten Ergebnisse zu erzielen, sollte jede Übung, jede Dehnung oder jedes andere Abwärmtrainingselement mindestens zweimal pro Woche durchgeführt werden. Und wenn du dir wegen einer speziellen Verletzung Sorgen machst – zum Beispiel, weil du diese Verletzung schon mal erlitten hast oder weil du das Gefühl hast, für eine bestimmte Verletzung (z. B. Plantarfasziitis, die vor allem bei älteren Läufern auftritt) besonders anfällig zu sein, konsultiere die Tabelle »Übungen zur Vorbeugung und Heilung von Laufverletzungen« auf S. 395. In dieser Tabelle findest du spezielle Übungen, mit deren Hilfe du der

Verletzung, die dir Sorgen bereitet, vorbeugen kannst.

## ZWEI GÄNGIGE PRAKTIKEN, DIE ZU VERMEIDEN SIND

Genauso wichtig, wie es ist, bestimmte Übungen zur Verletzungsprävention in sein Trainingsprogramm zu integrieren, ist es wichtig, gewisse Dinge *nicht* zu tun:

*Entzündungshemmende Mittel gegen Muskelschmerzen*: Entzündungen sind ein notwendiger Teil der Heilung. Eine Entzündung aktiviert spezialisierte Zellen (Neutrophile, Makrophagen und Monozyten) dahingehend, beschädigtes Muskelgewebe zu beseitigen. Dieser Prozess bahnt den Weg für die Bildung stärkerer, strapazierfähigerer Muskelfasern. Eine Unterbrechung des Prozesses behindert die Fähigkeit des Körpers, sich zu regenerieren und anzupassen.

*Exzessive Einnahme antioxidativer Nahrungsergänzungsmittel*: Der durch *freie Radikale* (Sauerstoffmoleküle mit einem zusätzlichen Elektron, die die Zellen schädigen) ausgelöste Stimulus bewirkt Anpassungen, die einen besseren Läufer aus dir machen. Während der Verzehr von antioxidativ wirksamen Lebensmitteln die übermäßige Entstehung freier Radikale begrenzt und die Heilung trainingsbedingter Entzündungen beschleunigt, unterdrückt eine übermäßige Aufnahme von Antioxidantien – viele Mulivitaminpräparate und Nahrungsergänzungsmittel enthalten große Mengen – sowohl den Stimulus als auch die durch diesen bewirkten Anpassungen, die zu einer verbesserten Fitness führen.

## DEHNÜBUNGEN

Die meisten Läufer erzielen mit dem einfachen Aktiven Isolierten Stretching (AIS) (S. 106) die größte Wirkung. AIS ist schnell und einfach durchzuführen und sorgt für die größte Erweiterung des Bewegungsradius. Ein erhöhter Bewegungsradius kann das Risiko, Muskel- und Bindegewebeverletzungen zu erleiden, verringern und den mit einer Sehnen- oder Schleimbeutelentzündung einhergehenden Schmerz lindern. AIS verkürzt die Steifigkeit nach dem Laufen und erlaubt es selbst stark leistungsorientierten Läufern, die ein hohes Trainingsvolumen und intensive Trainingseinheiten absolvieren, sich während ihrer Alltagsaktivitäten lockerer bewegen zu können. Der einzige Nachteil des Aktiven Isolierten Stretchings besteht darin, dass diese Art des Dehnens bei einigen Läufern zu einem Abfall der Explosivkraft und der Leistung führt. PNF-Dehnen (S. 71) ist ebenfalls gut geeignet, um den Bewegungsradius zu erhöhen, aber es dauert länger als AIS, und man benötigt einen Trainingspartner, um bestmögliche Ergebnisse zu erzielen. Statisches Dehnen nach dem Laufen (S. 77) ist geeignet, um Steifigkeit zu lindern. Statisches Dehnen vor dem Laufen führt zu einem vorübergehenden Verlust an Explosivkraft und Leistung; dennoch ist es zähneknirschend denjenigen Läufern zu empfehlen, die sich diese Praxis seit Langem zu eigen gemacht haben, da ein abruptes Absetzen das Verletzungsrisiko erhöhen könnte.

## KRAFTTRAINING

Beim Laufen werden einige Muskeln mehr beansprucht als andere. Das ist ein Problem, da ein Muskel-Ungleichgewicht zu Verletzungen führen kann. Es sorgt für eine ungleiche Spannung zwischen den einander gegenüberliegenden Muskeln, übt Druck auf die Sehnen und Bänder aus und reduziert aufgrund der Instabilität die Effizienz des Laufstils. Du solltest einander gegenüberliegende Muskeln kräftigen (z. B. die vordere und hintere Oberschenkelmuskulatur) und die neuromuskuläre Verbindung verbessern. Eine dynamische Trainingseinheit für eine gute Kräftigung und Ausbalancierung des ganzen Körpers bietet »The Runner 360« (S. 54). Für diejenigen, die mehr Kraft aufbauen wollen, sind traditionelle Kraftraumübungen das Richtige. Läufer, die einfach nur ihr Verletzungsrisiko reduzieren wollen, ohne auf Muskelaufbau Wert zu legen, können die Übungen mit Haushaltsutensilien (S. 60)

durchführen, um gesund und verletzungsfrei zu bleiben.

## BALANCE BOARD

Stell dich auf dein Balance Board, wann immer du kannst. Das Balance Board ist das beste Gerät zur Stärkung deiner kinetischen Kette. Das Balance Board kann dazu beitragen, dich vor Verletzungen zu schützen (von der Plantarfasziitis bis zum Läuferknie) oder eine Rolle bei der Rehabilitation spielen. Beginne mit fünf Wiederholungen der Basisübungen (S. 109), und steigere dich allmählich von Woche zu Woche. Bei zehn Wiederholungen kannst du aufhören oder weitermachen, bis du bei hundert bist. Aber du solltest auf jeden Fall das erforderliche Minimum absolvieren, um von den Vorteilen zu profitieren.

## KOHLENHYDRAT- UND PROTEINSUPPLEMENTIERUNG

Es ist ein alter Läufertrick: Wenn du plötzlich schwere Beine bekommst und lethargisch wirst, nimm viele Kohlenhydrate zu dir und trink viel Wasser. Ein Mangel an muskulärem Glykogen (gespeicherten Kohlenhydraten) kann jeden Lauf zu einer Plackerei werden lassen. Indem du deine Glykogenspeicher wiederauffüllst, solltest du dich innerhalb weniger Tage besser fühlen. Mittels einer Proteinsupplementierung kann die Proteinsynthese verbessert werden, die bei der Reparatur geschädigter Muskeln eine wichtige Rolle spielt. Weitere Informationen zur Proteinsupplementierung findest du in Kapitel 12.

## BEGRENZTES KÜHLEN

Kühlung mit Eis ist Bestandteil der bekannten PECH-Regel (Pause, Eis, Compression, Hochlagern), die Behandlungsmaßnahmen bei Verletzungen zusammenfasst. Diese Maßnahmen sind bei akuten Verletzungen sehr geeignet. Aber bei vorübergehenden Muskelschmerzen und Entzündungen (z.B. moderatem verzögertem Muskelkater) sind sie nicht zu empfehlen. »Die meisten Leute, die normal trainieren, müssen gegen durch das Training verursachte Entzündungen vermutlich gar nichts unternehmen«, sagt Ph. D. Jonathan Dugas, Coautor der Webseite *Science of Sport*. »Selbst während intensiver Trainingsphasen muss man nichts tun, außer sich an den Standardablauf des Trainings zu halten und die vorgesehenen Erholungsphasen einzuhalten.« Denn eine Kühlung mit Eis unterbricht, genau wie entzündungshemmende Mittel, den normalen Heilungsprozess des Körpers. Andererseits ist das Kühlen mit Eis integraler Bestandteil einer Behandlung von chronischen Verletzungen des Bindegewebes. Die Reduzierung von Entzündungen nach dem Training ist manchmal erforderlich, wenn ein nächstes Workout ansteht. Aber übertreib es nicht mit dem Eis. Eine Kühlung von zehn bis fünfzehn Minuten reicht. Und hör auf, wenn sich das umgebende Gewebe zu kalt anfühlt. Gewebe zu kühlen, das perfekt in Ordnung ist, beschert dir nur eine weitere Verletzung.

## EIN PAAR WORTE ZUM CROSSTRAINING

Das Crosstraining ist eine beliebte Trainingsmethode für Läufer, die sich entweder von einer Verletzung erholen oder versuchen, trotz chronischer Verletzungen weiterzutrainieren. Cross-

training dient der Bewahrung der kardiovaskulären Fitness sowie einer gewissen Muskelkraft und Festigkeit des Bindegewebes während der Phasen, in denen du gezwungen bist, deine Trainingskilometer zu reduzieren. Da du nicht exakt die gleichen Muskelfasern trainierst wie beim Laufen, musst du jedoch damit rechnen, dass die von dir durch das Training bewirkten Verbesserungen des Kapillarnetzes, der Mitochondrienanzahl und anderer zellspezifischer Eigenschaften (gemäß dem in Kapitel 5 definierten *Prinzip der Spezifität*) in denjenigen Muskelfasern verloren gehen, die nicht rekrutiert werden. Deshalb ist es am besten, solche Crosstrainingsaktivitäten durchzuführen, die dem Laufen am nächsten kommen, z.B.: Aqua-Jogging, Elipsentrainer, ElliptiGo-Fahrräder, Laufbandtraining, Schneeschuh-Wandern und Skilanglauf (eine Zusammenfassung jeder dieser Aktivitäten findest du in den Fotoanleitungen in Kapitel 9).

In der Tabelle »Übungen zur Vorbeugung und Heilung von Laufverletzungen« auf S.395 findest du eine umfassende Auflistung verbreiteter Laufverletzungen einschließlich der Anzeichen und Symptome einer jeden Verletzung sowie Hinweise auf Übungen aus diesem Buch, die diesen Verletzungen vorbeugen und sie in vielen Fällen lindern können, wenn sie eingetreten sind (es wird auch darauf hingewiesen, wenn bei Verletzungen umgehende professionelle Hilfe erforderlich ist).

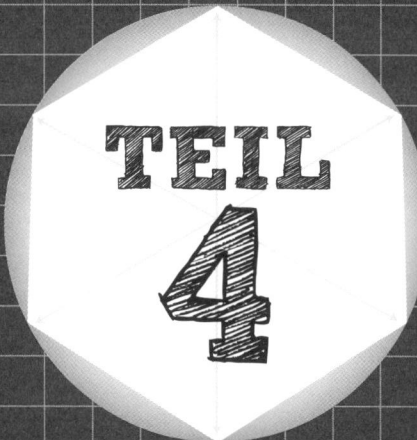

TEIL

4

# Stell deinen Speiseplan auf – Protein, Kalorien, Kohlenhydrate

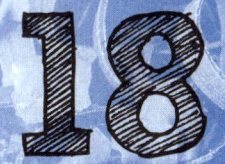

**18**

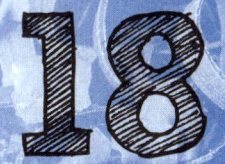

# Stell deinen Speiseplan mit echten Nahrungsmitteln zusammen

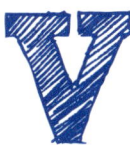ielen der industriell verarbeiteten Lebensmittel, die in den Gängen der Supermärkte ausliegen, haftet eine eigenartige science-fiction-artige Schönheit an. In Labors designt und in Fabriken produziert, bieten industriell verarbeitete Lebensmittel die futuristische Zweckmäßigkeit verpackter Fertiggerichte. Das vorausgeschickt, lassen sich diese Lebensmittel nicht mit Recht als Nahrungsmittel bezeichnen – zumindest nicht als echte Nahrungsmittel. Klar, man kann sie in den Mund stecken, kauen und verdauen, aber es wäre ziemlich weit hergeholt zu behaupten, dass industriell verarbeitete Lebensmittel auch nur im Entferntesten irgendetwas mit der Art von Nahrungsmitteln zu tun haben, die vom Boden und vom Sonnenlicht genährt wurden. Und die meisten Nährstoffe industriell verarbeiteter Lebensmittel sind allenfalls noch blasse Erinnerungen an einmal vorhanden gewesene Nährstoffe.

Industriell verarbeitete Lebensmittel sind Lebensmittel, denen die Nahrungsmittel in ihrem ursprünglichen Zustand nur noch als Grundlage dienen. Diesen Nahrungsmitteln wurden ihre Nährstoffe entzogen, und dann wurden sie in etwas verwandelt, das nicht mehr erkennen lässt, was es einmal gewesen ist. Stell dir erst einen Apfel vor (die ganze Frucht), dann Apfelmus (leicht industriell verarbeitet) und dann Apfel-Zimt-Pop-Tart (stark industriell verarbeitet).

Echte Körper brauchen echte Nahrungsmittel. Eine Kost, die aus künstlichen Zutaten, Konservierungsmitteln und unvertretbaren Mengen hinzugefügter Fette und Zucker besteht, tut einem Körper nicht gut. Sieh dir nur die rasante Zunahme von Fettleibigkeit, Diabetes und kardiovaskulären Erkrankungen an.

Für Läufer ist es aus vielen Gründen wichtig, sich mit echten Nahrungsmitteln zu ernähren. Genauso, wie du nicht wahllos ein Gemisch aus – sagen wir – Farbe, Kool-Aid und Babyöl als Treibstoff in den Tank deines Autos kippen würdest, solltest du deinem Körper keinen Brennstoff in Form der giftigen und nährwertlosen Zutaten zuführen, aus denen industriell verarbeitete Lebensmittel bestehen. In deinem Körper laufen komplizierte physiologische Prozesse ab, die dazu beitragen, deinen Laufkörper aufzubauen,

# ERNÄHRUNGSDISKUSSION

## »Das Problem fehlender Nährstoffe«

Wenn du vollwertige Nahrungsmittel mit ihren verarbeiteten Pendants vergleichst, siehst du, wie viel Zucker, Natrium und Fett hinzugefügt und wie viele Nährstoffe geopfert werden.

### Haferschrot* versus Instant-Hafermehl (pro 150–160 Kalorien)

|  | Ballaststoffe | Protein | Zucker |
|---|---|---|---|
| Haferschrot | 5 g | 6 g | 1 g |
| Instant-Hafermehl | 3 g | 4 g | 12 g |

### Naturreis versus weißer Reis (pro 200 Kalorien)

|  | Ballaststoffe | Kalium | Magnesium | Vitamin B6 |
|---|---|---|---|---|
| Naturreis | 3,5 g | 84 mg | 21 % | 15 % |
| weißer Reis | 0,06 g | 55 mg | 4 % | 4 % |

### Popcorn versus Maischips (pro 160 Kalorien)

|  | Ballaststoffe | Protein | Eisen | Natrium | Fett |
|---|---|---|---|---|---|
| Popcorn | 6 g | 6 g | 7 % | 3 mg | 1,5 g |
| Maischips | 1 g | 2 g | 0 % | 170 mg | 10 g |

### Erdbeeren versus Starburst-Erdbeer-Kaubonbons (pro 130 Kalorien)

|  | Ballaststoffe | Kalium | Magnesium |
|---|---|---|---|
| Erdbeeren | 7 g | 84 g | 21 % |
| Erdbeer-Bonbons | 0 g | 0 g | 0 % |

(Die Nährwerte variieren je nach Marke; die Prozentangaben beziehen sich auf Prozent des Tagesbedarfs bei einer Aufnahme von 2000 Kalorien.)

*Ja, »Schrot« klingt nach einer Mahlzeit, die Charles Dickens seinen bemitleidenswertesten Charakteren verabreicht hätte, aber er kann wirklich lecker schmecken. Das Rezept findest du auf S. 316

**STELL DEINEN SPEISEPLAN AUF –PROTEIN, KALORIEN, KOHLENHYDRATE**

DAS ULTIMATIVE LÄUFERTRAINING

und diese Prozesse sind auf ein reichhaltiges Gemisch an Nährstoffen angewiesen, die in echten Nahrungsmitteln enthalten sind.

## WAS SIND ECHTE NAHRUNGSMITTEL?

Echte Lebensmittel sind solche, denen nicht sämtliche Nährstoffe entzogen wurden und die nicht einem Prozess unterzogen wurden, der dem Zweck dient, sie massengeschmackstauglich zu machen und ihnen ein ewiges Leben in den Auslageregalen der Supermärkte zu ermöglichen. Für Lebensmittelfabriken mag so etwas funktionieren. Für deinen Körper eher nicht. Den Unterschied, um den es hier geht, markiert zum Beispiel der Unterschied zwischen Weizenkörnern – den ganzen Körnern, aus denen Mehl hergestellt wird – und Weißbrot. Während eine 150-Kalorien-Ration Weizenkörner sechs Gramm Protein, sechs Gramm Ballaststoffe und neben anderen Nährstoffen 8 Prozent der empfohlenen Tagesdosis Eisen enthält, enthält die gleiche 150-Kalorien-Ration Brot aus raffiniertem Weizenmehl ein Gramm Ballaststoffe, die Hälfte an Protein, wenig Eisen und dreißig Nährstoffe weniger (weitere Beispiele s. Zusatzinformation »Das Problem fehlender Nährstoffe«).

## WAS SIND SUPERFOODS?

Es gibt keine rechtlich bindende Definition für Superfoods, aber sie gelten im Allgemeinen als vorrangig pflanzenbasierte Nahrungsmittel, die einen außerordentlich hohen Gehalt an Antioxidantien, Vitaminen oder anderen Nährstoffen aufweisen. Sie werden oft damit beworben, über Krankheiten bekämpfende Eigenschaften zu verfügen und mit Worten wie »erstaunlich« und »Wunder« beschrieben. Diese schillernden, beeindruckenden sogenannten »Superfoods« sind zweifellos die Lieblinge der gesundheitsbewussten Szene, und weder Lebensmittelhersteller noch -vermarkter haben sich die Chance entgehen lassen, vom Ruhm dieser Supernahrungsmittel zu profitieren.

Unter den in den Superfoods enthaltenen gepriesenen Inhaltsstoffen wird um Antioxidantien

der größte Wirbel veranstaltet. Die National Institutes of Health beschreiben Antioxidantien als »Substanzen, die die Zellen möglicherweise vor den Wirkungen freier Radikale schützen können«. Freie Radikale sind Moleküle, die entstehen, wenn der Körper Nahrungsmittel für die Energiegewinnung aufspaltet (außerdem entstehen sie durch Umweltverschmutzungen wie Tabakrauch oder Strahlung).

Im Jahr 1990 assoziierten Wissenschaftler erstmals durch freie Radikale verursachte Schädigungen mit dem frühen Stadium von Arteriosklerose, also der Bildung von Ablagen in den Blutgefäßen. Sie stellten die Hypothese auf, dass freie Radikale auch bei etlichen anderen Erkrankungen und chronischen Krankheiten beteiligt sein könnten. Studien, die ergaben, dass Menschen, die mehr antioxidantienreiches Obst und Gemüse verzehrten, ein geringeres Risiko aufwiesen, an bestimmten chronischen Krankheiten zu erkranken, schienen dies zu bestätigen.

Nachfolgende Studien konnten jedoch nicht bestätigen, dass Antioxidantien Krankheiten bekämpfen. Doch die Harvard School of Public Health kam zu dem Schluss, dass »sehr viele Hinweise nahelegen, dass der Verzehr von ganzen Früchten, Gemüse- und Vollkornprodukten – alle diese Nahrungsmittel sind reich an Antioxidantien und deren Helfermolekülen – vor vielen Geißeln schützt, die mit dem Prozess des Alterns in Verbindung gebracht werden.«

Superfoods mögen zwar im Rampenlicht stehen, doch das Wichtige ist, dass du eine Vielfalt an Obst und Gemüse isst. Beides ist von Natur aus reich an Antioxidantien. Du brauchst keine über weite Strecken transportierte und ein kleines Vermögen kostende exotischen Goji-Beeren und trendiges Acai-Mus zu dir zu nehmen, wenn Blaubeeren und rote Paprikaschoten genauso gesund sind.

## ECHTE NAHRUNGSMITTEL VERSUS NAHRUNGSERGÄNZUNGSMITTEL

Ernährung spielt für Läufer eine Rolle. Egal, ob wir versuchen abzunehmen, dem Altern trotzen, unsere Gesundheit verbessern oder unsere 5-Kilometer-Zeit senken wollen – wir

# ERNÄHRUNGSDISKUSSION

## »Acht einfache Superfoods für Läufer«

Die gesündesten Nahrungsmittel für Läufer auszuwählen ist so, als sollte man sich als Elternteil entscheiden, welches Kind das Lieblingskind ist. Das meiste Obst und Gemüse ist gesund. Aber jede Sorte unterscheidet sich ein wenig von der anderen. Die folgenden Lebensmittel wurden wegen ihrer Vorzüge für Läufer, ihrer Verfügbarkeit und ihrer leichten Art der Vorbereitung ausgewählt.

1. **Mandeln:** Mandeln sind eine großartige Quelle für Kalzium, Magnesium, Kalium, Eisen, Protein und Ballaststoffe – die perfekte Nährstoffbombe für Läufer. Sie sind zudem eine der besten Quellen für das Vitamin E Alpha-Tocopherol, ein potentes Antioxidans, das einen guten Schutz vor oxidativem Stress bietet, der durch Lauftraining hervorgerufen werden kann. Oxidativer Stress ist eine Stoffwechsellage, die zu einer Zellschädigung führen kann und durch eine als freie Radikale bekannte Gruppe hoch reaktiver Moleküle verursacht wird.

2. **Rote Bete:** Rote Bete und Rote-Bete-Saft verfügen über jede Menge Antioxidantien, Folsäure und Kalium. Sie sind zudem eine großartige Quelle für anorganisches Nitrat, das der Körper in Nitrit und dann in Salpetersäure umwandeln kann, die einen positiven Effekt für die Durchblutung, die Muskelkontraktion, die Neurotransmission und andere Funktionen hat. Eine im Jahr 2009 durchgeführte Studie ergab, dass eine sechstägige Einnahme von Rote-Bete-Saft den Blutdruck senken und die physische Leistungsfähigkeit sowohl bei moderatem als auch bei intensivem Training verbessern konnte. Und eine in Großbritannien im Jahr 2013 durchgeführte Studie ergab, dass Rote-Bete-Saft »die Nitritkonzentration im Blutplasma erhöht, den Blutdruck senkt und die physiologische Reaktion des Körpers auf sportliches Training womöglich positiv beeinflusst«.

3. **Blaubeeren:** Etliche Studien über Blaubeeren haben gezeigt, wie viele gesundheitliche Vorzüge diese Früchte aufweisen. Tatsächlich sind es zu viele, um sie hier alle anzuführen. Aber zwei Studien sind für Läufer von besonderem Interesse. Die erste Studie ergab, dass Läufer, die jeden Tag eine Schale Blaubeeren aßen, nach langen Läufen in einem geringeren Maß unter Entzündungen litten und über ein stärkeres Immunsystem verfügten als die Teilnehmer der Kontrollgruppe, die keine Blaubeeren zu sich genommen hatten. Die zweite Studie zeigte, dass Hochleistungssportler, die in Blaubeeren enthaltenes Polyphenol zu sich nahmen, nach dem Training länger Fett verbrannten und ihre Körper verstärkt antioxidative Verbindungen absorbierten.

4. **Griechischer Joghurt:** Joghurt ist eine großartige Quelle für Kalzium und das Verdauungssystem liebende Probiotika (die »guten Bakterien«, die dafür sorgen, dass der Darm ein friedlicher, gesunder Ort bleibt). Dickerer, cremigerer griechischer Joghurt enthält im Vergleich zu normalem Joghurt bei gleichem Kaloriengehalt doppelt so viel Protein und nur halb so viel Zucker. Besser noch: Seine fettfreie Variante hat (im Gegensatz zu anderen fettfreien Milchprodukten) eine Textur, die dich nicht das Gewicht vorziehen lässt.

**STELL DEINEN SPEISEPLAN AUF –PROTEIN, KALORIEN, KOHLENHYDRATE**

5. **Linsen:** Wie andere Hülsenfrüchte sind Linsen eine großartige Quelle für Kalzium, Zink, Niacin (Vitamin B3) und Vitamin K und besonders reich an Ballaststoffen, magerem Protein, Folsäure und Eisen. Im Gegensatz zu anderen Hülsenfrüchten müssen Linsen nicht über Nacht eingeweicht und lange gekocht werden, wenn du getrocknete Linsen selber zubereitest.

6. **Rote Paprikaschoten:** Im Gegensatz zum weitverbreiteten Glauben sind rote Paprikaschoten und nicht Orangen Toplieferanten für Vitamin C. 100 Gramm rote Paprika enthalten rund 140 Milligramm Vitamin C, doppelt so viel wie eine Orange, und das bei gerade mal 37 Kalorien. Studien schreiben Vitamin C die Wirkung zu, während des Trainings Muskelschmerzen zu lindern und die Herzfrequenz zu senken, was zu einem verminderten Gefühl der Anstrengung und Ermüdung führt.

7. **Lachs:** Lachs hat es als Nahrungsmittel in sich. Er ist eine exzellente Quelle für hochwertiges Protein (pro 115-Gramm-Portion 30 Gramm) und eine der besten auf der Welt zu findenden Quellen für Omega-3-Fettsäuren (essenzielle Fettsäuren, die in Fischöl, Pflanzenöl und Algenöl vorkommen). Omega-3-Fettsäuren beeinflussen die Reaktion des Körpers auf Entzündungsprozesse positiv, und eine im Jahr 2006 von der Indiana University durchgeführte Studie ergab, dass eine dreiwöchige Supplementierung mit Fischöl die Symptome von trainingsbedingtem Asthma reduzierte.

8. **Süßkartoffel:** Wenn du gerne Backkartoffeln isst, um dich mit Kohlenhydraten zu versorgen, solltest du darüber nachdenken, diese hin und wieder durch Süßkartoffeln zu ersetzen. Kartoffeln und Süßkartoffeln haben etwa gleich viele Kalorien und den gleichen Gehalt an Kohlenhydraten, Protein und Ballaststoffen, aber Süßkartoffeln enthalten fast 20 Prozent mehr Vitamin C und 380 Prozent der empfohlenen Tagesdosis Vitamin A. Mit ihrem hohen Gehalt an Kalium, Mangan und Kupfer – allesamt Elemente, die die Muskelfunktion fördern – sollten Süßkartoffeln ein fester Bestandteil der Kost eines jeden Läufers sein.

machen uns Gedanken über unsere Ernährung. Leider stehen wir auch auf Wundermittel und mythische Jungbrunnen. Genauso wie wir gerne »Superfoods« zu uns nehmen, hätten wir unsere Nährstoffe gerne in konzentrierten einzelnen kleinen Dosen. Und die Nahrungsmittelergänzungsindustrie bedient diesen Wunsch nur allzu gerne – und so umfangreich, dass sie mit diesen Produkten in den USA pro Jahr 30 Milliarden Dollar umsetzt. Jeder zweite US-Amerikaner konsumiert Tabletten, Pulver und Tränke.

Ein Nahrungsergänzungsmittel ist ein Produkt, das einen Wirkstoff oder mehrere Nähr- oder Wirkstoffe enthält – Vitamine, Mineralstoffe, Kräuter oder andere pflanzliche Substanzen, Aminosäuren usw. –, die du zusätzlich zu deiner normalen Kost einnimmst. Molkeshake, Vitamintabletten oder Acaibeerensaft sind Beispiele für Nahrungsergänzungsmittel. Viele US-Amerikaner glauben irrtümlich, dass Nahrungsergänzungsmittel strenge Tests der öffentlichen Gesundheitsbehörden durchlaufen, bevor sie auf den Markt kommen. Dies ist jedoch nicht der Fall. Die Food and Drug Administration, die US-amerikanische Behörde für Lebensmittel- und Arzneimittelsicherheit, hat selbst nach Tausenden Hinweisen auf gesundheitsschädliche Wirkungen, die sogar zu Todesfällen geführt haben, zehn Jahre gebraucht, um Ephedra (Meerträubel) zu verbieten.

DAS ULTIMATIVE LÄUFERTRAINING

Für Menschen, die die komplette empfohlene Tagesdosis bestimmter Nährstoffe nicht mit ihrer normalen Kost aufnehmen, mögen Nahrungsergänzungsmittel hilfreich sein, aber sie sind *kein Ersatz* für eine ausgewogene Ernährung mit echten Nahrungsmitteln. In Wahrheit sind die gesundheitsfördernden Wirkungen hoher Dosen Antioxidantien, Mineralstoffe, Ballaststoffe und anderer Substanzen in Tablettenform nicht so hoch wie die gleichen Mengen dieser Nähr- und Wirkstoffe, die in natürlicher Form in Früchten, Gemüse, Vollkornprodukten und anderen echten Nahrungsmitteln enthalten sind. Um es ganz klar zu sagen: Läufer, die sich gesund ernähren wollen, müssen mehr Zeit auf dem Wochenmarkt verbringen und weniger in der Apotheke.

## ABGEPACKTE ECHTE NAHRUNGSMITTEL

Wir können uns sicher alle darauf einigen, dass die Nahrungsmittel, die auf unseren Tisch kommen, in einer perfekten Welt direkt aus dem Boden geerntet und dann von uns, noch warm von der Sonne, bei einem gemächlichen Spaziergang über den Markt in unserem Wohnviertel gekauft werden sollten.

Und jetzt wenden wir uns der realen Welt zu.

Es gibt einen Grund dafür, dass verpackte und industriell verarbeitete Lebensmittel so beliebt sind. In der modernen Welt bewegt sich alles schnell. Die meisten von uns können dabei kaum einen klaren Kopf behalten, geschweige denn, dreimal am Tag frische, nährstoffreiche Mahlzeiten zubereiten. Wenn man dann auch noch zusätzlich ein Trainingsprogramm absolvieren will, geht das schon gar nicht.

An dieser Stelle kommen abgepackte Lebensmittel ins Spiel. Um eins vorweg klarzustellen: Wir reden nicht über industriell verarbeitetes Junkfood. Minderwertige mysteriöse Snacks, die deine Finger in ein merkwürdiges wie aus einer anderen Welt stammendes Orange färben, lassen wir außen vor. Aber es gibt jede Menge abgepackte Lebensmittel, die gesund sind und gesundes Essen auch in einer hektischen Welt möglich machen. Doch als Erstes musst du lernen, zwischen dem Guten und dem Schlechten und Ungesunden zu unterscheiden.

### Die Obst- und Gemüseabteilung

Wenn du dich an die Obst- und Gemüseabteilung hältst, kannst du kaum etwas falsch machen. Auch wenn vorgeschnittenes und abgepacktes Gemüse teurer ist, kann es sich lohnen, darauf zurückzugreifen. Du kannst zum Beispiel statt eines einzelnen ganzen Salatkopfes einen bereits abgepackten Mix aus verschiedenen Salaten nehmen. Jede Salatsorte hat ein leicht anderes Nährstoffprofil, sodass eine Mischung für eine vielfältigere Mahlzeit sorgt.

Grundsätzlich ist es besser, ganze Früchte und Gemüseprodukte zu kaufen, aber wenn der Kauf von vorgeschnittenem, abgepacktem Gemüse es wahrscheinlicher macht, dass du mehr davon isst, ist es eine gute Investition. (Vorgeschnittenes, abgepacktes Gemüse verliert einen kleinen Teil seiner Nährstoffe und wird normalerweise mit einer chlorhaltigen Spülung behandelt – das ist zwar unproblematisch, aber etwas, das man bedenken sollte.)

Wenn es dir möglich ist, kauf lokale und saisonale Produkte. Wenn du in einer Gegend lebst, die von einem milden Klima geprägt ist und in der aktiv Landwirtschaft betrieben wird, ist das eine sehr gute Möglichkeit sicherzustellen, dass du während des ganzen Jahres eine breite Vielfalt an Obst und Gemüse isst. Wenn du in einer Gegend lebst, in der ein eher unwirtliches Klima herrscht – wie zum Beispiel in Maine im Winter –, sind tiefgefrorenes Obst und Gemüse eine gute Alternative. Während Dosengemüse (außer Tomaten und Kürbis) während des Konservierungsprozesses Nährstoffe verliert, kann tiefgefrorenes Gemüse, was die Nährstoffe angeht, sogar noch reichhaltiger sein als frisches. Das liegt daran, dass zum Einfrieren bestimmtes Obst und Gemüse normalerweise dann verarbeitet wird, wenn es den maximalen Reifegrad erlangt hat, ein Zeitpunkt, zu dem die meisten Früchte und Gemüsesorten am meisten Nährstoffe enthalten.

### Verstehen der Etikettierung

Die meisten von uns wissen, dass die Inhaltsstoffe auf den Etiketten in der Reihenfolge ihres Anteils aufgelistet werden, wobei die mit dem größten Anteil oben stehen und die mit dem geringsten unten. Dies ermöglicht es uns, den relativen Anteil der jeweiligen Inhaltsstoffe zu erkennen. Aber die Lebensmittelhersteller bedienen sich oft eines hinterhältigen kleinen Tricks. Da die Zutaten einzeln aufgeführt werden und nicht in Gruppen, kann ein Lebensmittel drei Arten von Zucker enthalten – zum Beispiel Maissirup, Rohrzucker und Malzextrakt –, die auf der Zutatenliste ganz unten in scheinbar geringen Anteilen aufgeführt sind. Aber wenn du sie zu der Gruppe *Zucker* zusammenfasst, rücken sie schnell an die Spitze der Liste. Soll man das ein »Schlupfloch« nennen? Beim Kauf abgepackter Lebensmittel zahlt es sich jedenfalls aus, genau hinzusehen.

## Die ganze Wahrheit über Vollkornprodukte

Mit Vollkornprodukten befassen wir uns detaillierter in Kapitel 19. An dieser Stelle reicht es zu wissen, dass der Unterschied zwischen raffinierten Körnern und Vollkörnern entscheidend ist, wenn man über echte Nahrungsmittel redet. Wenn Lebensmittelhersteller einem Korn seine Kleie, seinen Keim und sein Endosperm entziehen, bevor es zu einem Gebäck oder einem Snack weiterverarbeitet wird, ist es als Bestandteil eines echten Nahrungsmittels weitgehend erledigt. Es ist dann nur noch leer und traurig. Es hat das Reich »der Dinge« betreten, »die früher einmal als Nahrung bekannt waren«. Die Lebensmittelindustrie verbirgt diese Transformationen mithilfe irreführender – jedoch erlaubter – Etikettierungen. »Mit Weizenmehl« bedeutet nicht, dass ein Produkt aus *Vollkornweizen* hergestellt ist. »Enthält Vollkorngetreide« kann bedeuten, dass das Produkt 1 Prozent Vollkorn enthält. Und statt »Siebenkorn« könnte auf einem Produkt genauso gut »Siebenhundertkorn« stehen, die Bezeichnung sagt jedenfalls nichts darüber aus, ob es sich um Vollkorn handelt, und nur darauf kommt es an. Es nützt auch nichts, ein Brot nach seiner Außenhülle zu beurteilen. Bei einem Brot, dessen Außenhülle mit Molasse gebräunt oder mit Haferflocken bestreut wurde, kann es sich trotzdem um ganz gewöhnliches Weißbrot handeln.

Um diesen Etikettierungscode zu knacken, suche auf der Zutatenliste einfach nach dem Wort »voll«. Wenn die erste Zutat Korn ist (egal welches!), dem das Wörtchen »voll« vorangestellt ist, hast du das große Los gezogen. Ob Vollweizenmehl, Vollkornhafer oder Voll-was-auch-immer ist egal – Hauptsache das Wörtchen »voll«

taucht auf. Der Ballaststoffgehalt ist auch ein guter Hinweis. Getreideprodukte, die mindestens drei Gramm Ballaststoffe enthalten, sind normalerweise aus Vollkorn hergestellt.

## Verzichte auf Salz

Salz schmeckt gut und hat seinen Platz in einer ausgewogenen Kost. Aber Erwachsene sollten normalerweise nicht mehr als 2300 mg Natrium am Tag zu sich nehmen. Doch die meisten US-Amerikaner schlucken pro Tag 3500 mg (etwa 1½ Teelöffel), im Vergleich zu der empfohlenen Dosis also viel zu viel. Wie schafft man es, jeden Tag eineinhalb Teelöffel Salz zu sich zu nehmen? Die Antwort lautet: Durch den Verzehr industriell verarbeiteter Lebensmittel. Konservennahrung, Soßen, Fast Food, gepökeltes Fleisch und Salzgebäck sind für 75 Prozent unserer Salzaufnahme verantwortlich. Läufer benötigen Salz, aber keinen Bluthochdruck. Verzichte deshalb lieber auf Salz.

## Schränke den Konsum von Transfetten ein

Im Jahr 1957 hat die American Heart Association zum ersten Mal Alarm geschlagen und darauf hingewiesen, dass gesättigte Fettsäuren (die zum Beispiel in Butter und Schmalz enthalten sind) schlecht für das Herz sind. In den 1970er-Jahren wurde die Rolle, die gesättigte Fette bei der Entstehung von Herzerkrankungen spielt, bestätigt, woraufhin die Lebensmittelhersteller stattdessen Transfettsäuren verwendeten. Dabei gingen sie davon aus, dass Transfettsäuren gesünder sind als gesättigte Fettsäuren, da sie durch Hydrogenierung aus gesunden pflanzlichen Ölen hergestellt werden (durch die Zugabe von Wasserstoff werden pflanzliche Öle in gehärtete Pflanzenfette umgewandelt). Doch damit hatten sie unbeabsichtigt ein Monster freigelassen.

Transfettsäuren waren nicht der zur Hilfe kommende Retter, für den sie gehalten wurden. Stattdessen ergaben in den 1990er-Jahren durchgeführte Studien, dass Transfettsäuren die Werte des für das Herz guten Cholesterins senken *und* die Werte des die Blutgefäße verstopfenden schlechten Cholesterins erhöhen. In dem Buch *Food Regulation: Law Science, Policy, and Practice* schätzte Walter Willet von der Harvard School of Public Health, dass zu einer bestimmten Zeit gehärtete Pflanzenfette für 30.000 durch Herzerkrankungen verursachte Todesfälle pro Jahr verantwortlich waren und erklärte diesen Umstand zum »größten durch verarbeitete Lebensmittel verursachten Desaster der Geschichte«. Transfettsäuren fanden in allen möglichen Produkten Verwendung – von Muffins über in der Mikrowelle zuzubereitendes Popcorn bis hin zu »gesunder« Margarine – und waren beinahe überall anzutreffen. Doch auf allen verpackten Lebensmitteln, die der Kontrolle der US-amerikanischen Food and Drug Administration unterliegen, muss seit dem 1. Januar 2006 auf dem Etikett der Gehalt an Transfettsäuren angegeben werden. Die Lebensmittelhersteller haben angefangen, auf die Verwendung dieser Fette zu verzichten, doch es gibt immer noch jede Menge Produkte, in denen Transfettsäuren enthalten sind. Um auf Nummer sicher zu gehen, halte auf dem Etikett nach den Worten »teilweise hydrogeniert« oder »fraktioniert« Ausschau, die im Klartext bedeuten, dass Transfettsäuren enthalten sind. Wenn du auf dem Etikett siehst, dass diese Zutaten in einem Produkt enthalten sind, lass es lieber im Supermarktregal liegen.

## BIO-PRODUKTE VERSUS KONVENTIONELL PRODUZIERTE PRODUKTE

Eine Diskussion über echte Nahrungsmittel wäre nicht vollständig, ohne auf die Debatte über die Vorzüge von Bio-Produkten gegenüber konventionell unter dem Einsatz von Pestiziden

# ERNÄHRUNGSDISKUSSION

## »Sportdrinks aus echten Nahrungsmitteln«

Viele Sportler setzen für die Hydrierung, die Zufuhr von Kohlenhydraten und die Regenerierung auf Sportdrinks. Doch nur wenigen ist bewusst, dass es gesunde Alternativen zu den mit künstlichem Geschmack versehenen, gefärbten Markenprodukten im Regal gibt. Es ist zwar nicht empfehlenswert, zum allerersten Mal während eines Wettkampfs auf Sportdrinks aus echten Lebensmitteln zurückzugreifen, aber es lohnt sich auf jeden Fall, sie bei einem normalen Training auszuprobieren.

▶ **Kokoswasser:** Eine im Jahr 2012 von Kalman und anderen durchgeführte Studie ergab, dass Kokoswasser im Hinblick auf Hydrierung und körperliche Leistungsfähigkeit gut als Sportdrink geeignet ist. Darüber hinaus ist es auch noch voller Nährstoffe! Nur in einer Hinsicht ist Vorsicht geboten: Bei einigen Läufern verursacht es Blähungen und Magenprobleme.

▶ **Wassermelonensaft:** Eine im Jahr 2013 in Spanien durchgeführte Studie ergab, dass Männer, die vor einem intensiven Training auf einem Ergometer Wassermelonensaft tranken, am nächsten Tag nicht über Muskelkater in den Beinen klagten. Die Teilnehmer der Kontrollgruppe, die ein Placebo getrunken hatten, klagten hingegen sehr wohl über Muskelkater in den Beinen. Das Trinken dieses speziellen Sportdrinks bietet noch einen weiteren Vorzug: Sportler, die Wassermelonensaft getrunken hatten, wiesen eine niedrigere Herzfrequenz auf, ein Anzeichen für eine bessere Regeneration. Um Wassermelonensaft herzustellen, gibst du einfach ein paar Stücke entkernte Wassermelone in einen Standmixer, mixt das Ganze und trinkst.

▶ **Selbst gemachter Sportdrink:** Ja, du kannst dir deinen eigenen Sportdrink herstellen. Nimm 850 ml Wasser, gebe 60 ml Fruchtsaft, 60 ml Ahornsirup oder Honig und einen Teelöffel Salz hinzu. Mixen, trinken, und du hältst durch.

STELL DEINEN SPEISEPLAN AUF –PROTEIN, KALORIEN, KOHLENHYDRATE

DAS ULTIMATIVE LÄUFERTRAINING

produzierte Nahrungsmittel einzugehen. Die letzte groß angelegte Studie – eine Übersichtsstudie aus dem Jahr 2012, bei der Wissenschaftler der Stanford University 237 Studien über Bio-Obst und -Gemüse, Bio-Fleisch und Bio-Milchprodukte analysierten – kam zu dem Schluss, dass Bioprodukte kein besseres Nährstoffprofil aufweisen als konventionell erzeugte Produkte. Aber wenn du vermeiden willst, Verbindungen aufzunehmen, die dazu bestimmt sind, Lebewesen zu töten, könnten Bio-Produkte für dich das Richtige sein. Bio-Produkte können natürlich sehr teuer sein. Wenn du knapp bei Kasse bist, kannst du recherchieren, welche Produkte am wahrscheinlichsten Pestizidrückstände aufweisen und nur bei diesen auf die Bio-Version zurückgreifen. Die Verbraucherschutzgruppe Environmental Working Group stellt jedes Jahr einen Leitfaden zusammen, um Kunden über Produkte und Pestizide zu informieren. Dieser *Shopper's Guide to Pesticides™* listet jedes Jahr das »Schmutzige Dutzend« – die zwölf am stärksten mit Pestizidrückständen verunreinigten Obst- und Gemüsesorten – und die »Sauberen 15« – die 15 am wenigsten mit Pestizidrückständen

verunreinigten Obst- und Gemüsesorten – auf. Eine Vorwarnung: Äpfel und Apfelsinen landen fast immer im »Schmutzigen Dutzend«. Auf der anderen Seite schaffen Avocados und Kohl es fast immer unter die »Sauberen 15«.

## EINE FRAGE DES VERTRAUENS

Die Wahrheit ist, dass viele von uns nicht mehr darauf vertrauen, dass die Nahrung, die wir zu uns nehmen, unserem Körper die Nährstoffe zuführt, die dieser benötigt. Deshalb kaufen wir Nahrungsergänzungsmittel. Wir jagen irgendwelchen Modeerscheinungen hinterher und lassen uns von Etikettenschwindeln dazu verleiten, Nahrungsmittel zu kaufen, die Gesundheit versprechen, aber in Wahrheit nur leere Kalorien liefern. Echte Nahrungsmittel geben dir, was dir weder Nahrungsergänzungsmittel bieten können noch eine Überladung mit leeren Kalorien: gesunde Kohlenhydrate, Proteine und Fette; Enzyme, Vitamine, Mineralstoffe und all die guten Substanzen, die erforderlich sind, damit du deinen Laufkörper aufbauen kannst.

### Ein Hinweis zu »Rezepte für den Aufbau deines Laufkörpers«

Die vorgestellten Rezepte sind so gehalten, dass sie benutzerfreundlich sind. Während Backen ziemlich viel von einer exakten Wissenschaft hat, gilt dies für das Kochen nicht. Maßangaben für Salz und Pfeffer lauten immer »nach Geschmack würzen«, da einige Menschen Salz hassen oder ihren Salzkonsum unter Kontrolle halten müssen, während andere gar nicht genug davon bekommen können. In gleicher Weise können Jalapeños unterschiedlich scharf sein, weshalb sie probiert und entsprechend ihrer Schärfe hinzugefügt werden sollten. Außerdem können Zutaten bedenkenlos durch andere ersetzt werden. Wenn das Rezept besagt, dass »Koriander« verwendet werden soll, tun es Basilikum oder Petersilie wahrscheinlich auch. Wenn laut Rezept »Mandeln« genommen werden sollen, gehen auch Haselnüsse. Und tu dir keinen Zwang an, statt Sojamilch oder Kokosmilch, die in vielen Rezepten verwendet wird, Kuhmilch zu nehmen. Bei den Zutaten wird grundsätzlich die am wenigsten raffinierte Version vorgegeben, aber nimm, was immer du zur Hand hast (wenn im Rezept »Rohzucker« steht, du aber nur weißen Zucker hast, verwende diesen). Das vorausgeschickt, ist der Nährstoffgehalt auf der Grundlage der angegebenen Zutaten kalkuliert (wobei zu berücksichtigen ist, dass der Nährstoffwert abhängig von der Marke des jeweiligen Produkts variieren kann und dass die Kalorienangaben für die Rezepte manchmal von dem Wert abweichen, den man aufgrund der aufgenommenen Kohlenhydrate, Proteine und Fette erwarten würde; dies liegt an den vorhandenen unlöslichen Ballaststoffen und daran, dass die Aufteilung der Nährstoffe der jeweiligen Zutaten gerundet wird). Betrachte diese Rezepte als einen Grundplan, um davon ausgehend nach deinem eigenen Geschmack zu improvisieren.

STELL DEINEN SPEISEPLAN MIT ECHTEN NAHRUNGS-MITTELN ZUSAMMEN

# Leckerer Haferbrei

*Instinktiv möchte man bei der Erwähnung von »Brei«, »Schrot« oder »Grütze« lieber die Flucht ergreifen. Aber sei tapfer. Die unglücklich benannte Grütze ist nichts Weiteres als grob gemahlenes Korn (z.B. Hafer), das normalerweise in Form von Frühstückszerealien gegessen wird. Von allen Getreidekörnern sind Schrot bzw. Grütze am wenigsten verarbeitet. Hafergrütze und -schrot bestehen aus zerkleinerten Haferkörnern. Haferflocken bestehen aus Haferkörnern, die gedämpft, platt gewalzt und zum einfacheren Kochen zerkleinert werden. Schnell kochende Haferflocken sind Haferflocken, die feiner zerkleinert sind. Instant-Haferflocken sind zerdrückt und beinahe pulverisiert. Bei diesem Rezept ist es nicht erforderlich, beim Kochen der Hafergrütze eine halbe bis ganze Stunde im Topf rührend am Herd zu stehen.*

## Über Nacht gegarte Haferflocken oder Hafergrütze – die Schongarer-Methode

▶ 8 Portionen

1½-2 Liter Wasser
200g Haferflocken oder Haferschrot/-grütze
Früchte oder Süßungsmittel, optional (s. »mögliche Zutaten«)

Wenn du die Hafergrütze oder die Haferflocken weniger als 8 Stunden garst, nimm 1½ Liter Wasser, wenn du sie länger als 8 Stunden garst, nimm 2 Liter Wasser (dieses Rezept lässt dir in dieser Hinsicht die Freiheit zu improvisieren). Gib das Wasser, die Haferflocken und die Früchte (eventuell mit einem Süßungsmittel) in den Schongarer und gare das Ganze auf niedrigster Stufe über Nacht. Wach auf und genieße eine schöne Schale mit warmem Haferbrei.

## Haferflocken oder Haferschrot einfach am Morgen zubereitet – die Reiskocher-Methode

▶ 4 Portionen

knapp 1 Liter Wasser
100g Haferflocken oder Hafergrütze/-schrot
Früchte oder Süßungsmittel, optional (s. Anmerkung zu »mögliche Zutaten«)

Bei der Zubereitung im Reiskocher bereitest du besser kleinere Mengen zu, dann kocht das Gemisch nicht so leicht über. Gib das Wasser, die Haferflocken und die Früchte (eventuell mit einem Süßungsmittel) in den Reiskocher, während du dich für den Tag fertig machst. Gare das Ganze auf niedriger Stufe: die Haferflocken 30 Minuten und Haferschrot/-grütze 50 Minuten.

**Mögliche Zutaten:** Gib frische oder gefrorene Früchte – Blaubeeren, Äpfel, Birnen – in den Kocher, und du bekommst einen herrlich fruchtig schmeckenden Brei. Bananen sorgen für zusätzliche Sämigkeit. Als Herbstspeise kannst du es auch mit Kürbis versuchen. Getrocknete Früchte wie Kirschen, Cranberrys, Rosinen, Datteln und Feigen reichern den Brei an und geben ihm eine angenehme Süße. Zum weiteren Süßen versuch es mit Honig, Ahornsirup, Agavendicksaft oder Apfelsaft (anstelle eines Wasseranteils). Falls du Nüsse hinzugeben möchtest, rühre sie am Ende der Garzeit ein, sonst werden sie matschig.

**Pro Portion (im Reiskocher gegart mit 100 g Blaubeeren und 1 Banane):**

Mit Haferschrot: 227 Kalorien; 42g Kohlenhydrate; 8g Protein; 3g Fett.

Mit Haferflocken: 187 Kalorien; 39g Kohlenhydrate; 7g Protein; 3g Fett

# Süßkartoffel-Pommes

▶ 4 Portionen

*Süßkartoffeln sind ein hervorragendes Nahrungsmittel für Läufer, doch bei der beliebtesten Variante in den USA werden sie mit einer buttrig-süßen Marshmallowhaube glasiert. Bei diesem supereinfachen und wirklich köstlichen Rezept werden die Süßkartoffeln im Ofen zu gesunden, knusprigen Pommes gebacken.*

5 ungeschälte, gut gewaschene, in ca. 0,6 cm breite Streifen geschnittene Süßkartoffeln
1 Esslöffel Olivenöl
Salz und Pfeffer
Cayennepfeffer, Currypulver oder Paprikagewürz, optional

**1.** Den Backofen auf 230 Grad vorheizen.
**2.** Die Süßkartoffeln mit dem Olivenöl schwenken, dann mit Salz und Pfeffer würzen. Falls gewünscht, Cayennepfeffer hinzufügen, um den Pommes eine pikante Note zu geben, ist aber nicht erforderlich.
**3.** Die Süßkartoffeln in einer einzigen Lage auf einem mit Backpapier ausgelegten Blech ausbreiten. Etwa 20 Minuten backen und gelegentlich wenden, bis sie knusprig und leicht braun sind, aber immer noch ein wenig weich.

**Pro Portion:** 159 Kalorien, 30 g Kohlenhydrate, 3 g Protein; 4 g Fett.

# Frisches Ginger Ale

▶ 24 Portionen

*Für Läufer hat Ingwer magische Eigenschaften. Eine 2010 im The Journal of Pain veröffentlichte Studie ergab, dass »der tägliche Verzehr von rohem und wärmebehandeltem Ingwer zu einer moderaten bis erheblichen Reduzierung von Muskelschmerzen infolge von trainingsbedingten Muskelverletzungen führte ... und darüber hinaus hat sich gezeigt, dass Ingwer schmerzlindernd wirkt.« Kommerziell vermarktete Limonaden fallen nicht unter die Rubrik der echten Nahrungsmittel, aber dieses »schmerzfreie« Ginger-Ale-Rezept hat es in sich – eine Cola kann da nicht mithalten.*

15 cm langes Stück frischer Ingwer
300 g Honig
720 ml Wasser
240 ml Mineralwasser mit Kohlensäure oder heißes Wasser
Eis
Saft einer Limone, optional

Den Ingwer in dünne Scheiben schneiden (es ist nicht nötig, ihn zu schälen, wenn er gut gewaschen ist) und in einem Topf mit dem Honig und dem Wasser vermengen. Die Mischung auf kleiner Flamme etwa eine Stunde lang köcheln und dann abkühlen lassen. Die Flüssigkeit durch ein Sieb in ein sauberes Gefäß passieren. 2 Esslöffel der Ingwermischung in ein Glas Mineralwasser geben, umrühren, Eis hinzugeben und genießen. Zur Zubereitung eines süßen, scharfen und würzigen Tees kann die Ingwermischung auch einer Tasse heißen Wassers mit Limonensaft hinzugegeben werden.

**Pro Portion:** 45 Kalorien, 12 Gramm Kohlenhydrate.

# Schokoladen-Rote-Bete-Kuchen

▶ 8 Portionen

*Rote Beten fügen diesem Dessert eine wahre Ladung läuferfreundlicher Nährstoffe hinzu, und ihre Eigenfeuchte macht das Hinzugeben von Butter überflüssig. Wenn du dich anstrengst, kannst du die Roten Beten herausschmecken, aber vor allem wirst du den starken, erdigen Schokoladengeschmack genießen.*

etwa 3 Rote Beten
250g Allzweckmehl
225g brauner Zucker
28g ungesüßtes Kakaopulver
1½ Teelöffel Backpulver
¾ Teelöffel Salz
85g klein geschnittene Zartbitterschokolade
1 großes Ei
180ml Wasser
30ml mildes Olivenöl oder ein anderes Pflanzenöl
1 Teelöffel reiner Vanilleextrakt

**1.** In einigen Gemüseabteilungen werden gekochte Rote Beten angeboten, mit denen dieses Rezept im Handumdrehen gelingt. Ansonsten die Enden der Roten Beten abschneiden, schälen, klein schneiden und etwa 30 Minuten kochen, bis sie sehr zart sind. Die Roten Beten mit einer Küchenmaschine pürieren, bis eine sämige Masse entsteht (oder einen Standmixer oder eine Käsereibe verwenden; bei Letzterer die feinste Reibefläche benutzen).
**2.** Den Backofen auf 175 Grad vorheizen. Eine 22-cm-Kuchenform einfetten und mit Mehl bestäuben (falls Backpapier zur Hand, den Boden der gefetteten Form mit Papier auslegen anstatt Mehl zu verwenden, und nochmals einfetten).
**3.** Das restliche Mehl, den Zucker, das Kakaopulver, das Backpulver und das Salz in einer großen Schüssel vermengen. Die Hälfte der Schokolade zum Schmelzen bringen und zusammen mit dem Ei, dem Wasser, dem Öl, dem Vanilleextrakt und dem Rote-Bete-Püree zu der Mehlmischung hinzugeben. Danach die nicht geschmolzene Schokolade dazugeben.

**4.** Die Kuchenform mit dem Teig füllen, dann etwa 45 Minuten backen bzw. so lange, bis ein Zahnstocher, den man hineinsticht, sauber herauskommt. Auf einem Auskühlgitter 20 Minuten abkühlen lassen, aus der Form nehmen und bis zum kompletten Abkühlen stehen lassen.

**Pro Portion:** 345 Kalorien; 57g Kohlenhydrate; 5g Protein; 13g Fett.

## SERVIERVORSCHLÄGE:

*Mit einer Schokoladenglasur:* Diese auf einem Rezept der Fernsehköchin Martha Stewart basierende Glasur hat eine gesunde Note. 120 ml Kokosmilch und 1 Teelöffel Honig in einem kleinen Topf zum Köcheln bringen, dann 85 g klein geschnittene, geschmolzene Zartbitterschokolade hinzugeben. Die Schokolade unterrühren, bis eine glatte, glänzende Masse entsteht. 10 Minuten abkühlen lassen und über den Kuchen gießen.

*Mit Rote-Beete-Chips:* Bereite kandierte Rote-Beete zu bzw. verwende, sofern du eine salzige Komponente zu deiner Süßspeise bevorzugst, fertige Terra-Rote-Beete-Chips.

*Mit Schokoladenflocken:* Einen Gemüseschäler über die Kante einer dicken Schokoladentafel ziehen und lange Kringel abschälen.

DAS ULTIMATIVE LÄUFERTRAINING

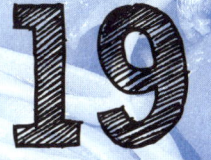

# Stell dir deine Läufer-Kohlenhydrate zusammen

**D**er Energiebedarf eines Kolibris ist so groß, dass er verhungern würde, wenn er auch nur ein paar Stunden lang fasten und auf Kohlenhydrate verzichten würde. Wenn Kolibris ihre Ernährung plötzlich auf eine kohlenhydratarme/proteinreiche Kost umstellen würden, müsste man ständig vom Himmel fallenden toten Kolibris ausweichen. Zum Glück sind Kolibris zu schlau, um so etwas zu tun. Und das solltest du auch sein. Für Läufer sind Kohlenhydrate essenziell.

Kohlenhydrate, auch *Saccharide* genannt, sind einer der drei Makronährstoffe, die unserem Körper Energie liefern (die anderen beiden sind Protein und Fett). Den Kern eines jeden Kohlenhydrats bildet ein Zuckermolekül, das aus Kohlenstoff, Wasserstoff und Sauerstoff zusammengesetzt ist (daher der Name Kohlenhydrat). Kohlenhydrate finden sich in allen möglichen Lebensmitteln – in Bohnen, Obst, Popcorn, Kartoffeln, Mais, Keksen, Nudeln, Pasteten und nahezu allem, was nicht ausschließlich aus Protein oder Fett besteht. Und während Kohlenhydrate in allen möglichen Formen vorkommen, handelt es sich bei den meisten um Zucker: Stärke und Ballaststoffe, zwei der am häufigsten vorkommenden Kohlenhydrate, sind im Wesentlichen Ketten von Zuckermolekülen (einige enthalten Hunderte oder sogar Tausende Zuckermoleküle).

Kohlenhydrate sind die wichtigste Energiequelle für deinen Laufkörper. Es ist keine Übertreibung zu sagen, dass du ohne Kohlenhydrate nicht vom Sofa wegkommen würdest.

## WAS SIND SACCHARIDE?

Um Kohlenhydrate zu verstehen, musst du deine Wissenschaftlerkappe aufsetzen und dich mit der aus vier Gruppen bestehenden Familie der Saccharide vertraut machen, durch die Kohlenhydrate klassifiziert werden.

- ▶ Monosaccharide: Dies ist Zucker in seiner einfachsten Form, und Monosaccharide stellen die einfachste Verbindung der biologisch wichtigen Kohlenhydrate dar. Zu den Monosacchariden gehören Glucose, Galactose (die in Milch und Milchprodukten vorkommt), Fructose (die in den meisten Obst- und Gemüsesorten vorkommt) und andere. Monosaccharide verbinden sich zu Polysacchariden.
- ▶ Disaccharide: Wenn sich zwei Monosaccharid-Moleküle verbinden, werden sie zu Disacchariden. Beispiele sind unter anderem Lactose (Glucose + Galactose), die in Milch vorkommt, Maltose (Glucose + Glucose), die in einigen Gemüsesorten und in Bier vorkommt, und Sucrose (Glucose und Fructose), die in Tafelzucker vorkommt.
- ▶ Oligosaccharide: Diese bestehen aus drei bis zehn miteinander verbundenen Monosacchariden. Beispiele sind Gentianose und Stachyose (die in einigen Pflanzen vorkommen) und Raffinose (die in Bohnen, Kohl, Rosenkohl und Brokkoli vorkommt). Wir können Raffinose nicht vollständig verdauen, was zu freigesetztem Gas und Blähungen führt.
- ▶ Polysaccharide: Genau genommen sind Disaccharide und Oligosaccharide auch Polysaccharide, da sie aus mehr als einem Molekül bestehen, doch der Begriff wird normalerweise für Zuckermolekülketten verwendet, die aus mehr als zehn Monosacchariden bestehen – und ein Polysaccharid kann aus Hunderten oder Tausenden Monosacchariden zusammengesetzt sein. Beispiele sind Speicherpolysaccharide wie Stärke und Glykogen und strukturelle Polysaccharide wie Cellulose und Chitin.

Mit dieser Information in der Hand ist es an der Zeit, einen Blick auf den Unterschied zwischen komplexen und einfachen Kohlenhydraten zu werfen.

## KOMPLEXE VERSUS EINFACHE KOHLENHYDRATE

In den guten alten Zeiten gab es nur zwei Kategorien von Kohlenhydraten: komplexe und einfache. Einfache Kohlenhydrate umfassten Monosaccharide und Disaccharide. Komplexe Kohlenhydrate umfassten alle Polysaccharide.

Komplexe Kohlenhydrate wie die, die in Bohnen, stärkehaltigen Gemüsesorten und Vollkornprodukten vorkommen, wurden bei der Ernährung für gesünder gehalten als einfache Kohlenhydrate, wie sie in Früchten, Süßigkeiten

DAS ULTIMATIVE LÄUFERTRAINING

# ERNÄHRUNGSDISKUSSION

## »Die Top Ten der Regenerations-Snacks«

Für eine optimale Regeneration nach dem Training ist es erforderlich, dass du isst. Hast du ein Glück! Und ein Großteil deiner Regenerationsmahlzeit sollte aus Kohlenhydraten bestehen, um das verbrannte Glykogen zu ersetzen. Die goldene Regel bei der zur Regeneration aufgenommenen Nahrung lautet, dass das Verhältnis von Kohlenhydraten zu Protein 4:1 betragen sollte, wobei dieses Verhältnis je nach Art deines speziellen Workouts variiert werden kann. Sieh dir die Tabellen in Kapitel 10 an, um eine bessere Vorstellung davon zu bekommen, welche Kalorien- und Makronährstoffmengen für welche Art von Training am besten sind. Wähle dann aus der folgenden Liste:

1.  **Bananen-Mandel-Smoothie:** Manchmal hast du nach dem Training einfach keine Lust zum Kauen. An solchen Tagen ist ein Smoothie genau das Richtige. Alle Zutaten mixen, bis der Smoothie eine sämige Konsistenz hat: 250g fettarmer Vanillejoghurt, 1 Banane, 1 Esslöffel Mandelbutter, 120ml fettarme Milch und eine Handvoll EiS. *(1 Portion entspricht: 335 Kalorien; 45g Kohlenhydrate; 14g Protein; 11g Fett.)*

2.  **Clif Bar:** Wenn du dich nach einem Lauf nicht direkt auf den Nachhauseweg machst, solltest du etwas in der Tasche haben. Clif Bars sind gute abgepackte Energieriegel, bei deren Herstellung weniger verarbeitete und vorwiegend Bio-Zutaten verwendet werden und bei denen auf ein Verhältnis von Kohlenhydraten und Protein von 4:1 geachtet wird. *(1 Chocolate-Brownie-Riegel enthält: 240 Kalorien; 45g Kohlenhydrate; 10g Protein; 4,5g Fett.)*

3.  **Ei-Avocado-Sandwich:** Wenn deine Regeneration es erfordert, dass du ein wenig Extraprotein und -fett zu dir nimmst, ist dieses schnell zuzubereitende Sandwich unschlagbar. Nimm zwei Scheiben Toast, ¼ Avocado und ein in Scheiben geschnittenes hart gekochtes Ei, würze das Ganze mit Salz und Pfeffer. *(1 Portion enthält: 360 Kalorien; 55g Kohlenhydrate; 18g Protein; 16g Fett.)*

4.  **Banane und Bagel:** Der klassische Gratis-Snack nach einem Rennen ist ebenso gut geeignet als Regenerations-Snack nach dem Training. Die hier angegebenen Nährwerte beziehen sich auf einen Thomas' Whole Wheat Bagel (Bagels aus Vollkornweizen), aber was die Kalorienmenge angeht, unterscheiden sich verschiedene Bagels erheblich, pass also auf. *(1 Banane und Bagel: 355 Kalorien; 76g Kohlenhydrate; 13g Protein; 2g Fett.)*

5.  **Getrocknete Feigen und Ziegenkäse:** Manchmal steht einem nach dem Training der Sinn nach einem Snack mit Pfiff. Für solche Tage sind Feigen mit kräftigem Ziegenkäse genau das Richtige. Getrocknete Feigen sind Kohlenhydratkraftwerke, und darüber hinaus enthalten sie jede Menge Kalzium, Kalium, Ballaststoffe, Eisen und Magnesium. *(6 getrocknete Feigen, 1 Esslöffel Ziegenkäse: 380 Kalorien; 60g Kohlenhydrate; 12g Protein; 12g Fett.)*

6.  **Schokoladenmilch:** Forschungsergebnisse bestätigen, was Läufer schon immer wussten: Schokoladenmilch bringt's! Eine 2011 durchgeführte Studie der University of Texas in Austin ergab, dass fettarme Schokoladenmilch im Hinblick auf die

Regeneration sowohl für »Leistungssportler als auch für Amateure« von Vorteil ist. Die Teilnehmer profitierten unter anderem von einer verbesserten Körperzusammensetzung mit mehr Muskeln und weniger Fettanteilen sowie einer verbesserten Leistungsfähigkeit und GesamtfitnesS.*(236-ml-Box Horizon organic chocolate milk: 150 Kalorien; 22g Kohlenhydrate; 8g Protein; 2,5g Fett.)*

7. **Kalte Pizza:** Es hat etwas für sich, nach einem Workout direkt den Kühlschrank anzusteuern und sich kalte Reste zu gönnen. *(1 Veggie-Pizzaschnitte: 260 Kalorien; 34g Kohlenhydrate; 10g Protein; 9g Fett.)*

8. **Apfel und Käse:** Süße Äpfel und salziger Käse passen perfekt zusammen. Dieser Snack ist zwar nicht sehr kohlenhydratreich, aber er eignet sich gut, wenn du für deine Regeneration einen Protein- und Fettschub benötigst. *(1 großer Apfel, 28g Käse: 224 Kalorien; 22g Kohlenhydrate; 7g Protein; 9g Fett.)*

9. **Griechischer Joghurt und Müsli:** Griechischer Joghurt zählt zu den wenigen Milchprodukten, bei denen die fettfreie Sorte einem nicht wie eine Bestrafung vorkommt – und wenn du Naturjoghurt kaufst, kannst du ihn nach deinem Geschmack süßen. Füge Kohlenhydrate in Form von Müsli und Honig hinzu. *(250g griechischer Joghurt, 60g Müsli, ½ Esslöffel Honig: 335 Kalorien; 57g Kohlenhydrate; 20g Protein; 5g Fett.)*

10. **Erdnussbutter-Marmeladen-Sandwich:** Vielleicht ist es die perfekte Wahl nach dem Training. Mit einem Erdnussbutter-Marmeladen-Sandwich kannst du dich zusammenrollen und in Kindheitserinnerungen schwelgen, wobei du als Erwachsener vielleicht die naturbelassene Erdnussbutter und Marmelade aus echten Früchten bevorzugst. *(2 Scheiben Brot, 1 Esslöffel Erdnussbutter, 1 Esslöffel Marmelade: 378 Kalorien; 42g Kohlenhydrate; 12g Protein; 18g Fett.)*

und Produkten aus raffiniertem Getreide vorkommen. Tatsächlich enthalten komplexe Kohlenhydrate mehr Nährstoffe und mehr Ballaststoffe, und der Körper braucht länger, um sie aufzuspalten. Einfache Kohlenhydrate liefern wenig mehr als nur Kalorien – das ist der Grund, aus dem sie als »leere Kalorien« bezeichnet werden.

Doch diese einfache Aufteilung in zwei Gruppen erzählt nicht die ganze Geschichte. Das Verdauungssystem hat das Ziel, alle Kohlenhydrate in einfache Glucosemoleküle aufzuspalten, die Hauptenergiequelle deines Körpers. An dieser Stelle kommt der glykämische Index ins Spiel, und damit war's das mit der Einfachheit.

## DER GLYKÄMISCHE INDEX UND DIE GLYKÄMISCHE LAST

Der Körper verwandelt Kohlenhydrate in Glucose, die dann vom Blut aufgenommen wird und für eine Erhöhung des Blutzuckerwerts (des Glucoseanteils) sorgt. Wenn der Blutzuckerwert steigt, schüttet die Bauchspeicheldrüse Insulin aus, ein Hormon, das die Zellen der Muskeln und der Leber anweist, den Zucker aufzunehmen (und in Form von Glykogen zu speichern). Wenn der Blutzuckerwert sinkt, sinkt auch die Insulinausschüttung, und wenn der Blutzuckerwert unter einen bestimmten Wert fällt, schüttet die Bauchspeicheldrüse Glucagon aus, ein Hormon, das der Leber signalisiert, Glykogen zurück in Glucose zu verwandeln, die ans Blut abgegeben wird.

Probleme entstehen, wenn der Blutzuckerwert über einen langen Zeitraum hinweg sehr stark schwankt. Das ständige Auf und Ab der Glucose-, Insulin- und Glucagonspiegel kann zu Fettleibigkeit, Typ-2-Diabetes, Herzerkrankungen und anderen Beschwerden führen. Gegenwärtig leiden siebzehn Millionen US-Amerikaner unter Typ-2-Diabetes, und Millionen weitere leiden unter Insulinresistenz und weisen ein erhöhtes Risiko auf, an Diabetes zu erkranken.

Es gibt zwei Möglichkeiten, das Risiko zu mindern, an mit dem Blutzuckerspiegel in Verbindung stehenden Krankheiten zu erkranken. Zum Beispiel werden natürliche Kohlenhydrate (wie sie in Obst, Gemüse, Hülsenfrüchten, Vollkornprodukten usw. vorkommen) langsamer vom Blut aufgenommen als in verarbeiteten Lebensmitteln enthaltene Kohlenhydrate und verursachen damit einen langsameren Anstieg des Insulin- und des Blutzuckerspiegels.

An dieser Stelle kommt der *glykämische Index* (GI) ins Spiel. Kohlenhydrate werden in einem unterschiedlichen Maß vom Blut aufgenommen. Der glykämische Index ist ein Maß zur Bestimmung der blutzuckersteigernden Wirkung verschiedener Kohlenhydrate. Kohlenhydrate, die schnell vom Blut aufgenommen werden, haben einen hohen GI. Kohlenhydrate, die langsamer vom Blut aufgenommen werden – weil ihre Aufspaltung länger dauert –, haben einen niedrigen GI.

Doch der GI berücksichtigt nicht die Portionsgröße, deshalb kann er irreführend sein. Eine Wassermelone hat zum Beispiel einen hohen GI, aber die tatsächliche glykämische Last (der Kohlenhydratgehalt eines Produkts) einer Wassermelone ist relativ niedrig. Aus diesem Grund kann die *glykämische Last* ein besseres Maß für die blutzuckersteigernde Wirkung eines Lebensmittels sein als der GI. Eine Einheit glykämische Last entspricht dem blutzuckersteigernden Effekt von 1 Gramm Glucose. Das vorausgeschickt, wird eine glykämische Last von 20 oder mehr als hoch, eine Last von 11 bis 19 als mittel und eine Last von 10 oder weniger als niedrig angesehen.

Doch auch wenn die glykämische Last ein besserer Messwert sein mag, um die blutzuckersteigernde Wirkung von Kohlenhydraten zu beurteilen, ist die Verwendung des GI weiter verbreitet, wobei gesündere Kohlenhydrate normalerweise einen niedrigeren GI aufweisen. Nahrungsmittel mit einem niedrigen GI sind unter anderem Milch, Joghurt, Linsen, Nudeln, Nüsse und in gemäßigtem Klima gedeihende Früchte wie Äpfel oder Orangen. Lebensmittel mit einem moderaten GI sind Softdrinks, Haferflocken und tropische Früchte (z. B. Bananen und Mangos). Lebensmittel mit einem hohen GI sind unter anderem Brot aus raffiniertem Mehl, Kartoffeln, gesüßte Frühstückszerealien und Sportdrinks. Letztere sind gut für einen schnellen Energieschub bei Ausdauerbelastungen, jedoch nicht so gut für deinen Körper, wenn du sie vor dem Fernseher zu dir nimmst.

Läufer, die sich fragen, was der GI mit ihrem Lauftraining zu tun hat, sollten Folgendes berücksichtigen:

▶ **Nahrungsmittel mit niedrigem GI vor einem Lauf:** Studien haben ergeben, dass der Verzehr von Nahrungsmitteln mit niedrigem GI vor dem Training den Blutzuckerspiegel besser aufrechterhält als der Verzehr von Nahrungsmitteln mit hohem GI. Eine Studie ergab, dass der Verzehr eines Snacks mit niedrigem GI fünfzehn Minuten vor dem Lauf die Zeitspanne bis zur Erschöpfung um 23 Prozent erhöhte.

▶ **Nahrungsmittel mit moderatem bis hohem GI während eines Laufs:** Die schnell zu verdauenden Kohlenhydrate, die in Sportdrinks und -gels und in Energieriegeln enthalten sind, liefern während des Trainings eine schnelle Brennstoffquelle.

▶ **Nahrungsmittel mit hohem GI nach einem Lauf:** Nahrungsmittel mit hohem GI ermöglichen eine schnelle Wiederauffüllung geleerter Glykogenspeicher. Es hat sich gezeigt, dass Nahrungsmittel mit hohem GI die Glykogenspeicher nach einem Workout doppelt so schnell

# ERNÄHRUNGSDISKUSSION

## »Wie kann man seine glykämische Last senken?«

Nahrungsmittel mit einer moderaten bis hohen glykämischen Last haben ihren Platz in der Kost eines Läufers, aber generell gilt, dass Nahrungsmittel mit einer niedrigen glykämischen Last besser sind. Im Folgenden ein paar Ratschläge, wie du die glykämische Last niedrig halten kannst:

▶ Wenn du zum Frühstück Zerealien bevorzugst, entscheide dich für Haferflocken, Gerste oder Kleie. Nimm jeweils die natürlichste Form, da Walzen und Mahlen die glykämische Last dramatisch erhöhen kann.

▶ Wenn möglich, iss Vollweizenbrot.

▶ Iss reichlich frisches Obst und Gemüse.

▶ Ziehe ganze Früchte dem Fruchtsaft vor. Wenn du Saft trinkst, trink ihn zusammen mit dem Fruchtfleisch.

▶ Wenn möglich, iss braunen Reis.

▶ Wenn möglich, iss Vollweizennudeln.

▶ Meide Junkfood, verarbeitete Lebensmittel, Fast Food und Nahrungsmittel mit zu vielen Zusatzstoffen.

Der Verzehr gesunder Kohlenhydrate wird deinem Körper eine gesunde Energiebereitstellung ermöglichen, wenn du die Energie am dringendsten benötigst.

---

wiederauffüllen wie Nahrungsmittel mit einem niedrigen GI.

▶ Wenn nicht trainiert wird: Nahezu alle wissenschaftlichen Erkenntnisse legen nahe, dass der Verzehr von Nahrungsmitteln mit einem niedrigen GI besser geeignet ist, um gesund zu bleiben.

## WIE VIELE KOHLENHYDRATE BRAUCHST DU?

Die National Academy of Science hat festgelegt, welcher Anteil der täglichen Kalorienaufnahme aus Kohlenhydraten, Protein und Fett stammen sollte (also die AMDRs: Acceptable Macronutrient Distribution Ranges bzw. die angemessene Nährstoffverteilung). Es wird empfohlen, dass 45–65 Prozent der Kalorien aus Kohlenhydraten stammen sollten, 10–35

Prozent aus Protein und 20–25 Prozent aus Fett. Bei einer Ernährungsweise mit einer täglichen Aufnahme von 2000 Kalorien bedeutet das, jeden Tag 225 bis 325 Gramm Kohlenhydrate zu sich zu nehmen.

Natürlich haben Sportler einen höheren Kohlenhydrat- und Proteinbedarf als körperlich weniger aktive Menschen. Siehe dazu die Tabellen in Kapitel 10, in denen aufgeführt ist, wie viele Kohlenhydrate und wie viel Fett bei unterschiedlichen Belastungsintensitäten bei einem Workout verbrannt werden. Grundsätzlich empfiehlt die Academy of Nutrition and Dietetics, dass Ausdauersportler pro 454 Gramm (pound) Körpergewicht 2,3 bis 5,5 Gramm Kohlenhydrate zu sich nehmen sollten. Wie du siehst, ist das eine ziemliche Bandbreite. Aber es gibt auch bei Läufern eine ziemliche Bandbreite – einige laufen 25 Kilometer in der Woche, andere 160.

## WENN KOHLENHYDRATE IHREN ZWECK BEI DIR NICHT ERFÜLLEN

Was Kohlenhydrate angeht, ist es nicht überraschend, dass – wie bei vielen Dingen im Leben – nicht für alle das Gleiche gilt. Während die meisten Sportler nach Kohlenhydraten lechzen und es ihnen damit bestens geht, haben andere Einwände.

► Gewichtzunahme: Ein Gramm Kohlenhydrate hat genau so viele Kalorien wie ein Gramm Protein (und weniger als halb so viele wie Fett), aber die Absorption von Kohlenhydraten wird von einer Zunahme an Wassergewicht begleitet. Tatsächlich nimmt der Körper für jedes Gramm gespeichertes Glykogen drei Gramm Wasser auf. Ein Läufer mit vollen Glykogenspeichern kann also 2 bis 3 Kilogramm mehr wiegen, als er wiegen würde, wenn die Glykogenspeicher weitgehend entleert sind. Und das Salz, das in vielen abgepackten und verarbeiteten kohlenhydrathaltigen Produkten enthalten ist, kann diese Gewichtszunahme noch erhöhen. Das solltest du bedenken, wenn du vor deinem nächsten 5-Kilometer-Rennen ein Carbo-Loading absolvierst.

► Verdauungsprobleme: Einige der besten kohlenhydrathaltigen Nahrungsmittel enthalten eine doppelte Dosis an Ballaststoffen. Denk zum Beispiel an Bohnen, Kleie und Brokkoli. Eine erhöhte Aufnahme von Ballaststoffen kann zur Freisetzung von Gasen, Blähungen, Krämpfen und Durchfall führen. Du musst im Auge behalten, was in deinem Darm passiert und die Ballaststoffaufnahme zügeln, wenn es zu heftig rumort.

► Blutzuckerspiegelveränderungen: Carbo-Loading kann deine Blutzuckerwerte beeinflussen. Läufer mit Blutzuckerspiegelproblemen sollten einen Arzt konsultieren, bevor sie haufenweise Kohlenhydrate verschlingen.

Ultra-Läufer, die zwar grundsätzlich nichts gegen Kohlenhydrate haben, bevorzugen manchmal eine fettreiche Ernährung statt einer kohlenhydratreichen Ernährung, da Fett in größeren Mengen als Energiequelle gespeichert werden kann und die Energiebedürfnisse, die diese Läufer bei ihrem Tempo und der Dauer ihres Trainings haben, beinahe komplett durch eine fettbasierte aerobe Energiebereitstellung gedeckt werden können.

## CARBO-LOADING

Sportler wussten schon lange, dass Kohlenhydrate gut für die Leistungsfähigkeit sind, aber erst in den 1960er-Jahren fanden schwedische Wissenschaftler heraus, warum das so ist. Sie kamen zu dem Schluss, dass eine kohlenhydratreiche Kost die Mengen des in den Muskeln gespeicherten Glykogens erhöhte, das bei 5-Kilometer-Läufen 80 bis 90 Prozent des erforderlichen Brennstoffs liefert und bei Halbmarathon- und Marathonläufen immerhin noch 60 bis 70 Prozent. Weitere Studien bestätigten, dass eine kohlenhydratreiche Kost auch die Fähigkeit eines Läufers verbesserte, wiederholte intensive Trainingsbelastungen zu verkraften. Dadurch wurde der Pakt zwischen Läufern und dampfenden Nudeln für immer besiegelt. Für weitere Informationen über Carbo-Loading siehe die Zusatzinformationen in Kapitel 10 »Funktionieren Carbo-Loading und Fett-Loading?«

## DER FAKTOR BALLASTSTOFFE

Im Gegensatz zu anderen Kohlenhydraten werden Ballaststoffe von unserem Körper nicht in Zuckermoleküle aufgespalten. Stattdessen passieren sie unseren Körper auf direktem Wege und werden unverdaut wieder ausgeschieden. Doch auch wenn sie keine Nährstoffe liefern, sind sie für eine gute Gesundheit unerlässlich. Ballaststoffe helfen dem Körper bei der Verwertung von Zucker und verlangsamen den Verdauungsprozess, was für eine kontinuierlichere

DAS ULTIMATIVE LÄUFERTRAINING

Versorgung mit Nährstoffen und ein längeres Sättigungsgefühl sorgt. Erwachsene sollten idealerweise 20 bis 30 Gramm Ballaststoffe am Tag zu sich nehmen (also etwa 14 Gramm pro aufgenommener 1000 Kalorien). Allerdings nehmen die meisten US-Amerikaner nur 15 Gramm Ballaststoffe am Tag zu sich.

Doch trotz all dieser Vorzüge können Ballaststoffe Läufern natürlich auch Probleme bescheren. Insbesondere können sie Magen-Darm-Beschwerden verursachen (was während eines Trainings unangenehm und während eines Wettkamps ein Albtraum sein kann). Aus diesem Grund müssen Läufer, was die Aufnahme von Ballaststoffen angeht, Umsicht walten lassen. Ballaststoffe brauchen auf ihrer Reise durch den Körper etwa zwei Stunden. Nimm ballaststoffreiche Nahrungsmittel also besser nach dem Lauf zu dir, nicht davor. Und erhöhe die Ballaststoffzufuhr in kleinen Schritten, sodass dein Körper sich darauf einstellen kann. Beginne mit der Ersetzung von Fleisch durch Vollweizenprodukte, Bohnen und etwas Obst und Gemüse.

## DIE SPEZIELLE BEZIEHUNG ZWISCHEN LÄUFERN UND KOHLENHYDRATEN

Wenn du läufst, brauchst du Kohlenhydrate. So einfach ist das. Mit Kohlenhydraten zu knausern, bedeutet, um lahme Läufe, verminderte Kraft und benebeltes Denken zu betteln. Führ dir vor Augen, dass alle intensiven Trainingsanstrengungen durch die Verbrennung von Kohlenhydraten befeuert werden. Und das Laufen im 1500-Meter-Renntempo oder schneller, Widerstandstraining, plyometrisches Training, Technikübungen und die meisten der in diesem Buch empfohlenen Übungen zur Stärkung des Bindegewebes werden *nur* durch die Verbrennung von Kohlenhydraten befeuert. Wähle deine Kohlenhydrate also mit Bedacht, befolge die in diesem Kapitel empfohlenen Ratschläge, und lass sie dir schmecken.

# Das Geheimnis gesunder Pfannkuchen

▶ Etwa 15 7½-cm-Pfannkuchen

*Kaum ein kohlenhydratreiches Gericht überzeugt so sehr wie leckere Pfannkuchen. Der Trick besteht darin, sie auf gesunde Weise zuzubereiten, ohne dass sie wie Pappe schmecken. Das Geheimnis? Ein kleines Wunderprodukt, das sich weißes Vollkornweizenmehl nennt. Traditionelles Vollkornweizenmehl wird aus rotem Winterweizen hergestellt, doch dieses Vollkornweizenmehl wird aus einer helleren Weizenart hergestellt, weshalb es weniger Vollkornweizengeschmack hat und auch nicht so sehr nach Vollkornweizenmehl aussieht (wenn du es in deinem Supermarkt nicht findest, probier es online bei www.bobsredmill. com und www.kingarthurflour.com). Bei diesem Rezept werden Joghurt und Milch statt Buttermilch verwendet, denn wer hat schon frische Buttermilch in seinem Kühlschrank? Aber natürlich kannst du auch Buttermilch benutzen.*

120g weißes Vollkornweizenmehl
½ Teelöffel Backpulver
½ Teelöffel Natron
55g brauner Zucker
250g fettarmer Naturjoghurt
120ml Milch (2%)
1 Ei
1 Esslöffel zerlassene Butter
Butter für die Pfanne

**1.** Die trockenen Zutaten in einer großen Schüssel vermengen; die flüssigen Zutaten in einer anderen Schüssel verrühren und dann zu den trockenen geben.
**2.** Vorsichtig rühren und ruhig einige Klümpchen lassen – Pfannkuchenteig bekommt es nicht, zu stark gerührt zu werden.
**3.** Butter in eine Bratpfanne geben und bei mittlerer Hitze zerlassen. Den Teig in die Pfanne gießen und ausbacken, bis sich in der Pfanne kleine Bläschen bilden. Wenden, von der anderen Seite ausbacken und auf eine warme Platte legen. Auf diese Weise den gesamten Teig ausbacken.

**Pro Pfannkuchen:** 53 Kalorien, 8g Kohlenhydrate, 2g Protein, 1g Fett.

# Linguine mit Anchovis und mehr

▶ 4 Portionen

*Weizenvollkornnudeln machen sich gut mit kräftigem Aroma und an dem mangelt es diesem Rezept wahrlich nicht. Basierend auf Tomaten und anderen würzigen Aromen, sind diesem schnell zuzubereitenden Gericht auch salzige Zutaten beigefügt. Wenn du auf deine Natriumaufnahme achten musst (oder keine Anchovis magst), kannst du die Anchovis und Oliven durch Thunfisch aus der Dose und geröstete rote Paprika ersetzen. Wenn dir jedoch der Sinn nach etwas Salzigem steht (s. Kapitel 22 für Gründe, warum dies der Fall sein könnte) und du pikante Anchovis magst, gönn dir dieses Pastagericht wie hier beschrieben:*

1 Pfund Weizenvollkorn-Linguine
2 Esslöffel Olivenöl
2 große Knoblauchzehen, grob zerkleinert
Jalapeño, optional
3 große Tomaten, geschnitten
eine 55-g-Dosen Anchovis (Sardellenfilets)
40g Kalamata-Oliven, gehackt
2 Esslöffel Kapern
Salz und Pfeffer zum Würzen
Sauerteig-Croûtons, frisches Basilikum oder Parmesan zum Garnieren, optional

**1.** Die Nudeln gemäß den Verpackungshinweisen kochen.
**2.** Während die Nudeln kochen, das Olivenöl und den Knoblauch (und ggf. die Jalapeño zum Würzen) in eine große Schnellbratpfanne geben und auf mittlerer Hitze braten, bis es zischt. Die Tomaten und Oliven unter gelegentlichem Rühren hinzufügen. Garen lassen, bis die Tomaten weich werden und ihren Saft abgeben. Nach Belie-

ben die Anchovis (mit wenigen beginnen und abschmecken, welche Menge gewünscht ist) und die Kapern hinzugeben. Weitergaren, bis sie heiß sind.

**3.** Die Pasta abgießen und mit der Soße vermengen, mit Pfeffer und Salz würzen und ggf. mit ein paar Tropfen Olivenöl beträufeln. Croûtons auf der Pasta sorgen für eine super knusprige Textur, oder man bestreut die Nudeln mit frischem Basilikum und/oder ein wenig frisch geriebenem Parmesankäse.

Pro Portion: 514 Kalorien; 84g Kohlenhydrate; 17g Protein; 14g Fett.

# Maismehl-Chili-Tortillas gefüllt mit Feta, Mais und schwarzen Bohnen

▶ **4 Portionen**

*Zuerst war dieses Rezept eine gesunde Abwandlung von gefüllten Chili-Tortillas, doch dann wurde daraus ein ganz eigenes Gericht. Es mag zwar nicht das schmierige mexikanische Essen mit Soße sein, von dem du träumst, aber es ist frisch, vielversprechend und pikant und hat genau den richtigen Geschmack, während es gleichzeitig eine fantastische Kohlenhydrat- und Proteinquelle ist und dennoch deine Gelüste nach mexikanischem Essen befriedigt.*

4 große Chilischoten (die Chilisorten Anaheim, Poblano und Pasilla sind geeignet)
1 mittelgroße Zwiebel, gewürfelt
250g Maiskörner vom Kolben
1 Dose schwarze Bohnen
150g Fetakäse, zerbröckelt
4 Weizenvollkornmehl-Tortillas
250g fettfreier griechischer Naturjoghurt
250g Salsa
30g geraspelter Cheddarkäse zum Garnieren

**1.** Die Chilischoten auf einem Gasgrill rösten, dafür die Flamme hochstellen und die Schoten direkt auf die Roste legen. Mit einer Grillzange wenden, bis sie schwarz und verbrannt sind. Wenn du keinen Gasgrill hast, leg die Schoten unter einen Grillrost im Backofen. Sobald sie genügend abgekühlt sind, rubbele die verkohlte Haut ab. Dieser Schritt kann komplett ausgelassen werden, doch er gibt dem Gericht ein schön rauchiges Aroma.

**2.** Den Backofen auf 175 °C vorheizen. In einer großen Schüssel die Zwiebeln, die Maiskörner, die Bohnen und den Fetakäse vermengen.

**3.** Einen Schlitz in jede Chilischote schneiden und die Kerne entfernen, dann mit der Mais-Bohnen-Mischung füllen. Jede Schote in eine Tortilla einwickeln, sodass der Schlitz der Schote oben ist und die Öffnung der Tortilla unten. Die gefüllten Tortillas nebeneinander in eine Auflaufform oder Kasserolle legen. Die Salsa mit dem Joghurt vermischen, danach die Soße über und um die Chili-Tortillas gießen. Mit Cheddarkäse bestreuen und 30 Minuten backen bzw. so lange, bis die Chili-Tortillas oben eine goldene Tönung annehmen und brutzeln. Aus dem Ofen nehmen, 5 Minuten ruhen lassen und servieren.

Tipp: Um die Kohlenhydratmenge noch zusätzlich zu steigern, kann das Gericht mit Reis serviert werden.

Pro Portion: 445 Kalorien; 67g Kohlenhydrate; 26g Protein; 12g Fett.

# Scharfe heiße Schokolade
# mit Ahornsirup

▶ 1 Portion

*Nach einem Lauf an einem kalten oder verregneten Morgen gibt es nur wenige Snacks, die so wohltuend sind wie heiße Schokolade, die, was ihren Kohlenhydrat- und Proteingehalt angeht, mit ihrem kalten Pendant, der Schokoladenmilch (die viele für das weltbeste Regenerationsgetränk nach dem Laufen überhaupt halten), mithalten kann. Mit einer Prise Zimt und einem scharfen Kick ist diese Version der heißen Schokolade von der Küche Mexikos inspiriert. An Kalorien mangelt es ihr nicht, womit sie perfekt für Läufer geeignet ist, die sich lieber aufwärmen, bevor sie etwas essen.*

240ml Milch (2%)
2 Esslöffel ungesüßtes Kakaopulver
2 Esslöffel Ahornsirup
½ Teelöffel Vanilleextrakt
¼ Teelöffel Zimt
1 großzügige Prise Cayennepfeffer
1 Prise Salz

Alle Zutaten in einen Topf geben, auf mittlerer Hitze erwärmen und mit einem Schneebesen so lange verrühren, bis alles gut vermischt und heiß ist.

**Pro Portion:** 267 Kalorien; 47g Kohlenhydrate; 10g Protein; 6g Fett.

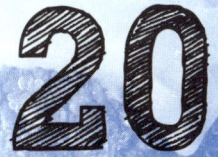

## Stell dir dein Läufer-Protein zusammen

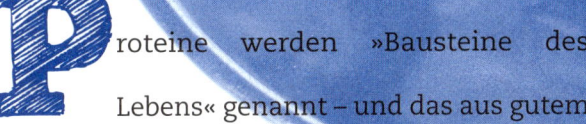

**P**roteine werden »Bausteine des Lebens« genannt – und das aus gutem Grund! Proteine sind Bestandteile jeder einzelnen Zelle deines Körpers. Sie bilden eine wichtige Komponente der Muskeln, der Organe und der Drüsen. Und sie spielen eine Rolle beim Wachstum, bei der Verdauung, der Reparatur von Gewebe, der Reaktion des Immunsystems, der Versendung und dem Empfang hormoneller Botschaften und bei zahlreichen anderen Funktionen des Körpers. Bei Läufern spielt Protein eine essenzielle Rolle bei der Reparatur der Muskeln und der Regeneration nach dem Training. Die International Society of Sport Nutrition warnt, dass eine nicht ausreichende Proteinzufuhr die Verletzungsgefahr während des Trainings erhöht. Als Enzym ermöglicht Protein sowohl eine aerobe als auch eine anaerobe Energiebereitstellung.

Als Transportprotein MCT transportiert es während eines intensiven Trainings Lactat und Wasserstoffionen aus den Zellen. Und als Hämoglobin befördert es den Sauerstoff, der menschliches Leben überhaupt erst ermöglicht. Kohlenhydrate und Fett mögen dem Laufkörper als Treibstoff dienen, aber Protein verleiht dem Motor die Form und sorgt dafür, dass dieser funktioniert.

## WAS SIND AMINOSÄUREN?

Aminosäuren gelten als »Bausteine«, da aus ihnen Proteine aufgebaut sind. Sie sind die Bausteine der Bausteine. Offiziell sind Aminosäuren eine Gruppe organischer Moleküle, die aus einer basischen Aminogruppe, einer sauren Carboxygruppe und einer organischen R-Gruppe (oder Seitenkette) bestehen, die für jede Aminosäure spezifisch ist. Aber du kannst sie dir einfach als Legosteine vorstellen – einzelne Bausteine, die sich zu einem ausgetüftelten Protein zusammensetzen lassen.

Die National Library of Medicine der USA listet einundzwanzig Aminosäuren auf, die der Körper verwendet, um Proteine zu bilden. Zwölf dieser Aminosäuren kann der Körper selbst synthetisieren, doch die übrigen neun müssen ihm durch Nahrung zugeführt werden. Aus diesem Grund heißen diese neun Aminosäuren »essenzielle Aminosäuren« – da es essenziell ist, dass du sie mit der Nahrung aufnimmst. Im Gegensatz zu Kohlenhydraten und Fettsäuren kann der Körper Aminosäuren nicht speichern, um in Zukunft bei Bedarf auf sie zurückzugreifen, sodass es erforderlich ist, essenzielle Aminosäuren mit der täglichen Nahrung aufzunehmen. Aber keine Panik: Die meisten Nahrungsmittel, die man normalerweise zu sich nimmt, enthalten ausreichend essenzielle Aminosäuren.

Aminosäuren werden in drei Gruppen unterteilt:

▶ **Essenzielle Aminosäuren:** Aminosäuren, die der Körper nicht selber bilden kann. Zu ihnen zählen Histidin, Isoleucin, Leucin, Lysin, Methionin, Phenylalanin, Threonin, Tryptophan und Valin.
▶ **Nichtessenzielle Aminosäuren:** Aminosäuren, die der Körper selber bilden kann.

Zu ihnen zählen Alanin, Asparagin, Asparaginsäure und Glutaminsäure.
▶ **Semiessenzielle Aminosäuren:** Aminosäuren, die normalerweise nicht essenziell sind, jedoch unter bestimmten Bedingungen wie Krankheit oder Stress essenziell *werden* können. Zu ihnen zählen Arginin, Cystein, Glutamin, Glycin, Ornithin, Prolin, Serin und Tyrosin.

## KOMPLETTE PROTEINE VERSUS INKOMPLETTE PROTEINE

Die meisten von uns denken sicher an tierische Nahrungsquellen, wenn wir an Proteine denken, aber es gibt auch jede Menge pflanzliche Proteine. Allerdings sind die meisten (nicht alle) pflanzlichen Proteine *inkomplett*. Proteinquellen werden nach einem einfachen Kriterium unterschieden: Entweder enthalten sie alle essenziellen Aminosäuren oder nicht.

Ein komplettes Protein wird auch Hochqualitätsprotein genannt. Es enthält alle essenziellen Aminosäuren in optimalen Anteilen, um die biologischen Funktionen des Körpers zu unterstützen. Nahrungsmittel auf tierischer Basis wie Fleisch, Geflügel, Fisch, Milch, Eier und Käse sind Quellen für komplettes Protein.

Ein inkomplettes Protein hingegen enthält nicht die ausreichenden Mengen all dieser essenziellen Aminosäuren. Entweder fehlen ihm eine essenzielle Aminosäure oder mehrere, oder es weist nur eine geringe Menge einer oder mehrerer essenzieller Aminosäuren auf. Die meisten pflanzenbasierten Proteinquellen – wie Gemüse und Getreide – enthalten inkomplettes Protein.

Zum Glück ist dein Körper nicht darauf angewiesen, alle benötigten essenziellen Aminosäuren aus einer einzelnen Quelle zu erhalten. Es reicht ihm absolut aus, sie aus vielen verschieden Quellen zu beziehen, die du nach Belieben kombinieren kannst. Das ist eine gute Nachricht für Vegetarier, da nur wenige pflanzliche Proteine komplett sind. Aber es ist auch für Fleischesser eine gute Nachricht. Denn tierische Proteine sind zwar reich an essenziellen Aminosäuren, werden jedoch oft von einer

DAS ULTIMATIVE LÄUFERTRAINING

ungesund hohen Dosis an gesättigten Fettsäuren begleitet. Pflanzliche Proteine sind eine gesunde Alternative und sie liefern, ohne einen großen Fettgehalt aufzuweisen, eine Vielfalt an anderen wichtigen Nährstoffen.

## KOMPLEMENTÄRE PROTEINE

Komplementäre Proteine sind zwei oder mehr inkomplette (pflanzliche) Proteine, die, wenn sie miteinander kombiniert werden, einen kompletten

# ERNÄHRUNGSDISKUSSION

## »Proteinpulver: Wundershakes oder Marketing-Abzocke?«

Proteindrinks sind Produkte einer Sportnahrungsmittelindustrie, die allein in den USA drei Milliarden Dollar im Jahr umsetzt, und unter Sportlern im Teenageralter das beliebteste Nahrungsergänzungsmittel. Aber sind Drinks aus Proteinpulver überhaupt nützlich? Sie sind zwar praktisch – und den Illustrationen auf der Packungsbeilage zufolge ein todsicheres Rezept für das imposanteste Sixpack in der Geschichte der Menschheit –, aber es gibt immer mehr wissenschaftliche Erkenntnisse, die der Marketingmaschinerie der Nahrungsergänzungsmittelindustrie widersprechen. Die Nahrungsmittelergänzungsindustrie will dir einreden, dass allein ein Proteinmangel zwischen dir und einer MrS.oder einem Mr. Olympiasieger steht. (Und vielleicht hat sie auf tückische Weise recht, denn in einem Bericht des Internationalen Olympischen Komitees aus dem Jahr 2003 wurde dargelegt, dass 20 Prozent der in den USA und in Großbritannien verkauften Nahrungsergänzungsmittel mit verbotenen leistungssteigernden Mitteln kontaminiert waren). Doch in Wahrheit nehmen die meisten Menschen – sowohl Sportler als auch Nichtsportler – bereits mit ihrer Nahrung ausreichend Protein zu sich. Megaportionen, die die empfohlene Tagesdosis um ein Vielfaches übersteigen, führen deinem Körper so viel Protein zu, dass er gar nicht weiß, was er damit anfangen soll.

In Kapitel 12 »Bau deine Läufer-Hormone auf« wurde dargelegt, wie mit Hilfe einer gezielten Proteinaufnahme ein nachhaltiger anaboler Zustand gefördert werden kann – der eine schnellere Regeneration und eine bessere Adaption bewirkt. Doch das ist himmelweit davon entfernt, deinen Körper mit unendlichen Mengen Proteinpulver vollzustopfen und zu hoffen, dass er als Champion daraus hervorgeht.

Die meisten Läufer sollten die folgenden Faktoren berücksichtigen:

► Proteinsupplemente sind teuer.
► Sie sind kein Vollwertnahrungsmittel, und es mangelt ihnen an einer ganzen Reihe Nährstoffe.
► Sie sind oft mit künstlichen Zusatzstoffen und zugefügtem Zucker versetzt.
► Eine im Jahr 2010 von der Verbraucherorganisation *Consumer Reports* in Auftrag gegebene Studie ergab in 20 Prozent der getesteten Supplemente Schwermetalle (Arsen, Kadmium, Blei und Quecksilber) in einer Konzentration, die die in den *United-States-Pharmacopeia*-Richtlinien festgelegten Höchstwerte überstieg.

Wenn du vorhast, auf Proteinsupplemente zurückzugreifen, nimm diese nur in einer Dosis zu dir, die erforderlich ist, um das Ziel zu erreichen, das du damit erreichen willst. Wenn du nicht sicher bist, wie hoch diese Dosis sein könnte, lass den Protein-Shake stehen, und lies den Rest dieses Kapitel.

Satz essenzieller Aminosäuren ergeben. Bohnen enthalten zum Beispiel wenig Methionin und Cystein, jedoch viel Lysin, wohingegen Getreide wenig Lysin, dafür aber viel Methionin und Lysin enthält. Iss beides zusammen, wie es viele Kulturen seit Jahren tun, und – siehe da – schon hast du ein komplettes pflanzenbasiertes Protein.

Wenn du eine fleischarme oder fleischlose Kost bevorzugst, solltest du dich mit komplementären Proteinen vertraut machen. Früher glaubten Experten, dass man komplementäre Proteine während der gleichen Mahlzeit zu sich nehmen muss, um den Nutzen aus ihrer Kombination ziehen zu können. Inzwischen ist es jedoch gängige Meinung, dass man auch dann in vollem Umfang von den Vorzügen komplementärer Proteine profitiert, wenn man sie im Laufe eines Tages zu sich nimmt. Die einzige Ausnahme bildet Protein, das im Rahmen einer Regenerationsmahlzeit nach dem Training eingenommen wird. Da das Protein in diesem Fall innerhalb eines bestimmten Zeitfensters aufgenommen werden muss (fünfzehn bis 30 Minuten nach dem Training), um die erforderliche Wirkung zu entfalten, müssen komplementäre Proteine in diesem Fall gleichzeitig verzehrt werden.

Die richtigen komplementären Proteine miteinander zu kombinieren, verlangt dir ab, dich sozusagen als eine Art Heiratsvermittler zu betätigen.

Reis und Bohnen sind zwei klassische »komplementäre Protein-Partner« für eine Nahrungsmittel-Hochzeit, aber es gibt noch jede Menge weitere Optionen. Du kannst Hülsenfrüchte oder Milchprodukte mit Getreideprodukten, Nüssen oder Samen kombinieren. Im Folgenden einige Paarungen, mit denen du beginnen kannst:

- ▶ Bohnen mit Mais- oder Weizentortillas
- ▶ Toast mit Erdnussbutter
- ▶ Vollweizenmakkaroni mit Käse
- ▶ Bohnendip mit Brezeln oder Tortilla-Chips
- ▶ Tofu mit Reis
- ▶ Hummus mit Vollweizen-Pita-Brot
- ▶ Erdnussbutter-Shake
- ▶ Sandwich mit gegrilltem Käse
- ▶ Joghurt mit Nüssen oder Knuspermüsli
- ▶ Falafel-Sandwich
- ▶ Linsen- oder Bohnensuppe mit Reis, Mais oder Brot
- ▶ Vollkornmüsli mit Milch
- ▶ Pizza oder Lasagne!
- ▶ Nudelsalat mit Feta und Kichererbsen.

Den größten Spaß macht es natürlich, sich eigene Kombinationen auszudenken. Und eine kleine Ergänzung um ein komplementäres Protein kann viel bewirken, wenn es darum geht, deine Proteinbedürfnisse zu befriedigen.

# ERNÄHRUNGSDISKUSSION:

## »Quinoa: der Supersamen«

Quinoa (Aussprache: ki'no:a) ist ein ziemlicher Neuling in der US-amerikanischen Speisekammer, doch der winzige Samen der in den Anden wachsenden Pflanze liefert seit Tausenden von Jahren pflanzenbasiertes Protein. Auch wenn Quinoa getreideartig ist, gehört die Pflanze zur Gattung der Gänsefüße und damit zur gleichen Pflanzenfamilie wie Rote Bete und Mangold (du kannst deine Freunde bei der nächsten Cocktailparty gerne mit diesem Wissen beeindrucken). Und dieser mild und nussig schmeckende Samen ist ein Rockstar unter den Nahrungsmitteln. Warum? Weil Quinoa, abgesehen davon, dass es gut schmeckt und leicht zuzubereiten ist, sämtliche essenzielle Aminosäuren enthält, was nur wenige Getreidearten oder Pflanzen für sich in Anspruch nehmen können. Von besonderem Interesse für Läufer ist die Tatsache, dass Quinoa nicht nur reich an Lysin ist, einer für das Gewebewachstum und die Gewebereparatur wichtigen Aminosäure, sondern auch an Magnesium, einem Mineral, das mit gesteigerter Kraft und einem verringerten Risiko, an Typ-2-Diabetes zu erkranken, assoziiert wird.

# WIE VIEL PROTEIN BENÖTIGST DU?

Die meisten Amerikaner nehmen ausreichend Protein zu sich. Doch die Forschung legt nahe, dass Sportler mehr Nahrungsprotein benötigen als Couch-Potatos. Die International Society of Sports Nutrition (ISSN) teilt diese Meinung und stellte 2007 diesbezüglich fest: »[Die Empfehlung des US-Landwirtschaftsministeriums bezüglich] der Proteinaufnahme mag für nicht Sport treibende Menschen angemessen sein, doch die empfohlene Menge reicht wahrscheinlich weder aus, die Oxidation von Protein/Aminosäuren während des Trainings auszugleichen ... noch reicht sie aus, ausreichend Substrat für den Zuwachs an schlankem Gewebe oder für die Reparatur durch das Training geschädigten Muskelgewebes zu liefern.«

Und wie lautet die Empfehlung des US-Landwirtschaftsministeriums zur Proteinaufnahme? Pro Kilogramm Körpergewicht sollen pro Tag 0,8 Gramm Protein aufgenommen werden, was nach Sportlermaßstäben mickrig wenig ist. Die ISSN hingegen legt körperlich aktiven Menschen eindringlich nahe, 1 bis 2 Gramm Protein pro Kilogramm Körpergewicht pro Tag zu konsumieren.

Die ISSN schlüsselt den Proteinbedarf auf der Basis der ausgeführten Aktivität auf:

▶ **Ausdauertraining:** Du benötigst 1,0 bis 1,6 Gramm Protein pro Kilogramm Körpergewicht pro Tag.
▶ **Intermittierendes Training:** Wer intensiv trainiert und Aktivitäten betreibt, die intermittierender Natur sind, also geprägt von abwechselnden hochintensiven Belastungsphasen und nicht so intensiven Belastungsphasen (z.B. Fußball, Basketball, Mixed Martial Arts etc.), benötigt 1,4 bis 1,7 Gramm Protein pro Kilogramm Körpergewicht pro Tag. Die erhöhte Intensität und die damit einhergehende erhöhte Beanspruchung der Muskeln machen die erhöhte Proteinaufnahme nötig.
▶ **Krafttraining:** Wer Krafttraining macht, benötigt noch mehr Protein als Ausdauersportler und diejenigen, die intermittieren-

des Training absolvieren, vor allem während der Anfangsphasen des Trainings und/oder wenn der Trainingsumfang stark gesteigert wird. Strebe eine Proteinaufnahme von 1,6 bis 2,0 Gramm pro Kilogramm Körpergewicht pro Tag an.

Um eine Vorstellung davon zu bekommen, wie viel Protein in verschiedenen Nahrungsmitteln enthalten ist, sieh dir die folgende Auflistung an und probiere ein paar der Rezepte aus, die reich an gesundem Protein sind.

| Nahrungsmittel | Proteinmenge in Gramm |
|---|---|
| Rinderhack, 85% mager, gegrillt, 85g | 22,04 |
| Bier, 0,35l | 1,63 |
| Kichererbsen, 164g (gekocht) | 14,53 |
| Hähnchen ohne Haut, gebraten, ½ Brust | 26,68 |
| Schokoladenmilch, 240ml | 8,59 |
| Venusmuscheln aus der Dose, 85g | 20,61 |
| Hüttenkäse, 1% Milchfett, 23g | 28 |
| Zimt-Rosinen-Bagel, 10cm | 8,72 |
| Linsen, gekocht, 200g | 17,86 |
| Heilbutt, gekocht, ½ Filet | 35,84 |
| Vanille-Milchshake, 355ml | 11,22 |
| Brezeln, hart, gesalzen, 10 Stück | 6,20 |
| Kürbiskerne, geröstet, 28g | 8,46 |
| Mexikanisches Bohnenpüree aus der Dose, 240g | 13,63 |
| Studentenfutter, 150g | 20,73 |
| Lachs, gekocht, ½ Filet | 39,37 |
| Grüne Sojabohnen, gekocht, 172g | 22,23 |
| Spinat, gefroren, 210g | 7,62 |
| Spinatauflauf, 450g | 10,73 |
| Schälererbsensuppe, 253g | 16,35 |
| Tofu, fest, ¼ Block | 6,63 |
| Thunfisch (Gelbflossen-) aus der Dose, gekocht, 85g | 24,78 |
| Thunfischsalat, 205g | 32,88 |
| Truthahn-Burger, 1 Patty | 22,44 |
| Truthahn, gebraten, hell und dunkel, 85g | 18,13 |
| Veggie-Burger, 1 Patty | 13,86 |
| Weiße Bohnen aus der Dose, 262g | 19,02 |

(Quelle: US-Landwirtschaftsministerium, National Nutrient Database for Standard Reference)

# Erdnussbutter-Smoothie

▶ 1 Portion

*Dieser Smoothie eignet sich großartig zur Stärkung nach einem Workout. Eines der Geheimnisse, wie du perfekte Smoothies zubereitest, ist, gefrorene Früchte anstelle von Eis zu verwenden. Im Gegensatz zu gefrorenen Früchten schmilzt Eis und verwässert den Geschmack und die Konsistenz. Insbesondere gefrorene Bananen lassen sich gut pürieren und ergeben eine leckere cremige und glatte Konsistenz. Deshalb lohnt es sich, einige Bananen zu schälen, zu zerkleinern und einzufrieren, damit du immer gerüstet bist.*

240 ml fettarme Milch
250 g fettfreier griechischer Vanillejoghurt
1 gefrorene Banane
2 Esslöffel Erdnussbutter
2 Esslöffel Kakaopulver

Alle Zutaten in einen Mixer geben und so lange pürieren, bis der Smoothie eine sämige Konsistenz hat.

**Pro Portion:** 343 Kalorien; 44 g Kohlenhydrate; 22 g Protein; 11 g Fett.

# Moderne Russische Eier auf 6 Arten zubereitet

▶ Portionen variieren

*Eier haben zwar wegen ihres Cholesteringehalts einen schlechten Ruf, doch Mitarbeiter der Harvard School of Public Health stellten fest, dass der Verzehr ungesunder Fette eine viel größere Auswirkung auf die Cholesterinwerte der meisten Menschen hat als der Verzehr von Lebensmitteln, die Cholesterin enthalten. Darüber hinaus enthalten Eier Nährstoffe, die helfen können, das Herzerkrankungsrisiko zu senken, unter anderem Protein, die Vitamine B12 und D, Riboflavin und Folacin. Zudem ist die Proteinqualität in einem Ei so hoch, dass Wissenschaftler häufig Eier als Maßstab verwenden, um die Proteinqualität anderer Nahrungsmittel zu bestimmen. Angesichts dessen präsentieren wir hier unsere Russischen Eier. Allerdings nicht den Klassiker mit Mayonnaise. Bei diesen Rezepten ist die Mayonnaise durch Zutaten ersetzt, die den Proteinkick noch steigern.*

Für alle folgenden Serviervorschläge 6 Eier in einer Schicht in einen Topf legen und mit kaltem Wasser bedecken. Zum Kochen bringen; mittelgroße Eier 1 Minute, große Eier bis zu 2 Minuten kochen lassen. Den Herd ausstellen, die Eier bei geschlossenem Deckel 15 Minuten im heißen Wasser lassen. Dann die Eier aus dem Topf nehmen, jedes Ei anschlagen und in kaltes Wasser tauchen, bis sie kalt sind. Eier schälen, in Hälften zerteilen und das Eigelb in eine Schüssel geben. Dann je nach Belieben mit einem der folgenden Rezepte zum Füllen der Eier fortfahren:

## Wasabi-Sesam-Eier

Die 6 Eigelbe vermengen mit: 62,5 g fettfreiem griechischem Naturjoghurt; 1½ Teelöffel Wasabi; 1 Esslöffel Sesamkörner; 1 Esslöffel Sojasoße. Die Eier füllen und mit klein geschnittenem eingelegtem Ingwer garnieren.

**Pro Ei:** 82 Kalorien; 1 g Kohlenhydrate; 8 g Protein; 6 g Fett.

## Hummus-Eier

Die 6 Eigelbe vermengen mit: 61,5 g Hummus; 2 Teelöffel Olivenöl; zum Abschmecken Zitrone, Chilisauce und Salz. Die Eier füllen und mit Cayennepfeffer bestreuen.

**Pro Ei:** 117 Kalorien; 3 g Kohlenhydrate; 8 g Protein; 9 g Fett.

## Lachs-Meerrettich-Eier

Die 6 Eigelbe vermengen mit: 62,5 g fettfreiem griechischem Naturjoghurt; 1 Teelöffel vorbereitetem Meerrettich; 32 g klein geschnittenem Räucherlachs; nach Belieben mit frischem Dill,

Salz und Pfeffer abschmecken. Die Eier füllen und mit mehr frischem Dill bestreuen.

**Pro Ei:** 87 Kalorien; 0 Kohlenhydrate; 9g Protein; 6g Fett.

## Guacamole-Eier

Die 6 Eigelbe vermengen mit: 1 mittelgroßen Avocado; 2 Esslöffel Salsasoße; nach Belieben mit Limone und Salz abschmecken. Die Eier füllen und mit gehacktem Koriander bestreuen.

**Pro Ei:** 118 Kalorien; 3g Kohlenhydrate; 8g Protein; 9g Fett.

## Tonnato-Eier

Die 6 Eigelbe vermengen mit: 140 g Thunfisch aus der Dose (in Wasser), entwässert; 6 Anchovis; 1 Esslöffel Kapern; 1 Teelöffel Olivenöl; nach Belieben mit Zitrone, Salz und Pfeffer abschmecken. Die Eier füllen und mit ein paar Kapern garnieren.

**Pro Ei:** 112 Kalorien; 0g Kohlenhydrate; 11g Protein; 8g Fett.

## Remix des Klassikers

Die 6 Eigelbe vermengen mit: 75 g fettarmem Hüttenkäse; 1 Teelöffel Dijonsenf; nach Belieben mit Meersalz abschmecken. Die Eier füllen und mit geräuchertem Paprikapulver oder Cayennepfeffer bestreuen.

**Pro Ei:** 91 Kalorien; 1g Kohlenhydrate; 8g Protein; 7g Fett.

# Burger aus Quinoa und schwarzen Bohnen

▶ **4 Portionen**

*Ein dicker Rindfleisch-Burger liefert vielleicht mehr Protein pro Patty als diese gesunde Alternative, aber er hat auch mehr Kalorien; pro Kalorie gerechnet kommen beide Varianten allerdings auf ähnliche Proteinmengen. Und dieser fleischlose Burger liefert zudem viele Ballaststoffe, Vitamine und Nährstoffe, an denen es seinem fleischhaltigen Pendant unbestritten fehlt. Serviere das Gericht wie einen normalen Burger.*

1 kleine Zwiebel
2 Knoblauchzehen
1 Dose schwarze Bohnen, abgespült und abgegossen
1 Ei
30g gedünstete rote Paprika, gewürfelt
½ Teelöffel geräuchertes Paprikapulver
½ Teelöffel Kreuzkümmel
90g gekochte Quinoa (s. Packungshinweise)
25g geriebener Parmesankäse
27g Brotkrümel
Salz und Pfeffer

**1.** Die Zwiebel und den Knoblauch in eine Küchenmaschine geben und fein hacken. Die Hälfte der schwarzen Bohnen, das Ei, die rote Paprika, das Paprikapulver und den Kreuzkümmel hinzufügen und pürieren, bis die Paste sämig mit Stückchen ist.

**2.** Die Mischung in eine große Rührschüssel geben und die verbliebenen schwarzen Bohnen, die Quinoa, den Parmesankäse und die Brotkrumen hinzufügen. Nach Belieben mit Salz und Pfeffer abschmecken – je nach Geschmack können auch getrocknete rote Paprikaraspeln oder andere Lieblingsgewürze hinzugefügt werden – und so lange pürieren, bis alles gut vermengt ist.

**3.** Aus der Mischung vier gleich große Burger formen.

**4.** Burger aus Bohnen können schwer zu handhaben sein; sie lassen sich leichter verarbeiten und neigen weniger zum Zerbröseln, wenn du sie eine Stunde vor dem Garen kühlst. Wenn du die Burger in einer Pfanne braten oder grillen möchtest, solltest du sie unbedingt zuerst kühlen; wenn du keine Zeit zum Kühlen hast, entscheide dich für die Backmethode.

**5.** Backen: Die Burger auf ein Backblech platzieren und bei 175 C° 20 Minuten lang backen. Wenden und weitere 10 Minuten backen.

**6.** Braten: Gib die Burger in eine bei mittlerer Hitze erhitzte Pfanne mit heißem Öl und brate sie 6 Minuten lang pro Seite bzw. so lange, bis sie bräunlich und knusprig sind.

**Pro Portion:** 206 Kalorien; 31g Kohlenhydrate; 12g Protein; 5g Fett.

# Blondies aus weißen Bohnen mit Meersalz

▶ 16 quadratische Schnitten à 5 Zentimeter

*Bohnen eignen sich nicht nur als Füllung von Tacos und Chilis. Asiatische Kulturen verwenden Bohnen seit einer Ewigkeit für Desserts (denk an Rote-Bohnen-Eis). Bohnen eignen sich großartig, um deinen Süßspeisen Protein und Ballaststoffe hinzuzufügen. Bei diesem Rezept werden Butter, Mehl und Eier durch – ja, tatsächlich – weiße Bohnen ersetzt. Das Ergebnis sind weiche, klebrige Blondies mit jeder Menge Nährstoffen und mickrigen 200 Kalorien pro Schnitte.*

1 Dose weiße Bohnen
130g naturbelassene Erdnussbutter
80g reiner Ahornsirup
2 Esslöffel milde Melasse
70g brauner Zucker
2 Teelöffel Vanilleextrakt
½ Teelöffel Salz
¼ Teelöffel Backpulver
¼ Teelöffel Natron
60g Walnüsse
85g grob gehackte Halbbitter-Kochschokolade
Meersalz

**1.** Den Ofen auf 175 C° vorheizen und eine 20 x 20 cm große Backform mit etwas Öl einfetten.

**2.** Die Bohnen gut abspülen und trocknen, dann zusammen mit allen anderen Zutaten (bis auf die Kochschokolade, die Walnüsse und das Salz) in eine Küchenmaschine geben und pürieren, bis das Gemisch eine glatte Konsistenz hat.

**3.** Die grob gehackte Kochschokolade und die Walnüsse einrühren und jeweils eine große Handvoll zurückhalten. Das Teiggemisch in eine vorbereitete Form gießen und glatt streichen. Die Teigoberfläche mit der verbliebenen grob gehackten Schokolade und den Nüssen und zum Schluss mit etwas Meersalz bestreuen.

**4.** 30 Minuten bzw. so lange backen, bis die Oberfläche leicht braun und knusprig wird und ein in der Mitte eingestochener Zahnstocher sauber wieder herauskommt. Die Form aus dem Ofen nehmen, mit einer weiteren Prise Meersalz bestreuen und abkühlen lassen. In quadratische 5-Zentimeter-Schnitten schneiden. Frisch aus dem Ofen werden die Blondies etwas zähflüssig sein; wenn du sie fester magst, warte mit dem Verzehr bis zum nächsten Tag.

**Pro Portion:** 200 Kalorien; 24g Kohlenhydrate; 5g Protein; 9g Fett.

# 21 Stell dir deine Läufer-Fette zusammen

**T**räumt dein innerer Homer Simpson sehnsüchtig von Donuts? Findest du Magermilch so appetitlich wie Wasser mit aufgelöster Kreide? Würdest du in einer Welt ohne Jeansgrößen lieber Kartoffelchips essen als gekochten Kohl? Wenn du alle drei Fragen mit »ja« beantwortet hast, herzlichen Glückwunsch! Du magst mit der Nahrung aufgenommenes Fett und das macht dich zu einem normalen Menschen. Die menschliche Vorliebe für Fett ist eine durch die Evolution geprägte Eigenschaft, die unsere Vorfahren angehalten hat, nach energiedichten Nahrungsmitteln Ausschau zu halten, auf die sie angewiesen waren, um zu überleben.

Doch in der heutigen Zeit, in der Fett so leicht verfügbar ist wie ein abgepackter Snack in einem Mini-Markt, ist es wichtig, dass du deine evolutionären Gelüste zügelst und sorgfältig erwägst, welche Art von Fett – und wie viel – du mit deiner Kost zu dir nehmen willst.

## WAS SIND FETTE?

Nahrungsfette sind (neben Kohlenhydraten und Protein) der dritte Makronährstoff, der den Körper mit Brennstoff versorgt. Fette, die vor allem aus Acylglycerinen (und anderen Lipiden in geringeren Mengen) bestehen, bilden eine große Gruppe wasserunlöslicher Verbindungen. Fett galt während der längsten Zeit der jüngeren Geschichte als Volksfeind Nummer eins, doch das ist eine unfaire Abstempelung. Fett liefert nicht nur Energie, es ist für das richtige Funktionieren des Körpers essenziell.

Fett ist die konzentrierteste Nahrungsenergiequelle. Im Vergleich zu Kohlenhydraten und Protein, die jeweils vier Kalorien pro Gramm liefern, liefert ein Gramm Fett neun Kalorien. Außerdem sorgt Fett dafür, dass Nahrungsmittel gut schmecken. Sehr gut sogar. Und deshalb sind wir darauf gepolt, Fett zu mögen. Unsere Vorliebe für Fett wird dem im Laufe der Evolution herrschenden Druck zugeschrieben, der unsere Vorfahren darauf gepolt hat, energiedichte Nahrungsmittel zu bevorzugen, um zu überleben. Tatsächlich ist der Verzehr fettreicher Lebensmittel deutlich befriedigender als der Verzehr von energiearmem Obst und Gemüse. In Kapitel 11 ihres Buchs *Fat Detection; Taste, Texture, and Post Ingestive Effects* schreiben Andrew Dewnowski und Eva Almiron-Roig: »Die hedonische Reaktion auf Fett scheint stark mit dem körpereigenen opioiden Belohnungssystem verbunden zu sein.« Mit anderen Worten: Das Gehirn belohnt uns mit einem kleinen Anfall von Euphorie, wenn wir uns entscheiden, Fett zu uns zu nehmen.

Das Problem ist, dass unser Körper dieses Verlangen nach Fett entwickelt hat, als es knapp und nur schwer zu bekommen war. Heute sind wir überall von fetthaltigen Nahrungsmitteln umgeben, aber die unbeschränkte Verfügbarkeit hat unser instinktives Verlangen nach Fett, Fett und noch mehr Fett nicht gezügelt. Die Weltgesundheitsorganisation führt Fettleibigkeit und Übergewicht als fünfthäufigste Ursachen von Todesfällen weltweit an und geht davon aus, dass mindestens 2,8 Millionen Todesfälle auf das Konto dieser Leiden gehen. Insgesamt sind eineinhalb Milliarden Menschen weltweit übergewichtig, von denen eine halbe Milliarde als fettleibig zu bezeichnen ist.

## WAS SIND DIE VORZÜGE VON FETT?

Man kann sicher sagen, dass wir Fett zu sehr mögen, aber es ist zugleich unbestreitbar, dass wir es benötigen. Fett speichert Energie, schützt die vitalen Organe und hilft Proteinen dabei, ihre Aufgaben zu erledigen. Es hält die Haut und das Haar geschmeidig, hilft dem Körper dabei, wichtige fettlösliche Vitamine (A, D, E und K) aufzunehmen, und löst chemische Reaktionen aus, die dazu beitragen, das Wachstum, das Funktionieren des Immunsystems, die Reproduktion und den Stoffwechsel zu regulieren.

Fett enthält zudem essenzielle Fettsäuren, die, wie die essenziellen Aminosäuren, vom Körper nicht selbst gebildet werden können und mit der Nahrung aufgenommen werden müssen. Die beiden essenziellen Fettsäuren Linolsäure und Alpha-Linolensäure sind erforderlich, um eine richtige Hirnfunktion zu garantieren, Entzündungen unter Kontrolle zu halten und die Entstehung von Blutgerinnseln zu minimieren.

Fett ist der Superstar, wenn es darum geht, den Körper bei einem niedrig intensiven bis moderat intensiven Training mit Energie zu versorgen, wozu die meisten deiner Langstreckenläufe gehören. (Für nähere Informationen siehe Kapitel 10 über die Lipolyse, den Prozess, bei dem Fett in Energie umgewandelt wird.)

Fazit: Läufer brauchen Fette (jeder braucht sie!). Aber es gibt gute und schlechte Fette. Und darüber hinaus gibt es auch noch *wirklich* schlechte Fette. In der Lage zu sein, gute von schlechten Fetten unterscheiden zu können und dann eine Fettstrategie zu entwickeln, ist

**STELL DEINEN SPEISEPLAN AUF –PROTEIN, KALORIEN, KOHLENHYDRATE**

der Schlüssel, damit du gesunde Fette in deinen Speiseplan integrieren kannst.

## UNGESÄTTIGTE FETTE

Dem *Center for Science in the Public Interest* zufolge nehmen die Menschen heute insgesamt im Durchschnitt pro Jahr 9 Kilogramm mehr Fett zu sich als noch im Jahr 1970. Und einem vor Kurzem erschienenen Bericht des US-Landwirtschaftsministeriums zufolge nehmen US-Amerikaner täglich 645 Kalorien in Form von zugefügten Fetten und Ölen auf – und das *ohne* die Fette, die sowieso schon in natürlicher Form in Nahrungsmitteln vorkommen. Das ist eine Menge Fett – deshalb ist es wichtig zu wissen, welche Fette »gut« und welche »schlecht« sind. Alle Fette liefern gleichermaßen neun Kalorien Energie pro Gramm, doch einige besitzen eine chemische Struktur, die sie gesünder macht als andere.

*Ungesättigte Fettsäuren* besitzen eine oder mehrere Doppelbindungen zwischen den Kohlenstoffatomen der Fettsäurekette und werden als gute Fettsäuren angesehen. Doppelbindungen in ungesättigten Fettsäuren sind Verbindungen zwischen zwei Kohlenstoffatomen, bei denen in der Fettkette Knicke (Krümmungen) entstehen. Außerdem haben die Doppelbindungen zur Folge, dass an der Fettsäurekette weniger Wasserstoffatome gebunden sind (das heißt, sie sind weniger gesättigt mit Wasserstoff). Die Knicke führen dazu, dass sie weniger dicht und fest an- und aufeinandergestapelt sind als die nicht geknickten und dadurch festeren gesättigten Fettsäuren. Man erkennt ungesättigte Fettsäuren normalerweise an ihrer flüssigen Konsistenz bei Zimmertemperatur (z.B. Olivenöl). Studien haben ergeben, dass ungesättigte Fettsäuren die Konzentration von schädlichem LDL-Cholesterin (Low Density Lipoprotein) senken und die Konzentration von vorteilhaftem HDL-Cholesterin (High Density Cholesterin) erhöhen. LDL-Cholesterin bzw. »schlechtes« Cholesterin ist eine fettige Substanz, die sich an den Gefäßwänden sammelt und zur Bildung von Plaques beiträgt. Eine Akkumulation dieser Plaques führt zu Arteriosklerose, einer Erkrankung, die durch verengte Blutgefäße charakterisiert ist und mit einem erhöhten Risiko einhergeht, einen Herzinfarkt oder einen Schlaganfall zu erleiden, und andere schwere gesundheitliche Probleme verursachen kann. HDL-Cholesterin bzw. »gutem« Cholesterin wird die Eigenschaft zugeschrieben, schlechtes Cholesterin aufzunehmen und zur Leber zu transportieren, wo es ausgeschieden werden kann.

Ungesättigte Fettsäuren kommen in zwei Arten vor.

▶ **Einfach ungesättigte Fettsäuren:** Einfach ungesättigte Fettsäuren enthalten eine Doppelbindung. Der Verzehr von Nahrungsmitteln, die reich an einfach ungesättigten Fettsäuren sind, verbessert die Cholesterinwerte und kann den Insulinspiegel und die körpereigene Kontrolle des Blutzuckers positiv beeinflussen. Gute Nahrungsquellen für einfach ungesättigte Fettsäuren sind unter anderem Oliven-, Erdnuss- und Rapsöl; Nüsse wie Mandeln, Haselnüsse und Pekannüsse; Samen wie Kürbiskerne und Sesam.

▶ **Mehrfach ungesättigte Fettsäuren:** Mehrfach ungesättigte Fettsäuren enthalten mehr als eine Doppelbindung und kommen vor allem in pflanzenbasierten Lebensmitteln und Ölen vor. Der Verzehr von Nahrungsmitteln, die reich an mehrfach ungesättigten Fettsäuren sind, verbessert die Cholesterinwerte, senkt das Herzinfarktrisiko (und möglicherweise auch das Risiko an Typ-2-Diabetes zu erkranken).

Mehrfach ungesättigte Fettsäuren können wiederum in zwei Typen unterteilt werden:

1. **Omega-3-Fettsäuren:** Diese essenziellen Fettsäuren scheinen Entzündungen zu reduzieren und den Blutdruck zu senken. Der Public School of Health zufolge senken Omega-3-Fettsäuren zudem das Risiko, an der koronaren Herzkrankheit zu erkranken oder einen Schlaganfall zu

erleiden, schützen vor Herzrhythmus-störungen und können bei der Linderung der Autoimmunkrankheit Lupus und rheumatoider Arthritis helfen. Omega-3-Fettsäuren kommen vor allem in fettem Fisch (Fischöl) vor, jedoch auch in Chiasamen, Walnüssen, grünem Blattgemüse und Ölen aus Leinsamen, Raps und Sojabohnen.

2. **Omega-6-Fettsäuren:** Diese essenziellen Fettsäuren (zu denen auch Linolsäure gehört) spielen eine Rolle bei der Hirnfunktion, beim Stoffwechsel, der Reproduktion und dem Wachstum von Knochen, Haut und Haaren. Einige Omega-6-Säuren wurden mit Entzündungen assoziiert, wobei Linolsäure nach einer mehrfachen Umwandlung zu dem Endprodukt Dihomo-Gamma-Linolensäure (DGLA) tatsächlich entzündungshemmend wirkt. Nahrungsquellen für Omega-6-Fettsäuren sind unter anderem Sojaöl, Sonnenblumenöl, die meisten pflanzlichen Öle, Eier, Nüsse, Zerealien, Kokosnüsse und andere Produkte.

# ERNÄHRUNGSDISKUSSION

## »Fünf zu bevorzugende Fette«

Um das Beste aus deiner täglichen Kalorienration, die du dir in Form von Fett zuführst, herauszuholen, achte darauf, dass du gesunde, schlechtes LDL-Cholesterin abtransportierende Fette wählst. Diese Fette sind in den folgenden Nahrungsmitteln enthalten:

▶ **Avocados:** Die 30 Gramm Fett, die in einer Avocado enthalten sind, bestehen überwiegend aus einfach ungesättigten Fettsäuren, was bedeutet, dass eine Avocado nicht nur lecker ist, sondern auch gut für deinen Körper.

▶ **Eier:** Nachdem Eier lange bezichtigt wurden, Cholesterinbomben zu sein, nimmt man heute an, dass sie gut für die Herzgesundheit sind. Heute geht man davon aus, dass der Gehalt an gesättigten Fettsäuren in der Nahrung zu hohen LDL-Cholesterinwerten führt – und Eier enthalten nur 1,5 Gramm gesättigte Fettsäuren. Abgesehen davon, dass Eier eine phänomenale Quelle für hochwertiges Protein sind, enthalten sie zudem Cholin, einen essenziellen Mikronährstoff, der hilft, die Hirnfunktion, das Nervensystem und das Herzkreislaufsystem zu regulieren.

▶ **Olivenöl:** Hast du dich je gefragt, warum Menschen in den Mittelmeerländern, in denen viel Olivenöl konsumiert wird, so alt werden? Zahllose Studien haben ergeben, dass der Verzehr von Olivenöl das Herzerkrankungsrisiko, hohen Blutdruck und das Risiko, an bestimmten Krebsarten zu erkranken, senken kann. Füge es deiner Kost als eines der von dir täglich verzehrten Fette hinzu – und vielleicht wirst du erstaunlich alt! (Für nähere Informationen über die Mittelmeerdiät siehe Kapitel 23.)

▶ **Nüsse:** Weil Nüsse ungesättigte Fettsäuren inklusive Omega-3-Fettsäuren enthalten, sind Menschen, die Nüsse essen, in der Regel eher schlank und haben ein geringeres Risiko, an Typ-2-Diabetes oder an Herzleiden zu erkranken. Du musst dumm sein, wenn du keine Nüsse isst.

▶ **Fetter Fisch:** Öliger Fisch wie Lachs, Thunfisch, Sardinen, Makrelen und Forelle sind prall gefüllt mit Omega-3-Fettsäuren. Die American Heart Association empfiehlt, mindestens zweimal in der Woche fetten Fisch zu essen.

DAS ULTIMATIVE LÄUFERTRAINING

## GESÄTTIGTE FETTSÄUREN

Wenn du Gesundheits- und Diätratgebern (oder Statements über Ernährungsfragen in den abendlichen Nachrichten) auch nur irgendwelche Beachtung schenkst, wirst du schlimme Dinge über gesättigte Fettsäuren gehört haben. Der Grund dafür ist: Nahrungsmittel zu verzehren, die gesättigte Fettsäuren enthalten, erhöht den Wert für »schlechtes« LDL-Cholesterin. Und nicht nur das: Studien haben ergeben, dass einige gesättigte Fettsäuren, die in Milchprodukten und Fleisch enthalten sind – wie Palmitinsäure und Myristinsäure – Entzündungen hervorrufen und die Blutgefäße schädigen. Gesättigte Fettsäuren sind bei Zimmertemperatur generell von fester Konsistenz – zum Beispiel marmoriertes Fett in einem Steak – und vorwiegend in tierischen Nahrungsquellen enthalten, allerdings sind sie auch in pflanzlichen Nahrungsquellen wie Palmöl, Kokosöl und Kakaobutter zu finden.

Doch nicht alle gesättigten Fettsäuren werden ihrer schlechten Reputation gerecht. Stearinsäure, die in dunkler Schokolade (und Fleisch) enthalten ist, könnte unbedenklich sein. Und Kokosöl, das lange für ein schlechtes Fett gehalten wurde, enthält Laurinsäure, eine fettige Säure, die den Wert von gutem HDL-Cholesterin *erhöht* und somit das Risiko, an Arteriosklerose zu erkranken, senkt.

Natürlich ist es trotzdem eine gute Idee, Nahrungsmittel zu meiden, die reich an gesättigten Fettsäuren sind. Nach einer Faustregel gilt: Wenn du 5 Prozent der von dir aufgenommenen Kalorien am Tag in Form gesättigter Fettsäuren zu dir nimmst, ist das wenig (auch wenn »0 Prozent« optimal wäre), wenn es 20 Prozent sind, ist das viel.

# ERNÄHRUNGSDISKUSSION

## »10 überraschende Nahrungsmittel, die gesättigte Fettsäuren enthalten«

Du weißt wahrscheinlich, dass Cheeseburger und Eis viele gesättigte Fettsäuren enthalten, aber welche Nahrungsmittel am meisten gesättigte Fettsäuren zu der durchschnittlichen US-amerikanischen Kost beitragen, dürfte dich vielleicht überraschen. Die folgende Liste der zehn Nahrungsmittel, die die signifikantesten Quellen für gesättigte Fettsäuren sind, wurde vom National Cancer Institute zusammengestellt. Dies sind die schlimmsten Übeltäter (inklusive ihres jeweiligen Anteils an der Gesamtaufnahme gesättigter Fettsäuren).

1. Käse – 8,5 Prozent
2. Pizza – 5,9 Prozent
3. Getreidebasierte Desserts – 5,8 Prozent
4. Desserts aus Milchprodukten – 5,6 Prozent
5. Hühnerfleisch und Gerichte, die Hühnerfleisch enthalten – 5,5 Prozent
6. Wurst, Frankfurter Würstchen, Speck und Rippchen – 4,9 Prozent
7. Burger – 4,4 Prozent
8. Gemischte mexikanische Gerichte – 4,1 Prozent
9. Rindfleisch und Gerichte, die Rindfleisch enthalten – 4,1 Prozent
10. Fettreduzierte Milch – 3,9 Prozent

## TRANSFETTE

Transfette (oder Transfettsäuren) sind das Resultat einer Hydrierung, eines Prozesses, bei dem ungesättigten Fettsäuren Wasserstoff hinzugefügt wird, damit sie nicht so schnell ranzig werden. Transfette haben nicht nur eine konservierende Wirkung, sie sind auch leichter zu streichen und haben einen höheren Rauchpunkt, was sie zum Kochen geeigneter macht. Nachdem die Erfindung der Transfette von der lebensmittelverarbeitenden Industrie um die Wende zum zwanzigsten Jahrhundert begeistert gefeiert wurde, fand sie bei der Herstellung aller möglichen abgepackten Lebensmittel Verwendung, und im Jahr 1911 brachte Crisco das erste hydrierte, ausschließlich aus pflanzlichen Ölen bestehende Brat- und Backfett auf den Markt. In den 1950er-Jahren tauchten erste Bedenken auf, dass Transfette mit erhöhten Raten von Herzerkrankungen assoziiert sein könnten, doch erst in den 1990er-Jahren wurde das Schlimmste bestätigt: Es wurde nachgewiesen, dass Transfette die Werte für schlechtes LDL-Cholesterin erhöhen, die Werte für gutes HDL-Cholesterin senken, das Herzerkrankungs- und Schlaganfallrisiko erhöhen und wahrscheinlich das Risiko erhöhen, an Typ-2-Diabetes zu erkranken.

Trotz zahlreicher Bemühungen, den Konsum von Transfetten durch veränderte Etikettierungen, neue Zusammensetzungen von Nahrungsmitteln und sogar durch staatliche und von lokalen Institutionen verhängte Verbote zu reduzieren, sind Transfette immer noch in vielen Produkten zu finden, unter anderem in frittierten Lebensmitteln, pflanzlichem Back- und Bratfett, Donuts, Keksen, Crackern, tiefgefrorener Pizza, in der Mikrowelle herzustellendem Popcorn, Fertigglasuren, Snacks, Margarine und Kaffeesahne. Und auch wenn der Konsum von Transfetten zurückgegangen ist, nehmen US-Amerikaner immer noch durchschnittlich 5,8 Gramm Transfette pro Tag zu sich. Den Centers for Disease Control zufolge könnte eine weitere Reduzierung von Transfetten in den US jedes Jahr zur Vermeidung von 10.000 bis 20.000 Herzinfarkten und 3000 bis 7000 durch Herzerkrankungen verursachten Todesfällen führen.

## LAUFEN AUF DER BASIS VON AUS FETT BEREITGESTELLTER ENERGIE

Die Welt ist voller hitziger Debatten. Rolling-Stones-Anhänger versus Beatles-Anhänger. Fans von Ginger versus Fans von Mary Ann, den beiden Frauen aus der Sitcom *Gilligans Insel*. Und natürlich Verfechter einer kohlenhydratarmen Ernährung versus Verfechter einer kohlenhydratreichen Ernährung.

Läufer haben lange eine kohlenhydratreiche, fettarme Ernährung bevorzugt. Alles über 20 Prozent Fettanteil wurde als ungeeignet für die Deckung des Energiebedarfs beim Laufen (inklusive der Deckung des Bedarfs für die Wiederauffüllung der Glykogenspeicher nach dem Training) verworfen. Doch Studien, die während der zurückliegenden zwei Jahrzehnte durchgeführt wurden, haben viele Läufer veranlasst, diesen Grundsatz im Hinblick auf den Brennstoff zu überdenken. Die neue, auf kohlenhydratarme Kost setzende Argumentation lautet so: Während des Laufens (oder jeder anderen körperlichen Anstrengung) greift unser Körper vorrangig auf zwei Energiespeicher zurück, nämlich auf Muskelglykogen (Kohlenhydrate) und Fett. Da Glykogen nur begrenzt vorhanden ist (wie jeder, der beim Marathon schon mal einen Hungerast erlebt hat, bestätigen kann), und die Fettvorräte nahezu unerschöpflich sind, wird der Läufer, der seinen Körper darauf hin trainiert, Fett zu verbrennen, bei einem Ausdauerwettkampf länger durchhalten.

Bei einer im Jahr 2000 von Wissenschaftlern der University of Buffalo durchgeführten Studie nahmen 12 Läufer und 13 Läuferinnen zunächst jeweils vier Wochen lang 16 Prozent ihrer Nahrung in Form von Fett zu sich und in einer zweiten vierwöchigen Phase 31 Prozent. Bei einem Lauf bis zur Erschöpfung zeigte sich, dass die Leistungsfähigkeit nach der 31-Prozent-Fett-Kost um 14 Prozent besser war als nach der 16-Prozent-Fett-Kost. Die VO$_2$max wurde durch die jeweiligen Fettanteile der Kost nicht beeinflusst. Eine im Jahr 2001 von Venkatraman und anderen durchgeführte Studie kam zu nahezu gleichen Ergebnissen. Vierzehn erfahrene Läufer variierten während der 12 Wochen dauernden Studie drei-

**STELL DEINEN SPEISEPLAN AUF –PROTEIN, KALORIEN, KOHLENHYDRATE**

DAS ULTIMATIVE LÄUFERTRAINING

mal den Fettanteil ihrer Kost. Während der ersten vier Wochen betrug der Fettanteil 15 Prozent, während der folgenden vier Wochen 30 Prozent und während der letzten vier Wochen 40 Prozent. Während der Phase, in der der Fettanteil 30 Prozent betrug, verbesserten die Läufer ihre Laufzeit bis zur Erschöpfung (bei einer Belastungsintensität von 80 Prozent der VO$_2$max) im Vergleich zu der Phase, in der der Fettanteil nur 15 Prozent betrug, um 19 Prozent (Frauen) und 24 Prozent (Männer). Die Zeiten in der Phase mit einem Fettanteil von 40 Prozent waren ähnlich wie die in der Phase mit einem Fettanteil von 30 Prozent.

Eine andere im Jahr 2008 an der Universität von Buffalo von Gerlach und anderen durchgeführten Studie zeigte bei Läuferinnen einen Zusammenhang zwischen niedrigem Fettkonsum und dem Verletzungsrisiko. Es war möglich, aufgrund des Fettkonsums korrekt künftige Verletzungen vorherzusagen. Die am häufigsten anzutreffenden Verletzungen waren dabei Stressfrakturen, Tendinitis (Sehnenentzündung) und iliotibiales Bandsyndrom (Läuferknie). Außerdem wurde ein Mangel der fettlöslichen Vitamine K und E festgestellt. Die Studie ergab, dass das Verletzungsrisiko bei Läuferinnen, die wenig Fett zu sich nahmen (weniger als 30 Prozent der aufgenommenen Kalorien), um 250 Prozent erhöht war. Die Studie empfahl für Frauen einen Fettanteil von 36 Prozent, um Verletzungen vorzubeugen.

Doch bevor du jetzt auf den Fettzug aufspringst, solltest du bedenken, dass eine im Jahr 2004 durchgeführte Studie, deren Teilnehmer kenianische Spitzenläufer waren – die besten Langstreckenläufer der Welt –, ergab, dass ihre Kost nur einen Fettanteil von gerade einmal 13,4 Prozent enthielt. Und die meisten Langstrecken-Spitzenläufer (von 5-Kilomter-Läufern bis hin zu Marathonläufern) nehmen genauso wenig Fett zu sich wie die kenianischen Läufer.

Fazit: Während Ultra-Läufer und Triathleten – und *alle*, die vier Stunden lang oder noch länger an einem Ausdauerwettkampf teilnehmen – gut beraten sind, Fett als primäre Quelle für die Energiebereitstellung anzusehen (s. Kapitel 10 für detailliertere Informationen über Fett-Loading), gilt für den Rest von uns, dass wir

Fett in moderaten Mengen zu uns nehmen sollten. Wenn du erwägst, Fett als Brennstoffquelle auszuprobieren, denk daran, das Fett nur langsam verdaut wird. Es kann bis zu sechs Stunden dauern, bevor es in Form von Energie verwertet werden kann. Und vergiss nicht, dass der Körper bei kürzeren Rennen (5 Kilometer und weniger) nahezu ausschließlich auf Kohlenhydrate als Energiequelle zurückgreift.

## WIE VIEL FETT KANNST (SOLLST) DU ZU DIR NEHMEN?

Das ist in Wahrheit eigentlich alles, was du wissen willst, stimmt's? Im Folgenden die neusten Empfehlungen der Ernährungsrichtlinien für US-Amerikaner:

▶ **Gesamtfettverzehr:** Begrenze den Gesamtfettanteil an den täglich von dir aufgenommenen Kalorien auf 20 bis 35 Prozent. Bei einer Kost von 2000 Kalorien am Tag entspricht diese Menge einem täglichen Gesamtfettkonsum von 44 bis 78 Gramm.

▶ **Einfach ungesättigte Fettsäuren:** Es wird keine spezielle Menge empfohlen, aber iss Produkte, die reich an diesem gesunden Fett sind. Achte jedoch darauf, innerhalb des Limits der für den Gesamtfettverzehr empfohlenen Menge zu bleiben.

▶ **Mehrfach ungesättigte Fettsäuren und Omega-3-Fettsäuren:** Hier gilt das Gleiche wie für einfach ungesättigte Fettsäuren.

▶ **Gesättigte Fettsäuren:** Begrenze die Menge der von dir verzehrten gesättigten Fettsäuren auf einen Anteil von höchstens 10 Prozent an den insgesamt von dir aufgenommenen Kalorien. Eine Begrenzung auf einen Anteil von 7 Prozent oder noch weniger reduziert das Herzerkrankungsrisiko. Bei einer Kost von 2000 Kalorien am Tag entspricht ein Anteil von 10 Prozent einer Menge von etwa 22 Gramm gesättigten Fettsäuren am Tag, während ein Anteil von 7 Prozent 15 Gramm entspricht. Die Menge aufgenommener gesättigter Fettsäuren wird auf die empfohlene Gesamtfettverzehrmenge angerechnet.

► **Transfettsäuren:** Es wird keine spezielle Menge empfohlen, aber je weniger desto besser. Die American Heart Association empfiehlt, die Menge der verzehrten Transfettsäuren auf einen Anteil von höchstens 1 Prozent der pro Tag aufgenommenen Kalorien zu begrenzen. Für die meisten Menschen bedeutet dies weniger als 2 Gramm am Tag.

Natürlich nehmen nur wenige Läufer, die für einen Marathon – oder auch nur für das lokale 5-Kilometer-Rennen – trainieren, nur 2000 Kalorien am Tag zu sich. Du musst die oben genannten Zahlen also deinem persönlichen Ernährungsplan anpassen. Läufer, die für Verletzungen anfällig sind (oder solche, die sich im Hinblick auf Verletzungen einfach nur Sorgen machen), sollten die obere Grenze der jeweils empfohlenen Tagesrationen anpeilen. Läufer hingegen, die sich auf einen Marathon oder einen kürzeren Lauf vorbereiten, sollten sich in Erinnerung rufen, dass der Körper bei solchen Strecken in erster Linie auf Kohlenhydrate als Energiequelle zurückgreift. Der Körper nutzt diejenige Energiequelle während eines Wettkampfs am effizientesten, die zu nutzen er auch während des Trainings gewohnt ist.

# Kalte Avocadosuppe

▶ 4 Portionen

*Dieses Gericht könnte vielleicht am besten als Guacamole-Smoothie bezeichnet werden, aber weil das ein bisschen abstoßend klingt, geben wir die grüne Mischung in eine Schüssel, benutzen einen Löffel und nennen es Suppe. Und schon klingt das Gericht nicht mehr ansatzweise unappetitlich, sondern köstlich. Die Zubereitung dauert nur wenige Minuten, und du gönnst dir sowohl eine ordentliche Menge Protein als auch einen gesunden Schub Fett.*

3 oder 4 reife Avocados, entkernt und geschält
480 ml Gemüsebrühe
250 g fettfreier griechischer Joghurt
25 g Koriander, gehackt
Salz
Cayennepfeffer oder Chilisauce
2 Esslöffel frischer Limettensaft

Die Avocados, die Gemüsebrühe, den Joghurt und die Hälfte des Korianders in einen Mixer geben. Pürieren, bis das Gemisch eine dicke, cremige Konsistenz hat. Zum Abschmecken Salz, Cayennepfeffer und Limettensaft hinzufügen. 2 Stunden kühl stellen. Nochmals abschmecken und nachwürzen, mit dem verbliebenen Koriander garnieren und kalt servieren.

**Pro Portion:** 225 Kalorien; 14 g Kohlenhydrate; 8 g Protein; 17 g Fett.

# Süße und pikante Nüsse

▶ 16 Portionen à 32 g

*Nüsse haben viele Kalorien, deshalb werden wir oft vor ihnen gewarnt. Doch die Kalorien in Nüssen stammen aus gesunden Fetten, die unser Körper braucht. Das Entscheidende ist, sie in Maßen zu verzehren. Sie wie in diesem Rezept süß und pikant zu machen, ist Segen und Fluch zugleich, denn sie haben zum einen ausreichend Süße und Pfiff, um dich davon abzuhalten, zu viele zu essen, aber zum anderen auch so viel Süße und Pfiff, dass du vielleicht doch nicht aufhören kannst, sie in dich hineinzustopfen. Sei also stark. Wenn du noch 200 g getrocknete Kirschen oder andere Trockenfrüchte in die Mixtur gibst, musst du extrastark sein!*

2 Eiweiße
500 g ungesalzene Nüsse deiner Wahl
(z. B. Mandeln, Cashewnüsse, Pistazien, Pekannüsse; geröstet oder roh)
125 g Rohzucker oder 105 g brauner Zucker
¾ Teelöffel Cayennepfeffer (je nachdem, wie scharf du es haben möchtest, auch mehr)
1 Teelöffel gemahlener Ingwer
Meersalz zum Abschmecken

**1.** Den Ofen auf 120 C° vorheizen.
**2.** Die beiden Eiweiße in eine große Schüssel geben, etwas Wasser hinzufügen und schaumig schlagen. Die übrigen Zutaten hinzugeben. Die Mischung auf einem mit Backpapier ausgelegten Backblech ausbreiten (wenn du kein Backpapier hast, fette das Blech mit reichlich Öl ein).
**3.** 40 Minuten lang backen und gelegentlich rühren. Aus dem Ofen nehmen und die Ofentemperatur auf 95 C° herabstellen, dann das Blech wieder in den Ofen schieben und für weitere 20 Minuten bzw. so lange backen, bis die Nüsse knusprig sind. Das Blech herausnehmen, erneut rühren, um die Nüsse zu lösen, bevor sie festkleben, und vollständig auf dem Blech abkühlen lassen.

**Pro Portion:** 260 Kalorien; 21 g Kohlenhydrate; 7 g Protein; 19 g Fett.

DAS ULTIMATIVE LÄUFERTRAINING

# Zitronenrisotto mit Avocado und Lachs

▶ **2 Portionen**

*Bei dem Wort »Risotto« denkst du vielleicht daran, dass du ewig lange am Herd stehen und rühren, rühren und nochmals rühren musst. Und ja, ein wenig rühren musst du auch bei diesem Rezept, aber es wird dich nicht umbringen. Risotto wird normalerweise mit italienischem Arborio-Reis zubereitet, aber mit einem Kurzkornreis gelingt das Rezept auch gut und sogar noch besser, wenn du den Reis zuerst 20 Minuten lang vorkochst. Dann brauchst du für die Zubereitung des Risottos nur weitere 20 Minuten. Du solltest eine Gemüsebrühe mit einer Geschmacksrichtung wählen, die du magst, denn dieser Geschmack wird den Reis dominieren. Wenn du dir den Fettgehalt des Gerichts ansiehst, musst du vielleicht einmal tief Luft holen, aber der hohe Fettgehalt ist beabsichtigt – er entstammt den gesundheitsfördernden einfach ungesättigten Fettsäuren und dem überaus wichtigen Fett aus dem Fisch.*

340g Lachs, in 2 Stücken
200g brauner Kurzkornreis
2 große Schalotten (oder 1 mittelgroße Zwiebel oder eine lange geputzte Lauchstange), gewürfelt
2 Esslöffel Olivenöl
960ml warme Gemüsebrühe
Salz und Pfeffer
1 Zitrone
frische Minze, einige gehackte Blättchen, einige ganze Blättchen zum Garnieren
1 Hass-Avocado
55g grüne Erbsen (gefrorene sind gut geeignet)

**1.** Den Reis 20 Minuten lang in Wasser kochen, dann abgießen.

**2.** Den Lachs vorbereiten. Die gesäuberten Filets in eine Grillpfanne legen und mit grobem Meersalz und Pfeffer einreiben.

**3.** Die Schalotten bei mittlerer Hitze 3–4 Minuten in Olivenöl anbraten, bis sie weich werden. Den vorgekochten Reis hinzufügen und für einige Minuten köcheln lassen. 80 ml der Gemüsebrühe hinzugeben und rühren, bis die Flüssigkeit absorbiert ist. Etwa 20 Minuten lang immer wieder Brühe hinzugeben, bis sie komplett aufgenommen ist. Großzügig mit Salz und Pfeffer würzen und auch die Erbsen und die gehackte Minze einrühren.

**4.** In den Rührpausen etwas Meersalz auf den Lachs tupfen. Die Pfanne mit dem Lachs auf der oberen Schiene unter den Grill stellen und 8–10 Minuten lang bzw. so lange grillen, bis der Fisch oben braun wird und gar ist.

**5.** Die Zitrone der Länge nach halbieren und den Saft einer Hälfte in den Risotto drücken. Mit der anderen Hälfte mit einem Garniermesser oder einem Gemüseschäler Zitronenschale abschneiden und zum Garnieren verwenden.

**6.** Den Risotto auf Tellern anrichten, den Lachs und die Avocado darauf platzieren, mit Minze und Zitronenschale garnieren und servieren.

**Pro Portion:** 575 Kalorien, 36g Kohlenhydrate; 43g Protein; 26g Fett.

**STELL DEINEN SPEISEPLAN AUF –PROTEIN, KALORIEN, KOHLENHYDRATE**

# Mandarinen-Mandel-Kuchen

▶ **8–10 Portionen**

*Dieses verführerische Biest von einem Kuchen
ist eine Mischung aus einem tunesischen
Zitrus-Mandel-Kuchen und Nigella Lawsons
Klementinenkuchen – beides köstliche mehlfreie
Kuchen, deren Konsistenz auf der Verwendung
von Mandeln beruht. Es handelt sich um einen
festen, intensiv nach Zitrusfrüchten schmeckenden
Kuchen, der einem gedämpften Pudding ähnelt. Er
ist zwar leicht zuzubereiten, doch die Mandarinen
müssen zwei Stunden lang köcheln, was zwar
im ganzen Haus einen herrlichen Duft verbreitet,
für einige von uns aber aus Zeitgründen
nicht zu machen ist. Für diejenigen unter
Zeitdruck gibt es in der Zubereitungsanweisung
auch eine schnellere Lösung.*

5 Mandarinen (oder knapp 1 Liter Orangensaft
mit extra Fruchtfleisch)
6 Eier
250g Rohzucker
2 Esslöffel Honig
275g dünne Mandelblättchen
1 Teelöffel Backpulver

**1.** Die ganzen Mandarinen in einen Topf geben,
mit Wasser bedecken und zum Kochen bringen.
Die Hitze reduzieren und 2 Stunden köcheln lassen. Abtropfen und abkühlen lassen. Die Mandarinen halbieren und die Kerne entfernen. Wer
eine schnellere Alternative zu diesem Schritt
bevorzugt: Orangensaft mit extra Fruchtfleisch
verwenden, das Fruchtfleisch aussieben und
den Saft aufheben. Dem Fruchtfleisch wieder so viel Saft hinzufügen, bis das Gemisch
475 ml ergibt. Mit dieser Methode gelingt das
Rezept genauso gut.
**2.** Den Ofen auf 190 C° vorheizen. Eine ca. 20
X 20 Zentimeter große Backform leicht mit Öl
einfetten und mit Backpapier auslegen.
**3.** Die Eier, den Zucker, den Honig, die Mandeln
und das Backpulver in eine Küchenmaschine
geben und vermengen, bis die Mandeln fein
gemahlen sind. Die Mandarinen mitsamt der
Schale hinzufügen und pürieren, bis die Mischung eine glatte Konsistenz hat. Der Teig wird

dünnflüssiger sein als die meisten Kuchenteige,
aber das ist in Ordnung.
**4.** Den Teig in eine Backform gießen und 45
Minuten lang backen. Aus dem Ofen nehmen
und mit Alufolie bedecken, damit die Oberfläche nicht verbrennt, dann weitere 15 Minuten
weiterbacken. Der Kuchen ist fertig, wenn ein in
der Mitte hineingestochener Zahnstocher sauber wieder herauskommt. Abkühlen lassen und
servieren.

**Pro Portion:** 345 Kalorien; 36g Kohlenhydrate; 11g
Protein; 19g Fett.

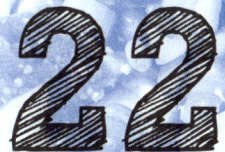

# 22 Stell dir deine Läufer-Nährstoffe zusammen

**W**ährend eines Zeitraums von Tausenden von Jahren war Skorbut eine Geißel für Seefahrer, Entdecker und Menschen, die in von Hungersnöte heimgesuchten und von Kriegen verwüsteten Gegenden lebten. Skorbut ist eine der ältesten bekannten Krankheiten der Menschheit, die von Symptomen wie dem Verlust der Zähne, blutenden Augen, Fieber, Krämpfen, Knochenschmerzen und Unwohlsein begleitet wird und schließlich zum Tod führt. Während des Siebzehnten und Achtzehnten Jahrhunderts sind dieser Krankheit eine Million Seefahrer zum Opfer gefallen, und noch während der Zeit des kalifornischen Goldrauschs starben 10.000 Menschen an Skorbut. Dabei ist Skorbut eine der Krankheiten, die am einfachsten zu behandeln ist. Die Krankheit wird durch einen Nährstoffmangel verursacht, durch einen Mangel an Vitamin C. Eine Orange am Tag hält Skorbut fern.

Heutzutage werden wir mit wissenschaftlichen Erkenntnissen überflutet, die uns detailliert den Nutzen jedes einzelnen der Menschheit bekannten Vitamins und Mineralstoffs erklären. Und gleichermaßen nötigen Medien und gezieltes Marketing uns regelrecht, all diese Mineralstoffe und Vitamine zu kaufen. Es gibt für jedes Leiden, das dich befallen

# ERNÄHRUNGSDISKUSSION

## »Die dunkle Seite von Nahrungsergänzungsmitteln«

Sportler versuchen oft, ihre Kost mit Nahrungsergänzungsmitteln anzureichern. Letztendlich kann es ja nicht schaden, oder? Besser verbannst du diese Art des Denkens in den Ordner mit der Aufschrift »falsche Logik«. Hier die Gründe, warum du das tun solltest:

▶ Nahrungsergänzungsmittel sind nicht reguliert: Anders als Nahrungsmittel, verschreibungspflichtige Medikamente und freiverkäufliche Arzneimittel werden Nahrungsergänzungsmittel nicht überprüft, bevor sie auf den Markt kommen. Die US-amerikanische Behörde für Lebensmittel- und Arzneimittelsicherheit kann erst aktiv werden, wenn gesundheitsschädliche Supplemente in den Regalen liegen, und es ist sehr schwer, sie wieder aus dem Markt zu entfernen, wenn sie erst einmal in den Regalen gelandet sind.

▶ Einige Nahrungsergänzungsmittel sind in Wahrheit verschreibungspflichtige Medikamente: Einige Hersteller von Nahrungsergänzungsmitteln versetzen ihre Produkte mit verschreibungspflichtigen Medikamenten. Seit 2008 gab es 400 Rückrufe für mit verschreibungspflichtigen Substanzen versetzte Nahrungsergänzungsmittelprodukte, von denen die meisten als leistungssteigernde Mittel fürs Bodybuilding, für die Verbesserung der sexuellen Leistungsfähigkeit und zum Abnehmen vermarktet wurden.

▶ Nahrungsergänzungsmittel sind stark: Viele Produkte enthalten aktive Substanzen, die im Körper starke biologische Wirkungen entfalten, was sie zu potenziell gesundheitsschädlichen und sogar lebensbedrohlichen Mitteln macht.

▶ Nahrungsergänzungsmittel können zu einer Überdosis an Mineralstoffen oder Vitaminen führen: Der Konsum von zu vielen Mineralstoffen oder Vitaminen kann zu bedenklichen Ungleichgewichten führen. Zinksupplemente können zum Beispiel die Absorption von Eisen, Magnesium, Kupfer, Kalzium und Chrom reduzieren. Und wenn du angereicherte Lebensmittel wie zum Beispiel Frühstückszerealien und Energieriegel zu dir nimmst und gleichzeitig Nahrungsergänzungsmittel einnimmst, führst du deinem Körper nahezu sicher von irgendetwas zu viel zu (und einige Leute leiden bei zu hohen Dosen von Kalzium oder Eisen unter Nebenwirkungen).

▶ Nahrungsergänzungsmittel verursachen Beschwerden: Die Verbraucherorganisation Consumer Reports weist darauf hin, dass die US-amerikanische Behörde für Lebensmittel- und Arzneimittelsicherheit zwischen 2007 und 2012 Berichte über 10.300 mit Nahrungsergänzungsmitteln im Zusammenhang stehende ernsthafte körperliche Beschwerden erhalten hat, darunter Berichte über 115 Todesfälle, über mehr als 2100 Einlieferungen ins Krankenhaus, über 1000 ernsthafte körperliche Beeinträchtigungen oder Krankheiten, über 900 Besuche in der Notaufnahme und über 4000 andere medizinische Zwischenfälle. Als ob das nicht reichen würde, vermutet die US-amerikanische Behörde für Lebensmittel- und Arzneimittelsicherheit, dass die meisten Probleme gar nicht gemeldet werden.

kann – von Osteoarthritis über Krebs bis hin zum Altern – ein Wunder bewirkendes Nahrungsergänzungsmittel. Es ist schwer, den Versprechungen zu widerstehen. Wer träumt nicht davon, sich so ernähren zu können wie die Jetsons, die alles, was sie benötigen, in Form einer perfekt zusammengesetzten, kleinen mundgerechten Essenspille zu sich nehmen? Aber leider befinden wir uns nicht im Jahr 2062, und die Aufgabe, in den mit Supplementen und verarbeiteten Lebensmitteln vollgestopften Supermarktregalen echte Nahrung zu finden, kommt einem manchmal so vor wie eine Schatzsuche. Aber keine Angst! Dieses Kapitel ist deine Karte bei dieser Schatzsuche.

## WAS SIND NÄHRSTOFFE?

Nährstoffe umfassen alle in Nahrungsmitteln enthaltenen Substanzen (einschließlich Wasser und Sauerstoff!), die deinen Laufkörper mit dem versorgen, was er benötigt. Mit Protein, Kohlenhydraten und Fetten haben wir uns ja bereits befasst. In diesem Kapitel geht es um Vitamine und Mineralstoffe.

### Vitamine

Vitamine sind essenzielle organische Verbindungen, die wir mit pflanzlichen und tierischen Nahrungsmitteln aufnehmen und die den Protein-, Kohlenhydrat- und Fettstoffwechsel regulieren. Außerdem spielen sie eine wichtige Rolle beim Wachstum, bei der Erhaltung des Gewebes, bei der Vorbeugung von Krankheiten und erfüllen darüber hinaus auch noch viele andere Funktionen. Unser Körper verwendet bei der Energieproduktion Vitamine, doch sie selber liefern keine Energie.

Es gibt zwei Arten von Vitaminen: fettlösliche und wasserlösliche. Fettlösliche Vitamine (unter anderem Vitamin A, D, E und K) werden gemeinsam mit aufgenommenen Nahrungsfetten absorbiert und in moderaten Mengen im Körper gespeichert. Sie sind essenziell, um normale Stoffwechselfunktionen und wichtige biochemische Funktionen aufrechtzuhalten. Wasserlösliche Vitamine müssen hingegen in Wasser aufgelöst werden, bevor der Körper sie absorbieren

kann. Es gibt neun wasserlösliche Vitamine, darunter die Vitamine des B-Komplexes und des C-Komplexes, die der Körper verwerten muss, bevor sie mit dem Urin ausgeschieden werden.

### Mineralstoffe

Mineralstoffe sind anorganische Elemente, die in der Natur vorkommen. Wir nehmen Mineralstoffe mit Pflanzen (die sie aus dem Wasser und dem Boden aufnehmen), tierischen Produkten, Milchprodukten, Fisch, Geflügel, Nüssen und einer Vielzahl anderer Nahrungsquellen zu uns. Sie sind wichtig, weil sie bei allen Aspekten des Energiestoffwechsels eine Rolle spielen. Der Körper benötigt große Rationen Mengenelemente (z. B. Kalzium, Kalium oder Magnesium) und kleinere Rationen Spurenelemente (z. B. Chrom, Eisen oder Zink), um einen gesunden Zustand aufrechtzuhalten.

## NAHRUNGSERGÄNZUNGSMITTEL

Was unsere Ernährung angeht, haben wir uns als Spezies im Laufe der vergangenen Jahrmillionen gut entwickelt. Wir haben gelernt, nahrhafte Dinge zu essen, giftige Dinge zu meiden und irgendwie herausgefunden, wie man kocht und Hummer und Artischocken isst. Wie klug wir doch sind!

Doch irgendwann während des vergangenen Jahrhunderts hat sich die Lebensmittelindustrie in unser kollektives Bewusstsein eingeschlichen, das uns dazu angehalten hat, uns gesund zu ernähren, und hat überall Verwirr-und-vergiss-Pulver verstreut. Das Resultat dieser Verwirrungsaktion ist, dass drei Viertel der weltweit verkauften Lebensmittel heute industriell verarbeitete Lebensmittel sind. Wir stillen unser Bedürfnis nach Früchten mit irgendwelchen künstlich gefärbten, mit Glucose-Fructose-Sirup versetzen Gemischen, ersetzen Gemüse durch Snacks und raffinieren nährstoffreiches Getreide, bis nur noch leere Kalorien übrig sind. Was die Menschen essen, wird zusehends nur noch von einigen wenigen multinationalen Lebensmittelkonzernen produziert, die darauf aus zu sein scheinen, uns mit Fett, Zucker, Salz und künstlichen Zusatzstoffen vollzustopfen – letztendlich mit Lebensmitteln, die leicht herzustellen, einfach zu transportieren und, das Beste von allem, süchtig machend sind. Die Kasse klingelt!

Und so trat die Nahrungsergänzungsmittelindustrie auf den Plan: Wir kaufen Lebensmittel, denen durch die industrielle Verarbeitung die Nährstoffe entzogen wurden, und dann kaufen wir uns konzentrierte Nährstoffe in Tablettenform. Und irgendwie bilden wir uns ein, dass das Ganze auch noch gesund ist. Scheint das nicht ein bisschen kurios?

Außerdem ist es nicht so, als ob Nahrungsergänzungsmittel uns all die Nährstoffe zurückgeben würden, die den Lebensmitteln durch die industrielle Verarbeitung entzogen wurden. Echte Nahrungsmittel sind nahrhafter als Nahrungsergänzungsmittel. Echte Nahrungsmittel enthalten gesundheitsschützende Substanzen wie sekundäre Pflanzenstoffe, Ballaststoffe und Verbindungen, die vor Krankheiten schützen.

Als Läufer wirst du gezielt von Marketingstrategien umworben, die entwickelt wurden, um dir einzureden, dass eine Top-Leistungsfähigkeit nur mithilfe von Nahrungsergänzungsmitteln erreicht werden kann. Und das Marketing funktioniert. Studien zeigen, dass 30 bis 50 Prozent aller Amateur- und Leistungsausdauersportler Nahrungsergänzungsmittel einnehmen. Und was Triathleten angeht, so greifen fast alle auf Nahrungsergänzungsmittel zurück. Das ist ein Megageschäft für die milliardenschwere US-amerikanische Nahrungsergänzungsmittelindustrie. Aber funktionieren Nahrungsergänzungsmittel wirklich? Dem American College of Sports Medicine zufolge funktionieren sie nicht, denn es stellt mit Nachdruck fest: »Es gibt keinen wissenschaftlichen Beweis, der dafür spricht, dass eine unspezifische Einnahme von Vitaminen und Mineralstoffen die sportliche Leistungsfähigkeit steigert. Nur Sportler, die unter einem spezifischen Nährstoffmangel leiden, können von einer Supplementierung mit dem Nährstoff profitieren, an dem es ihnen mangelt.«

## VITAMINE UND MINERALSTOFFE

Die Nährstoffe aus echten Nahrungsmitteln zu beziehen, anstatt aus Tabletten, erfordert einige Mühe. Aber keine Sorge. Essen ist ein Vergnügen.

Aber als Erstes musst du wissen, welche Nährstoffe für Läufer besonders wichtig sind.

### Vitamin B6

Vitamin B6 spielt eine Rolle bei der Produktion roter Blutkörperchen, bei der Normalisierung der neuralen Funktion und bei der Verstoffwechselung von Protein – Letztere ist wichtig für den Aufbau von Muskeln. Es gibt Behauptungen, denen zufolge Vitamin B6 Gelenkschmerzen und Muskelermüdung nach einem intensiven Training mindert, und eine im Jahr 2003 durchgeführte Studie ergab, dass Patienten, die unter schmerzhafter rheumatoider Arthritis litten, niedrige Vitamin-B6-Spiegel aufwiesen. Ein Vitamin-B6-Mangel kommt nur selten vor, aber die Einnahme der Antibabypille führt zu einer Entleerung der Vitamin-B6-Vorräte. Frauen, die orale Empfängnisverhütungsmittel nehmen, sollten sich dessen bewusst sein. Wenn du ein Vitamin-B6-Supplement einnimmst, solltest du wissen, dass zu viel Vitamin B6 zu einer Schädigung der Nerven führen kann.

Gute Quellen: *Gebackene Kartoffeln, Bananen, Hühnerfleisch, Thunfisch, Lachs und angereicherte Zerealien.*

### Vitamin B12

Dieses »Energie«-Vitamin genießt den Ruf, einen schnellen Energieschub liefern zu können, doch seine Hauptfunktion ist die Unterstützung der Funktion des Nervensystems und der Produktion roter Blutkörperchen. Und zu seinem Ruf trägt bei, dass es auch eine Rolle bei der Replikation von DNA spielt. Die meisten Menschen nehmen ausreichend Vitamin B12 mit der Nahrung auf. Doch da es natürlicherweise in tierbasierten Nahrungsmitteln vorkommt, könnten strenge Veganer einen Mangel entwickeln.

Gute Quellen: *Tierische Produkte, Milchprodukte und Eier. Viele vegane Produkte sind mit Vitamin B12 angereichert (prüfe das Etikett).*

### Vitamin C

Auch als Ascorbinsäure bekannt, spielt Vitamin C eine wichtige Rolle als Antioxidans (das heißt, es schützt Zellen vor Schädigungen durch Oxidation) und natürlich bei der Vorbeugung vor Skorbut. Für Läufer ist es wichtig, weil es die Gelenke unterstützt, die Regenerationszeiten verkürzt und die Erholung nach einem intensiven Training womöglich beschleunigt. Der Körper benötigt Vitamin C, um Kollagen (Bindegewebe) herzustellen, die Absorption von Eisen aus pflanzlichen Nahrungsmitteln zu verbessern und möglicherweise das Immunsystem zu stärken.

Gute Quellen: *Rote und grüne Paprikaschoten, Zitrusfrüchte, Kiwis, Brokkoli, Erdbeeren, Cantaloupe-Melone, gebackene Kartoffeln und Tomaten.*

## Vitamin D

Vitamin D ist der beste Freund des Kalziums. Ohne Vitamin D leidet die Absorption von Kalzium, und damit leiden auch deine Knochen. Läufer mit einem niedrigen Vitamin-D-Spiegel haben ein erhöhtes Risiko, eine Stressfraktur zu erleiden. Nachdem Deena Kastor sich während des Marathons bei den Olympischen Spielen in Peking einen Fußknochen gebrochen hatte, wurde festgestellt, dass sie einen hohen Kalzium-Spiegel, jedoch einen niedrigen Vitamin-D-Spiegel hatte. Vitamin D hilft den Muskeln dabei, sich zu bewegen, und unterstützt die Nerven beim Senden von Impulsen und das Immunsystem beim Kampf gegen Bakterien und Viren. Nur wenige Nahrungsmittel enthalten natürlicherweise Vitamin D, weshalb viele Lebensmittel, die man kaufen kann, mit Vitamin D angereichert sind. Der Körper ist zudem in der Lage, Vitamin D zu bilden, wenn die Haut direkt der Sonne ausgesetzt ist. Eine im Jahr 2008 in der Zeitschrift *Archives of Internal Medicine* veröffentlichte Studie ergab, dass nur 23 Prozent der Heranwachsenden und Erwachsenen in den USA auch nur den unteren Wert eines Vitamin-D-Spiegels aufwiesen, der mit guter Gesundheit assoziiert wird. Und eine im Jahr 2008 von der Cooper Clinic in Dallas durchgeführte Studie ergab, dass statistisch gesehen 75 Prozent aller Läufer, die in der Woche im Durchschnitt 32 Kilometer oder mehr laufen, niedrige Vitamin-D-Spiegel aufwiesen. Wenn du dir Sorgen wegen deines Vitamin-D-Spiegels machst, bitte deinen Arzt, ihn zu testen. Es wird auch empfohlen, zwischen 10 Uhr morgens und 15 Uhr nachmittags fünf bis dreißig Minuten in die Sonne zu gehen. Der Haken daran ist, dass du dich nicht mit Sonnencreme einschmieren darfst,

weil Sonnencreme den Prozess der Bildung von Vitamin D blockiert (besprich mit deinem Arzt die Risikofaktoren!).

Gute Quellen: *Wildlachs, Thunfisch, Makrele, Sardinen, Garnelen, Eier, Rinderleber und mit UVB-Licht bestrahlte Pilze. Nahezu sämtliche in den USA verkaufte Milch ist mit Vitamin D angereichert, und das Gleiche gilt für Frühstückszerealien und einige Orangensaftmarken.*

## Vitamin K

Man hört nicht viel über Vitamin K, aber es ist ein weiteres Knochenvitamin. Menschen mit höheren Vitamin-K-Spiegeln haben eine größere Knochendichte, wohingegen niedrige Vitamin-K-Spiegel mit Osteoporose assoziiert wurden. Studien haben ergeben, dass Vitamin K die Knochengesundheit erhöht und das Risiko von Knochenbrüchen senkt, insbesondere bei Frauen nach den Wechseljahren. Was Läufer angeht, legen Studien nahe, dass Vitamin K die Knochengesundheit sowohl bei Männern als auch bei Frauen erhöht. Zudem assoziierte eine im Jahr 2006 vom American College of Rheumatology durchgeführte Studie niedrige Vitamin-K-Spiegel mit einem erhöhten Risiko, an Osteoarthritis zu erkranken, und zwar sowohl an den Handgelenken als auch an den Kniegelenken. Die Wissenschaftler, die die Studie durchgeführt haben, stellten die Hypothese auf, dass Vitamin K »möglicherweise in verschiedener Weise auf Gelenkknorpel und subchondrale Knochen wirkt« und dadurch dazu beiträgt, der Entwicklung von Osteoarthritis entgegenzuwirken – einer Krankheit, die bei vielen Läufern dazu geführt hat, dass ihre Tage auf den Straßen gezählt waren. Um sicherzustellen, dass du keinen Mangel an diesem Vitamin erleidest, iss ausreichend grünes Blattgemüse – Grünkohl, Spinat und Blattkohl sind voller Vitamin K.

Gute Quellen: *Dunkles grünes Blattgemüse, Brokkoli, Rosenkohl, Pflaumen, Spargel, Avocado, Thunfisch und Blaubeeren.*

## Kalzium

Diesen essenziellen Mineralstoff benötigt dein Körper für die Knochenstärke. Doch darüber hinaus verwendet er Kalzium auch während der Muskelkontraktion, für die Regulierung des Blutdrucks, die Funktion des Nervensystems, die Hormonausschüttung und die Regulation der Enzyme. Bei Sportlern erhält Kalzium die Knochengesundheit, mindert das Risiko von Stressfrakturen (wenn du nicht ausreichend Kalzium mit der Nahrung aufnimmst, stibitzt dein Körper es aus den Knochen) und erhöht möglicherweise die magere Körpermasse. Frauen in den Wechseljahren leiden häufig unter Kalziummangel, aber Kalzium-Nahrungsergänzungsmittel sind möglicherweise nicht die Antwort. Eine im Jahr 2012 veröffentlichte Studie, in deren Verlauf 24.000 Erwachsene über einen Zeitraum von elf Jahren begleitet wurden, ergab, dass die Teilnehmer der Studie, die regelmäßig Kalzium-Nahrungsergänzungsmittel einnahmen, im Vergleich zu den Teilnehmern, die dieses Supplement nicht einnahmen, ein um 86 Prozent erhöhtes Herzinfarktrisiko aufwiesen.

*Gute Quellen: Milch, Joghurt und Käse sind die besten. Außerdem Grünkohl, Brokkoli, Chinakohl, Sardinen aus der Dose und Lachs (mit Gräten) sowie angereicherte Lebensmittel wie einige Orangensäfte, Zerealien, Soja- und Nussmilch und Tofu (siehe Kapitel 6 »10 Nahrungsmittel für glückliche Knochen«, wo eine Liste mit Produkten aufgeführt ist, die für die Knochengesundheit besonders gut sind).*

# ERNÄHRUNGSDISKUSSION

## »15 Nahrungsquellen mit reichlich Eisen«

Nahrungsmittel enthalten zwei Eisentypen: Hämeisen und Nicht-Hämeisen. Hämeisen wird aus Hämoglobinbestandteilen gewonnen und findet sich in tierischen Nahrungsmitteln, insbesondere in Fleisch und Weichtieren. Nicht-Hämeisen stammt aus pflanzlichen Nahrungsquellen und wird nicht so leicht absorbiert wie Hämeisen. Hämeisen wird zwei- bis dreimal effizienter absorbiert als Nicht-Hämeisen. Die empfohlene Tagesdosis für Eisen beträgt bei Männern über achtzehn Jahren 8 mg, bei Frauen von neunzehn bis fünfzig Jahren 18 mg und bei Frauen ab einundfünfzig Jahren 8 mg. Lebensmittel mit reichlich Häm- und Nicht-Hämeisen sind:

1. Venusmuscheln aus der Dose, abgegossen, 85 g — 23,8 mg
2. Angereicherte Getreideflocken, 28 g — 18–21,1 mg
3. Austern, gekocht, 85 g — 10,2 mg
4. Innereien, gekocht, 85 g — 5,2–9,9 mg
5. Angereichertes Hafermehl, 1 Paket — 4,9–8,1 mg
6. Sojabohnen, gekocht, 85 g — 4,4 mg
7. Kürbiskerne, geröstet, 28 g — 4,2 mg
8. Weiße Bohnen aus der Dose, 120 g — 3,9 mg
9. Melasse, 1 Esslöffel — 3,5 mg
10. Linsen, gekocht, 100 g — 3,3 mg
11. Spinat, frischer, gekocht, 225 g — 3,2 mg
12. Rindfleisch, Schulterstück, gebraten, 85 g — 3,1 mg
13. Rindfleisch, Bratenstück aus der Unterschale, 85 g — 2,8 mg
14. Kidneybohnen, gekocht, 90 g — 2,6 mg
15. Sardinen aus der Dose, 85 g — 2,5 mg

DAS ULTIMATIVE LÄUFERTRAINING

## Eisen

Die Weltgesundheitsorganisation führt Eisenmangel als weltweit häufigste Ernährungsstörung an. Eisen verleiht dem Blut seine rote Farbe und ist im Hämoglobin zu finden, das den Sauerstoff transportiert. Es spielt zudem eine wichtige Rolle beim Wachstum, dem Funktionieren des Immunsystems, dem Stoffwechsel, der Vorbeugung von Anämie und anderen vitalen Funktionen. Bei Läufern kann Eisenmangel Ermüdung, schlechte Leistungsfähigkeit und eine verminderte Funktion des Immunsystems zur Folge haben. Andererseits kann zu viel Eisen toxisch wirken und sogar zum Tod führen. Eisenmangel stellt in wohlhabenden industrialisierten Ländern zwar kein ernstes Problem dar, kommt aber vor (am häufigsten bei Vegetariern und körperlich aktiven Frauen, wobei Letztere aufgrund der Menstruation sowieso ein erhöhtes Risiko haben, Eisenmangel zu entwickeln; außerdem neigen Frauen dazu, weniger Kalorien zu sich zu nehmen, wodurch sie mit der Nahrung weniger Eisen aufnehmen). Wenn du unter unerklärlicher Müdigkeit leidest, solltest du vielleicht einen Bluttest machen und den Eisenwert überprüfen lassen.

**Gute Quellen:** *Siehe Zusatzinformation »15 Nahrungsquellen mit reichlich Eisen«*

## Kalium

Kalium ist ein Elektrolyt, der zusammen mit Natrium sowohl das Zellmembranpotenzial (also die Natrium-Kalium-Pumpe, die für die Funktion der Nerven und der Muskeln von entscheidender Bedeutung ist) als auch den Flüssigkeitshaushalt des Körpers reguliert. Die meisten Menschen nehmen mit der Nahrung zwar reichlich Kalium zu sich, die Vorräte werden jedoch geleert, wenn man schwitzt. Ein Kaliummangel kann dazu führen, dass du dich müde fühlst und unter Muskelschwäche und -krämpfen leidest. Niedrige Kaliumspiegel können zudem den Glucosestoffwechsel beeinflussen und zu erhöhten Blutzuckerwerten führen. Die meisten Sportdrinks sind so zusammengesetzt, dass sie einen Kaliumverlust ausgleichen (z.B. enthält Gatorade Endurance Formula 140 mg Kalium). Doch zu viel Kalium kann den Flüssigkeitshaushalt durcheinanderbringen und zu unnormalen und gefährlichen Herzrhythmusstörungen führen.

**Gute Quellen:** *Bananen, gebackene Kartoffeln, Süßkartoffeln, Winterkürbis, Milch, Joghurt, Cantaloupe-Melone, Pintobohnen, Lachs, Sojaprodukte, Erbsen, Pflaumen und Spinat.*

## Natrium

Wir werden ständig vor den Gefahren des Natriums gewarnt – zu viel wird mit hohem Blutdruck in Verbindung gebracht, und die meisten US-Amerikaner nehmen viel zu viel Natrium zu sich. Doch gleichzeitig ist Natrium essenziell für die Regulierung des Flüssigkeitshaushalts des Körpers, der wiederum dazu beiträgt, den Blutdruck und das Blutvolumen zu kontrollieren. Außerdem brauchen die Muskeln Natrium, um zu funktionieren, und die Nerven brauchen es, um Impulse senden zu können. Wenn du trainierst, ist Natrium der Elektrolyt, dessen Anteil im Schweiß am größten ist, und einige Menschen können während eines besonders schweißtreibenden Trainings bis zu 3000 mg Natrium pro Stunde ausschwitzen (wobei zu bedenken ist, dass die empfohlene Tagesdosis 2300 mg beträgt). Wenn du ein »salziger Schwitzer« bist – also wenn du nach einem Lauf bei warmem Wetter übermäßig viel getrocknetes Salz auf deiner Haut bemerkst –, solltest du erwägen, vor einem Lauf oder während eines Laufs einen salzigen Snack zu dir zu nehmen. Sportdrinks, die Natrium enthalten, sind auch eine Option. Ausdauersportler, die länger als fünf Stunden trainieren, sollten ebenfalls erwägen, irgendwann in der Mitte des Trainings einen salzigen Snack zu sich zu nehmen. Salzverlust während eines Laufs kann Krämpfe verursachen, aber er wird auch mit Hyponatriämie in Verbindung gebracht, einer seltenen und potenziell tödlichen Elektrolytstörung, bei der eine Hyperhydration zu niedrigen Natriumspiegeln führt. Dieser Zustand wird auch Wasservergiftung genannt, und er ist normalerweise die Folge zu vielen Trinkens von klarem Wasser, während man gleichzeitig heftig schwitzt (wie bei Ausdauerwettkämpfen).

**Gute Quellen**: *Nahezu alle Lebensmittel, die bei der US-amerikanischen Ernährungsweise Verwendung finden. Doch ich plädiere für gesunde Quellen wie Oliven, Tomatensaft, fettarmen Hüttenkäse, Brezeln und gesalzene Nüsse.*

### Wasser

Wir leiden genauso wie jede Zimmerpflanze, wenn sie zu viel oder zu wenig Wasser bekommt (abgesehen von der Wurzelfäule). Zu wenig Wasser führt zu Dehydrierung. Und zu viel Wasser kann Hyponatriämie verursachen (siehe oben). Zum Glück können wir unseren Hydrationszustand auf zwei Weisen einfach testen:

► **Farbe und Menge des Urins:** Klar und reichlich bedeutet hydriert. Dunkel und konzentriert bedeutet dehydriert.

► **Veränderung des Körpergewichts:** Miss dein Körpergewicht vor und nach dem Training und ermittle die prozentuale Veränderung. -1 bis +1 % bedeutet gut hydriert; -1 bis -3 % bedeutet leicht dehydriert; -3 bis -5 % bedeutet stark dehydriert; mehr als -5 % bedeutet ernsthaft dehydriert.

Vergiss nicht, während des Trainings und während eines Wettkampfes zu trinken, sobald du durstig bist. Eine leichte Dehydrierung ist in Ordnung und wird dir helfen, den vollen Trainingsreiz und die entsprechende Anpassung zu erzielen. Gleichwohl solltest du eine Dehydration nie forcieren. Versuch dich in den Stunden nach dem Training vollständig zu rehydrieren.

### EINIGE ZUSÄTZLICHE INFORMATIONEN:

Wenn du mehr Nährstoffe zu dir nehmen willst, gibt es einige Optionen, dies zu tun, ohne auf Tabletten, Pulver oder Tränke zurückzugreifen. Drei dieser Optionen sind:

1. **Feigen:** Bananen und Äpfel mögen zwar den Beliebtheitswettbewerb gewinnen, aber Feigen sind wie die stille Frau von nebenan, die sich als Salsa tanzende Neurochirurgin entpuppt. Und getrocknete Feigen sind noch bemerkenswerter. Feigen enthalten eine gewaltige Menge an Ballaststoffen und (bezogen auf das Gewicht) tausendmal mehr Kalzium als andere Früchte, 80 Prozent mehr Kalium als Bananen, mehr Eisen als die meisten anderen Früchte, und eine kräftige Ration Magnesium – und das alles bei 30 Kalorien pro Feige.

2. **Nährhefe:** Jawohl. Für manche mag das eher nach etwas klingen, das man besser meidet, als es sich in den Mund zu stecken. Aber Nährhefe – auf Melasse kultiviert und anschließend deaktiviert und zu Pulver verarbeitet – ist die kulinarische Rettung für Legionen von Veganern. Mit ihrem nussigen, käsigen Geschmack, dem auch noch ein Hauch Umami beigemischt ist (dem fünften Geschmack neben süß, salzig, sauer und bitter) ist sie ein guter Ersatz für Parmesankäse. Veganer lieben das in ihr enthaltene hochwertige Protein und die Vitamine des B-Komplexes. Zudem ist Nährhefe nahezu immer mit Vitamin B12 angereichert. Und sie ist köstlich! Probier sie auf Popcorn, Pizza, in Pesto und statt Käse auf Nudelgerichten.

3. **Bittersalz-Bad:** Viele Läufer gönnen sich gelegentlich ein Bad in Bittersalz, und auch wenn man es kaum glauben mag: So ein Bad hat ebenfalls einen Nährwert! Bittersalz besteht aus Magnesium und Sulfat, und sich in einem Bittersalz-Bad einweichen zu lassen, führt garantiert dazu, die Konzentrationen von beidem im Körper zu erhöhen (Magnesium und Sulfat werden leicht von der Haut absorbiert). Die meisten US-Amerikaner nehmen weniger Magnesium zu sich als empfohlen. Das ist nicht gut, da Magnesium in mehr als 300 Enzym-Systemen, die biochemische Reaktionen im Körper regulieren, eine wichtige Rolle spielt (z. B. bei der Proteinsynthese, der Muskel- und Nervenfunktion und der Kontrolle des Blutzuckers). Gib also dreimal in der Woche zwei Tassen Bittersalz in eine mit warmem Wasser gefüllte Badewanne und lass dich mindestens zwölf Minuten lang einweichen. *Wie für alle Supplemente gilt der Hinweis: Konsultiere vor der Verwendung deinen Arzt.*

# Frühstückspudding mit Banane und Chiasamen

▶ 2 Portionen

*Juhu – Pudding zum Frühstück! Vielleicht kennst du Chiasamen von den Spielzeugtieren, aus deren Terracottakörpern Chiasprösslinge sprießen, doch das Superfood-Zeitalter hat sie aus ihrem Ch-Ch-Ch-Chia-Status herausgeholt und zu Superstars der Ernährung aufsteigen lassen. Chiasamen sind nicht nur proteinreich und reich an Omega-3-Fettsäuren, sie enthalten außerdem reichlich sekundäre Pflanzenstoffe, Phosphor, Mangan, Ballaststoffe, Kalzium und Vitamin C. In Flüssigkeit gehen Chiasamen auf und werden gallertartig. Das mag vielleicht unerquicklich klingen, aber es bedeutet, dass sie, wenn man sie einweicht, Saft oder Milch in etwas verwandeln, das einem Tapioka-Pudding sehr nahe kommt.*

40 g Chiasamen
240 ml ungesüßte Mandelmilch
(oder eine andere Milch deiner Wahl)
½ Teelöffel reiner Vanilleextrakt
1 Esslöffel Honig
1 in Scheiben geschnittene Banane
140 g frische Beeren (zum Garnieren)

Die Chiasamen in einem Literglas mit der Banane und der Milch vermengen und kräftig schütteln; über Nacht kühl stellen. In Schalen geben, die Beeren darauflegen und zum Frühstück als Pudding essen.

Pro Portion: 260 Kalorien; 43 g Kohlenhydrate; 5 g Protein; 12 g Fett.

# Grünkohl, Grünkohl und nochmals Grünkohl (Grünkohl auf 3 Arten zubereitet)

*Der dunkelgrüne und unglaublich gesunde Grünkohl war einst ein ausgesprochener Außenseiter unter den Gemüsesorten. Bis die grünen Blätter von der Foodie-Gemeinde entdeckt wurden und sich zu einem trendigen und allseits geliebten Gemüse entwickelten. Grünkohl ist köstlich! Er zählt zu den wenigen Gemüsesorten, die eine beachtliche Menge Kalzium und insbesondere viel Magnesium enthalten (70 g enthalten 40 Prozent der empfohlenen Tagesdosis). Darüber hinaus enthält Grünkohl viel Vitamin A sowie die sekundären Pflanzenstoffe Lutein und Zeaxanthin. Hier drei Zubereitungsvorschläge für dieses vielseitige Gemüse:*

## 1. Schnell sautiert

1 Teelöffel Olivenöl
frischer Knoblauch, gehackt
1 großer Bund Grünkohlblätter, abgespült und gründlich abgetropft, Stiele entfernt
Meersalz und frisch gemahlener Pfeffer

Das Olivenöl in einer großen Schnellbratpfanne erhitzen, den Knoblauch in die Pfanne geben und bei mittlerer Hitze anbraten, bis er anfängt zu brutzeln und goldbraun wird. Dann eine Handvoll Grünkohlblätter auf einmal in die Pfanne werfen und rühren, bis sie anfangen zusammenzufallen. Nach und nach immer wieder eine Handvoll auf einmal in die Pfanne geben. Durch das langsame Hinzufügen verkocht das abgegebene Wasser, bevor die nächste Handvoll in der Pfanne ist. Auf diese Weise wird der Kohl nicht matschig. Sobald die gesamte Grünkohlmenge sautiert ist, mit etwas Meersalz und frisch gemahlenem Pfeffer bestreuen und servieren.

## 2. Langsam geschmort

1 Teelöffel Olivenöl
1 Knoblauchzehe, gehackt
1 großer Bund Grünkohlblätter, abgespült und klein geschnitten
240 ml Gemüsebrühe

Grünkohl liebt es, lange zu köcheln. Er hat viel Struktur, deshalb wird er nicht so schnell pampig, und sein rauchiger Geschmack und sein reichhaltiges, mildes Aroma kommen auf diese Zubereitungsart gut hervor. So holst du das Beste aus dem Grünkohl heraus: Den Knoblauch in Olivenöl anbraten, den Grünkohl hinzugeben, danach die Gemüsebrühe. 20 Minuten lang bei geringer bis mittlerer Hitze köcheln lassen, gelegentlich umrühren und mehr Brühe hinzugeben, falls der Kohl zu trocken wird. Das Kohlgericht ist fertig, wenn die Brühe eingekocht ist und nur noch ein Knäuel feuchter, zarter (aber nicht zerfallender), köstlicher Blätter übrig ist.

## 3. Im Ofen geröstet

1 Bund Grünkohlblätter, abgespült und abgetropft, die Stiele entfernt
1 Teelöffel Olivenöl
Meersalz

Kale Chips sind inzwischen definitiv ein Renner, aber leider sind sie sündhaft teuer. Röste deine Grünkohlblätter also selber im Ofen, denn daraus werden Kale Chips, nur ohne die dicke Schicht aus Nährhefe, Geschmacksverstärkern und anderem Mist. Die einfachste Art der Zubereitung funktioniert so: Die Grünkohlblätter vom Strunk abschneiden, waschen und alle Blätter gründlich trocknen. Dann auf einem Backblech ausbreiten, mit dem Olivenöl und ein wenig Salz vermengen und 15 Minuten lang bei 190 °C backen. Gelegentlich rühren und nachsehen, ob sie auch nicht verbrennen. Die Kale Chips sind fertig, wenn sie knusprig, aber trotzdem noch zart und an den Kanten leicht gebräunt sind.

Pro Portion: 48 Kalorien; 1 g Kohlenhydrate; 3 g Protein; 4 g Fett.

# Weizenkörner-Salat mit Feigen und Feta

▶ 4 Portionen

*Ganze Weizenkörner sind eine großartige Kalium-, Phosphor-, Ballaststoff-, Protein-, Eisen- und Vitamin-B-Quelle, und die diesem Salat zugefügten Feigen erhöhen den Nährstoffgehalt noch zusätzlich. Die Weizenkörner schmecken lecker nussig und haben eine zarte, aber zähe Textur. Häufig wird empfohlen, sie über Nacht einzuweichen, aber es ist nicht erforderlich.*

270 g harte Weizenkörner
½ Teelöffel Salz
2 Selleriestangen, klein geschnitten
1 säuerlicher fester Apfel, gewürfelt
60 g herbe getrocknete Kirschen
5 getrocknete (oder frische) Feigen, klein geschnitten
35 g Pinienkerne
150 g Fetakäse
1 Esslöffel Olivenöl
Balsamessig zum Abschmecken
Rosmarin zum Garnieren
Frisch gemahlener schwarzer Pfeffer

**1.** Die Weizenkörner mit 1200 ml Wasser und ½ Teelöffel Salz in einen Topf geben, sprudelnd aufkochen, die Hitze reduzieren und 50 Minuten lang bzw. so lange, bis die Körner weich sind, abgedeckt köcheln lassen. Alternativ die Weizenkörner mit dem Wasser und Salz in einen Schongarer geben, auf niedrige Stufe stellen und abgedeckt mindestens 8 bzw. bis zu 12 Stunden köcheln lassen.
**2.** Die Weizenkörner abgießen, abkühlen lassen und mit den restlichen Zutaten vermengen. Den Salat 30 Minuten stehen lassen, damit die Aromen sich entfalten können und er eine angenehme Esstemperatur hat.

Pro Portion: 430 Kalorien; 70 g Kohlenhydrate; 15 g Protein; 12 g Fett.

# Mandel-Kirschkuchen-Haferriegel

▶ **12 Portionen**

*Okay, wir möchten hier niemanden veräppeln: Die Riegel schmecken nicht wie Kirschkuchen. Dennoch duften sie nach Mandeln und Kirschen und sind gesund und deshalb die perfekte Wahl für eine Süßigkeit mit reichlich vollwertigen Zutaten im richtigen Verhältnis.*

180g Haferflocken
130g Apfelmus
2 Esslöffel Mandelbutter
85g Honig
53g brauner Zucker
2 Esslöffel eingemachte Kirschen
1 Esslöffel mildes Pflanzenöl
1 Teelöffel Meersalz
2 Teelöffel Mandelextrakt
160g getrocknete Kirschen
110g Mandelblättchen
90 halbbittere Chocolate Chips

1. Den Backofen auf 175 °C vorheizen. Alle Zutaten in einer großen Rührschüssel miteinander vermengen.

2. Die Mischung in einer 20 X 23 Zentimeter großen Backform ausbreiten und glätten.

3. 30 Minuten bzw. so lange backen, bis die Oberfläche eine goldene Farbe bekommt und die Kanten anfangen, braun zu werden.

4. Aus dem Ofen nehmen, 20 Minuten abkühlen lassen, in 12 Quadrate schneiden, vollständig abkühlen lassen und in einem luftdichten Behältnis aufbewahren.

**Pro Portion:** 65 Kalorien; 41g Kohlenhydrate; 5g Protein; 11g Fett.

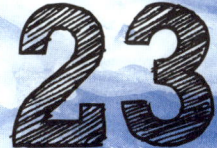

# 23 Stell dir dein Läufer-Abnehmprogramm zusammen

**M**anche Menschen laufen, um abzunehmen. Manche Menschen nehmen ab, um besser laufen zu können. Und manche Menschen laufen ausschließlich, um mehr Kuchen essen zu können. Was auch immer deine Motivation ist – Laufen und Gewichtsmanagement sind untrennbar miteinander verbunden.

Es gibt kein perfektes Gewicht, das für alle Läufer gleichermaßen ideal ist. Was das ideale Gewicht für dich ist – darüber entscheiden du und dein Laufkörper. Aber welches Gewicht auch immer du anstrebst oder halten willst – es ist wichtig, dass du dich für eine vernünftige Strategie entscheidest, um dieses Gewicht zu erlangen oder zu halten, und dass du dir darüber klar bist, was für Folgen es hat, wenn du dieses Gewicht überschreitest. Schließlich würdest du nicht mit vierzig »Sticks« beziehungsweise fünf Kilogramm Butter laufen wollen, die um deine Taille, Hüften und Oberschenkel geschnallt sind. Warum solltest du dich also mit 10 Pfund zusätzlichem Körperfett belasten? (Die in einem amerikanischen »Stick« Butter – 115 g – steckenden Kalorien entsprechen in der Tat in etwa einem Viertelpfund Körperfett.) Ein gesunder Gewichtsverlust erhöht die maximale Sauerstoffaufnahmekapazität, verringert die Aufprallkräfte, denen deine Muskeln und dein Bindegewebe ausgesetzt sind, und verbessert die Laufökonomie. Einfach ausgedrückt: Eine auf intelligente Weise erreichte Gewichtsreduktion wird deine Ausdauer verbessern.

## WAS IST EIN GESUNDES GEWICHT?

Läufer sind am leistungsfähigsten, wenn sich ihr Gewicht im unteren Bereich des für sie empfohlenen gesunden Gewichts befindet. Eine schnelle Möglichkeit zu beurteilen, ob du ein gesundes Gewicht hast, ist, den Body-Mass-Index (BMI) zu berechnen, wobei zu bedenken ist, dass der BMI weder den Körperbau noch die Muskelmasse berücksichtigt. Sehr muskulöse Menschen haben einen hohen BMI. Dem National Institute of Health zufolge wird der BMI folgendermaßen berechnet:

▶ Dividiere dein Körpergewicht in kg durch das Quadrat deiner Körpergröße in Metern.

Die folgende Tabelle zeigt dir, ob dein Gewicht im Verhältnis zu deiner Größe im gesunden Bereich liegt:

| BMI | Klassifikation |
|---|---|
| <18,5 | Untergewicht |
| 18,5–24,9 | Gesundes Normalgewicht |
| 25,0–29,9 | Übergewicht |
| 30,0–39,9 | Adipositas |
| >40 | Massive bzw. Hochrisiko-Adipositas |

Genauso wie muskulöse Menschen einen hohen BMI haben, können superfitte Läufer natürlich einen BMI am unteren Ende der Skala haben. Mo Farah, der Doppelolympiasieger 2012 über 5000 und 10.000 Meter, hat einen BMI von 21,1, während der Sprintstar Usain Bolt auf einen BMI von 24,9 kommt. Einige Elite-Marathonläufer und Ultramarathonläufer fallen in die »Untergewicht«-Kategorie, weil sie unter 18,5 liegen, aber die meisten Spitzen-Marathonläufer kommen auf BMI-Werte zwischen 19 und 21. Was bedeutet das für dich? Sofern du ansonsten gesund bist, sind BMI-Werte irgendwo zwischen 18,5 und 24,9 in Ordnung – und wenn dein Wert ein wenig darunter oder ein wenig darüber liegen sollte, ist das wahrscheinlich auch kein Grund zur Sorge.

Eine andere Möglichkeit, dein gesundes Gewicht zu bestimmen, ist, deinen Körperfettanteil zu bestimmen (falls du Zugang zu einem Caliper zur Bestimmung der Hautfaltendicke oder zu einem speziellen Wasserbecken zum hydrostatischen Wiegen hast). Die folgende Tabelle des American Council on Exercise gibt Körperfettbandbreiten für verschiedene Klassifikationen an (»essenzielles Fett« ist das Minimum an Fett in Prozent, das erforderlich ist, um gesund zu bleiben).

| Klassifikation | Männer | Frauen |
|---|---|---|
| Essenzielles Fett | 2–5% | 10–13% |
| Sportler | 6–13% | 14–20% |
| Körperlich fit | 14–17% | 21–24% |
| Durchschnitt | 18–24% | 25–31% |
| Adipös | 25%+ | 32%+ |

Die meisten Läufer finden aufgrund ihrer persönlichen Erfahrungen heraus, in welcher Gewichts-Bandbreite sie am leistungsstärksten

# ERNÄHRUNGSDISKUSSION

## »8 Möglichkeiten, ungesunde Snacks durch gesunde zu ersetzen«

Wenige Dinge machen eine Diät schneller zunichte als der Verzehr von Snacks. Sie führen uns in Versuchung und verleiten uns. Sie üben heimlich Macht über uns aus. Natürlich könnte man ganz einfach empfehlen, immer einen Vorrat an Obst und Gemüse zur Hand zu haben, um Heißhungerattacken auf Snacks zu vereiteln. Aber seien wir ehrlich: Wenn es dich nach Chips gelüstet, kommt Sellerie einfach nicht dagegen an. Deshalb findest du hier ein paar vollwertige, schmackhafte Snacks, auf die du zurückgreifen kannst, wenn rohe Möhren einfach nicht ausreichen.

- ▶ **Puffreis-Snacks statt Doritos:** Puffreis-Snacks sind, nährwerttechnisch gesehen, nicht perfekt, aber sie werden vorwiegend aus ungeschältem Naturreis hergestellt, sind aromatisch und im Vergleich zu den stark verarbeiteten Tortilla-Chips aus Mais die bessere Wahl.

- ▶ **Müsliriegel statt Snack-Kuchen:** Die meisten Müsliriegel haben mit all dem Karamell, der Erdnussbutter und den Chocolate Chips einen viel zu hohen Zuckergehalt, um als »gesunde Nahrung« durchzugehen, aber sie liefern viel mehr Nährstoffe als die gehaltlosen kommerziellen Snack-Kuchen und können deshalb in dringenden Fällen eine Heißhungerattacke auf Süßes stillen.

- ▶ **Gute Kekse statt schlechte Kekse:** Wenn du unbedingt einen Keks brauchst – okay, das ist verständlich. Aber lass die Finger von Oreos. Halt nach Keksen mit gesunden Inhaltsstoffen wie Früchten, Vollkornzutaten und dunklen Schokoraspeln Ausschau. Ein köstlicher Hafermehl-Cookie mit getrockneten Kirschen und dunkler Schokolade kann deine Gelüste auf Kekse umfassend befriedigen und deinen Körper nähren.

- ▶ **Gebackene Tortilla-Chips statt frittierte:** Gebackene Tortilla-Chips lassen sich einfach selber machen: Mais-Tortillas in Dreiecke schneiden, auf ein Backblech legen und bei 175° etwa zehn Minuten lang backen. Darauf achten, dass sie nicht zu braun werden – sie sollten noch leicht biegsam sein. Sie ähneln nicht gerade den salzigen, fettigen Chips, die du im mexikanischen Restaurant bekommst, aber mit genügend Salsa und ein bisschen Guacamole wirst du den Unterschied kaum merken.

- ▶ **Popcorn statt Cheetos:** Popcorn wird aus Vollkorn hergestellt, nasch davon so viel, wie du magst. Am besten bereitest du Popcorn auf dem Herd oder in einer Heißluft-Popcorn-Maschine zu (Mikrowellen-Varianten haben Zusatzstoffe und Fett). Füg Parmesan oder geräuchertes Paprikapulver hinzu, wenn du dekadent sein willst. Selbst wenn du ein wenig Olivenöl oder Butter dazugibst, bist du immer noch besser bedient, als wenn du Cheetos aus Maismehl mit Käsegeschmack essen würdest.

- ▶ **Dunkle Schokolade statt Schokoriegel:** Die Antioxidantien in dunkler Schokolade tun dem Körper gut, und das ist schon mal mehr, als über den simplen Schokoriegel gesagt werden kann. Entscheide dich für Schokolade mit einem Kakaoanteil von mindestens 35 Prozent, und iss nicht mehr als 42 Gramm. Zur Befriedigung größerer Naschgelüste halt nach Trockenfrüchten, Erdnüssen, Bretzeln usw. mit einem Überzug aus dunkler Schokolade Ausschau.

>>>

# ERNÄHRUNGSDISKUSSION

▶ **Geröstete Seetang-Snacks statt Chips:** Eine der größten Erfolgsstorys auf dem Snack-Markt war die Vermarktung von gerösteten Seetang-Blättern, die inzwischen überall zu haben sind. Noch überraschender ist, wie würzig und überzeugend sie schmecken! Du bekommst das ganze knusprige, salzige gewisse Etwas, das Chips aufweisen, aber ohne die erschreckend hohe Anzahl an Fettkalorien.

▶ **Gefrorener Joghurt statt Eiscreme:** Gefrorener Joghurt mag dir vielleicht nicht das wahnsinnig cremige Mundgefühl geben, das fette Eiscreme dir verleiht, aber er kommt dem sehr nahe. Manche Marken von gefrorenem Joghurt haben genauso viele Kalorien wie Eiscreme, aber es gibt auch welche mit deutlich weniger Kalorien. Was gefrorener Joghurt darüber hinaus zu bieten hat, ist: eine Menge Kalzium, weniger gesättigte Fettsäuren als Eis und überaus wichtige Probiotika. Deshalb ist gefrorener Joghurt gesünder und Eiscreme überlegen.

sind. Wenn sie über diese Bandbreite kommen, werden sie langsamer, fallen sie darunter, verlieren sie Kraft und Energie. Ungeachtet dessen ist es wichtig zu verstehen, *wie* man überhaupt abnimmt.

## EIN PFUND PRO WOCHE ABNEHMEN

Läufer, die ein paar »Sticks« Butter um ihre Taillen und Hüften verlieren wollen, können nicht einfach eine Saftfastenkur einlegen, sich ausschließlich von Bacon ernähren oder unbegrenzte Mengen an Kohlsuppe essen. Als Läufer brauchst du Kalorien, um trainieren zu können, und Nährstoffe, um diejenigen zu ersetzen, die während des Workouts verbraucht wurden. Crash-Diäten führen genau zu dem, was das in ihnen steckende Wort sagt: zu einem Crash eben, wie bei einem Hungerast. Du baust total ab und machst schlapp. Zu viel abzunehmen oder zu schnell abzunehmen kann für deinen Laufkörper schlimmer sein, als ein paar Pfunde zu viel mit dir herumzutragen. Du musst strategisch abnehmen, und zwar mit dem Ziel, ein bis zwei Pfund pro Woche zu verlieren.

Ein Pfund pro Woche abzunehmen, basiert auf einem simplen Mechanismus: Ein Pfund Körperfett enthält 3500 Kalorien. Dementsprechend führt ein Defizit von 3500 Kalorien zur Abnahme von einem Pfund. Auf dieses Defizit kannst du kommen, indem du deine Kalorienaufnahme reduzierst (eine Diät machst) oder trainierst (also mehr Kalorien verbrennst). Um ein Pfund pro Woche abzunehmen, musst du 500 Kalorien weniger pro Tag konsumieren als du verbrennst, entweder indem du weniger isst oder mehr Sport treibst – oder besser noch durch eine Kombination von beidem.

Und jetzt das Dementi: So einfach ist es nicht. Dein Körper kann Tricks aus dem Ärmel ziehen. Gemäß der Set-Point-Theorie ist dein Körper so programmiert, dass er ein bevorzugtes Gewicht hat, das er beizubehalten versucht, indem er den Stoffwechsel verlangsamt (und beschleunigt) und dadurch kleinere Kaloriendefizite oder temporäre kleinere Kalorienüberschüsse ausgleicht (so wie dein Körper auch seine Körpertemperatur ungeachtet der Lufttemperatur aufrechterhält). Seinen Set-Point zu verändern, braucht Zeit und eine langfristige Anpassung der Lebensgewohnheiten. Lauftraining kann natürlich helfen, diese Veränderung in Gang zu setzen. Wie in Kapitel 1 dargelegt, gibt es eine einzigartige Beziehung zwischen Laufen und Gewichtreduktion. Läufer verlieren bei gleicher trainingsinduzierter Kalorienverbrennung wie Walker im Vergleich zu diesen doppelt so viel Gewicht. Dies könnte darauf hinweisen, dass die höhere Trainingsintensität beim Laufen eine direktere Auswirkung auf den Set Point hat, sodass du für deine beim Laufen verbrannten Kalorien mit stärker purzelnden Pfunden belohnt wirst. Fazit: Um ein Pfund pro Woche abzunehmen, bedarf es einer Kombination aus reduzierter Kalorienaufnahme und gesteigerter körperlicher Aktivität, während eine gesunde Ernährung beizubehalten ist, die ausreichend ist, um den für das Lauftraining zu deckenden Bedarf zu befriedigen.

## POPULÄRE DIÄTEN UND LAUFEN

Die praktische 3500-Kalorien-Rechnung ist zwar einfach, aber nicht jeder ist gut im Kalorienzählen. Einige brauchen einen klar definierten Ernährungsplan. Aber welchen? Bei Amazon.com sind mehr als 70.000 Diät- und Ernährungsratgeber verfügbar. Wo soll man da als Läufer ansetzen? Ganz einfach: direkt hier. Im Folgenden findest du einen Überblick über die fünf beliebtesten Diäten und darüber, was aus der Sicht eines Läufers von ihnen zu halten ist.

### Die Atkins-Diät und alle anderen Pro-Protein-Ernährungspläne

Nach dem Erscheinen von *Dr. Atkins' Diät-Revolution: Schlank und gesund durch High Fat – Das Original* schien es plötzlich so, als würde sich die ganze Welt mit Steaks, Eiern und Bacon schlank essen. Die Diät (wie auch alle Nachahmer-Diäten) basiert auf dem Konzept, dass Kohlenhydrate schlecht sind. Indem diese drastisch reduziert werden und dafür mehr Protein und Fett konsumiert wird, werden als Hauptenergieträger nicht mehr Kohlenhydrate verbrannt, sondern gespeichertes Fett (Ketose), wodurch ein Gewichtsverlust eintritt. Können wir, wenn wir auf den Protein-Zug aufspringen, tatsächlich Gewicht verlieren? Ja. Ist das gesund? Nein. Studien haben gezeigt, dass Low-Carb-Diäten das Herzerkrankungsrisiko erhöhen. Ist die Diät gut für Läufer? Wenn du die Antwort darauf nicht kennst, hast du Kapitel 19 dieses Buches übersprungen. Bitte lies es.

### Die Zone-Diät

1995 schrieb Dr. Barry Sears, ehemaliger forschender Biochemiker am MIT *Enter the Zone* (deutsch: *40-30-30: Die Zone-Diät*) und versprach uns großartige gesundheitliche Vorteile und einen perfekt proportionierten Körper. Im Untertitel bietet er uns »einen revolutionären Lebensplan« an, mit dem wir »unseren Körper vollkommen ins Gleichgewicht bringen« können. Mal im Ernst – wer würde das nicht wollen? *The Zone* propagiert eine drastische Verbesserung des Stoffwechsels durch eine Ernährungsweise, bei der 40 Prozent der zugeführten Kalorien aus Kohlenhydraten, 30 Prozent aus Protein und 30 Prozent aus Fett stammen. Das Konzept der Diät enthält einige sehr gute Komponenten, zum Beispiel den gepriesenen bevorzugten Verzehr von Gemüse, Hülsenfrüchten, Vollkornprodukten und Obst. Außerdem werden diejenigen, die sich nach dieser Diät ernähren, dazu angehalten, möglichst keine einfachen Kohlenhydrate zu sich zu nehmen. Doch obwohl die Diät als für Sportler geeignet gepriesen wird, ist die empfohlene Beschränkung des Kohlenhydratkonsums für die meisten Läufer untragbar.

### Die DASH-Diät

Die DASH-Diät (Dietary Approaches to Stop Hypertension – diätische Maßnahmen zum Stoppen von Bluthochdruck) wurde vom US-amerikanischen National Heart, Lung, and Blood Institute kreiert, um dazu beizutragen, Bluthochdruck zu vermeiden und zu kontrollieren. In den jährlichen vom *U.S. News & World Report* veröffentlichten Diät-Rankings rangiert diese Diät regelmäßig auf Platz eins. Darüber hinaus wird die Diät vom US-amerikanischen Landwirtschaftsministerium insgesamt als ein idealer Ernährungsplan empfohlen. Bei der DASH-Diät wird besonderer Wert auf Obst, Gemüse, fettfreie oder fettarme Milchprodukte, Vollkornprodukte, Fisch, Geflügel und Nüsse gelegt. Weniger angeraten wird der Verzehr von rotem Fleisch, von Süßigkeiten, zugefügtem Zucker und zuckerhaltigen Getränken. Läufern wird an der Diät gefallen, dass Nahrungsmittel mit reichlich Kalium, Magnesium und Kalzium empfohlen werden. Ziel der Diät ist eine Ernährungsweise, bei der 55 Prozent der aufgenommenen Kalorien aus Kohlenhydraten, 18 Prozent aus Protein und 27 Prozent aus Fett stammen (was sich nicht allzu sehr von einem traditionellen Läufer-Ernährungsplan unterscheidet, bei dem das Verhältnis 60 Prozent Kohlenhydrate, 15 Prozent Protein und 25 Prozent Fett beträgt).

### Die South-Beach-Diät

Die South-Beach-Diät wurde in den frühen 1990er-Jahren von dem US-amerikanischen Kardiologen Arthur Agatston und der Ernährungsberaterin Marie Almo entwickelt, nachdem sie beobachtet hatten, dass ihre Patienten und Klienten bei einer Befolgung der damals empfohlenen fettarmen und kohlenhydratreichen Ernährungspläne an Gewicht zulegten. »Wir haben einen anderen Ansatz ausprobiert«, sagt Dr. Agatston, »und zwar einen, der auf die Qualität der Fette und Kohlenhydrate setzt, anstatt auf die relative Menge … Das Grundprinzip der South-Beach-Diät lautet, gute Fette, gute Kohlenhydrate, Protein aus mageren Quellen und jede Menge Ballaststoffe zu sich zu nehmen.« Die Diät ist in drei Phasen unterteilt. Während Phase eins werden die »schlechten« Kohlenhydrate aus dem Speiseplan verbannt, die als Quelle des Verlangens des Körpers nach süßen und verarbeiteten Nahrungsmitteln betrachtet werden. In Phase zwei werden »gute« Kohlenhydrate in den Speiseplan eingeführt. Diese Phase dauert an, bis der oder die Diäthaltende sein oder ihr Zielgewicht erreicht hat. Phase drei hält das ganze Leben lang an und zeichnet sich dadurch aus, grundsätzlich zu gesunden Lebensmitteln zu greifen. Läufer haben vielleicht Probleme mit der Kohlenhydratbeschränkung in Phase eins, aber in Phase drei darf aus allen erlaubten Nahrungsmitteln frei gewählt werden, und man kann sich ein auf den persönlichen Bedarf zugeschnittenes Kohlenhydrat-Protein-Fett-Verhältnis zusammenstellen.

### Die Weight Watchers

Das Konzept der Weight Watchers besteht darin, Lebensmitteln »Punkte-Werte« zuzuweisen, wobei der Erfolg größtenteils dem Gemeinschaftsaspekt des Programms zuzuschreiben ist: regelmäßige Gruppentreffen, wöchentliches Wiegen mit Coaches und eine lebenslange Mitgliedschaft für diejenigen, die ihr Zielgewicht erreichen und halten. Lebenslange Mitglieder, die nicht mehr als ein Kilo unterhalb oder oberhalb ihres gesunden Zielgewichts liegen, dürfen weltweit kostenlos an den Treffen der Weight Watchers teilnehmen, was den Mitgliedern einen Anreiz bietet, ihr Leben lang mit ihrer Abnehm-Gemeinschaft in Verbindung zu bleiben. Nach dem *PointsPlus*-Programm der Weight Watchers werden keine Nahrungsmittel verboten. Stattdessen basieren die Punkte auf den Inhaltsstoffen: Kalorienreiche Lebensmittel, die mehr Fett und einfache Kohlenhydrate enthalten, haben eine höhere Punktzahl, während protein- und ballaststoffreiche Nahrungsmittel weniger Punkte haben. Das Programm fördert den Verzehr einer breiten Vielfalt an gesunden Nahrungsmitteln, die auf drei Hauptmahlzeiten und kleine Zwischenmahlzeiten verteilt werden sollen. Das Programm ist flexibel genug, um auch dem Brennstoffbedarf von Läufern gerecht zu werden. Darüber hinaus wird das von der National Academy of Sciences empfohlene Makronährstoff-Verhältnis befolgt: 45–65 Prozent Kohlenhydrate, 10–35 Prozent Protein und 20–35 Prozent Fett.

## DIE KUNST DES VERMEIDENS VON LEBENSMITTELN

Wir leben in einem Zeitalter des Vermeidens bestimmter Lebensmittel. Einige setzen auf glutenfreie Ernährung. Andere auf Fleischersatz-Produkte. Wieder andere auf nussfreie oder milchfreie Lebensmittel. Egal aus welchen Gründen man bestimmte Nahrungsmittel meidet – aufgrund von Allergien, Krankheiten, Geschmack, Wohlbefinden, ethischen Gründen oder Neurosen –, die Frage, die sich stellt, lautet: Sind Läufer, die penibel bestimmte Ernährungseinschränkungen einhalten, gegenüber anderen benachteiligt? Eine angemessene Antwort auf diese Frage kann durch die Nennung dreier Namen geliefert werden: Scott Jurek, Amy Yoder Begley und Tim VanOrden.

Jurek ist einer der besten Ultraläufer der Welt. Er hat bei den meisten der anspruchsvollsten Straßen- und Geländeläufe zahlreiche

# ERNÄHRUNGSDISKUSSION

## »Versteckter Zucker«

Lebensmittelhersteller lieben es, Zucker in Produkte zu schmuggeln, in denen Zucker, offen gesagt, nichts zu suchen hat (man denke an den Weizenkleie-Muffin von Dunkin' Donut mit 40 Gramm hinzugefügtem Zucker). Die American Heart Association empfiehlt, dass Frauen pro Tag nicht mehr als 100 Kalorien und Männer nicht mehr als 150 Kalorien in Form von zugesetztem Zucker zu sich nehmen sollten. Da die Nährwertkennzeichnungen nicht zwischen hinzugefügtem Zucker und natürlichem Zucker (z. B. Zucker aus Früchten) unterscheiden, ist ein wenig Detektivarbeit erforderlich, um die Zuckerzusätze aufzuspüren. Im Folgenden sind Bezeichnungen aufgeführt, unter denen versteckter Zucker sich den Weg in dein Essen bahnen kann:

- Ahornsirup
- Brauner Zucker
- Dattelzucker
- Demerara-Zucker
- Dextran
- Dextrose
- Evaporierter Zuckerrohrsaft
- Fruchtsaft
- Fruchtsaftkonzentrat
- Fructose
- Gelbzucker
- Gerstenmalz
- Glucose
- Glucose-Fructose-Sirup
- Goldener Zucker
- Helle Melasse
- Honig
- Invertzucker
- Johannisbrotsirup
- Karamell
- Maissirup
- Maissiruppulver
- Maissüßstoffe
- Maltodextrin
- Maltose
- Malzsirup
- Mannit
- Melasse
- Melassesirup
- Muscovado-Zucker
- Palmzucker
- Puderzucker
- Raffinadesirup
- Reissirup
- Rohzucker
- Rohrzucker
- Rübenzucker
- Saccharose (Haushaltszucker)
- Sirup
- Sorbit
- Sorghumhirse-Sirup
- Staubzucker
- Streuzucker
- Traubenzucker
- Trockenglucose
- Turbinado-Zucker
- Zucker
- Zuckerrohrsaftkristalle

Siege errungen, unter anderem gewann er siebenmal hintereinander (1999–2005) beim Western States 100 Mile Endurance Run. Die Redakteure der Zeitschrift *UltraRunning* haben ihn dreimal zum Ultra-Runner des Jahres gekürt. Und er ist überzeugter Veganer. Yoder Begley wurde zweimal USA-Meisterin über 10.000 Meter, nahm an den Olympischen Spielen in Peking teil und kam sechzehnmal in die landesweite Bestenauswahl der National Collegiate Athletic Association, des Verbands, über den Colleges und Universitäten der USA ihre Hochschulportprogramme organisieren. Bei ihr wurde Zöliakie diagnostiziert, sie muss sich glutenfrei ernähren. VanOrden ist zweifacher USA Masters Mountain Runner des Jahres und hat bei den USA Masters Trail Running Championchips (Meisterschaften der Seniorinnen und Senioren ab 35) Siege über zahlreiche Distanzen errungen, unter anderem über 10 km, 15 km, Halbmarathon, Marathon und 50 km. Er ernährt sich von veganer Rohkost und bezieht seinen Brennstoff, den er fürs Laufen benötigt, ausschließlich aus Lebensmitteln, die nicht über 38 Grad erhitzt wurden (während die meisten Rohkost-Veganer eine Erhitzung ihrer Nahrung auf bis zu 48 Grad zulassen, ist VanOrden der Überzeugung, dass »Lebensmittel sich zersetzen und an Nährwert verlieren, wenn sie Temperaturen von mehr als 38 Grad ausgesetzt werden«).

Das Wesentliche ist: Es gibt viele Möglichkeiten, sich als Läufer mit dem notwendigen Brennstoff zu versorgen. Kluge Entscheidungen im Hinblick auf seine Ernährung zu treffen, ist ein Weg zum Erfolg. Wenn du dafür sorgst,

# ERNÄHRUNGSDISKUSSION

## »Iss wie eine griechische Großmutter, lauf wie ein Champion«

Das Einmaleins der mediterranen Küche ist ziemlich einfach. Befolge die folgenden Ratschläge, die auf den Empfehlungen der Mayo Clinic basieren. Dein Laufkörper wird es dir danken:

▶ Obst und Gemüse und nochmals Obst und Gemüse: Gemüse und Früchte (frisches ganzes Obst und Gemüse ist am besten) sollten zu jeder Mahlzeit gegessen werden – auch als Snack.

▶ Steig bei allen Backprodukten, Zerealien, Pasta- und Reisgerichten auf die Vollkornvarianten um.

▶ Schrecke nicht vor Nüssen zurück, genieße sie aber in Maßen. Sie sind zwar sehr kalorienreich, aber sie haben auch jede Menge gesunde Fettsäuren und Protein.

▶ Erteile Butter eine Abfuhr und verlieb dich in Olivenöl. Je häufiger du Olivenöl benutzt, desto mehr wirst du seinen vollen Geschmack mögen (und du darfst es großzügig benutzen).

▶ Spiele mit Kräutern und Gewürzen. Sie geben deinem Essen nicht nur Geschmack, sie haben häufig auch ihre ganz eigenen Vorteile für die Gesundheit.

▶ Iss mindestens zweimal pro Woche Fisch: frischer Thunfisch oder Dosenthunfisch im eigenen Saft, Lachs, Forelle, Makrele und Hering sind eine gute Wahl. Falls du dir Sorgen wegen Quecksilberrückständen machst, besuche die Webseite www.nrdc.org, und klick die Rubrik »Health« an, wo du weitere Informationen findest.

▶ Meide rotes Fleisch. Du musst nicht ganz darauf verzichten, aber beschränke dich auf wenige Mahlzeiten im Monat. Falls du rotes Fleisch essen möchtest, entscheide dich für magere Stücke und kleine Portionen. Meide Würstchen, Bacon und anderes verarbeitetes Fleisch.

▶ Greife zu fettarmen Milchprodukten. Verwende fettarme Miloh und fettfreien griechischen Joghurt, und koste Sorbet anstelle von Eiscreme.

DAS ULTIMATIVE LÄUFERTRAINING

STELL DEINEN SPEISEPLAN AUF –PROTEIN, KALORIEN, KOHLENHYDRATE

dass dein Makronährstoffverhältnis stimmt und du sicherstellst, dass du ausreichend Kalorien und Nährstoffe zu dir nimmst, solltest du voll einsatzbereit sein. Und laufen, laufen, laufen können.

## DIE VORZÜGE DER MEDITERRANEN ERNÄHRUNG

Als ob die Menschen, die entlang der wunderschönen Mittelmeerküste leben, dadurch, dass sie dort leben dürfen, nicht schon genug verwöhnt wären, haben sie zudem auf ihrem Speiseplan nicht nur großartige Gerichte, sondern auch noch ein geringeres Risiko, an einer Herzerkrankung oder Krebs zu sterben, und leiden seltener an Parkinson oder Alzheimer. Willkommen bei der Mittelmeerdiät – die keinen konkreten Speise- und Trainingsplan vorsieht, sondern vielmehr eine Herangehensweise an Ernährung ist, die von der traditionellen Küche Italiens, Griechenlands, Spaniens und Marokkos inspiriert ist.

Nahrungsmittel, die in der mediterranen Küche vorkommen, sind: Gemüse, Obst, Bohnen, Vollkornprodukte, Nüsse, Oliven, Olivenöl, Käse, Joghurt, Fisch, Geflügel und Eier – alles vollgepackt mit Mikronährstoffen, Antioxidantien, Vitaminen, Mineralstoffen und Ballaststoffen. Die meisten in der Mittelmeerküche verwendeten Nahrungsmittel sind saisonal verfügbare frische Vollwertprodukte. Fleisch, Zucker, Salz und industriell verarbeitete Produkte werden nur minimal verwendet. Gesunde Fette sind unbegrenzt erlaubt (du darfst also maßlos deiner Vorliebe für Olivenöl frönen), und darüber hinaus ist auch moderater Weinkonsum gestattet. Für Läufer ist es die beste Ernährungsweise überhaupt. Wenn du abnehmen möchtest, wird dir eine Umstellung weg von industriell verarbeiteten Produkten hin zu nährstoffdichten Lebensmitteln helfen, die 3500-Kalorien-Reduktion pro Woche zu erreichen. Außerdem kannst du das Makronährstoffverhältnis von Kohlenhydraten, Protein und Fett individuell auf deinen Bedarf zuschneiden. Bei der Mittelmeerdiät kommen nur sehr wenige leere Kalorien zum Einsatz, stattdessen jede Menge gesunde, sinnliche, köstliche, echte Nahrungsmittel, sodass jede Komponente eine Geschmackssensation zu bieten hat. Die Mittelmeerdiät ist die praxistaugliche Summierung aller in den vorherigen fünf Absätzen dargelegten Ernährungskonzepte. Und es ist gut möglich, dass die Mittelmeerdiät die Art von Ernährung darstellt, die am besten geeignet ist, dir dabei zu helfen, deinen Laufkörper aufzubauen.

## Gerösteter Spargel mit verlorenen Eiern

▶ 2 Portionen

*Dieses Gericht könnte nicht leichter zuzubereiten sein, und es ist deutlich sättigender, als man es von 200 Kalorien erwarten würde. Unter den verschiedenen Gemüsesorten ist Spargel ein maßgeblicher Lieferant von Folsäure und eine gute Kalium-, Thiamin- und Vitamin-B6-Quelle. Darüber hinaus ist Spargel reich an Rutin, das die Wände der Kapillaren stärkt. Eier sind eine hervorragende Protein-, Cholin-, Lutein- und Zeaxanthinquelle.*

20 Stangen Spargel
1 Teelöffel Olivenöl
4 Eier
Salz und Pfeffer zum Würzen
Trüffelöl, gehobelter Parmesankäse
oder frische Kräuter, optional

**1.** Den Ofen auf 205 °C vorheizen.

**2.** Die spröden Enden der Spargelstangen abschneiden (für Suppe aufbewahren) und den Spargel in Olivenöl schwenken. Auf einem Backblech ausbreiten und mit Salz und Pfeffer bestreuen. 20 Minuten lang garen und gelegentlich wenden, bis die Stangen leicht braun werden und ein wenig schlaff aussehen, aber immer noch leicht fest sind.

**3.** Während der Spargel gart, die Eier pochieren. Es gibt verschiedene Möglichkeiten, Eier zu pochieren, und jeder Koch wird auf seine Methode als die einzig wahre schwören. Falls du eine Lieblingsmethode hast, nur zu. Falls nicht, probiere die vorhandenen Möglichkeiten aus, um zu sehen, welche für dich die beste ist. Wir bevorzugen eine simple Methode: Wasser in einem mit mindestens 7,5 cm gefüllten Topf leicht zum Kochen bringen, die Eier in ein Gefäß aufschlagen, vorsichtig ins Wasser gleiten lassen und 3–4 Minuten kochen lassen. Falls dir das Pochieren Probleme bereitet, kannst du auch einfach Spiegeleier braten. Zur Not tut es auch Rührei – du kannst nichts falsch machen.

**4.** Den Spargel aus dem Ofen nehmen, auf zwei Teller verteilen und mit je zwei Eiern bedecken. Nach Belieben mit Salz und Pfeffer würzen. Falls gewünscht, Trüffelöl, Parmesankäse oder Kräuter darübergeben.

**Pro Portion:** 190 Kalorien; 6g Kohlenhydrate; 16g Protein; 12g Fett.

## Selbst gemachter Hummus

▶ 8 Portionen

*Hummus hat die Welt der Dips erobert. Im Supermarkt werden uns, wie es scheint, tausend verschiedene Geschmacksrichtungen angeboten – aber lass die Finger davon, denn es macht Spaß, seine eigene Version herzustellen und sie den eigenen Wünschen anzupassen, und schon hast du deinen 100 Kalorien enthaltenden nährstoffreichen, schmackhaften Aufstrich. Als Erstes stellen wir das Basisrezept vor, dann folgen einige Ideen zum Variieren.*

1 Dose Kichererbsen
2 Knoblauchzehen
3 Esslöffel Tahin (Sesampaste)
2 Zitronen
1 Esslöffel Olivenöl
Salz zum Abschmecken

Die Kichererbsen abtropfen lassen, den Saft aufheben und beiseitestellen. Die Kichererbsen zusammen mit allen anderen Zutaten in eine Küchenmaschine geben. Unter gelegentlichem Hinzufügen der aufgehobenen Flüssigkeit pürieren, bis der Hummus eine schöne Konsistenz hat: glatt, dick-sämig und streichfähig.

**62 g:** 100 Kalorien; 11g Kohlenhydrate; 4g Protein; 6g Fett.

**STELL DEINEN SPEISEPLAN AUF –PROTEIN, KALORIEN, KOHLENHYDRATE**

## ZUSÄTZLICHE ZUTATEN:

Probier auch die folgenden weiteren Zutaten aus, die du hinzugibst, bevor du den aufbewahrten Kichererbsensaft in die Küchenmaschine fügst:

Gebratene rote Paprika und Jalapeño; zum Garnieren frischer Koriander.

Frischer Ingwer und Minze; zum Garnieren Granatapfelkerne.

Miso-Paste und Wasabi; zum Garnieren Sesamkörner.

Anchovis und getrocknete Tomaten; zum Garnieren frischer Oregano.

Schwarze Oliven und Kapern; zum Garnieren frische Petersilie.

# Pilz-Lasagne

▶ **Ergibt 6 große Portionen**

*Ja, wir haben Lasagne in unser Kapitel zum Thema Abnehmen aufgenommen! Das mag in vielerlei Hinsicht falsch erscheinen, ist es aber nicht. Indem wir Weizenvollkorn-Pasta verwenden, ist das Gericht bereits gesünder und herzhafter als normale Lasagne (und der Vollkornweizen macht sich geschmacklich gut mit Pilzen). In diesem Rezept sind die großen Mozzarella- und Ricottamengen durch Alternativen mit weniger Fett ersetzt.*

Olivenöl
1 340-g-Päckchen Vollkornweizen-Lasagnenudeln
1 große Knoblauchzehe
1 Esslöffel Olivenöl
900g gemischte Pilze (weiße, Portobello, Shiitake u.s.w.), in Scheiben geschnitten
Salz und Pfeffer zum Abschmecken
370g teilentrahmter Ricotta
375g fettfreier griechischer Joghurt
150g zerbröckelter Ziegenkäse
100g frisch geriebener Parmesankäse

**1.** Den Ofen auf 190 °C vorheizen.

**2.** Die Nudeln nach Packungsanleitung kochen und beiseitestellen.

**3.** Den Knoblauch zerhacken und mit dem Olivenöl in eine große Sautierpfanne geben. Bei mittlerer Hitze braten, bis er brutzelt. Die Pilze (falls deine Pfanne nicht groß genug ist, in mehreren Ladungen) hinzufügen und mit Salz abschmecken. Unter häufigem Rühren sautieren, bis die Pilze ihren Saft freigegeben haben und leicht trocken werden.

**4.** Den Ricottakäse und den Joghurt in einer separaten Schüssel vermengen.

**5.** Ein wenig Olivenöl auf den Boden einer 20 X 30 cm großen Backform geben (falls du nur eine 20 X 20 oder eine 23 X 33 cm große Form hast, ist das kein Problem, auch mit diesen Größen funktioniert es). Eine Schicht Nudeln in die Form geben, danach ⅓ der Ricottamischung, ⅓ der Pilze und ⅓ des Ziegenkäses. Wiederholen, bis die Zutaten aufgebraucht sind, die letzte Schicht besteht aus Nudeln; mit dem Parmesan bestreuen.

**6.** 45 Minuten lang bzw. so lange backen, bis die Lasagne Bläschen wirft; 15 Minuten ruhen lassen. Zusammen mit im Ofen geröstetem Grünkohl servieren (S. 359).

**Pro Portion:** 393 Kalorien; 33g Kohlenhydrate; 26g Protein; 17g Fett.

# Butternusspudding
# (oder Kürbispudding)

▶ 4 Portionen

*Jeden Herbst geschieht das Gleiche: Allen möglichen Speisen und Getränken ist Kürbis zugegeben – Kaffee, Muffins, Bier, Donuts, Kuchen, Martinis, was auch immer. Warum sollten wir es also nicht mal mit einem reichhaltigen, cremigen Pudding versuchen? Wenn man dieses Rezept komplett selber zubereitet, ist Butternusskürbis zu empfehlen, weil er sich einfacher handhaben lässt (und der Geschmack ist kaum von Gartenkürbis zu unterscheiden), aber man kann sich die Arbeit auch erleichtern, indem man Kürbispüree aus der Dose verwendet. Beide Kürbissorten enthalten beeindruckende Mengen an Vitamin A, Vitamin C, Viamin B6, Kalium und Folat.*

360g Butternusskürbispüree (oder 1 425-g-Dose Gartenkürbispüree)
320ml Kokosmilch
3 Esslöffel Speisestärke
2 Esslöffel Ahornsirup
1 Teelöffel Melasse
62,5g Rohzucker
½ Teelöffel Zimt
½ Teelöffel Muskatnuss
½ Teelöffel Salz

1. Bei der Verwendung von frischem Butternusskürbis: Den Kürbis mit einem Gemüseschäler schälen, der Länge nach durchschneiden, die Kerne entfernen und würfeln. 15–20 Minuten bzw. so lange kochen, bis der Kürbis weich ist, dann mit einem Pürierstab oder einer Küchenmaschine pürieren, bis das Püree eine glatte Konsistenz hat. (Es wird etwas übrig bleiben, das für eine Suppe verwendet werden kann).
2. Sämtliche Zutaten einrühren, bis alles gut vermengt und geschmeidig ist.
3. Die Mischung in einen mittelgroßen Topf geben und auf mittlerer Hitze unter ständigem Rühren etwa 8 Minuten kochen, bis sie eindickt.

4. In eine Servierschüssel oder einzelne Schälchen füllen und kühlen, bis der Pudding fest ist – über Nacht oder für mindestens 1½ Stunden.

**Pro Portion:** 248 Kalorien; 35g Kohlenhydrate; 3g Protein; 11g Fett

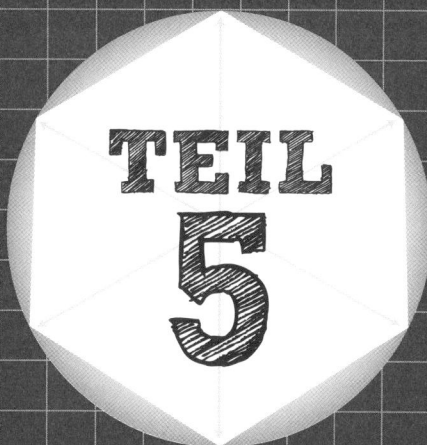

**TEIL 5**

# Entwickle deine Wettkampf- strategie

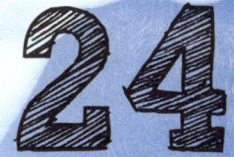

## Mach dir deine Herangehensweise an Wettkämpfe klar

**A**ls Erstes musst du im Zusammenhang mit einem Wettkampf eine Sache verstehen: Ein Rennen ist nichts anderes als ein Lauf, bei dem du 100 Prozent Einsatz zeigst. Du könntest ganz alleine an der Startlinie auf einer Laufbahn stehen, darauf warten, dass jemand »Los!« schreit und losrennen, bis du umfällst. Wahrscheinlich würdest du 200 Meter durchhalten, eine halbe Runde also, und das auch nur mit etwas Glück. Dann würde deine Lunge brennen, deine Beine würden streiken, und du würdest schwankend zum Stehen kommen – mit den Händen auf den Knien (oder deiner Stirn auf der Laufbahn) – und dich fragen, welcher Teufel dich geritten hat zu glauben, dass es eine gute Idee wäre, an einem Rennen teilzunehmen. Aber du hättest es getan. Du hättest dieses Rennen absolviert.

Eine Herangehensweise an einen Wettkampf zu entwickeln, ist nichts anderes, als deinem Körper beizubringen, diese 200 Meter auf ein 5-km-Rennen oder auf einen Halbmarathon oder Marathon auszudehnen. Es geht darum, den Fokus von einem verbesserten Fitnesszustand auf Wettkampffitness zu verschieben. Es geht darum, dass du dich mental auf die besondere Herausforderung deines Wettkampfes vorbereitest. Und jetzt kommt das Beste: Mit einer richtigen Herangehensweise an den Wettkampf wirst du dich als Finisher deines ersten 5-km-Rennens oder deines ersten Halbmarathons *entschieden* besser fühlen als nach diesen 200 Metern an Tag eins.

## WAS IST EINE HERANGEHENSWEISE AN EINEN WETTKAMPF?

Einige Läufer trainieren für ein bestimmtes Rennen. Andere nehmen an Rennen teil, um ihrem Logbuch Kilometer hinzuzufügen und ihrem Training einen Sinn zu geben. Viele Läufer nehmen nie an einem Rennen teil. Lauftraining muss nicht in der Teilnahme an einem Wettkampf münden. An einem Rennen teilzunehmen, ist nur eine Möglichkeit. Aber wenn du dich für diese Möglichkeit entscheidest, brauchst du einen Plan – egal, ob du dir zum Ziel setzt, eine bestimmte Renndistanz zu bewältigen oder ob du eine persönliche Bestzeit anstrebst oder eine Medaille in deiner Altersklasse gewinnen willst.

Der Unterschied zwischen einem Trainingslauf und einem Rennen ist dieser: Bei einem Wettkampf strengst du dich etwas mehr an oder läufst eine längere Strecke (oder beides). Es ist ein Fehler, Wettkämpfe so zu behandeln, als wären sie etwas völlig anderes als ein normales Training. Bei einem Rennen verlangst du dir ein bisschen mehr ab als bei deinen normalen Trainingsläufen – aber nicht so viel, dass du deinen trainierten Laufkörper überforderst. In Wahrheit wirst du mit der richtigen Herangehensweise an den Wettkampf die Erfahrung machen, dass das Rennen weniger eine Herausforderung ist als eine Möglichkeit, etwas zu tun, was du dir beim normalen Training nicht gestattest, nämlich deinen gestärkten, durchtrainierten Laufkörper bis an die Grenze seiner Leistungsfähigkeit zu bringen.

Für einen gut trainierten Läufer ist nicht das Rennen selbst die Herausforderung, sondern die Vorbereitung auf den Wettkampf.

### Zwei Herangehensweisen an einen Wettkampf

Die in diesem Buch vorgeschlagenen Trainingspläne bereiten deinen Laufkörper darauf vor, jede *beliebige* Distanz zu laufen, aber um sicherzustellen, dass du, wenn du an einem Wettkampf teilnimmst, die bestmögliche Erfahrung machst, solltest du noch ein paar Anpassungen vornehmen. Der erste Schritt ist, dass du dein Wettkampfziel bestimmst. Die meisten Läufer haben eins der folgenden zwei Ziele im Auge:

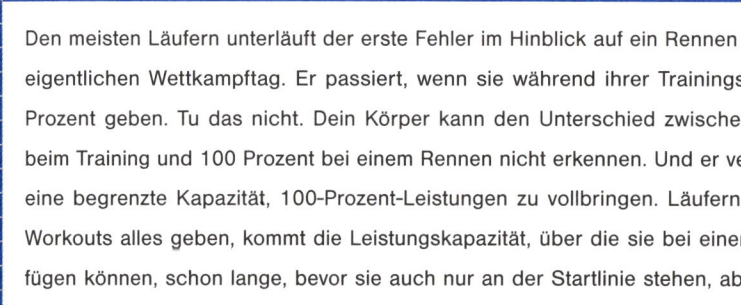

## TIPP FÜR ANFÄNGER

Den meisten Läufern unterläuft der erste Fehler im Hinblick auf ein Rennen lange vor dem eigentlichen Wettkampftag. Er passiert, wenn sie während ihrer Trainingseinheiten 100 Prozent geben. Tu das nicht. Dein Körper kann den Unterschied zwischen 100 Prozent beim Training und 100 Prozent bei einem Rennen nicht erkennen. Und er verfügt nur über eine begrenzte Kapazität, 100-Prozent-Leistungen zu vollbringen. Läufern, die bei ihren Workouts alles geben, kommt die Leistungskapazität, über die sie bei einem Rennen verfügen können, schon lange, bevor sie auch nur an der Startlinie stehen, abhanden.

**ENTWICKLE DEINE WETTKAMPFSTRATEGIE**

- **Erfolgreiche Beendigung:** Du möchtest eine Renndistanz absolvieren, die für deine Fitness eine Herausforderung darstellt (du möchtest z.B. einen Halbmarathon schaffen).
- **Wettkampforientierte Teilnahme:** Du möchtest schnell sein und dich mit anderen Läufern messen.

Jedes Wettkampfziel (und jede Variation eines der beiden Ziele) erfordert einen speziellen, auf dieses Ziel zugeschnittenen Trainingsansatz, der sich leicht von den auf andere Wettkampfziele zugeschnittenen unterscheidet.

## So trainierst du, um ein Rennen erfolgreich zu beenden

Sein Training darauf auszurichten, ein Rennen über eine bestimmte Distanz erfolgreich zu beenden, ist oft das Ziel von Laufanfängern, aber auch das Ziel erfahrener Läufer, die sich einer neuen Herausforderung stellen wollen (zum Beispiel könnte ein Läufer, der normalerweise 10-km-Rennen läuft, die Marathondistanz ausprobieren wollen). Wenn es dein Ziel bei einem Wettkampf ist, bei einer bestimmten Distanz über die Ziellinie zu kommen, behalte die folgenden drei Leitsätze im Hinterkopf:

1. Nimm dir genügend Zeit, dich auf den Wettkampf vorzubereiten. Während du deinen Körper vielleicht in wenigen Wochen auf ein 5-km-Rennen vorbereiten kannst, brauchst du für einen Marathon mehrere Monate.
2. Die Vorbereitung auf den Wettkampf muss stufenweise erfolgen. Führe schrittweise längere Laufzeiten und intensivere Läufe in dein Trainingsprogramm ein, sodass das Rennen selbst nur noch eine kleine Steigerung von beidem darstellt.
3. Übertreib es nicht. Zu hartes Training hat Verletzungen, Krankheit und vollkommene Erschöpfung zur Folge.

Mit diesen Leitgedanken im Hinterkopf solltest du die folgenden Anpassungen bei deinem Training vornehmen:

- **Verlängere deinen langen Lauf:** Du musst deinen langen Lauf schrittweise verlängern, bis die Distanz nahezu derjenigen deines angestrebten Rennens entspricht. Für ein 5-km-Rennen musst du beim Training auf eine Distanz von 3,2 bis 4,8 km kommen. Um für längere Rennen wie etwa einen Marathonlauf zu trainieren, musst du als Maßeinheit für dein Trainingsvolumen vielleicht eher die *Zeit* zugrunde legen als eine bestimmte Laufdistanz. Während ein Marathonläufer, der die Marathondistanz in unter 3 Stunden schafft, während des Trainings Strecken bis zu 32–35½ km laufen sollte, können langsamere Läufer aus zeitlichen Gründen nicht so weit laufen, ohne Verletzungen zu riskieren. Stattdessen sollten diese Läufer ihren langen Lauf auf maximal 3½ Stunden beschränken (wenn du Laufanfänger bist, auf 2½). Wenn du dich an diese Laufdauer hältst, bist du auf der sicheren Seite, zudem können langsamere Läufer einen *langen Trainingslauf mit einem negativen Split* (s. unten) hinzufügen, um die erhöhte Anstrengung zu imitieren, die ihnen auf den letzten Kilometern eines Marathonlaufs abverlangt wird.
- **Trainiere deine Renntempointensität:** Wenn du glaubst, dass dein Renntempo höher sein wird als dein normales Lauftempo bei einem Langstreckenlauf während des Trainings, musst du ein wenig Zeit auf Tempotraining verwenden.
  - *Kurze Strecken:* Absolviere ein paar Trainingseinheiten mit Wiederholungen im angestrebten Renntempo.
  - *Lange Strecken:* Schließe lange Läufe mit negativem Split in dein Trainingsprogramm ein. Bei dieser Art Training läufst du die erste Hälfte deines langen Laufs in deinem normalen Langstreckentempo und die zweite Hälfte ein wenig schneller.
  - *Nur für Marathontraining:* Eine Variation des langen Laufs mit einem negativen Split ist, etliche Kilometer (z.B. die Kilometer 19–29 eines

32-km-Laufs) im angestrebten Marathonrenntempo zu laufen. Der Trainingswissenschaftler und Trainer Greg McMillan geht noch einen Schritt weiter und setzt auf »schnelle Endphasen bei langen Läufen«. Dabei steigerst du das Lauftempo sukzessive über die letzten 30–90 Minuten deines Laufs und läufst den Schlussspurt mit fast 100 Prozent deiner Maximalleistung.

► **Testrennen:** Die Hinweise hierzu folgen weiter unten in diesem Kapitel.

Im Jahr 2012 gab es in den USA bei Läufen über sämtliche Distanzen mehr als 15 Millionen Finisher. Es gibt also keinen Grund, dass nicht auch du ein Finisher werden kannst.

## So trainierst du, wenn du wettkampforientiert bist

Wettkampforientiertes Laufen erfordert eine wettkampfspezifische Vorbereitung auf das Rennen. Du musst sowohl deinen Körper als auch deinen Kopf darauf vorbereiten, deine Maximalleistung zu erbringen. Dieses spezifische Training umfasst:

► **Gleiche Dauer:** Bei kürzeren Rennen (z. B. Halbmarathon oder kürzer) musst du Langstreckenläufe in dein Trainingsprogramm aufnehmen, deren Distanz mindestens derjenigen deines Zielrennens entspricht. Beim Marathontraining solltest du zudem Läufe einschließen, deren *Dauer* (bis zu 3½ Stunden) derjenigen deines Zielrennens entsprechen, aber nicht notwendigerweise dessen Distanz.

► **Gleiche Intensität wie beim Rennen:** Egal, welche Renndistanz du läufst – du musst Wiederholungstraining (oder Tempoläufe) in der Intensität absolvieren, in der du vorhast, beim Wettkampf zu laufen.

► **Wettkampf-Pace:** Sobald die Woche des Rennens naht, solltest du nicht mehr Wiederholungs- und Tempoläufe in einem bestimmten Renntempo absolvieren, sondern sie genau in dem Tempo laufen,

das du bei dem Wettkampf anstrebst. Das erhöht die Laufökonomie (Laufeffizienz) im Renntempo und lehrt dich, die physiologischen und sensorischen Signale zu erkennen, die dich dein Tempo beibehalten lassen.

► **Schnelligkeitstraining:** Durch Wiederholungstraining in einem Tempo, das höher ist als das angestrebte Renntempo (z.B. 200-m-Wiederholungen im 1500-m-Renntempo als Trainingseinheit für ein 5-km-Rennen), vermehren sich die anaeroben Enzyme, und es wird eine größere Bandbreite an Muskelfasern rekrutiert, was dazu führt, dass das angestrebte Renntempo selbst sich »langsamer« anfühlt und leichter zu bewältigen ist.

► **Aufwärmem:** Jetzt ist es an der Zeit, sich eine feste Aufwärmroutine anzugewöhnen. Absolviere dein Aufwärmprogramm vor jedem intensiven Training (z. B. Wiederholungstraining, Bergwiederholungen oder anderen intensiven Einheiten), damit die vertraute Routine am Tag des Wettkampfes dein Lampenfieber mildert und deine Zuversicht stärkt.

► **Testrennen:** Die Hinweise hierzu folgen weiter unten in diesem Kapitel.

Wettkampforientiertes Training basiert nicht auf Mutmaßungen. Du baust deinen Laufkörper durch solides Training auf. Dann nimmst du nur noch auf den Wettkampf zugeschnittene Feinabstimmungen vor, indem du wettkampfspezifische Workouts absolvierst. Das Werk ist vollendet, bevor du an der Startlinie stehst.

## Die Reduzierungsphase (Tapering)

Ungeachtet deines Wettkampfziels solltest du dein Training in den Tagen oder Wochen vor dem Rennen reduzieren. In der Reduzierungsphase trainierst du weniger und ermöglichst es deinen Muskeln und deinem Bindegewebe dadurch, sich besser zu regenerieren. Darüber hinaus gibst du deinem Körper die Chance, seine Muskelglykogenspeicher und seine Hormon-, Enzym- und Neurotransmittervorräte wiederaufzufüllen. Für ein 5-km-Rennen mag vielleicht nur eine Reduzierungsphase von ein paar Tagen erforderlich sein, doch für einen Marathon dauert sie üblicherweise drei Wochen. Ungeachtet dessen empfindet jeder Läufer anders, welche Reduzierungsphase für ihn am besten funktioniert. Es gibt unter anderem folgende Möglichkeiten:

► **Traditionelle Reduzierung vor einem 5-km-Rennen:** Streiche (oder reduziere) am Wochenende vor dem Rennen den langen Lauf. Absolviere 4–6 Tage vor dem Rennen ein einziges Wiederholungstraining, bei dem du die übliche Intensität der Wiederholungen beibehältst, die Anzahl der Wiederholungen jedoch um 33–50 Prozent reduzierst. Reduziere dann bis zum Rennen deine Trainingskilometer und füge 2–3 Tage vor dem Rennen eine Einheit mit 8–10 Steigerungsläufen hinzu. Absolviere am Tag vor dem Rennen einen lockeren Lauf oder laufe gar nicht.

► **Traditionelle Reduzierung vor einem Marathon:** Die Reduzierungsphase beginnt drei Wochen vor dem Marathon nach deinem letzten (und längsten) langen Lauf.

   ■ *drei Wochen vorher*: Reduziere sowohl deine Trainingskilometer als auch dein intensives Training (z.B. Wiederholungstraining und schnelle Tempoläufe) um 20–30 Prozent. Behalte die normale Intensität während deiner Workouts bei. Beende die Woche mit einem Lauf, der halb so lang ist wie der lange Lauf der Vorwoche.

   ■ *zwei Wochen vorher*: Reduziere deine Trainingskilometer und dein intensives Training um weitere 20–30 Prozent. Behalte die normale Intensität deiner Workouts bei. Deine letzte intensive Trainingseinheit sollte 10 Tage vor deinem Marathonlauf stattfinden. Beende die Woche mit einem Lauf, dessen Distanz 40 Prozent der Distanz deines letzten langen Laufs entspricht.

   ■ *eine Woche vorher*: Reduziere deine Trainingskilometer auf 25 Prozent deines normalen Laufvolumens. Einige Läufer absolvieren während ihres Montagslaufs eine Strecke von 3,2–6,4 km im angestrebten Marathon-Renntempo. Ruh dich 1–2 Tage vor dem Lauf vollständig aus. Erhöhe deine Kohlenhydrataufnahme 2–3 Tage vor dem Rennen auf 70 Prozent deiner Gesamtkalorienaufnahme.

► **Verringerte Reduzierung:** Einige Läufer finden, dass eine traditionelle Reduzierung von 40–60 Prozent des Trainingsumfangs dafür sorgt, dass sie anfälliger für Erkältungen und Allergieattacken sind und sich am Tag des Rennens schlapp fühlen. Für diese Läufer sorgt eine verringerte Reduzierung des Trainings von nur 20–25 Prozent des Trainingsumfangs – beginnend 2–3 Tage vor einem 5-km-Rennen bzw. 2–3 Wochen vor einem Marathonlauf – für bessere Ergebnisse.

Ein Vorbehalt ist bei der Trainingsreduzierung zu nennen: Laufanfänger, die sich noch in der Phase befinden, in der sie ihre Fitness jede Woche verbessern, fahren manchmal besser damit, die Reduzierungsphase auszulassen und sich einfach nur am Tag vor dem Rennen auszuruhen.

## PERIODISIERUNG

Vielleicht hast du schon mal erfahrene Läufer gehört, die von einer *Periodisierung des Trainings* reden. Bei der Periodisierung wird das Training in verschiedene Phasen unterteilt. Dabei beginnen viele Läufer mit einem *Grundlagentraining*, also einer Phase, während der die aerobe Ausdauer gesteigert wird und Muskeln und das Bindegewebe gekräftigt werden. Im Anschluss an das Grundlagentraining fügen einige Läufer zur Saisonvorbereitung eine *Kraftaufbau-Phase* ein, während der sie sich vor allem auf Bergläufe, Technikübungen und anaerobes Training konzentrieren. Andere gehen direkt in die *Wettkampfphase* über, während der sie an Rennen teilnehmen und oft auf einen wichtigen Wettkampf hinarbeiten. Zum Schluss

# TRAININGSDISKUSSION

## »Lampenfieber vor dem Rennen«

Unmittelbar vor einem Rennen werden wir alle nervöS. Aber Lampenfieber vor einem Rennen, diese irrationale Panik, die so viele Läufer erfasst, beschränkt sich nicht auf den Tag des eigentlichen WettkampfS. Lampenfieber kann dir die letzten Wochen vor einem Wettkampf schwer machen, indem es dein Training beeinträchtigt und zu einer unterdurchschnittlichen Rennleistung führt. Lampenfieber kann sich auf folgende Weise bemerkbar machen:

- ▶ **Phantomschmerz:** Du wirst auf einmal von kleineren Verletzungen, z. B. einer Entzündung oder Verspannungen im unteren Rückenbereich oder einer plötzlich auftretenden Schleimbeutelentzündung geplagt. *Kannst du denn wirklich so lädiert sein?* Ja, das ist durchaus möglich. Es handelt sich um die ganz normalen Wehwehchen, die mit einem intensiven Training einhergehen. Nur dass du sie normalerweise ignorierst – das heißt, du ignorierst sie, bis deine Nervosität vor dem Wettkampf einen Hypochonder aus dir macht und du jedes noch so kleine Kribbeln dramatisierst und zu etwas machst, was es nicht ist, nämlich einer wirklichen Verletzung. Mach dir keine Sorgen: Diese Phantomschmerzen werden verschwinden, sobald das Rennen im Gange ist.

- ▶ **Das Rennen durch das Training vermasseln:** Der Tag des Rennens nähert sich mit Siebenmeilenstiefeln, und du verlierst plötzlich das Vertrauen in deine Fitness, woraufhin du beschließt, ein Testrennen oder ein Intervalltraining zu absolvieren, bei dem du alles gibst. Stop! Gehe nicht über LOS! Ein Workout, bei dem du 100 Prozent deiner Leistung gibst, ist ein Rennen, und du entziehst deinem Körper die Ressourcen, die er für das tatsächliche Rennen benötigt.

- ▶ **Das Infragestellungs-Syndrom:** Eine Woche vor dem Tag des Rennens kommst du zu dem Schluss, dass du dich falsch vorbereitet hast. Du meinst, du hättest mehr Tempoläufe absolvieren sollen. Oder mehr Intervalltraining. Oder mehr Technikübungen. Und du fragst dich, ob du all diese Workouts schnell noch vor dem Rennen absolvieren solltest. Entspann dich. Es gibt nichts, was du tun kannst, um innerhalb einer Woche schneller zu werden – und jede Menge Dinge, die du tun könntest, um dein Rennen zu vermasseln. Wenn du meinst, Anpassungen deines Trainings vornehmen zu müssen, verschieb das auf *nach* dem Rennen.

- ▶ **Das Rennen als Trainingseinheit betrachten:** Du reduzierst dein Lampenfieber vor dem Wettkampf, indem du das Rennen als Workout ansiehst. Du verzichtest auf die Tapering-Phase, machst dir keine Gedanken über ausreichende Ruhephasen und deine Ernährung, und du lässt es am Tag nach dem Wettkampf nicht locker angehen. *Tu das nicht.* Ein Rennen ist ein 100-prozentiger Einsatz – egal, was du vorher und nachher machst. Ohne die angemessene und erforderliche Reduzierungs- und Regenerationsphase riskierst du es, deinen Körper mit einer Anstrengung zu überfordern, die er nicht bewältigen kann.

- ▶ **Warten, bis du in Topform bist:** Aus Angst, dich zu blamieren, weigerst du dich, an einem Rennen teilzunehmen, bis du deine »Topform« erreicht hast. Diese Einstellung

DAS ULTIMATIVE LÄUFERTRAINING

# TRAININGSDISKUSSION

birgt ein Problem: Die Teilnahme an Rennen ist ein wichtiger Schritt auf dem Weg zu deiner persönlichen Topform. Wettkämpfe trainieren dein Gehirn. Sie beanspruchen deinen Laufkörper in einer Weise, wie es bei normalen Trainingseinheiten nicht möglich ist. Außerdem ist deine »Topform« eine utopische Zukunftsvision. Ihre »Topform« erreichen die meisten Läufer selten, wenn überhaupt.

▶ **Ernährungsumstellung, um einen Leistungsschub zu bewirken:** Du beschließt, deine Wettkampfleistung zu verbessern, indem du deine Ernährung umstellst. Das ist eine clevere Entscheidung, wenn du damit im Sinn hast, dich langfristig gesünder ernähren zu wollen. Nicht so clever wäre es, deine Ernährung während der Woche vor dem Rennen radikal umzustellen. Neue Lebensmittel auf dem Speiseplan können zu Magen-Darm-Reaktionen führen, die du bisher nicht kanntest. Veränderungen deines Speiseplans müssen sich lange vor der Woche vor dem Rennen bewährt haben – ansonsten kann dein Carbo-Loading während des Rennens mit einem Carbo-Entladen enden.

▶ **Veränderungen deiner Routine:** Du veränderst deine tägliche Routine, um besser ausgeruht und besser auf den Wettkampf vorbereitet zu sein. Du gehst nicht zur Arbeit, vernachlässigst deine häuslichen Pflichten, vermeidest Treppen und dehnst dich ständig. »Die meisten Topleistungen werden vollbracht, wenn du gar nicht versuchst, sie zu vollbringen«, sagt dazu der Trainer Jack DanielS. Und er hat recht. Halt an deinem Tagesablauf fest. Vertrau auf dein Training – und glaub an dich.

Schlussendlich gehst du am besten mit deinem Lampenfieber um, indem du dich an das Trainingsprogramm hältst, für das du dich entschieden hast, bevor du Lampenfieber bekommen hast.

gibt es die *Regenerationsphase*, während der Läufer sich vom intensiven Training erholen, entweder, indem sie sich eine komplette Auszeit genehmigen, oder durch eine beträchtliche Reduzierung des Trainingsvolumens. Eine Periodisierung des Trainings funktioniert gut bei Spitzenläufern mit klar definierten Saisons, doch die meisten Läufer nehmen ganzjährig an Wettkämpfen teil, weshalb sie mit einem allgemeineren, weniger saisonal ausgerichteten Trainingsansatz besser fahren.

## TESTRENNEN

Testrennen sind wichtig, um bei dem angestrebten Wettkampf Höchstleistungen zu erbringen. Das Erbringen von 100 Prozent Leistung bei einem Rennen bewirkt einen physiologischen Stimulus, den du beim normalen Training nicht bekommst. Außerdem wird dein Gehirn trainiert, in Zukunft noch härtere Anstrengungen zu dulden. Darüber hinaus fungieren Testrennen als Generalprobe für alle möglichen praktischen Aspekte im Zusammenhang mit Wettkämpfen wie etwa die Parkplatzsuche, verspätete Starts, Toilettenknappheit usw. Schließlich bekommst du durch die Teilnahme an Testrennen ein Feedback bezüglich deiner Fitness und kannst noch kleinere Trainingsanpassungen vornehmen. Unterschiedliche Renndistanzen erfordern unterschiedlichen Strategien für Testrennen.

DAS ULTIMATIVE LÄUFERTRAINING

### 5-km- und 10-km-Rennen

Auf diese beiden beliebten Renndistanzen bereitest du dich vermutlich am besten mit einem 5-km-Testrennen vor. Eigentlich bereitet man sich am besten mit einem Testrennen vor, dessen Distanz kürzer ist als die des angestrebten Wettkampfs, aber es gibt kaum Straßenläufe unter einer Distanz von 5 km. Falls du kein passendes Rennen ausfindig machen kannst, kannst du ersatzweise folgende Alternativen absolvieren: einen 1500-Meter- oder Meilenlauf auf Zeit; 5 X 1000 Meter im angestrebten Renntempo des Zielrennens mit 400-Meter-Jogginintervallen zur Erholung; 2 X 1,6 km im 5-km-Renntempo mit einem 400-Meter-Erholungsintervall.

### Halbmarathon

Als Testrennen für einen Halbmarathon kommen sowohl 8-km- als auch 10-km-Distanzen infrage. Falls du dich für einen Lauf über eine Strecke von mehr als 10 km entscheidest (z.B. 15 km), solltest du in Erwägung ziehen, dein Lauftempo bei diesem Testlauf auf dein Lauftempo bei einem schnellen Tempolauf zu beschränken. Ersatzweise kommen folgende Alternativen infrage: ein 20- bis 30-minütiger schneller Tempolauf; 3 X 3200 Meter im angestrebten Renntempo des Zielrennens mit je 3–4 Minuten Erholungsintervallen; oder ein 5-km- bis 10-km-Lauf auf Zeit.

### Marathon

Als Testlauf für einen Marathon eignen sich alle Distanzen zwischen 5 km und dem Halbmarathon. Ein Halbmarathon als Testrennen sollte lange vor dem Marathon gelaufen werden (5–6 Wochen). Ein 5-km-Testrennen kannst du auch noch eine Woche vor deinem Marathon absolvieren. Ersatzweise kommen folgende Alternativen infrage: ein 60-minütiger langsamer Tempolauf; 21-km-Lauf im angestrebten Marathontempo; 5-km- bis 16-km-Lauf auf Zeit.

Mit der richtigen Herangehensweise an den Wettkampf kannst du deinen Körper und deinen Kopf auf den Tag deines Rennens vorbereiten. Dann musst du nur noch laufen.

DAS ULTIMATIVE LÄUFERTRAINING

**ENTWICKLE DEINE WETTKAMPFSTRATEGIE**

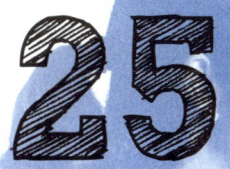

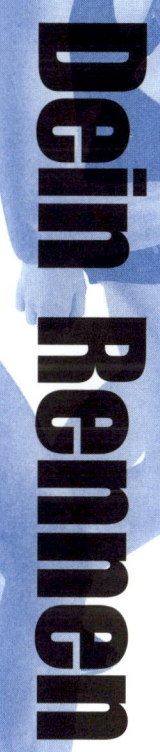

**Dein Rennen**

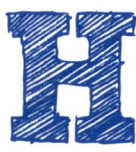eute ist der Tag des Rennens. Du hast trainiert. Du hast deinen Trainings-umfang vor dem großen Tag reduziert. Du hast dich richtig ernährt. Du bist hydriert. Jetzt must du nur noch das Rennen laufen. Jedes Jahr stellen sich in den USA und auf der ganzen Welt Millionen von Läufern an der Startlinie auf. Und jetzt bist du einer von ihnen und fragst dich, was jene Läufer, die gut laufen und ihre Ziele erreichen, von denen unterscheidet, die schlappmachen und ihre Ziele nicht erreichen. Es sind nicht die Gene. Und es ist nicht das Talent. Es sind zwei Dinge: Training und das Wissen, wie man ein Rennen läuft. Das Erste hast du voll im Griff. Und das Zweite ist einfach. Du musst bloß wissen, was du tun musst – und, noch wichtiger, was du nicht tun darfst.

## WAS IST EIN RENNEN?

Wie bereits in Kapitel 24 erklärt, ist ein Rennen ein Lauf, bei dem du 100 Prozent Einsatz zeigst. Die besondere Herausforderung eines Rennens ist nicht die physiologische Herausforderung. Sondern die psychologische. Jeder kann laufen, bis er nicht mehr kann. Die Kunst besteht darin, deinen 100-Prozent-Einsatz gleichmäßig über die ganze Rennstrecke zu verteilen. Klingt einfach? In der Theorie vielleicht, aber bei einem richtigen Rennen ist das nicht ganz so einfach. Adrenalin strömt durch deine Adern, und du bist von einem Meer an Läufern umgeben, die genauso aufgeregt sind wie du. Da ist das unerträgliche Warten an der Startlinie und dann der Ruck, der den ganzen Körper erfasst, wenn der Startschuss knallt (oder das Signalhorn ertönt). Begleitet von anfeuerndem Jubel der Zuschauer sprinten Läufer von der Startlinie los und drängen und schubsen, und ein instinktiver Drang treibt dich an, einfach nur mit der Herde loszulaufen und zu laufen und zu laufen – in dem Moment brauchst du einen Plan, den du einstudiert hast, und das Selbstvertrauen, diesen Plan auch umzusetzen.

## RENNSTRATEGIE

Ein Wettrennen ist höchstwahrscheinlich die einfachste Form des Wettkampfs, die die Menschheit kennt. Und die beste Rennstrategie ist genauso einfach. Wähle ein Tempo, von dem du dir sicher bist, dass du es beibehalten kannst. Während des Rennens passt du dein Tempo auf der Basis der Rückmeldungen deines Körpers an (wie du es während zahlreicher Langstreckenläufe und Intervallläufe einstudiert hast). Und wenn das Banner in Sicht kommt, das die Ziellinie markiert, holst du noch einmal alle Energie, die noch in dir steckt, aus dir heraus, sodass du, wenn du über die Ziellinie läufst, die gesamten 100 Prozent verbraucht hast.

In der Praxis ist es jedoch ziemlich schwer, diese Strategie umzusetzen.

Man braucht kein Genie zu sein, um sich ausrechnen zu können, dass es ein maximales Tempo gibt, das du vom Start bis zur Ziellinie durchhalten kannst. Aber man muss ein disziplinierter Läufer sein, um Ablenkungen auszublenden – andere Wettkampfteilnehmer, anfeuernde Zuschauer, deine eigene innere Stimme –, um sein Tempo beizubehalten. Sich an einige grundlegende Ratschläge zu halten, erleichtert einem diese Aufgabe:

- ▶ **Beschleunige, ohne zu sprinten:** Lauf zügig und entschieden von der Startlinie los, bis du das von dir angepeilte Tempo erreicht hast (nicht schneller), aber sprinte nicht – wenn du auf den ersten 100 Metern einen Sprint hinlegst, ist es nahezu sicher, dass du auf den letzten 100 Metern kriechen wirst. Wenn du dein Tempo während des Rennens änderst, ändere es allmählich. Sprints – und alle übereifrigen Tempoerhöhungen – kosten viel zu viel Energie.
- ▶ **Vermeide jedes Anrempeln:** Remple und stoße im Gedränge keine anderen Läufer.

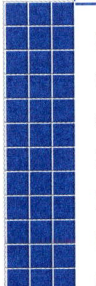

## TIPP FÜR ANFÄNGER

Die beste Rennstrategie ist, ein »gutes Rennen« anzustreben, nicht ein großartigeS. Zu versuchen, ein großartiges Rennen zu laufen, lädt dazu ein, ein Desaster zu erleben. Es ermuntert dich, zu schnell loszulaufen und die Rückmeldungen deines Körpers zu ignorieren. Zu versuchen, ein gutes Rennen zu laufen, lädt hingegen dazu ein, sich selbst zu vertrauen. Du läufst das Tempo, auf das du vorbereitet bist. Wenn du die Hälfte der Strecke hinter dir hast, fühlst du dich stark – *und es ist erstaunlich, wozu du in der zweiten Hälfte des Rennens fähig bist, wenn du fit bist und dich stark fühlst.*

**ENTWICKLE DEINE WETTKAMPFSTRATEGIE**

Erstens ist es Zeitverschwendung. Zweitens ist es dumm. Und drittens wirst du jede Beteiligung an einem unsportlichen Verhalten später bereuen – garantiert.

▶ **Behalte eine gleichbleibende Belastungsintensität bei:** Laufe das ganze Rennen (außer den Endspurt) auf einem gleichbleibenden Anstrengungslevel. Der Trainer Jack Daniels nennt dies »gleichmäßige Intensität«. Das bedeutet nicht, dass deine Anstrengung sich während des ganzen Rennens gleich anfühlen wird. Der erste Teil wird sich leicht anfühlen, die späteren Abschnitte nicht mehr. Aber deine körperliche Anstrengung sollte deine Ressourcen während des ganzen Rennens gleichmäßig anzapfen, was letztendlich in einem Tempo resultiert, das du aufrechterhalten kannst.

▶ **Nimm erlaubte Abkürzungen:** Lauf während des Rennens Tangenten (die kürzeste mögliche Distanz). Nimm Kurven optimal. Lauf nicht im Zickzack, wenn du andere Läufer überholst. Und wenn du vor einer Abbiegung die Straßenseite wechselst, denk daran, dass die kürzeste Strecke zwischen zwei Punkten eine gerade Linie ist.

▶ **Nutze verringerten Luftwiderstand:** Unmittelbar hinter einem anderen Wettkampfteilnehmer oder schräg versetzt hinter seiner Schulter herzulaufen, verschafft dir zwei Vorteile. In physiologischer Hinsicht gewinnst du pro Kilometer 2,5 bis 5 Sekunden (der geringere Luftwiderstand erlaubt es dir, bei gleichem Energieverbrauch schneller zu laufen). Und in psychologischer Hinsicht profitierst du davon, dass du jemand anderem die stressige Entscheidung überlässt, das Tempo festzulegen.

▶ **Mach Bestandsaufnahme:** Überprüfe ständig dein Energie- und Ermüdungslevel. Frag dich: »Kann ich das Rennen bei dieser Belastungsintensität beenden?« Wenn die Antwort ja lautet, behalte sie bei. Wenn die Antwort nein lautet, lauf langsamer, bevor du dir dein Rennen kaputtmachst.

▶ **Verkürze das Leiden:** Eine korrekte, gleichmäßige Belastungsintensität ermöglicht es dir, das Eintreten der schweren Ermüdung hinauszuzögern (also das Leiden). Dadurch verkürzt du die Phase, in der du dich quälen musst. Wenn du dich schon auf der Mitte der Strecke quälst, ist es schwer, das Rennen stark zu beenden.

▶ **Spurte spät:** Beginne mit deinem Endspurt erst, wenn du sicher bist, dass du die Anstrengung bis zur Ziellinie durchhalten kannst. Wenn dir vor der Ziellinie die Puste ausgeht, verlierst du mehr Zeit, während du die letzten Meter zum Ziel krabbelst, als du durch die zu frühe Beschleunigung des Tempos gewonnen hast.

▶ **Lauf dein eigenes Rennen:** Das ist ein Klischee, aber aus gutem Grund. Jeder Läufer, der an dem Rennen teilnimmt, bringt seine eigene Fitness, sein eigenes Talent und seine eigene Rennstrategie mit. All dies funktioniert immer nur für ein Individuum. Für dich funktionieren nur deine eigene Fitness, dein eigenes Talent und deine eigene Rennstrategie.

▶ **Lauf das Rennen, das du an diesem Tag laufen kannst:** Nicht jedes Rennen bringt einen persönlichen Rekord. Wenn du die Zwischenzeiten, die du angepeilt hast, nicht erreichst und das Tempo nicht erhöhen kannst, vergiss den persönlichen Rekord und lauf so gut und stark, wie du kannst. Wenn du auch keinen persönlichen Rekord läufst, erhältst du zumindest ein wertvolles Feedback, das du bei deinem künftigen Training berücksichtigen kannst.

Wenn du all diese Ratschläge befolgst, wirst du gut rennen. Und eines Tages wirst du großartig rennen.

## BELASTUNGSINTENSITÄT VERSUS TEMPO

Wir haben in diesem Kapitel viel über Belastungsintensität und Tempo gesprochen, und vielleicht fragst du dich, ob diese beiden Faktoren für unterschiedliche Rennstrategien stehen, ob sie die beiden Seiten der gleichen Münze sind oder ob es sich um Herangehensweisen handelt, die bei einem Rennen gleichzeitig zur Anwendung kommen.

Die Antwort lautet: Alles des soeben Gesagten trifft zu.

Sehen wir uns als Erstes an, was jede dieser Herangehensweisen bedeutet:

1. **Tempo:** Du legst das von dir angestrebte Tempo (Pace) fest, trainierst bei diesem Tempo und versuchst dann, das Rennen in diesem Tempo zu laufen (siehe Tabelle 25.1 am Ende dieses Kapitels, in der Paces pro Kilometer für vier unterschiedliche Laufstrecken vom 5-Kilometer-Lauf bis zum Marathon aufgeführt sind).

2. **Belastungsintensität:** Du absolvierst Trainingseinheiten, um zu erfahren, wie sich die Anstrengung bei unterschiedlichen Laufdistanzen anfühlt und wie sich dieses »Gefühl« ändert, wenn du ermüdest. Dann greifst du während des Rennens auf diese Erfahrungen zurück, um die Ermüdungsstufen und den damit einhergehenden Energieaufwand genau zu kontrollieren.

Läufer wählen einen der beiden Faktoren aus, an dem sie sich während eines Rennens vorrangig orientieren. Aber stellen wir eins klar: Es verhält sich nicht wie bei der Hatfield-McCoy-Fehde. Es ist zwar wahr: Die meisten Läufer rechnen sich dem einen oder dem anderen Lager zu – und die große Mehrheit setzt darauf, sich beim Rennen an der Pace zu orientieren – aber genauso wahr ist, dass sie, unabhängig davon, für welches Lager sie sich entscheiden, während eines Rennen ausnahmslos alle auf Aspekte beider Herangehensweisen zurückgreifen.

*Laufen nach Pace* bedeutet, dass du deine Zielzeit prognostizierst und dann versuchst, Teilstrecken in einer Zeit zu laufen, die proportional der angestrebten Zielzeit exakt entsprechen (z.B. bestimmst du die Zeit für jeden Kilometer eines 5-Kilometerlaufs). Eine Zielzeit von 18.48 bei

einem 5-Kilometer-Lauf entspricht zum Beispiel einer Pace von 3:45, das heißt, du strebst nach einem Kilometer eine Zeit von 3:45 an, nach zwei Kilometern 7:30, nach drei Kilometern 11:15 und so weiter. Um für diese Pace zu trainieren, würdest du Wiederholungen mit einer Pace von 3:45 absolvieren (z.B. 12 × 400 Meter in 90 Sekunden mit lockeren 200-Meter-Joggingphasen zur Erholung). Indem du wiederholt in deinem Renntempo trainierst, verbesserst du zum einen deine Laufökonomie und wirst zum anderen mit sensorischen Hinweisen vertraut (vor allem mit visuellen), die es dir ermöglichen, diese Pace bei einem Rennen zu erkennen. Sich bei einem Rennen an der Pace zu orientieren, hat zwei Nachteile. Zum einen kann dein Körper am Tag des Wettkampfs nicht exakt für diese Pace gerüstet sein. An einem schlechten Tag kann das Tempo zu hoch sein, während es an einem guten Tag vielleicht zu niedrig angesetzt ist, was zur Folge hat, dass du deine potenzielle Leistungsfähigkeit nicht voll ausschöpfst. Zum anderen können die Laufstrecke, das Wetter, die Wettkampfbedingungen und andere Faktoren einen Einfluss auf die festgelegte Pace haben. Eine festgelegte Pace während eines eineinhalb Kilometer bergauf führenden Streckenabschnitts oder bei einem Lauf in extremer Hitze aufrechtzuerhalten, ist sehr viel anstrengender, als beim Training mit der gleichen Pace bei guten Wetterbedingungen über eineinhalb Kilometer auf einer ebenen Strecke gelaufen zu sein.

*Laufen nach Belastungsintensität* bedeutet, dass du gleich nach dem Start eine Belastungsintensität wählst, von der du annimmst, dass deine Energiereserven bei dieser Intensität über den ganzen Lauf hinweg gleichmäßig aufgebraucht werden. Du greifst dabei sowohl auf innere als auch auf äußere Hinweise zurück (z.B. Rückmeldungen von deinem Körper und sensorische Meldungen im Hinblick auf das Gelände, das Wetter usw.). Dein Tempo mag während eines Anstiegs langsamer sein, aber dein Energieverbrauch bleibt mehr oder weniger konstant. Das bedeutet nicht, dass deine Belastungsintensität sich immer gleich anfühlt. Das Laufen wird dir zu Beginn des Rennens leichter fallen und gegen Ende hin schwerer. Der Nachteil am Laufen nach Belastungsintensität

# TRAININGSDISKUSSION

## »Von Läufern begangene Fehler«

Die Erfahrung sagt uns, dass es nur wenige Läufer schaffen, ein Rennen von Anfang bis Ende im perfekten Tempo zu laufen. Zu viele Läufer geben ihre Wettkampfstrategie auf, wenn die Aufregung – oder Sorge – die Oberhand gewinnt. Und wenn das passiert, begehen sie unter anderem folgende Fehler:

▶ **Das Aufwärmtraining am Wettkampftag ändern:** Du siehst den Olympiasieger im 5000- und 10.000-Meter-Lauf Mo Farah eine kurze Intervall-Trainingseinheit als Teil *seiner* Aufwärmübung absolvieren und beschließt, dass du es ihm gleichtun solltest. Lass es lieber. Es hat etwas bemerkenswert Beruhigendes, die gleiche Reihenfolge deiner Joggingeinlage, deiner Steigerungsläufe und Dehnübungen zu wiederholen, die du vor jedem intensiven Training durchgeführt hast. Außerdem wirst du dir wie ein Trottel vorkommen, wenn Mo nach seinem Training sein Sweatshirt anzieht und dir klar wird, dass er nur als Zuschauer im Stadion ist.

▶ **Zu schnell loslaufen:** Die Gesetze der Physiologie gelten bei einem Wettkampf genauso wie beim Training. Du kannst die ersten 1500 Meter bei einem 16-Kilometer-Lauf nicht im 1500-Meter-Renntempo laufen und die ersten 1500 Meter eines 5-Kilometer-Laufs auch nicht. Bei diesem Tempo schaffst du eben nur 1500 Meter.

▶ **In einem ungleichmäßigen Tempo laufen:** Kenianische Elite-Langstreckenläufer sind dafür bekannt, sehr früh ein enormes Tempo vorzulegen und zwischendurch gewaltige Spurts einzulegen, mit denen sie auf jeden Zug ihrer Wettkampfgegner reagieren. Wenn du also ein kenianischer Langstreckenläufer bist, brauchst du an dieser Stelle nicht weiterzulesen. Für alle anderen gilt: Verhalte dich nicht wie kenianische Langstreckenläufer! Es gibt nur eine Ziellinie in einem Rennen, und die befindet sich im Ziel. Die beste Strategie, um dort am schnellsten anzukommen, besteht darin, mit einer gleichmäßigen Intensität zu laufen.

▶ **Sich auf halber Strecke in Mini-Wettkämpfe verwickeln lassen:** Denk an den Hinweis bei dem eben genannten Fehler – *es gibt nur eine Ziellinie in einem Rennen, und die befindet sich im Ziel.* Sich während eines Laufs mit einem anderen Läufer Mini-Wettkämpfe zu liefern, sorgt nur dafür, jemand anderem eine bessere Chance zu verschaffen, euch beide zu schlagen.

▶ **Zu viel über das Rennen nachdenken:** Mach dir nicht so viele Gedanken über Renntempokalkulationen, Wetterberichte, Besonderheiten der Strecke, Ausrüstungs-Checklisten oder über deine Wettkampfkonkurrenten, dass du darüber das Rennen selbst aus den Augen verlierst. Es ist kontraproduktiv, sich zu viele Gedanken über ein Rennen zu machen. Es gibt schlicht und einfach zu viele unvorhersehbare Variablen – wie am Start zu stolpern, sich lösende Schnürsenkel oder falsch abzubiegen. Hab Vertrauen in deine Fähigkeit, spontan improvisieren und die richtigen Entscheidungen treffen zu können. Und sei bereit zu akzeptieren, dass dein 100-Prozent-Einsatz ausreicht. Einige Läufer können das nicht. Erfolgreiche Läufer hingegen schon.

# TRAININGSDISKUSSION

▶ **Eine unbefriedigende Leistung überanalysieren:** Aus jedem Rennen, bei dem du mitläufst, kannst du etwas lernen. Aber das bedeutet nicht, das jedes Rennen wie ein Mikrokosmos zu betrachten ist, aus dem du für alles Schlüsse ziehen kannst, was du bei deinem Training richtig oder falsch gemacht hast. Manchmal ist ein schlechtes Rennen einfach nur ein schlechtes Rennen. Lerne also aus jedem Rennen etwas, zieh daraus Schlüsse für eine Veränderung deines Trainings, die gerechtfertigt sind, und mach weiter.

Du wirst nie ein perfektes Rennen laufen. Aber unnötige, kostspielige und dich selbst behindernde Fehler zu vermeiden, ist ein guter erster Schritt, um ein befriedigendes Rennen zu laufen.

ist, dass es dazu einer sehr großen Erfahrung bedarf – sowohl beim Training als auch beim Rennen selbst. Laufanfänger deuten die als geringer empfundene Anstrengung während des ersten Drittels eines Rennens oft irrtümlich als grünes Licht, ihre Belastungsintensität zu erhöhen. Und erfahrene Läufer können mitunter dazu verleitet werden, zu langsam zu laufen, wenn sie versuchen, Ermüdung zu vermeiden.

Erfahrene Läufer bedienen sich häufig einer Kombination aus beiden Herangehensweisen. Sie integrieren in ihr Trainingsprogramm Workouts, die sowohl auf der Belastungsintensität (Wiederholungen auf der Straße und im Gelände, Fahrspiel, Tempoläufe) als auch auf der Pace basieren (Wiederholungen auf der Laufbahn, Zeitläufe, Testläufe). Und sie orientieren sich bei einem Rennen an der Belastungsintensität, um ihre Kräfte einzuteilen, greifen jedoch zugleich auf Teilstreckenzeiten zurück, um sich dessen zu versichern, dass sie ihre Kräfte richtig einteilen.

Anfänger und weniger erfahrene Läufer sollten wahrscheinlich erst einmal mit ihrer festgelegten Pace laufen, bis sie vertrauter damit sind, wozu ihr Laufkörper imstande ist – und wozu nicht.

## DAS PERFEKTE RENNEN

Es gibt kein perfektes Rennen. Und auch keine perfekte Rennstrategie. Die in diesem Buch bevorzugte Herangehensweise ist die, die

in diesem Kapitel empfohlen wird: Setze auf gleichmäßige Belastungsintensität, vertraue deinem Training, halte an deinem Rennplan fest, und lauf das Rennen, das am Tag des Wettkampfes in dir steckt. Es gibt natürlich auch andere Herangehensweisen. Der legendäre 1975 auf tragische Weise bei einem Verkehrsunfall ums Leben gekommene US-amerikanische Langstreckenläufer Steve Prefontaine (der von seinen Fans einfach nur »Pre« genannt wurde) hat gesagt: »Viele laufen ein Rennen, um zu sehen, wer der Schnellste ist. Ich laufe, um zu sehen, wer der Mutigste ist, wer sich so strapazieren kann, dass er sich selbst an die Grenzen bringt und am Ende sogar noch einen Schritt darüber hinaus.« Er sagte auch: »Es kann einer kommen und vor mir ins Ziel laufen, aber dafür wird er bluten müssen.«

Aber das war Pre. Und es gibt einen Grund dafür, dass er eine Legende ist.

Für die meisten von uns ist ein Rennen nicht so sehr ein Wettkampf, um zu sehen, wer am meisten leiden kann, sondern einen Meilenstein für unser Training. Bei einem Rennen feiern wir unsere verbesserte Fitness und unsere Zugehörigkeit zur Läufergemeinschaft.

Nach dem Rennen nehmen wir das mit, was wir daraus gelernt haben, trainieren ein wenig weiter und nehmen am nächsten Rennen teil.

Auf diese Weise werden wir besser. Genau auf diese Weise bauen wir unseren Laufkörper auf.

Niemand ist als perfekter Läufer geboren. Und niemand von uns wird einer werden. Aber wir können schrittweise bessere Läufer werden.

**ENTWICKLE DEINE WETTKAMPFSTRATEGIE**

Und das ist das Schöne an diesem Sport: Es gibt keine Abkürzungen, um ans Ziel zu gelangen, uns wird nichts geschenkt. Wir verdienen uns jeden Kilometer und jedes Resultat selbst.

## Tabelle 25.1
## Pace-Tabelle: 2:29–9:56 Minuten pro Kilometer

| Pace | 5 km | 10 km | ½ Mar. | Mar. | Pace | 5 km | 10 km | ½ Mar. | Mar. |
|---|---|---|---|---|---|---|---|---|---|
| 2:29 | 12:26 | 24:51 | 52:26 | 1:44:53 | 4:18 | 21:29 | 42:59 | 1:30:40 | 3:01:21 |
| 2:32 | 12:41 | 25:22 | 53:32 | 1:47:04 | 4:21 | 21:45 | 43:30 | 1:31:46 | 3:03:32 |
| 2:35 | 12:57 | 25:53 | 54:37 | 1:49:15 | 4:24 | 22:00 | 44:01 | 1:32:51 | 3:05:43 |
| 2:38 | 13:12 | 26:24 | 55:43 | 1:51:26 | 4:27 | 22:16 | 44:32 | 1:33:57 | 3:07:54 |
| 2:42 | 13:28 | 26:56 | 56:48 | 1:53:37 | 4:30 | 22:31 | 45:03 | 1:35:03 | 3:10:05 |
| 2:45 | 13:43 | 27:27 | 57:54 | 1:55:48 | 4:33 | 22:47 | 45:34 | 1:36:08 | 3:12:16 |
| 2:48 | 13:59 | 27:58 | 59:00 | 1:57:59 | 4:37 | 23:03 | 46:05 | 1:37:14 | 3:14:27 |
| 2:51 | 14:14 | 28:29 | 1:00:05 | 2:00:10 | 4:40 | 23:18 | 46:36 | 1:38:19 | 3:16:38 |
| 2:54 | 14:30 | 29:00 | 1:01:11 | 2:02:21 | 4:43 | 23:34 | 47:07 | 1:39:25 | 3:18:50 |
| 2:57 | 14:45 | 29:31 | 1:02:16 | 2:04:32 | 4:46 | 23:49 | 47:38 | 1:40:30 | 3:21:01 |
| 3:00 | 15:01 | 30:02 | 1:03:22 | 2:06:43 | 4:49 | 24:05 | 48:09 | 1:41:36 | 3:23:12 |
| 3:03 | 15:17 | 30:33 | 1:04:27 | 2:08:55 | 4:52 | 24:20 | 48:40 | 1:42:41 | 3:25:23 |
| 3:06 | 15:32 | 31:04 | 1:05:33 | 2:11:06 | 4:55 | 24:36 | 49:12 | 1:43:47 | 3:27:34 |
| 3:10 | 15:48 | 31:35 | 1:06:38 | 2:13:17 | 4:48 | 24:51 | 49:43 | 1:44:53 | 3:29:45 |
| 3:13 | 16:03 | 32:06 | 1:07:44 | 2:15:28 | 5:01 | 25:07 | 50:14 | 1:45:58 | 3:31:56 |
| 3:16 | 16:19 | 32:37 | 1:08:49 | 2:17:39 | 5:04 | 25:22 | 50:45 | 1:47:04 | 3:34:07 |
| 3:19 | 16:34 | 33:08 | 1:09:55 | 2:19:50 | 5:08 | 25:38 | 51:16 | 1:48:09 | 3:36:18 |
| 3:22 | 16:50 | 33:39 | 1:11:01 | 2:22:01 | 5:11 | 25:53 | 51:47 | 1:49:15 | 3:38:29 |
| 3:25 | 17:05 | 34:11 | 1:12:06 | 2:24:12 | 5:14 | 26:09 | 52:18 | 1:50:20 | 3:40:40 |
| 3:28 | 17:21 | 34:42 | 1:13:12 | 2:26:23 | 5:17 | 26:24 | 52:49 | 1:51:26 | 3:42:52 |
| 3:31 | 17:36 | 35:13 | 1:14:17 | 2:28:34 | Pace | 5K | 10K | ½ Mar. | Mar. |
| 3:34 | 17:52 | 35:44 | 1:15:23 | 2:30:45 | 5:20 | 26:40 | 53:20 | 1:52:31 | 3:45:03 |
| 3:37 | 18:07 | 36:15 | 1:16:28 | 2:32:57 | 5:23 | 26:56 | 53:51 | 1:53:37 | 3:47:14 |
| 3:41 | 18:23 | 36:46 | 1:17:34 | 2:35:08 | 5:26 | 27:11 | 54:22 | 1:54:42 | 3:49:25 |
| 3:44 | 18:38 | 37:17 | 1:18:39 | 2:37:19 | 5:29 | 27:27 | 54:53 | 1:55:48 | 3:51:36 |
| 3:47 | 18:54 | 37:48 | 1:19:45 | 2:39:30 | 5:32 | 27:42 | 55:24 | 1:56:54 | 3:53:47 |
| 3:50 | 19:10 | 38:19 | 1:20:50 | 2:41:41 | 5:36 | 27:58 | 55:55 | 1:57:59 | 3:55:58 |
| 3:53 | 19:25 | 38:50 | 1:21:56 | 2:43:52 | 5:39 | 28:13 | 56:26 | 1:59:05 | 3:58:09 |
| 3:56 | 19:41 | 39:21 | 1:23:02 | 2:46:03 | 5:42 | 28:29 | 56:58 | 2:00:10 | 4:00:20 |
| 3:59 | 19:56 | 39:52 | 1:24:07 | 2:48:14 | 5:45 | 28:44 | 57:29 | 2:01:16 | 4:02:31 |
| 4:02 | 20:12 | 40:23 | 1:25:13 | 2:50:25 | 5:48 | 29:00 | 58:00 | 2:02:21 | 4:04:43 |
| 4:05 | 20:27 | 40:54 | 1:26:18 | 2:52:36 | 5:51 | 29:15 | 58:31 | 2:03:27 | 4:06:54 |
| 4:09 | 20:43 | 41:25 | 1:27:24 | 2:54:48 | 5:54 | 29:31 | 59:02 | 2:04:32 | 4:09:05 |
| 4:12 | 20:58 | 41:57 | 1:28:29 | 2:56:59 | 5:57 | 29:46 | 59:33 | 2:05:38 | 4:11:16 |
| 4:15 | 21:14 | 42:28 | 1:29:35 | 2:59:10 | 6:00 | 30:02 | 1:00:04 | 2:06:43 | 4:13:27 |
|  |  |  |  |  | 6:04 | 30:18 | 1:00:35 | 2:07:49 | 4:15:38 |

| Pace | 5 km | 10 km | ½ Mar. | Mar. |
|---|---|---|---|---|
| 6:07 | 30:33 | 1:01:06 | 2:08:55 | 4:17:49 |
| 6:10 | 30:49 | 1:01:37 | 2:10:00 | 4:20:00 |
| 6:13 | 31:04 | 1:02:08 | 2:11:06 | 4:22:11 |
| 6:16 | 31:20 | 1:02:39 | 2:12:11 | 4:24:22 |
| 6:19 | 31:35 | 1:03:10 | 2:13:17 | 4:26:33 |
| 6:22 | 31:51 | 1:03:41 | 2:14:22 | 4:28:45 |
| 6:25 | 32:06 | 1:04:13 | 2:15:28 | 4:30:56 |
| 6:28 | 32:22 | 1:04:44 | 2:16:33 | 4:33:07 |
| 6:31 | 32:37 | 1:05:15 | 2:17:39 | 4:35:18 |
| 6:35 | 32:53 | 1:05:46 | 2:18:44 | 4:37:29 |
| 6:38 | 33:08 | 1:06:17 | 2:19:50 | 4:39:40 |
| 6:41 | 33:24 | 1:06:48 | 2:20:56 | 4:41:51 |
| 6:44 | 33:39 | 1:07:19 | 2:22:01 | 4:44:02 |
| 6:47 | 33:55 | 1:07:50 | 2:23:07 | 4:46:13 |
| 6:50 | 34:11 | 1:08:21 | 2:24:12 | 4:48:24 |
| 6:53 | 34:26 | 1:08:52 | 2:25:18 | 4:50:35 |
| 6:56 | 34:42 | 1:09:23 | 2:26:23 | 4:52:47 |
| 6:59 | 34:57 | 1:09:54 | 2:27:29 | 4:54:58 |
| 7:03 | 35:13 | 1:10:25 | 2:28:34 | 4:57:09 |
| 7:06 | 35:28 | 1:10:56 | 2:29:40 | 4:59:20 |
| 7:09 | 35:44 | 1:11:27 | 2:30:45 | 5:01:31 |
| 7:12 | 35:59 | 1:11:59 | 2:31:51 | 5:03:42 |
| 7:15 | 36:15 | 1:12:30 | 2:32:57 | 5:05:53 |
| 7:18 | 36:30 | 1:13:01 | 2:34:02 | 5:08:04 |
| 7:21 | 36:46 | 1:13:32 | 2:35:08 | 5:10:15 |
| 7:24 | 37:01 | 1:14:03 | 2:36:13 | 5:12:26 |
| 7:27 | 37:17 | 1:14:34 | 2:37:19 | 5:14:37 |
| 7:30 | 37:32 | 1:15:05 | 2:38:24 | 5:16:49 |
| 7:34 | 37:48 | 1:15:36 | 2:39:30 | 5:19:00 |
| 7:37 | 38:04 | 1:16:07 | 2:40:35 | 5:21:11 |
| 7:40 | 38:19 | 1:16:38 | 2:41:41 | 5:23:22 |
| 7:43 | 38:35 | 1:17:09 | 2:42:46 | 5:25:33 |
| 7:46 | 38:50 | 1:17:40 | 2:43:52 | 5:27:44 |
| 7:49 | 39:06 | 1:18:11 | 2:44:58 | 5:29:55 |
| 7:52 | 39:21 | 1:18:42 | 2:46:03 | 5:32:06 |
| 7:55 | 39:37 | 1:19:13 | 2:47:09 | 5:34:17 |
| 7:58 | 39:52 | 1:19:45 | 2:48:14 | 5:36:28 |
| 8:02 | 40:08 | 1:20:16 | 2:49:20 | 5:38:40 |
| 8:05 | 40:23 | 1:20:47 | 2:50:25 | 5:40:51 |
| 8:08 | 40:39 | 1:21:18 | 2:51:31 | 5:43:02 |
| 8:11 | 40:54 | 1:21:49 | 2:52:36 | 5:45:13 |
| 8:14 | 41:10 | 1:22:20 | 2:53:42 | 5:47:24 |
| 8:17 | 41:25 | 1:22:51 | 2:54:48 | 5:49:35 |
| 8:20 | 41:41 | 1:23:22 | 2:55:53 | 5:51:46 |
| 8:23 | 41:57 | 1:23:53 | 2:56:59 | 5:53:57 |
| 8:26 | 42:12 | 1:24:24 | 2:58:04 | 5:56:08 |
| 8:30 | 42:28 | 1:24:55 | 2:59:10 | 5:58:19 |
| 8:33 | 42:43 | 1:25:26 | 3:00:15 | 6:00:30 |
| 8:36 | 42:59 | 1:25:57 | 3:01:21 | 6:02:42 |
| 8:39 | 43:14 | 1:26:28 | 3:02:26 | 6:04:53 |
| 8:42 | 43:30 | 1:27:00 | 3:03:32 | 6:07:04 |
| 8:45 | 43:45 | 1:27:31 | 3:04:37 | 6:09:15 |
| 8:48 | 44:01 | 1:28:02 | 3:05:43 | 6:11:26 |
| 8:51 | 44:16 | 1:28:33 | 3:06:49 | 6:13:37 |
| 8:54 | 44:32 | 1:29:04 | 3:07:54 | 6:15:48 |
| 8:57 | 44:47 | 1:29:35 | 3:09:00 | 6:17:59 |
| 9:01 | 45:03 | 1:30:06 | 3:10:05 | 6:20:10 |
| 9:04 | 45:18 | 1:30:37 | 3:11:11 | 6:22:21 |
| 9:07 | 45:34 | 1:31:08 | 3:12:16 | 6:24:32 |
| 9:10 | 45:50 | 1:31:39 | 3:13:22 | 6:26:44 |
| 9:13 | 46:05 | 1:32:10 | 3:14:27 | 6:28:55 |
| 9:16 | 46:21 | 1:32:41 | 3:15:33 | 6:31:06 |
| Pace | 5K | 10K | ½ Mar. | Mar. |
| 9:19 | 46:36 | 1:33:12 | 3:16:38 | 6:33:17 |
| 9:22 | 46:52 | 1:33:43 | 3:17:44 | 6:35:28 |
| 9:25 | 47:07 | 1:34:14 | 3:18:50 | 6:37:39 |
| 9:29 | 47:23 | 1:34:46 | 3:19:55 | 6:39:50 |
| 9:32 | 47:38 | 1:35:17 | 3:21:01 | 6:42:01 |
| 9:35 | 47:54 | 1:35:48 | 3:22:06 | 6:44:12 |
| 9:38 | 48:09 | 1:36:19 | 3:23:12 | 6:46:23 |
| 9:41 | 48:25 | 1:36:50 | 3:24:17 | 6:48:35 |
| 9:44 | 48:40 | 1:37:21 | 3:25:23 | 6:50:46 |
| 9:47 | 48:56 | 1:37:52 | 3:26:28 | 6:52:57 |
| 9:50 | 49:12 | 1:38:23 | 3:27:34 | 6:55:08 |
| 9:53 | 49:27 | 1:38:54 | 3:28:39 | 6:57:19 |
| 9:56 | 49:39 | 1:39:19 | 3:29:32 | 6:59:04 |

Verwende diese Tabelle wie folgt: Suche deine 5-km-,10-km-, Halbmarathon- oder Marathon-Rennzeit in der Tabelle. Deine dieser Wettkampfzeit entsprechende Pace pro Kilometer findest du in der linken Spalte unter der Überschrift »Pace«.
Hinweis: Alle kursiv geschriebenen Zeiten entsprechen Leistungen, die die derzeitigen Weltrekorde für diese Distanzen übertreffen.

**ENTWICKLE DEINE WETTKAMPFSTRATEGIE**

DAS ULTIMATIVE LÄUFERTRAINING

# VERLETZUNGSPRÄVENTION

In der folgenden Tabelle werden Übungen vorgeschlagen, die helfen sollen, läuferspezifischen Verletzungen vorzubeugen bzw. diese zu kurieren (wobei die Übungen zur Heilung nur nach Absprache mit medizinischem Fachpersonal absolviert werden sollten). Denk daran, dass ein Trainingsplan, der den ganzen Körper kräftigt und Übungen zur Verletzungsprävention beinhaltet, immer deine erste Option sein sollte. Wenn eine Verletzung plötzlich auftritt und von stechenden oder starken Schmerzen, eingeschränkter Beweglichkeit, hohem Fieber oder anderen ernsten Warnsignalen begleitet wird, solltest du umgehend einen Arzt konsultieren. Wenn du zur Prävention oder Heilung Ibuprofen einnimmst, solltest du die Dosierung und Einnahmedauer ebenfalls mit einem Arzt besprechen.

## Übungen zur Vorbeugung und Heilung von Laufverletzungen

| Verletzung | Beschreibung | Übungen | Seite | Hinweise |
|---|---|---|---|---|
| Bursitis der Achillessehne | Schmerzen an der Rückseite der Ferse, verursacht durch einen entzündeten Schleimbeutel (der sich zwischen der Achillessehne und dem Fersenbein befindet). | AIS–Dehnung der Waden (Musculus gastrocnemius) | 107 | Kühlung mit Eis nach dem Laufen kann chronische Entzündungen lindern. |
| | | Absenken der Ferse auf einer ebenen Fläche (z. B. auf einer Treppenstufe oder auf dem Boden) | 111 | |
| Entzündung der Achillessehne (Tendinitis) | Ausgelöst durch Überbelastung und begleitet von einer schmerzhaften Entzündung der Achillessehne. | AIS–Dehnung der Waden (Musculus gastrocnemius) | 107 | Kühlung mit Eis und eine Anhebung der Ferse können Linderung verschaffen. Die kurzfristige Verwendung einer Absatzerhöhung und Ibuprofen können vorübergehende Linderung verschaffen. Ziehe u. U. einen Orthopäden, Podologen oder Physiotherapeuten hinsichtlich einer Anpassung des Subtalargelenks zu Rate. |
| | | Balance-Board – Vor- und Zurückschaukeln | 93 | |
| Degeneration der Achillessehne (Tendinose) | Degenerative Schädigung der Achillessehne mit chronischen Schmerzen ohne entzündliche Aktivität. | Absenken der Ferse | 111 | Nicht mit Eis kühlen und keine Entzündunghemmer einnehmen, da die Tendinose eine nicht-entzündliche Schädigung ist. Ziehe u. U. einen Orthopäden, Podologen oder Physiotherapeuten hinsichtlich einer Anpassung des Subtalargelenks zu Rate. |
| | | AIS–Dehnung der Waden (Musculus gastrocnemius) | 107 | |
| | | Balance-Board – Vor- und Zurückschaukeln | 93 | |
| Verletzung des vorderes Kreuzbands | Zerrung oder Riss der Bänder im Knie, die den Oberschenkelknochen mit dem Schienbein verbinden. | Losgehen/Losjoggen | 96 | Konsultiere bei Verdacht auf eine Verletzung am vorderen Kreuzband sofort einen Arzt. |
| | | Losgehen/Losjoggen rückwärts | 97 | |
| | | Vorspringen | 97 | |
| | | Seitwärtssprünge | 98 | |

| Verletzung | Beschreibung | Übungen | Seite | Hinweise |
|---|---|---|---|---|
| Knöchelverstauchung | Schmerzen, Entzündung, Verfärbung und reduzierte Beweglichkeit des Knöchels wegen gerissener (oder teilweise gerissener) Bänder. | Balance halten auf einem Bein | 225 | Konsultiere bei Verdacht auf eine Knöchelverstauchung einen Arzt. |
| | | Balance halten mit dem Stabilitätstrainer | 226 | |
| | | Balance Board – Vor- und Zurückschaukeln | 93 | |
| | | Seitliches Wippen auf dem Balance Board | 94 | |
| | | Im und gegen den Uhrzeigersinn auf dem Balance Board balancieren | 94 | |
| | | Knöchel-Eversion | 100 | |
| | | Knöchel-Inversion | 100 | |
| Schwarze Zehennägel | Schmerzhaft verfärbte (schwarze) Zehennägel. Der Zehnagel ist vom Nagelbett angehoben (durch angesammelte Flüssigkeit oder Blut) und fällt in der Regel ab. | | | Schwarze Zehennägel begleitende Rötungen weisen auf eine Infektion hin; konsultiere einen Arzt. Ansonsten sollten die Schmerzen von alleine verschwinden. Um schwarze Nägel zu vermeiden, achte immer darauf, dass in der Zehenbox deiner Schuhe genügend Platz ist. |
| Blasen | Eine manchmal schmerzhafte, mit Flüssigkeit gefüllte Blase unter der Haut, die durch Reibung und Reizung entsteht. | | | Zerstich die Blase mit einer sterilen Nadel an der Außenseite. Trockne sie. Leg Moleskin-Streifen oder eine andere Wattierung außen um die Blase herum, verbinde das Ganze mit Verbandmull und Pflaster, um eine erneute Reizung beim Laufen zu verhindern. |
| Wadenverspannungen und -zerrungen | Schmerzen und Verspannungen in den Waden, die meistens nach intensivem Lauftraining auftreten (z. B. nach Wiederholungs- oder Hügelläufen oder Technikübungen). | Foam Rolling der Waden | 103 | Bei starken Schmerzen 10–15 Minuten mit Eis kühlen. AIS- oder PNF-Dehnen absolvieren, nicht beides. |
| | | Fersenheben – durchgestrecktes Knie | 67 | |
| | | AIS-Dehnung der Waden (Musculus gastrocnemius) | 107 | |
| | | PNF-Waden-Dehnen #1 | 72 | |
| | | PNF-Waden-Dehnen #2 | 73 | |
| Wundscheuern | Schmerzhafte Reizung der Haut, die durch das Reiben der Haut gegen Haut oder Stoff entsteht. | | | Reduziere die Reibung durch das Auftragen von Vaseline oder einem anderen Gleitmittel auf die betroffene Stelle. Es gibt Produkte, die die Kleidung nicht beflecken (frag in deinem Laufshop vor Ort nach). Pflaster auf den Brustwarzen vermeiden Schmerzen und Blutungen. Oder nimm einen Lippenpflegestift mit, den du an problematischen Stellen schnell auftragen kannst. |
| Ausgekühlte Lunge | Schmerzen in der Lunge vom Laufen in extremer Kälte. | | | Eine vor dem Mund getragene Sturmhaube oder ein Halswärmer können die eingeatmete Luft wärmer und feucht halten. Die Lunge wird nicht gefrieren (bis die Atemluft die Lunge erreicht, ist sie ausreichend erwärmt), aber die Atemwege könnten bei extrem kalter und trockener Luft ohne Schutz leiden. |

| Verletzung | Beschreibung | Übungen | Seite | Hinweise |
|---|---|---|---|---|
| Kompartment-syndrom | Starke Schmerzen im Unterschenkel, die beim Training beginnen und nach dem Training anhalten und durch einen Druckanstieg in den Muskeln verursacht werden, die durch nicht ausreichend dehnbares Bindegewebe (Knochen, Faszien) nicht expandieren können. | | | Such einen Arzt auf. Sollte sich die Diagnose bestätigen, wird Ruhe oder eine Operation erforderlich sein. |
| Verzögerter Muskelkater | Muskelschmerz nach Veränderung der Trainingsintensität oder -dauer. Tritt bevorzugt nach exzentrischen Kontraktionen auf. | Lockerer Dauerlauf | 50 | Ibuprofen, Kühlen und Massage können zu einer Schmerzlinderung führen, können die Reparatur und Regeneration jedoch verzögern. Absolviere lockere Dauerläufe, bis der Muskelkater sich bessert, oder ruhe dich vollkommen aus. |
| Leistenzerrung | Schmerzen in der Leistengegend oder an den Innenseiten des Oberschenkels, vor allem beim Heben der Knie, die entweder plötzlich oder sukzessive einsetzen können. | PNF-Dehnen des Hüftbeugers | 75 | Der Schmerz kann durch eine Zerrung eines der fünf Adduktormuskeln oder eine Schädigung des mit diesen verbundenen Bindegewebes entstehen. Kühlung und Ibuprofen können die Symptome kurzfristig lindern. Zur Prävention und Heilung eignen sich Dehn- und Kraftübungen. |
| | | PNF-Quadrizeps-Dehnen | 75 | |
| | | PNF-Dehnen der Hüftadduktoren | 74 | |
| | | Beinschwingen: vorwärts und rückwärts (dynamisches Dehnen) | 76 | |
| | | Monsterschritte | 96 | |
| | | Hüftadduktion (Fitnessband) | 98 | |
| | | Seitenschritte (mit Tube oder Widerstandsband) | 95 | |
| Verspannungen und Zerrungen der rückseitigen Oberschenkel-muskulatur | Schmerzen oder Spannungsgefühl in der hinteren Oberschenkelmuskulatur, die Bewegung ist häufig eingeschränkt. | The Runner 360 | 54 | Schwere Verletzungen der rückseitigen Oberschenkelmuskulatur machen eine Auszeit notwendig (bis zu mehreren Wochen). Zur Schmerztherapie zu Beginn eignen sich Ibuprofen sowie die Kühlung mit Eis. Die beste Art der Vorbeugung ist Widerstandtraining. Absolviere PNF oder AIS, nicht beides. |
| | | Foam Rolling der hinteren Oberschenkel-muskulatur | 103 | |
| | | Ausfallschritte mit dem Körpergewicht | 65 | |
| | | Kniebeugen ohne Zusatzgewicht | 244 | |
| | | Fersenheben mit gebeugtem Knie | 68 | |
| | | PNF-Dehnen der rückseitigen Oberschenkel-muskulatur | 71 | |
| | | PNF-Dehnen der Hüftadduktoren | 74 | |
| | | AIS-Dehnung der Oberschenkelrückseite | 106 | |
| Hitzekollaps | Eine Überhitzung aufgrund hoher Temperaturen, hoher Luftfeuchtigkeit oder intensiven Trainings, die Krämpfe, Übelkeit, Kopfschmerzen und Schwäche zur Folge hat. | | | Hitzebedingte Erschöpfung kann zu einem Hitzschlag führen, der lebensbedrohlich ist. Beende umgehend dein Training, begib dich in eine kältere Umgebung und rehydriere deinen Körper. |

| Verletzung | Beschreibung | Übungen | Seite | Hinweise |
|---|---|---|---|---|
| Hitzschlag | Ein lebensbedrohlicher Zustand, der verursacht wird, wenn man sich für längere Zeit extremer Hitze oder Feuchtigkeit aussetzt oder bei Hitze trainiert. Die National Institutes of Health (NIH) führen die folgenden Symptome auf: Fieber (über 40 °C); trockene, heiße, rote Haut; Verwirrung; schnelle, flache Atmung; schneller, schwacher Puls; Krampfanfälle und Bewusstlosigkeit. Ein Hitzschlag kann das Gehirn und andere Organe schädigen und zum Schock oder gar Tod führen. | | | Die NIH empfehlen: Eine Person mit Verdacht auf Hitzschlag sollte an einem kühlen Ort mit 30 cm hochgelegten Füßen hingelegt werden; der Person kühle, nasse Kleidung auf die Haut legen; falls die Person wach und bei Bewusstsein ist, sollte man ihr Sport-Drinks oder ein gesalzenes Getränk zum Nippen verabreichen (1 Teelöffel Salz pro knapp 1 Liter); bei ersten Anzeichen von Hitzschlag den Notarzt rufen. |
| »schwere« Beine | Die Beine fühlen sich schwer an und reagieren nicht mehr. Du hast kaum noch Energie, deine Motivation ist gedämpft. Schwere Beine sind meistens die Folge von akutem oder längere Zeit durchgeführtem Übertraining. | Lockerer Dauerlauf | 50 | Zur Regenerierung »schwerer« oder »toter« Beine sind lockere Dauerläufe die beste Kur. Auch ein langer Lauf (in sehr langsamem Tempo) kann therapeutisch äußerst geeignet sein. Manchmal ist eine völlige Ruhigstellung erforderlich. Auch eine Rehydrierung und die Aufnahme von Kohlenhydraten können die Symptome gelegentlich umkehren. |
| | | Langer Lauf | 134 | |
| Hüftschmerzen und Instabilität | Unspezifische Schmerzen im Hüftbereich. | The Runner 360 | 54 | Sofern du nicht unter stechenden Schmerzen leidest, ist Kühlen nicht ratsam, da Hüftschmerzen oft ausstrahlen und der exakte Ursprung schwer zu lokalisieren ist. Allgemeiner Kraftaufbau ist das beste Mittel zur Vorbeugung und Linderung von Hüftschmerzen. Absolviere entweder »The Runner 360« oder die verschiedenen Läuferübungen für den Kraftraum. Mit Dehnungsübungen steigerst du deinen Bewegungsradius und linderst Verspannungen. |
| | | Step-Ups | 64 | |
| | | Step-Downs | 111 | |
| | | Ausfallschritte im Uhrzeigersinn | 102 | |
| | | Kniebeugen ohne Zusatzgewicht | 244 | |
| | | Kreuzheben mit der Langhantel | 70 | |
| | | Seitenschritte | 95 | |
| | | Monsterschritte | 96 | |
| | | Hüftadduktion (Widerstandsband) | 98 | |
| | | PNF-Dehnen der Hüftadduktoren | 74 | |
| | | AIS-Dehnung des Gesäßes | 108 | |
| | | Beinschwingen: vorwärts und rückwärts | 76 | |
| | | Beinschwingen: seitwärts | 77 | |
| Entzündung der Hüftschleimhäute, auch Bursitis trochanterica genannt | Schmerzen und Entzündung an der Außenseite der Hüfte: am Knochenvorsprung am oberen Bereich des Oberschenkelknochens. | Leg Lifts | 61 | Kühlen und Ibuprofen können eine temporäre Linderung verschaffen. Zur Vorbeugung und Heilung ist Core- und Stabilitätstraining erforderlich. |
| | | Russian Oblique Twist | 62 | |
| | | Sidewinder Plank mit Beinheben (aus »The Runner 360«) | 56 | |
| | | Scheibenwischer (aus »The Runner 360«) | 58 | |

| Verletzung | Beschreibung | Übungen | Seite | Hinweise |
|---|---|---|---|---|
| Iliotibiales Bandsyndrom | Schmerzen entweder an der Außenseite des Knies oder der Außenseite der Hüfte, hervorgerufen durch ein angespanntes, verkürztes Iliotibialband; häufig sind schwache Hüftabduktoren der Grund für das Leiden. | Dehnen des IT-Bands | 79 | Kühlen und Ibuprofen können eine temporäre Linderung verschaffen, doch zur langfristigen Vorbeugung und Heilung ist sowohl eine Lockerung (Dehnung) des IT-Bands als auch eine Kräftigung der Hüftabduktoren erforderlich. |
| | | Foam Rolling des IT-Bands | 104 | |
| | | Seitliches Wippen auf dem Balance Board | 94 | |
| | | Im und gegen den Uhrzeigersinn auf dem Balance Board balancieren | 94 | |
| | | Seitwärtsschritte | 95 | |
| | | Seitliches Beinheben (aus dem Laufzirkel) | 244 | |
| Knieschmerzen (allgemein – weiter unten s. »Läufer-Knie«) | Generalisierte stechende Schmerzen, die ohne ersichtlichen Zwischenfall und ohne strukturelle Schädigung vorne auf dem Knie auftreten können (keine sichtbare Schwellung oder Verletzung). | Step-Ups | 64 | Schwer zu diagnostizierende Schmerzen im Knie können von einer Schädigung der Schmerznerven selbst herrühren (schlechte Mechanik). Zur Vorbeugung und Heilung ist eine Kräftigung der Hüften und der vorderen Oberschenkelmuskeln erforderlich. |
| | | Step-Downs | 111 | |
| | | Seitenschritte | 95 | |
| | | Seitliches Beinheben (aus dem Laufzirkel) | 244 | |
| | | Hüftadduktion (Widerstandsband) | 98 | |
| Lethargie (Motivationsverlust) | Bevorstehende Trainingseinheiten verärgern dich oder bereiten dir Angst. Du hast überhaupt keine Lust zu trainieren. | | | Emotionale Erschöpfung ist das erste Anzeichen eines physischen Burn-outs. Du hast wahrscheinlich zu viel trainiert. Gönn dir eine lockere Woche oder gegebenenfalls eine Phase kompletter Ruhe (zumindest ein paar Tage). Rehydration und eine gesteigerte Kohlenhydrataufnahme können die Symptome manchmal umkehren. |
| Schmerzen im unteren Rückenbereich | Schmerzen und ein Steifigkeitsgefühl im unteren Rückenbereich; oft wird das Gehen beeinträchtigt, Alltagsaktivitäten sind schwierig zu verrichten. | Marching Bridge (»The Runner 360«) | 59 | Bei einem Verspannungsgefühl im unteren Rücken kannst du, um das Problem kurzfristig zu lösen, den »Tagträumer« ausprobieren. Absolviere sämtliche Übungen zur Steigerung, Lockerung und Aufrechterhaltung der Beweglichkeit. |
| | | Russian Twist | 62 | |
| | | PNF-Dehnen des Hüftbeugers | 75 | |
| | | Foam Rolling des unteren Rückens | 105 | |
| | | AIS-Dehnung der Rumpfstrecker (unterer Rücken) | 108 | |
| | | Der Tagträumer | 112 | |
| Verletzungen des Innen- und Außenbands des Knies (Kollateralbänder) | Schmerzen und Schwellungen an den Seiten des Knies, häufig einhergehend mit Instabilität. Häufig verursacht durch einen Schlag oder seitliche Krafteinwirkung auf das Knie. | Step-Ups | 64 | Bei Verdacht auf eine Zerrung oder einen Riss des Außen- oder Innenbands konsultiere einen Arzt. Trainiere die umgebende Muskulatur (vor allem die vordere Oberschenkelmuskulatur) als Präventionsmaßnahme. |
| | | Ausfallschritte mit dem eigenen Körpergewicht | 65 | |
| | | Kniebeugen ohne Zusatzgewicht | 66 | |
| | | Seitliches Wippen auf dem Balance Board | 94 | |
| | | Im und gegen den Uhrzeigersinn auf dem Balance Board balancieren | 94 | |
| Meniskusriss | Schmerzen seitlich oder in der Mitte des Knies, einhergehend mit einer Schwellung; meistens nach einer Drehbewegung (mit feststehendem Fuß), die eines der Faserknorpelpolster beschädigt, die das Knie dämpfen. | | | Konsultiere bei Verdacht auf einen Meniskusriss einen Arzt. Symptome sind: ein hörbares Knackgeräusch im Kniegelenk beim Unfall, sich verschlimmernde Schwellung, Gefühl einer Knieblockade oder Instabilität. |

| Verletzung | Beschreibung | Übungen | Seite | Hinweise |
|---|---|---|---|---|
| Morton-Neurom | Brennende Schmerzen an der Fußsohle, vor allem unter dem dritten und vierten Zeh, manchmal auch ausstrahlend auf den kleinen Zeh und den zweiten Zeh. | | | Verursacher des Morton-Neuroms ist die Entzündung eines Nervs zwischen dem dritten und vierten Zeh. Kühlung und Ibuprofen können kurzfristig für Linderung sorgen. Schuhe mit viel Zehenspielraum sind sinnvoll (enge Schuhe können das Problem mit hervorrufen). Innensohlen mit Extrapolsterung zwischen den betroffenen Bereichen sind empfehlenswert. Zehenspreizer (Spezialsocken oder selbst gemachte Mull-/Stoffkeile, die die Zehen spreizen) können Linderung verschaffen. In manchen Fällen ist eine Operation erforderlich, konsultiere also einen Arzt. |
| Muskelkrämpfe | Plötzlich auftretende, schmerzhafte, unwillkürliche und anhaltende Kontraktion eines Muskels, der sich nicht wieder entspannt. | Statisches Dehnen der hinteren Oberschenkelmuskulatur | 77 | Beim Auftreten von Krämpfen statisches Dehen durchführen, um den Krampf zu lösen; die Dehnung lange genug halten, um den Dehnungsreflex außer Kraft zu setzen und dadurch den Muskel zu lockern; die Dehnung halten, bis der Muskel sich entspannt. Dorsalflexion mit Belastung kann auch ausprobiert werden (z. B. die Zehen/den Vorderfuß im Stehen hochziehen). |
| | | Statisches Dehnen der Waden | 79 | |
| Osteoarthritis | Schmerzen, Anschwellen und Bewegungsunfähigkeit in einem Gelenk (bei Läufern meistens das Knie oder die Hüfte), verursacht durch Knorpelabbau. | | | Osteoarthritis tritt meistens aufgrund genetischer Veranlagung auf, Alter und Verletzungen sind ebenfalls Faktoren; durch Laufen wird die Osteoarthritis nicht verursacht. Läufer über 40 sollten sich evtl. röntgen lassen, um die Dicke ihres Knorpelgewebes feststellen zu lassen; falls ein Knorpelabbau festgestellt wird, kannst du vor diesem Hintergrund dein Training und deine Wettkämpfe so auswählen, dass es dir möglich ist, deine physische Aktivität beizubehalten. |
| Pes-anserinus-Syndrom (mediales Knie) | Schmerzen an der Innenseite (medial) des Unterschenkels etwas unterhalb des Knies (einige Zentimeter unterhalb der Kniescheibe). | AIS-Dehnung der Oberschenkelrückseite | 106 | Kühlung (10–15 Minuten) und Ibuprofen können anfängliche Symptome lindern. Zur Vorbeugung und Heilung empfehlen sich Dehnungsübungen (vor allem für die rückseitige Oberschenkelmuskulatur) und Kräftigungsübungen. |
| | | PNF-Dehnen der Hüftadduktoren | 74 | |
| | | Step-Downs | 111 | |
| | | Ausfallschritte im Uhrzeigersinn | 102 | |
| | | Kniebeuge ohne Zusatzgewicht | 66 | |

DAS ULTIMATIVE LÄUFERTRAINING

| Verletzung | Beschreibung | Übungen | Seite | Hinweise |
|---|---|---|---|---|
| Piriformis-Syndrome | Scharfer kribbelnder Schmerz oder Taubheitsgefühl, ursprünglich ausgehend von einem Muskel etwas oberhalb der Gesäßmitte (Pobacke); der Schmerz kann nach weiter unten bis in die rückseitige Oberschenkelmuskulatur ausstrahlen | Foam Rolling der Gesäßmuskulatur | 105 | Das Syndrom wird durch den Piriformis-Muskel verursacht, der den Ischiasnerv einengt. Als anfängliche Behandlung kommen zur Entzündungshemmung Kühlen und Ibuprofen infrage. Zur Vorbeugung und Heilung sind Übungen zur Stärkung der Hüftabduktoren, zur Erweiterung des Bewegungsradius der Hüftbeuger und zur Entspannung der Hüftadduktoren und des unteren Rückens erforderlich. |
| | | Foam Rolling des unteren Rückens | 105 | |
| | | PNF-Dehnen der Gesäßmuskulatur | 73 | |
| | | PNF-Dehnen der Hüftadduktoren | 74 | |
| | | Quadrizepsdehnung (statisch) | 78 | |
| | | AIS-Dehnung des Gesäßes | 108 | |
| | | Beinschwingen: vorwärts und rückwärts | 76 | |
| | | Beinschwingen: seitwärts | 77 | |
| | | Plattfüßiges Marschieren | 217 | |
| | | Seitenschritte | 95 | |
| | | Sidewinder Plank mit Beinheben (aus »The Runner 360«) | 56 | |
| Plantarfasziitis | Schmerzen können auftreten: in der Ferse (dort wird der Schmerz oft fälschlicherweise für eine Fersenprellung gehalten); an der Stelle, an der die Ferse auf das Fußlängsgewölbe trifft; entlang des Fußgewölbes oder anderswo am Fuß. | Zeheneinziehen – Handtuchübung | 109 | Eine Plantarfasziitis kann dich zwingen, mit dem Laufen vorübergehend komplett aufzuhören und dir monatelang zu schaffen machen (oder sogar Jahre). Kühlen und Ibuprofen können kurzfristig für Linderung sorgen. Die Beschwerden können plötzlich durch irgendeinen Zwischenfall auftreten oder allmählich schlimmer werden (im Verlauf mehrerer Wochen). Ziehe u. U. einen Orthopäden, Podologen oder Physiotherapeuten hinsichtlich einer Anpassung des Subtalargelenks zu Rate. |
| | | Heben und Senken der großen Zehen | 110 | |
| | | Fußarbeit | 109 | |
| | | AIS – Dehnen der Waden (Musculus gastrocnemius) | 107 | |
| | | Balance Board – Vor- und Zurückschaukeln | 93 | |
| | | Seitliches Wippen auf dem Balance Board | 94 | |
| Plicasyndrom des Kniegelenks | Schmerzen, manchmal begleitet von einer Entzündung und einem Schnappen, an der Innenseite des Knies. | Step-Ups | 64 | Eine anfängliche Behandlung in Form einer Kühlung mit Eis und die Einnahme von Iubprofen können die Entzündung verringern. Das Plicasyndrom wird mit der Gangart (dem Schritt) assoziiert, weshalb eine Kräftigung der Hüfte und der Quadrizepsmuskeln ratsam ist. |
| | | Step-Downs | 111 | |
| | | Seitenschritte | 95 | |
| | | Seitliches Beinheben (aus dem Laufzirkel) | 244 | |
| | | Hüftadduktion (Widerstandsband) | 98 | |
| | | AIS-Dehnung der Oberschenkelrückseite | 106 | |
| | | AIS-Dehnung des Musculus quadriceps femoris | 107 | |
| Muskelzerrung (allgemein) | Eine »Muskelzerrung« ist ein anderer Begriff für eine Muskelverspannung. Sie geht mit Schmerzen, Verspannung und manchmal Immobilität und Verfärbungen (Blutergussbildung) einher. | The Runner 360 | 54 | Zur Behandlung der anfänglichen Schmerzen und der Entzündung helfen Ibuprofen und eine Kühlung mit Eis. Präventivmaßnahmen sollten regelmäßiges Widerstandstraining und Dehnen beinhalten. |
| | | Läuferübungen für den Kraftraum | 60 | |
| | | Foam-Rolling- Massage | 103 | |
| | | AIS | 106 | |
| | | PNF | 71 | |

DAS ULTIMATIVE LÄUFERTRAINING

| Verletzung | Beschreibung | Übungen | Seite | Hinweise |
|---|---|---|---|---|
| Quadrizeps-schmerzen | Schmerzende Quadrizepsmuskeln (vorderer Oberschenkel), die keinem Zwischenfall zuzuordnen sind (im Gegensatz zu dem verzögerten Muskelkater, der eine Folge von Übertraining ist). Die Schmerzen können chronisch und so intensiv werden, dass sie ein Lauftraining unmöglich machen – und vielleicht sogar das Hinauf- und Hinabgehen von Treppen zur Qual wird. | Bergablaufen | 53 | Vorübergehende Linderung wird durch Kühlen mit Eis und Ibuprofen erreicht. Viele Läufer absolvieren entweder Bergabläufe in der Tempolauf-Pace oder Bergab-Sprints, um Schmerzen in der vorderen Oberschenkelmuskulatur vorzubeugen und zu kurieren; die exzentrischen Kontraktionen bewirken vorteilhafte Anpassungen. |
| | | Kurze Berg-sprints (bergab) | 228 | |
| | | PNF-Quadrizeps-Dehnen | 75 | |
| | | AIS-Dehnung des Musculus quadriceps femoris | 107 | |
| | | Foam Rolling des Quadrizeps | 104 | |
| | | Tritte in den eigenen Po – dynamische Beweglichkeit | 214 | |
| Läuferknie alias Patellofemorales Schmerzsyndrom alias Chondromalacia patellae | Knieschmerzen aufgrund einer Knorpelreizung oder -schädigung unterhalb der Kniescheibe (Patella). | The Runner 360 | 54 | Gegen die anfängliche Entzündung helfen Ibuprofen und die Kühlung mit Eis. Eine Stärkung der Hüfte und der Oberschenkelmuskulatur kann zur Verbesserung der Patellaführung beitragen. |
| | | Läuferübungen für den Kraftraum | 60 | |
| | | Monsterschritte | 96 | |
| Ischias | Schmerzen, Kribbeln (nadelstichartig) und/oder ein Taubheitsgefühl, das meistens im unteren Rücken, dem Gesäß und an der Oberschenkelrückseite empfunden wird, aber auch bis zu den Waden und Füßen ausstrahlen kann, sodass man völlig außer Gefecht gesetzt ist. | Foam Rolling der Gesäßmuskulatur | 105 | Ursache ist eine Reizung des Ischiasnervs (s. »Piriformissyndrom«). Die Behandlung durch einen Chiropraktiker verschafft vielen Läufern Linderung. Es könnte ein von einem Physiotherapeuten ausgearbeitetes Programm zur Stärkung der Rumpfmuskulatur und Stabilität geboten sein. Eine Linderung der Entzündung und der Verspannungen hilft ebenfalls. Eine vollkommene Ruhigstellung ist nicht immer effektiv. |
| | | Foam Rolling des unteren Rückens | 105 | |
| | | AIS-Dehnung des Gesäßes | 108 | |
| | | PNF- Dehnen des Hüftbeugers | 75 | |
| Schienbeinkanten-syndrom (medial) – alias mediales Tibiakantensyndrom | Stechender Schmerz entlang der Schienbeininnenseiten (medial). | Knöchel-Inversion | 100 | Kurzfristige Erleichterung verschaffen Ibuprofen und eine Kühlung mit Eis. Ziehe u. U. einen Orthopäden, Podologen oder Physiotherapeuten hinsichtlich einer Anpassung des Subtalargelenks zu Rate. |
| | | Knöchel-Plantarflexion | 99 | |
| | | Fußarbeit | 109 | |
| Schienbeinkanten-syndrom – Außenseite des Schienbeins | Stechender Schmerz entlang der Schienbeinaußenseiten. | Knöchel-Dorsalflexion | 99 | Kurzfristige Erleichterung verschaffen Ibuprofen und eine Kühlung mit Eis. |
| | | Zehenheben und -senken im Sitzen | 110 | |
| | | Fußarbeit | 109 | |
| Seitenstiche | Heftige Schmerzen direkt unterhalb des Brustkorbs – meistens auf der rechten Seite, manchmal auch auf der linken. Obwohl die Ursache nicht vollkommen klar ist, wird ein spasmodisches Zwerchfell vermutet. | Beinheber | 61 | Der beste Schutz vor Seitenstichen sind eine angemessene Flüssigkeitszufuhr und eine gute allgemeine Fitness. Vierstufiges Atmen kann die Symptome lindern: Atme zweimal in Folge ein (im Einklang mit zwei Schritten), um die Lunge maximal zu füllen, schürze dann die Lippen (wie beim Auspusten einer Kerze), und atme intensiv während zwei weiterer Schritte aus. Wiederhole das 10–20-mal. Falls alles nicht hilft, kann eine Einnahme von Ibuprofen zwei Stunden vor einem Wettkampf helfen, Seitenstiche zu vermeiden, konsultiere jedoch einen Arzt, bevor du während deines Trainings Medikamente einnimmst. |

DAS ULTIMATIVE LÄUFERTRAINING

| Verletzung | Beschreibung | Übungen | Seite | Hinweise |
|---|---|---|---|---|
| Sportlerhernie | Eine Verletzung der schrägen Bauchmuskulatur, die zu chronischen Schmerzen der unteren Bauchmuskulatur, der Leiste und (bei Männern) der Hoden führt. | Russian Twist | 62 | Eine Verletzung/Bruch in der Bauchdecke. Im Gegensatz zur klassischen Hernie tritt bei der Sportlerhernie keine Ausbuchtung auf. Zur Prävention eignet sich eine Stärkung der schrägen Bauchmuskulatur. Zur Heilung kann eine Operation erforderlich sein. |
| | | Scorpion Fighter (aus: »The Runner 360«) | 56 | |
| | | Sidewinder Plank mit Beinheber (aus: »The Runner 360«) | 56 | |
| | | Beinheber | 61 | |
| Stressfraktur (Schienbein) | Heftige Schmerzen vom ersten bis zum letzten Schritt entlang der Schienbeine (ähnlich wie beim Schienbeinkantensyndrom) | »The Runner 360« | 54 | Bei Verdacht auf eine Stressfraktur konsultiere einen Podologen, Orthopäden oder anderen Spezialisten. Zur Prävention von Stressfrakturen zählen allgemeines Krafttraining, eine Beschränkung auf schrittweise Steigerungen des Laufvolumens und der Trainingsintensität sowie die Durchführung spezifischer Übungen zur Stärkung der den Unterschenkel umgebenden Muskeln. |
| | | Knöchel-Inversion | 100 | |
| | | Knöchel-Plantarflexion | 99 | |
| | | Zehenheben und -senken im Sitzen | 110 | |
| | | Fußarbeit | 109 | |
| Stressfraktur (Mittelfußknochen) | Starker Schmerz im Fuß. Der Schmerz kann in einem großen Bereich zu spüren sein, doch wenn man direkt auf die Bruchstelle drückt, wird der Schmerz stechend und intensiv. | | | Bei Verdacht auf eine Stressfraktur in einem Mittelfußknochen konsultiere einen Podologen, Orthopäden oder anderen Spezialisten. Vielleicht ist eine Ruhigstellung in einem Gips oder ein Entlastungsschuh erforderlich. Zur Prävention gehört, geeignete Schuhe zu tragen (die das Fußgewölbe angemessen stützen), sich auf eine schrittweise Steigerung des Laufvolumens und der Trainingsintensität zu beschränken und eine übereilte Umstellung auf Barfußlaufen (oder Schuhe, die das Barfußlaufen imitieren) zu vermeiden. Bei einer Stressfraktur in einem Mittelfußknochen wirst du 1–3 Monate mit dem Training aussetzen müssen. |
| Stressfrakturen (andere Bereiche) | Starke Schmerzen in anderen Bereichen des Fußes, im Wadenbein, im Oberschenkelknochen (besonders bei Frauen), im Becken etc. | | | Bei Verdacht auf eine Stressfraktur konsultiere einen Podologen, Orthopäden oder anderen Spezialisten. An manchen Stellen heilen Stressfrakturen schlechter als an anderen, und manche Stressfrakturen deuten auf andere gesundheitliche Probleme hin. |

# GLOSSAR

### ABSENKEN DER FERSE

Eine exzentrische Wadenübung, bei der die Ferse in den Zehenspitzenstand angehoben und langsam auf Bodenniveau oder tiefer abgesenkt wird. Normalerweise wird die Übung auf einer Treppenstufe oder einer anderen erhöhten Plattform durchgeführt; sie ist die einzige bekannte und verlässliche Behandlungsmethode bei einer Achilles-Tendinose.

### ACHILLESSEHNE

Die Achillessehne befindet sich an der Hinterseite des Unterschenkels und verbindet die Wadenmuskeln (Musculus gastrocnemius, soleus und plantaris) mit dem Fersenbein (Calcaneus).

### ACHILLESSEHNENENTZÜNDUNG

Eine Schädigung der Achillessehne durch Überbelastung, die mit einer schmerzhaften Entzündung einhergeht.

### ACHILLESSEHNENREIZUNG (TENDINOSE DER ACHILLESSEHNE)

Ein degenerativer Prozess in der Achillessehne auf zellulärer Ebene, der chronische Schmerzen verursacht, ohne dass die Sehne entzündet ist. Die häufigste Ursache von Achillessehnenschmerzen.

### ACHILLESSEHNENRISS / ACHILLESSEHNENRUPTUR

Eine akute Verletzung, die auftritt, wenn die Achillessehne teilweise oder vollständig reißt. Ein Achillessehnenriss wird oft von einem schmerzhaften peitschenartigen Knall begleitet, der wie ein Schuss in die Ferse empfunden wird und sofortiges Hinken sowie eine gewisse Bewegungsunfähigkeit zur Folge hat.

### ADAPTATION

Physiologische oder psychologische Veränderungen, die durch Trainingsreize (Workouts) bewirkt werden. Verbesserte Fitness ist das Ergebnis einer Akkumulation von durch Training erzielten Adaptationen.

### AEROB

Bezieht sich auf einen Prozess, bei dem Sauerstoff erforderlich ist.

### AEROBE ENERGIE

Durch aerobe Prozesse produzierte Energie. In den Zellen wird aerobe Energie durch winzige Organellen, die sogenannten Mitochondrien, produziert.

### AEROBE ENZYME

Proteine, die die Effektivität der chemischen Reaktionen in den Mitochondrien erhöhen und somit die Kapazität der Mitochondrien verbessern, aerobe Energie zu produzieren.

### AFFERENTE RÜCKMELDUNG

Botschaften, die die sensorischen Nerven als Reaktion auf einen externen Reiz an das zentrale Nervensystem senden.

### AIS (AKTIVES ISOLIERTES STRETCHING)

Eine Form des Dehnens, bei der die gegenüberliegenden Muskeln des zu dehnenden Muskels angespannt werden, um eine Entspannung des Zielmuskels zu bewirken; mithilfe einer Unterstützung (z.B. eines Seils, an dem man zieht) kann die Dehnung leicht gesteigert werden. Um den Dehnungsreflex zu verhindern, wird die Dehnungsspannung beim *Aktiven Isolierten Stretching* bei Erreichen des maximalen Bewegungsradius nie länger als zwei Sekunden gehalten.

## AKTIN

Eines der beiden Myofilamente in den Muskelfasern, die zusammenarbeiten, um die Faser zu verkürzen (kontrahieren zu lassen). Aktin ist das »dünne« Filament, das im Prinzip während der Muskelkontraktion über das Myosinfilament (das »dicke« Filament) gleitet.

## AKUTE VERLETZUNG

Eine Verletzung, die als Folge eines einzigen Zwischenfalls, meistens einer Schädigung infolge einer plötzlichen Krafteinwirkung auftritt und sofortiger Behandlung bedarf (z.B. Muskelzerrungen, Brüche und verstauchte Knöchel).

## ALKALISCH

Ein pH-Wert über 7,0. Das Gegenteil von sauer.

## ALTERSBEREINIGTE LAUFLEISTUNG (AGE GRADING)

Ein Bewertungssystem bei Wettkämpfen, bei dem das Alter der Wettkampfteilnehmer berücksichtigt wird. Zur Berechnung der altersbereinigten Laufleistung wird die Finish-Zeit eines jeden Läufers ins Verhältnis zur Weltrekordzeit für das jeweilige Alter gesetzt, die annährungsweise berechnet wird. Die Basis für diese Berechnung ist eine Kurve mit den Weltrekordzeiten der existierenden Altersklassen für die entsprechende Strecke. Der so berechnete erreichbare Weltrekord für ein bestimmtes Alter entspricht 100 Prozent, die altersbereinigte individuelle Laufleistung entspricht einer Prozentzahl bezogen auf die mögliche Bestleistung.

## ANAEROB

Ein Prozess, bei dem kein Sauerstoff erforderlich ist.

## ANAEROBE ENERGIE

Energie, die ohne Sauerstoff durch das Phosphokreatin-System und die Glykolyse produziert wird. In den Muskelfasern findet die anaerobe Energieproduktion im Sarkoplasma statt.

## ANAEROBE ENZYME

Enzyme, die die Kohlenhydrate spalten, die den Brennstoff für die Glykolyse bilden. Ohne Enzyme würde die Glykolyse nicht stattfinden.

## AMINOSÄUREN

Die Bausteine von Proteinen. Eine Gruppe organischer Moleküle, die aus einer basischen Aminogruppe, einer sauren Carboxygruppe und einer organischen R-Gruppe (oder Seitenkette) bestehen, die für jede Aminosäure spezifisch ist. Der menschliche Körper verwendet einundzwanzig Aminosäuren, von denen er nur zwölf selbst synthetisieren kann.

## ANORGANISCHES PHOSPHAT

Wird auch »Pi« genannt und ist eins der Produkte des ATP-Verbrauchs. Während eines intensiven Trainings wird mehr ATP verbraucht als produziert wird. Das führt zu einer Vermehrung anorganischen Phosphats, was von einigen als Grund für Ermüdung angesehen wird.

## ANTIOXIDANTIEN

Moleküle (z.B. Vitamine C und E), die den Auswirkungen freier Radikale entgegenwirken können, indem sie ein Elektron an diese abgeben und dadurch die durch freie Radikale ausgelöste Kettenreaktion stoppen, die Zellschäden anrichten kann.

## AORTA

Die größte Schlagader des Körpers, durch die das sauerstoffreiche Blut, das das Herz verlässt, zuerst gepumpt wird.

### ARTERIE

Ein großes Blutgefäß, durch das sauerstoffreiches Blut vom Herz weg transportiert wird (abgesehen von den Lungenarterien, durch die sauerstoffarmes Blut vom Herz zur Lunge transportiert wird).

### ATP (ADENOSINTRIPHOSPHAT)

ATP ist das Endprodukt sowohl der anaeroben als auch der aeroben Energieproduktion. Es stellt die Energie für alle physischen Bewegungen bereit. Jedes ATP-Molekül wird vom menschlichen Körper ungefähr 500- bis 750-mal am Tag recycelt.

### ATMUNGSSYSTEM

Das System, das das Blut mit Sauerstoff versorgt und Kohlendioxid abtransportiert. Es besteht aus der Lunge, den Atemwegen und den Muskeln, die bei der Atmung zum Einsatz kommen.

### ATRIEN DES HERZENS (VORHÖFE)

Die oberen Kammern der beiden Herzhälften. Der rechte Herzvorhof nimmt das sauerstoffarme Blut aus dem Körper auf; der linke Herzvorhof nimmt das sauerstoffreiche Blut aus den Lungenvenen auf.

### AUSSENBAND

Eins der beiden Seitenbänder, die vertikal an der Innenseite (Innenband) und an der Außenseite (Außenband) des Kniegelenks verlaufen und die Seitwärtsbewegungen des Gelenks kontrollieren. Eine Schädigung dieser Bänder macht das Knie instabil.

### ALVEOLEN (LUNGENBLÄSCHEN)

Winzige Luftsäckchen in der Lunge, über die Sauerstoff aufgenommen und Kohlendioxid abtransportiert wird. Die Alveolen sind von kleinen Blutgefäßen umgeben, den sogenannten Kapillaren, die den Gasaustausch ermöglichen.

### AXON

Ein langer Nervenzellfortsatz, der Signale vom Nervenzellkörper zum Ende des Axons transportiert, wo Signale über eine Synapse zu anderen Neuronen, Muskelzellen oder Drüsenzellen weitergeleitet werden.

### AZIDOSE

Ein pH-Wert von unter 7,0 in den Muskelfasern, der durch die Zunahme von Wasserstoffionen während der anaeroben Energiebereitstellung verursacht wird. Azidose wird dafür verantwortlich gemacht, muskuläre Ermüdung und Schmerzen bei intensiven Lauftintensitäten zu verursachen und kann dazu führen, dass man nahezu bewegungsunfähig wird.

### BINDEGEWEBE

Gewebe, das die Muskeln, Organe, Blutgefäße, Nerven und alle anderen Gewebetypen des Körpers verbindet – indem es sie umhüllt, unterstützt, kräftigt, polstert, schützt und Energie für sie speichert.

### BANDLAXITÄT

Verlängerte Bänder, meistens als Folge einer wiederholten Bandverletzung, die zu Gelenkinstabilität führen können. Manchmal wird der Begriff »lockere Gelenke« verwendet.

### BÄNDER

Bindegewebe, das Knochen mit Knochen verbindet und dadurch die Gelenke stabilisiert.

### BARFUSSLAUFEN

Laufen ohne Schuhe. Verfechter des Barfußlaufens halten es für eine natürlichere Art des Laufens und behaupten, dass man ohne Schuhe gesünder und effizienter läuft, doch in Studien konnten keine Belege gefunden werden, die diese Hypothese stützen.

## CARDIO

Fachjargon für »Herz-Kreislauf-Training«. Das Wort ist zu einem Synonym für Ausdauertraining jeder Art geworden.

## CARBO-LOADING

Eine Erhöhung der Aufnahme von Kohlenhydraten bei gleichzeitiger Reduzierung der Aufnahme von Fett und Protein vor Ausdauerwettkämpfen mit dem Ziel, die Glykogenspeicher in den Muskeln zu füllen. Durch moderne Sportdrinks, Gels und andere Strategien zum Wiederauffüllen der Glykogenspeicher hat das Carbo-Loading an Bedeutung verloren.

## CENTRAL-GOVERNOR-THEORIE

Eine Theorie über die Ursache von Ermüdung. Dr. Timothy Noakes stellte 1997 die Hypothese auf, dass Ermüdung ein vom Gehirn erzeugtes Gefühl ist, das dazu dient, den Körper während einer körperlichen Anstrengung zu schützen. Der Central Governor antizipiert dieser Theorie zufolge eine physiologische »Katastrophe« (eine Schädigung des Körpers) durch Überanstrengung während einer körperlichen Aktivität und reduziert die Aktivierung der Muskelfasern, wodurch die Belastung des Körpers reduziert wird.

## CHRONISCHE VERLETZUNG

Schmerzen, Entzündungen oder Beeinträchtigungen, die im Allgemeinen durch Überbeanspruchung, Muskelungleichgewicht, das Tragen falschen Schuhwerks oder eine unsaubere technische Ausführung sportlicher Aktivitäten über einen längeren Zeitraum entstehen. Beispiele hierfür sind das Iliotibiale Bandsyndrom, die Achillessehnenreizung und nicht akute Fälle einer Plantarfasziitis.

## CITRATZYKLUS

Auch Krebs-Zyklus genannt; er ist an der aeroben Energiebereitstellung beteiligt und findet in den Mitochondrien statt. Die beiden Pyruvat-Moleküle, die während der langsamen Glykolyse gebildet werden, werden zu Acetyl-CoA und Kohlenstoffdioxid umgewandelt; das Acetyl-CoA-Molekül wird in den Citratzyklus eingespeist und bildet zwei ATP-Moleküle.

## CORI-ZYKLUS

Der Prozess, durch den Lactat in der Leber in Glucose umgewandelt wird.

## CORTISOL

Ein Hormon, das katabole Stoffwechselvorgänge aktiviert und eine entzündungshemmende Wirkung hat. Beim Laufen baut Cortisol schwächeres Muskelgewebe ab, sodass es durch stärkeres Gewebe ersetzt werden kann. Cortisol reduziert Entzündungen während hochintensiver Trainingseinheiten und verschont durch eine Beschleunigung der Verwertung von Fett die Glykogenspeicher.

## CROSS EDUCATION – KRAFTZUWACHS ÜBER KREUZ

Kraftgewinn, der in einer untrainierten Extremität auftritt, wenn die gegenüberliegende trainiert wird.

## CRUISE-INTERVALLE

Wiederholungstraining (normalerweise Intervalle von 400–2000 Metern), das in einem Tempo absolviert wird, das ein Läufer uneingeschränkt über eine Stunde aufrechterhalten könnte. Wird häufig als Alternative zu Tempoläufen eingesetzt.

## DEHNUNGSREFLEX

Eine unwillkürliche Muskelkontraktion, die beim Überdehnen auftritt oder wenn eine Dehnung im maximalen Bewegungsradius für mehr als zwei Sekunden aufrechterhalten wird.

## DEPOLARISATION

Eine Verringerung des Ladungsunterschieds zwischen der Innenseite und der Außenseite der Muskelfaserzellenmembranen.

Eine Ermüdungstheorie besagt, dass Depolarisation zu schwächeren Muskelkontraktionen führt.

### DIFFUSION

Der Prozess, bei dem sich Substanzen (Flüssigkeiten, Gase und feste Stoffe) aus einem Bereich hoher Konzentration in einen Bereich geringer Konzentration bewegen.

### DYNAMISCHES DEHNEN

Kontrollierte Bewegungen, durch die Muskeln bis zu ihrem maximalen Bewegungsradius gedehnt werden (ohne über ihren natürlichen Bewegungsradius hinaus gedehnt oder in der Position gehalten zu werden). In diesem Buch aufgeführte Beispiele für Übungen sind: Beine schwingen, Knie hoch, Tritte in den eigenen Po und andere Übungen, die die Muskeln gleichzeitig beanspruchen und dehnen. Durch dynamisches Dehnen verbessert man zuverlässig und effektiv seine Leistung; es ist die beste Art des Dehnens vor einem Workout oder vor einem Wettkampf.

### DYNAMOMETER (HAND)

Ein Instrument zur Messung der Handgreifkraft. Die Greifkraftmessung eignet sich zur Kontrolle des Nervensystems bei Ermüdung (bei steigender Ermüdung lässt die Greifkraft nach).

### ECHTE NAHRUNGSMITTEL

Nahrungsmittel, denen nicht ihre Nährstoffe durch industrielle Verarbeitung entzogen wurden.

### EKTOMORPH

Ein Körperbautyp, der unter Elite-Langstreckenläufern häufig vorzufinden ist. Er ist charakterisiert durch lange und dünne Arme und Beine, einen flachen Brustkorb, gleich breite Schultern und Hüften und wenig Körperfett.

### ELASTISCHE FASERN

Fasern aus Elastinproteinen, die sich auf das 1,5-Fache ihrer Ausgangslänge dehnen lassen. Sie kommen im Bindegewebe wie der Haut sowie in den Faszien vor und in geringerem Maße in Sehnen und Bändern.

### ELASTISCHE RÜCKFEDERUNG

Die Fähigkeit des Bindegewebes, jedes Mal Energie zu speichern, wenn es gedehnt wird, und diese Energie bei einer Muskelkontraktion und einer Verkürzung des Bindegewebes wieder abzugeben. Die elastische Rückfederung kann bei einem Laufschritt bis zu 50 Prozent der Antriebskraft liefern.

### ELEKTRISCHE SYNAPSEN

Winzige zylindrische Kanäle, die es dem elektrischen Impuls eines Nervs ermöglichen, den synaptischen Spalt zu überspringen und zum Zielgewebe zu gelangen.

### ELEKTRONENTRANSPORTKETTE

Teil des aeroben Energiesystems in den Mitochondrien. Die Elektronenkette erhält von NADH und FADH2 im Rahmen des Citratzyklus angelieferte Elektronen, die eine Reihe von Reaktionen auslösen, bei denen ein Großteil des aerob produzierten ATPs entsteht. Am Ende der Kette fungiert Sauerstoff als Akzeptor und nimmt die Elektronen auf.

### ENDOKRINE DRÜSE

Eine Drüse, die Hormone ausschüttet.

### ENDOKRINES SYSTEM

Das System, das chemische Botenstoffe, die sogenannten

### ENDORPHINE

Hormone, die bei körperlicher Anstrengung von der Hirnanhangdrüse und dem Hypothalamus ausgeschüttet werden. Sie sind für das »Runner's High« verantwortlich, das Gefühl der

Euphorie, das Läufer manchmal während des Ausdauertrainings empfinden.

## ENDOSYMBIONTENTHEORIE

Die Theorie, die besagt, dass Mitochondrien weiterentwickelte Überbleibsel einer Bakterieninvasion sind, die vor mehr als einer Milliarde Jahren stattfand, in deren Verlauf diese Bakterien (Vorfahren unserer heutigen Mitochondrien) in größere Zellen eindrangen oder von diesen geschluckt wurden und in ihnen weiterlebten. Laut der Theorie hat eine solche Invasion menschliches Leben möglich gemacht.

## ENDSPURT (BEI EINEM RENNEN)

Der Schlusssprint bei einem Rennen oder, gemäß dem Ermüdungsmodell der Central-Governor-Theorie, eine Leistungssteigerung (Pacesteigerung) während der letzten 10 Prozent der Rennstrecke. Hormone, produziert. Endokrine Drüsen gibt es in vielen Geweben.

## EPINEPHRIN

Auch »Adrenalin« genannt, ein Hormon, das die Herzfrequenz ansteigen lässt, die Atemwege entspannt, die Blutgefäße in der Haut verengt und die Aufspaltung von Muskelglykogen und Fett für die Energiebereitstellung stimuliert.

## ERMÜDUNG

Die verminderte Fähigkeit, Muskelkraft zu generieren, wenn man versucht, bei einer körperlichen Aktivität seine Leistung beizubehalten oder zu steigern. Es gibt zahlreiche Theorien, die die Ursache von Ermüdung zu erklären versuchen – sie reichen von Azidose als Ursache bis hin zu undichten Kalziumkanälen – doch die genaue Ursache von Ermüdung ist immer noch unklar.

## ERYTHROPOETIN (EPO)

Ein Hormon, das das Knochenmark zur Bildung roter Blutkörperchen anregt. Darüber hinaus verbessert es die Funktion des Nervensystems und die kognitive Funktion. In seiner synthetischen Form ein breite Anwendung findendes leistungssteigerndes Mittel, das die Ausdauerleistung um 5–15 Prozent steigert. EPO wurde von der Welt-Anti-Doping-Agentur verboten und wird mit zahlreichen Todesfällen von Athleten in Verbindung gebracht.

## ESSENZIELLE AMINOSÄURE

Eine Aminosäure, die der Körper nicht selbst bilden kann und die deshalb mit der Nahrung aufgenommen werden muss.

## ESSENZIELLE FETTSÄURE

Eine Fettsäure, die der menschliche Körper nicht selbst synthetisieren kann und die deshalb mit der Nahrung aufgenommen werden muss.

## EXTRAZELLULÄRE MATRIX

Die charakteristische Mischung von Fasern, Proteinen, Kohlenhydraten, Mineralstoffen, Salzen, Flüssigkeiten und anderen Elementen, die die Bindegewebezellen umgibt und für strukturellen Halt sorgt.

## EXZENTRISCHE MUSKELKONTRAKTIONEN

Muskelkontraktionen, die stattfinden, wenn Muskeln gezwungen werden, sich gleichzeitig zu kontrahieren und zu dehnen (z.B. zu verkürzen und zu verlängern). Beim Laufen kontrahieren und entspannen sich die Quadrizepsmuskeln zum Beispiel in dem Moment, in dem der Fuß auf den Boden aufsetzt.

## FASERKNORPEL

Dichtes Bindegewebe im Außen- und Innenmeniskus (in den Knien) sowie in den Bandscheiben, das die Wirbel und etliche Gelenke puffert. Der Körper repariert geschädigten Gelenkknorpel oft mit Faserknorpel, der über eine ungeheure Zugfestigkeit und Widerstandskraft verfügt.

### FAST-TWITCH-MUSKELFASERN

Einer der drei menschlichen Muskelfasertypen. Diese großen Fasern kontrahieren schneller und kräftiger als die Slow-twitch-Fasern und die intermediären Fast-twitch-Fasern. Sie kommen vor allem bei Sprints, Sprüngen und anderen Aktivitäten zum Einsatz, bei denen temporäre Leistungsspitzen erforderlich sind. Fachsprachlich werden sie auch als Muskelfasern des Typs IIx bezeichnet.

### FASZIEN

Bindegewebe, das alle Muskeln, Nerven, Organe, Knochen, Strukturen, Hohlräume und Gewebe des Körpers umgibt und durchdringt. Sie bestehen aus Kollagen- und elastischen Fasern und treten als Membranen, Schichten, Schnüre und Knorpel auf.

### FASZIKEL

Muskelfaserbündel; mehrere Muskelfaserbündel bilden zusammen einen Skelettmuskel.

### FAT-LOADING

Erhöhung des aufgenommenen Fettanteils an der Gesamtkalorienaufnahme eines Sportlers als Vorbereitung auf einen Ausdauerwettkampf, der länger als vier Stunden dauert. Sich während 7–10 Tagen vor einem Wettkampf fettreich zu ernähren, kann die Fettverbrennungsrate eines Athleten um bis zu 50 Prozent steigern.

### FETTE

Einer der drei Makronährstoffe (zusammen mit Kohlenhydraten und Proteinen). Mit neun Kalorien pro Gramm ist Fett im Vergleich zu Kohlenhydraten und Proteinen, die vier Kalorien pro Gramm liefern, die konzentrierteste Nahrungsenergiequelle. Fette bestehen vor allem aus Glyceriden und anderen Lipiden in geringeren Mengen.

### FERSENAUFTRITT

Landen mit der Ferse des Fußes bei jedem Laufschritt.

### FEMUR

Der Oberschenkelknochen. Der kräftigste Knochen im menschlichen Körper, der bis zu dem dreißigfachen Gewicht des menschlichen Körpers tragen kann.

### FREIES RADIKAL

Ein Atom oder Molekül mit einem ungepaarten Elektron, das typischerweise entsteht, wenn Sauerstoff während des Stoffwechsels mit anderen Molekülen reagiert. Freie Radikale schädigen Moleküle, indem sie versuchen, ihnen ihre Elektronen zu »rauben«, wodurch oft eine zellschädigende Kettenreaktion ausgelöst wird.

### FREQUENZCODIERUNG (RATE CODING)

Die Frequenz, mit der Motoneuronen Impulse an die Muskelfasern leiten. Eine Erhöhung der Frequenz kann sowohl die Kraft als auch die Dauer der Muskelkontraktion erhöhen.

### GELENKKNORPEL

Die glatte Beschichtung auf den Knochenenden, die es den Knochen erlaubt, sich übereinander zu schieben, und die für eine elastische Polsterung im Gelenk sorgen.

### GELENKSPALT

Ein mit Knorpel gefüllter spaltförmiger Hohlraum zwischen den Knochen in einem Gelenk. Ein Verlust von Knorpelgewebe verengt den Gelenkspalt und kann zu Osteoarthritis führen.

### GESCHWINDIGKEITSTRAINING

Ein allgemeiner Begriff, der sich auf Wiederholungstraining mit kürzeren, intensiven Wiederholungen bezieht. Beispiele sind 200-Meter-Wiederholungen im 800-Meter-

Renntempo, 400-Meter-Wiederholungen im 1500-Meter-Renntempo und kurze Bergsprints bei 90–95 Prozent der maximalen Belastungsintensität.

## GLATTER MUSKEL

Als eine von drei Muskelarten des Menschen steuern glatte Muskeln die unwillkürlichen Funktionen wie die Verdauung und den Blutdruck; sie finden sich u.a. im Magen, im Darm und in den Blutgefäßen.

## GLUCAGON

Ein Hormon, das die Leber stimuliert, Glykogen aufzuspalten und Glucose abzugeben, wenn der Blutzuckerspiegel sinkt. Glucagon fördert die Fettverbrennung und ist bei längeren Rennen nützlich.

## GLUCOSE

Die Kohlenhydratform, die der menschliche Körper am häufigsten für die Energieproduktion und -bereitstellung verwendet. Glucose wird bei der Glykolyse, dem ersten Schritt *sowohl* der aeroben als auch der anaeroben Energieproduktion (via des glykolytischen Systems) in den Muskelfasern als Substrat benutzt.

## GLYKÄMISCHER INDEX (GI)

Ein Maß zur Bestimmung der blutzuckersteigernden Wirkung verschiedener Kohlenhydrate. Basierend auf der Geschwindigkeit, mit der Glucose in den Blutkreislauf gelangt, steigt der Blutzuckerwert, wobei die blutzuckersteigernde Wirkung von Traubenzucker (Glucose) den Referenzwert 100 hat.

## GLYKÄMISCHE LAST (GL)

Der geschätzte Blutzuckeranstieg nach dem Verzehr von Kohlenhydraten, wobei eine Einheit glykämische Last in etwa der blutzuckersteigernden Wirkung von 1 Gramm Glucose entspricht.

## GLYKOLYSE

Eine in mehreren Schritten verlaufende chemische Reaktion in den Zellen, bei denen zwei bzw. drei ATP-Moleküle und zwei Pyruvat-Moleküle gebildet werden. Die Pyruvat-Moleküle können entweder verwendet werden, um anaerobe Energie zu erzeugen, oder in die Mitochondrien transportiert und dort für die aerobe Energiebereitstellung verwendet werden.

## GLYKOLYTISCHES SYSTEM

Ein anaerobes Energiesystem (oder Stoffwechselweg), das im Sarkoplasma angesiedelt ist und der Glykolyse bedarf. Bei der Glykolyse werden anaerob zwei bzw. drei ATP-Moleküle gebildet. Im nächsten Schritt verläuft die Glykolyse entweder als »schnelle« oder als »langsame« Glykolyse.

## GRÖSSENPRINZIP

Bei einer physischen Aktivität der Prozess, bei dem die Erzeugung von Kraft durch die Rekrutierung einer größeren Anzahl an Muskelfasern und größerer (schnellerer) Muskelfasern gesteigert wird.

## GROSSHIRNRINDE

»Graue Substanz.« Die Großhirnrinde (Cortex cerebri) ist die äußerste Schicht des Gehirns, der übergeordnete Hirnfunktionen wie logisches Denken, Sprache und Wahrnehmung zugeordnet werden.

## GRUNDLAGENTRAINING

Eine Trainingsphase, während der die aerobe Ausdauer trainiert wird und eine Kräftigung der Muskeln und des Bindegewebes angestrebt werden.

## HALBWERTSZEIT

Die Zeitspanne, nach der eine mit der Zeit abnehmende Menge von etwas (z.B. die Anzahl der durch Training gebildeten Kapillaren) die Hälfte des anfänglichen Werts erreicht.

## HÄMATOKRIT

Der Anteil der roten Blutkörperchen am Volumen des Blutes.

## HERZFREQUENZ

Die Anzahl der Herzschläge pro Minute.

## HERZ-KREISLAUF-SYSTEM

Ein Blutverteilungsnetz, das aus dem Herz, dem Blut und einem Netz aus Blutgefäßen besteht, durch die Sauerstoff, Nährstoffe, Hormone und Abfallprodukte durch den Körper transportiert werden.

## HERZMINUTENVOLUMEN

Das Volumen des Blutes, das pro Minute vom Herzen gepumpt wird; das Herzminutenvolumen ist abhängig vom Herzschlagvolumen und der Herzfrequenz.

## HERZMUSKEL

Ein spezialisierter Muskel des Herzens. Der Herzmuskel kann ein Leben lang schlagen (kontrahieren und sich entspannen).

## HERZVENTRIKEL (HERZKAMMERN)

Die beiden unteren Herzkammern des menschlichen Herzens. Der rechte Ventrikel pumpt sauerstoffarmes Blut zur Lunge. Der linke Ventrikel erhält sauerstoffreiches Blut aus dem linken Vorhof und pumpt es in die Aorta.

## HINTERES KREUZBAND

Eins von zwei Bändern, die sich zentral im Kniegelenk befinden und den Oberschenkelknochen (Femur) mit dem Schienbein (Tibia) verbinden. Die Kreuzbänder stabilisieren die Vorwärts- und Rückwärtsbewegung des Schienbeins und tragen auch zur Stabilisierung der Rotation im Kniegelenk bei.

## HITZEERSCHÖPFUNG

Beim Laufen, eine hitzebedingte gesundheitliche Beeinträchtigung, die normalerweise durch zu hohe Temperaturen verursacht wird (vor allem, wenn diese mit hoher Luftfeuchtigkeit einhergehen) und zu Dehydration oder Salzverlust führt.

## HITZSCHLAG

Eine lebensbedrohliche Hitzekrankheit, bei der die Körpertemperatur auf über 40–41 °C ansteigt. Unbehandelt kann der Hitzschlag zu einer Schädigung verschiedener Organe einschließlich des Gehirns, des Herzens und der Nieren führen.

## HÖHENZELT

Ein im Handel erhältliches Zelt, das das verringerte Sauerstoffangebot auf einer Höhe von 2400 bis 3600 Metern simuliert.

## HOMÖOSTASE

Die Fähigkeit des Körpers, ungeachtet der äußeren Bedingungen sein inneres physiologisches Gleichgewicht beizubehalten.

## »HÖR AUF DEINEN KÖRPER«

Der Slogan des verstorbenen Arztes und Lauf-Philosophen Dr. George Sheehan, der glaubte, dass der Körper eines Läufers diesem ein wertvolles Feedback im Hinblick auf Fitness, Ermüdung, Verletzungen und vieles mehr gibt, sofern der Läufer bereit ist, dieses bewusst zu erkennen und darauf zu reagieren.

## HORMONE

Überbringer chemischer Botschaften im Körper, die alle Aspekte der biologischen Funktion von Zellen und Organen regulieren.

## HÜFTABDUKTOREN

Muskeln, die eine seitliche Wegführung des Oberschenkels vom Körper bewirken. Zu den Hüftabduktoren gehören: der Musculus gluteus medius und der Musculus gluteus minimus.

## HÜFTADDUKTOREN

Muskeln, die eine Heranführung der Oberschenkel an den Körper bewirken. Zu den Hüftadduktoren gehören: der Musculus adductor brevis, der M. adductor longus, der M. adductor magnus, der M. pectineus und der M. gracilis.

## HÜFTBEUGEMUSKULATUR

Muskeln, die den Winkel zwischen dem Oberschenkel und dem Torso verkleinern (z.B. Muskeln, die das Knie anheben). Zur Hüftbeugemuskulatur gehören der Musculus psoas major (der große Lendenmuskel), der Musculus iliacus (der Darmbeinmuskel), der Musculus rectus femoris (der gerade Muskel des Oberschenkels) und der Musculus sartorius (der Schneidermuskel).

## HÜFTSTRECKMUSKULATUR

Muskeln, die den Winkel zwischen dem Oberschenkel und dem Torso erweitern (z.B. Beinschwingen nach hinten). Zur Hüftstreckmuskulatur gehören der Musculus gluteus maximus (der große Gesäßmuskel) und die rückseitige Oberschenkelmuskulatur.

## HUNGERAST

Der Zustand, wenn beim Ausdauersport alle Energiereserven verbraucht sind. Der Hungerast ist typischerweise die Folge komplett entleerter Muskelglykogenspeicher, übermäßiger Ermüdung, starker Dehydrierung oder extrem hoher Körpertemperatur.

## HYPERTROPHIE

Im Hinblick auf die Muskulatur eine Größenzunahme. Diese kann aufgrund einer Vergrößerung des sarkoplasmatischen Volumens der Muskelfasern eintreten oder durch eine Zunahme der Myofilamente und Myofibrillen in den Muskelfasern.

## HYPONATRIÄMIE

Ein lebensbedrohlicher Zustand, in dem die Natriumkonzentration im Blut gefährlich absinkt. Bei Läufern geschieht dies gewöhnlich durch Überwässerung, also durch übermäßiges Wassertrinken vor einem Wettkampf und während eines Wettkampfes.

## HYPOTHYREOSE (SCHILDDRÜSENUNTERFUNKTION)

Eine hormonelle Störung, bei der in der Schilddrüse zu wenig Schilddrüsenhormone produziert werden.

## IMPULSE

Von Neuronen übermittelte elektrochemische Botschaften. Diese Botschaften können mit Geschwindigkeiten von 0,6 Metern pro Sekunde bis zu 119 Metern pro Sekunde übermittelt werden.

## INSELCORTEX

Ein in den Falten der Großhirnrinde liegender eingesenkter Teil des Gehirns, der eine Rolle für das Bewusstsein, Emotionen und die körperliche Selbstwahrnehmung spielt. Der Inselcortex wurde in einigen Studien als Zentrum der Wechselwirkungen zwischen Gehirn, körperlicher Anstrengung und Ermüdung identifiziert

## INSULIN

Ein Hormon, das die Zellen anweist, Glucose aus dem Blutkreislauf aufzunehmen und als Glykogen in den Muskeln und der Leber zu speichern.

## INTERMEDIÄRE FAST-TWITCH-MUSKELFASERN

Muskelfasern, die größer als Slow-twitch-Fasern und kleiner als Fast-twitch-Fasern sind und die Eigenschaften von beiden besitzen. Sie können aerob und anaerob funktionieren und sind imstande, sich durch Training anzupassen und sowohl eine Steigerung der Ausdauer als auch der Geschwindigkeit zu bewirken, was sie für Mittelstreckenläufer perfekt macht. Fachsprachlich werden sie auch als Muskelfasern des Typs IIa bezeichnet.

### INTERVALL

Die Erholungsphase nach einer Wiederholung während des Wiederholungs- oder Intervalltrainings. Wird synonym auch für »Wiederholung« verwendet.

### INTERVALLTRAINING

Wiederholungen mit Erholungsintervallen. Das Tempo der Wiederholungen hängt vom Trainingsziel ab.

### ISCHIOCRURALE MUSKULATUR (RÜCKSEITIGE OBERSCHENKELMUSKULATUR)

Im allgemeinen Sprachgebrauch die großen Muskeln auf der Rückseite des Oberschenkels (der Musculus biceps femoris, der Musculus semimembranosus und der Musculus semitendinosus).

### JARGON

Worte und Begriffe, die im Zusammenhang mit einer spezifischen Aktivität oder von einer spezifischen Gruppe benutzt werden (z.B. steht »PR« in der Sprache der Läufer für »persönlicher Rekord«).

### KAMPF-ODER-FLUCHT-REAKTION

Eine Reaktion auf eine wahrgenommene Gefahrensituation, die eine sofortige Reaktion des Nervensystems und des Hormonsystems veranlasst und den Körper darauf vorbereitet, sich zwischen zwei Optionen zu entscheiden: zu »kämpfen« oder vor der Gefahr zu »fliehen«. Die auf die Stressreaktion folgende Kraft- und Schnelligkeitssteigerung nützt auch Sportlern, die sich auf Wettkämpfe vorbereiten.

### KAPILLAREN

Die kleinsten Blutgefäße im menschlichen Körper. Kapillaren werden von Arteriolen mit Blut versorgt (die von Arterien mit Blut versorgt werden). Von den Kapillaren fließt das Blut in die Venolen und von diesen in die Venen.

### KAPILLARBETT

Der Abschnitt zwischen dem Blutkreislauf und den Zellen, in dem Sauerstoff, Kohlendioxid, Nährstoffe und zelluläre Abfallprodukte ausgetauscht werden.

### KAPILLARISIERUNG

Die verstärkte Bildung von Kapillaren, die die Muskelfasern umgeben.

### KINETISCHE ENERGIE

Die Energie, die ein Objekt aufgrund seiner Bewegung enthält.

### KINETISCHE KETTE

Die zusammenhängende Kette von Muskeln, Nerven, Bindegewebe und anderen strukturellen Komponenten des Körpers, die alle zusammenarbeiten, um Gelenke zu bewegen und Körperbewegungen zu bewirken.

### KNOCHEN

Harte Form des Bindegewebes, das das Skelett bildet. Knochen sind lebendes Gewebe, das sich stetig erneuert.

### KNOCHENUMBAU

Der Prozess, in dessen Verlauf Knochengewebe abgebaut und ersetzt wird. Während des Knochenumbaus bauen Osteoklasten genannte Zellen altes beschädigtes Gewebe ab, während Osteoblasten neues Knochengewebe aufbauen. Dieser Zyklus kann 3–4 Monate dauern.

### KNORPEL

Ein festes Bindegewebe. Alle Knochen entwickeln sich aus Knorpelstrukturen im Mutterleib. Bei Erwachsenen findet sich Knorpel in den Ohren, der Nase, den Bronchien, den Rippen und zwischen den Gelenken.

### KOHLENHYDRATE

Sie werden auch Saccharide genannt und gehören zu den drei Makronährstoffen. Kohlenhydrate bestehen aus einfachen

Zuckermolekülen und enthalten Kohlenstoff, Wasserstoff und Sauerstoff.

## KOLLAGENFASERN

Zugfeste Fasern, die sich vor allem im Bindegewebe finden, u.a. in Sehnen und Bändern.

## KOMPLEMENTÄRE PROTEINE

Komplementäre Proteine sind zwei oder mehr inkomplette (pflanzliche) Proteine, die, wenn sie miteinander kombiniert werden, einen kompletten Satz essenzieller Aminosäuren ergeben.

## KOMPLETTES PROTEIN

Auch hochwertiges Protein genannt; ein Protein, das alle essenziellen Aminosäuren im optimalen Verhältnis enthält, um die biologischen Funktionen des Körpers zu unterstützen.

## KONTRAKTIONSGESCHWINDIGKEIT

Die Zeit, die ein Muskel bis zur Maximalkontraktion (Zusammenziehen) benötigt.

## KONVEKTION

Beim Laufen der Prozess, durch den von den Muskeln ins Blut abgegebene Wärme an die Außenwelt abgegeben wird. Bei einer Lufttemperatur von mehr als 37 °C absorbiert der durchschnittliche menschliche Körper die Wärme der Luft.

## KONVERSATIONSTEMPO

Ein Tempo beim Laufen, bei dem eine Konversation aufrechterhalten werden kann. Im Konversationstempo zu laufen gilt als sicheres aerobes Training und stellt das bevorzugte Tempo bei allen normalen Langstrecken- und lockeren Dauerläufen dar.

## KÖRPERMITTE

Die Bauchmuskeln, die Muskeln in der Leiste, den Hüften und dem mittleren und dem unteren Rücken, die während sportlicher Aktivitäten Körperhaltung und Bewegung kräftigen und stabilisieren.

## KÖRPERWÄRME

In Wärme verwandelte Energie, die als Nebenprodukt der Bildung und des Verbrauchs von ATP entsteht. Körperwärme wird erzeugt, wenn beim Aufspalten von Kohlenhydraten, Fetten und Protein Energie freigesetzt wird, um ATP zu bilden, und wenn ATP eingesetzt wird, um Muskelkontraktionen zu bewirken. Bis zu 75 Prozent der produzierten Energie werden dabei nicht genutzt sondern als Körperwärme abgegeben.

## KRAFTWERKE DER ZELLE

Mitochondrien.

## KREATINPHOSPHAT

Wird auch als Phosphokreatin bezeichnet und ist der Energieträger für das Phosphokreatin-System.

## LANGSAME GLYKOLYSE

Einer von zwei Stoffwechselwegen für die im Zuge der Glykolyse gebildeten Pyruvatmoleküle (der andere Stoffwechselweg ist die »schnelle« Glykolyse). Pyruvat wird in die Mitochondrien transportiert und dort als Brennstoff für die aerobe Energieproduktion verwendet.

## LANGSTRECKE

Kurzform für »Langstreckenlauf«; bezieht sich auf Strecken von wenigen bis hin zu vielen Kilometern in einem stetigen, submaximalen Tempo, welches oft als »Konversationstempo« bezeichnet wird. Langstreckenläufe machen den größten Teil des Laufvolumens im Rahmen des Trainingsplans eines Läufers aus.

## LACTAT

Ein Endprodukt der anaeroben schnellen Glykolyse, das von der Zelle und benachbarten und entfernten Zellen als

Kohlenhydratbrennstoff für die aerobe Energieproduktion und -bereitstellung verwendet werden kann. Lactat, das ins Blut übergegangen ist, kann durch den Cori-Zyklus zudem von der Leber in Glucose verwandelt werden.

### LACTAT-SHUTTLE-MECHANISMUS

Der Mechanismus, mittels dessen Lactat in die Mitochondrien (innerhalb der Zelle), aus der Zelle und zwischen den Zellen transportiert wird. Einmal außerhalb der Zelle, kann Lactat zu benachbarten Muskelfasern oder ins Blut gelangen, mit dem es zu entfernten Muskeln, Organen (z.B. zum Herz und zum Gehirn) oder zur Leber transportiert wird.

### LÄUFERKNIE

Auch unter den Namen »Patellofemorales Schmerzsyndrom« und »Chondromalazie« bekannt; Knieschmerzen, die durch eine Reizung oder Schädigung des Knorpelgewebes unterhalb der Kniescheibe verursacht werden.

### LAUFÖKONOMIE

Ein Messwert der persönlichen Fitness, der darauf basiert, wie effizient ein Läufer Sauerstoff bei einem bestimmten Lauftempo verwertet. Die Laufökonomie wird durch zahlreiche Faktoren bestimmt, u.a. genetische Veranlagung und die Effizienz des Nervensystems, und ist besonders wichtig bei submaximalem Lauftempo.

### LINKE HERZKAMMER

Die untere linke Kammer des Herzens, die das sauerstoffreiche Blut aus dem linken Vorhof empfängt und in die Aorta pumpt.

### LIPOLYSE

Die Aufspaltung von Fetten, um Brennstoff für die aerobe Energieproduktion zu gewinnen. Obwohl sie langsamer ist als die kohlenhydratbefeuerte ATP-Produktion, liefert die Lipolyse mehr ATP. So können aus einem einzigen Palmitinsäuremolekül 129 ATP-Moleküle entstehen.

### L-THYROXIN (T4)

Das Schilddrüsenhormon mit der höchsten Konzentration im Blut. Thyroxin wird in den Zellen in T3 (Trijodthyronin) umgewandelt und ist wichtig für den Stoffwechsel sämtlicher Zellen des Körpers. Im Hinblick auf Störungen im Zusammenhang mit diesem Hormon siehe auch *Schilddrüsenüberfunktion* und *Schilddrüsenunterfunktion*.

### MANN MIT DEM HAMMER

Als der »Mann mit dem Hammer« wird bei langen Rennen der Moment bezeichnet, in dem Wettkampfteilnehmern das Muskelglykogen ausgeht und sie gezwungen sind, ihre Fettreserven zur Energiebereitstellung anzuzapfen und das Tempo zu reduzieren und unter einer gesteigerten Ermüdung leiden.

### MASTERS-WETTKÄMPFER

In der Leichtathletik Senioren über 35 Jahre. Bei Straßen- und Geländeläufen in den USA sind Masters Senioren über 40 Jahre. International sind Masters-Straßenläufe offen für Läufer über 35.

### MAXIMALE HERZFREQUENZ

Die maximale Anzahl der Herzschläge pro Minute bei größtmöglicher Anstrengung. Als Faustregel zur ungefähren Bestimmung der maximalen Herzfrequenz kann die folgende Formel benutzt werden: 220 minus das persönliche Lebensalter. Die maximale Herzfrequenz wird durch genetische Veranlagung bestimmt und kann durch Training nicht beeinflusst werden.

### MEDIALES SEITENBAND (INNENBAND)

Eins der beiden Seitenbänder, die vertikal an der Innenseite (Innenband) und an der Außenseite (Außenband) des Kniegelenks verlaufen und die Seitwärtsbewegungen des Gelenks kontrollieren. Eine Schädigung dieser Bänder macht das Knie instabil.

## META-ANALYSE

Eine Überblicksstudie, bei der viele Studien, Experimente oder Arbeiten zu einem ähnlichen Thema analysiert werden, die darauf ausgerichtet ist, gemeinsame und statistisch relevante Muster und Ergebnisse zu finden.

## MENISKUS

Gewebepolster aus Faserknorpel, die zur Stoßdämpfung und strukturellen Unterstützung der Knie dienen. Meniskusrisse bei Erwachsenen erfordern meistens eine operative Behandlung oder Entfernung des betroffenen Knorpelgewebes.

## MENSCHLICHES WACHSTUMSHORMON (HGH ODER GH)

Ein von der Hirnanhangdrüse ausgeschüttetes Hormon, das u.a. die Proteinsynthese, die Muskelhypertrophie, die Knochendichte und die Sehnen- und Bänderfestigkeit fördert. Da das Hormon die sportliche Leistungsfähigkeit erhöht, ist es ein weitverbreitetes Dopingmittel und wurde von der Welt-Anti-Doping-Agentur verboten.

## MILCHSÄURE (LACTAT)

Unter Läufern galt Milchsäure lange als Buhmann. Ihr wurden muskuläre Ermüdung, Schmerzen und sogar verzögerter Muskelkater zugeschrieben. Derzeit wird die Rolle, die Lactat bei der Energieproduktion und -bereitstellung spielt, unter Physiologen kontrovers diskutiert. Neueren Theorien zufolge wird Milchsäure in menschlichen Muskelfasern nie produziert, aber einige Physiologen gehen nach wie vor davon aus, dass sie kurz entsteht und sich dann sofort in Lactat- und Wasserstoffionen aufspaltet.

## MINERALSTOFFE

Anorganische Substanzen, die als Kofaktoren für Enzyme agieren und sämtliche Aspekte des Energiestoffwechsels beeinflussen.

## MINIMALISMUS

Eine Herangehensweise ans Schuh-Design – und ans Training – die die Rückkehr zu einem natürlicheren Gang betont. Minimalistische Schuhe bringen den Fuß näher an den Boden, weisen eine reduzierte Differenz zwischen Fersenhöhe und Vorfuß auf, sind leicht und biegsam und haben eine breitere Zehenbox. (Einige Minimalschuhe, wie die FiveFingers-Schuhe von Vigram, imitieren das Barfußlaufen.)

## MITOCHONDRIEN

Winzige Strukturen in den Zellen, die Substrate und Sauerstoff in aerobe Energie umwandeln.

## MITOCHONDRIALE BIOGENESE

Der Prozess der Zunahme des Mitochondrienvolumens in den Muskelfasern durch eine Erhöhung der Gesamtanzahl der Mitochondrien und eine Zunahme der Größe der einzelnen Mitochondrien. Spezielles Training (z.B. Tempoläufe) kann eine verstärkte mitochondriale Biogenese stimulieren.

## MONOCARBOXYLAT-TRANSPORTER (MCTS)

Spezialisierte Transportproteine, die Lactat (und Wasserstoffionen) transportieren. Innerhalb der Zellen transportieren MCTs Lactat zu Mitochondrien oder helfen dabei, es aus der Zelle zu exportieren. MCTs können Lactat auch von außerhalb der Zelle als Brennstoff importieren.

## MOTONEURONEN

Neuronen im Rückenmark, die die Muskeln steuern. Jedes Motoneuron steuert eine spezifische Gruppe von Muskelfasern innerhalb eines einzigen Muskels.

## MOTORISCHE EINHEIT

Ein Motoneuron mitsamt allen von diesen gesteuerten Muskelfasern. Alle Muskelfasern in einer motorischen Einheit müssen vom gleichen Fasertyp sein, und sie werden gleichzeitig aktiviert und reagieren einheitlich.

## MUSCULUS QUADRIZEPS FEMORIS (VIERKÖPFIGER OBERSCHENKELMUSKEL)

Die große Muskelgruppe auf der Vorderseite des Oberschenkels bestehend aus dem Musculus rectus femoris, dem M. vastus lateralis, dem M. vastus medialis und dem M. vastus intermedius.

## MUSKEL

s. Herzmuskel, glatter Muskel und Skelettmuskel.

## MUSKELBALANCE

Ergänzende (ausgeglichene) Kraft, Flexibilität, Koordination und Fitness in Bezug auf gegenüberliegende Muskeln (z.B. rückseitige und vordere Oberschenkelmuskulatur).

## MUSKELFASERLEITER

Das theoretische Modell, nach dem menschliche Muskelfasern rekrutiert werden. Slow-twitch-Fasern werden zuerst rekrutiert. Steigen die Anforderungen, werden intermediäre Fast-twitch-Fasern hinzugefügt. Beginnend ab etwa 65 Prozent der Maximalkraft werden schließlich Fast-twitch-Fasern rekrutiert. Während der Rekrutierung schneller Fasern bleiben die langsamen Muskelfasern weiter aktiv.

## MUSKELFASERTYP

Eine Muskelfaser wird als Slow-twitch-Faser, intermediäre Fast-twitch- oder Fast-twitch-Faser bezeichnet und besitzt jeweils die Eigenschaften dieses spezifischen Fasertyps.

## MUSKELSPINDEL

Dehnungsrezeptoren (Sinnesorgane) in den Muskeln, die parallel zu den Muskelfasern verlaufen. Sie erfassen Veränderungen der Länge der Muskeln und begrenzen bei Läufern durch den Dehnungsreflex, der die Muskeln zwingt, sich wieder zusammenzuziehen, um dadurch eine Verletzung durch Überdehnung zu vermeiden, die Schrittlänge.

## MUSKELFASERUMWANDLUNG

Die Umwandlung von einem Muskelfasertypen in einen anderen als Folge von Training oder Inaktivität. Es wird angenommen, dass die »Umwandlung« größtenteils so funktioniert, dass Fasern die Eigenschaften von anderen Fasern übernehmen (sie wandeln sich also nicht wirklich zu Fasern eines anderen Fasertyps um und übernehmen somit nicht die physiologischen Eigenschaften dieser Fasern).

## MUSKULOTENDINÖSER ÜBERGANG (MUSKEL-SEHNEN-ÜBERGANG)

Der Bereich, in dem Muskeln graduell in Sehnen übergehen und Muskelfasern und Sehnen sich vermischen und de facto als Muskel-Sehnen-Einheit funktionieren.

## MYOFILAMENTE

Proteine in den Muskelfasern, meistens Aktin und Myosin, die der »Gleitfilamenttheorie« zufolge interagieren, um Muskelfaserkontraktionen und somit Muskelkontraktionen zu bewirken.

## MYOSIN

Eines der beiden Myofilamente in den Muskelfasern, die gemeinsam bewirken, dass die Faser sich verkürzt (kontrahiert). Myosin ist das »dicke« Filament, über das Aktin (das »dünne« Filament) im Prinzip während einer Muskelkontraktion gleitet.

## MYOTENDINÖSER ÜBERGANG

Die Stelle, an der einzelne Muskelfasern auf Sehnen treffen. Sie wird als die Schwachstelle des Muskels angesehen (die Stelle, an der die meisten Muskelzerrungen auftreten).

## NÄHRSTOFFE

Alle Bestandteile von Lebensmitteln, die den Körper nähren, plus Wasser und Sauerstoff.

## NERVENSYSTEM

Eines der Hauptkommunikationsnetzwerke des Körpers (das andere ist das endokrine System), das aus dem zentralen und dem peripheren Nervensystem besteht.

## NERVENPFAD

Der Pfad, dem ein Nervenimpuls folgt. Einige einfache Pfade, wie Reflexe, sind fest vernetzt. Andere, wie diejenigen, die den Laufstil betreffen, entwickeln sich trainingsbedingt und passen sich an. Ziel des Trainings ist eine Verbesserung der Effizienz der Nervenpfade.

## NEURON

Eine Nervenzelle.

## NEUROTRANSMITTER

Von Neuronen ausgeschüttete biochemische Stoffe, die über die Synapsen hinweg Botschaften weiterleiten.

## NICHT ESSENZIELLE AMINOSÄURE

Eine Aminosäure, die der menschliche Körper selbst synthetisieren kann.

## NORADRENALIN

Auch als »Norepinephrin« bekannt; ein Neurotransmitter und Hormon, das im Zusammenhang mit der Kampf-oder-Flucht-Reaktion aktiv ist. Es steigert die Herzfrequenz, die Durchblutung der Skelettmuskeln und erhöht den Blutzuckerspiegel.

## ORGANELLE

Winzige Bereiche von Zellen mit einer spezifischen Funktion, entsprechend den Organen im menschlichen Körper.

## OSTEOARTHRITIS (ARTHROSE)

Eine degenerative Gelenkerkrankung, bei der der Gelenkspalt sich so stark verengen kann, dass Knochen aufeinander reiben, was eine Entzündung im Gelenk, Schmerzen, verringerte Mobilität und partielle Bewegungsunfähigkeit verursacht. Osteoarthritis wird mit Knorpelschädigung, Alter und genetischer Veranlagung assoziiert.

## OSTEOBLASTEN

Zellen, die beschädigte Knochen reparieren, indem sie neues Knochengewebe bilden und die von den Osteoklasten hinterlassenen Hohlräume füllen.

## OSTEOKLASTEN

Zellen, die altes geschädigtes Gewebe aus den Knochen lösen und dabei winzige Hohlräume zurücklassen.

## ÖSTROGEN

Bekannt als »weibliches Sexualhormon«, wird Östrogen tatsächlich von beiden Geschlechtern produziert, von Männern jedoch in geringeren Mengen. Beim Laufen hilft Östrogen beim Abbau von gespeichertem Fett zu Brennstoff für die Energiebereitstellung.

## PALMITINSÄURE

Eine verbreitete Fettsäure, die 10–20 Prozent des mit der Nahrung aufgenommenen Fetts ausmacht.

## PERIODISIERUNG

Die Einteilung des Trainings in verschiedene Phasen; oft eine Grundlagentrainingsphase, eine Kraftaufbauphase, eine Wettkampfphase und eine Regenerationsphase.

## PERIPHERES NERVENSYSTEM (PNS)

Der gesamte Teil des Nervensystems außerhalb des zentralen Nervensystems. Zum peripheren Nervensystem gehören die sensorischen Neuronen, die aus allen Winkeln des Körpers Botschaften an das zentrale Nervensystem

weiterleiten und Reize melden, die
von den Sinnen empfangen wurden.

## PH

In der Lauf-Physiologie der Messwert,
mit dem die Konzentration von
Wasserstoffionen im Körper bestimmt
wird. Mehr Wasserstoffionen führen
zu einem sauren pH-Wert (unter 7,0),
während weniger Wasserstoffionen zu
einem alkalischen pH-Wert führen (über
7,0). Der menschliche Körper bevorzugt
einen leicht alkalischen pH-Wert
(7,35 – 7,45 auf einer Skala von 1–14).

## PHOSPHOKREATIN-SYSTEM

Ein anaerobes Energiesystem, das auf
Kreatinphosphat (CrP) als Energieträger
basiert und sozusagen als Ersthelfer des
menschlichen Körpers fungiert, wenn
der ATP-Vorrat in den Muskelfasern zur
Neige geht. Dieses System kann bei einer
maximalen Belastungsintensität bis zu
zehn Sekunden lang Energie bereitstellen
und liefert bei sehr kurzen Sprints,
Sprüngen und dem Heben schwerer
Gewichte den Großteil der Energie.

## PHYSISCHE (PERIPHERE) ERMÜDUNG

Eine Ermüdungstheorie, die davon ausgeht,
dass Ermüdung auf das beginnende
Versagen von Muskeln während einer
sportlichen Aktivität zurückzuführen
ist. Lässt man ein Fortschreiten zu, führt
die Ermüdung zu einer physiologischen
»Katastrophe« (Azidose, Überhitzung usw.),
die den Sportler zur Verlangsamung seines
Tempos oder zum Aufhören zwingt.

## PLACEBOEFFEKT

Verbesserungen oder subjektiv
empfundene Verbesserungen der
Gesundheit, Leistung oder des Verhaltens,
die eher auf den Glauben an die Wirkung
einer Behandlung zurückzuführen sind
als auf eine tatsächliche Wirkung einer
Medikation, einer Behandlung oder
eines Trainings usw. Das klassische
Beispiel ist ein Patient, der nach der
Verschreibung von Zuckertabletten
von einem Leiden genest.

## PLYOMETRISCHES TRAINING

Explosivkraft-Übungen, bei denen forcierte
exzentrische Kontraktionen eingesetzt
werden, um kräftige konzentrische
Kontraktionen auszulösen (z.B.
Tiefensprünge von einer Kiste). Weniger
intensive Sprung- und Technikübungen
werden ebenfalls als plyometrische
Übungen betrachtet, wobei die größten
Anpassungen entstehen, wenn die
Übergänge zwischen Landung und
Sprung so kurz wie möglich sind.

## PNF-DEHNEN (PROPRIOZEPTIVE NEUROMUSKULÄRE FAZILITATION)

Eine Dehntechnik, bei der ein Muskel bis
zu seinem maximalen Bewegungsradius
gedehnt, dann für 5–8 Sekunden
angespannt und danach in eine gesteigerte
Dehnungsposition gebracht wird.

## POSE-METHODE

Eine Technik zur Veränderung der
Laufhaltung (»running pose«), bei der
die vertikale Ausrichtung des Kopfes,
der Schultern und der Hüften, eine hohe
Trittfrequenz, kürzere und schnellere
Schritte, das Aufsetzen mit dem Vorderfuß
und eine leicht nach vorn gebeugte
Haltung erlernt werden, sodass der Läufer
sich quasi nach vorne »fallen« lässt
und auf diese Weise zum Antrieb seiner
Vorwärtsbewegung die Schwerkraft nutzt.

## PR (PERSÖNLICHER REKORD)

Auch PB (persönliche Bestzeit) genannt;
ein persönlicher Rekord ist die Bestzeit,
die ein Läufer je über eine bestimmte
Distanz gelaufen ist – oder über eine
bestimmte Distanz in einem bestimmten
Alter. Persönliche Rekorde gelten für
spezifische Arten von Rennen; ein PR
auf einer Laufbahn zählt zum Beispiel
nicht als PR für einen Straßenlauf.

## PROPRIOZEPTION

Die Fähigkeit des Nervensystems, die Position des Körpers im Raum in Bezug auf die Außenwelt wahrzunehmen und entsprechend anzupassen. Das proprizeptive System umfasst das Innenohr und die Nerven, die das zentrale Nervensystem mit den Muskeln, Sehnen, Bändern und Organen verbinden.

## PROTEIN

Einer der drei Makronährstoffe (zusammen mit Kohlenhydraten und Fetten). Protein ist aus Aminosäuren zusammengesetzt und findet sich in jeder Zelle des menschlichen Körpers. Es ist ein Hauptbestandteil der Haut, der Muskeln, der Organe und der Drüsen.

## PROTON

Ein Wasserstoffion.

## PUFFER

Substanzen, die die Wirkungen von Wasserstoffionen (saurer pH) in den Muskelfasern neutralisieren. Beispiele sind Phosphate, Bicarbonate und einige Proteine.

## PYRUVAT

Ein Molekül, das bei der Glykolyse entsteht, und das im Zuge der »schnellen« Glykolyse weiterverwertet werden kann, bei der Lactat und NAD$^+$ entstehen, oder das im Zuge der »langsamen« Glykolyse in die Mitochondrien transportiert wird, um dort als Substrat für die aerobe Energieproduktion zu dienen.

## REGENERATION

Zusammen mit körperlicher Anstrengung durchgeführte gemäßigte Aktivitäten. Aktivitäten zur Regeneration sind u. a.: Dehnen, Abwärmübungen, Auffüllen der Glykogenspeicher, Rehydration, Erholungsläufe, Stressabbaumaßnahmen und vollkommene Ruhe und Schlaf. Regeneration ist erforderlich, damit Trainingsanpassungen stattfinden können.

## REKRUTIERUNG (VON MUSKELFASERN)

Die Aktivierung von Muskelfasern.

## REKRUTIERUNGSMUSTER

Nervenpfade, die festlegen, auf welche Weise Muskelfasern während einer Aktivität rekrutiert werden. Lauftraining führt zur Entwicklung effizienterer Nervenpfade sowie zu einer verbesserten Rekrutierung aller Fasertypen.

## REDUZIERTE INHIBITION

Verringerung des Widerstands gegenüberliegender Muskeln, wenn Muskeln kontrahieren. Wenn ein Muskel kontrahiert, muss der gegenüberliegende Muskel sich entspannen (z.B. Bizeps und Trizeps). Selbst eine geringfügige Verringerung der vollständigen Entspannung eines gegenüberliegenden Muskels verringert die Leistungsfähigkeit des beanspruchten Muskels.

## ROTE BLUTKÖRPERCHEN

Rote Blutkörperchen transportieren 98 Prozent des Sauerstoffs, den der Körper verwendet, und sie transportieren Kohlendioxid zurück zur Lunge. Rote Blutkörperchen haben eine durchschnittliche Lebensspanne von 120 Tagen, bei trainierten Sportlern jedoch nur von 70 Tagen.

## SCHNELLE GLYKOLYSE

Der anaerobe Stoffwechselpfad, an den die meisten Leute denken, wenn sie über anaerobe Energieproduktion reden. Bei der schnellen Glykolyse durchlaufen zwei Pyruvat-Moleküle, die im Zuge der Glykolyse gebildet wurden, eine chemische Reaktion, bei der Lactat und NAD$^+$ entstehen, welches es der Glykolyse ermöglicht, in einer weiteren Reaktion schnell weitere ATP-Moleküle und weitere Pyruvat-Moleküle zu bilden, die eine weitere Reaktion initiieren, die wiederum eine weitere auslöst, ein Prozess, bei dem ATP bis zu hundertmal schneller produziert wird als bei der aeroben Energieproduktion. Die schnelle Glykolyse kann bei maximaler Belastungsintensität nur eine Minute lang Energie liefern.

## SACCHARIDE

Kohlenhydrate.

## SARKOPLASMA

Der gelartige Zellinhalt einer Muskelzelle (entsprechend dem Zytoplasma anderer Zellen).

## SAUERSTOFF-TRANSPORTSYSTEM

Das Herz-Kreislauf-System, das Sauerstoff aus der Lunge aufnimmt und ihn dann zu den Skelett- und Herzmuskelzellen transportiert. Es besteht aus dem Herz, dem Blut und den Blutgefäßen.

## SCHILDDRÜSENHORMONE

Ein allgemeiner Begriff, der sich auf die Thyroidhormone bezieht, wobei bei einer Schilddrüsenhormontherapie normalerweise nur mit T4 (Thyroxin) behandelt wird (s. Thyroxin).

## SEHNE

Bindegewebe, das Muskeln mit Knochen verbindet. Sehnen übertragen die Kraft der Muskeln auf den Knochen und bewegen die Gelenke, wodurch der Körper sich bewegt.

## SEHNENSTEIFIGKEIT

Bemisst die Kraft, die erforderlich ist, eine Sehne zu dehnen. Wichtig für die elastische Rückfederung, bei der größere Kraft zu größerer Rückfederung führt. Eine Dehnung über 4–6 Prozent hinaus ist gefährlich.

## SEMI-ESSENZIELLE AMINOSÄURE

Eine nicht essenzielle Aminosäure, die während einer Erkrankung oder bei Stress essenziell werden kann.

## SKELETTMUSKEL

Muskeln, die für die Körperbewegungen zuständig sind und ein Drittel der Körpermasse des Menschen ausmachen. Zu den Skelettmuskeln gehören zum Beispiel: Bizeps, rückseitige Oberschenkelmuskeln, Bauchmuskeln und die Wadenmuskulatur.

## SLOW-TWITCH-MUSKELFASERN

Kleine Muskelfasern, die sich langsamer und weniger kräftig zusammenziehen als intermediäre Fast-twitch-Fasern und Fast-twitch-Fasern. Die Slow-twitch-Muskelfasern sind dicht bepackt mit Kapillaren und Mitochondrien und verfügen über eine hohe aerobe Energieproduktionskapazität, was sie zu perfekten Muskelfasern für die Ausübung von Ausdauersportarten macht. Fachsprachlich werden sie auch als Muskelfasern des Typs 1 bezeichnet.

## SINUSKNOTEN

Eine Gruppe spezialisierter Herzmuskelzellen im oberen rechten Vorhof. Sie senden die elektrischen Impulse aus, die zuerst beide Vorhöfe zum Kontrahieren veranlassen, wodurch Blut in die unteren Ventrikel transportiert wird, und anschließend das Kontrahieren der Ventrikel bewirken, wodurch das sauerstoffarme Blut zur Lunge und das sauerstoffreiche Blut in die Aorta transportiert wird. Die Frequenz, mit der die Impulse gesendet werden, bestimmt die Herzschlagfrequenz.

## SPLIT

Die Zeit für einen Teil eines Rennens; Beispiele sind eine 400-Meter-Teilzeit bei einem 1500-Meter-Rennen oder eine 1500-Meter-Teilzeit bei einem 10-km-Lauf. Auch die Zeit für eine einzelne Wiederholung während eines Wiederholungs-/Intervalltrainings.

Schlagvolumen (Herzschlagvolumen) Das Blutvolumen, das bei einem Herzschlag von der rechten oder linken

Herzkammer ausgeworfen wird. Beim Laufen bezieht sich der Begriff fast ausschließlich auf das von der linken Herzkammer ausgeworfene Blutvolumen.

## STATISCHES DEHNEN

Einen Muskel bis zum Maximum seines Bewegungsradius dehnen und die Position für eine bestimmte Zeit halten (normalerweise 30–60 Sekunden). Statisches Dehnen reduziert Verspannungen und Steifigkeit nach dem Laufen, aber es hat sich gezeigt, dass statisches Dehnen vor einem Workout die Leistungsfähigkeit verringert.

## STEROIDHORMONE

Steroidhormone sind vom Cholesterin abgeleitete Hormone (z.B. Testosteron, Cortisol).

## STOFFWECHSELWEG

Einer der aeroben oder anaeroben Prozesse, in deren Verlauf aus Nahrungsmitteln (Kohlenhydraten, Fetten und Proteinen) ATP produziert wird. Die drei Energiesysteme – die Glykolyse, das Phosphokreatin-System und das aerobe System – sowie die verschiedenen in den jeweiligen Systemen ablaufenden Schritte.

## SUBMAXIMALE LAUFGESCHWINDIGKEIT

Jede Laufleistung unter 100 Prozent der maximalen Sauerstoffaufnahmekapazität (VO$_2$ max).

## SUBSTRAT

Die Brennstoffe, die in den Energiesystemen des Körpers mit dem jeweiligen Stoffwechselweg assoziiert sind (z.B. Kohlenhydrate und vor allem Glucose und Glykogen für die Glykolyse).

## SUMMATION

Erhöhte Kontraktionskraft eines Muskels infolge gesteigerter Frequenz, mit der Motoneuronen Impulse an die Muskelfasern leiten und diese anweisen, sich zusammenzuziehen.

## SUPERFOOD

Vorwiegend pflanzenbasierte Nahrungsmittel mit hohen Anteilen an Antioxidantien, Vitaminen und anderen Nährstoffen. Superfoods werden häufig damit vermarktet, Krankheiten bekämpfen und das Altern verlangsamen zu können, doch die Behauptungen lassen sich größtenteils nicht hinreichend mit Forschungsergebnissen belegen.

## SYNAPSE (SYNAPTISCHER SPALT)

Ein kleiner Zwischenraum, der eine Nervenzelle von anderen Nerven- und Muskelzellen trennt, über den Nervenzellen Impulse zur Übermittlung von Botschaften weiterleiten.

## TABATA-INTERVALL-TRAINING

Eine Trainingsmethode, die aus 20-Sekunden-Wiederholungen bei maximaler Belastungsintensität und darauffolgenden 10-Sekunden-Erholungsintervallen besteht. Basierend auf einer von dem Sportphysiologen Izumi Tabata durchgeführten Fahrradergometer-Studie aus dem Jahr 1996 lässt sich die maximale Sauerstoffaufnahme durch eine Verbesserung der anaeroben Leistungsfähigkeit nachweislich steigern, doch Tabata-Training wirkt sich nur unerheblich auf die Verbesserung des Herz-Kreislauf-Systems aus.

## TAPERING

Reduzierung des Trainingsvolumens in den Tagen oder Wochen vor einem Wettkampf, wodurch dem Körper eine vollständige Reparatur seiner Muskeln und des Bindegewebes sowie eine Wiederauffüllung der Muskelglykogenspeicher und der Hormon-, Enzym- und Neurotransmitterreserven ermöglicht wird.

## TEMPOLAUF

Anhaltend schneller Lauf (10–40 Minuten) in einem Tempo, das mindestens eine Stunde lang durchgehalten werden kann. Tempoläufe werden oft im Halbmarathon- oder Marathon-Renntempo absolviert.

## TESTLAUF AUF ZEIT

Ein Lauf, bei dem man über eine bestimmte Distanz sein Äußerstes gibt – normalerweise entweder über die Wettkampfdistanz oder einen Teil derselben. Läufer absolvieren Testläufe, um sich auf einen Wettkampf vorzubereiten oder ihren Fitnesszustand einzuschätzen.

## TESTOSTERON

Ein Hormon, das die Muskelmasse und die Knochendichte erhöht. Testosteron wird oft als das »männliche Hormon« bezeichnet, doch auch Frauen haben Testosteron; ihre Werte belaufen sich auf etwa 10 Prozent des Testosteronspiegels von Männern. Die Einnahme von Testosteron gilt als weitverbreitetes leistungssteigerndes Mittel und wurde von der Welt-Anti-Doping-Agentur verboten.

## TETANUS

Eine anhaltende Muskelkontraktion. Wenn die erhöhte Frequenz, mit der Motoneuronen Impulse an die Muskelfasern leiten (Frequenzcodierung), die maximale Summation erreicht (die maximale Kontraktionskraft für die jeweiligen Muskelfasern), befindet sich der Muskel im Tetanus.

## TIBIA

Der Schienbeinknochen. Der kräftige Stützknochen des Unterschenkels, der das Knie mit dem Sprungbein verbindet.

## TRAININGSREIZ

Eine Trainingseinheit oder Aktivität, die eine Herausforderung für den derzeitigen Fitnesszustand des Körpers darstellt. Sobald der Trainingsreiz größer ist als die Belastung, die der Körper normalerweise gewohnt ist, reagiert er mit einer Steigerung seiner Leistungsfähigkeit, sofern er ausreichend Zeit zum Regenerieren hat.

## TRAININGSKILOMETER

Die gesamte Anzahl an Kilometern, die ein Läufer zurücklegt und die normalerweise pro Woche erfasst werden. Die meisten Läufer beziehen sämtliche zurückgelegten Kilometer ein, also Aufwärm- und Abwärmläufe, Langstreckenläufe, Steigerungsläufe, Wiederholungen, Jogginintervalle zwischen den Wiederholungen etc. Einige Läufer zählen jedoch nur »Qualitäts«-Kilometer mit, was heißt, dass sie Aufwärm- und Abwärmläufe, Jogginintervalle und Erholungsläufe nicht mitzählen.

## TRIJODTHYRONIN (T3)

Das wirksamere der Schilddrüsenhormone. Die im Blutkreislauf zirkulierende Menge von T3 beläuft sich nur auf ein Vierzigstel des T4-Volumens. Nur etwa ein Fünftel des Hormons T3 wird in der Schilddrüse produziert, die größere Menge entsteht außerhalb der Schilddrüse durch eine Umwandlung von T4.

## ÜBERTRAINING

Training in einem zu großen Umfang, mit zu großer Intensität oder beides. Übertraining führt zu Schmerzen und Beeinträchtigungen, chronischer Ermüdung, mentaler Erschöpfung und/oder einem plötzlichen Leistungsabfall beim Laufen. In schweren Fällen dauert die vollständige Regeneration 6–12 Wochen.

## UNVOLLSTÄNDIGES PROTEIN

Ein Protein, das nicht alle essenziellen Aminosäuren oder diese in zu geringer Menge enthält.

## UNGESÄTTIGTE FETTSÄURE

Fettsäuren, die eine oder mehrere Doppelbindungen zwischen den Kohlenstoffatomen der Fettsäurekette aufweisen und als gute Fettsäuren angesehen werden, da sie die schädlichen LDL-Cholesterinwerte senken und die Werte des nützlichen HDL-Cholesterins erhöhen. Bei Raumtemperatur sind sie gewöhnlich flüssig (z. B. Olivenöl).

## UMGEKEHRTES PYRAMIDENTRAINING

Eine Herangehensweise ans Training, die von Läufern praktiziert wird, deren Wettkampfziel es ist, eine bestimmte Distanz zu bewältigen und an der Ziellinie anzukommen. Das Training beginnt mit einem geringen Trainingsvolumen und geringer Intensität und wird allmählich bis zu der anvisierten Distanz und Intensität des Wettkampfs gesteigert.

## VERSTAUCHTER KNÖCHEL

Überdehntes oder gerissenes Band (oder Bänder) im Knöchel, führt häufig zu Gelenkinstabilität.

## VERARBEITETE NAHRUNGSMITTEL

Nahrungsmittel, deren ursprünglicher Zustand verändert wurde; oft werden dabei Nährstoffe und andere positive Eigenschaften geopfert.

## VENEN

Große Blutgefäße, durch die sauerstoffarmes Blut zum Herz transportiert wird (mit Ausnahme der Venen des Lungenkreislaufs, durch die sauerstoffreiches Blut von der Lunge zum linken Vorhof transportiert wird).

## VENOLEN

Kleine Butgefäße, die sauerstoffarmes Blut aus den Kapillaren erhalten und es zu den Venen transportieren, durch die zurück zum Herz transportiert wird.

## VIBRAM FIVEFINGERS

Ein Minimalschuh mit einzelnen Zehengaragen. Forschungsergebnisse haben gezeigt, dass Läufer, die auf diesen Schuhtyp umsteigen, einem höheren Risiko ausgesetzt sind, sich Knochenverletzungen zuzuziehen.

## VISKOSITÄT (ZÄHFLÜSSIGKEIT)

Widerstand. In Muskeln kann die Viskosität durch Aufwärmübungen reduziert werden (wodurch die neurale Signalübermittlung verbessert, die Temperatur und Geschmeidigkeit der Muskulatur erhöht und die Freisetzung von schmierender Gelenkflüssigkeit an den Gelenken stimuliert wird). Unter Blutviskosität versteht man die Zähflüssigkeit des Blutes aufgrund einer höheren Anzahl roter Blutkörperchen oder verringertem Plasmavolumen, wodurch der Widerstand in den Blutgefäßen ansteigt; dies kann auf natürliche Weise durch Dehydration verursacht oder auf unnatürliche Weise u. a. durch die Einnahme von Erythropoetin (EPO) bewirkt werden.

## VITAMINE

Essenzielle organische Verbindungen, die u. a. bei der Regulierung des Stoffwechsels, des Wachstums, der Erhaltung des Gewebes und der Krankheitsprävention eine wichtige Rolle spielen. Vitamine selbst sind keine Energiequellen, und sie müssen mit der Nahrung aufgenommen werden (mit Ausnahme von sehr wenigen nicht essenziellen Vitaminen wie Vitamin D und Biotin, die der Körper selbst produzieren kann).

## VO₂MAX

Die maximale Sauerstoffmenge, die ein menschlicher Körper in einer Minute verwerten kann.

## VORDERES KREUZBAND

Eines von zwei Bändern, die sich zentral im Kniegelenk befinden. Das vordere Kreuzband verbindet den

Oberschenkelknochen (Femur) mit dem Schienbein (Tibia). Die Kreuzbänder stabilisieren die Vorwärts- und Rückwärtsbewegung des Schienbeins und tragen auch zur Stabilisierung der Rotation im Kniegelenk bei.

## VORFUSSLAUFEN UND MITTELFUSSLAUFEN

Das Landen auf dem Vorfuß oder auf dem Mittelfuß bei jedem Laufschritt. Verfechter des Laufens mit Minimalschuhen oder des Barfußlaufens glauben, dass diese Art des Laufens aufgrund der reduzierten Aufprallkraft das Verletzungsrisiko senkt.

## WADA

Welt-Anti-Doping-Agentur.

## WADEN

Der Musculus gastrocnemius und der Musculus soleus, die großen Skelettmuskeln an der Rückseite der Unterschenkel.

## WASSERSTOFFIONEN

Protonen, die sich während der anaeroben Energieproduktion und -bereitstellung in Muskelfasern ansammeln und zu Azidose führen. Wasserstoffionen sind außerdem eine essenzielle Komponente der Elektronentransportkette (aerobe Energiebereitstellung).

## WIEDERHOLUNG

Eine von etlichen wiederholten Belastungsphasen über eine festgelegte Distanz als Teil des Wiederholungs- oder Intervalltrainings; normalerweise ist das Lauftempo für die Wiederholungen festgelegt. Wiederholungen können über Distanzen von 150 Metern bis zu 3,5 Kilometern gelaufen werden (in seltenen Fällen auch über längere Strecken), und auf sie folgt jeweils ein Erholungsintervall, während dem man steht, geht oder joggt, um sich vor der nächsten Wiederholung zu erholen.

## WINDSCHATTEN

Laufen direkt hinter oder an der Schulter anderer Läufer, um sich einen physiologischen und einen psychologischen Vorteil zu verschaffen.

## WINDSCHLUCKEN

Besonders heftiges Einatmen während eines Workouts oder Rennens.

## WISSENSCHAFTSLASTIG

Verwendung von Begriffen und Konzepten aus der Wissenschaft, die der Allgemeinheit nicht vertraut sind und manchmal den Eindruck vermitteln, dass die Materie, um die es geht, komplexer ist, als sie in Wahrheit ist.

## WUNDERWAFFE

Das Versprechen einer Komplettlösung für etwas Umstrittenes, Störendes oder als Einschränkung Empfundenes. Beim Laufen versprechen Wunderwaffen-Lösungen (z.B. Barfußlaufen oder Schrittanpassungen) verbesserte Fitness, verbesserte Leistung oder die Reduzierung von Verletzungen, ignorieren dabei jedoch die äußerst komplexen physiologischen und psychologischen Aspekte des Laufens.

## ZENTRALES NERVENSYSTEM

Das Gehirn und das Rückenmark.

# WEITERE LEKTÜRE

Das Buch *Das ultimative Läufertraining* baut seinerseits auf einer breiten Grundlage an Zeitschriften-, Fachzeitschriften-, Buch- und Internetrecherchen auf.

Unter den Büchern, die wir im Laufe des Schreibens von *Das ultimative Läufertraining* unzählige Male konsultiert haben (und die im Laufe des Prozesses mit Hunderten Post-it-Notizen gespickt wurden) befinden sich unter anderem:

Daniels, J. *Daniels' Running Formula.* 3. Aufl., Champaign: Human Kinetics, 2013.

Galloway, J. *Galloway's Book On Running.* 2. Aufl., Bolinas: Shelter Publications, 2002.

Hutchinson, A. *Which Comes First, Cardio or Weights?: Fitness Myths, Training Truths, and Other Surprising Discoveries from the Science of Exercise.* New York: Harper Collins, 2011.

Martin, D.E. und Coe, P.N. *Better Training for Distance Runners.* 2. Aufl., Champaign: Human Kinetics, 1997.

Noakes, T.D. *Lore of Running.* 4. Aufl., Champaign: Human Kinetics, 2002.

Tucker, R., Dugas, J. und Fitzgerald, M. *Runner's World, The Runner's Body: How the Latest Exercise Science Can Help You Run Stronger, Longer, and Faster.* Emmaus: Rodale Books, 2009.

Wenn du daran interessiert bist, über die neuesten Trainingsratschläge und die neuesten Erkenntnisse der Trainingswissenschaft auf dem Laufenden zu bleiben, liefern die folgenden Websites (auf Englisch) – die alle auf unserer Favoritenliste standen und die wir während des Schreibens dieses Buches regelmäßig konsultiert haben – eine Fülle an aktuellen Informationen, begleitet von scharfsinnigen Kommentaren.

*The Science of Sport*, von Ross Tucker und
Jonathan Dugas
www.sportsscientists.com

*Sweat Science*, von Alex Hutchinson
www.runnersworld.com/sweat-science
*The Science of Running*, von Steve Magness
www.scienceofrunning.com
*Runner's World*
www.runnersworld.com
*Running Times*
www.runnersworld.com/
running-times-home

Darüber hinaus wurden beim Schreiben von *DwDas ultimative Läufertraining* Hunderte Artikel aus Zeitschriften und Fachzeitschriften verwendet. In der folgenden Liste werden einige der interessantesten und wichtigsten Artikel aufgeführt, und zwar nach Kapiteln sortiert, sodass du zu den Themen, über die du mehr erfahren möchtest, die Quellen konsultieren kannst:

## Kapitel 1: Bau deine Laufmotivation auf

Chakravarty, E., Hubert, H., Lingala, V. und Fries, J. Reduced Disability and Mortality among Aging Runners: a 21-year Longitudinal Study. *Archives of Internal Medicine.* 168(2008)15, 1638-1646. DOI: 10.1001/archinte.168.15.1638. Nachzulesen unter: https://www.ncbi.nlm.nih.gov/pmc/articles/PMC3175643/pdf/nihms320067.pdf

Williams, P. Greater Weight Loss from Running than Walking during 6.2-yr Prospective Follow-up. *Medicine and Science in Sports and Exercise.* 45(2013)4, 706-713. DOI: 10.1249/MSS.0b013e31827b0d0a. Nachzulesen unter: https://www.ncbi.nlm.nih.gov/pmc/articles/PMC4067491/pdf/nihms-424350.pdf

## Kapitel 2: Mach dich mit der Geschichte des Laufens vertraut

Bramble, D. und Lieberman, D. Endurance running and the evolution of Homo. *Nature.* 432(2004)7015, 345-352. DOI: 10.1038/nature03052. Nachzulesen unter: https://scholar.harvard.edu/files/dlieberman/files/2004e.pdf

## Kapitel 3: Mach dich mit der Laufausrüstung vertraut

Dengate, J. Artikel von *Jeff Dengate*. Abgerufen von: Runner's World: https://www.runnersworld.com/author/211463/jeff-dengate/

## Kapitel 5: Bau deine Laufmuskeln auf

Simic, L., Sarabon, N. und Markovic, G. Does pre-exercise static stretching inhibit maximal muscular performance? A meta-analytical review. *Scandinavian Journal of Medicine and Science in Sports*. 23(2013)2, 131-148. Doi: 10.1111/j.1600-0838.2012.01444.x. Nachzulesen unter: https://pdfs.semanticscholar.org/9fcf/2310ca20dfa3fb663478a5017a9b605cb4fb.pdf

## Kapitel 6: Bau dein Läufer-Bindegewebe auf

Williams, P. Effects of running and walking on osteoarthritis and hip replacement risk. *Medicine and Science in Sports and Exercise*. 45(2013)7, 1292-1297. Doi: 10.1249/MSS.0b013e3182885f26. Nachzulesen unter: https://www.revdesportiva.pt/files/form_cont/Effects_of_Running_and_Walking_on_Osteoarthritis.pdf

van der Plas, A., de Jonge, S., de Vos, R., van der Heide, H., Verhaar, J., Weir, A. und Tol, J. A 5-year follow-up study of Alfredson's heel-drop exercise programme in chronic midportion Achilles tendinopathy. *British Journal of Sports Medicine*. 46(2012)3, 214-218. Doi: 10.1136/bjsports-2011-090035. Nachzulesen unter: https://www.ncbi.nlm.nih.gov/pmc/articles/PMC3277725/pdf/bjsm-46-3-0214.pdf

Heinemeier, K., Schjerling, P., Heinemeier, J., Magnusson, S. und Kjaer, M. Lack of tissue renewal in human adult Achilles tendon is revealed by nuclear bomb 14C. *FASEB Journal*. 27(2013)5, 2074-2079. Doi: 10.1096/fj.12-225599. Nachzulesen unter: https://www.fasebj.org/doi/pdf/10.1096/fj.12-225599

Dhillon, M., Bali, K. und Prabhakar, S. Proprioception in anterior cruciate ligament deficient knees and its relevance in anterior cruciate ligament reconstruction. *Indian Journal of Orthopaedics*. 45(2011)4, 294-300. Doi: 10.4103/0019-5413.80320. Nachzulesen unter: https://www.ncbi.nlm.nih.gov/pmc/articles/PMC3134012/

Lieberman, D., Venkadesan, M., Werbel, W., Daoud, A., D'Andrea, S., Davis, I. und Pitsiladis, Y. Foot strike patterns and collision forces in habitually barefoot versus shod runners. *Nature*. 463(2010), 531-535. Doi: 10.1038/nature08723.

Ridge, S., Johnson, A., Mitchell, U., Hunter, I., Robinson, E., Rich, B. und Brown, S. Foot bone marrow edema after a 10-wk transition to minimalist running shoes. *Medicine and Science in Sports and Exercise*. 45(2013)7, 1363-1368. Doi: 10.1249/MSS.0b013e3182874769.

Franz, J., Wierzbinski, C. und Kram, R. Metabolic cost of running barefoot versus shod: is lighter better? *Medicine and Science in Sports and Exercise*. 44(2012)8, 1519-1525. Doi: 10.1249/MSS.0b013e3182514a88. Nachzulesen unter: https://www.researchgate.net/publication/221864031_Metabolic_Cost_of_Running_Barefoot_versus_Shod_Is_Lighter_Better

## Kapitel 7: Bau dein Läufer-Herz-Kreislauf-System auf

Kim, J., Malhotra, R., Chiampas, G., d'Hemecourt, P., Troyanos, C., Cianca, J. and Baggish, A. Cardiac Arrest during Long-Distance Running Races. *New England Journal of Medicine*. 366(2012), 130-140. Doi: 10.1056/NEJMoa1106468. Nachzulesen unter: https://www.sgsm.ch/fileadmin/user_upload/Zeitschrift/61-2013-1/01-2013_5_Gremion.pdf

Williams, P. und Franklin, B. *Reduced Incidence of Cardiac Arrhythmias in Walkers and Runners*. PLoS One. 8(2013)6. Doi: 10.1371/journal.pone.0065302. Nachzulesen unter: https://www.ncbi.nlm.nih.gov/pmc/articles/PMC3676466/

Deloukas, P., Kanoni, S., Willenborg, C., Farrall, M., Assimes, T., Thompson, J. und Weang, K.H. Large-scale association analysis identifies new risk loci for coronary artery disease. *Nature Genetics*. 45(2013)1, 25-33.

Doi: 10.1038/ng.2480. Nachzulesen unter: https://www.ncbi.nlm.nih.gov/pmc/articles/PMC3679547/pdf/nihms-468575.pdf

Garret, A., Creasy, R., Rehrer, N., Patterson, M. und Cotter, J. Effectiveness of short-term heat acclimation for highly trained athletes. *European Journal of Applied Physiology.* 112(2012)5, 1827-1837. Doi: 10.1007/s00421-011-2153-3. Nachzulesen unter: http://bionics.seas.ucla.edu/education/Rowing/Physiology_2011_04.pdf

Gething, A., Williams, M. und Davies, B. Inspiratory resistive loading improves cycling capacity: a placebo controlled trial. *British Journal of Sports Medicine.* 38(2004)6, 730-736. Doi: 10.136/bjsm.2003.007518. Nachzulesen unter: https://www.ncbi.nlm.nih.gov/pmc/articles/PMC1724963/pdf/v038p00730.pdf

### Kapitel 8: Bau dein Läufer-Kraftwerk auf

Marguilis, L. *Microcosmos: Four Billion Years of Microbial Evolution.* Berkeley: University of California Press, 1997.

Holloszy, J. Regulation by Exercises of Skeletal Muscle Content of Mitochondria and GLUT4. *Journal of Physiology and Pharmacology.* 59(2008)7, 5-18. Doi: 10.1002/cphy.c100052. Nachzulesen unter: https://pdfs.semanticscholar.org/a0a3/196bec8c23fec1e-d1e4af38b069107cc744b.pdf

Terjung, R. SSE#54: *Muscle Adaptations to Aerobic Training.* Abgerufen von: Sports Science Exchange. 8(1995)1. Nachzulesen unter: https://www.gssiweb.org/en-ca/Article/sse-54-muscle-adaptations-to-aerobic-training

Gibala, M., Little, J., Macdonald, M. und Hawley, J. Physiological adaptations to low-volume, high-intensity interval training in health and disease. *Journal of Physiology.* 590(2012)5, 1077-1084. Doi: 10.1113/jphysiol.2011.224725. Nachzulesen unter: https://www.ncbi.nlm.nih.gov/pmc/articles/PMC3381816/pdf/tjp0590-1077.pdf

### Kapitel 9: Bring deinen Läufer-pH-Wert ins Gleichgewicht

Costill, D., Barnett, A., Sharp, R., Fink, W. und Katz, A. Leg muscle pH following sprint running. *Medicine and Science in Sports and Exercise.* 15(1983)4, 325-329.

Knuth, S., Dave, H., Peters, J. und Fitts, R. Low cell pH depresses peak power in rat skeletal muscle fibres at both 30 degrees C and 15 degrees C: implications for muscle fatigue. *Journal of Physiology.* 575(2006)3, 887-899. DOI: 10.1113/jphysiol.2006.106732. Nachzulesen unter: https://www.ncbi.nlm.nih.gov/pmc/articles/PMC1995695/pdf/tjp0575-0887.pdf

Maglischo, E. Does Lactic Acid Cause Muscular Fatigue? *Journal of the International Society of Swimming Coaching.* 2(2012)2, 4-40. Nachzulesen unter: https://pdfs.semanticscholar.org/9b1d/393b4d5d6a73f7807c-956c81a879258a6e4d.pdf

Robergs, R., Ghiasvand, F. und Parker, D. Biochemistry of exercise-induced metabolic acidosis. *American Journal of Physiology – Regulatory, Integrative and Comparative Physiology.* 287(2004)3, 502-516. Doi: 10.1152/ajpregu.00114.2004. Nachzulesen unter: https://www.physiology.org/doi/pdf/10.1152/ajpregu.00114.2004

Brooks, G. Cell-cell and intracellular lactate shuttles. *The Journal of Physiology.* 587(2009)23, 5591-5600. Doi: 10.1113/jphysiol.2009.178350. Nachzulesen unter: https://www.ncbi.nlm.nih.gov/pmc/articles/PMC2805372/pdf/tjp0587-5591.pdf

McKenna, M. und Hargreaves, M. Resolving fatigue mechanisms determining exercise performance: integrative physiology at its finest! *Journal of Applied Physiology.* 104(2008)1, 286-287. Doi: 10.1152/japplphysiol.01139.2007. Nachzulesen unter: https://www.physiology.org/doi/pdf/10.1152/japplphysiol.01139.2007

### Kapitel 10: Mach dich mit den Energiesystemen des Laufens vertraut

Buono, M. und Kolkhorst, F. Estimating ATP resynthesis during a marathon run: a method to introduce metabolism. *Advances in Physiology Education.* 25(2001)2, 70-71.

Rauch, H., Hawley, J., Noakes, T. und Dennis, S. Fuel metabolism during ultra-endurance exercise. *Pflügers Archiv – European Journal of Physiology.* 436(1998)2, 211-219. DOI: 10.1007/s004240050624. Nachzulesen unter: https://www.researchgate.net/

DAS ULTIMATIVE LÄUFERTRAINING

publication/225312377_Fuel_metabolism_during_ultra-endurance_exercise

Ahlborg, G. und Felig, P. Lactate and Glucose Exchange across the Forearm, Legs, and Splanchnic Bed during and after Prolonged Leg Exercise. *Journal of Clinical Investigation.* 69(1982), 45-54. Doi: 10.1172/JCI110440. Nachzulesen unter: http://dm5migu4zj3pb. cloudfront.net/manuscripts/110000/110440/ JCI82110440.pdf

Ahlborg, G., Wahren, J. und Felig, P. Splanchnic and Peripheral Glucose and Lactate Metabolism During and After Prolonged Arm Exercise. *Journal of Clinical Investigation.* 77(1986)3, 690-699. Doi: 10.1172/JCI112363. Nachzulesen unter: https://www.ncbi. nlm.nih.gov/pmc/articles/PMC423452/pdf/ jcinvest00106-0044.pdf

Jansson, E. und Kaijser, L. Substrate utilization and enzymes in skeletal muscle of extremely endurance-trained men. *Journal of Applied Physiology.* 62(1987)3, 999-1005. DOI: 10.1152/jappl.1987.62.3.999.

Duffield, R., Dawson, B. und Goodman, C. Energy system contribution to 100-m and 200-m track running events. *Journal of Science and Medicine in Sport.* 7(2004)3, 302-313. Doi: 10.1016/S1440-2440(04)80025-2. Nachzulesen unter: https://researchoutput.csu.edu.au/ws/ portalfiles/portal/8693239/PID+8045.pdf

Duffield, R., Dawson, B. und Goodman, C. Energy system contribution to 400-metre and 800-metre track running. *Journal of Sports Sciences.* 23(2005)3, 299-307. DOI: 10.1080/02640410410001730043. Nachzulesen unter: https://researchoutput.csu.edu.au/ws/ portalfiles/portal/8692449/PID+8029.pdf

## Kapitel 11: Vernetze dein Läufer-Nervensystem neu

Farndon, J. *Nerve Signalling: Tracing the Wiring of Life.* Erstveröffentlichung: 16. September 2009. Siehe auch: http://humananatomy1. blogspot.com/2010_03_24_archive.html

Lee, M. und Carroll, T. Cross education: possible mechanisms for the contralateral effects of unilateral resistance training. *Sports Medicin.* 37(2007)1, 1–14. Nachzulesen unter: https:// www.researchgate.net/publication/6609134_ Cross_education_Possible_mechanisms_ for_the_contralateral_effects_of_unilateral_ resistance_training

Hill, D.J. *Boston Dynamics' Humanoid Robot, ATLAS, In Latest Video.* 15. Juli 2013. Siehe: https:// singularityhub.com/2013/07/15/ready-boston- dynamics-humanoid-robot-atlas-in-latest-vid eo/#sm.0001ckh38izyke6iwus2cjlodme3f

Oliveira, A., Silva, P.L., Gizzi, L., Farina, D. und u.a. *Effects of Perturbations to Balance on Neuromechanics of Fast Changes in Direction during Locomotion.* PLoS One. 8(2013)3, e59029. Doi: 10.1371/journal.pone.0059029. Nachzulesen unter: https://www.ncbi.nlm. nih.gov/pmc/articles/PMC3601114/pdf/ pone.0059029.pdf

McHugh, M., Tyler, T., Mirabella, M., Mullaney, M. und Nicholas, s. The Effectiveness of a Balance Training Intervention in Reducing the Incidence of Noncontact Ankle Sprains in High School Football Players. *American Journal of Sports Medicine.* 35(2007)8, 1289-1294. Doi: 10.1177/0363546507300059. Nachzulesen unter: https://www.acfas.org/ uploadedFiles/Physicians/Research_and_ Publications/Scientific_Literature_Reviews/ April_2008/HokawalaSombia.pdf

Saunders, P., Pyne, D., Telford, R. und Hawley, J. Factors Affecting Running Economy in Trained Distance Runners. *Sports Medicine.* 34(2004)7, 465-485. Nachzulesen unter: https://pdfs.semanticscholar.org/b4c7/d341 317555e9dd677f15b222b37413041718.pdf

Dallam, G., Wilber, R., Jadelis, K., Fletcher, G. und Romanov, N. Effect of a global alteration of running technique on kinematics and economy. *Journal of Sports Sciences.* 23(2005)7, 757-764. DOI: 10.1080/02640410400022003. Nachzulesen unter: https://www. researchgate.net/publication/7570094_ Effect_of_a_global_alteration_of_running_ technique_on_kinematics_and_economy

Turner, A., Owings, M. und Schwane, J. Improvement in running economy after 6 weeks of plyometric training. *Journal of Strength and Conditioning Research.* 17(2003)1, 60-67. DOI: 10.1519/00124278- 200302000-00010. Nachzulesen unter: https://pdfs.semanticscholar.org/8634/0fb- 0fb8b912145631d6ced40fe85d660ba5e.pdf

**WEITERE LEKTÜRE**

Berryman, N., Maurel, D. und Bosquet, L. Effect of Plyometric vs. Dynamic Weight Training on the Energy Cost of Running. *Journal of Strength and Conditioning Research.* 24(2010)7, 1818-1825. Doi: 10.1519/JSC.0b013e-3181def1f5. Nachzulesen unter: http://citeseerx.ist.psu.edu/viewdoc/download?-doi=10.1.1.652.7089&rep=rep1&type=pdf

## Kapitel 12: Bau deine Läufer-Hormone auf

Bhasin, S., Storer, T., Berman, N., Callegari, C., Clevenger, B., Phillips, J und Casaburi, R. The Effects of Supraphysiologic Doses of Testosterone on Muscle Size and Strength in Normal Men. *New England Journal of Medicine.* 335(1996), 1-7. Doi: 10.1056/NEJM199607043350101. Nachzulesen unter: https://www.nejm.org/doi/full/10.1056/NEJM199607043350101

Lundby, C. und Olsen, N. Effects of recombinant human erythropoietin in normal humans. *Journal of Physiology.* 589(2011)6, 1265-1271. Doi: 10.1113/jphysiol.2010.195917. Nachzulesen unter: https://www.ncbi.nlm.nih.gov/pmc/articles/PMC3082090/pdf/tjp0589-1265.pdf

Thomsen, J., Rentsch, R., Robach, P., Calbet, J., Boushel, R., Rasmussen, P und Lundby, C. Prolonged administration of recombinant human erythropoietin increases submaximal performance more than maximal aerobic capacity. *European Journal of Applied Physiology.* 101(2007)4, 481-486. DOI: 10.1007/s00421-007-0522-8. Nachzulesen unter: https://www.researchgate.net/publication/6171545_Prolonged_administration_of_recombinant_human_erythropoietin_increases_submaximal_performance_more_than_maximal_aerobic_capacity

## Kapitel 13: Trainiere dein Läufer-Gehirn

Carter, J., Jeukendrup, A. und Jones, D. The effect of carbohydrate mouth rinse on 1-h cycle time trial performance. *Medicine and Science in Sports and Exercise.* 36(2004)12, 2107-2111. Doi: 10.1249/01.MSS.0000147585.65709.6F.

Chambers, E., Bridge, M. und Jones, D. Carbohydrate sensing in the human mouth: effects on exercise performance and brain activity. *Journal of Physiology.*

587(2009), 1779-1794. Doi: 10.1113/jphysiol.2008.164285. Nachzulesen unter: https://www.ncbi.nlm.nih.gov/pmc/articles/PMC2683964/pdf/tjp0587-1779.pdf

Sinclair, J., Bottoms, L., Flynn, C., Bradley, E., Alexander, G., McCullagh, S und Hurst, H. The effect of different durations of carbohydrate mouth rinse on cycling performance. *European Journal of Sport Science.* 14(2014)3, 259-264. Doi: 10.1080/17461391.2013.785599.

Marcora, S.M. The end-spurt does not require a subconscious intelligent system. *Blog British Journal of Sports Medicine*, 26. September 2008. Nachzulesen unter: http://blogs.bmj.com/bjsm/the-end-spurt-does-not-require-a-subconscious-intelligent-system/

Bellinger, A., Reiken, S., Dura, M., Murphy, P., Deng, S.-X., Landry, D und Marks, A. Remodeling of ryanodine receptor complex causes »leaky« channels: A molecular mechanism for decreased exercise capacity. *Proceedings of the National Academy of Sciences.* 105(2008)6, 2198-2202. Doi: 10.1073/pnas.0711074105. Nachzulesen unter: https://www.ncbi.nlm.nih.gov/pmc/articles/PMC2538898/pdf/zpq2198.pdf

de Paoli, F., Ørtenblad, N., Pedersen, T., Jørgensen, R. und Nielsen, O. Lactate per se improves the excitability of depolarized rat skeletal muscle by reducing the $Cl^-$ conductance. *Journal of Physiology.* 588(2010)23, 4785-4794. Doi: 10.1113/jphysiol.2010.196568. Nachzulesen unter: https://www.ncbi.nlm.nih.gov/pmc/articles/PMC3010146/pdf/tjp0588-4785.pdf

Wilkinson, D., Smeeton, N. und Watt, P. Ammonia metabolism, the brain and fatigue; revisiting the link. *Progress in Neurobiology.* 91(2010)3, 200-219. Doi: 10.1016/j.pneurobio.2010.01.012. Nachzulesen unter: https://www.researchgate.net/publication/41413469_Ammonia_metabolism_the_brain_and_fatigue_Revisiting_the_link

Rauch, H., Gibson, A., Lambert, E. und Noakes, T. A signalling role for muscle glycogen in the regulation of pace during prolonged exercise. *British Journal of Sports Medicine.* 39(2005)1, 34-38. Doi: 10.1136/bjsm.2003.010645. Nachzulesen unter:

https://www.ncbi.nlm.nih.gov/pmc/
articles/PMC1725021/pdf/v039p00034.pdf

Allen, D. und Trajanovska, S. The multiple roles
of phosphate in muscle fatigue. *Frontiers
in Physiology.* 3(2012), 463. Doi: 10.3389/
fphys.2012.00463. Nachzulesen unter:
https://www.ncbi.nlm.nih.gov/pmc/articles/
PMC3518787/pdf/fphys-03-00463.pdf

Davis, J., Alderson, N. und Welsh, R. Serotonin and
central nervous system fatigue: nutritional
considerations. *American Journal of Clinical
Nutrition.*72(2000)2, 573-578. DOI: 10.1093/
ajcn/72.2.573s. Nachzulesen unter: https://
watermark.silverchair.com/573s.pdf?token=A
QECAHi208BE49Ooan9kkhW_Ercy7Dm3ZL_9-
Cf3qfKAc485ysgAAAhkwggIVBgkqhkiG9-
w0BBwagggIGMIICAgIBADCCAfsGCSqGSIb3D-
QEHATAeBglghkgBZQMEAS4wEQQM4sn-T_
WVQhymqsYBAgEQgIIBzOhf8ltVjWgr3haERa-
823MOr6YKIPWxFbnRt2XQl-FznPS9dLOShpA-
2dI9G5JDP5_YWejXy3EODG2tQ72Bt_uFx-
T3OwHP0RLeDtq2GbljT7CKZq0B70PvOhh-
qfzbcf5Nk7a76CIPPSBIj31tVVPVPfVHxx6aaaZ-
fQi7XfBcCj1892ojkacLxP1LQWs-Avf3I1n-
QXsb1BqFXHfEoCcKfJjhxbPe6L5JZIYl9GvOa-
ViGbw5a3oNk9qVCW1dWzIo7JKFtQsLh-
pdLMksHDxx2GjL5oG4c3Yv7C4KFkhAvTx-
p2fuDB_ou3Wyb-JRqIWYCUtEDI-s8TauSu-
JJrD6iZgBkLh0YvgGYj0HJPsWGF3QUc-
lyn3Ux06lu_KfHzb-748gAARSomaM4wo-
ALkVVh8XHiSpOfrVX11djG0ywwLFAwOf1CG-
ccod83ICwDwwxjuFIku5yTcmt9kI3Z9y0X-
wRPTgNXAHKVdRC7UtL489G1dqKmM11E-
D3aZODdu-ygtbVa0LYd7k_QtLbupCenV2D_
nR3FvnkoQafL-PPqyCahzTUO-9RsQrD5Ilop-
8t9RKunmY5IQ8bClMJjyaY3NMFl2oDh3Nil-
NevakPAfkqa0KBmY

Amann, M., Venturelli, M., Ives, S., McDaniel, J.,
Layec, G., Rossman, M. und Richardson, R.
Peripheral fatigue limits endurance exercise
via a sensory feedback-mediated reduction in
spinal motoneuronal output. *Journal of Applied
Physiology.* 115(2013)3, 355-364. Doi: 10.1152/
japplphysiol.00049.2013. Nachzulesen unter:
https://www.ncbi.nlm.nih.gov/pmc/articles/
PMC3743006/?report=reader

Noakes, T. Fatigue is a Brain-Derived Emotion
that Regulates the Exercise Behavior to
Ensure the Protection of Whole Body
Homeostasis. *Frontiers in Physiology.* 3(2012), 82.

Doi: 10.3389/fphys.2012.00082. Nachzulesen
unter: https://www.ncbi.nlm.nih.gov/pmc/
articles/PMC3323922/pdf/fphys-03-00082.pdf

Okano, A., Fontes, E., Montenegro, R., de Tarso
Veras Farinatti, P., Cyrino, E.L., Bikson,
M. und Noakes, T. Brain stimulation
modulates the autonomic nervous
system, rating of perceived exertion
and performance during maximal
exercise. *British Journal of Sports Medicine.*
49(2013)18, 1213-1218. Doi: 10.1136/
bjsports-2012-091658. Nachzulesen
unter: https://www.researchgate.net/
publication/235745046_Brain_stimulation_
modulates_the_autonomic_nervous_
system_rating_of_perceived_exertion_and_
performance_during_maximal_exercise

Upson, S. A Single Brain Structure May Give
Winners That Extra Physical Edge. *Scientific
American.* 24. Juli 2012. *Nachzulesen unter:*
https://www.scientificamerican.com/
article/olympics-insula-gives-edge/

## Kapitel 14: Werde dir über deine Herangehensweise ans Laufen klar

Magness, S.Training. *The Science of Running.*
2008. Nachzulesen unter: http://
magstraining.tripod.com/training.html

## Kapitel 18: Stell deinen Speiseplan mit echten Nahrungsmitteln zusammen

Wylie, L., Kelly, J., Bailey, S., Blackwell, J., Skiba,
P., Winyard, P und Jones, A. Beetroot juice
and exercise: pharmacodynamic and dose-
response relationships. *Journal of Applied
Physiology.* 115(1985)3, 325-336. Doi: 10.1152/
japplphysiol.00372.2013. Nachzulesen
unter: https://www.researchgate.net/
publication/236614624_Beetroot_juice_and_
exercise_Pharmacodynamic_and_dose-
response_relationships

Mickleborough, T., Lindley, M., Ionescu,
A. und Fly, A. Protective Effect of Fish
Oil Supplementation on Exercise-
Induced Bronchoconstriction in Asthma.
*Chest Journal.* 129(2006)1, 39-49. Doi:
10.1378/chest 129.1.39. Nachzulesen
unter: https://www.researchgate.net/
publication/7349157_Protective_Effect_of_

Fish_Oil_Supplementation_on_Exercise-Induced_Bronchoconstriction_in_Asthma

Tarazona-Díaz, M., Alacid, F., Carrasco, M., Martinez, I. und Aguayo, E. Watermelon Juice: Potential Functional Drink for Sore Muscle Relief in Athletes. *Journal of Agricultural and Food Chemistry*. 61(2013)31, 7522-7528. Doi: 10.1021/jf400964r.

Smith-Spangler, C., Brandeau, M., Hunter, G., Bavinger, J., Pearson, M., Eschback, P. und Bravata, D. Are Organic Foods Safer or Healthier Than Conventional Alternatives? *Annals of Internal Medicine*. 157(2012)5, 348-366. Doi: 10.7326/0003-4819-157-5-201209040-00007. Nachzulesen unter: file:///C:/Users/berit/AppData/Local/Packages/Microsoft. MicrosoftEdge_8wekyb3d8bbwe/TempState/Downloads/organics%20(1).pdf

## Kapitel 19: Stell dir deine Läufer-Kohlenhydrate zusammen

Ferguson-Stegall, L., McCleave, E., Ding, Z., Doerner III, P., Liu, Y., Wang, B und Ivy, J. Aerobic Exercise Training Adaptations Are Increased by Postexercise Carbohydrate-Protein Supplementation. *Journal of Nutrition and Metabolism*. 2011, 623182. Doi: 10.1155/2011/623182. Nachzulesen unter: https://www.ncbi.nlm.nih.gov/pmc/articles/PMC3136187/pdf/JNUME2011-623182.pdf

## Kapitel 20: Stell dir dein Läufer-Protein zusammen

Campbell, B., Kreider, R., Ziegenfuss, T., La Bounty, P., Roberts, M., Burke, D und Antonio, J. International Society of Sports Nutrition position stand: protein and exercise. *Journal of the International Society of Sports Nutrition*. 4(2007), 8. Doi: 10.1186/1550-2783-4-8. Nachzulesen unter: https://jissn.biomedcentral.com/track/pdf/10.1186/1550-2783-4-8

Alert: Protein Drinks: You Don't Need the Extra Protein or the Heavy Metals Our Tests Found. *Consumer Reports*, 75(2010)7, 24-27.

## Kapitel 21: Stell dir deine Läufer-Fette zusammen

Horvath, P., Eagen, C., Fisher, N., Leddy, J. und Pendergast, D. The effects of varying dietary fat on performance and metabolism in trained male and female runners. *Journal of the American College of Nutrition*. 19(2000)1, 52-60. DOI: 10.1080/07315724.2000.10718913. Nachzulesen unter: file:///C:/Users/berit/AppData/Local/Packages/Microsoft. MicrosoftEdge_8wekyb3d8bbwe/TempState/Downloads/42%20(1).pdf

Gerlach, K., Burton, H., Dorn, J., Leddy, J. und Horvath, P. Fat intake and injury in female runners. *Journal of the International Society of Sports Nutrition*. 5(2008)1. Doi: 10.1186/1550-2783-5-1. Nachzulesen unter: https://jissn.biomedcentral.com/track/pdf/10.1186/1550-2783-5-1

Talbott, s. *Supplement Use Amongst Endurance Athletes*. Competiter Running, 10. September 2013. Nachzulesen unter: https://running.competitor.com/2013/09/nutrition/supplement-use-amongst-endurance-athletes_17360

## Kapitel 22: Stell dir deine Läufer-Nährstoffe zusammen

Ginde, A., Liu, M. und Camargo, Jr., C. Demographic differences and trends of vitamin D insufficiency in the US population, 1988-2004. *Archives of Internal Medicine*. 169(2009)6, 626-632. Doi: 10.1001/archinternmed.2008.604. Nachzulesen unter: https://www.ncbi.nlm.nih.gov/pmc/articles/PMC3447083/pdf/nihms-406918.pdf

Bolland, M., Grey, A., Avenell, A., Gamble, G. und Reid, I. Calcium supplements with or without vitamin D and risk of cardiovascular events: reanalysis of the Women's Health Initiative limited access dataset and meta-analysis. *British Medical Journal*. 342(2011), d2040. Doi: 10.1136/bmj.d2040. Nachzulesen unter: https://www.ncbi.nlm.nih.gov/pmc/articles/PMC3079822/

## Kapitel 25: Dein Rennen

Rapoport, B. Metabolic Factors Limiting Performance in Marathon Runners. *PLOS Computational Biology*. 6(2010)10, e1000960. Doi: 10.1371/journal.pcbi.1000960. Nachzulesen unter: https://www.ncbi.nlm.nih.gov/pmc/articles/PMC2958805/pdf/pcbi.1000960.pdf

Für das Entstehen dieses Buches waren die Bemühungen so vieler Menschen erforderlich – angefangen mit den buchstäblich Hunderten Trainern, Athleten, Wissenschaftlern und anderen, die den Sport mit Neuerungen bereichert haben –, dass alleine die Auflistung all ihrer Namen ein weiteres Buch füllen würde. Deshalb möchten die Autoren sich bei all diesen Menschen kollektiv bedanken.

Als Nächstes möchten wir uns bei Matthew Lore, Chef und Verleger des Verlags »The Experiment« für den Enthusiasmus bedanken, mit dem er dem Buch schon in einem frühen Stadium begegnet ist, und natürlich dafür, dass er es veröffentlicht hat. Außerdem geht unser Dank an Nicholas Cizek, unseren Lektor, für sein Können, seine hilfreiche Anleitung und seine Geduld.

Und apropos Enthusiasmus in einem frühen Stadium – ein herzliches Dankeschön unserem Agenten David Vigliano dafür, dass er im allerersten Entwurf des Buches etwas Einzigartiges gesehen hat und uns dann dabei geholfen hat, aus diesem Entwurf ein konkretes Vorhaben zu entwickeln. Mein Dank gilt auch Matthew Carlini und allen anderen bei Vigliano Associates.

Dieses Buch entstand auf der Grundlage von Artikeln und Kolumnen, die erstmals in der Zeitschrift *Running Times* veröffentlicht wurden, deshalb möchten wir uns bei der Zeitschrift und ihrem Chefredakteur Jonathan Beverly für die Erlaubnis bedanken, Ideen, Passagen, Beschreibungen, Zitate und sogar den Titel des Buches aus diesen Artikeln entnommen haben zu dürfen.

Ein großes Dankeschön geht auch an Stuart Calderwood, unseren Korrektor, dafür, dass er Holprigkeiten in dem Manuskript geglättet und eine marathonlange Liste mit Hinweisen hinzugefügt hat.

Die Fotoanleitungen dieses Buches hätten nicht ohne den Enthusiasmus und die finanzielle Unterstützung von Nike entstehen können. Deshalb gilt unser besonderer Dank Kevin Paulk und Vida Rabizadeh; Thera-Band mit einem speziellen Dankeschön an Chrissy Foster; Auquajogger mit einem speziellen Dankeschön an Steve Bergstrom; Classic Kickboxing in Pasadena, Kalifornien, mit einem speziellen Dankeschön an Mauricio Gonzales; Anytime Fitness in La Cañada, Kalifornien; und PowerLung mit einem speziellen Dankeschön an Carolyn Morse.

Wir möchten uns auch bei Bill Greene und Sports Tutor dafür bedanken, dass wir ihr Lager und ihr Firmengelände für zahlreiche Fotosessions nutzen durften – und dafür dass wir die Beleuchtung, die Fotohintergründe, die Bodenmatten usw. all die Wochen lang stehen und liegen lassen durften, die es gedauert hat, bis alle Fotos im Kasten waren.

Die Übungen zur Vorbeugung von Verletzungen und die dazugehörigen Fotos hätten nicht ohne den Rat, den Input und die kontrollierende Begleitung durch Michael P. Parkinson, Personal Trainer, und Bianca Guzman, Master of Physical Therapy (die zudem ihre Zeit geopfert hat, um als Model zur Verfügung zu stehen), entstehen können. Neben den beiden haben auch Phil Wharton (www.whartonhealth.com) und CB Richards zum Entstehen der Übungen und der Fotos beigetragen.

In dem Buch greifen wir in starkem Umfang auf Interviews zurück, die wir mit folgenden Personen geführt haben: Steve Magness (www.scienceofrunning.com); Jeff Dengate (www.runnersworld.com/person/jeff-dangate); Christopher B. Scott, Ph.D. (www.usm.maine.edu/ehss/chris-scott); Sean Wade (www.kenyanway.com); Alex Hutchingson, Ph.D.; Robert Montgomery, Ph.D.; Tom Cotner, Ph.D.; Jeff Gaudette (www.runnersconnect.net); Jeff Sneed und Roger Sayre.

Wir haben zudem Interviews verwertet, die Pete Magill zuvor bereits für seine in der *Running*

Times erschienenen Artikel und Kolumnen geführt hat, unter anderem mit: Dr. Jeffrey S. Brown (www.houstonendocrinology.com); Jonathan Dugas, Ph.D.; Joe Rubio (www.runningwarehouse.com); Dr. James Fries von der Stanford School of Medicine und Richard L. Rupp, Doctor of Podiatric Medicine (Podiatrie).

Ein zentraler Bestandteil dieses Buches sind Fotoanleitungen, die nicht ohne die Zeit und das Engagement unserer wunderbaren Models möglich gewesen wären: Eddie Andre, Sean Brosnan, Christian Cushing-murray; Jessica Cushing-murray, Kathleen Cushing-murray, Nathaniel Cushing-murray; Rebecca Cushing-murray; Zachary Cushing-murray, Emii, Callie Greene, Sean Magill, Matt Nelson, Jessica Ng, Grace Padilla, Jacques Sallberg, Angie Stewart und Tanya Zeferjahn.

Ein großes Dankeschön gilt Ed Murphy und dem Cal Coast Track Club für die Zusammenstellung unserer Renntempo-Tabellen. Und John Gardiner, Rob Arsenault und anderen Mitgliedern des Cal Coast Track Clubs für die zahlreichen Vorschläge zu Zusatzinformationen und Listen, die in dieses Buch aufgenommen wurden (von »Modeerscheinungen« rund ums Laufen bis hin zu Lampenfieber vor dem Rennen).

Dank auch an Liz Palmer für ihren Rat bezüglich der Kraftübungen, an Fred Raimondi für seine Hilfe bei der Fotobearbeitung, an John Fell für das Fotografieren der Gerichte in Teil 4, an das American College of Sports Medicine (ACSM) für die Genehmigung, bei der Zusammenstellung einiger Tabellen in diesem Buch deren Formeln verwenden zu dürfen; an den American Council on Exercise für die Genehmigung für den Abdruck der Tabelle über Körperfettbandbreiten für verschiedene Klassifikationen (»Percent Body Fat Norms for Men and Women«, Copyright © {2001}, American Council on Exercise; alle Rechte vorbehalten; Nachdruck mit Genehmigung) und an Scott Douglas für sein wertvolles Feedback über die frühen Rohfassungen dieses Projekts.

Zu guter Letzt möchten wir uns ganz herzlich bei zwei besonderen Mitwirkenden an diesem Projekt bedanken. Erstens ein großes Dankeschön an Andy DiConti, der das Format und die Aufteilung dieses Buches in die einzelnen Kapitel maßgeblich bestimmt und unermüdlich zur Verwirklichung dieses Projekts beigetragen hat. Und zweitens schulden wir der Fotografin Diana Hernandez riesigen Dank. Sie hatte uns angeboten, uns mit einem zweitägigen Fotoshooting zur Verfügung zu stehen, doch daraus wurden Tausende Stunden der Vorbereitung, des Fotografierens (aus den zwei Fotosessions wurde ein Dutzend) und der Fotobearbeitung – ganz zu schweigen von der zusätzlich investierten Arbeit beim Korrekturlesen und den zahlreichen gut durchdachten Änderungsvorschlägen.

DAS ULTIMATIVE LÄUFERTRAINING

# INDEX

## B

Bagels 321
Balance 203-204, 225-226
Balance Board 93, 301
Ballaststoffe 325
Bananen-Mandel-Smoothie 321
Bänder 87
Bandlaxität 88
Barfußlaufen 11, 89, 227
Barfußlaufen und Laufen mit minimalisti-
    schem Schuhwerk 11
Basischer pH-Wert 156
Bedeutung von Bergläufen 270
Begrenztes Kühlen 301
Beidarmiger Swing 242
Beinheber 61
Beinschwingen
  seitwärts 77
  vorwärts und rückwärts 76
Belastungsintensität versus Tempo 389
Bergablaufen 53
Bergwiederholungen 135
Beschleunige, ohne zu sprinten 388
Bestandsaufnahme 389
BHs (Sport-BHs) 21, 23
Billat-Methode (Hochintensives Intervalltrai-
    ning) 148-149
Bindegewebe 81
  Aktives Isoliertes Stretching (AIS) 106
  Ausfallschritt 101
  Balance Board 93
  Bänder 87
  Beschädigtes Muskel- und Bindegewebe 256
  Faszien 90
  Fotoanleitungen 93
  Knochen 84
  Knorpel 88
  Sehnen 85
  Tipp für Anfänger 82
  Trainingsübersicht 82
  Trainingszusammenfassung 92
  Übungen mit dem Foam Roller 103
  Übungen zur Verletzungsprävention
     nach dem Laufen mit Haushaltsutensi-
     lien 109
  Widerstands- oder Fitnessband-Übungen für
     das Bindegewebe 95
Bio-Produkte 314
Bittersalz-Bad 358
Blaubeeren 310
Blondies aus weißen Bohnen mit Meersalz 338
Blut
  3-Kilometer-Pace-Training 128
  5-Kilometer-Pace-Training 130
  10-Kilometer-Pace-Training 131
  Blutfluss 121, 181
  Cruise- bzw. Langintervall-Training 131
  Herz-Kreislauf-System 122
  Tempo-Training 132

Blutdoping 123
Blutgefäße 120
Blutzuckerspiegelveränderungen 325
Body-Mass-Index (BMI) 364
Breitsprünge 245
Brennstoff 182, 195
Burger aus Quinoa und schwarzen Boh-
    nen 337
Butternusspudding (oder Kürbispudding) 374

## C

Cafeteria-Laufen 268
Central-Governor-Theorie 252, 256
Cheetos (Ersatzprodukt) 365
Chips (Ersatzprodukt) 366
ChiRunning 11
Chronische Verletzungen 298-299
Cinderella-Ausrüstung 23
Clif Bar 321
Core-Training 11
Cortisol 238
Crosstraining 161, 163, 193, 302
Cruise- bzw. Langintervall-Training 131-132
Curtsy Lunge Hop (seitlicher Ausfallschritt mit
    Knicks und Sprung) 55

## D

DASH-Diät 367
Dehnen 44
  Dynamisches Dehnen 44, 76
  Muskeln 44-45
  Propriozeptive Neuromuskuläre Fazilitation
    (PNF) 44-45, 71
  Statisches Dehnen 44, 77
  Trainingspläne und 272
  Verletzungsprävention 300
Dehnen der hinteren Oberschenkelmuskula-
    tur 77
Dehnen des iliotibialen Bands (statisch) 79
Dehnung des unteren Rückens und der Hüft-
    abduktoren (statisch) 79
Depolarisation 254
Diäten und Laufen 367
  Atkins-Diät und alle anderen Pro-Protein-Er-
    nährungspläne 367
  DASH-Diät 367
  Die Kunst des Vermeidens von Lebensmit-
    teln 368
  Die Vorzüge der mediterranen Ernäh-
    rung 371
  Iss wie eine griechische Großmutter, lauf wie
    ein Champion 370
  South-Beach-Diät 368
  Versteckter Zucker 369
  Weight Watchers 368
  Zone-Diät 367
Die Herangehensweise, leicht dehydriert zu
    laufen 259

DAS ULTIMATIVE LÄUFERTRAINING

DAS ULTIMATIVE LÄUFERTRAINING

## M

DAS ULTIMATIVE LÄUFERTRAINING

DAS ULTIMATIVE LÄUFERTRAINING

DAS ULTIMATIVE LÄUFERTRAINING

## U

## V

## W

DAS ULTIMATIVE LÄUFERTRAINING

## Z

# BEZUGSQUELLEN

Die meisten der im Buch erwähnten Produkte wie Chiasamen, Ahornsirup, Clif Bar Riegel oder verschiedene Gewürze sind in gängigen Naturkostläden erhältlich. Sie können sie auch direkt über unseren Online-Shop www.unimedica.de in der Kategorie »Gesunde Ernährung« erhalten. Dort finden Sie ein großes Sortiment an Naturkostprodukten, u. a. auch seltene Produkte wie Sacha inchi.

Auch die für die Rezepte notwendigen Küchengeräte sowie veganes Bio-Proteinpulver und viele Superfoods sind dort erhältlich.

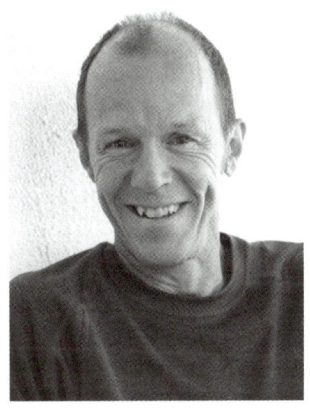

**Pete Magill** ist langjähriger Autor und Kolumnist der Zeitschrift *Running Times* und war im Jahr 2013 USA Masters Cross Country Runner of the Year. Er ist auf den Strecken über 5 und 10 Kilometer der schnellste US-amerikanische Langstreckenläufer aller Zeiten in der Kategorie der über 50-Jährigen. Er lebt in South Pasadena, Kalifornien.

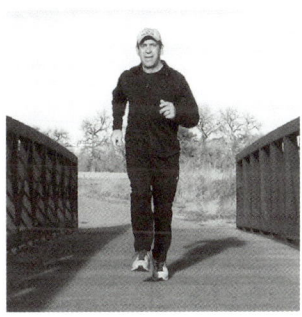

**Thomas Schwartz** betreibt die beliebte Website www.TheRunZone.com. Seine Personal-Training-Website ist unter der Adresse www.RunningPRs.com zu finden. Er ist Trainingsphysiologe und Trainer in Meridian, Idaho.

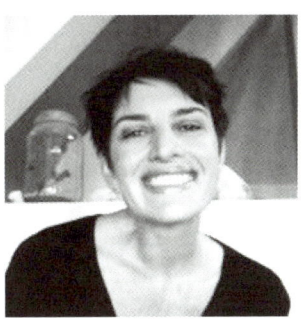

**Melissa Breyer** ist Koautorin des Buchs *True Food* und schreibt Kolumnen über Nachhaltigkeit für die Website www.Treehugger.com der Fernsehsenderfamilie Discovery Channel. Sie lebt in Brooklyn, New York.

DAS ULTIMATIVE LÄUFERTRAINING

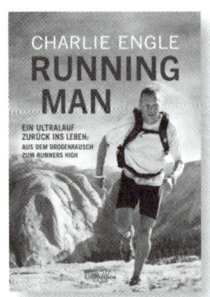

*Charlie Engle*

# Running Man

## Ein Ultralauf zurück ins Leben: Aus dem Drogenrausch zum Runners High

328 Seiten, geb., € 19,80

Vom Drogenjunkie zum Ultraläufer? Charlie Engle, der Sohn von Hippie-Studenten, entdeckt schon früh seine Leidenschaft für den Sport, insbesondere das Laufen. Doch sein rebellischer Freiheitsdrang und die ständige Suche nach dem ultimativen Kick werden ihm zum Verhängnis.

Am College kommt der begabte junge Mann erstmals mit Alkohol und Kokain in Berührung und führt jahrelang ein Doppelleben als erfolgreicher Unternehmer, liebevoller Familienmensch und engagierter Freizeitläufer. Aber die Macht der Drogen ist stark und Engle droht daran zu zerbrechen. Prostitution, Kriminalität, Gewalt – er weiß, was es heißt, in der Gosse zu landen.

Woher nahm er die Kraft, dem Drogensumpf zu entkommen? Wie ist es möglich, dass er heute zu den weltweit besten Ultraläufern zählt? Berührend und fesselnd schildert Engle seinen beeindruckenden Lauf zurück ins Leben. Er beweist, dass es nie zu spät ist umzukehren, das Leben bietet so viel mehr als den flüchtigen Rausch der Drogen. RUNNING MAN ist kein Buch über das Laufen, Engles Botschaft lautet nicht, Laufen ist die Lösung. Aber Sport ist wohl eine der schönsten Möglichkeiten, wahre, bleibende Glücksmomente zu erleben.

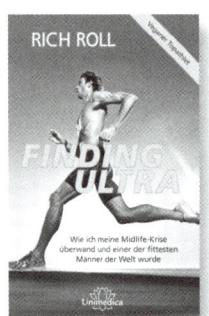

*Rich Roll*

# Finding Ultra

## Wie ich meine Midlife-Krise überwand und einer der fittesten Männer der Welt wurde

384 Seiten, geb., € 16,80

Finding Ultra ist Rich Rolls unglaublicher Bericht, wie er mit 40 Jahren von einem unsportlichen, übergewichtigen Durchschnittsamerikaner zu einem der weltweit besten Ausdauerathleten wurde.

Zuvor bestand Rich Rolls Alltag aus Arbeit, Stress, Junk Food und TV-Abenden auf dem Sofa. Fast 25 Kilo Übergewicht und seine schlechte Kondition führten dazu, dass er kaum Treppen steigen konnte.

An seinem 40. Geburtstag beschloss er, sein Leben komplett zu ändern. Er wechselte zu einer veganen Lebensweise und fing an, ein äußerst intensives Trainingsprogramm zu absolvieren. Wenige Monate später wurde er von Men's Fitness zu einem der 25 fittesten Männer der Welt gewählt.

Durch seine radikale Lebensumstellung konnte er unmöglich scheinende Leistungen erbringen, wie die Teilnahme am Ultraman World Championship, bei dem sich die fittesten Menschen der Welt bei einem 515-Kilometer-Martyrium in den Disziplinen Schwimmen, Radfahren und Laufen miteinander messen. Und im Anschluss an diese Bewährungsprobe meisterte er eine noch größere: den Epic5 – fünf Triathlonwettkämpfe hintereinander.

Doch Finding Ultra ist viel mehr als ein packender Blick auf atemberaubende athletische Leistungen. Rich Rolls erstaunliche körperliche und geistige Verwandlung beweist, dass in jedem das Potential steckt, ultra-fit zu werden.

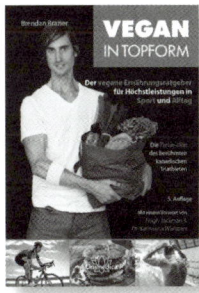

Brendan Braizer

# Vegan in Topform

## Der vegane Ernährungsratgeber für Höchstleistungen in Sport und Alltag – Die Thrive-Diät des berühmten kanadischen Triathleten

352 Seiten, geb., € 26,–

Brendan Brazier, kanadischer Triathlet und Ironman, ist ein führender Pionier für vegane Ernährung. Dieses Werk ist ein Kultbuch der weltweiten Veganbewegung.

Bereits im Alter von 15 Jahren entschied er sich, Profisportler zu werden. Im Laufe seiner Karriere erforschte er minutiös, welche Ernährung seine Leistung und vor allem die Regenerationsphase optimierte. Das Ergebnis ist die legendäre Thrive-Diät, die bereits viele Spitzensportler zu einer olympischen Medaille geführt hat. Die Thrive-Diät richtet sich nicht nur an Profisportler, sondern an jeden, der optimale Gesundheit und Leistungsfähigkeit erlangen und Krankheiten vorbeugen möchte.

Brendan Brazier hat die vegane Ernährung revolutioniert und achtet dabei auf eine ausgewogene Kost mit ausreichend Proteinen und anderen Nährstoffen. Hier setzt er auch auf Superfood wie die Andenwurzel Maca, die legendäre Alge Chlorella oder das nahrhafte Hanfprotein.

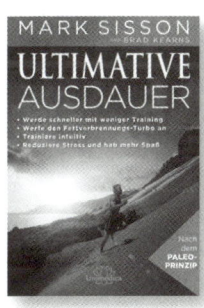

Mark Sisson / Brad Kearns

# ULTIMATIVE AUSDAUER

- **Werde schneller mit weniger Training**
- **Werfe den Fettverbrennungs-Turbo an**
- **Trainiere intuitiv**
- **Reduziere Stress und hab mehr Spaß!**

408 Seiten, geb., € 29,80

Vergessen Sie alles, was Sie über Ausdauertraining zu wissen glauben. Es ist Zeit für das Primal-Prinzip!

Ultimative Ausdauer bringt gehörig frischen Wind in den verfestigten Status Quo des Ausdauertrainings. Dieses Buch fordert alle konventionellen Ansätze heraus, die eine Überbelastung provozieren und trotzdem nur wenig effektiv sind.
Der vorherrschende Cardio-Ansatz führt zu einer Abhängigkeit von Kohlenhydraten, einer extrem stressvollen Lebensweise und einem fast unausweichlichen Burnout. Gleichzeitig sind viele Ausdauersportler, die so trainieren, immer noch zu langsam und schleppen oft zu viel Körperfett mit sich herum.
Mit der Primal-Trainingsmethode, die sich an dem Aktivitätsgrad, der Paleo-Ernährungsweise und den ursprünglichen Bewegungsmustern unserer Urahnen orientiert, stellen sich bereits in kurzer Zeit vielfältige Verbesserungen ein: Überschüssiges Körperfett verschwindet dauerhaft, die Fettverbrennung wird angekurbelt, das Training wird weniger zeitintensiv, dafür aber effektiver, zielgerichteter und zeitlich besser eingetaktet, und übermäßige Erschöpfung, Verletzungen und Krankheiten gehören der Vergangenheit an. Sie trainieren mit mehr Spaß, sind spontaner und müssen sich nicht mehr bedingungslos unflexiblen Trainingsplänen unterwerfen. Im Alltag profitieren Sie von mehr Energie, einer besseren Konzentrationsfähigkeit und mehr Zeit.
Mark Sisson und Brad Kearns beweisen mit »Ultimative Ausdauer« eindrucksvoll Schritt für Schritt, zu welch außergewöhnlichen Leistungen der menschliche Körper mit dem richtigen Training und der richtigen Ernährung fähig ist.

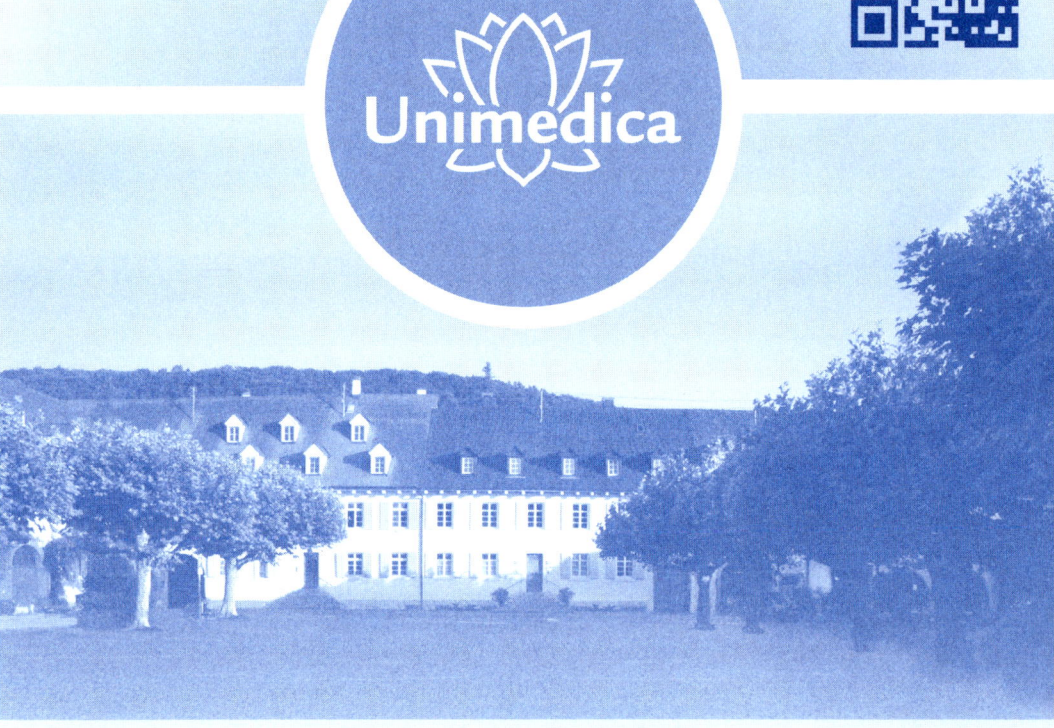